MW01479609

BASES ANATOMOPATOLÓGICAS DE LA ENFERMEDAD QUIRÚRGICA

TOMO I

AUTORES

**Eduardo Vázquez Valdés y
Jaime M. Justo Janeiro**

CO AUTORES

**Dr. Jesús Lorenzo Aarún Ramé.
Dra. María del Carmen Barradas Guevara.
Dr. Giovanni Porras Ramírez.
Dr. Eduardo Prado Orozco.
Dr. Roberto Ruiz Arenas.**

Número de Control de la Biblioteca del Congreso de los EE. UU.:   2011913497
ISBN: Tapa Dura   978-1-4633-0117-0
               Tapa Blanda   978-1-4633-0119-4
               Libro Electrónico   978-1-4633-0118-7

La información, ideas y sugerencias en este libro no pretenden reemplazar ningún consejo médico profesional. Antes de seguir las sugerencias contenidas en este libro, usted debe consultar a su médico personal. Ni el autor ni el editor de la obra se hacen responsables por cualquier pérdida o daño que supuestamente se deriven como consecuencia del uso o aplicación de cualquier información o sugerencia contenidas en este libro.

Este Libro fue impreso en los Estados Unidos de América.

Para pedidos de copias adicionales de este libro, por favor contacte con:
Palibrio
1663 Liberty Drive, Suite 200
Bloomington, IN 47403
Llamadas desde los EE.UU. 877.407.5847
Llamadas internacionales +1.812.671.9757
Fax: +1.812.355.1576
ventas@palibrio.com
344648

CONTENIDO

TOMO I

CAPÍTULO 3

CAPÍTULO 5

CAPÍTULO 7

CAPÍTULO 8

CAPÍTULO 9

CAPÍTULO 10

CAPÍTULO 11

CAPÍTULO 12

Dr. Eduardo Vázquez Valdés.

Graduado como Médico, Cirujano y Partero en 1970, de la Escuela de Medicina de la actual Benemérita Universidad Autónoma de Puebla (BUAP). Realizó estudios de especialidad en el Reino Unido y el Instituto Nacional de Enfermedades de la Nutrición "Salvador Zubirán", obteniendo el grado de Especialista en Cirugía General, otorgado por la División de Estudios Superiores de la Universidad Nacional Autónoma de México. Ha sido certificado por los Consejos Mexicano de Cirugía General y de Gastroenterología, fungido como presidente de las Sociedades de Cirugía General y Gastroenterología del Estado de Puebla, así como Fellow del Real Colegio de Cirujanos de Edimburgo (Reino Unido) y del Colegio Americano de Cirujanos, representante del Consejo Mexicano de Cirugía General en la entidad poblana, miembro del Colegio y la Sociedad de Cirugía General de Puebla, así como académico de la Academia Mexicana de Cirugía. Además de haber fungido como Profesor de pregrado de la BUAP y de la Universidad Popular Autónoma del Estado de Puebla (UPAEP), ha sido profesor de la División de Post Grado del Área de la Salud (DEPAS) de la BUAP, en el servicio de cirugía general del Hospital Universitario de la propia BUAP, al que también sirvió como Jefe de la División de Investigación y Coordinador General (director) del mismo. También se ha desempeñado como cirujano general en el Hospital General del Centro Médico Nacional del Instituto Mexicano del Seguro Social "Manuel Ávila Camacho", Instructor del Curso Avanzado de Apoyo Vital al Paciente Traumatizado (ATLS), Coordinador del Programa Poblano de Trasplantes, y Secretario de Salud del Estado de Puebla. Ha publicado varios artículos en diversas revistas medico quirúrgicas del país y el extranjero y participado como Editor del Manual de Terapéutica Quirúrgica y Procedimientos de Urgencia publicado por el Gobierno del Estado de Puebla (2002). Actualmente se desempeña como cirujano del Programa de Cirugía Extramuros de los Servicios de Salud del Estado de Puebla.

Dr. Jaime Manuel Justo Janeiro.

Graduado en 1980 como Médico Cirujano y Partero de la Facultad de Medicina de la Benemérita Universidad Autónoma de Puebla (BUAP), realizó estudios de especialidad en Cirugía General en el Hospital Central "Ignacio Morones Prieto" bajo el auspicio académico de la Universidad Autónoma de San Luis Potosí, obteniendo el grado de Especialista en Cirugía General. También cursó la Maestría de Ciencias Médicas e Investigación, graduándose con honores obteniendo el grado de Maestro, otorgado por la División de Estudios de Postgrado del área de la Salud de la Facultad de Medicina de la BUAP. Ha sido certificado y re certificado por el Consejo Mexicano de Cirugía General A.C., así como Presidente de las Sociedades de Cirugía y de Cirugía Endoscópica de Puebla y actualmente Presidente del Colegio de Cirugía General del Estado de Puebla, Fellow del Colegio Americano de Cirujanos y del Colegio Internacional de Cirujanos y miembro de los capítulos México de ambos organismos. También se ha distinguido como integrante de las

Asociaciones Mexicana de Cirugía General y Mexicana de Cirugía Endoscópica, habiendo participado como Consejero por el estado de Puebla del Consejo Mexicano de Cirugía General, A.C., y examinador del mismo organismo. Se ha desempeñado como Cirujano general en los Hospitales de Especialidades del Instituto de Seguridad Social al Servicio de los Trabajadores del Estado de Puebla (ISSSTEP), y del Hospital Universitario de Puebla (HUP). Ha sido Coordinador del Registro Estatal de Trasplantes y publicado varios artículos de su especialidad en diversas revistas médico-quirúrgicas en el país y el extranjero, así como algunos capítulos en libros, además de haber participado como coeditor del Manual de Terapéutica Quirúrgica y Procedimientos de Urgencias editado por el Gobierno del Estado de Puebla (2002) y del libro de Autoevaluación y Repaso, editado por el Consejo Mexicano de Cirugía General, A.C. (2009).

Actualmente, el Dr. Justo Janeiro, se desempeña en la Facultad de Medicina de la BUAP donde funge como profesor Titular de pregrado en Cirugía, de la que también forma parte del Padrón de investigadores (2008-2012); además es Maestro del Postgrado en Cirugía General de la DEPAS en el Hospital General "Dr. Eduardo Vázquez Navarro" de los Servicios de Salud del Estado de Puebla, en donde también es el responsable del programa de trasplantes, campo en el que ha sido un pionero en su estado de residencia.

Dr. Jesús Lorenzo Aarún Ramé.

Graduado como Médico Cirujano y Partero de la Escuela de Medicina de la BUAP en 1971, realizó estudios de especialidad en el Hospital General de México, obteniendo el grado de Especialista en Cirugía General otorgado por la División de Estudios Superiores de la UNAM. Ha sido certificado por el Consejo Mexicano de Cirugía General, Jefe de Enseñanza del Hospital de Ferrocarriles del Estado de Puebla, y se ha desempeñado como Cirujano General del propio Hospital de Ferrocarriles y del Instituto Mexicano del Seguro Social, al que también sirvió como Jefe de Departamento Clínico de Cirugía General, y Subdirector Médico, así como Cirujano y Jefe de quirófanos de la Unidad Médica de Alta Especialidad del Centro Médico Nacional Manuel Ávila Camacho del Estado de Puebla. Asimismo fue director del Hospital de Especialidades del Instituto de Seguridad Social al Servicio de los Trabajadores del Estado de Puebla y posteriormente Subdirector General Médico de la misma Institución, y Secretario de Salud de la entidad poblana. Ha pertenecido a los Colegios Internacional de Cirujanos, de Cirugía Endoscópica de Puebla y al de Cirugía General de Puebla, así como a la Asociación Mexicana de Cirugía General, y como académico a la Academia Nacional Mexicana de Bioética. Además de haber sido Presidente de las Sociedades de Cirugía y de Cirugía Endoscópica de Puebla, ha publicado artículos en revistas de diversas especialidades quirúrgicas y autor o coautor de varios capítulos en libros de texto de su especialidad y relacionados con la salud pública.

Actualmente se desempeña como asesor del Colegio de Cirugía General de Puebla A.C.

Dra. María del Carmen Barradas Guevara.

Graduada en 1980 como Médico Cirujano y Partero de la Facultad de Medicina de la Benemérita Universidad Autónoma de Puebla (BUAP), realizó sus estudios de especialidad en Cirugía General, en el Hospital Universitario de la propia BUAP, en donde obtuvo el grado de especialista en la materia. Ha sido certificada y re-certificada por el Consejo Mexicano de Cirugía General, con el que también ha colaborado como examinadora y Consejera estatal, habiendo fungido como integrante de la mesa directiva en varias ocasiones. Se ha desempeñado como cirujana del grupo de trasplantes de los Servicios de Salud del Estado de Puebla, Jefa de Cirugía General del Hospital de la Cruz Roja, Delegación Puebla, y como Profesora de Ética en el Instituto Profesional de Terapias y Humanidades A.C. Ha pertenecido a la Sociedad de Cirugía de Puebla, a los Colegios Americano de Cirujanos (y a su Capítulo México), al de Cirugía General del Estado de Puebla, así como a la Asociación Mexicana de Cirugía General; también es miembro asociado del Capítulo Oriente de la Academia Mexicana de Cirugía. Ha publicado varios artículos en revistas nacionales e internacionales, así como algunos capítulos en libros relacionados con su especialidad. Actualmente participa en la Mesa Directiva de la Asociación Mexicana de Cirugía General como Coordinadora del Comité de Mujeres Cirujanas, además de ser exPresidenta del Colegio de Cirugía General de Puebla, y Coordinadora del Programa de Cirugía Extramuros de los Servicios de Salud del Estado de Puebla.

M.C. Giovanni Ernesto Porras Ramírez.

Graduado como Médico Cirujano y Partero en 1963 de la Universidad Autónoma de Puebla, realizó estudios de postgrado en Cirugía General en el Hospital General de México, Hospital Juárez y Hospital Rubén Leñero de la ciudad de México, terminando su adiestramiento en el Hospital General de Puebla como Alumno Tutelar del Dr. Eduardo Vázquez Navarro. Posteriormente efectuó la residencia de Pediatría y Cirugía Pediátrica en el Hospital Infantil de México, donde fungió su último año como Jefe de Residentes Quirúrgicos, obteniendo posteriormente el grado de Especialista en Cirugía Pediátrica, otorgado por la División de Estudios Superiores de la UNAM. Es miembro Decano de la Sociedad-Colegio Mexicano de Cirugía Pediátrica de la cual fue Presidente (1987-1989). Está certificado y re certificado por el Consejo Mexicano de Cirugía Pediátrica, del cual también fue Presidente (1992-1994). Es miembro del Colegio de Cirugía de Puebla, habiendo sido Presidente del mismo (1982-1983). Es Jefe de Cirugía del Hospital la Paz de Puebla, Cirujano Consultant del Hospital Militar Regional (Puebla), y Cirujano Fundador del Grupo de Estudios de Defectos al Nacimiento (GEN). Asimismo se ha distinguido como Miembro Titular de la Academia Nacional de Medicina, Miembro Honorario de la Academia Nacional de Medicina de Venezuela, Miembro Emérito de la Academia Mexicana de Cirugía, donde forma parte del Comité de Trauma de misma y del Comité de Trauma Capítulo México del Colegio Americano de Cirujanos del que fue Presidente (1993-1995). Finalmente, es Miembro Honorario del Colegio

Nacional de Médicos Militares y de varias sociedades de Cirugía Pediátrica en el extranjero, sobresaliendo la Pacific Association of Pediatric Surgeons, de la cual fue su Presidente (1994-1995). Fungió como Jefe del Departamento de Ciencias de la Salud de la Universidad de las Américas Puebla (2008-2010). Ha escrito varios capítulos en libros de texto relacionados con su especialidad, y publicado artículos en revistas mexicanas e internacionales. También ha enriquecido con su autoría la información relacionada con la organización y operación de sistemas de protección civil, y ha producido algunos textos de cultura general. Sus actividades de apoyo decidido a la Secretaría de Salud de su Estado natal, desarrollando planes y esquemas para el manejo de contingencias y catástrofes ambientales, ha permitido que actualmente prevalezca en la entidad, una clara conciencia de las responsabilidades colectivas.

Dr. Eduardo Prado Orozco.

Graduado como Médico Cirujano de la Escuela de Medicina de la Universidad Autónoma de Guadalajara en 1990, realizó sus estudios de postgrado en el Instituto Nacional de la Nutrición "Salvador Zubirán", obteniendo el grado de Especialista en Cirugía General otorgado por la División de Estudios Superiores de la UNAM. Efectuó entre 1995 y 1999, la subespecialización en Endoscopía Gastrointestinal en Hospital Gea González de la Secretaría de Salubridad y Asistencia en el D. F. (México), y en la Universidad de Alabama (USA). En la capital poblana, ha sido, Jefe de Enseñanza e Investigación del Hospital General de la SSA, profesor titular de varios grupos piloto de las Facultades de Medicina de la BUAP y la UPAEP, en las cuales ha impartido las cátedras de gastroenterología, nosología y clínica quirúrgica, patología y terapéutica quirúrgica, y clínica integral. Se ha distinguido como maestro del curso de Especialización en Cirugía General de la DEPAS de la BUAP. Ha pertenecido a varias Sociedades médicas en el Estado de Puebla, entre las que se incluyen las Sociedades de Cirugía General y la de Gastroenterología, así como el Colegio de Cirujanos generales, el capítulo Oriente de la Academia Mexicana de Cirugía (miembro asociado), además de haber sido representante estatal del Consejo Mexicano de Cirugía General, y miembro activo de la Asociación Mexicana de Cirugía General y de la American Society for Gastrointestinal Endoscopy. Ha publicado algunos artículos en revistas nacionales y del extranjero y participado con varios capítulos en libros médicos, ya sea como invitado o fungiendo como Editor Jefe. Ha dirigido y asesorando para la realización de sus tesis, a muchos estudiantes de pre y postgrado. Actualmente se desempeña como médico adscrito al Servicio de Cirugía General del Hospital "Dr. Eduardo Vázquez Navarro" de la capital poblana y como Jefe de Endoscopía del mismo nosocomio.

Dr. Roberto Ruíz Arenas.

Graduado Como Médico Cirujano y Partero de la Escuela de Medicina de la BUAP en 1977. Realizó estudios de posgrado en Patología Clínica en los Laboratorios Clínicos de Puebla, en donde también fungió como Coordinador de Enseñanza. Ha sido Profesor de Patología Clínica de la Escuela de Medicina de la Universidad Popular Autónoma el Estado de Puebla (UPAEP), Jefe de División de Laboratorios y Banco de Sangre del Hospital Universitario de la BUAP, y Coordinador del examen de certificación para médicos especialistas del Consejo Mexicano de Patología Clínica A.C. Además de haber sido certificado y re certificado por el propio Consejo Mexicano de Patología Clínica A. C., es miembro fundador del Colegio Poblano de Patología Clínica A. C., del que también fue presidente, al igual que lo fue de la Federación Mexicana de Patología Clínica A. C. También ha sido miembro de la American Society for Microbiology y Director adjunto de la World American Society for Microbiology and Laboratory Medicine. Es coautor de las memorias del XVII World Congress of Pathology and Clinical Pathology. Monduzzi Editore, Bologna, Italia. 1994, habiendo además publicado varios artículos de su especialidad en revistas nacionales y del extranjero. Es socio fundador y Director Médico en la ciudad de Puebla los Laboratorios Bioanálisis-Exakta.

PREFACIO

"Los enamorados de la práctica sin Ciencia son iguales
Al navegante que embarca en un barco sin brújula o compás:
Nunca sabrá con certeza a donde está yendo"
                    Leonardo Da Vinci (1452-1519)

En 1969, el Dr. Eduardo Vázquez Navarro (1917-1973) escribió . . . *"Con nuestro afán de justificar nuestra vida en la Medicina, se escriben las presentes líneas que al aparecer a la luz representan un ensayo, el cual ojalá tenga la significación del compás y la brújula para navegar en las procelosas aguas de esa magnífica disciplina Médica: La cirugía".*

Cuarenta años después, el dicho y deseo del Dr. Vázquez Navarro siguen siendo vigentes. La práctica de la Cirugía General demanda su ejercicio con certeza, decisión y con el respaldo de la medicina basada en evidencias, que justifica por un lado su realización, y por otro el manejo adecuado seleccionado a partir de la información disponible sobre las alternativas de maniobra y pronóstico, no sólo hacia el paciente sino también para su entorno.

El ejercicio de cualquier actividad orientada al manejo de los pacientes, independientemente de que esto se haga en los consultorios de primer contacto, en las salas de urgencias de los Hospitales, o en las unidades de Manejos Intensivos, obliga a los profesionales de la salud a revisar permanentemente sus diagnósticos, mediante un ejercicio mental ordenado y lógico, apoyado en conocimientos de embriología y anatomía, además de la historia clínica que resalte adecuadamente los antecedentes familiares, así como los de residencia ocasional o prolongada del enfermo, de su posible exposición ambiental o laboral a tóxicos conocidos o dietas regionales, así como por los datos de la evolución precisa del cuadro clínico entre otros. No hay que olvidar que lo "raro" sí existe, y que si no es muy frecuente, probablemente lo sea más porque se ignora su existencia o porque simplemente no sé busca, que porque realmente sean enfermedades excepcionales. La certeza diagnóstica, lógicamente se apoya en algunos de los recursos tecnológicos de laboratorio e imagen de los que se dispone hoy en día, cuyo uso tiene que ser seleccionado de acuerdo a la información que puedan proporcionar, tratando de evitar al máximo, el empleo de los mismos el dispendio. Por último, la omisión es injustificada al no recurrir rutinariamente a elementos como la tinción de Gram, el cultivo, el estudio citológico, el análisis anatomo-patológico de las piezas y desde luego, en su caso la autopsia, para confirmar sospechas diagnósticas, o bien desecharlas, debiéndose evitar al máximo los tratamientos empíricos.

Lo anterior demanda sin duda, la conformación de un equipo en el que como en un rompecabezas, la pieza más importante para armarlo será precisamente la última ya es evidente que en la práctica quirúrgica de calidad, ésta simplemente no puede omitirse. Lógicamente, ello obliga a la interrelación entre médicos generales, cirujanos, internistas, anatomopatólogos, especialistas en imagenología, patólogos clínicos, sanitaristas, y personal de atención primaria a la salud.

Se insiste en el que se recurra a practicar y a analizar los hallazgos de la autopsia, ya que sigue y seguirá siendo esencial, para conocer la prevalencia de ciertas patologías "silenciosas", identificar otras asociadas que podrían haber pasado desapercibidas, y desde luego esclarecer en su caso la causa del fallecimiento. No existe otro recurso mejor, por avanzado que sea, para poder encontrar datos específicos con qué incrementar la calidad de la práctica de la Medicina, y obviamente de la Cirugía.

Esta obra, tan sólo pretende ofertar a los lectores *brújula y compás* que permitan hacer un ejercicio ordenado de diagnóstico, apoyado desde luego sobre las bases anatomo-patológicas de la enfermedad quirúrgica y evidentemente, de acuerdo a sus conclusiones, poder ofertar, no sólo una intervención, sino el manejo médico integral del paciente, de la familia y en su caso del entorno social en que éste se desenvuelve.

El texto, se ha denominado "Bases Anatomo-Patológicas de la Enfermedad Quirúrgica", debido a que pretende ser una fuente seria de información sobre los porqués de las enfermedades que en su momento requerirán de la participación del cirujano, esbozando al equipo, el camino a seguir para confirmar el diagnóstico, le aclararán lo que debe esperar de la evolución y de ser necesario, le orientarán hacia búsqueda de casos similares entre su grupo social, cuya detección oportuna podría permitir atención temprana para aquellos que aún están asintomáticos, o recomendar de ser necesario, las medidas de salud pública indispensables. En resumen, se trata de una recopilación que ambiciona ser una fuente confiable de información, con la que los autores y coautores, pretenden presentar la información disponible, aportando su experiencia en un formato de fácil lectura que puede ser empleado, ya sea como un apoyo orientador hacia una búsqueda más profunda o en su caso, un recurso para resolver rápidamente alguna duda o incluso, preparar la discusión de casos clínico-quirúrgicos, redactar una nota de revisión explícita en el expediente del paciente, o prepararse para exámenes de certificación o selección.

RECONOCIMIENTOS

Esta obra, representa el esfuerzo acumulado de todos aquellos que nos han rodeado desde siempre y nos han legado el recuerdo de sus personalidades, afectos, valores y conocimientos. Nunca hubiésemos podido llegar a culminar la redacción de este documento, sin el apoyo de nuestras familias y claro, de todos aquellos que han contribuido directa o indirectamente a nuestro desarrollo profesional y formación médico-quirúrgica.

Portada: Se muestra la imagen tomográfica de una masa suprarrenal derecha, a la derecha se muestra la pieza extirpada y abajo a la izquierda la misma pieza cortada, la microfotografía del recuadro muestra la pieza con la tinción de Masson y el fondo de la imagen de portada la tinción de hematocilina eosina del mismo tumor. Diagnóstico: carcinoma de la corteza suprarrenal derecha. Fotografías microscópicas cortesía de la Dra. Sara Inés Toxqui Montiel. Diseño de portada Arq. María Justo Bustamante.

Los autores desean expresar su agradecimiento a la Sra. Mercedes Torres Casillas por su gran apoyo en la elaboración del manuscrito.

CAPÍTULO 1

MECANISMO DE CURACIÓN DE LOS TEJIDOS LESIONADOS.

RESPUESTA A LA AGRESION.

*"La mayoría de la gente, va a través de su
Vida con el temor de sufrir una experiencia
Traumática"*

La "vida" está sujeta a continua agresión; el medio ambiente es hostil y la propia cadena alimenticia implica una acción violenta para que otro sujeto pueda subsistir; sin embargo existe la permanente necesidad de sobrevivir y entre más desarrollado es un organismo, más complejos son los mecanismos con los que cuenta para detectar el peligro, enfrentarlo, defenderse o huir.

A veces su todo físico no resulta lastimado, pero entre más evolucionado se es, más desarrollada se tiene la mente y es más perdurable la memoria, por ello es capaz de tener una respuesta psicológica a la agresión que puede no eliminarse totalmente es decir no olvidarse, y dejar secuelas que llegan a no superarse lo que hace que el paciente quede con un *miedo* permanente, o bien como sucede en la mayoría de los casos, que el recuerdo le permita adoptar las medidas pertinentes para que ni él ni quienes estén a su alrededor, y que basados en la *experiencia* eviten situaciones semejantes. En algunas ocasiones no se superan y entonces perduran daños mentales tan severos, que pueden desencadenar estados patológicos como las fobias, que impiden una buena vida de relación.

Cuando alguien resulta "herido" en su integridad corporal, de inmediato se pone en marcha un mecanismo extraordinario de la coagulación, que tiene como objetivo, detener la pérdida de sangre recurriendo a la vasoconstricción, conservar el volumen circulante mediante la oliguria y redistribución de flujo sanguíneo, así como la reposición de la masa eritrocítica por aumento de la actividad de la médula ósea, y desde luego el proceso de "cicatrización" para lograr la restitución de la integridad física y funcional. En español el término cicatrización implica la formación de una cicatriz, pero también nos permite considerarlo, sobre todo en nuestro medio, como "curación (L. *curatio* = cuidar) de la herida" o reparación tisular, lo que tiene como objetivo, la restauración de la integridad del tejido lesionado.

En conclusión, todos los organismos vivos responden ante una agresión, de ser posible, huyendo o evitando zonas de peligro. Pero cuando ésta se produce, pone en marcha un mecanismo para reparar la integridad corporal y/o tisular y en sentido mucho más amplio y en relación al hombre, la recuperación de la integridad física y mental.

Cicatrización.

Se trata de un mecanismo complejo dinámico y de fases que aunque superpuestas, siguen un patrón bien definido y siempre ha despertado el interés de los cirujanos.

La lesión desencadena una fase inicial de **inflamación aguda** seguida de un proceso de **reparación** y finalmente una larga etapa de **remodelación** que tarda meses o años y que culmina con la cicatriz definitiva, pero que quizá nunca termine, ya que siempre se demuestra actividad en la zona afectada.

Implica la participación de células epiteliales, dérmicas, endoteliales; plaquetas, proteínas plasmáticas y múltiples substancias químicas, particularmente los llamados "factores de crecimiento" que atraen células hacia la herida, estimulan su proliferación, promueven la angiogénesis y regulan la síntesis y degradación de la colágena.

Inflamación aguda.

Sin importar el sitio en donde se produzca la lesión, a menos que sea un tejido no vascularizado como el corneal o el cartilaginoso, de inmediato al perderse la integridad tisular (accidental o planeada) las arteriolas, capilares y vénulas, presentan espasmo transitorio de naturaleza refleja, seguido de vasodilatación ocasionada por substancias denominadas actualmente como *"aminas vasoactivas"* siendo las más conocidas la histamina y la serotonina, así como las proteínas de de los sistemas del complemento y de la cascada de la coagulación, provenientes de las células dañadas y de las plaquetas algunas de las cuales se quedan en el interior del coágulo en donde liberan muchas de las substancias químicas mencionadas, y otras que se agolpan en los bordes mutilados de los propios vasos. Obviamente para que esto suceda, se requiere de la adecuada irrigación se la zona, la que de verse afectada compromete la calidad de la restauración.

A simple vista, no es posible apreciar los cambios que se están llevando a cabo inicialmente, sin embargo fracciones de segundos después de la agresión, con el microscopio y con el análisis bioquímico de la zona se puede constatar que muchas cosas están pasando, entre otras el acúmulo de enzimas como la esterasa, adenosintrifosfatasa, aminopeptidasas y fosfatasas en ese orden de aparición, lo que es tan constante que incluso, su cuantificación desde el punto de vista forense permite conocer casi con certeza el tiempo transcurrido desde que se produjo la lesión o si esta se produjo después del fallecimiento.

A continuación cede el vasoespasmo, la histamina actúa sobre los pequeños vasos, estos se dilatan y se vuelven permeables (principalmente las vénulas) permitiendo el escape de plasma rico en proteínas a través de la exudación y el paso por diapédesis de leucocitos, que inicialmente son neutrófilos seguidos

24 horas después por los monocitos, los que tienen como función primordial la *fagocitosis* de microorganismos, cuerpos extraños y células o tejido muerto. Saben con certeza hacia donde dirigirse porque "olfatean" a los agentes quimiotáxicos que se concentran en el sitio de la lesión.

Si la solución de continuidad es lineal y de bordes nítidos, esta respuesta es moderada, pero si se trata de lesiones contusas, abrasiones extensas o existe contaminación masiva, es mucho más intensa.

En resumen, rubor, tumor, calor, dolor y disminución o pérdida de la función son sinónimos de una respuesta deseada y protectora después de una agresión: la inflamación aguda.

Reparación.
En esta, lo característico es la proliferación de tejido nuevo.

El *fibroblasto* y las *células endoteliales vasculares* son los actores principales en este proceso que tiene como objetivo final el restituir la integridad tisular y función, aunque en la mayoría de las ocasiones queda la cicatriz, como evidencia de la herida en el sitio de la lesión.

La aparición de estos actores, se detecta a más tardar 24 horas después de la lesión, y a ellas se debe la presencia de *"tejido de granulación"* y al mio-fibroblasto particularmente, la "contracción" de las heridas que tienden a hacerse más pequeñas sobre todo en áreas donde la piel o los tejidos se desplazan como la piel del antebrazo o el cuello.

Evidentemente la zona en reparación requiere de gran aporte sanguíneo, para ello se inicia la *"angiogénesis"* o neo formación de capilares provenientes de cordones de células endoteliales que se "ahuecan", convirtiéndose en capilares jóvenes con paredes permeables a proteínas y glóbulos rojos lo que explica el edema local en los primeros días de la reparación.

Ambos, los vasos de neo formación y los fibroblastos secretando **colágena** y mucopolisacáridos, se sumergen en el coágulo y las profundidades de la herida acompañados de los fagocitos.

Inicialmente la colágena, que es la proteína más encontrada en los anímales y abundante en **prolina e hidroxiprolina,** aparece de inicio en una forma juvenil, como una malla de fibras colocadas sin un patrón definido y con poca resistencia, que en cuanto se organiza con la intervención de la tropocolágena, forma "cuerdas" de gran fortaleza mecánica siguiendo las líneas de tensión, a la que la piel está sometida y que es paralela a los pliegues cutáneos, por ello, siempre hay que tratar de evitar incisiones sobre los pliegues de las superficies extensoras de las extremidades y **nunca** hacerlo longitudinalmente en las flexoras, ya que en el primer caso resultarán cicatrices gruesas y en el segundo se formará una *"cuerda de arco"* que será lesionada cada vez que la articulación se extienda.

En el caso de la piel, a poca distancia de ambos márgenes de una herida, la capa basal de la epidermis presenta incremento en la mitosis. En los bordes de la misma, las células epidérmicas se reproducen exageradamente dirgiendose como una capa delgada, hacia la profundidad de la lesión apoyándose en la superficie del tejido de granulación y el coágulo. En cuanto se encuentran entre si, ambas capas se detienen misteriosamente por un fenómeno denominando *"inhibición por contacto"*, quedando sellada la herida a partir de ese momento, siempre y cuando no haya secreciones. Es conveniente recordar que nunca hay crecimiento epitelial del centro de la herida hacia la periferia, a menos que se coloquen injertos.

Remodelación.

A pesar de que los bordes de la herida se encuentren ya afrontados, el epitelio *no volverá a tener* las mismas características que el original, destacándose la menor cantidad de queratina y la ausencia de anexos cutáneos. Los fibroblastos dejan su lugar a los "fibrocitos" y los capilares involucionan, lo que explica porque la cicatriz generalmente tiene poca circulación.

La colágena sigue produciéndose por varias semanas, pero también hay desaparición de la misma, estableciéndose una "síntesis-degradación" casi permanente; la cicatriz tiene su propia actividad independiente a los tejidos que une y esta es permanente, ya que incluso cambios en el estado nutricional del individuo le afectan tal y como se aprecia en casos de refracturas óseas o rupturas de cicatrices cutáneas que se presentan en pacientes con estados carenciales severos varios años después de la reparación, como suceden en el escorbuto.

En la práctica, los tejido *nunca* recuperan su fuerza inicial, si acaso, como por ejemplo, la piel sólo reestablece el 70% de su resistencia original, tal y como los pueden atestiguar los boxeadores. Por otro lado, hemos podido experimentar que una anastomosis que funcionó a la perfección por muchos años, súbitamente empieza a manifestar datos de *estenosis* como lo podemos corroborar todos los que hemos reparado una uretra o un colédoco, y que debe entenderse como una falla de la degradación de la colágena al ser superada por la síntesis.

Tejidos como el hígado o el epitelio intestinal, pueden regenerarse totalmente, pero por años hemos aceptado que algunos otros no lo hacen por su limitada o nula capacidad de división; por lo que o sustituyen su función mediante la hipertrofia del tejido sano (corazón), o simplemente no lo logran a pesar de existir supuesta continuidad tisular como sucede en el daño neurológico.

El camino que se empieza a insinuar, al conocer más de las llamadas *células germinales primitivas* o células madres de la médula ósea, abre un horizonte promisorio que seguramente influirá sobre la capacidad de los cirujanos para entender más y lograr mejores resultados en la reparación de las heridas que hace o que pretende reparar; es probable que muchos de los que hasta ahora han sido sueños, se conviertan en metas alcanzables en poco tiempo.

Proceso de reparación tisular.

Aunque el proceso de cicatrización busca un resultado local, debe considerarse también dentro de un todo que es el individuo afectado, de tal manera que los resultados dependen de condiciones locales y factores sistémicos.

Condiciones locales.

El *sitio* en donde se localiza una herida es importantísimo. Las situadas en el cuero cabelludo, en la cara, en la boca o el cuello sanan rápidamente debido a la gran vascularidad de la zona, sin embrago las fracturas del tercio distal de la tibia o las heridas de la piel del tronco, lo hacen más lentamente porque existe menor irrigación; en casos con alteración por enfermedades sistémicas como la diabetes, las heridas del pie son muy peligrosas y lo mismo sucede en zonas con afectación local difusa como sitios de quemaduras previas o de zonas irradiadas de la piel.

En todos los ejemplos previos, el común denominador es la *vascularidad* disminuida y en consecuencia pobre irrigación de los bordes y el lecho.

El *agente* que les produce influye mucho, heridas contusas con tejido seriamente devascularizado o necrosado solo empiezan a sanar cuando este es removido, de igual manera sucede en casos de contaminación bacteriana severa o quemaduras. Los cuerpos extraños (ropa, tierra, astillas, fragmentos óseos sin periostio, etc.,) son enemigos acérrimos del cirujano quien debe dedicar su esfuerzo a la **debridación** y limpieza adecuada de las heridas, incluso repitiendo el procedimiento tantas veces como sea necesario, pero siendo cuidadoso de no remover tejido bien vascularizado, ni aplicar substancias irritantes buscando disminuir la carga bacteriana local, como son los antisépticos.

La *contaminación* siempre se refiere a la presencia de bacterias u otros microorganismos; este es el enemigo a vencer realmente, ya que incluso aquellas heridas cuyos bordes se separan pueden sanar rápidamente en la media en que no se vean afectadas por infección; por ello incluso los términos de herida limpia, limpia—contaminada, contaminada y sucia, se consideran como pronósticos. Disminuir la presencia bacteriana evitando o disminuyendo la presencia de agentes infecciosos o combatiendo con medidas sistémicas su impacto como es el uso de antibióticos y apoyo nutricional, son actividades universales de todos los cirujanos.

El drenaje *linfático* de la región en donde se localiza la herida también influye, la cicatrización se complica particularmente en sitios en donde se encuentra comprometido como sucede en extremidades con linfedema consecutivo a procedimientos quirúrgicos radicales como la mastectomía por cáncer.

La *exposición* al roce continuo y al aire, retardan importantemente el proceso, basta con el ejemplo de pequeñas excoriaciones o quemaduras de segundo grado que en cuanto se cubren dejan de doler y se epitelizan rápidamente.

El *movimiento* retrasa y en ocasiones impide la curación; al existir tendencia a la separación, se afecta la función del tejido de granulación y se lesiona repetitivamente la malla de colágena joven y podría ser una de las causas de los llamados *"queloides"* (Gr. *kēlis* = defecto, mancha)

La *intervención del cirujano* también puede ser un factor en si mismo que afecte la evolución de la zona dañada para bien o para mal, exigiéndose de él, para contribuir a que reparación sea exitosa, un manejo cuidadoso y delicado sin manipulación traumatizante que incremente, con el mero uso de su instrumental, la lesión tisular ya existente; no recurrir al vigor exagerado durante el lavado de la zona para evitar el arrastre de las células epiteliales que con gran trabajo se han ido extendido sobre el tejido de granulación. Que sus "curaciones" sean oportunas, evitando el retraso y con ello el acúmulo de tejido necrosado, y evitando recurrir a la aplicación de sustancias de dudoso beneficio local, como lo son algunos antisépticos que incluso pueden ser muy agresivos sobre esa superficie. La selección de las suturas, debe ser tan importante para el cirujano, como lo son los pigmentos para el pintor, sin olvidar que deben colocarse adecuadamente, sin olvidarse de las tres "nis": ni muy apretadas, ni muy flojas, ni anclando los bordes a alguna estructura profunda que impida su retracción.

Factores sistémicos.

El mecanismo de reparación *consume energía*, requiere de *material para la reconstrucción* y necesita que la *microcirculación,* es decir desde las arteriolas terminales hasta las vénulas pequeñas, sea adecuada, no sólo en el sitio de la herida sino en las zonas circunvecinas para que también disponga del oxígeno necesario para el adecuado funcionamiento del conglomerado de células que hemos mencionado, que no sólo deben estar presentes sino *funcionar* adecuadamente. Además con la irrigación suficiente, se evita la *atrofia* o alteraciones estructurales de los tejidos lesionados.

Nutrición.

De los comentarios anteriores, se desprende que para asegurar una buena cicatrización se requiere aporte *nutricional* adecuado, no sólo de calorías para que los fibroblastos, células endoteliales y monocitos funcionen adecuadamente, sino de los aminoácidos, precursores proteicos que permitan la síntesis de colágena, por ello en casos de *desnutrición* y de pérdida de proteínas el proceso puede estar seriamente comprometido.

Desgraciadamente hemos aprehendido esta circunstancia de catástrofes sociales, sólo baste con recordar el **hambre** en Holanda durante la Segunda Guerra Mundial, en donde la situación se documentó dolorosamente bien, o la crisis actual de Dafour en el corazón del África.

Hay casos individuales en donde esto se puede presentar, por ejemplo en ancianos viviendo solos, los cuales no comen bien no sólo por falta de recursos sino a menudo por depresión y soledad, sujetos con trastornos en el comer como los que padecen anorexia nerviosa, bulimia, etc., pacientes portadores de enteropatias o simplemente sin aporte nutricional adecuado, como sucede cuando los cirujanos, con gran facilidad, indicamos "nada por vía oral" durante varios días.

La práctica moderna de la cirugía obliga a la evaluación adecuada no sólo del corazón, la presión arterial o los pulmones, sino de *estado nutricional,* y se debe pensar dos veces antes de suspender la alimentación o retardar su reinicio; el advenimiento de nuevas modalidades dietéticas, hace posible disminuir los tiempos de ayuno.

La carencia de Vitamina C en la dieta, no sólo retarda o impide la curación de una herida, sino que pueden abrirse cicatrices antiguas ya que afecta el proceso de maduración de la colágena y en consecuencia es pobre la fuerza de tensión de la herida. Aunque el escorbuto aparentemente desapareció cuando en 1794 Karl Fiedrich Gauss estableció los beneficios del jugo de cítricos para su tratamiento, hoy en día se le encuentra de forma endémica en zonas de tragedias humanas como las crisis en Somalia, Etiopía y Sudán.

Aún en las sociedades desarrolladas se pueden encontrar este tipo de problemas, por ejemplo en víctimas infantiles de maltrato doméstico.

La falta de *micronutrientes* también puede contribuir a reabsorción ósea, alteración en la función de los osteoblastos y fracturas *"patológicas"*.

Edad.
Los ancianos tienen una particular propensión a presentar problemas en la cicatrización de las heridas; por ejemplo la piel a más de muy adelgazada, es flácida y extraordinariamente frágil. A ello se suman problemas de enfermedades sistémicas crónicas degenerativas que afectan la circulación como la diabetes, hipertensión arterial y la osteoporosis entre otros.

Oxigenación.
Los estados anémicos crónicos pueden predisponer a la mala evolución de las heridas, sobre todo los asociados a problemas carenciales. Sin embargo las **transfusiones sanguíneas NUNCA** deben ser administradas para mejorar el proceso. Lógicamente también lo son las lesiones oclusivas que ocasionan hipoperfusión arterial, y los casos de anoxia crónica como sucede con algunas enfermedades pulmonares, en las cuales incluso existe hiperglobulia crónica.

Medicamentos.
Algunos tratamientos para manejo de neoplasias malignas o medicamentos inmunosupresores pueden en teoría afectar el proceso de cicatrización; es conveniente considerar esta circunstancia para extremar las medidas de manejo adecuado de los tejidos e incluso retirar las suturas más tardíamente, pero grandes series sobre todo de pacientes transplantados, no consideran como extraordinario el problema de la reparación tisular.

Conclusión
La cicatrización es un proceso complejo, aún se desconocen todos los mediadores químicos que intervienen, por ejemplo, las **plaquetas** dentro y fuera de la luz vascular *¡nos siguen sorprendiendo!* Se buscan sin cesar recursos que permitan mejorarla pero lo que **nunca** debe olvidarse que nada es mejor que la buena irrigación, la ausencia de cuerpos extraños o infección y el suficiente apoyo nutricional.

También hay que tener presente que nuestro organismo además de reparar el daño agudo que resulta en una cicatriz visible, cuenta con procesos "invisibles" de reparación molecular del ADN dañado o la regeneración de tejidos renales, hepáticos o intestinales que aunque asombrosa, no es tan eficiente como en otros animales, como las estrellas de mar, que pueden regenerar sus brazos rotos.

Algunas cosas se dan por hecho, como lo son el proceso continuo de reposición tisular, como sucede con el reemplazo de las células sanguíneas o el crecimiento del cabello ocasionado por la estructura proteica de nuestros cuerpos y el consumo de energía biosintética. Sin embargo, al igual que en los demás seres vivos, el proceso se agota y a pesar de la gran inversión que se hace en mantenernos "funcionales" es imposible evitar el envejecimiento y su consecuencia natural, la muerte.

REFERENCIAS

1. Looking back on the millennium in medicine. N Engl J Med 2000; 342(1):42-49.
2. Graham GG. Starvation in the modern world. N Engl J Med 1993; 328(14):1058-1061.
3. Harding KG, Morris HL, Patel GK. Science, medicine and the future: healing chronic wounds. BMJ 2002; 324(7330):160-163.
4. Illingworth Ch, Dick BM. The response to injury. A textbook of Surgical Pathology ed. Edinburgh and New York: 1919 p. 1-21.
5. Schwartz RS, Curfman GD. Can the heart repair itself? N Engl J Med 2002; 346(1):2-4.
6. Silk DB, Gow NM. Postoperative starvation after gastrointestinal surgery. Early feeding is beneficial. BMJ 2001; 323(7316):761-762.
7. Teicher MH. Scars that won't heal: the neurobiology of child abuse. Sci Am 2002; 286(3):68-75.
8. Vázquez-Navarro E. Mecanismo de curación de los tejidos lesionados. Terapéutica Quirúrgica General. 1era ed. Puebla, México: Francisco Méndez Oteo; 1969 p. 5-48.
9. Willett WC, Stampfer MJ. Clinical practice. What vitamins should I be taking, doctor? N Engl J Med 2001; 345(25):1819-1824.

CAPÍTULO 2

INFECCIÓN DE LAS HERIDAS.

Dos son los enemigos acérrimos de la práctica quirúrgica: La hemorragia y la infección.

La primera se muestra, no se esconde, requiere de habilidades para manejarlo y es de desenlace rápido.

En cambio, si bien han desaparecido los pabellones hospitalarios malolientes por verdaderas epidemias de casos de gangrena gaseosa, erisipela, fiebre puerperal, etc., entre otras cosas gracias a los trabajos pioneros de Semmelweis y Lister quienes introdujeron el lavado de las manos y el aerosol de ácido carbólico respectivamente, la **infección de las heridas** constituye un problema "endémico" ya que a pesar de los mejores esfuerzos hasta un 10% de las producidas quirúrgicamente llegan a infectarse y en proporción mayor las de origen traumático dependiendo de la naturaleza del agente causal y del tiempo transcurrido desde el momento de la lesión hasta el inicio del manejo adecuado.

Así mismo este problema requiere de gastos exorbitantes difícilmente bien cuantificados en nuestro medio, pero sin duda de proporciones mayores, baste recordar que hasta el 40% de las infecciones nosocomiales se presentan en pacientes quirúrgicos y que ellas son la principal causa de internamientos prolongados y consumo de material de curación y mano de obra especializada verdaderamente impresionantes, no se diga un buen número de reintervenciones con el consiguiente riesgo para un sujeto de por sí en malas condiciones.

En este capítulo, hablaremos de las complicaciones infecciosas de las heridas en general, y se hará énfasis en algunas de particular interés para el cirujano, entendiéndose por infección *"la respuesta local del huésped a la invasión microbiana o la invasión por microbios de tejido necesariamente estéril"*.

Causa de las infecciones de las heridas.

Es evidente que se requiere de la presencia de un agente infeccioso y de la introducción de este más allá de su sitio de residencia habitual debido a la pérdida de continuidad de la piel, las mucosas o las serosas, sin importar el tamaño o la profundidad, ya que puede tratase de un piquete de aguja, una incisión quirúrgica o un machacamiento por prensa hidráulica, así mismo ser una excoriación, arrancamiento severo, amputación traumática o herida penetrante que interesa las profundidades de una víscera maciza o del retroperitoneo.

Con ello queda claro que la contaminación de la herida puede ser menor o muy importante y que el daño tisular podría pasar desapercibido o manifestarse dramáticamente.

Esto hace evidente que son múltiples los factores que intervienen, amén de la intervención del cirujano quien intenta modificar el resultado ya sea con medidas profilácticas o con tratamientos adecuados.

La *"virulencia"* entendida como la "capacidad de un agente infeccioso de producir efectos patológicos", es determinante para la evolución de ahí por qué importa conocer la flora habitual de las estructuras que se invaden; y el *"grado de contaminación"* (carga bacteriana o inóculo) que indiscutiblemente mucho tiene que ver.

A estos dos elementos, se suma otro más: existen situaciones desagradables en los cuales *"siembras"* mínimas ocasionan desastres y en otros en los que se presagia evolución tórpida, los resultados son buenos. Obviamente esta respuesta es individual y depende directamente de las capacidades locales y sistémicas del paciente para resistir y/o controlar la infección, en pocas palabras la infección ocurre cuando la bacteria "adecuada" con la virulencia genética también "adecuada" se topa con el paciente desgraciadamente "adecuado". Por tanto infección es igual a Virulencia por el Inóculo sobre las Resistencias del Huésped

Por lo señalado anteriormente resulta imposible hacer una clasificación precisa de las heridas lo que traería ventajas evidentes, ya que por un lado podría "estandarizar" cierto tipo de manejo y por otro a establecer pronósticos adecuados. Con ello en mente, la clasificación que a continuación se señala ha estado en uso mucho tiempo, es sencilla y útil sin olvidar que no es absolutamente precisa.

Clasificación de las heridas.

a. Limpias.

Se planean, ejecutan y manejan en sitios adecuados. **NO** "atraviesan" el tubo digestivo, al aparato genitourinario ni el árbol traqueobronquial. Cuando una de ellas se infecta, se debe pensar que algo mal se realizó en el quirófano y la mayoría de las veces el agente causal es estafilococo áureo y epidermidis.

b. Limpias-contaminadas.

Se planean, ejecutan y manejan en sitios adecuados, se puede disminuir la flora bacteriana de los aparatos y sistemas mencionados anteriormente, pero sin embargo se "invaden" aceptando que no están estériles. Aunque en situaciones normales deberían serlo, p.e. vías biliares o vías urinarias.

Incluimos también a las que llegan bacterias accidentalmente (i.e. gotas de sudor del cirujano, de la piel o faringe de un ayudante portador asintomático o de las patas de una mosca ya que ninguno de ellos puede ser esterilizado).

c. Heridas "contaminadas".

Se planean, ejecutan y manejan en sitios adecuados, pero por accidente se contamina con contenido intestinal, bilis, secreciones bronquiales, así como otras.; las bacterias que predominan son Gram-negativas

d. Herida "sucia"

Puede o no ser planeada; en casos de trauma se **"ensucia"** con tierra, cuerpos extraños fragmentos de ropa; en el quirófano sucede cuando por accidente se abre el colon no preparado, un absceso hepático o apendicular, empiema, o en las raras situaciones en las que el instrumental o las suturas no se encuentran adecuadamente esterilizadas.

e. Heridas "peligrosas".

Son algunas de las anteriores en prematuros, ancianas y/o debilitadas, con enfermedades sistémicas asociadas, inmunodeprimidos ya sea por manejo médico o por padecimientos que cursan con disminución de las defensas como el Síndrome de Inmunodeficiencia adquirida (SIDA).

Factores que afectan la curación de las heridas quirúrgicas.

Actividad del cirujano.

a. Presencia de suturas.

Hasta el momento no se conoce la sutura ideal, sabemos con certeza que la *permanencia* de ellas en más o menos tiempo da problemas a pesar de que algún cirujano asegure que *nunca* se le ha presentado; en consecuencia la sutura ideal sobre todo la que por el sitio en que se emplea no puede ser retirada debe desaparecer por si sola de la herida es decir *"absorberse"* sin despertar respuesta inflamatoria exagerada por lo que es mejor que esto suceda por hidrólisis que no requiere fagocitosis. Deberá conservar suficiente fortaleza por varias semanas después de su colocación, ser de material dúctil, resistente, flexible, sencillo de anudar; de superficie lisa que impida "nidos" bacterianos, de fácil esterilización, almacenamiento, transporte y **"económicamente"** accesible.

b. Incisión.

¡El paciente tampoco puede ser esterilizado¡ La piel debe ser preparada adecuadamente, sin lesionarle al intentar remover los anexos; el lavado aunque enérgico no debe dañar el epitelio, la piel deberá ser incidida perpendicular y nítidamente siguiendo siempre que sea posible, las líneas que von Langer (1819-1887) describió en 1861 y mencionadas por Dupuytren (1777-1835) en 1832; evitando al máximo zonas con pobre irrigación arterial y/o drenaje venoso o aquellas con problemas como úlceras o dermatitis; en pacientes obesos son particularmente peligrosos los pliegues cutáneos ya que la flora bacteriana es muy abundante en esos sitios, sobre todo si el aseo personal es pobre.

Habrá que hacer hemostasia adecuada, pero sin el exagerado uso de suturas o electrocauterio; el empleo poco cuidadoso de pinzas y retractores puede licuar tejido adiposo u ocasionar machacamientos innecesarios. La masa muscular debe ser respetada al máximo, evitando desvascularización y particularmente la sección de su inervación y la atrofia resultante.

En el abordaje de las estructuras profundas se aplican los mismos principios, siendo siempre indispensable recordar que lo único que puede asegurar una buena anastomosis, es además de la mínima tensión, y el afrontamiento correcto de los bordes, el **aporte sanguíneo adecuado.**

El cierre de la herida debe ser cuidadoso, meticuloso, sin dejar detrás tejido no viable, exceso de suturas, espacios muertos, cuerpos extraños, hematomas, puntos sangrantes y drenajes innecesarios o mal colocados (por principio, **nunca** deberán extraerse a través de la propia herida y su manejo deberá ser muy cuidadoso).

c. Antibióticos profilácticos.

Ya mencionamos que la infección de una herida se genera, primero por la herida misma (se viola la continuidad del epitelio, la serosa o mucosa), seguida de contaminación bacteriana y un huésped susceptible. Por ello es que conocer a la perfección el tipo de flora "habitual" que se va a encontrar, muy particularmente en heridas contaminadas y sucias, permite seleccionar un antibiótico o "un esquema antibiótico" que sea efectivo y lograr su elevada concentración en el sitio de la herida desde *"antes"* que esta se efectúe, hasta que termine el procedimiento quirúrgico. También es posible su aplicación tópica, la irrigación con soluciones que les contengan, la colocación de perlas o espolvorear la zona con ellos. Así mismo, quizá sea recomendable "rotar" los esquemas cada cuatro a seis meses con el objeto de disminuir la aparición de flora resistente.

La "preparación" del colon indiscutiblemente ha mostrado sus beneficios, los métodos son diversos, pero básicamente lo que se busca es la eliminación de las heces y la disminución al mínimo posible de las bacterias habituales; un consejo: no indicar ayuno prolongado, algunas de las dietas terapéuticas recientes prácticamente no tienen residuo.

La sección del esófago, ha sido y seguirá siendo motivo de preocupación. En los casos de obstrucción crónica deberán tratar de evacuarse hasta donde sean posibles los residuos de alimento antes de la cirugía, ninguna precaución es superflua para evitar las complicaciones infecciosas que en el mediastino son extraordinariamente graves.

d. Duración de la intervención.

La frecuencia de infecciones en la herida es mayor en casos cuyas intervenciones tardan más de dos horas. Es probable que la desecación y manipulación del tejido celular subcutáneo sean responsables de ello.

Actividad del anestesiólogo.

Rara vez se revisa este aspecto y será difícil convencer a un anestesiólogo de que por su actividad una herida resultó infectada, sin embargo hay evidencia de que su participación es tan importante como la del propio cirujano y por lo tanto debe vigilar escrupulosamente los siguientes puntos:

a. Perfusión.

Elemento determinante para evitar la infección es la capacidad del *"tejido"* de responder con defensas locales contra el agente infeccioso. Ya mencionamos la actividad bactericida del neutrófilo y la incansable del fibroblasto, tejiendo el "andamio" de colágena y de su compañero el miofibroblasto que le ayuda contrayendo la herida. Esto no sería posible sin la **perfusión tisular** que tiene como objetivo además de hacer llegar a los propios actores celulares, los nutrientes requeridos para su función, en su caso los antibióticos profilácticos, y la *"presión parcial de oxígeno tisular"* (PPTO2) indispensable para la respuesta celular bactericida ya que el neutrófilo convierte con su "oxigenasa" a la molécula de oxígeno en radicales superoxidantes que eliminan a las bacterias; también se requiere oxígeno para la formación de colágena. Es en consecuencia responsabilidad del anestesiólogo asegurar la estabilidad hemodinámica y evitar la vasoconstricción compensadora que afecta negativamente la presión de perfusión tisular (diferencia entre la presión arterial media y la presión tisular local). Para lograrlo deberá mantener la estabilidad hemodinámica perioperatoria balanceando la profundidad de la anestesia y la analgesia en relación a la estimulación quirúrgica y la pérdida de volumen. De ahí el por qué invariablemente deben administrase altas concentraciones de O2 en el trans y postoperatorio inmediato ya que es el momento crítico para evitar que se establezca la infección.

b. Temperatura corporal central.

La anestesia compromete la capacidad termorreguladora del paciente, y en la enorme mayoría de los casos, la temperatura **central** baja en promedio dos grados centígrados (rara vez se monitoriza con termómetros transesofágicos), ya que existe redistribución del calor corporal hacia la periferia. A ello hay que agregar la exposición de cavidades a la temperatura ambiente que siempre está por debajo de la fisiológica. (¡Un quirófano a 36.5° C es incomodísimo!)

La **hipotermia** aumenta el riesgo de infección porque el frío inhibe al neutrófilo y la vasoconstricción termorreguladora postoperatoria disminuye la PPTO2.

Por ello se recomienda el "calentamiento" preoperatorio de los enfermos ya sea mediante frazadas (que van desde los sarapes hasta las que generan aire caliente) o del sitio de la incisión mediante la aplicación de calor local (evidentemente con el cuidado de no ¡quemar la piel!), y en el transoperatorio usar frazadas térmicas y soluciones parenterales tibias. Especialmente importante en esta era de la cirugía de mínima invasión, donde se lava profusamente las cavidades corporales al terminar el procedimiento.

c. Analgesia postoperatoria.

El dolor postoperatorio ocasiona disminución en la PPTO2 por vasoconstricción refleja debida a la llamada "respuesta al estrés" que se caracteriza por la gran actividad neuroendócrina y la presencia de citoquinas. Por ello es lógico pensar que el empleo adecuado de la analgesia al evitar la alteración en la PPTO2, reduzca el riesgo de infección. Es recomendable que los cirujanos y anestesiólogos acuerden los esquemas más adecuados para el tipo de cirugía y los recursos con los que se cuenta; en nuestro medio poco se emplean los opioides, y no es práctica general la infiltración con anestésicos locales.

d. Inmunomodulación

La mayoría de los anestésicos generales ocasionan inmunosupresión transitoria que se suma a la ocasionada por muchos mediadores químicos de la ya mencionada "respuesta al estrés"; lo que no sucede (o es de menor intensidad) con la anestesia epidural, por ello es conveniente combinar ambos procedimientos y complementarlos con analgesia epidural postoperatoria ya que esto incluso puede ayudar a la síntesis de colágena.

Preocupación constante durante la anestesia, es corregir la anemia transoperatoria con transfusión de sangre alogénica; hay alguna evidencia que estas generan inmunosupresión por diversos mecanismos, lo que podría predisponer a la aparición de infección en la herida, ¡una razón de más para fomentar el uso de sangre autóloga!

Ciertos complementos dietéticos particularmente los que contienen L-arginina, ácidos grasos no polisaturados y nucleótidos "despiertan" una adecuada respuesta inmune a pacientes traumatizados o intervenidos quirúrgicamente. Repetimos: hay que pensar dos veces antes de indicar "ayuno hasta nueva orden".

Todos nos hemos sorprendido que años después de efectuada una intervención, se presenta infección en la herida o en el sitio en donde existe material protésico; ¿qué ocasiona esto? seguramente se debe a que las bacterias "fueron dominadas" pero no "exterminadas" por las defensas locales, y cuando alguna circunstancia ocasiona una baja en el mecanismo de contención florece un proceso séptico son las llamadas infecciones latentes; sin duda, como se verá más adelante en esta obra, los caminos de la inmunidad aún son apasionantes y misteriosos.

El individuo

Hábitos y costumbres predisponen a la aparición de complicaciones en las heridas; el tabaquismo, la drogadicción, obesidad, alcoholismo y mala condición física son algunos de ellos. A esto se suman padecimientos como diabetes, enfisema pulmonar, insuficiencia renal crónica, ictericia, desnutrición, Síndrome de Inmunodeficiencia Adquirida (SIDA), inmunodeficiencias asociadas a cromosomas, agranulocitosis, y muchos otros más.

Todos afectan negativamente la evolución y el pronóstico en general y muy particularmente incrementan el riesgo de problemas infecciosos en el sitio de la herida.

Complicaciones de las heridas infectadas.

Con gran frecuencia el cirujano tiene que enfrentar el problema de las "heridas infectadas", ya sea porque las haya tenido que manejar desde el inicio (o incluso hacerlas él mismo) o porque muchas requieren de su intervención para tratamiento definitivo o por lo menos coadyuvante. Hay un sinnúmero de lesiones cutáneas que requieren de debridación, drenaje, biopsia o colocación de injertos. La piel del paciente y los recursos del cirujano son socios inseparables, es más de manera anecdótica quien de nosotros no ha sido juzgado bien o mal por la apariencia final de una cicatriz, sin importar los resultados funcionales. A continuación se mencionan complicaciones infecciosas de las heridas y lesiones cutáneas graves que invariablemente requieren de la intervención del cirujano.

Supuración.

Cuando la infección se encuentra aparentemente controlada, pero no hay eliminación de las bacterias, se produce un acúmulo de desechos semilíquidos que se denomina **"pus"** del que ya se hacía mención en el año 2000 **A.** de **C.** conformado por restos tisulares, macrófagos destruidos y exudado inflamatorio.

A ningún cirujano le satisface que una herida "supure", sin embargo cuando esto sucede puede interpretarse como un mal menor ante la posibilidad de que en vez de material purulento drenando abiertamente, la infección se extendiera; en la medicina galénica la aparición **del pus** era un hecho "laudable" ("digno de alabanza").

En heridas limpias, limpias contaminadas y sucias, la supuración puede anticiparse y además del manejo local y sistémico con antibióticos podría ser conveniente dejarlas abiertas. En casos de contaminación de alguna cavidad existe la posibilidad de colocar drenajes profundos de acuerdo a la experiencia del cirujano.

Cuando **el** pus no encuentra salida, se forma una colección rodeada de una membrana denominada *piógena* que tiene una capa interna de neutrófilos a los que se suman más tarde macrófagos y una externa con tejido de granulación vascular, a esto se le denomina **absceso**, la *membrana piógena* impide la llegada de antibióticos en concentraciones adecuadas para liquidar a los agentes patógenos y salvo en colecciones superficiales, generalmente hay reacción sistémica con toxicidad y fiebre. El drenaje quirúrgico adecuado del **absceso** es el mejor tratamiento; estos a veces se abren espontáneamente, cuando es al exterior el problema se resuelve aunque pueden reaparecer de no manejarse correctamente pero cuando es hacia alguna cavidad serosa resulta una complicación mayor.

En ocasiones un absceso precede a la aparición de fístula; también se asocia a cuerpos extraños.

Es conveniente no olvidar enviar una muestra a cultivo y a todas efectuarles tinción de Gram (1853-1938) para el manejo inicial empírico con antibióticos de acuerdo a los resultados de la tinción y por lo menos hasta tener el resultado del cultivo.

Celulitis.

Esta es una complicación temible, habitualmente se asocia a lesiones como úlceras y heridas en zonas de piel con compromiso circulatorio, es posible que aparezca en piel aparentemente normal. Su aparición implica que los mecanismos locales han fallado y que la infección está extendiéndose; hay ataque al estado general, la piel está café-rojiza y edematosa, debajo de ella se encuentra tejido necrosado por la acción de las toxinas bacterianas.

Las de localización facial son muy graves, se originan en la faringe, senos paranasales, oído medio o lesiones en la boca. Las localizadas alrededor de los ojos ya sean preseptales (periorbitarias) o postseptales (orbitales) pueden asociarse a meningitis, ceguera, abscesos cerebrales o trombosis del seno cavernoso (hay que recordar que las venas de la cara no tienen válvulas y drenan hacia esta estructura de la duramadre); los niños son particularmente propensos a ello. Además de los estreptococos y el estafilococo áureo, en menores de 3 años el *Hemofilus influenza B*, puede ser la bacteria causante.

La otitis externa mal tratada puede evolucionar a una forma *maligna* en la cual la infección por *Ppseudomona aeruginosa* penetra el piso del conducto auditivo externo y se extiende a la base del cráneo; ¡es problema muy serio!; si no hay compromiso del nervio facial, la mortalidad es del 23%, con afectación del mismo se eleva a 67% y si compromete a otros pares craneales o a la vena yugular interna, es hasta del 80%.

La celulitis perianal, ocasiona problemas de diagnóstico, generalmente asociada a *Estreptococo* del grupo A beta-hemolítico, se puede confundir con candidiasis o fisura anal; una faringitis puede preceder la aparición de este problema.

La celulitis interdigital del pie, de la ingle, de las úlceras de decúbito, quemaduras, injertos cutáneos e incluso el prepucio, frecuentemente son ocasionadas secundariamente por *Ppseudomonas*; la humedad al igual que el empleo de antibióticos de amplio espectro que elimina otros organismos que inhiben su crecimiento, son factores predisponentes. El dolor es peculiarmente intenso, la piel rojiza obscura y el material purulento azul-verdoso es de olor muy característico.

Erisipela.

Si bien es cierto que este problema ya no es tan común, sigue siendo una complicación muy seria. Es una inflamación *no supurativa* que afecta las capas superficiales y los *linfáticos* de la piel la cual se encuentra caliente, roja rutilante, tensa, dolorosa, lisa y con elevación de los bordes los cuales están tan bien definidos que se distinguen fácilmente de la piel sana, cosa que no sucede en las celulitis. A medida que se extiende hacia la periferia, las partes centrales se van recuperando y al resolverse se presenta descamación. Hay ataque al estado general, leucocitosis y en ocasiones septicemia. Actualmente la mayoría de las lesiones se localizan en extremidades inferiores aunque antes de la era de los antibióticos se describía clásicamente en la cara con compromiso de los labios, párpados e incluso obstrucción de vías aéreas superiores. Se considera que el agente etiológico es el *Estreptococo del grupo A*, pero también se ha asociado a los grupos G, C y B y en raras ocasiones a *Estafilococo*.

Existe otra complicación infecciosa de la piel que por su semejanza a la erisipela ha sido denominada **Erisipeloide**. Esta es producida por un bacilo Gram positivo llamado *Erysipelothrix rhusiopathiae* y se adquiere de animales contaminados o sus productos de ahí que sea relativamente común entre pescadores, carniceros y veterinarios. Hay tres modalidades de infección, dos cutáneas y una septicémica. Una de las cutáneas es muy semejante a la erisipela y de ahí deriva en nombre *erisipeloide*, pero paradójicamente es la menos seria, ya que rara vez afecta gravemente a los pacientes los cuales presentan lesiones en los espacios interdigitales y algunas veces la cara, cuello y planta del pie; la otra es poco frecuente, se extiende con cierta rapidez desde el sitio de la inoculación y puede llegar a presentar bulas y ataque al estado general. La tercera variante es grave aunque afortunadamente rara; cursa con septicemia y hasta en el 90% de los casos puede presentarse endocarditis la cual llega a manifestarse incluso seis meses después de que desaparecieron las lesiones de la piel. Llama la atención este hecho lo que hace pensar que da la impresión de tratarse de un ejemplo de "metástasis infecciosa".

Gangrena dérmica diseminante.

En 1884, el experto en sífilis Fournier describió la *"inflamación fulminante del escroto y el bajo abdomen"* entidad que se caracteriza por el esfacelo de la piel del escroto **sin** compromiso testicular (irrigación independiente a través de la arteria testicular).

A este problema en otra localización generalmente le llamamos fascitis necrosante, término que puede confundir ya que no se refiere a la fascia profunda que es la membrana fibrosa que cubre la pared del tronco y las extremidades, sino a la superficial o subcutánea; de hecho Meleney le denominó en 1923 como "infección gangrenosa progresiva de la piel y los tejidos subcutáneos". Es una situación extremadamente grave, y en ocasiones hay ataque al estado general y dolor inexplicable a veces muy intenso en la zona afectada la que al inicio sólo puede estar discretamente eritematosa, los analgésicos retardan el diagnóstico y el tratamiento. Las lesiones cutáneas se presentan tardíamente como resultado de la trombosis de sus vasos nutrientes (endarteritis obliterante) lo que ocasiona una coloración purpúrea seguida de un azul-grisáceo que presagia el esfacelo, en ocasiones hay bulas. ¡Cuidado! Cuando una zona de la piel presenta estos cambios, el daño subcutáneo será ya extraordinariamente extenso. Con frecuencia se encuentran burbujas aéreas (hidrógeno y nitrógeno de los anaerobios) muy distantes al sitio del dolor y debajo de piel con apariencia normal. Los pacientes despiden un olor francamente nauseabundo y cursan con cuadro clínico tóxico.

En el 70% de los casos se aíslan estreptococo (no del grupo A), anaerobios (*Bacteroides* y *Clostridium*), anaerobios facultativos y *Enterobacterias*. En el 10% Estreptococo del Grupo A, beta hemolítico y/ o Estafilococo áureo. El 20% presenta una mezcla de varias bacterias algunas veces aerobias y otras anaerobias, sin embargo no siempre se tiene un resultado que oriente el tratamiento, el cirujano debe recordar que los antibióticos *nunca han demostrado ser efectivos* por si solos en el manejo de esta temible complicación y que se requiere de una amplísima debridación; limitarse es favorecer un desenlace fatal, en casos de compromiso perineal, la colostomía, ya sea temporal o definitiva, es la única forma de evitar la contaminación persistente.

Otras infecciones "gangrenosas" de la piel.

Una variante menos grave de la gangrena dérmica diseminante, es la *bacteriana progresiva* en la cual se afecta de inicio, el espesor total de la piel y el tejido celular subcutáneo, avanza más lentamente y existe menor toxemia; de no tratarse con debridación adecuada se extiende como su nombre lo dice "progresivamente".

Existe una lesión que si bien puede afectar cualquier área de la superficie corporal parece tener predilección por la región glútea y anogenital. Afecta a sujetos inmudeprimidos, quemados y curiosamente a algunos que recibieron penicilina por otras causas. Se le conoce como **Ectima Gangrenoso** y se llama así porque de la lesión papular inicial sigue bula hemorrágica que se desprende dejando una úlcera gangrenosa con una costra negro-grisacea rodeada del un halo eritematoso. Es ocasionada por *Ppseudomonas aeruginosa* y en la variante *septicémica* la mortalidad es elevada, en la *no septicémica* puede presentarse bacteremia transitoria pero en general la evolución es buena.

En sujetos diabéticos que presentan cetoacidosis, pacientes con neutropenia (mas frecuentemente en casos de leucemia o transplantados) y en individuos muy desnutridos o drogadictos se llega a presentar una lesión que se caracteriza por la necrosis del espesor total de la piel sin pus ni gas, ocasionada por *Rhizopus, Rhizomucor y Absidia* hongos de la clase de los Zigomicetos; se le conoce como **Zigomicosis cutánea (*mucormicosis*)** y es una lesión grave, que avanza lenta pero inexorablemente de no manejarse adecuadamente con debridación extensa, (además de anfotericina B y manejo integral adecuado), con frecuente localización en la cara en donde puede destruir la órbita, los cornetes, invadir las arterias y ocasionar hemorragia, trombosis del seno cavernoso y abscesos cerebrales. El tejido necrosado removido de lesiones sospechosas debe enviarse al anatomopatólogo quien deberá buscar la evidencia de *zigomicosis*. En medios de cultivo adecuados se puede hacer crecer al hongo responsable.

En áreas de extrema pobreza como son los países del Africa sub-Sahariana en donde endémicamente se encuentra desnutrición, higiene precaria, hacinamiento, y convivencia con animales, es frecuente encontrar un padecimiento infeccioso que destruye los tejidos oro-faciales y todas las estructuras circunvecinas, afecta muy frecuentemente a menores de edad y la mortalidad llega a ser hasta de 90% sin atención oportuna. Se llama **Noma (*cancrum oris*)** y es ocasionada por varias bacterias entre las que destacan el *Fusobacterium necroforum* y la *Prevortela intermedia*.

Desde hace mucho tiempo se conoce una lesión que afecta a manejadores de ganado (vacas, cerdos, cabras, caballos, ovejas,) y sus productos, que puede aparecer en cualquier área de la superficie corporal pero que tiende a ser más frecuente en la cabeza, cara cuello y extremidades por que son las más expuestas. Se caracteriza por la aparición de una pápula con prurito, no dolorosa seguida de 24 a 36 horas de lesión vesicular que al necrosarse origina una escara negra con edema periférica rodeada de pequeñas vesículas purpúreas, de ahí el nombre de **Antrax** (carbón), en nuestro medio se le ha llamado "pústula maligna". Se han documentado casos de arteritis temporal y de daño corneal en las presentaciones faciales, el edema puede ser muy extenso y llegar a comprometer la ventilación (edema maligno), no es infrecuente la linfoadenopatía regional. Es ocasionada por la bacteria Gram-positiva formadora de esporas ***Bacilo antracis*** que además de la introducción al tejido subcutáneo por laceraciones o raspaduras, puede transmitirse por piquetes de insectos que se alimentaron de los animales afectados. La lesión **no es purulenta** sin embargo el edema puede ser aparatoso y confundirse con absceso lo que lleva a la práctica errónea de intentar drenarle, acción que puede ser mortal al ocasionar bacteremia. La presencia de pus se debe a la infección secundaria con estafilococo o estreptococo agregándose linfangitis, dolor y fiebre. El diagnóstico teóricamente es clínico, pero en realidad pocos médicos actualmente han tenido oportunidad de ver la lesión característica, por ello la *biopsia* está indicada aunque en otras épocas se aconsejaba no tocar las lesiones bajo ninguna circunstancia ante el peligro de diseminación y muerte, situación que ha cambiado por la disponibilidad de antibióticos que deben administrarse **antes** de la manipulación de la piel afectada.

Aunque no se aísle el germen, la muestra debe ser sometida a estudios inmunohistoquimicos que son muy certeros a pesar de que la tinción de Gram y el cultivo no permitan identificar bacteria alguna. *B, antracis* es muy sensible a la penicilina y doxiciclina. Actualmente se le considera a esta bacteria como uno de los agentes más peligrosos y "preferidos" del *"Bioterrorismo".* (ver 2.2.8.1)

Foliculitis, furúnculo, carbunco.

La *foliculitis* puede ser superficial o profunda. La primera se caracteriza por la aparición de pequeñas pústulas en el orificio cutáneo del folículo piloso, en la segunda la inflamación se extiende a todo lo largo del folículo presentándose como una pequeña masa rojiza a la cual sigue una pústula más grande que en la superficial. Una variante es la *Sicosis Barbae* que afecta a todo el folículo y se extiende a medida que se rasura una zona pilosa (incluyendo cuero cabelludo pubis y piernas). El cirujano debe reconocer estas lesiones e incluso decidir posponer un procedimiento ante la posibilidad de que una herida limpia se vea contaminada por *Estafilococo áureo* coagulasa-positivo que es el agente causal de estas lesiones aunque en raras ocasiones la Sicosis Barbae puede estar asociada a un dermatofito. La *foliculitis Gram-negativa* puede aparecer después de la administración prolongada de antibióticos (por ejemplo para tratamiento del acné), la superficial es ocasionada por *Klebsiella* o *Enterobacter* y la profunda nodular por *Proteus.*

El *furúnculo* (vulgarmente conocido como barro o tlacote) es un absceso cutáneo doloroso, firme, fluctuante y que todos hemos padecido en mayor o menor grado en la pubertad y adolescencia, generalmente son lesiones solitarias dolorosas, rojizas y que evolucionan lentamente hacia la fluctuación y el drenaje, aunque el *Estafilococo áureo* es el más frecuentemente responsable de la infección, se han comunicado brotes epidémicos de furunculosis asociada a *Micobaterium fortuitum.*

Cuando varios folículos contiguos se ven afectados, se produce una lesión cutánea aparatosa en la cual hay abscesos en diferentes estadios de evolución, edematosa, rojiza, profunda y dolorosa que se conoce como *carbunco* (carbunclo),(L. *carbunculus* = pequeña brasa) A diferencia del furúnculo, la piel se va afectando de manera centrífuga acompañándose de necrosis y formación de pus el cual drena por múltiples sitios como si fuera una "criba".(en varias comunicaciones también se emplea como sinónimo de esta lesión el término "ántrax", en nuestra opinión no es recomendable) El *Estafilococo áureo* es el agente causal y aunque en general se resuelven sin muchos problemas, el cirujano debe ser particularmente cuidadoso en el manejo de estas lesiones situadas en la llamada *"área de peligro de la cara"* que es la zona comprendida entre las venas angular y facial profunda y que corresponde al labio superior y la mejilla cercana toda vez que las bacterias pueden pasar directamente al seno cavernoso y producir trombosis.

Problemas infecciosos generalizados.

Entre 1890 y 1910, seguramente lo repetido cotidianamente en el mundo médico eran los postulados de Roberto Koch (1843-1910, Premio Nobel en 1905): "el **microbio** debe estar presente en todos los casos de la enfermedad, ser capaz de cultivarse e inocularse a un animal del cual una vez que desarrolle la enfermedad se pueda volver a aislar y hacerlo crecer nuevamente en forma pura. ¡Seguramente se buscaban bacterias en toda clase de pacientes!

A un siglo de distancia, algo ha cambiado, por ejemplo no siempre se encuentran, y por ende no se inoculan ni reproducen, sin embargo siguen siendo motivo de discusión, del acuñamiento de nuevos términos, de la identificación de agentes bioquímicos, la búsqueda incesante de "marcadores" y muchas otras actividades más.; en fin de una actividad "febril" en hospitales y laboratorios con el objeto de encontrar explicación a fenómenos inusitados que los microscópicos enemigos del hombre siguen presentando a poco más de un siglo de los trabajos pioneros de Pasteur (1827-1912; **no** recibió el Nobel)

Prácticamente todos los campos de la práctica clínica han enfrentado los problemas de la "infección generalizada". Esto ha llevado a que a lo largo de muchos años se hayan empleado calificativos de manera confusa y desordenada que han hecho difícil el hacer homogénea la clasificación, identificación tratamiento e incluso la posibilidad de tener una misma idea de los resultados. Los antibióticos, la posibilidad de acceso percutáneo a la circulación venosa central descrito por Aubanic en 1952, el subsecuente desarrollo de las Unidades de Cuidados Intensivos (UCI) y los recursos de que se hecha mano invadiendo cada día más espacios necesariamente estériles han incorporado problemas a los que ya de por si serios presenta la historia natural de la infección.

Antes que los términos, en conveniente definir algunos conceptos. Por ejemplo, si un absceso hepático (sin importar su etiología) se abre hacia la cavidad peritoneal, lo que encontramos es *"peritonitis infecciosa generalizada";* que puede ser muy grave pero no necesariamente acompañarse de "infección generalizada". Es decir un problema local confinado al hígado sólo se extendió hacia la cavidad serosa; en el caso de la "síndrome de Fournier" (el pus quizá llegue hasta los omóplatos, pero sigue siendo un proceso subcutáneo ampliamente extendido. Por otro lado el trabajo del cirujano dentista, puede despertar un cuadro de infección generalizada y ser moderada o severa (incluso mortal) aunque sólo se haya encontrado (o a lo mejor ni eso) una minúscula gota de pus en el sitio trabajado. Estos ejemplos se emplean para significar que la magnitud del problema local en si no es el que determina que un proceso infeccioso se generalice.

Realmente no es difícil comprender que las bacterias requieren para diseminarse de un *vehículo* que llegue a los más recónditos sitios del organismo; la **SANGRE** así lo hace (con excepción donde no hay red capilar como sucede con la cornea y el cartílago hialino), y es a través de la malla de miles de vasos que se presenta una autentica "distribución corporal".

En realidad lo anterior suena simple, ¡pero sin embargo no lo es! Muchas bacterias producen toxinas, y algunas situaciones clínicas graves como la pancreatitis aguda, despiertan una respuesta semejante a la que logran las bacterias pero ¡**sin**

ellas!, (por lo menos de inicio). En otras ocasiones no hay siquiera evidencia de su presencia en el torrente sanguíneo y sin embargo seis meses después aparece un foco infeccioso muy lejano al sitio de la lesión inicial causado por la misma bacteria, en otras veces el viaje bacteriano no es en circuito, se quedan próximas al sitio de la infección y forman un "coagulo infectado" y al fragmentarse sus pequeñas partículas son capaces de llegar a sitios distantes y producir "abscesos metastásicos".

Finalmente en este tenor, habría que pensar en las siguientes posibilidades: a.—las bacterias forzan su entrada a donde no son bienvenidas, producen infección, vencen las barreras locales y se extienden a la periferia del sitio de entrada en donde les es fácil encontrar una vía de acceso, como sucede cuando por ejemplo la pared piógena del absceso se rompe no hacia el exterior sino a los tejidos circunvecinos y entra pus a los capilares, b.—los agentes infecciosos se asientan en una zona y simplemente sin afectar tejidos circunvecinos "brincan" a través de la red capilar del parénquima inflamado del órgano afectado (o se les ayuda como sucede al hacer la exploración rectal en casos de prostatitis aguda) directamente al torrente sanguíneo, c.—el médico al tratar de ayudar les introduce sin desearlo a través de la invasión de este espacio *"necesariamente estéril"* con tubos, alambres, soluciones, etc.

Después de todo las bacterias han llegado a donde se encuentra "la vida de la carne" en ella producen lo que debemos entender como un tipo especial de infección: **"la infección del tejido hemático"**, que evidentemente es distinto a los demás entre otras cosas porque se mueve sin descanso circulando y llevando "vida" pero que una vez contaminado, acarrea a las temibles bacterias y con ello la posibilidad de muerte.

Bacteremia

a presencia **demostrable** de bacterias en la sangre se llama *bacteremia* (*bakterion* = pequeño bastón + *haima* = sangre) sin embargo actualmente es posible identificar virus (**viremia)** y hongos (**funguemia)** con manifestaciones clínicas semejantes aunque con tratamiento específico distinto. El término bacteremia es amplio y en el contexto de este capítulo, se incluye exclusivamente a la presencia de microorganismos como parte de un proceso de diseminación de la infección; aunque es relativamente sencillo comprender esto, el problema surge cuando otros fenómenos *aparentemente no relacionados con las bacterias* producen una situación clínica semejante.

¿Que pasa cuando se produce bacteremia? Desde luego al igual que con los demás sitios de la economía, la respuesta obedece a la cantidad de bacterias, a su virulencia y a los propios factores del huésped.

Recurramos a un ejemplo cotidiano como es el individuo totalmente sano que padece caries dental. Este puede como la mayoría de nosotros, tener miedo de ir a tratamiento y súbitamente ser catalogado como paciente con *"endocarditis bacteriana"*. Queda relativamente claro que las bacterias encontraron una puerta de entrada al torrente sanguíneo, en donde su presencia cursó sin generar síntomas (*bacteremia asintomática*) quizá por ser pocas, pero por hacerlo "crónicamente" el endocardio se lesionó y se convirtió en una zona de "infección secundaria". Esta es una explicación al fenómeno endocarditis bacteriana, sin embargo la caries dental es un problema endémico mucho más común que la lesión cardiaca y no todos los que las padecemos enfermamos del corazón. La explicación del por qué la bacteremia transitoria no nos afectó seguramente se debe a que finalmente fuimos tempranamente tratados y el "nido bacteriano" dejó de existir o a que nuestra respuesta a la agresión fue adecuada, lo resolvimos sin ayuda; o quizá porque las bacterias eran poco virulentas y se pudieron destruir antes de ocasionar un daño mayor.

Siguiendo con el ejemplo dental, la oportuna intervención del cirujano dentista con el tratamiento antibiótico adecuado puede resolver un cuadro febril postextracción que lo atribuye a *"bacteremia sintomática transitoria"* ; se felicita por su buena suerte porque sus maestros le han enseñado que esto es muy peligroso ya que ocasionalmente se encuentra un paciente que no responde al manejo oportuno, particularmente si tiene algún problema como los mencionados en 2.1 y terminar más tarde gravemente enfermo internado en la Unidad de Cuidados Intensivos con fiebre, leucocitosis y severo ataque al estado general, incluso en ocasiones le hablan para decirle que falleció por su culpa debido a *"choque séptico"*; una "simple" caries dental fue fatal.

¿Como entiende el lector el concepto de sepsis y de choque séptico?

Debe quedar claro que todos debemos compartir la misma idea, evitar aquello de que en "mi experiencia" esto es así y el empleo de términos tales como "evidencia clínica de infección aguda", "signos y síntomas de choque séptico" "posible foco séptico".

Una misma nomenclatura, permite catalogar (registrar ordenadamente) bien los casos, evaluar los recursos diagnósticos y terapéuticos e incluso poder emitir pronósticos.

Por ello es conveniente conocer algunas definiciones aceptadas de manera más o menos unánime, aunque habrá que estar atentos a los cambios que de manera universal se vayan proponiendo.

Putrefactus (= podrido, corrompido) es el calificativo que se emplea para señalar la descomposición de la materia orgánica.

Séptico (Gr. *sépticos* = producido por o debido a putrefacción*)* se ha empleado en medicina para identificar un foco de infección (*"debe tener un foco séptico no identificado"*) aunque en realidad no apegado a la realidad ya que un *foco infeccioso* no necesariamente es "pútrido", aunque todos los focos pútridos si son infecciosos.

Ya se mencionó que la inflamación es un *síndrome,* la de naturaleza sistémica es en consecuencia el ***Síndrome de Respuesta Inflamatoria Sistémica*** (SRIS), cuando es ocasionado por bacterias o sus productos se denomina *sepsis.*

El SRIS que se asocia a disfunción orgánica, hipoperfusión o hipotensión se llama ***sepsis severa y*** el ***choque séptico*** es la hipotensión persistente ocasionada por sepsis a pesar de manejo adecuado cursando con hipoperfusión tisular o falla orgánica.

El SRIS se caracteriza por la presencia de dos o más de los siguientes síntomas: temperatura corporal por arriba de 38° C o debajo de 36° C, frecuencia cardíaca superior a 90 latidos por minuto, taquipnea de más de 20 respiraciones por minuto y leucocitosis superior a 12,000 células por mm3 o leucopenia inferior a 4,000 células por mm3. Hasta estos momentos la causa desencadenate parece ser la activación de *citoquinas pirogénicas.*

Como conclusión de lo anterior, bacteremia **no es sepsis** ni el SRIS se puede considerar de *origen infeccioso* si no se demuestra la presencia en la sangre de bacterias o sus productos (exotoxinas de los Gram positivos y endotoxinas de los Gram negativos); no es la "simple" acción bacteriana sino la respuesta general del organismo que produce fenómenos aún no del todo comprendidos y sin la posibilidad de identificar con certeza aquellos casos en los que la evolución será relativamente benigna de aquellos que terminarán fatalmente.

La bacteremia en estas circunstancias debe demostrarse, para hacerlo se recurre al hemocultivo. Aislar la bacteria es información muy útil ya que identifica la causa y orienta el tratamiento. Pero la siembra de la muestra, adecuadamente obtenida puede resultar negativa. En estos casos antes de pensar en causas no infecciosas del SRIS habrá que considerar la posibilidad de que esto obedezca a tratamiento antibiótico previo, insuficiente cantidad de sangre, actividad de algunos *factores bacteriostaticos* (fagociticos, acción de complemento, presencia de anticuerpos, etc.), que el cuadro sea ocasionado por bacterias oportunistas que no crecen en medios habituales o que la muestra se obtenga cuando a pesar de encontrarse en algún sitio no identificado (absceso, medula ósea, etc.,) los microorganismos solo circulen esporádicamente, por ello, es recomendable hacer la toma al inicio de un episodio febril, aunque aún así en ocasiones el cultivo es negativo (habrá que buscar siempre hongos y hasta donde sea posible virus).

Este problema deberá ser enfrentado por un equipo multidisciplinario; muy particularmente con el laboratorio para refinar la toma de muestras y su adecuada interpretación y los epidemiólogos para conocer no sólo los agentes causantes en la comunidad o una unidad hospitalaria sino de todos los de una región, para poder establecer la estrategia adecuada de manejo preventivo.

Por último, poco se hace mención a la utilidad del *mielocultivo* en situaciones como esta, es conveniente no olvidar que con mucha frecuencia es de la médula ósea de donde se puede aislar el agente patógeno porque el número de bacterias en el tejido hematopoyetico es mucho más alta que en la sangre circulante.

Piemia.
La *piemia* (Gr. *Pyon* = pus + *haima* = sangre) se consideró precisamente como la presencia de pus en la sangre, actualmente se emplea el termino para describir el hecho de que trombos de un foco de infección se fragmentan y los émbolos infectantes ocasionan *abscesos metastásicos.* (Gr. *meta* = después, más allá, a distancia + e*stasis* = detenido, parado).

La *"piemia del puerperio"* se conoce desde hace muchos años y la *"tromboflebitis pélvica supurativa"* secundaria ser el origen de émbolos que producen *"embolia pulmonar séptica";* hasta los años 70 del siglo anterior se consideraba la extirpación quirúrgica de las venas afectadas como en tratamiento de elección.

La *"piemia de la vena porta"* o *"pileflebitis"*, es una de las causas de **absceso piógeno del hígado**. Las bacterias pueden ingresar en cualquier sitio del tubo digestivo que drene hacia la vena porta en el que se asiente un proceso supurativo, los más frecuentes son apendicitis y diverticulitis complicadas y raramente pancreatitis y enfermedad inflamatoria intestinal. La inyección de substancias esclerosantes en várices esofágicas y biopsias endoscópicas ocasionalmente producen "pileflebitis transitoria"; la resultante como complicación de onfalitis neonatal años después llega a ser causa de hipertensión portal prehepática.

Bacteriología de la infecciones, patógenos más frecuentes e infecciones particulares en la práctica quirúrgica.

Actualmente es difícil definir cuales los las "infecciones más frecuentes" en la práctica quirúrgica, ya que además de las asociadas a procedimientos operatorios, con muchísima frecuencia se solicita la intervención del cirujano ya sea para obtener una biopsia, contribuir al diagnóstico clínico, efectuar algún procedimiento invasivo que permita esclarecer el origen de la sintomatología o simplemente llevar a cabo alguna intervención de apoyo como traqueotomía, colocación de catéteres, etc., en pacientes portadores de alguna infección. Así mismo la posibilidad de que se encuentren problemas colectivos epidemiológicos, obligan a que quienes practican la cirugía estén perfectamente bien informados de su naturaleza y como profesionales de la medicina cuenten con la información necesaria para coadyuvar a su resolución.

El "error" de Gram al manchar sus laminillas por accidente con solución de Lugol (1786-1851), ha permitido contar con un recurso muy valioso que permite dividir a los microorganismos en dos grandes grupos, **Gram positivos** y **Gram negativos**, ya sea que retengan o no el *"cristal violeta"*, en la práctica no sólo es cuestión de esa tinción distinta sino la forma como inician su actividad infecciosa.

Los Gram positivos generalmente infectan la piel, heridas superficiales, tejidos blandos y los sitios de acceso vascular, los Gram negativos afectan al aparato genitourinario y cuando abandonan la luz intestinal ocasionan verdaderas catástrofes.

Gram positivos.

Estafilococos.

Pertenecen a la **familia** o "grupo filogenético" (Gr. *phylon* = tribu raza + *génesis* = generación) de las *Micrococcaceae* y se conocen 27 **especies** o "filotipos" la mayor parte flora habitual del ser humano. De acuerdo a la producción o no de una proteína denominada *"coagulasa"* se catalogan en coagulasa positivos o negativos y la mayoría de ellos producen microcápsulas en las que se pueden identificar serotipos de polisacáridos que tienen actividad antifagocítica.

El *Estafilococo áureo*, coagulasa positivo descrito por primera vez entre 1880 y 1882 sigue siendo un peligroso y muy versátil patógeno para el ser humano del que entre el 2% y el 40% de los adultos son portadores en las fosas nasales y el 10% de las mujeres en la vagina.

Es responsable de un gran número de infecciones comunitarias y hospitalarias como celulitis, pústulas, foliculitis, carbunco, impétigo buloso, paroniquia o panadizos, abscesos mamarios, osteomielitis, bacteremia, endocarditis, meningitis, neumonía, infecciones quirúrgicas, abscesos metastásicos (huesos, articulaciones riñones y pulmones) y padecimientos asociados con frecuencia a faringitis y lesiones cutáneas eritematosas.

Es capaz de producir *citotoxinas, toxinas pirogénica y exfoliativa,* las dos *enterotoxinas* que ocasionan el **Síndrome de choque tóxico** e **intoxicación por alimentos** y *enzimas* como proteasa, lipasa, hialuronidasa, coagulasa y la **Beta-Lactamasa** que inactiva la penicilina.

No es infrecuente encontrar cepas que tienen los genes *fem* y *mec* lo que les hace resistentes a la meticilina, a las penicilinas y cefalosporinas, con las resistentes a la penicilinasa, existe preocupación por la posible aparición de resistencia a la vancomicina (gen *van*) que ya se ha encontrado en cepas de *Estafilococo hemoliticus,* una especie coagulasa negativa.

Los *Estafilococos* **coagulasa negativos**, tradicionalmente se consideraron saprófitos o de baja patogenicidad, sin embargo hoy se sabe que producen infecciones verdaderamente serias.

Entre estos se encuentran los *Estafilococos epidermidis, saprofiticus, schleiferi, lugdunensis* y *hemoliticus,* ocasionan bacteremia, endocarditis, osteomielitis, infecciones urinarias, de catéteres, prótesis, derivaciones y de manera oportunista afectan a pacientes con cáncer, diabetes, SIDA y otros estados de inmunosupresión. El 80% son resistentes a la meticilina, entre el 50% y 100% a la eritromicina, clindamicina, cloranfenicol, tetraciclinas y algunos a la vancomicina.

No hay un método infalible para prevenir las infecciones por estafilococo, las toxinas son de bajo poder antigénico y no se ha logrado inmunización activa o pasiva. Los polisacáridos de la cápsula tampoco son inmunógenos por si solos, sin embargo se han podido hacer más antigénicos con proteínas transportadoras y lograr inmunidad parcial a la bacteremia hasta por 40 semanas. Aunque algún otro avance se tiene en el terreno de la experimentación como la administración intravenosa de inmunoglobulina, la aplicación clínica es muy limitada; por ello la única forma de eliminar la diseminación es la aplicación de los principios generales de control de las infecciones, evitar a toda costa internamientos hospitalarios innecesarios y prolongados así como el empleo indiscriminado de catéteres endovenosos y de diálisis.

Estreptococos

Miembros prominentes de la flora habitual del hombre particularmente en la cavidad oral, son aerobios facultativos aunque las cepas *"microaerofilicas"* crecen mejor en ambiente escaso en oxígeno. Se engloban dentro de la **familia** *Streptococcaceae* en la que también se incluyen los **géneros** *Pediococcus, Leuconostoc, Lactococcus, Gamelia* y *Aereococcus.*

La clasificación más empleada es la que propuso en 1933 Rebeca Lancefield (1895-1969) basada en los carbohidratos de la pared celular, se complementa con patrones metabólicos, genéticos y muy frecuentemente a la actividad originada por la *hemolisina* enzima que condiciona hemólisis, la cual puede ser incompleta (*alfa*), completa (*beta*) o estar ausente. Durante mucho tiempo se consideró que los del grupo A de Lancefield eran los únicos patógenos para el humano, actualmente se sabe de infecciones serias ocasionadas por otros como B, D, C, F y G.

Secretan enzimas como la *estreptocinasa* (fibrolisina), *estreptodornasa, hialuronidasa, hemolisina;* proteínas llamadas *estreptolisinas (O, antigénica y S, no antigénica)* y toxinas pirogénicas capaces de producir *Síndrome de choque tóxico.*

El *Estreptococo Pyogenes* (grupo A) es el que se aísla con más frecuencia y ocasiona infecciones tales como el impétigo (*piodermia)*, erisipela, celulitis, fiebre puerperal, linfangitis, fascitis, miositis, faringitis (con posible extensión al oído medio, la mastoides y las meninges), fiebre escarlatina, endocarditis, neumonías y sepsis.

Es de particular interés el origen de las llamadas enfermedades "infecciosas no supurativas" como la *Fiebre Reumática* y la *Glomerulonefritis postestreptocócica* (que puede presentarse como brote epidémico) considerados padecimientos de naturaleza autoinmune.

Estreptococos de otros grupos incluyendo los *Enterococos fecalis* y *fecium*, son capaces de originar endocarditis aguda y subaguda, bacteremia, infección del Sistema Nervioso Central (SNC) y del aparato urinario, abscesos en heridas y abdomen e incluso gangrena gaseosa (Estreptococo anginosus), los del grupo *viridians* son los principales responsables de la caries dentales y el *bovis* ha sido relacionado con cáncer de colon.

El *Estreptococo agalactiae*, es residente habitual de la vagina y responsable de la mayoría de los casos de sepsis y meningitis neonatal, también se asocia a osteomielitis, infecciones urinarias neumonías y endocarditis.

El *Neumococo* (*Estreptococo neumonie*) que aisló Pasteur en 1881 hace que más del 70% de los menores de tres años sufran por lo menos un ataque de otitis media y es el principal responsable de los casos de neumonía lobar aguda y el segundo en relación a la meningitis bacteriana.

Se busca incesantemente la posibilidad de contar con alguna forma de inmunización que permita estar protegidos contra los problemas mencionados. La tarea ha sido muy difícil aunque ya existen algunas vacunas conjugadas a base de seis polisacáridos purificados y un oligosacárido todos de origen capsular para disminuir el impacto de la actividad del neumococo. También se ha empleado inmunoglobulina por vía endovenosa para manejo del choque tóxico. Es preocupante que cada día sean más las cepas resistentes a los antibióticos, sin duda extremar las medidas generales para control de las infecciones es la mejor alternativa.

Bacilaceas

Esta familia comprende los géneros *Bacilo* (Bacillus) *y Clostridio* (Clostridium) que además de la tinción de Gram (positivos), comparten el hecho de que son formadores de *esporas* (Gr. *Sporos* = semilla), aunque se diferencian entre si porque los segundos son anaerobios.

Bacilo antracis

El *Bacilo antracis* ocasiona **Antrax,** padecimiento ligado a la evolución del hombre, considerado como una de las pestes que bíblicamente azotaron a Egipto en los tiempos de Moisés; también se le conoce como carbunco, fiebre esplénica, morriña o enfermedad de los cardadores de la lana.

Despertó el interés de Pasteur, Koch demostró con el que las enfermedades contagiosas se debían a microorganismos y "coadyuvo" al nacimiento de la inmunología ya que fue empleado por el biólogo Ilya Ilych Mechnikov (1845-1916; Premio Nobel 1908) para estudiar la capacidad fagocítica de "sus" macrófagos.

Las esporas de *B. antracis,* pueden sobrevivir por décadas en la tierra y afectar al hombre por la introducción de las mismas a través de excoriaciones cutáneas ocasionando las lesiones que dieron origen a su nombre (ver 2.2.1) o por ingesta e inhalación. Esta última posibilidad hizo que el ejercito japonés lo empleara durante la campaña de Manchuria en 1940 como recurso bélico, que se le siga considerando como arma biológica (en 1979, más de sesenta personas murieron en Sverdlovsk antigua URSS, cuando accidentalmente se liberó a la atmósfera gran cantidad de esporas que eran preparadas en un laboratorio militar) y que al parecer se haya empleado en acciones de terrorismo dentro de los Estados Unidos de N. América en el 2001.

Las endoesporas pueden *ingerirse* con carne contaminada mal cocida con la aparición de los síntomas entre dos y cinco días después. Ocasiona lesiones ulcerativas en el íleon terminal y el ciego, con áreas de necrosis de la mucosa, edema de la pared, linfadenitis mesentérica hemorrágica, ascitis y en ocasiones úlceras gástricas sangrantes. La mortalidad llega a ser de hasta el 50% de los casos. El ántrax orofaríngeo, menos frecuente, también se puede adquirir por ingerir carne contaminada y se presenta como una lesión ppseudomembranosa ulcerada que cursa con fiebre, disfagia dificultad respiratoria y linfadenitis.

La *inhalación* de las endoesporas ocasiona inicialmente síntomas no específicos de infección respiratoria superior seguida de mediastinitis hemorrágica y derrame pleural, en general ni en las placas radiográficas ni en la autopsia se encuentra neumonía, sin embargo ocasionalmente hay focos de neumonía necrosante probablemente en los sitios de entrada y a veces se detecta edema subcutáneo en la pared torácica y el cuello. Rara vez hay lesión de la mucosa nasal. La meningitis por *B. Antracis* generalmente es secundaria a las formas cutánea o pulmonar.

Las endoesporas al ingresar por cualquier vía son fagocitadas por los macrófagos, migran hacia los ganglios linfáticos regionales en donde germinan en unos cuantos días aunque se acepta que pueden ser hasta 60. Ahí causan linfadenitis hemorrágica y ya en la forma vegetativa ingresan al torrente sanguíneo, cubiertos de una cápsula que impide la fagocitosis.

Secreta dos exotoxinas, la *edematizante* que es responsable del edema local y necrosis y la *letal* que desencadena la liberación masiva de citoquinas.

Por la posibilidad de tan larga germinación, se hace necesaria la administración de antibióticos por tiempo prolongado. Existen dos vacunas, una antigénica obtenida de cultivos atenuados de *B.antracis* no encapsulado y otros basada en endoesporas atenuadas, su empleo se ha reservado para inmunizar personal militar. Aunque existe duda sobre la posibilidad de la transmisión de persona a persona, son recomendables los cuidados habituales para el manejo de casos infecto contagiosos. Se logra la descontaminación de pisos paredes y fomites con formaldehído, el autoclave y la incineración son procedimientos adecuados para su uso en laboratorios y hospitales que manejen tejidos o material contaminado por *B.antracis*.

Corynebacterium

Los *Corynebacterium,* cocobacilos que son componentes de la flora habitual del hombre, son un genero muy variado del cual únicamente se habían considerado patógenas a las *diphteriae, urealyticum* y *jeikeium*, sin embargo esto ya no debe ser así porque pueden producirse problemas infecciosos serios como abscesos costocondrales y bacteremia particularmente asociada a catéteres y a procedimientos endoscopicos del tubo digestivo por especies como los C. *minutissimum* y **amycolatum**, particularmente en sujetos inmunodeprimidos.

El *C. diphteriae*, secreta una exotoxina que afecta principalmente a músculos y la vaina mielínica de los nervios, presentándose clínicamente con afectación de la orofaringe o la piel, en ambas variante el daño neurológico es semejante manifestándose inicialmente por parálisis del paladar, seguida de compromiso de los pares craneales 9 a 11 y polineuropatia que se extiende periféricamente caracterizándose por desmielinización no inflamatoria alterándose particularmente los nódulos de Ranvier (1835-1922); no atraviesa la barrera hemato-encefálica, afecta al parasimpático y ocasiona la formación de la pseudomembrana faringea, característica, también puede lesionar al corazón (endocarditis). Este padecimiento ha disminuido importantemente incluso eliminándose de vastas áreas geográficas pero en algunas regiones del mundo se han presentado brotes epidémicos (5000 muertos en 1996 en Rusia) particularmente entre adolescentes previamente inmunizados lo que significa que lo que se pensó como una inmunidad permanente obtenida por la aplicación del toxoide, no es así porque se desvanece su efecto lo que llevó a modificar los esquemas de vacunación, recomendando una dosis de reactivación contra tétanos y difteria (Td) cada 10 años. Existe antitoxina muy efectiva para su manejo y es sensible a la penicilina.

El *C. urealyticum* afecta al aparato urinario y se ha asociado a litiasis; es conveniente buscarles rutinariamente en esos casos, hay que insistir en el laboratorio porque no siempre se hace.

El *C. jeikeium* (antes grupo JK) es causante de endocarditis cuando se dejan por mucho tiempo los catéteres endovenosos para empleo de quimioterapia o alimentación parenteral. Es muy resistente a la mayoría de los antibióticos.

Clostridium

Los microorganismos del **género** Clostridio *(Clostridium)* son también Gram positivos, pero a diferencia de los anteriores son anaerobios, producen endoesporas y toxinas.

La especie *Clostridium perfringens* se divide en varios grupos(A, B, C, D, E) de acuerdo a la toxina que producen, de ellos el A en el 80% de los casos es responsable de la gangrena gaseosa, el 20% restante se origina por la actividad de otras especies como las *C. septicum, C. novyi, C. Hystoliticum, C. sporogenes* y *C. bifermentans.*

Todos ellos producen varias toxinas la mayoría con actividad de lecitinasa lo que ocasiona hemólisis. Otras son cardiotóxicas, algunas tienen actividad enzimática proteolítica, de destrucción del ácido hialurónico lo que favorece la diseminación local y otras de lipasa.

La **gangrena gaseosa** en la mayoría de los casos resulta de la contaminación con tierra (donde abundan las esporas de estas especies) de heridas con *machacamiento muscular* y pobre irrigación y a la falta de *aseo oportuno* particularmente si son profundas, sin embargo puede afectar a los músculos abdominales después de cirugía de colon a pesar de que aporte sanguíneo sea adecuado, el *C. septicum* ocasiona gangrena gaseosa *atraumática* en pacientes cancerosos.

La toxemia (*toxina* + Gr. *haima* sangre) precede a los cambios locales y debe alertar sobre que algo no está bien. No existe una fácil explicación a la causa de la misma, parece no ser la alfa toxina, la responsable directa del "envenenamiento" sino que este se origine por la liberación de substancias muy tóxicas producto de la actividad de esta y otras toxinas sobre los músculos afectados. La fiebre no es un signo cardinal, pero lo son taquicardia, palidez y en ocasiones ictericia.

La herida cursa sin cambios inflamatorios severos, en horas los bordes se edematizan y drena abundante líquido acuoso pardo y mal oliente; ocasionalmente se ven burbujas y hay crepitación, el gas cuya presencia se puede demostrar entre los músculos por rayos X, se origina por la sacarolísis (a excepción del *C. Novyi*) que desdobla los azúcares de los músculos los cuales se aprecian blandos, deleznables, descoloridos, putrefactos y de color negro verdusco. La presencia de bastones Gram positivos, grandes con extremos cuadrados y las características de la herida permiten hacer el diagnóstico.

La evolución es rápida y fatal en pocas horas, sin embargo algunas veces sólo afecta a un músculo inicialmente y esto permite el manejo exitoso si se establece de inmediato. La penicilina es el antibiótico de elección, pero su utilidad limitada sin la actividad oportuna y correcta del cirujano.

El *C. perfringens* del **grupo C** produce una toxina *beta-necrosante* que afecta el intestino de sujetos con desnutrición proteica severa, es muy grave y puede causar la muerte.

En 1889, el bacteriólogo japonés Kitasato (1852-1931) aisló en cultivo puro, un bacilo Gram positivo, esporulado y anaerobio llamado *Clostridium tetani* que al decir de él producía un "veneno" soluble que era lo que explicaba los síntomas del tétanos (Gr. *tétanos, teinein* = estirar).

El *C. tetani* se encuentra distribuido en la naturaleza en estado saprofítico, habita en el intestino de animales incluyendo al hombre, lo que hace que abunde en la tierra particularmente en terrenos de cultivo en donde se emplea estiércol como fertilizante aunque se le ha aislado en todos lados, incluso del polvo doméstico y hospitalario. No es invasor, permanece en la herida o su vecindad inmediata y nunca hay bacteremia.

Produce dos exotoxinas, una llamada tetanolisina que no tiene efectos deletéreos demostrados y la tetánica (tetanoespasmina) que es la responsable del cuadro clínico. El periodo de incubación es de 4 a 10 días, pero interesantemente se han descrito casos **meses** después del inoculo, incluso en heridas quirúrgicas contaminadas durante cirugía colonica que evolucionan bien en donde la bacteria permanece latente; hasta en el 25% de los casos se ignora el sitio de entrada lo que demuestra que aún la más insignificante laceración, punción o abrasión puede ser de peligro. Es de preocupación en muchos países el que se infecten los recién nacidos por el manejo inadecuado del cordón umbilical. El empleo de agujas para venopunción contaminadas ya sea por deficiente (hospitalaria) o nula esterilización como sucede entre los drogadictos es un factor de alto riesgo, se han reportado casos por suturas quirúrgicas contaminadas.

Las campañas de vacunación que se llevan a cabo en todo el mundo, algunas con más y otras con menos éxito, han generado un problema que no es en sí la falta de inmunización sino el que se tengan *esquemas incompletos* o no se hayan administrado oportunamente las dosis de refuerzo, sin dejar de alertar sobre el hecho de que en zonas de guerra o de grandes movilizaciones por hambre, existan aún grupos sin la dosis inicial. El estado de inmunización parcial o de inmunización disminuida puede ser factor determinante para condicionar la gravedad del padecimiento.

La toxina tetánica (tetanoespasmina) entra al torrente sanguíneo y actúa sobre las *terminaciones nerviosas presinápticas* del tallo cerebral y de las *interneuronas espinales inhibitorias* bloqueando la liberación de glicina y ácido gama aminobutírico que son neurotransmisores inhibitorios, lo que resulta en la inhibición de los grupos musculares antagonistas que ocurre durante la activación de los grupos musculares agonistas y explica las respuestas motoras exageradas; la estricnina actúa de forma parecida. El líquido cefalorraquídeo no se altera ni hay demostración histológica de lesión neural, los resultados de laboratorio rutinarios son normales, aunque los niveles de creatinoquinasa pueden estar elevados debido a rabdomiolisis ocasionada por los espasmos musculares tan severos que inicialmente pueden ocasionar únicamente trismus, disfagia o rigidez cervical seguidos de la risa sardónica característica, opistónotos, flexión de los codos, de los dedos de la mano y los ortejos, hiperextensión de las piernas con la posibilidad de fracturas de las vértebras y los huesos largos. El espasmo severo ocasiona cianosis, asfixia y muerte. Las células nerviosas dañadas presentan cromatolisis perinuclear y edema predominando la lesión en la corteza y el tallo cerebral. Se ha considerado **únicamente** como hipótesis que el *autismo* puede ser otra manifestación clínica atribuida a la toxina, que proveniente del intestino llega a través del vago al SNC.

El tétanos es un magnífico ejemplo para ilustrar la aplicación de la inmunología para la profilaxis (Gr. *prophylassein* = prevenir, custodiar). Desde 1890 se sabia que era posible hacerlo (aunque en aquel entonces con un alto riesgo), en 1921 se descubrió la posibilidad de inactivar la toxina tetánica y conservar sus propiedades antigénicas, es a lo que hasta nuestros días se denomina *toxoide* tetánico, el proceso de elaboración se ha modernizado y el biológico disponible es muy seguro y eficaz (aunque hay casos raros de reacciones alérgicas) asociado a otros productos es un recurso invaluable para proteger a billones de seres humanos. Sin embargo además de completar el esquema de vacunación infantil hay que asegurarse que por lo menos cada 10 años se de una dosis de reforzamiento particularmente en pacientes mayores de 40 años, con "Td", combinación de toxoide tetánico y diftérico ya que los niveles de anticuerpos protectores se ha encontrado por debajo del 20% a partir de esa edad. En las salas de urgencia deberá invariablemente preguntarse sobre la última dosis de reactivación y aplicarse en caso de duda ya que son oportunidades perdidas que no deben desaprovecharse. Todas las embarazadas deben ser vacunadas después de la doceava semana de gestación con lo que se generan anticuerpos en ella para que mediante inmunización pasiva se proteja al recién nacido. Aunque aún se puede emplear antitoxina obtenida de suero de caballos, el riesgo de reacción alérgica ha limitado su empleo, prefiriéndose actualmente la inmunoglobulina tetánica humana para neutralizar la acción de la toxina la cual debe ser administrada preferentemente en la periferia de la lesión por vía intramuscular. Aunque *C. tetani* es muy sensible a la penicilina, el antibiótico por si sólo no resuelve el problema.

La inmunidad parcial ocasionada por esquemas incompletos o sin dosis de reforzamiento, ocasiona cuadros no clásicos de la enfermedad, como es el caso del tétanos cefálico consecutivo a lesiones de cara y cuello que afecta a los pares craneales o el distal en la extremidad inferior que ocasiona espasmos plantares y de los ortejos; en ambos casos sólo se afectan grupos musculares pequeños y obliga a pensar en la actividad local de la toxina sin distribución hematógena. Se ha considerado también la posibilidad de que en algunos casos no fatales se prolongue déficit motor durante mucho tiempo habiéndose llamado "tétanos crónico". Siendo la tetanoespasmina la más "fatal" entre las toxinas bacterianas, las dosis que se requieren para producir el cuadro son mínimas y muy por debajo de las cantidades requeridas para despertar inmunidad permanente, por ello puede suceder que haya recaídas semanas o meses después de un ataque debido a la presencia aún de *C. tetani* en el sitio de entrada o que la reaparición años después sea motivada por reinfección, un argumento más a favor de la administración de Td cada diez años durante la vida adulta.

Entre 1817 y 1822, el médico alemán Justinus Kerner (1786-1862) mencionó al *"veneno de las salchichas"* (veneno de la grasa o ácido graso) como el responsable de los síntomas musculares y autonómicos que hoy conocemos como **botulismo** (L. *botulus* = salchicha), desde luego nunca imaginó que fuera el *Clostridium botulinum* el responsable, descubierto por Emile-Pierre van Ermengem hasta 1895 después de un brote de la enfermedad en Bélgica. El *C. botulinum* anaerobio obligado, Gram positivo y productor de esporas, prevalece más en tierra no cultivada y no se encuentra generalmente en el intestino de los animales, en las heces del hombre es excepcional su aislamiento. Actúa por la producción de la *toxina botulínica* (TXB), uno de los venenos más mortíferos, polipéptido del que hay siete tipos, estructuralmente semejantes aunque serológicamente diferentes, denominados A, B, C, D, E, F y G. de los que sólo C y D no afectan al sistema nervioso humano. Actúa bloqueando la liberación de acetilcolina de la terminación presináptica de la placa neuromuscular lo que ocasiona parálisis flácida simétrica y descendente tanto de los nervios motores como autónomos, afectado inicialmente en la mayoría de los casos a los pares craneales presentando visión borrosa, disfagia, disartria, constipación, parálisis respiratoria y paro cardiaco.

Existen cuatro formas de adquirir el padecimiento, la más común y peligrosa desde el punto de vista epidemiológico es la ingesta de alimentos contaminados con *C. botulinum* y abundante TXB; la forma indeterminada que afecta a niños mayores de un año y en los que no se encuentra la fuente de intoxicación, el llamado *botulismo del lactante* por ingesta de las esporas con producción de la TXB en el intestino, responsable de algunos casos de muerte súbita y por último el relacionado con las heridas contaminadas de donde al igual que de los sitios de venopunción en drogadictos se puede aislar *C. botulinum*. Es un germen sensible a la penicilina y se dispone de antitoxina botulínica que coadyuva al manejo.

La potencia de la TXB ha generado miedo por su posible empleo en acciones de bioterrorismo, pero también por su acción sobre la placa neuromuscular, desde hace varios años se han considerado posibles efectos benéficos si se aplica en pequeñas cantidades entre las fibras de músculos hiperactivos. Se resumen algunos de las empleos terapéuticos de la BXT-A la cual ya se encuentra disponible comercialmente en presentación liofilisada, actualmente se investiga con el mismo propósito las BXT B y F.

Con alguna frecuencia los pacientes hospitalizados cursan con diarrea, durante mucho tiempo se culpó vagamente a "los antibióticos" como la causa, sin embargo no fue sino hasta que 1978 año en que se estableció con toda claridad que la colitis ppseudomembranosa asociada al empleo de estos fármacos era ocasionada por las citotoxinas liberadas por el *Clostridium difficile,* que se empezó a reconocer la seriedad de esta infección que actualmente es causante entre el 0.1 y el 30 por 1000 pacientes de la diarrea infecciosa nosocomial cuando en la comunidad sólo es del 12 por 100,000 sujetos. *C. difficile* identificado en 1935, es un anaerobio, Gram positivo formador de esporas y productor de toxinas muy potentes. Las evacuaciones líquidas se ocasionan por el empleo de antibióticos ya que estos destruyen a la flora intestinal colónica y con ello la *resistencia a la colonización* que esta provee, lo que facilita precisamente la "colonización" por *C. difficile* que abunda en el medio hospitalario en donde son fuentes potenciales de contaminación otros pacientes, los fomites, muebles e incluso las manos del personal. Se ha demostrado que las esporas son particularmente resistentes al oxígeno, la desecación y muchos desinfectantes. Una vez establecido en el colon, *C. difficile* produce dos toxinas denominadas A y B, estructuralmente semejantes, antigénicas y ambas patógenas, capaces de alterar el citoesqueleto del enterocito, ocasionan una marcada reacción inflamatoria en la lámina propia y en casos muy serios se aprecia ulceración focal de la mucosa colónica asociada a "erupción" de material purulento que cubre el sitio de las úlceras y por su semejanza a un volcán activo se han llamado *lesiones volcánicas,* estas ppseudomembranas son patognomónicas y permiten el diagnóstico mediante colonoscopía. El cuadro clínico es variable, de diarrea moderada puede evolucionar a megacolon tóxico. Se han descrito algunos casos muy raros de infección extraintestinal tales como artritis séptica, bacteremia, celulitis, osteomielitis, abscesos esplénicos y rara vez pancreáticos, entidades que no parecen estar relacionados con terapia antimicrobiana y en estos casos es la presencia de la bacteria la que ocasiona el problema, no sus toxinas. El diagnóstico se sospecha cuando hay diarrea asociada a la administración de antibióticos y se comprueba con la presencia de las enterotoxinas en las heces por medio de la verificación de citotoxicidad en cultivo de tejido (generalmente fibroblastos) que es la más exacta, el resto de las pruebas disponibles también les buscan pero o son menos confiables o más caras; la identificación de *C. difficile* en las heces no es suficiente ya que puede ser una cepa no productora de toxinas.

Otro factor que se ha considerado como predisponente a esta *colonización* es la edad, en algunos casos se ha establecido que es más frecuente de 20 a 100 veces en mayores de 60 años sin asociarse a antibióticos que en jóvenes entre 10 y 20.

Tratándose de un problema generado por antimicrobianos es evidente que el manejo debe ser planeado cuidadosamente y seleccionar aquellos que nunca o excepcionalmente hayan sido considerados como causantes, como el metronidazol y la vancomicina y de segunda elección aminoglicósidos por vía parenteral, rifampicina o quinolonas, en caso de recidivas se requiere de esquemas adecuados. Otros elementos de manejo han sido la colestiramina, bioterapia y el empleo de inmunoglobulina rica en anticuerpos antitoxina.

El lavado de manos del personal, aislamiento de pacientes, manejo adecuado de fomites, evitar el empleo de termómetros rectales no deshechables y desinfectar los cuartos con hipoclorito de sodio, oxido de etileno o gluteraldehído alcalino son medidas que han probado ser eficaces.

Actinomicetales

Estas **bacterias** Gram positivas en general se han asociado a infecciones crónicas, sin embargo este concepto deberá cambiar ya que es posible aislarles en cuadros agudos particularmente en sujetos inmunodeprimidos. El **orden** *Actinomicetales* incluye a las **familias** Actinomicetaceae, Micobacteriaceae y Estreptomicetaceae, microorganismos alargados con tendencia a ramificarse como con rayos (Gr. *aktinos* un rayo).

Actinomicetaceae.

La taxonomía de esta *familia* se encuentra bajo permanente revisión, y la nomenclatura en consecuencia en constante cambio. En la mayoría de los laboratorios clínicos, se emplean pruebas bioquímicas convencionales que tienen una capacidad restringida lo que hace difícil la identificación al nivel de **especies** en donde pueden existir errores de interpretación que no permitan diferenciar entre bacterias patógenas y no patógenas; la introducción de pruebas basadas en el genotipo ha permitido algunos adelantos significativos.

Actinomicetaceae (*aktinos* + Gr. *mykes* hongos) **no son hongos** sólo se les denomina así por su semejanza tanto por su lento crecimiento como por presentar masas filamentosas parecidas a las denominadas "hifas" que aquellos producen. Pueden ser *aerobios* y *anaerobios*.

a. *Aerobios*

El **genero** de los *Actinomicetos aerobios* se semeja en algunos aspectos a Micobacterias y Corynebacterias, tienen ligera relación filogenética con los anaerobios y contiene **especies** patógenas para el ser humano como son *Actinomadura, Dermatophilus, Nocardiopsis, Oerskovia, Rothia* que **no** son *ácido alcohol resistentes modificados* y *Nocardia, Rhodococcus, Gordona, Streptomyces* y *Tsukamurella* que **si** lo son; de todos ellos sólo *Nocardia* produce micelios (**myc** + Gr. *helos* clavo) aéreos. Su aislamiento en el laboratorio no debe considerarse como el de un contaminante ya que es excepcional que esto ocurra.

En algunas infecciones ocasionadas por estos organismos, el pus presenta masas macroscópicas como "gránulos" y de ellos se puede aislar la bacteria responsable; son Gram positivas aunque menos ávidas que los anaerobios, incluso la *Nocardia* puede ser "invisible" a esta tinción por lo que siempre debe solicitarse la ácido alcohol resistente modificada (de Kinyoun). Son como ya se comentó de lento crecimiento por lo que los cultivos deben conservarse hasta tres semanas. Se introducen al organismo por vía cutánea o por inhalación. Las lesiones superficiales de la piel cursan con reacción local, celulitis, con o sin linfadenitis y formación de pústulas que deben diferenciarse de las semejantes ocasionadas por *Estreptococo* y *Estafilococo;* las profundas afectan en el pie huesos, músculos, tendones y a la propia piel que presenta múltiples senos y drenaje de material purulento con "granos" abundantes deformidad y edema y se denomina **actinomicetoma,** que debe diferenciarse del **eumicetoma** lesión semejante sólo que ocasionada por hongos que requiere tratamiento diferente y es de pronóstico incierto. Las lesiones pulmonares además de ocasionar ataque al estado general, producen tos y esputo sanguinolento cuadro que en ocasiones es difícil diferenciar de la tuberculosis activa. Por ambas vías puede haber diseminación hematógena y ocasionar abscesos cerebrales o subcutáneos, siendo las bacterias del complejo de la especie *N. asteroides* las más aisladas en estos casos.

El actinomicetoma puede ser ocasionado por ***Actinomadura madurae, Actinomadura pelletierii, Streptomyces somaliensis*** y las ***Nocardias brasiliensis, asteroides, otitidis-caviarum, transvalensis y dassonvillei.*** Se debe enviar a estudio histopatologico y cultivo el tejido removido durante la debridación para hacer el diagnóstico preciso y diferenciarle del eumicetoma.

La *N. farcinica* ha estado asociada a infecciones nosocomiales y a queratitis por el empleo de lentes de contacto.

Los Actinomicetos aerobios son sensibles a las sulfonamidas, amikacina, antibióticos Beta-lactámicos, eritromicina, macrólidos, etc., sin embargo se han comunicado algunos casos de resistencia bacteriana.

b. *Anaerobios*

El **genero** de los *Actinomicetos anaerobios* es extraordinariamente amplio, la quimiotaxonomía y los estudios genéticos han incrementado el número de especies reconocidas de forma impresionante, al *Actinomyces israelii* descrito por el urólogo A. J. Israel (1848-1926) en 1878 ahora se suman otras tres especies consideradas como clásicas: ***A.gereneseriae, A. odontolyticus*** y el complejo ***A.naeslundii/***

viscosus, sin embargo se han identificado muchas más como *A. meyeri, A. europaeus, A. neuii y A. urogenitalis*. La mayoría son residentes habituales de la cavidad oral y de la vagina por ello debe considerarse como una infección endógena cuando no hay antecedente de trauma (incluso un simple rasguño ocasionado por una rama) o mordedura de humano. Las lesiones pueden ser de localización cervicofacial, torácica, abdominal, cutánea y genital. Las infecciones primarias afectan los tejidos blandos, a los senos maxilares y a los huesos particularmente a la mandíbula, hay edema y tumefacción no dolorosa de consistencia pétrea que tardíamente compromete a la piel, la cual se abre en diferentes sitios drenando material purulento proveniente de múltiples senos profundos y que frecuentemente tiene "bolitas" amarillas que han sido denominadas **"gránulos de azufre"** que a la tinción de Gram revelan un denso retículo de filamentos cuyos extremos terminales se proyectan alrededor del gránulo. La actinomicosis se puede extender más allá de los planos faciales, afectar ganglios regionales y producir osteomielitis tardía que evoluciona a la cronicidad. El diagnóstico diferencial es difícil dado el crecimiento lento e insidioso que hace que se confunda con celulitis generalizada o neoplasias.

La presentación torácica generalmente es ocasionada por aspiración de secreciones orofaríngeas pero puede resultar como complicación de lesiones esofágicas. Existe neumonía seguida de absceso, empiema y rara vez senos pleurocutáneos. En el abdomen afecta al apéndice cecal y al ciego preferentemente aunque se han descrito abscesos hepáticos, compromiso del mesenterio y del retroperitoneo incluyendo cápsulas suprarrenales lo que es en ocasiones muy difícil de diferenciar con lesiones malignas. La presencia de *Actinomicetos* en los "cuerpos de Gupta" que son colecciones de moco, desechos celulares y leucocitos asociados a DIU ocasiona un problema de manejo ya que sin evidencia de inflamación es difícil decidir sobre si se deben retirar, administrar antibióticos o seguir una conducta expectante; en realidad existe un pobre conocimiento de la patogénesis de la actinomicosis pélvica, la cual puede excepcionalmente asociarse a perforación uterina por DIU. Cada caso deberá manejarse de manera particular.

Estas bacterias son muy sensibles a la penicilina, el tratamiento debe prolongarse entre 8 y 12 meses. También actúan la eritromicina, minociclina, tetraciclina y clindamicina.

Micobacteriaceae

Esta *familia* está constituida únicamente por el *género* de las *Micobacterias,* bacilos rectos, aerobios, ocasionalmente con ramificaciones y crecimiento filamentoso, Gram positivos débiles con la capacidad de sintetizar ácidos micólicos que le dan a su pared resistencia a la decoloración por el *ácido-alcohol* una vez que fueron teñidos con tinción de Ziehl (1857-1926) y Neelsen (1854-1894) o auramina, o también por lo que se denominan **Bacilos Acido-Alcohol Resistentes** (BAAR), se encuentran distribuidos en suelos y en fuentes de agua, incluyendo aquellas "potabilizadas" con cloro, afectan además del hombre a varios animales domésticos y salvajes. Las *Micobacterias* patógenas comparten la habilidad de crecer dentro de los fagosomas y fagolisosomas de los macrófagos (son parásitos intracelulares) del huésped infectado, ocasionando respuesta granulomatosa del tejido afectado; la complejidad de su cubierta constituida en una elevada proporción por lípidos (hasta 40% de peso total) parece ser determinante para explicar además del crecimiento y sobrevida intracelular, la resistencia a los antimicrobianos. Sin duda son campo de activa investigación, la introducción de pruebas moleculares y genéticas permitirá avances sustanciales, basta con mencionar que en los últimos 10 años se han descrito 24 nuevas especies sumándose a las más de 50 que se conocían en 1990.

Es conveniente clasificar a las **especies** de este género en *Micobacterias del Complejo Tuberculosis* (MCT), *Micobacterias Patogénicas No Tuberculosas* (MPNTB) y *No Patogénicas* (MNP). Dada la complejidad de la taxonomía y la imposibilidad real de contar con un método exacto e infalible se emplea también la clasificación relacionada con el tiempo que tardan en aparecer en medio de cultivo, así son *Micobacterias de Crecimiento Rápido* (MCR) las que crecen en menos de siete días y de *Crecimiento Lento* (MCL) las que tardan más de una semana. La clasificación propuesta por Timpe y Runyon orientada más a las MPNTB se basa en la característica de **producir pigmentos** por exposición a la luz (*fotocromógenas*—grupo 1), sin ser expuestos a la misma (*escotocromógenas*—grupo 2), no productoras (*normocromógenas y crecimiento lento*—grupo 3) y las de *crecimiento rápido* (grupo 4). Las MCT y las del llamado complejo *Micobacterium avium*, pueden colocarse en el grupo 3 de Runyon es decir no producen pigmento y tardan en crecer en medio de cultivo más de una semana. La introducción de estudios de secuencia del ácido ribonucleico ribosomal seguramente aportará más datos para una adecuada identificación y detección de nuevas especies principalmente las patógenas.

El *Micobacterium leprae* es una especie no incluida en las clasificaciones anteriores.

a. Micobacterias del Complejo Tuberculosis (MCT).

Son las especies *Micobacterium bovis, Micobacterium tuberculosis* y *Micobacterium africanum* las responsables ocasionar la temible tuberculosis (TB). El *Bacilo de Calmette-Guerin* (BCG) es *M. bovis* atenuado en el laboratorio, *Micobacterium microti* sólo afecta a roedores. *M. bovis* posiblemente sea el ancestro de *M. tuberculosis*, que quizá se transmitió al ser humano al inicio de la domesticación del ganado por vía gastrointestinal y evolucionó al temible enemigo que hoy conocemos con su peculiar forma de contagio.

Koch señaló en 1882 cuando descubrió a la bacteria responsable *(Bacilo de Koch)* que *"si el número de víctimas que una enfermedad afecta es la medida de su importancia, entonces todas las enfermedades, particularmente las más temidas de naturaleza infecciosa, como son la plaga bubónica y el cólera asiático, deberán clasificarse muy por detrás de la tuberculosis."* 118 años después, la Organización Mundial para la Salud (OMS) informa que cada año ocurren más de **10 millones** de casos nuevos que sumados a los ya existentes afectaron en el año 2000 a **18.2 millones** de seres humanos de los cuales **3.5 millones** fallecieron por esta causa, la aparición del HIV complicó sin duda el escenario. La transmisión generalmente se da de persona a persona a través del esputo (aunque hay casos raros de TB congénita), la ingesta de leche contaminada con *M. bovis* sigue siendo un problema serio en regiones con hatos vacunos enfermos (vía gastrointestinal).

Al ser inhalados los bacilos vertidos a la atmósfera por el tosedor—portador, llegan a los bronquiolos y alvéolos a donde son "ingeridos" por los macrófagos, muchos bacilos son destruidos por ellos, pero si la cantidad es superior a las fuerzas de los fagocitos, estos se multiplican ocasionando un foco de *neumonía tuberculosa* primaria, la cual generalmente sana en pacientes con defensas adecuadas, dejando únicamente como recuerdo un foco parenquimatoso calcificado que se conoce como *nódulo de Ghon* (1866-1936), que cuando se acompaña de calcificación de los ganglios del hilio pulmonar integra el complejo de Ranke; se considera que tarda en sanar entre 6 y 9 meses y pasa con mucha frecuencia sin ser diagnosticada ya que existen pocos datos clínicos. Si las defensas no actúan adecuadamente, la carga bacteriana es exorbitante, la exposición es prolongada o alta la virulencia del *M. tuberculosis* involucrado la enfermedad sigue su curso, los macrófagos parasitados, pasan a los ganglios linfáticos (diseminación linfática) del hilio y mediastino (paratraqueales) llegando a ocasionar linfoadenopatía masiva, de no detenerse ahí, pueden ingresar al torrente sanguíneo y la *bacilemia* permite el acceso del bacilo a todos los órganos, *sembrándose* en aquellos con ambiente favorable, quizá con tensión parcial de oxígeno elevada lo que explicaría porque generalmente se afectan los ápices pulmonares y rara vez el corazón o el bazo, *M. tuberculosis* es in vitro extraordinariamente resistente a la acción citotóxica de los intermediarios reactivos del oxígeno. Cuando la *siembra sistémica* es masiva, se produce la tuberculosis *miliar* (L. *millium* mijo = semilla pequeña. redonda, brillante, blanco amarillenta de una Gramínea de la India), si la bacilemia es "crónica" intermitente, entonces se originan focos extrapulmonares de larga evolución.

Hasta la fecha hay algunas cosas que no podemos explicar, por ejemplo un caso nuevo de TB ¿es consecuencia de otra infección o es la reactivación de un foco que quedó "dormido" por mucho tiempo después de un viejo contagio?, esto ha sido en realidad una discusión histórica, lo lógico es pensar que ambas cosas son factibles. Algunos bacilos pueden quedar inactivos pero viables en las profundidades de un granuloma y se reactivan por alguna alteración en el estado inmunológico del sujeto, podría ser también que no existiera una sola bacteria activa en el organismo después de esa primoinfección y que a no ser por la memoria inmunológica que esta ha dejado, el paciente completamente sano se contagie de una fuente distinta; por último el individuo podría nunca haber estado en contacto con bacilo alguno y en consecuencia sin "defensas" contagiarse, desarrollar primoinfección y evolucionar a caso activo florido.

Los contactos previos ocasionan un estado peculiar de inmunidad (memoria) que si bien no protegen absolutamente contra la infección, si son capaces de modificar la respuesta y esto es precisamente lo que se mide a través de la prueba del derivado proteico purificado (del inglés *purified protein derivative-**PPD***) que generalmente se hace positiva a las tres semanas de una primoinfección, aunque pueden haber resultados *"falsos-negativos"* hasta en el 25% de sujetos con TB activa durante la evaluación inicial, y su utilidad depende mucho del nivel de endemicidad en la zona.

La única forma como realmente se puede intentar resolver esto, es conociendo las huellas digitales del DNA de cada cepa para poder determinar el origen de la infección. Esto ya ha probado su utilidad para controlar brotes epidémicos del padecimiento cuando con precisión se puede identificar el origen del contagio; aún es difícil disponer de la tecnología para uso corriente.

La lesión tisular que desencadena el *M. tuberculosis* quizá dependa precisamente de esa *memoria inmunológica*. El hecho es que el *granuloma tuberculoso* (tuberculoma) ampliamente estudiado, es una lesión muy característica de la infección tuberculosa, aunque no exclusiva, el granuloma anulare de etiología no infecciosa se presenta con lesiones casi idénticas. Lo forman células epiteloides, linfocitos y las células gigantes de Langhans (1839-1915). Las enzimas destructoras de tejidos probablemente provenientes de los macrófagos "asesinados" ya sea por la acción de los propios bacilos o de los linfocitos T citotóxicos, ocasionan *necrosis caseosa* (L. *caseus* = queso) que al licuarse suele drenar a un bronquio, dejando una *caverna tuberculosa*, este es el mecanismo que explica la diseminación broncogénica a otras partes del pulmón, por otro lado, la respuesta inmunológica adecuada ocasiona fibrosis y calcificación aunque es posible que en sus profundidades persistan como ya se dijo anteriormente bacilos "dormidos" que pueden reactivarse incluso años después (postprimo infección). En algunas ocasiones la lesión inicial diagnosticada por medio de Rayos X es atelectasia pulmonar o derrame pleural.

Aproximadamente el 16% de los nuevos casos de TB comprometen sitios extrapulmonares lo que ocasiona dificultad diagnóstica. Aunque puede haber variaciones determinadas por los grupos estudiados la localización linfática ocupa el primer lugar (27.5 %) seguida de la pleural (23.4%), genitourinaria (9.5%), miliar (9.5%), ósea y articular (9.4%), meníngea (5.0%) peritoneal (3.8%) y sitios varios como la médula ósea (8.6%).

La TB miliar está íntimamente asociada a estados de inmunosupresión, incluyendo el HIV, alcoholismo y drogadicción, dado el compromiso multisistémico; las manifestaciones clínicas abigarradas dependen del grado de compromiso de los órganos afectados; el único hallazgo físico a la exploración característico de esta variedad es el **tubérculo** o **granuloma coroideo** que se detecta mediante el estudio de fondo del ojo.

Es estudio histológico de un granuloma con las características descritas y la demostración de BAAR hace muy sugestivo el diagnóstico de TB sin embargo el "estándar de oro" para confirmarle es el cultivo de *M.tuberculosis* que tiene sensibilidad de 81% y especificidad del 98.5% contra la sensibilidad del BAAR que no es de más del 70%, ya que otras Micobacterias como *M. avium intracelulare* y *M. smegmatis* pueden darle positivo en muestras de esputo y orina respectivamente. Se ha considerado que el casos de derrame pleural o peritoneal por esta causa, la medición de la actividad de la adenosin deaminasa en el líquido obtenido es muy sensible (80%) y altamente específico(100%) para detectar la presencia de *M. tuberculosis,* la biopsia peritoneal es un valioso recurso para establecer el diagnóstico.

Existen drogas como la isoniazida, rifampicina, pirazinamida, estreptomicina y etambutol que son excelentes recursos terapéuticos aunque no libres de toxicidad. La resistencia bacteriana es un problema serio y la erradicación de la TB que se pensó posible a mediados del siglo pasado se ha visto cada día más alejada por este fenómeno; es indispensable que el tratamiento inicial sea efectivo así como los cercos epidemiológicos; todos los casos son de **notificación obligatoria** a las autoridades sanitarias para asegurar entre otras cosas el que el tratamiento no se abandone, los casos de *M. tuberculosis* resistente a ellas, deberán ser manejados por un experto.

M. africanum y *M. bovis* también ocasionan TB.

El bacilo de Calmette (1863-1933) y Guérin (1872-¿?) es una cepa *atenuada viva* de *M. bovis*. Después de 12 años y 223 subcultivos, estos investigadores franceses obtuvieron el "virus vacuna" (BCG) que se empleó a partir de 1921 como vacuna antituberculosa inicialmente por vía oral y actualmente parenteral. De entonces a la fecha se han administrado varios **billones** del producto, sin embargo lamentablemente este no confiere inmunidad absoluta aunque protege a los menores sobre todo de la formas posprimarias tempranas agudas como la meníngea. Si bien es muy segura, puede ocasionar TB en sujetos inmunosuprimidos y en los portadores de la muy rara (0.59 casos por millón de niños vacunados) *susceptibilidad mendeliana a la infección por Micobacterias*. Existe indudablemente (aunque muy remoto) el peligro de contaminación inadvertida con bacilos activos como sucedió en Lübeck, Alemania hace algún tiempo, y ocasionar un brote epidémico de TB catastrófico. Actualmente además de campañas de vacunación en 172 países alrededor del mundo, se emplea en el manejo de algunas neoplasias malignas como el melanoma y el cáncer superficial de células transicionales de vejiga. Es conveniente conocer la cepa con la que se trabaja porque cambian las características inmunogénicas entre ellas (cepas danesa, francesa, japonesa, etc.)

b. Micobacterias Patogénicas No Tuberculosas (MPNTB)

Aunque en general se les ha asociado a infecciones oportunistas en sujetos con inmunosupresión, actualmente se considera que pueden ocasionar infecciones de la piel y sistémicas como cualquier otro patógeno humano. Las que se aíslan comúnmente en la práctica clínica se resumen en la siguiente tabla.

Lesiones frecuentes ocasionadas por MPNTB

Micobacteria	Lesiones
M. abscessus	NS*, AS** EP***
M. avium (complejo)	NS* AS** EP*** sinovitis, fascitisosteomielitis, paniculitis, bacteremia
M. cheloney	NS*, AS**. Celulitis, infecciones por catéter, osteomielitis
M. fortuitum	NS*, AS**, úlceras, senos infectados, celulitis, erupción generalizada, meningitis, endocarditis, queratitis, osteomielitis, hepatitis, bacteremia.

M. haemofilum	NS*, AS**, pápulas, abscesos, vesículas, furúnculos, úlceras artritis séptica, osteomielitis, linfadenitis. EP***
M. kansaii	Papulo-pústulas, nódulos verrucosos, úlceras, celulitis, EP***
M. scrofulaceum	NS*, úlceras, AS** linfadenitis EP***
M. ulcerans	Úlcera de Buruli****

* nódulo subcutáneo,
** abscesos.
*** enfermedad pulmonar,
****placa ulcerada y necrosada.

Se les encuentra ampliamente distribuidas en cuerpos de agua, incluso los "potabilizados", en la piel ocasionan lesiones granulomatosas asociadas con frecuencia a linfangitis nodular, algunas como *M. ulcerans* que ocasiona la úlcera de Buruli, cursan con placas necróticas, furúnculos y úlceras. Así mismo son capaces de producir tendosinovitis, infección pulmonar, meningitis osteomielitis, fascitis, artritis séptica, endocarditis, queratitis y hepatitis. Pueden contaminar heridas quirúrgicas y sitios de venopunción así como catéteres endovenosos, en pescadores con lesiones cutáneas, siempre debe considerarse en el diagnóstico diferencial. La clasificación de Runyon aglutina a todas, actualmente es indispensable considerarlas como posibles causantes de infecciones nosocomiales debiéndose extremar las precauciones de limpieza de todos aquellos recursos terapéuticos que están en contacto con agua como por ejemplo filtros, tinas de hidromasaje y equipos reciclables de diálisis. *M. cheloney* ha sido reportado como el causante de infección de tejidos blandos y bacteremia en pacientes en una unidad de hemodiálisis con contaminación del sistema de agua, otras han sido asociadas a peritonitis en pacientes con diálisis peritoneal, cuando afectan a enfermos con trasplante renal e inmunosupresión, pueden existir las lesiones cutáneas pulmonares y osteoarticulares sin fiebre, leucocitosis o linfadenitis.

Es indispensable tener en cuenta este tipo de agentes infecciosos, y no pensar que por aislar un BAAR se trata de TB, el cultivo y estudio taxonómico son indispensables y es aconsejable hacer biopsias para estudio histopatológico, las lesiones pueden ser un poco diferentes, pero lo que es idéntico es el parasitismo intracelular de las micobacterias.

La mayoría de las MPNTB son sensibles a minociclina, trimetroprim-sulfametoxazol, etambutol, rifampicina o claritromicina; e las de crecimiento rápido son resistentes a los agentes antituberculosos de primera elección.

c. *Micobacterium leprae*

La lepra (Gr. *lepra* = escamoso) ha ocupado un sitio especial en los relatos bíblicos, y sin duda la atención a quienes le han padecido ha estado íntimamente ligada a manifestaciones de caridad, bondad y amor al prójimo. Es una enfermedad bien conocida, sin embargo se ignora mucho de ella, por ejemplo no ha sido posible obtener en cultivo artificial *M. leprae* aunque puede hacerse crecer en ciertos animales en el laboratorio; no se conoce con certeza la forma de transmisión y hay dudas acerca del tiempo de incubación el cual se supone puede ser de uno a muchos años aunque quizá sea de tres a cinco.

Aunque en 1873 Hansen (1841-1912) descubrió el bacilo en un leprosario noruego no fue sino hasta mediados del siglo pasado en que ha avanzado vertiginosamente en su control sin embargo la OMS considero en el año 2000 que existían unos 640,000 casos, la mayoría de ellos en la India aunque sigue siendo endémica en otras partes del mundo. El bacilo de Hansen que también afecta a los armadillos y en primates no humanos por lo que se considera una zoonosis, se encuentra en altas concentraciones en las secreciones nasales de algunos enfermos e incluso en células de descamación de la piel intacta. Actualmente se cuenta con más evidencia de que el estado inmunológico del sujeto y la respuesta del mismo a la exposición de *M. leprae* determina las características clínicas, aunque aún existen muchas lagunas.

La lepra es una enfermedad crónica, granulomatosa y *multisistémica* que afecta principalmente la piel, los nervios periféricos y la mucosa del aparato respiratorio superior. Existen básicamente dos variantes en relación a la reacción granulomatosa que depende de factores genéticos e inmunológicos del hospedero. Una denominada macrofágica con abundancia de bacilos en las lesiones por lo que también se puede llamar *multibacilar,* y por cursar con granulomas superficiales **(lepromas)** se le conoce como "lepromatosa", en esta variedad la inmunidad mediada por células está disminuida y tienen mal pronóstico ("lepra maligna"). La otra denominada epiteloide con muy pocos bacilos por lo que se llama *paucibacilar,* (L. *paucus* = poco) cursa con una o pocas lesiones cutáneas superficiales de dos a cinco centímetros de diámetro, secas, sin pelo, con anestesia y se le conoce como "tuberculoide", la inmunidad está intacta y el pronóstico es mejor (lepra benigna). Entre ambos extremos existen variantes a las anteriores llamadas *dimorfas* o *limítrofes* con lesiones únicas o múltiples pero bien definidas semejante a las tuberculoides pero con elevación central, de acuerdo con la predominancia pueden subdividirse en "limítrofes lepromatosas" y "limítrofes tuberculoides"

En casos iniciales aún sin diferenciación se denominan *indeterminadas* en las cuales al igual que las limítrofes, se puede detener la enfermedad o evolucionar a cualquier forma.

El diagnóstico se hace por medio del estudio histopatológico de una lesión y del "jugo" de la misma que se obtiene a través de una pequeña "rajadura" o punción y raspado con la hoja del bisturí para hacer un frotis, dejar que seque y teñirlo con el método de Ziehl-Neelsen modificado.

En las tuberculoides se produce infiltración linfocítica alrededor y dentro de las fibrillas nerviosas, los bacilos son escasos y hay células gigantes, y epiteloides, así como histiocitos y linfocitos. En la lepromatosa, el espesor total de la dermis es reemplazando por tejido con abundantes bacilos, invasión de los anexos y destrucción de nervios periféricos, melanocitos, glándulas sebáceas y sudoríparas y los folículos pilosos. Los tejidos afectados básicamente son las células endoteliales, musculares y de Schwann, también hay bacilos en el bazo, hígado, riñones pulmones y médula ósea; la formación de complejos inmunes puede ocasionar vaculitis y esta ocasionar eritema nodoso, iritis, neuritis, orquitis, linfadenitis, miositis, nefritis crónica y amiloidosis. La pérdida de la sensibilidad ocasiona lesiones asociadas que pueden ser graves.

El dapsone, la rifampicina y la clofazimina, han sido efectivos para el tratamiento aunque se han encontrado cepas resistentes pudiéndose emplear en esos casos ofloxacina, minoclinina y claritomicina; los corticoesteroides y la talidomida ayudan a controlar algunas formas graves. El BCG parece proteger contra la enfermedad, desde 1998 se emplea en la India una vacuna obtenida a partir de *Micobaterium w.* (Micobacteria no patógena llamada "w"), sin embargo dado el espectacular abatimiento de los casos activos, la profilaxis cada día parece ser menos importante, excepto en situaciones excepcionales. Las secuelas requieren de intervenciones quirúrgicas complejas.

Estreptomicetaceae

En general las bacterias de esta familia, abundantes en suelos y aguas, con conocidas por la posibilidad de sintetizar a partir de ellas antibióticos, la estreptomicina sin duda en su momento causó gran expectación. Se acepta en términos generales que no son patógenos, aunque esto es difícil de asegurarlo, dado lo cambiante de la taxonomía y el cada día más estricto escrutinio sobre los agentes causales de infecciones, no hay nada permanentemente escrito al respecto.

Gram negativos

Cocos y cocobacilos

Neisseriae

Este **género** pertenece a la **familia** de las Neisseriaceae que a su vez forman parte del **orden** de los Eubacteriales. Son bacterias Gram negativas y deben su nombre a Neisser (1855-1916) quien identificó al agente causal de la gonorrea en 1879; aerobios estrictos, se presentan habitualmente como diplococos (Gr *diplo* = doble + *kokkos* = grano) es decir en parejas y no es infrecuente encontrarles en las mucosas respiratoria, genitourinaria y digestiva en sujetos sanos. Aún no se conoce con exactitud la forma como inician la infección ya que siendo residentes frecuentes de las superficie apical de los epitelios a los que colonizan se encuentran "pegados" a los mismos por medio de las llamadas *"adhesinas de las Neisserias"* (pilli, Opa, Opc, P36) sin afectar al hospedero y súbitamente por razones desconocidas se pierde ese estado de convivencia para pasar de la adherencia superficial a la invasión de las células del huésped, su persistencia intracelular, transcitosis y salida. Seguramente en el futuro cercano echando mano de la biología celular, bioquímica, biofísica y aspectos genéticos podremos entender las interacciones entre las Neisserias y el hombre.

a. Neisseriae gonorrhoeae

La **especie** *N. gonorrhoeae* ocasiona una enfermedad endémica principalmente en adolescentes (530.3 por 100,000 entre 15 y 19 años aunque es imposible conocer con certeza el número de casos por año) llamada *gonorrea* (Gr *gonë* = semilla o semen + *rhein*= fluir) que se trasmite principalmente por la actividad sexual no protegida y uretritis, proctitis, faringitis, conjuntivitis, epididimitis, prostatitis e infección o abscesos de las glándulas de Bartholin (1655-1738) y Skene (1838-1900); en cada día menor proporción se encuentran recién nacidos con conjuntivitis, perforación corneal, septicemia, artritis y meningitis ocasionada por contaminación al nacimiento.

Dado que hasta el 80% de los casos en las mujeres pueden pasar desapercibidos, es más frecuente encontrar en ellas complicaciones serias porque el tratamiento es tardío, una de ellas es la enfermedad pélvica inflamatoria y la esterilidad como secuela de la salpingitis gonocócica así como un buen número de embarazos tubarios. Entre el 0.5% y el 3% de los casos no tratados tempranamente, desarrollan bacteremia y enfermedad gonocócica diseminada (EGD) que se presenta con artritis migratoria, tenosinovitis asimétrica y dermatitis con máculas y pápulas que evolucionan a pústulas necróticas dolorosas asociadas a un componente hemorrágico. Es posible que se presente artritis purulenta pudiéndose aislar *N. gonorrhoeae* del aspirado articular hasta el 55% de las veces. Durante la primera mitad del siglo XX, el 25% de los casos de endocarditis bacteriana eran ocasionados por este diplococo, que parece tener predilección por la válvula aortica, actualmente es muy raro aunque no imposible que se presente llegando a requerirse la substitución urgente de la válvula por insuficiencia severa, las vegetaciones pueden producir embolias.

La mayoría de los pacientes con EGD, niegan manifestaciones genitourinarias y muchísimos aseguran no haber tenido actividad sexual de riesgo, el hecho es que hasta en el 80% se puede aislar el gonococo de esas mucosas, tratándose con frecuencia de adolescentes menores de edad, la situación es un tanto complicada para efectuar un interrogatorio y exploración física adecuada, sin embargo en una era de manifiesta libertad sexual, el asunto siempre hay que considerarlo.

El gonococo es muy sensible a la penicilina, cefotaxima, ciprofloxacina, ofloxacina y doxciclina. La aplicación oftálmica al nacimiento de gotas de nitrato de plata o ungüento de eritromicina es obligatoria y previene la conjuntivitis gonocócica neonatal. Es urgente que se informe adecuadamente a los jóvenes sobre los riesgos de la actividad sexual irresponsable y se abran los canales de comunicación adecuados para que los adolescentes puedan tener acceso a orientación y de ser necesario a tratamiento médico eficiente y oportuno, aunque se ha trabajado en el desarrollo de alguna vacuna aún no existe evidencia de la posibilidad inmediata de contar con ella; invariablemente y sin excusa deben notificarse los casos a las autoridades sanitarias.

b. *Neisseria meningitidis*

La meningitis cerebroespinal epidémica, sin duda es un padecimiento muy antiguo aunque dado a terminología variada tal como "fiebre manchada", "fiebre cerebral" o "tifo disminuido" no permite ubicarlo en la historia con precisión sino hasta 1805 en que se le reconoció en un brote en Ginebra, Suiza. 82 años más tarde Weichselbaum aisló e identificó del líquido cefalorraquídeo (LCR) de varios pacientes un diplococo Gram negativo que se llamó *N. meningitidis* (es conveniente recordar que otro agente causal de la meningitis bacteriana es *H. influenzae*). El *meningococo* ocasiona infección endémica en varias partes del mundo, particularmente en el llamado "cinturón meningítico" del África Central localizado entre los paralelos 8° y 16° de latitud norte que se extiende de Etiopía a Senegal y de vez en cuando se describen brotes serios en países desarrollados particularmente entre adolescentes que viven en condiciones de cierto hacinamiento (reclutas militares, internos universitarios, etc.). Se trata de una bacteria aerobia, con una cápsula que de acuerdo a la reactividad inmunológica de los polisacáridos que contiene ha hecho posible identificar por lo menos 13 serogrupos. También se han clasificado en base a las proteínas de su membrana externa y a sus lipooligosacáridos; los estudios genéticos han permitido conocer algunas características asombrosas pero preocupantes como el hecho de que puedan cambiar de serogrupo (por ejemplo de B a C o al revés) lo que hace que las vacunas puedan resultar ineficientes.

Así mismo se han reconocido desde hace algún tiempo, algunos meningococos sin cápsula y se pensó que eran inocuos, sin embargo hoy se sabe que la expresión capsular es variable y que la pérdida de la misma aumenta la capacidad de colonización de la nasofaringe, es decir que puede ¡cambiar de encapsulado a no encapsulado y en sentido contrario!

Los humanos somos el único reservorio natural y de entre el 5% al 10% portadores nasofaringeos asintomáticos. Los serogrupos responsables por el 90% de las infecciones graves son A, B y C; la bacteria penetra la mucosa e ingresa al torrente sanguíneo ocasionando enfermedad sistémica pudiéndose aislar *N. meningitidis* de la sangre de hasta tres cuartas partes de los pacientes, pero la sepsis meningocócica o meningococcemia sólo ocurre entre el 5% y 20% de los afectados y se caracteriza por petequias o rash purpúrico que puede evolucionar a púrpura fulminante, hipotensión, síndrome de Waterhouse (1873-1958) y Friderichsen (1886-¿?), caracterizado por la hemorragia aguda de las cápsulas suprarrenales e insuficiencia sistémica múltiple. También puede ocasionar neumonía, conjuntivitis, otitis media, epiglotitis, artritis séptica, uretritis, pericarditis y celulitis particularmente periorbitaria, enfermedades que también son ocasionadas por agentes etiológicos menos peligrosos y que podrían hacer que el clínico omitiera el diagnóstico con las consecuencias epidemiológicas tan graves que pueden llevar al no inicio oportuno de cercos sanitarios y en consecuencia la posibilidad de un brote epidémico. El diagnóstico rápido NO se hace con el cultivo de la bacteria ya que es de muy baja sensibilidad particularmente si se administró algún antibiótico, el método más rápido y seguro es la identificación de *N. meningitidis* por medio de la tinción de Gram en LCR, los aspirados articulares, las secreciones uretrales o incluso de la biopsia de lesiones cutáneas en las cuales se puede demostrar el agente causal hasta 45 horas después del inicio del tratamiento, existen algunos "kits" comerciales para detectar el antígeno polisacárido en el líquido espinal, son rápidos y específicos y permiten conocer el serogrupo causante, sin embargo pueden dar falsas negativas especialmente con cuadros ocasionados por meningococos del subgrupo B.

La penicilina es el antibiótico de elección, sin embargo en casos de epidemias la necesidad de varias dosis por vía intramuscular hacen poco práctico su uso por lo que se ha recomendado una dosis IM de cloranfenicol en suspensión oleosa. Para los contactos se administra de acuerdo a los esquemas sanitarios de cada país quimioprofilaxis con rifampicina, ciprofloxacina y ceftriaxona. Existen varias vacunas disponibles basadas en las características inmunogénicas de los polisacáridos capsulares aunque no ofrecen protección universal particularmente contra el serogrupo B por ello de acuerdo a la incidencia del padecimiento y al serogrupo responsable se debe adoptar el esquema correspondiente en cada zona, por ejemplo en el Reino Unido predomina el serogrupo C y se han incorporado a los esquemas de vacunación infantil vacunas conjugadas de ese serogrupo, en el "cinturón meningítico" deberán emplearse vacunas que protejan contra serogrupo A. A pesar de la buena respuesta al tratamiento, la mortalidad sigue siendo de entre el 9% al 12 % y hasta el 19% de los sobrevivientes tienen secuelas como incapacidades neurológicas, sordera o la pérdida de extremidades.

Este es un padecimiento de notificación obligatoria aún **antes** de su confirmación bacteriológica, basta con la sospecha clínica.

c. *Otras neisseria*

Existen otras especies como *N. lactamica, N. cinerea, N.polysaccharea, N. flavescens, N. subflava, N. sicca, N. mucosa* y *N. elongata*, también residentes habituales de la nasofaringe, consideradas de baja patogenicidad pero que pueden llegar a producir cuadros serios de meningitis, bacteremia, endocarditis, pericarditis, neumonía y conjuntivitis.

Branhamella catarrhalis

Es un diplococo Gram negativo, también conocido como *Moraxella catarrhalis* se ha considerado como parte de la flora normal del aparato respiratorio superior pero sin embargo además de ser una de las causas frecuentes de otitis media y sinusitis en menores de edad, en niños inmunosuprimidos llega a ocasionar cuadros muy graves de bacteremia, osteomielitis, artritis séptica, abscesos, conjuntivitis, meningitis y en ocasiones rash que se confunde con el ocasionado por el meningococo. En los adultos con padecimientos pulmonares crónicos ocasiona infecciones severas y es una de las causas más importantes de infecciones por y a nivel de los traqueoestomas. Productor de s-lactamasa que lo hace resistente a la penicilina, es sensible a trimetoprim-sulfametoxazole, claritromicina, cefuroxima y eritromicina.

Haemophilus

Este **género** está formado por bacterias anaerobias Gram negativas de la **familia** *Brucellaceae*. Son varias las especies y entre ellas algunas cuentan con cápsula abundante en polisacáridos y otras sin ella. Sólo crecen en medios de cultivo con sangre, particularmente factores de la coagulación de ahí su nombre. Forman parte de la flora habitual del aparato respiratorio superior y son capaces de producir infecciones severas sobre todo en niños.

a. *Haemophilus influenzae*

Descubierto por Pfeiffer (1858-1945) entre 1889 y 1892 en el esputo de enfermos durante una epidemia de influenza en Europa se consideró durante algunos años como el responsable de dicha enfermedad hasta que en 1933 se determinó que esta es ocasionada por virus y que *H. influenzae* es sólo invasor secundario. Sin embargo en 1931 este cocobacilo capsulado se asoció a meningitis y otras infecciones purulentas identificándose por lo menos seis serogrupos (a-f) en base a los polisacáridos de la cápsula. El serogrupo b es el más virulento para el ser humano, sin embargo actualmente se conocen cepas no capsuladas y en consecuencia no tipificables que también son patógenas.

El *H Influenza serotipo b* está presente hasta en el 80% de los seres humanos colonizando las vías aéreas superiores, es decir son parte de la flora habitual por lo que es de entenderse que pueden haber algunos factores genéticos que predispongan a la infección en algunos sujetos ya sea expresada por medio de afecciones respiratorias o bacteremia. Al igual que el neumococo (*E. neumonie*) es responsable de muchos casos de otitis media bacteriana y sinusitis aguda, así mismo al producir bacteremia puede ocasionar meningitis en niños menores de cinco años y artritis séptica. La epiglotitis es muy grave y llega a requerirse traqueotomía de urgencia o intubación rápida, también ocasiona neumonías severas y una variante muy grave del síndrome de Guillain (1876-1961) Barré (1880-1967) caracterizado por oftalmoplegia, ataxia y arreflexia (síndrome de Miller-Fisher).

Actualmente los antibióticos más efectivos son cefotaxima, ceftizoxima, ceftriaxona, ceftazidima, cloranfenicol y menopenem.

La primer vacuna disponible para empleo masivo contenía polisacárido capsular purificado (PCP), sin embargo por su baja eficacia se buscaron otras alternativas, existiendo actualmente las vacunas conjugadas HbOC (conjugada a CRM197 que es una toxina diftérica proveniente de una cepa mutante de *C. diphteriae*), PCP-OMPC (conjugado a tres proteínas de la membrana externa de *N. meningitidis*), PCP-D (conjugado a toxoide diftérico) y PCP-T (conjugado a toxoide tetánico), desgraciadamente todas tienen diferencias inmunogénicas y sólo protegen contra el serotipo b. Invariablemente debe comunicarse a las autoridades sanitarias cualquier caso sospechoso.

El *H. influenzae* **no tipificable** también ocasionan otitis media en los niños, complican seriamente a la enfermedad pulmonar crónica particularmente si existe un cuadro viral agudo, ocasiona sepsis neonatal, endometritis, abscesos tubo-ováricos, salpingitis crónica conjuntivitis purulenta y con más frecuencia se asocian a bacteremia, osteomielitis, infecciones de injertos vasculares, artritis séptica y empiema.

Actualmente se acepta que hasta el 50% de las cepas produce beta-lactamasa por lo que la ampicilina que en los años setenta del siglo pasado era el antibiótico se elección, no es efectiva al igual que la amoxicilina y dado que con frecuencia se decide el tratamiento por lo menos de inicio de manera empírica, es conveniente que se incluya un antibiótico activo contra este y contra los que producen cuadros semejantes como el *H. influenzae* serogrupo b, *E. pneumoniae* y *M. catarrhalis*, entre ellos se encuentra el trimetropin-sulfametoxazole, eritromicina-sulfisoxazole, fluoroquinolonas y algunas cefalosporinas de amplio espectro. En sujetos con deficiencia primaria de la síntesis de anticuerpos, es aconsejable el uso de preparaciones de inmunoglobulina.

El *H. influenzae* biogrupo *aegyptus* (bacilo de Koch-Weeks) ocasiona la **fiebre purpúrica brasileña** en menores de 1 a 4 años y está caracterizada por conjuntivitis purulenta seguida de fiebre, vómito, dolor abdominal, petequias, púrpura, necrosis periférica y colapso vascular, la mortalidad llega a ser hasta del 70%.

b. *H. parainfluenzae*

se aísla con cierta frecuencia de pacientes con infecciones respiratorias y de uretra, es capaz de infectar heridas que han estado en contacto con saliva humana (lamido). Algunas cepas son productoras de beta-lactamasa y en consecuencia resistentes a la mayoría de los antibióticos, la claritromicina es efectiva (hasta el momento).

c. *Haemophilus ducreyi*

El *chancroide* o *chancro blando* (Fr. **canker** de L. **cancer** = cangrejo) es una lesión genital o anal que se presenta de 2 a 7 días después de coito no protegido que inicia como pequeña pústula seguida de úlcera con bordes irregulares poco definidos, base exudativa de material purulento amarillo-grisáceo maloliente y **bastante dolorosa** la cual crece rápidamente. En ocasiones se encuentra más de una lesión "en espejo" a la inicial debida a *autoinoculación*. Se asocia a linfadenopatia inguinal, dolorosa generalmente unilateral que aparece de una a tres semanas después de la lesión inicial que en casos no tratados evoluciona frecuentemente a "bubón" (Gr. **boubön** = ingle) que llega a supurar espontáneamente, existen algunas variables como el chancroide transitorio, el folicular, el "enano" que se asemeja a lesiones herpéticas, el gigante y el pseudogranuloma.

La tinción de Gram aunque útil no es con frecuencia concluyente porque la úlcera puede tener contaminación bacteriana secundaria. *H. ducreyi* requiere de un medio especial para crecer el cual generalmente no está disponible y aunque el cultivo establece el diagnóstico definitivo no es de empleo común, y este se debe hacer por exclusión de otras enfermedades de transmisión sexual como son sífilis, herpes genital y linfogranuloma venéreo. Es muy sensible a azitromicina, ciprofloxacina (contraindicada en menores de 18 años y embarazadas), eritromicina y ceftriaxona. Aproximadamente el 10% de quienes le padecen cursan también con sífilis o herpes genital. Deben notificarse los casos a las autoridades sanitarias.

d. Otras especies de *Haemophilus*.

Son mucho menos patógenos que los anteriores, entre estos de encuentran *H. aprophilus, H. paraprophilus, H. parahaemolyticus* y *H. segnis,* ocasionan artritis séptica, otitis, sinusitis, epiglotitis, meningitis y endocarditis bacteriana, son sensibles a cloranfenicol, aminoglicósidos y cefalosporinas de tercera generación.

Brucella

En 1887 Bruce (1855-1931) identificó como la causa de la llamada "fiebre del Mediterráneo" que diezmaba al personal naval de guarnición en la Isla de Malta un microorganismo al que llamó *Micrococcus melitensis*. El problema era tan serio que el Almirantazgo británico formó una comisión exprofeso para identificar el mecanismo de transmisión lo que resultó en uno de los grandes avances de la epidemiología mundial cuando en 1905 se identificó como la causa el consumo de leche cruda de cabras aparentemente sanas pero contaminadas con *M. melitensis*, bastó evitar el consumo del producto sin hervir para que se abatiera importantemente.

a. *Las Brucellas*

Son un **género** de la **familia** de las Brucellaceae, cocobacilos Gram negativos, agrupados en parejas o cadenas cortas y se encuentran **especies** patógenas humanas en cabras y ovejas (*B. melitensis)* en el ganado bovino (*B. abortus*) en los cerdos (*B. suis*) y en los perros (*B. canis*). *B. neotomae* y *B.ovis* afectan a roedores y carneros respectivamente pero no al hombre,

La **brucelosis** (fiebre de Malta, fiebre del Mediterráneo, fiebre de Gibraltar, fiebre de Constantinopla, fiebre gástrica intermitente o fiebre ondulante) es una *zoonosis* (Gr. **Zöo** = animal + **nosos** = enfermedad) es decir enfermedad animal que puede ser transmitida al hombre que actúa en este caso como huésped accidental. Se puede adquirir por contacto directo con animales infectados, consumo de productos lácteos no pasteurizados o hervidos y el manejo descuidado de muestras de laboratorio.

Las *brucellas* son parásitos intracelulares, los histiocitos afectados llegan a los ganglios linfáticos y ahí liberan bacterias que se introducen al torrente sanguíneo a través del cual se distribuyen preferentemente a órganos del sistema retículo endotelial (ganglios linfáticos, bazo, hígado y hueso) en donde forman **granulomas** que cada vez que se rompen liberan más brucelas y con el tiempo se las localiza en músculo esquelético, vías genitourinarias (orquiepididimitis y prostatitis), nervio óptico, la piel, tejidos blandos, pulmones y sistema cardiovascular, además de fiebre y ataque al estado general, el compromiso de varios órganos hace factible encontrar ulceraciones del aparato digestivo (excepcionalmente sangran), abscesos esplénicos o esplenomegalia, hepatomegalia, osteomielitis, tenosinovitis, bursitis, espondilitis, endocarditis y artritis (muy frecuentemente en la articulación sacroiliaca) la cual puede deberse más a origen inmunológico que por la acción directa de las bacterias.

Aunque el diagnóstico **preciso** siempre se hará a través del cultivo de *Brucella* (hemo y mielocultivo) no siempre se logra ya que sólo son positivos entre 32 % y 92%), es decir la sensibilidad del cultivo únicamente es baja, por lo que se prefiere en lo cotidiano recurrir también a las pruebas serológicas con lo que aumenta la sensibilidad de la evaluación diagnóstica a 95%. Se cuenta con la de rosa de Bengala muy útil para el diagnóstico rápido, la de aglutinación en tubos útil para confirmar casos agudos pero ocasionalmente puede dar falsos negativos (infección muy temprana o crónica) o falsos positivos (infecciones por *F. tularensis, V. cholerae, Y. enterocolítica* y *S. urbana*), la de Coombs antibrucela es preferida para detectar casos crónicos pero desgraciadamente laboriosa y cara, también se emplean la inmunofluorescencia indirecta y el ensayo inmunoenzimático (ELISA), problema relativo es el que con la serología no es posible determinar con exactitud la especie responsable.

Si bien el hemocultivo a menudo es negativo (hay que esperar por lo menos 14 días antes de considerarle así), el aspirado y la biopsia de médula ósea son útiles, del cultivo del primero se aísla la *Brucella* responsable y en el segundo es posible encontrar granulomas.

La fiebre de Malta o de Río Grande como se le conocía en México desde el siglo XIX responde bien a la administración combinada de doxiciclina y rifampicina por tres semanas como mínimo, también lo hace a la estreptomicina, tetraciclinas y el trimetroprim-sulfametoxasol, aunque rara vez, al inicio del tratamiento puede presentarse una reacción semejante a la que ocasiona en algunos casos la aplicación de penicilina en sujetos con sífilis temprana excepcionalmente es tan grave que requiera de la administración de corticoesteroides. Existen algunas vacunas disponibles (inactivadas, con cepas atenuadas o subcelulares) ninguna ha sido empleada de manera universal ya que los resultados son inconsistentes. Se ha considerado a las *Brucellas un* arma biocriminal aunque nunca se ha demostrado su empleo con esos fines. Cualquier caso sospechoso siempre debe ser comunicado a las autoridades sanitarias y la forma de acabar con el problema más que la vacunación es la mejoría de las condiciones de salud de los hatos ganaderos y particularmente la pasteurización de la leche.

Bordetella

Se trata de un *género* que originalmente se incluía dentro del *Haemophillus*, pero como no siempre requiere de medios de cultivo con sangre se optó por su separación. Las **especies** que le conforman son B. *pertussis*, B. *parapertussis* y B. *bronchioseptica*.

Bordet (1870-1961) y Gengou (1875-1957) le aislaron en 1906. No existen casos comunicados de afectación de otro sitio que no sea la mucosa respiratoria superior, el cirujano excepcionalmente tiene que intervenir en su manejo, aunque debe conocerle entre otras cosas para coadyuvar a que sus hijos cuenten con un esquema de vacunación completo.

Francisella

Este es un **género** que se encuentra en transición taxonómica, son cocobacilos Gram negativos intracelulares capaces de sobrevivir en agua, tierra y animales muertos. La inhalación de aerosoles (incluyendo el agua que salpica un perro contaminado al sacudirse) y el contacto con conejos, liebres, roedores, ardillas, ratones de campo, la ingestión de carne mal cocida contaminada o agua, el araño de gatos portadores o mordidas, incluso el rascado después de manejar animales enfermos, ocasiona la enfermedad en el hombre al igual que el piquete de insectos vectores como las pulgas, moscas mordedoras, chinches, jejenes, etc., por lo que se trata de una zoonosis. La transmisión de humano a humano se da aunque no parece ser de gran importancia clínica.

Existen las **especies** *Francisella tullarensis* y *Francisella. philomiragia*. *F. tullarensis* a su vez tiene tres biovariedades. Como se mencionó esto se encuentra en cambio permanente.

Ocasionan la llamada *tularemia*, también conocida como enfermedad de Ohara, y esta se puede presentar como un ligero cuadro gripal o como choque séptico y muerte, existen 6 síndromes asociados a este agente infeccioso (1) úlceroglandular, (2) glandular, (3) tifoidal, (4) neumónico, (5) orofaríngeo, y (6) oculoglandular, parece ser que la vía de contagio es la que determina el cuadro resultante. El periodo de incubación va de dos días a dos semanas y la manifestación ulceroglandular que caracteriza al 80% de los casos se compaña de además de ataque al estado general, escalofríos, fiebre y cefalea de una pústula ulcerada que evoluciona a una escara necrótica, acompañada de linfadenopatía regional dolorosa y ocasionalmente con linfangitis. El 10% cursan con linfadenopatía de localización única o múltiple sin lesiones cutáneas y se confunde el diagnóstico con infección por *Bartonella* (rasguño de gato), linfogranuloma venéreo, linfadenitis estafilo o estreptocócica, infección por hongos, plaga, linfoma o metástasis ganglionar. Menos del 5% presentan orofaringitis que puede cursar con úlceras y no responde rápidamente a la ampicilina o penicilina como sucede con otro tipo de infección. La conjuntivitis resulta por que salpique sangre al ojo por ejemplo al aplastar una chinche contaminada y la tifoidal aunque muy rara además de ataque al estado general, evoluciona a choque séptico y llega a desencadenar coagulación intravascular diseminada. La neumonía tularémica puede originarse por inhalación o consecutiva a bacteremia. Quienes manejan animales o muestras de laboratorio se encuentran en riesgo de adquirirla.

F. tularensis no se aísla con facilidad, la biopsia de ganglios es poco concluyente y puede hacer que confunda con las lesiones ocasionadas por *Micobacterias* ya que forman granulomas, esto obliga a que se realicen pruebas serológicas.

La estreptomicina y otros aminoglucosidos son antibióticos de elección, seguido de las fluoroquinolonas, también parecen ser útiles la eritromicina, rifampicina, cloranfenicol, levofloxacina y ciprofloxacina. Se ha considerado la posibilidad de ser empleadas para acciones de guerra bacteriológica (o bioterrorismo)

Otros cocobacilos.

Pasteurella multocida y *canis* habitualmente se aíslan de heridas por mordeduras de perros, gatos, etc. Muy ocasionalmente se encuentran casos de meningitis e infecciones pulmonares, es sensible a la penicilina.

Kingela kingae se ha aislado en casos de bacteremia, lesiones de piel y en huesos con osteomielitis. Es sensible a penicilina, cloranfenicol y gentamicina.

Actinobacillus se aíslan de la boca de muchos animales domésticos y produce heridas infectadas por esta bacteria. El *A. actinomycetemcomitans* ocasiona periodontitis destructiva en algunos adolescentes y puede llegar a endocarditis. Son sensibles a la penicilina.

Enterobacteriaceae

Esta **familia** de bacterias Gram negativas, es amplísima y muy heterogénea, algunas son patógenas intestinales, otras colonizan este segmento del tubo digestivo y sólo ocasionan problemas fuera de él. Es tan amplia que taxonómicamente hay dificultades para su clasificación y algunas están pendientes de ello, por eso se emplea también el agrupamiento en "**tribus**" (Gr. **phylon** = tribu, raza) que a su vez incluyen a **géneros**, conformados por muchas **especies**.

Tribus y géneros de Enterobacteriaceas patógenas

Tribus	Género
Citrobactereae	Citrobacter
Edwardsielleae	Edwardsiella
Erwinieae*	Erwinia
Escherichieae	Escherichia
	Shigella
Klebsielleae	Klebsiella
	Enterobacter
	Hafnia
	Serratia
Proteeae Proteus	
Morganella	
Providencia	
Salmonelleae	Salmonella
Yersinieae	Yersinia
Aún sin tribu	Buttiauxella
Cedecea	
Ewingella	
Kluyvera	
Tatumella	
Rahnella	
Aún sin género *solo en plantas	

Son la causa del 80% de las infecciones por Gram negativos y responsables del 30% de los casos de septicemia, de dos terceras partes de las gastroenteritis y tres cuartas partes de las urinarias, hasta 1992 eran responsables de la mayor parte de las infecciones nosocomiales, pero actualmente sólo lo son de aproximadamente el 25%, habiendo sido desplazados por Gram positivos y hongos.

Contienen tres antígenos O (somático) al igual que la mayoría de los Gram negativos, H (flagelar) y K (capsular), aún no se determina con exactitud el mecanismo de acción de muchos; comparten con otras bacterias Gram negativas la capacidad de adherirse a las superficies mucosas con un elemento semejante a las *Neisseriae* (pili o fimbrias), algunas producen toxinas, se conocen citotoxinas, hemolisinas y enterotoxinas en la mayoría existen variedades como por ejemplo alfa y beta hemolisinas, el exacto papel que juegan en la etiopatogénia no se conoce en todos los casos y sigue siendo un terreno fértil de investigación microbiológica.

A través de la excreción de *siderofora, aereobactina* y *enterobactina* quelantes del hierro se allegan la cantidad requerida para sobrevivir y ciertamente parece ser que esto determina en algo su virulencia, la vía alterna para obtener este propósito la encuentran en la producción de hemolisina que a través de la destrucción de los glóbulos rojos genera un ambiente rico en hierro.

Así mismo cuentan con *plásmidos* es decir inclusiones intracelulares con función genética que determina junto con la producción de beta lactamasa, el rápido desarrollo de resistencia a los antibióticos.

De todo lo anterior se desprende con facilidad porque estos microbios son enemigos formidables del ser humano.

a. Tribu Citrobactereae

Citrobacter

Este **género** incluye las **especies** *C. amalonaticus, C. diversus* y *C. freundi*, se parecen a las *Salmonella* y se le asocia con infecciones nosocomiales, especialmente afectan en sujetos con gran debilidad el aparato urinario y las vías respiratorias, se han asociado a meningitis y abscesos cerebrales en neonatos y las tres especies ocasionan endocarditis y bacteremias hospitalarias.

b. Tribu Edwardsielleae

Edwardsiella

Este **género** incluye a las **especies** *E. tarda, E. hoshinae* y *E. icaluri*, sólo la primera ha sido asociada a infección en humanos ya sea en brotes de gastroenteritis o con bacteremia, abscesos hepáticos, meningitis e infecciones de tejidos blandos.

c. Tribu Escherichieae

Escherichia coli

Tiene muchas cepas, es el principal agente etiológico de la diarrea del viajero y de en brotes explosivos en niños. Son literalmente *"enteroagresivas"* (enterotoxigénicas) y su actividad en general se limita a la superficie mucosa, las evacuaciones son acuosas y se semeja al cólera. Otras cepas son *"enteroinvasivas"* porque invaden las células de la propia mucosa y generan respuesta inflamatoria seguida de destrucción de la mucosa intestinal que se manifiesta clínicamente por diarrea tipo disenteriforme con evacuaciones sanguinolentas y abundantes leucocitos. En 1982 se identificó por primera vez un brote por ingerir carne contaminada de hamburguesas mal cocinadas aislándose una cepa llamada 0157:H7 (y en otros brotes variedades como la 0113:H21 y O6:H1) que produce la citotoxina "Shiga" (por su semejanza a la de la *Shigella dysenteriae*) que **no** ocasiona inflamación ni invasión entérica pero que es en mayores de 50 años particularmente agresiva presentando colitis isquémica grave, también puede ocasionar el síndrome urémico-hemolítico, la causa más común de insuficiencia renal en niños.

La presencia de *E.coli* en el intestino se puede deber a colonización, pero la misma en el trayecto urinario sólo se entiende como infección que puede manifestarse desde una simple uretritis sin complicaciones hasta píelonefritis y sepsis catastrófica si se asocia a alguna obstrucción al flujo urinario. La típica *E. coli* uropatogénica además de las fimbrias forzosamente debe tener otras características aún no identificadas que les permite desarrollarse en ese medio ambiente, llama la atención por ejemplo que la mayoría de las cepas aisladas son del grupo 0 (O4, 06, 075) sin embargo aún no es posible explicar el porque de su marcada preferencia por el urotelio. En contraste, las infecciones respiratorias parecen ser oportunistas y se suman a otros organismos Gram negativos que ocasionen problemas similares. Las bacterias pueden llegar por vía hematógena, pero también ser por aspiración de secreciones de las vías aéreas superiores colonizadas a su vez por la posible afectación del estómago y una diseminación faríngea retrógrada, en esto seguramente interviene la fibronectina que recubre a la mucosa del aparato respiratorio superior y es "atrapadora" (receptora específica) de muchas bacterias, incluso las Gram positivas. En condiciones de desventaja, aparece en la saliva una proteasa que destruye el recubrimiento de moco dejando un "nicho" a través del cual la mucosa se coloniza con bacterias Gram negativas, lo que es potencializado por la presencia de cuerpos extraños como sondas nasogástricas o cánulas endotraqueales a lo que se puede sumar disminución del reflejo tusígeno quedando el campo propicio para la aparición de neumonía por estas bacterias, esto explica porque más que tratarse de un problema no hospitalario, se considera como infecciones nosocomiales, aunque en pacientes con diabetes mellitus, alcoholismo y obstrucción pulmonar crónica aún estando en su hogar son consideradas como infecciones muy serias.

Además de los *Estreptococos* del grupo B, en recién nacidos son causa frecuente de meningitis particularmente con *E. coli* K1; la bacteremia es muy rara y se debe al magnífico filtro que es el sistema portal, si se llega a presentar septicemia esta en general se asocia a problemas urológicos por lo que no llama la atención que las cepas que se aíslen en sangre sean semejantes a las urinarias y ciertamente pueden ocasionar choque, coagulación intravascular diseminada (CID) y pérdida del *complemento* (descomplementación), esto se atribuye a la acción de endotoxinas.

Un mecanismo semejante sigue la bacteremia asociada a la presencia de catéteres endovenosos y tubos traqueales, gástricos y urinarios que puede ocasionar infecciones tales como artritis sépticas, endoftalmitis, tiroiditis supurativa, abscesos intrabdominales, peritonitis bacteriana espontánea, abscesos hepáticos y cerebrales, endocarditis, osteomielitis, prostatitis y tromboflebitis.

Shigella

Los humanos somos el único "reservorio" del **género** *Shigella* agente bacteriano que ocasiona la gran mayoría de los cuadros diarreicos con heces sanguinolentas y aunque en menor proporción de las evacuaciones explosivas con heces acuosas. Se conocen cuatro **especies** con 38 serotipos y varios subtipos y aunque ocasionan 250 millones de casos con 650 mil muertes al año, es excepcional que cursen con complicaciones que requieran de la participación del cirujano (megacolon tóxico, perforación intestinal o prolapso rectal).

d. Tribu Klebsielleae

Klebsiella

Este **género** agrupa las **especies** *K. pneumonia, K. ozaenae, K. rhinoescleromatis* y *K. oxytoca*. Se distinguen con la tinción de Gram por ser muy grandes lo que se debe a la cápsula prominente lo que le hace contar con más de 70 serotipos de antígeno K y es a su vez un factor que incrementa la virulencia porque impide la fagocitosis y retarda la llegada de los leucocitos al sitio de la infección.

K.pneumoniae ocasiona la temida neumonía lobar especialmente grave entre los alcohólicos, fumadores crónicos y diabéticos, padecimientos que debilitan las defensas de quienes les padecen. La lesión pulmonar es de naturaleza necrótica, inflamatoria y hemorrágica, el esputo es como "gelatina de grosella" y en los rayos X la lesión se aprecia como de un lóbulo inflamado con el signo característico de la fisura en arco. Existe una marcada tendencia a la formación de absceso, cavitación empiema y adherencias pleurales, la mortalidad es elevada.

Desde luego existen cuadros pulmonares menos graves y con cierta frecuencia causa infección urinaria y bacteremias (casi la misma proporción que *E. coli*). Puede ocasionar colangitis e infección de heridas quirúrgicas, así mismo se ha asociado a catéteres endovenosos, tubos de traqueostomía y sondas urinarias. El resto de las especies ocasionan en mucho menos proporción infecciones respiratorias.

K. rhinoscleromatis ocasiona el **Rinoescleroma** una enfermedad granulomatosa de las vías aéreas superiores con invasión ósea y obstrucción con la característica presencia de histiocitos grandes que se conocen como células de Mikulicz (1850-1905). *K. ozaenae* probablemente es el agente causal de una rinitis crónica atrófica que cursa con destrucción de la mucosa nasal y drenaje nasal fétido.

El problema de manejo de las infecciones por *Klebsiella* es que dada su virulencia requiere de tratamientos agresivos y a menudo con varios antibióticos, la mayoría de las veces de cefalosporinas con aminoglicósidos auque algunas con sensibles a estreptomicina, tetraciclinas y trimetoprim-sulfametoxazole, que deben administrase en ocasiones por varias semanas.

Enterobacter

Este **género** agrupa a las **especies** *E. areogenes, E. cloacae, E. agglomarans, E. gergoviae, E. sakzakii* y *E. hormaeche*. Son patógenos oportunistas que rara vez ocasionan enfermedad en el humano, sin embargo colonizan a pacientes hospitalizados, en especial los tratados con antibióticos y particularmente con quemaduras, heridas quirúrgicas, catéteres urinarios y en especial a diabéticos con pies infectados o úlceras. Ocasionalmente son los que ocasionan brotes epidémicos de catéteres endovenosos infectados y a través de las manos del personal médico se extienden prácticamente de manera incontenible si no se tienen los cuidados necesario con las medidas habituales del manejo de fomites y las medidas elementales de lavado de manos. Son verdaderamente difíciles de atacar ya que presentan resistencia a muchos antibióticos quizá con la excepción de imipenem y de gentamicina, aunque ya hay muchas cepas también resistentes a estos.

Hafnia

H. alvei es la única **especie** de este **género** y es causante de infecciones nosocomiales tan temibles como las ocasionadas por *Enterobacter* dado que también son muy resistentes a la acción de la mayoría de los antibióticos.

Serratia

Aunque este **género** agrupa a varias **especies**, sólo *S. marcescens* ha sido rutinariamente asociada a enfermedades en el humano, sin embargo existen algunas comunicaciones de infecciones por *S. liquifaciens, S. rubidaea* y *S. odorifera*. A diferencia de otras Enterobacteriaceae, colonizan más al aparato respiratorio y el trayecto urinario que al aparato digestivo. Afectan con frecuencia a drogadictos que emplean la vía endovenosa habiéndose reportado como el agente causal hasta del 14% de las endocarditis en estos grupos y osteomielitis muy severas, atacan a pacientes oncológicos y causan celulitis en sujetos en diálisis peritoneal o hemodiálisis. Se les ha aislado de soluciones de cloruro de benzalconio un antiséptico ampliamente empleado, lo que explica porque complican la administración intravenosa de medicamentos o incluso ocasiona artritis séptica después de punciones intrarticulares diagnósticas o terapéuticas. Son resistentes a varios antibióticos, sin embargo la amikacina parece ser de utilidad al igual que las quinolonas y antibióticos beta lactámicos de nueva generación.

e. Tribu Proteeae

El **género** *Proteus* se conforma con las **especies** *P. vulgaris, P. mirabilis* y *P. myxofaciens* y tienen la tendencia muy especial a infectar el aparato urinario ya que cuentan con una enzima denominada ureasa que alcaliniza la orina y coadyuva a la formación de cálculos que además de bloquear el flujo normal de la orina, conservan en su interior verdaderos nidos bacterianos que perpetúan la infección y con el tiempo ocasionan la destrucción del parénquima renal, el Ph urinario elevado en si mismo daña a los túbulos renales. También pueden ocasionar infecciones de heridas quirúrgicas, neumonía y septicemia. El tratamiento es difícil, la amikacina es útil, con frecuencia se requiere de los nuevos beta lactámicos y quinolonas.

Los demás miembros de este tribu no parecen tener gran importancia clínica (! aunque en esto nunca se sabe que traerá el futuro¡).

f. Tribu Salmonelleae

En ella ha habido una verdadera revolución taxonómica (Gr. *taxis* = ordenar de acuerdo a línea y rango + *nomos* = ley), la actual posibilidad de estudiar el ADN orienta a clasificarles en una sola especie *S. choleraeuis* y a partir de ella en siete subgrupos que a su vez contienen muchos serotipos y es a ellos a los que se refiere la nomeclatura más que a especies, por ello, de manera "purista" deberíamos llamar por ejemplo a *S. tiphy, S. choleraesuis* (grupo I) serotipo *typhi*.

En la práctica será difícil hablar de serotipos en lugar de especies, sin embargo hay que recordar esto ya que en el futuro podría aceptarse un cambio taxonómico mayor, lo que si vale la pena tener presente es el que el serogrupo I contiene casi todos los serotipos patógenos para el ser humano y que la clasificación se basa en los antígenos somático (0) de superficie (Vi) y flagelar (H), por comodidad los serotipos se llaman de acuerdo a por ejemplo sitios en donde se identificaron (*S. dublín y S. arizona*), para fines prácticos se considera pertinente agruparles en Salmonellas tifoidales y no tifoidales.

Las **tifoidales** son *S. tiphy* y *S. paratiphy*, sólo afectan al hombre que se contagia por la ingestión de agua o alimentos contaminados con heces humanas o por portadores asintomáticos que desde el punto de vista epidemiológico constituyen un riesgo mayor. Las fiebres tifoidea y paratifoidea (fiebre entérica) son un problema de salud pública ya que se considera que ocurren en el mundo entre 12 a 33 millones de casos por año, encontrándose en gran riesgo los portadores de alguna inmunosupresión (SIDA) y con bloqueo reticuloendotelial como sucede en hemoglobinopatías, paludismo, esquistosomiasis, bartonelosis e histoplasmosis. La bacteria penetra en la mucosa intestinal y a través de un mecanismo complicado que a pesar de haber sido muy estudiado es aún poco entendido, llega a la sangre y ocasiona bacteremia precedida por un cuadro diarreico de hasta seis días de evolución con la característica muy orientadora de que se encuentran leucocitos en las heces. Cuatro semanas más tarde sin tratamiento oportuno puede presentarse perforación y/o hemorragia intestinal con hiperplasia, ulceración y necrosis del tejido linfático del ileon terminal o placas de Peyer (1653-1712), también se puede asociar a pericarditis, orquitis, abscesos esplénico y hepático.

El diagnóstico se hace con el cultivo de *S. typhi* y *S. parathyphi* que se pueden obtener de sangre, médula ósea (90% de sensibilidad) las heces, orina, secreción gástrica e incluso de las biopsias en sacabocado de las lesiones cutáneas, la reacción de Widal muy empleada por algunas escuelas, no es suficientemente específica.

Las **no tifoidales** son legión sin embargo las más conocidas son *S.enteritidis* y *S. typhimurium* y la infección que producen está íntimamente ligada a la ingesta de alimentos contaminados, particularmente de carne y huevos de pollo, en algunas culturas se acostumbra darle a los niños la yema del huevo cruda, ocasionando incluso casos fatales; otros productos son otras carnes y la leche no preparados adecuadamente, actualmente es posible que se presenten brotes en muchos sitios distantes los unos de los otros dado que hay cadenas que distribuyen alimentos como helados y hamburguesas preparados en centros regionales a cientos de puntos de venta al menudeo. Los menores y ancianos al tener un estado de "inmunidad disminuida" son particularmente susceptibles a pequeñas cantidades de estas bacterias, algunas mascotas como tortugas, serpientes o iguanas son portadoras de salmonelas potencialmente peligrosas Al igual que las tifoidales, las no tifoidales atraviesan el epitelio intestinal e interactúan con los macrófagos y linfocitos de las placas de Peyer las cuales se agrandan e incluso pueden llegar a la necrosis ocasionando un cuadro clínico de "pesudo apendicitis" al que ¡todos los cirujanos conocen y temen!; aunque no muy frecuentemente puede complicarse con bacteremia (menos del 5%)

En casos de tifoidea y paratifoidea, el cloranfenicol sigue siendo de elección, sin embargo la aparición de serotipos resistentes ha generado un verdadero problema, actualmente se emplean también amoxicilina, quinolonas y cefalosporinas de tercera generación. En el caso de la salmonelosis no tifoidal, es conveniente mantener el balance hidroelectrolítico ya que habitualmente es un proceso autolimitado, el sobre de hidratación oral distribuido ampliamente por la OMS es excelente, sin embargo en neonatos y mayores de 50 años, aquellos con manejados con inmunosupresores, portadores de patología mural o valvular cardiaca, prótesis valvulares o vasculares, deben recibir manejo antibiótico incluso prolongado.

En casos con osteomielitis u otros focos de infección el tratamiento debe ser individualizado pero sin olvidar la pobre penetración de los antibióticos en este tipo de lesiones.

El estado de portador asintomático genera un problema de tratamiento particularmente si existen problemas vesiculares o renales y estas en sí pueden requerir manejo quirúrgico (colecistectomía).

g. Tribu Yersinieae

El único **género** que agrupa es el de la *Yersinia* y deben su nombre a Yersin (1863-1943) quien en 1894 aisló en cultivo puro al agente causal de la plaga bubónica. Agrupa a las **especies,** *Y. pestis, Y. enterocolitica, Y. ppseudotuberculosis, Y. intermedia Y. frederiksenii* y *Y. kristensenii* que afectan a primariamente a roedores, cerdos, pájaros y al ser humano como huésped accidental (zoonosis).

Y. pestis es verdaderamente letal y aunque latente es siempre de gran preocupación para las autoridades sanitarias mundiales ya que prácticamente en todos lados se han identificado más de 230 especies o subespecies de roedores silvestres (como ardillas y topos) portadores, la transmisión se hace por piquete de sus pulgas; al hombre y se comunican casos aislados al año en los cinco Continentes así como brotes en zonas de conflictos como Mozambique, Zambia, Malawi y Zimbabwe.

Del sitio del piquete donde la pulga regurgita la sangre contaminada, estas bacterias Gram negativo migran siguiendo los linfáticos superficiales hacia los ganglios regionales en donde se produce destrucción de las arquitectura normal con necrosis hemorrágica y existen altísimas concentraciones extracelulares de *Y. pestis;* son muy dolorosos pero casi siempre con la piel intacta, se les llama "bubones" de ahí el nombre de **"peste bubónica",** no es infrecuente la que se presente además bacteremia y en consecuencia lesiones necróticas purulentas y hemorrágicas en muchos órganos.

En casos más graves no hay compromiso ganglionar, pero de inicio las bacterias circulan abundantemente en la sangre en donde se les puede identificar en el frotis por medio de la tinción de Gram, a esta variedad se le llama **"peste septicémica",** se presenta CID y alteraciones mentales y es probable que este involucrada una endotoxina no identificada. Cursa con lesiones purpúricas de la piel que se necrosan y gangrenan de donde se derivó el temible nombre de "muerte negra", la mortalidad llega a ser hasta del 33% a pesar de tratamiento adecuado.

La diseminación hemática permite la llegada de *Y. pestis* a los pulmones en donde ocasiona consolidación, bronconeumonía y cavitación con esputo purulento abundante en esta bacteria lo que hace muy peligrosa a la **"plaga neumónica"** ya que la transmisión se puede hacer de persona a persona sin mediar el vector, es fatal en menos de 24 hrs., sin tratamiento adecuado.

Aunque rara vez ocurre, puede existir **"plaga meníngea"** y se observan las bacterias en frotis de líquido cefalorraquídeo.

La punción-aspiración de un bubón y el estudio del frotis de lo obtenido establece el diagnóstico ya que la tinción de Gram muestra *Y. pestis* en abundancia.

La estreptomicina es el antibiótico de elección, ocasionalmente se han empleado tetraciclinas, cloranfenicol y trimetoprima-sulfametoxazole. Los bubones habitualmente involucionan sin problema pero ocasionalmente fluctúan y requieren de drenaje quirúrgico. Cualquier caso sospechoso particularmente en áreas rurales debe notificarse urgentemente a las autoridades sanitarias. No hay disponibilidad universal de vacuna ni esta es realmente efectiva. Existe la posibilidad de su empleo como arma biológica.

Y. enterocolitica, Y. ppseudotuberculosis y *Y. intermedia* contienen a su vez varios serotipos y se asocian a gastroenteritis ocasionada por ingesta de alimentos o agua contaminados y más rara vez por contacto con animales algunos de ellos doméstico por lo que debe considerarse como zoonosis, existen indicios de transmisión entre humanos. Se presentan más casos en los meses invernales, y afectan a menores y adolescentes principalmente. Después de la ingestión de las bacterias, se produce ulceración de la mucosa del íleon terminal y ocasionalmente en el hemicolon derecho, las placas de Peyer se necrosan y se reportan aunque con poca frecuencia perforaciones del ileon terminal, hay crecimiento de los ganglios mesentéricos, es lo que los cirujanos conocen con e nombre de "adenitis mesentérica" que ocasiona confusión diagnóstica con el cuadro apendicular agudo, el apéndice cecal siempre está "sano" (¡con el consiguiente eritema facial del cirujano¡). Ocasionalmente hay artritis reactiva, eritema nodoso y faringitis exudativa. En diabéticos no es infrecuente septicemia con *Y. enterocolítica,* empiema y abscesos pulmonares. Son sensibles a muchos antibióticos aunque en la adenitis mesentérica no se recomienda su empleo.

h. Sin tribu.

La posibilidad de estudiar el DNA bacteriano ha cambiado el panorama de clasificación de todas las bacterias y las Enterobacteriaceae no son la excepción, baste mencionar que en 1972 sólo se identificaban 11 géneros y 26 especies y 10 años después se agrupaban 22 y 69 respectivamente. Las que predominantemente tienen importancia clínica y quirúrgica, ya han sido mencionadas anteriormente.

Campylobacter, Helycobacter, vibrio y géneros relacionados.

Campylobacter

Estas bacterias "curveadas" (Gr. *campylos* = curveado) tampoco han escapado a una continua revisión taxonómica y al descubrimiento de nuevas especies y serotipos. Se les encuentra como comensales en muchos animales silvestres y domésticos que contaminan al hombre directamente o por la ingesta de alimentos mal preparados y agua contaminada, algunas especies se han asociado a infecciones de transmisión sexual entre homosexuales masculinos.

Ocasionan inflamación del yeyuno, ileon y colon, los patólogos en ocasiones tienen dificultades para diferenciarles de las lesiones por enfermedad de Crohn, colitis ulcerosa crónica inespecífica (Cuci), salmonelosis y shigelosis. Producen enterotoxinas aunque la concentración generalmente es baja. *C. jejuni* es el principal actor dentro de este **género**, además de diarrea, se le ha asociado a síndrome de Guillain-Barré que complica cuadros gastroenterales severos y con púrpura de Henoch (1820-1910) Schönlein (1793-1864). Pueden presentar bacteremia particularmente *C. fetus* subespecia *fetus* así como endocarditis, pericarditis, tromboflebitis y aneurismas aorticos micóticos, meningoencefalitis, artritis séptica, peritonitis bacteriana espontánea, celulitis, infecciones urinarias, salpingitis y abortos. *C. fetus* subespecie *venerealis* además de aislarse de las heces en homosexuales masculinos ocasiona proctitis, abscesos y furúnculos perianales, aunque en menor frecuencia también pueden ocasionar síndrome de Reiter. Son sensibles a eritromicina, tetraciclinas, amoxicilina y quinolonas, ya se han comunicado algunas cepas resistentes.

Helycobacter

Es conveniente aclarar que el "Campilobacter pylori" se había considerado después de su descubrimiento en 1983 como una especie del género del mismo nombre, sin embargo al existir una marcada diferencia morfológica con las especies que lo conforman, se decidió crear el **género** Helycobacter en la que se incluyó como *especie tipo* a *H. pylori* (anteriormente C. pylori) y a otra bacteria con características similares que se encuentra en el estómago de los hurones llamada *H. mustelae,* ambos son curveados, Gram negativos y tienen flagelos.

La enorme importancia de esta bacteria es que al parecer se ha podido establecer con certeza por lo menos *una* de las etiologías del cáncer en este caso del gástrico ya que en 1994 la Asociación Internacional de Investigación del Cáncer y la OMS señalaron que "había suficiente evidencia" para que *H. pylori* se considerara carcinogénico para el humano a pesar de no conocerse la forma exacta de como le produce.

Esta bacteria "coloniza" el estómago de muchos de nosotros (la mitad de la población mundial aproximadamente), sin embargo sólo unos cuantos presentan úlcera péptica, gastritis atrófica o cáncer gástrico y esto puede deberse o a que la bacteria en si sea carcinogénica (¿cómo?) o que el tipo de respuesta inflamatoria que ocasiona en el huésped sea la causante del daño crónico de la mucosa que altera el ciclo de sus células aumentando la proliferación e induciendo el daño al ADN que ocasiona lesiones genéticas irreversibles, la demostración en modelos animales aparentemente no deja duda sobre la carcinogénesis gástrica de *H. pylori.*

Parece ser que el hombre es el reservorio de esta bacteria y que la transmisión es oro-fecal u oro-oral, incluso se ha mencionado la posibilidad de transmisión por gastroscopios mal esterilizados o durante estudios de manometría o de Ph gástrico. La infección ocasiona aumento de la secreción de gastrina probablemente por reducción de los niveles de somatostatina la cual normalmente inhibe su secreción.

A esto se asocia una disminución en la secreción de bicarbonato por la mucosa duodenal lo que facilita la ulceración. Por otro lado *H. pylori* tiene una gran afinidad por las células secretoras de moco del antro gástrico a las que se adhiere pero **no** invade, sólo ocasiona disminución de la producción del moco protector quizá mediante la producción de una proteasa extracelular o una citotoxina vacuolizante, lo que combinado con la secreción ácida elevada predispone a la aparición de úlcera péptica que es otra patología asociada a esta bacteria y la cual actualmente además de la reducción del Ph gástrico se maneja con antibióticos.

La infección por *H. pylori* se diagnostica por biopsia endoscópica, la prueba rápida de la ureasa o serología, todas son igualmente certeras y con que una sea positiva es suficiente aunque quizá el "estándar de oro" sea la biopsia. Se acepta que el 5% de las personas infectadas desarrollarán cáncer durante los siguientes 10 años al diagnóstico; el 98% de pacientes **con** cáncer gástrico son *H. pylori* positivos y los que sufren atrofia asociada a metaplasia intestinal son sujetos de alto riesgo si no se erradica la infección oportunamente, también se han descrito asociado a púrpura de Henoch-Schönlein.

El mejor manejo es a base de un inhibidor de la bomba de protones o un bloqueador H2 asociado a claritromicina (ya se han detectado algunas cepas resistentes) y amoxicilina, la tetraciclina también es útil.

Vibrio

Las bacterias de este **género**, Gram negativas tienen la peculiar característica de poder crecer en medios en donde hay sal, de hecho algunas requieren de ella para poder hacerlo por lo que se llaman *halofílicas* (Gr. **hals** = sal) y otras simplemente crecen en su presencia pero no la requiere llamándose en consecuencia *no halofílicas*. Se conocen unas 34 **especies** y se encuentran en hábitats acuáticos, con diferente salinidad (ríos, estuarios, mares y otros cuerpos de agua). Contienen antígeno flagelar (H) poco importante y somático (O) determinante de la patogenicidad y que permite la clasificación en más de cien grupos y varios serotipos. Hasta el momento de consideran patógenos para el hombre a poco menos de una docena de especies que ocasionan infecciones gastrointestinales y/o extraintestinales, producen varias toxinas. Dado que habitan en agua dulce, pueden producir infección al beberse el líquido contaminado, su habilidad para crecer en estuarios o mares afecta a mariscos y demás alimentos de origen marino por lo que nunca deben ingerirse crudos. También ocasionan infecciones serias ya sea en lesiones cutáneas sufridas en el mar o en los acuarios marinos (desde raspaduras con coral hasta mordidas de tiburón) o meningitis, osteomielitis y otitis media o externa.

Vibrio cholerae O1 produce el cólera y desde 1991 hasta la fecha ha ocasionado más de un millón de enfermos sólo en las Américas. Todos los médicos debemos informarnos sobre las medidas preventivas y su manejo (principalmente con suero oral), quien ha vivido a través de un brote nunca podrá olvidar tan dolorosa experiencia !aunque sea cirujano¡

Vibrio cholerae **no** *O1*. produce diarrea menos severa que el O1, se ha aislado de en casos de celulitis, heridas y bacteremia.

Vibrio parahaemolyticus, afecta al colon y es la principal causa de diarrea (menos grave que el cólera) en Japón, Taiwán y muchos países del Asia (consumo de pescado crudo). Ocasionalmente se asocia a infecciones de tejidos blandos y bacteremia.

Vibrio vulnificus es el más agresivo de los vibrios no coléricos, cuando se ingieren mariscos sin preparar adecuadamente puede ocasionar diarrea aunque muchas veces no lo hace y sin ella se presenta fiebre y lesiones cutáneas metastásicas así como hipotensión, celulitis, vasculitis necrosante, formación de úlceras y bacteremia, esto también puede suceder a consecuencia de lesiones insignificantes de la piel bañadas por aguas contaminadas. Los pacientes cirróticos tienen una especial sensibilidad por lo que se les debe prohibir la ingestión de mariscos crudos al igual que a sujetos con hemocromatosis, anemia hemolítica, insuficiencia renal crónica, SIDA o recibiendo inmunosupresores

Vibrio alginolyticus infecta heridas superficiales, ojos y es causa de otitis media y externa en sujetos que se bañan en el mar, puede ocasionar bacteremia.

Vibrio damsela infecta a través de heridas mojadas con agua de mar. Ocasiona celulitis en sujetos dedicados al manejo de acuarios y también osteomielitis.

Vibrio fluvialis se ha aislado de granjas de ostión, además de diarrea en quien ingiere el molusco sin cocer, puede ocasionar infecciones extraintestinales en los que se dedican al cultivo.

V. metschnikovii se han reportado como causante de meningitis y *V. cincinnatiensis* de colecistitis, otros más generalmente sólo producen diarrea.

El mejor manejo contra este tipo de infecciones es la prevención mediante la potabilización del agua, la cocción de mariscos y pescados y el empleo de guantes, botas y demás implementos para los que se dedican al manejo de flora marina o trabajan en cuerpos de agua, ninguna vacuna podrá sustituir a los cuidados sanitarios básicos. El manejo de la diarrea en general es a base de electrolitos orales, los vibrios son sensibles a muchos antibióticos, la doxiciclina es de elección en el manejo de cercos sanitarios por cólera y para otras infecciones al igual que tetraciclina, ciprofloxacina y cefotaxima.

Aeromonas

Estas bacterias habitan en agua fresca, estancada e incluso en aquellas tratada con cloro, ocasionalmente producen infección de tejidos blandos y también se les asocia a diarrea acuosa siendo el agente causal en algunos lugares tan o más frecuentemente que *Shigella* o *Campilobacter* y frecuentemente dejan como secuela colitis crónica. *A. hydrophila* contamina heridas sufridas en agua dulce en las que se presenta celulitis supuración y necrosis alrededor de los bordes asociada a fiebre y ataque al estado general, con frecuencia requieren debridación quirúrgica, ocasionalmente se complica con fascitis, mionecrosis (incluso con gas) y osteomielitis, estas lesiones las pueden producir también en heridas contaminadas con tierra y en quemaduras, se les ha aislado de la bilis vesicular.

Los cirujanos plásticos (y quienes manejen pacientes con menigococcemia) deben tomar en cuenta que el empleo de *Hirudo medicinales* (sanguijuelas terapéuticas) para disminuir la congestión y necrosis de los colgajos cutáneos puede ocasionar infección debido a la presencia normal de *Aeromonas* en el intestino anterior de estos anélidos por lo que es recomendable la administración de antibióticos profilácticos después de su aplicación. También complican en empleo de lentes de contacto y son sensibles a trimetroprim-sulfametoxazol, fluoroquinolonas, cloranfenicol y algunos aminoglicósidos.

Ppseudomonadaceae y bacilos relacionados.

El **género** *Ppseudomonas* agrupa a varias **especies** de bacilos Gram negativos. Ha sufrido importantes cambios taxonómicos, incluso siete especies se transfirieron al **nuevo género** denominado *Burkholderia* hasta recientemente muy poco conocido. Lo común a todas ellas es que además de adherirse, se vuelven rápidamente resistente a los antibióticos por lo que hay que tener mucho cuidado en la selección del tratamiento prefiriendo su planeación en base a la identificación precisa.

Ppseudomonas aeruginosa sin duda es el miembro más "prominente" de la familia de las Ppseudomonadaceae y recibe su nombre por la característica de producir el pigmento llamado *piocianina* que es el causante del color azul del pus en algunas lesiones supurantes, aunque existen algunas cepas que producen pigmentos rojo oscuro (*piorubina*) o negro (*piomelanina*). Tiene predilección por sitios húmedos por lo que no es raro encontrarle en axilas, periné u oídos, así como los tubos de los ventiladores, aparatos de anestesia, equipos de succión, endoscopios, líneas y soluciones endovenosas, lavabos, jergas, tinas de fisioterapia, soluciones para lentes de contacto, agua destilada y hasta en las ¡flores de los enfermos¡ Aunque se puede aislar de sujetos en la comunidad, se considera que coloniza preferentemente a pacientes hospitalizados lo que le hace el enemigo más formidable dentro de los muros nosocomiales en los que es la segunda causa de neumonías, la tercera de infecciones urinarias, la cuarta de problemas en heridas quirúrgicas y la séptima de bacteriemias, realmente es un patógeno oportunista que espera a sus víctimas en los pabellones para atacar cuando que estas "bajan sus defensas". Primero se adhiere (pilis), después invade localmente (proteasas) y finalmente se disemina por el torrente sanguíneo.

También produce además de dos hemolisinas, una endotoxina, una exotoxina denominada A por cierta muy parecida a la diftérica y la exoenzima S.

P. aeruginosa ocasiona el 58% de los casos de endocarditis en drogadictos que emplean la vía endovenosa, quizá por emplear agua contaminada como diluente; la válvula tricúspide está afectada hasta en el 70% de los casos y no es raro que se complique con abscesos cerebrales, cerebritis, aneurismas micóticos, esplenomegalia y rara vez manchas cutáneas (lesiones de Janeway 1841-1911) nódulos subcutáneos (Osler 1849-1919) y ectima gangrenoso.

El empleo de ventiladores y nebulizadores, la administración previa de antibióticos y la simple estancia hospitalaria predispone a la neumonía por *P aeruginosa*, al igual que la bacteriemia en sujetos con enfermedades oncohematológicas o recibiendo quimioterapia. Las enfermedades pulmonares crónicas como bronquiectasias, enfisema y muy particularmente fibrosis quística son factores de riesgo. En los casos anteriores se requiere o la colonización de las vías aéreas superiores, la contaminación del equipo (y el agua) o ambas. La neumonía consecutiva a bacteremia se encuentra mas frecuentemente en sujetos inmunodeprimidos y la llegada de las bacterias por el torrente sanguíneo ocasiona lesiones características en el parénquima pulmonar y con alguna frecuencia en otros sitios a la vez. Una de las lesiones se presenta con zonas hemorrágicas nodulares sin límites bien definidos, habitualmente subpleurales y con una zona de necrosis en el centro localizadas alrededor de los vasos arteriales pulmonares medianos y pequeños, se acompaña de hemorragia intralveolar y microscópicamente **no** hay evidencia de respuesta inflamatoria. La otra es muy diferente, se presenta con nódulos umbilicados, café amarillentos, necrosados y con un halo de parénquima pulmonar hemorrágico rojo oscuro, al microscopio se encuentra abscesos típicos con leucocitos, licuefacción, necrosis y muchas bacterias en su interior e invadiendo la pared tanto de venas como de arterias, son muy semejantes a las del ectima gangrenoso de la piel.

Una situación especial se presenta en pacientes con fibrosis quística en los cuales hasta el 82% presentan colonización del aparato respiratorio en el cual se aprecia inflamación con infiltración masiva de neutrófilos, se considera que además de las secreciones la alteración genética que causa la enfermedad predispone a este problema infeccioso lo que aun no ha sido posible determinar es si precede a la impactación del moco o es subsecuente a la misma.

La bacteremia por *P. aeruginosa* es particularmente frecuente en sujetos con problemas que por si mismos causan alteración de la inmunidad tales como la diabetes mellitus, problemas oncohematológicos, trasplantes de órganos, quemaduras extensas, alteraciones en las inmunoglobulinas, neutropenia, SIDA y administración de esteroides; igualmente predisponentes son la colocación de catéteres endovenosos y urinarios, prematurez infantil, trauma y procedimientos quirúrgicos mayores, se trata principalmente de una infección nosocomial y muy particularmente de las unidades de terapia intensiva. Ocasionalmente cursa con lesiones cutáneas caracterizadas por la presencia de nódulos pequeños indurados que inicialmente aparecen como vesículas hemorrágicas seguidas de necrosis y ulceración con un halo eritematoso; microscópicamente a pesar de encontrase invasión de las paredes vasculares no se identifican datos de respuesta inflamatoria igual que como sucede con el ectima gangrenoso y una de las dos variedades de afectación pulmonar.

Las infecciones del sistema nervioso como la meningitis y el absceso cerebral son temibles, pueden resultar del compromiso endocraneal consecutivo a infección del oído o de los senos paranasales y mastoideo, de la inoculación directa en herida penetrante de cráneo, por contaminación durante procedimientos diagnósticos invasivos o quirúrgicos y por bacteremia.

La humedad del canal auditivo externo predispone a la colonización por esta bacteria principalmente en zonas geográficas húmedas y calurosas, se le asocia frecuentemente como causante de la "otitis del nadador". Siempre deben manejarse con toda diligencia ya que pueden ser "localmente invasivas" que destruyen los tejidos localmente sobre todo en diabéticos y con portadores de otros padecimientos que afectan los vasos pequeños; los defectos cartilaginosos que se encuentran en la unión cutáneo cartilaginosa del piso del conducto (fisuras de Santorini 1681-1737) favorecen la invasión que afecta los tejido blandos retromandibulares, incluso la glándula parótida; la mastoiditis es gravísima ya que se extiende incontenible hacia la base del cráneo en donde después de afectar varios pares craneales puede ocasionar trombosis del los senos de la duramadre lateral y sigmoideo, extenderse más allá del vértice de la porción petrosa del temporal, comprometer la zona anterior del forámen mágnum, llegar al lado opuesto y afectar también los pares craneales contra laterales, sin duda es una "**otitis maligna**".

También ocasiona otitis media e infección de lesiones sobre el cartílago auricular ya sea traumática o intencional como la acupuntura y la perforación para colocar aretes.

Es una de las causas más comunes de queratitis bacteriana y algunas veces llega a destruir al globo ocular. Se ha aislado en casos de oftalmia del recién nacido, blefaroconjuntivitis, abscesos esclárales y celulitis orbitaria. No debe extrañar esto ya que el ojo, particularmente la cornea y los humores vítreo y acuoso son avasculares y en consecuencia no hay elementos celulares ni humorales inmunitarios capaces de responder a la contaminación.

Las lesiones por lentes de contacto sobre la cornea se ven complicadas por *P. aeruginosa* y en pacientes con traqueoestomas e intubación endotraqueal con alguna frecuencia ocasionan infecciones al igual que en aquellos con quemaduras severas, coma, irradiación previa, queratotomía radiada o simplemente el hecho de trabajar en una unidad de cuidados intensivos. La lesión inicial es un infiltrado necrótico grisáceo que evoluciona rápidamente a úlcera, reacción severa de la cámara anterior y secreción mucopurulenta que en menos de 48 horas compromete a toda la cornea y la perfora, se puede perder la función ocular.

La osteomielitis y las infecciones articulares pueden se ocasionadas por bacteremia o por lesión directa, la punción de la planta de pie ahora muy frecuente por empleo del zapato "tenis" ocasiona osteocondritis que puede ser muy seria. Las infecciones urinarias y la instrumentación del aparato genitourinario pueden complicarse con infección de los cuerpos vertebrales lumbosacros quizá por que el drenaje venoso de la pelvis se comunica con el vertebral a través del plexo de Bastón (1894-¿?). La "osteomielitis crónica contigua" se origina por infección directa al hueso o la extensión de la misma desde las partes blandas, también complica las úlceras crónicas (escaras).

P. aeruginosa se adhiere íntimamente al urotelio, es la tercer causa de infecciones y de ahí es capaz de complicarse con bacteremia. Algunas veces hay lesiones ulcerosas de la mucosa, se puede necrozar la pelvis renal.

La sola presencia de *P. aeruginosa* en el tubo digestivo en pacientes quirúrgicos en estado crítico se asocia con un 70% de mortalidad. E*s* capaz de ocasionar enterocolitis necrosante en menores, así como en sujetos inmunodeprimidos. Se encuentran lesiones ulcerosas hemorrágicas en el ileon terminal y el colon, al igual que en la orofaringe, esófago estómago y yeyuno alto.

En la piel ocasiona ectima gangrenosa referida anteriormente, después de atender al primer paciente con este tipo de problema, el olor particular y el exudado azul verdoso nunca se olvidan. El **noma neonatal** es raro y hay necrosis de la piel de los párpados, nariz boca y periné, es muy semejante al ectima gangrenoso. Algunos rashes en nadadores se pueden deber a esta bacteria, y quienes manejan quemados temen y con razón a las infecciones en las superficies afectadas, hay que extremar las precauciones al emplear hidroterapia en tinas nosocomiales ya que es un sitio de contaminación muy importante. Se le ha asociado a foliculitis y acné vulgar. La infección en el espacio interdigital de los pies particularmente entre el segundo, tercero y cuarto ortejos acompañada de maceración y la producción de líquido maloliente se puede extender hacia la planta del pie y ser un serio problema, hay que tenerles presente en el diagnóstico diferencial, también ocasionan paroniquias entre quienes se dedican al lavado de ropa al igual que entre personal hospitalario.

La aparición de cepas resistentes es un problema bien conocido, Es indispensable conocer realmente el tipo de problema que cada hospital enfrenta y revisar periódicamente las normas de manejo de enfermos hospitalizados. Actualmente se han incorporado a los recursos terapéuticos dos grupos de penicilinas antippseudomonas, las carboxypenicilinas y las ureidopenicilinas, sin embargo en adecuado manejo de las heridas y el empleo de ácido acético tópico siguen siendo muy útiles.

Burkholderia cepacia es una **especie** con unos 7 genomavares lo que ha llevado a acuñar el término de "complejo *B. cepacia*" y que afecta principalmente a pacientes en terapia intensiva o unidades oncológicas; también se aísla de los líquidos desinfectantes, baños, nebulizadores, máquinas de diálisis y en muchas otras áreas hospitalarias, ahora pertenece al **género** *Burkholderia* (antes de agrupaba con *Ppseudomonas*) y afecta también a sujetos en diálisis peritoneal, instrumentación genitourinaria, biopsia de próstata, traqueostomía, prótesis, compromiso inmunológico (como en la enfermedad granulomatosa inflamatoria crónica y las hemoglobinopatías) y particularmente con estancia hospitalaria prolongada. Puede ocasionar neumonía, choque séptico y falla orgánica múltiple así como infecciones de heridas quirúrgicas y celulitis, excepcionalmente se asocia a ectima gangrenoso, complica lesiones de herpes simple y las del síndrome de Stevens (1884-1945) Johnson (1894-1934) y es causa de infecciones en pacientes trasplantados de cornea, queratoplastía o quienes usan lentes de contacto, excepcionalmente se les ha asilado de casos con meningitis, endocarditis (drogadictos) pericarditis, colangitis (después de instrumentación retrógrada del árbol biliar), abscesos escrotales y artritis séptica.

Los pacientes con fibrosis quística están en alto riesgo de desarrollar neumonía por *B. cepacia*. El sujeto puede ser un portador asintomático (y por ese hecho excluirlo de las reuniones de los grupos de pacientes con esta enfermedad ante la posibilidad de ocasionar un brote epidémico entre ellos), tener deterioro crónico con fiebre pérdida de peso y muchos ingresos hospitalarios o súbitamente presentar neumonía necrosante y bacteremia. En receptores de un trasplante pulmonar se ha comunicado neumonía rápidamente progresiva, empiema y sepsis, se le ha denominado "síndrome cepacia" y frecuentemente es fatal.

La bacteria desarrolla rápidamente resistencia a los antibióticos, por ello hay que tener confirmación bacteriológica y decidir el manejo en cada caso; el trimetoprim-sulfametoxazol, cloranfenicol y la minociclina han sido efectivos.

Burkholderia mallei ocasiona el muermo que afecta a caballos, mulas y otros animales. En el hombre ocasiona necrosis del árbol traqueobronquial y lesiones cutáneas pustulosas asociada a neumonía febril si el mecanismo de entrada fue la inhalación. Si fue a través de excoriaciones cutáneas, sepsis, abscesos múltiples, (hígado, bazo, intramusculares o subcutáneos), nódulos dolorosos con supuración y linfangitis regional. Se trata de una patología excepcional, pero la importancia actual se debe a la posibilidad de bioterrorimo ya que *B.mallei* fue la primera bacteria empleada en actos de guerra en el siglo XX durante la I guerra mundial y se han presentado casos entre personal que labora en laboratorios de armas biológicas, existe evidencia actual que ya se tienen preparaciones para ser empleadas en forma de aerosol. Es sensible a imipenem, doxiciclina, ciprofloxacina y gentamicina. Cualquier caso sospechoso debe ser comunicado a las autoridades sanitarias no sólo por la posibilidad de varios casos humanos sino por la necesaria intervención en el control ante la sospecha de animales enfermos, los cuales en caso de existir deben ser sacrificados.

Burkholderia ppseudomallei ocasiona meloidosis, padecimiento semejante a la tuberculosis con la que debe hacerse el diagnóstico diferencial particularmente en sujetos provenientes de Asia, muy específicamente de la península Indochina (Vietnam) con baciloscopia negativa ya son tan semejantes clínicamente que incluso ambas cursan con cavitación del lóbulo superior del pulmón. No es infrecuente encontrar abscesos esplénicos, óseos, hepáticos y parotiditis supurativa en pacientes inmunosuprimidos. El período de incubación puede ser de hasta 25 años, sin duda se trata de la "bomba de tiempo de Vietnam". Se teme su posible uso como arma biológica.

Otras bacterias de esta familia son *Stenotrophomonas maltophilia, Acinetobacter, Alcaligenes, Agrobacterium, Flavobacterium Weeksella, Moraxella* y seguramente algunas más que se estarán añadiendo a la lista todas son capaces de contaminar heridas, ocasionar neumonía, septicemia, abscesos, etc.

Otras bacterias de interés para el cirujano.

Chlamydiae

a. *C. trachomatis* se ha dividido en varios inmunotipos o serotipos: A, B y C producen predominantemente el tracoma clásico, D a K ocasionan infecciones oculares y urogenitales, L-1, 2 y 3 linfogranuloma venéreo.

El tracoma es la causa de ceguera más prevenible en todo el mundo, se considera que afecta a 500 millones de seres humanos de los cuales entre 7 y 9 millones están ciegos por esta causa. Ataca a niños entre los 3 y los 6 años y disminuye con la edad, se transmite por las secreciones oculares y el contacto manual, y aunque los pacientes afectados tienen alrededor de sus caras "nubes" de moscas, no ha sido posible precisar el papel de ellas en la transmisión. La inflamación crónica de la conjuntiva evoluciona a tracoma cicatrizal en la adolescencia o edad adulta temprana. La contracción de las cicatrices lleva al entropión (Gr. *en* = adentro + *tropein* = voltear hacia) y triquiasis, en zonas "hiperendémicas" no es raro encontrar que el 90% de los mayores de 25 años tengan cicatrices conjuntivales y los de

60 en adelante entropiones y triquiasis en la cual debido a la disminución de la producción de mucina por la conjuntiva afectada se presenta la ulceración corneal de naturaleza bacteriana que es la causa más frecuente por la que se pierde la vista en los sujetos afectados a pesar de que el panus (L. *"pedazo de tela"*) sobre la cornea también le pueda ocasionar. El tratamiento local con ungüento de tetraciclina por 42 días es efectivo al igual que la azitromicina por vía oral en una sola dosis, desgraciadamente hay posibilidad de reinfección y se debe atender el problema con acciones comunitarias. La OMS tiene un programa orientando a la eliminación del tracoma y sus consecuencias para el año 2020 consistente en cirugía (prevención de la úlcera corneal), antibióticos, mejoría del medio ambiente y ¡**lavado de manos y cara!**

La conjuntivitis por inclusión del adulto es una enfermedad oculogenital y salvo la que ocurre entre bañistas de piscinas con agua dulce sin clorinar, actualmente se considera sucede por autoinoculación genito-ocular a través de las manos, los recién nacidos la adquieren por el parto vaginal asociándose a contaminación nasofaringea, las lesiones características son la conjuntivitis palpebral folicular con hipertrofia papilar encontrándose también queratitis epitelial superficial y en ocasiones micropanus pudiendo llegar a la opacificación.

C. trachomatis (serotipos D a K) ocasiona uretritis la cual es menos "agresiva" que la ocasionada por gonococo, y que puede permanecer asintomática por mucho tiempo o ser la causante de la uretritis posgonocócica. Puede complicarse con el llamado síndrome de Reiter, epididimitis, prostatitis (particularmente en menores de 35 años), la proctitis y proctocolitis generalmente se ocasiona por coito anal, pero ha sido demostrada la migración por vía linfática hacia el recto de infecciones cervicales y de la pared posterior de la vagina. La mucosa del recto se ulcera y aparecen granulomas no caseosos y abscesos en las criptas seguidas de fibrosis e incluso fístulas rectas vaginales, fisuras anales o abscesos perirectales, hay que diferenciarle de la enfermedad de Crohn.

Ocho por ciento de las mujeres con endocervicitis desarrollan endometritis y/o salpingitis, complejo al que se le conoce como Enfermedad Pélvica Inflamatoria (EPI) y puede llegar a convertirse en una afección muy seria complicada con perihepatitis y ascitis, a diferencia de la gonococia, las enfermas tardan más tiempo en solicitar asistencia médica sin embargo los hallazgos tienden a ser más serios; consecuencias de la inflamación subclínica son infertilidad de naturaleza tubaria (hasta el 30%), embarazos ectópicos y dolor pélvico crónico.

Los serovares L-1, L-2 y L-3 de *C. trachomatis* ocasionan linfoadenopatía inguinal muy característica llamada **Linfogranuloma Venéreo**, enfermedad de transmisión sexual endémica en África, India, Asia, América del Sur y el Caribe, así como de aparición esporádica en prácticamente todo el mundo. La lesión inicial es una pequeña pápula o una úlcera herpetiforme, que a menudo pasa desapercibida y sana espontáneamente seguida semanas después, cuando la puerta de entrada son lesiones penianas uretrales o vulvares, de la linfoadenopatía generalmente inguinal y en dos terceras partes unilateral, cuando la lesión inicial es rectal los ganglios afectados son los iliacos profundos y cuando es cervical o vaginal alta los obturadores e iliacos. Además de dolorosos estos ganglios se acompañan de eritema y al evolucionar rápidamente forman una masa inflamatoria que forma abscesos coalescentes conocidos como "bubo" y que al abrirse espontáneamente ocasionan fístulas y senos. En esta fase también hay ataque al estado general.

C. trachomatis también ha sido asociada a casos de meningoencefalitis, miocarditis y endocarditis, así como a neumonitis, linfadenitis y derrames pleurales.

b. *Chlamydia psittaci*

Dado que afecta a animales domésticos, particularmente aves, constituye un riesgo para no sólo quienes les poseen, sino para los trabajadores de aviaros, granjeros (pollo y guajolote), y veterinarios, es un potencial problema de salud pública la importación ilegal de aves exóticas. Los pulmones son los más afectados en el humano, pero hay alteraciones cardiacas como pericarditis y taponamiento, miocarditis, endocarditis "estéril" y embolismo arterial, así como compromiso de los pares craneales, coagulación intravascular, hepatitis, lesiones cutáneas, flebitis, pancreatitis y tiroiditis. Ha sido considerada como posible arma biológica.

c. *Chlamydia pneumoniae*

Esta es una bacteria sorprendente ya que ha sido asociada además a cuadros severos de infección respiratoria aguda a la aparición de asma en adultos, meningoradiculitis lumbosacra, alteraciones neutrofílicas de la piel y eritema nodoso. Se ha encontrado evidencia de su participación en la aparición de lesiones ateroescleróticas que ocasionan más muertes que cualquier otra causa en el mundo occidental.

Los pacientes que presentan infarto agudo del miocardio tienen evidencia de inflación aguda (velocidad de eritrosedimentación aumentada, y niveles altos de proteína C-reactiva), además se ha demostrado el papel importante de las células inflamatorias en la inestabilidad de la placa ateroesclerótica caracterizada por la aparición de una capa fibrosa y la presencia de múltiples células B y macrófagos, considerándose que la aparición de linfocitos T dentro de ella desencadena una cascada que la hace más susceptible a la ruptura caracterizada por la liberación de metaloproteinasa y otras enzimas que degradan la colágena y la secreción de la gama-interferón linfoquina inhibidora de su producción.

C. pneumoniae es capaz de formar después de ingresar al cuerpo por la vía respiratoria, una espora extracelular llamada "cuerpo elemental" que al penetrar a la célula se transforma en una forma no infecciosa llamada "cuerpo reticular" que puede dividirse, diferenciarse e invadir otras células. La bacteria también tiene la habilidad de permanecer inactiva como tal dentro de la célula llamándose "cuerpo persistente". Desde 1988 se sabia que los sujetos con infartos del miocardio frecuentemente tienen anticuerpos contra *C. pneumoniae*. Después se identificó dentro de las placas ateroescleróticas su viabilidad. Desde luego es muy difícil aplicar los postulados de Koch dada la naturaleza de la enfermedad, pero en los modelos animales ha sido posible establecer por ejemplo el rápido desarrollo de las lesiones de las aortas en animales infectados.

Evidentemente hay mucho camino por recorrer, pero al igual que la asociación de *H. pylori* con cáncer gástrico ha sido de gran impacto epidemiológico, la naturaleza infecciosa de esta enfermedad asesina silenciosa coloca al alcance de la mano una alternativa no únicamente de tratamiento de las lesiones establecidas sino la prevención de las mismas a base de antibióticos.

Clase Spirochaetes

Las *Spirochetes* (Espiroquetas), se clasifican dentro de la clase Spi-rocaetes en el orden Spirochetales y se dividen en tres grupos filogenéticos (familias): Spirochaetaceae, Brachyspiraceae y Leptospiraceae. Muchos de sus integrantes no se pueden cultivar actualmente in vitro, sin embargo a algunos se les aísla de la cavidad oral del humano, del intestino de las hormigas blancas (comején) que roen la madera, así como en otros huéspedes y fuentes. Actualmente se conocen unos 200 filotipos (especies) y se acepta que existen muchas más aún no identificadas.

a. Trepanomatosis venérea.

T. pallidum subs. pallidum (Gr. ***trepein*** = trenzar + ***nema*** = hilo) pertenece a la familia Spirochaetaceae y nunca ha sido cultivado en vitro. Ocasiona la sífilis (de *Syphilus* el pastor del poema que escribió Fracastorius en 1530) también conocida como lúes (de la expresión latina *lues venerum* enfermedad venérea).

De no ser tratada, la infección permanece de por vida y ocasiona efectos devastadores, algunos de ellos requieren de la participación del cirujano. La enorme mayoría de los casos son transmitidos por actividad sexual, pero puede ser adquirida por transfusión de sangre contaminada, (otra razón para preferir el empleo de sangre autóloga cuando sea posible) y por infección materno-fetal (congénita). Una vez que *T. pallidum subs. pallidum* invade el epitelio, se reproduce rápidamente y se disemina por vía linfática y hemática incluso antes que aparezca la lesión primaria llamada "chancro duro" o de Hunter (John, 1728-1793) el cual aparece entre la primera y tercer semana del contacto aunque puede tardar hasta 3 meses. Es una úlcera indurada, redonda, generalmente única, indolora, ligeramente elevada y con bordes definidos y moderadamente hiperémicos. Puede haber más de una lesión y las vaginales habitualmente pasan desapercibidas. También es posible que se presenten en sitios extragenitales como la lengua, labios, pezones, recto, ano y acompañarse de linfadenopatía indolora. Debe hacerse el diagnóstico diferencial con úlceras traumáticas, chancro blando (chancroide), herpes, granuloma inguinal, carcinoma temprano y heridas infectadas. La lesión desaparece entre 2 y 8 semanas, pero la diseminación ocasiona inflamación (*sífilis secundaria*) de las estructuras derivadas del ectodermo (piel, membranas mucosas y Sistema Nervioso Central SNC) y aunque el huésped es capaz de suprimirla, hay recaídas hasta 4 años después del contacto. Las lesiones cutáneas son máculas rosadas o rojas de 3 a 10 mm de diámetro que pueden afectar toda la superficie corporal, incluyendo las palmas de las manos y las plantas de los pies lo que le hace patognomónico de esta etapa secundaria, rara vez evolucionan a pápulas y excepcionalmente a pústulas, la afectación de los folículos pilosos lleva a alopecia en placas. En zonas húmedas como la vulva y la región perianal, se llegan a presentar lesiones condilomatosas aplanadas (condiloma lata) en las que al igual que en algunas erosiones grisáceas en las mucosas pulula este treponema. Cursa con linfadenopatía generalizada, el crecimiento de los ganglios epitrocleares es característico de esta etapa, el 40% de los pacientes tienen compromiso asintomático del SNC y del 1 al 2% presentan meningitis aséptica con cefalea, rigidez de nuca y vómito, algunas veces ataca a los pares craneales resultando en sordera, parálisis facial o alteraciones de la visión y también puede cursar con glomerulonefritis, hepatitis, úlceras gastrointestinales, uveítis, sinovitis y osteítis. Esta sintomatología desaparece espontáneamente entre uno y tres meses iniciando en ese momento la fase de *sífilis latente* durante la cual puede reaparecer brotes ocasionales de la sintomatología referida y dura un año más o menos a partir del cual inicia la fase de *sífilis latente tardía* (terciaria) en la cual generalmente ya no hay síntomas. Pueden existir lesiones de la aorta manifestadas por insuficiencia de la válvula o aneurisma sacular, la endarteriris obliterativa ocasiona lesiones coronarias y cerebrales que dejan secuelas isquémicas, el daño directo a las células de la corteza cerebral ocasiona manifestaciones psiquiátricas y alteraciones nerviosas: "PARESIS": *p*ersonalidad alterada, *a*fectos comprometidos, *r*eflejos anormales, *e*ficiencia visual disminuida, *i*n-teligencia destruida y *s*ensorio anómalo, la desmielinización de las columnas posteriores de la espina vertebral así como de las raíces dorsales y sus ganglios ocasiona ataxia sensorial, dolores súbitos en las extremidades (como relámpagos) y disfunción autonómica denominada tabes (L. *descompuesto, derretido*) dorsal. Las alteraciones del oído y del ojo pueden ser las únicas manifestaciones de la enfermedad por lo que ante la sordera inexplicable, anormalidades vestibulares o la inflamación de estructuras oculares deben hacerse estudios para confirmar o descartar esta patología.

El goma (L. ***gummi*** = goma) sifilítico, es una lesión tumoral granulomatosa que afecta hígado, hueso, cerebro y otros órganos, actualmente es excepcional encontrarles. La sífilis congénita es una tragedia con la que afortunadamente los cirujanos excepcionalmente tenemos algo que ver.

El diagnóstico se hace en las etapas tempranas con el raspado de las lesiones y su examen en campo oscuro o la tinción directa de anticuerpos fluorescentes, sin embargo es muy conveniente recordar que en la boca y alrededor del ano habitan treponemas no patológicos o no relacionados con la enfermedad por lo que no se deben emplear estas muestras para el diagnóstico. El cuadro clínico es muy orientador y el antecedente de contactos sexuales no protegidos es determinante, la confirmación se hace con "Venereal Disease Research Laboratory" (VDRL) o de la "Rapid Plasma Reagin" (RPR), que permiten la detección cualitativa y cuantitativa de anticuerpos antitreponema, al no basarse en la identificación de la bacteria se clasifican como *no treponémicas*. Son confiables (aunque no específicas), de gran utilidad dado que resultan baratas, son rápidas e indican el grado de actividad de la enfermedad y la respuesta al tratamiento. Los anticuerpos se pueden detectar de una a dos semanas después de la aparición del chancro y los títulos aumentan progresivamente hasta la etapa secundaria, después declinan lentamente, el tratamiento disminuye los títulos y se hacen negativos con la curación o en etapas muy tardías, los inconvenientes de la aparición retardada y la desaparición a largo plazo, les hace poco útiles para el diagnóstico de sífilis en etapa temprana o de larga evolución, además de que existen falsas positivas, por ello se insiste nuevamente en la necesidad de contar con una buena historia clínica.

Las pruebas que se basan en la identificación específica, se denominan *treponémicas* y son la "Micro Hemagglutination Assay para *T. pallidum*" (MHA-TP), "Fluorecent Treponemal Antibody-Absorbed" (FTA-abs), su relativa utilidad es la posibilidad de hacer un diagnóstico etiológico de las lesiones más temprano, pero tienen el gran inconveniente de permanecer positivas aún después de la curación y no son útiles para seguimiento de la respuesta al tratamiento. Parece ser que hay mayor número de pruebas falsas positivas tanto treponémicas como no treponémicas en sujetos HIV-positivos, por lo que si se detecta una lesión sospechosa en uno de estos enfermos y las pruebas son negativas, la biopsia de la misma está indicada (una de las poquísimas ocasiones) para identificación microscópica de esta espiroqueta.

El manejo es a base de penicilina, las mujeres embarazadas alérgicas a ella, deben ser desensibilizadas ya que el único antibiótico útil además de la penicilina es la doxicilina contraindicada durante la gestación.

La administración de la penicilina puede ocasionar la llamada reacción de Jarisch-Herxheimer particularmente en casos de sífilis temprana y consiste en cuadro febril, con cefalea, hipotensión y mialgias, la mayoría de las veces se controla con antipiréticos, excepcionalmente se requiere la administración de corticoesteroides. Se supone que es ocasionada por la respuesta inflamatoria debida a la destrucción de los treponemas aunque todo son hipótesis, lo que es cierto es que **no** se trata de reacción alérgica al antibiótico y es conveniente advertirles a los pacientes sobre la posibilidad de que ocurra.

Se trata de una enfermedad de notificación obligatoria y es indispensable que se familiarice con las medidas profilácticas. No hay vacuna disponible.

b. Trepanomatosis no venéreas.

Constituyen un grupo de infecciones potencialmente incapacitantes y sobre todo deformantes que atacan principalmente a niños de las regiones tropicales y subtropicales en donde son endémicas. Son crónicas con periodos de mejoría y recaída con afectación de la piel, y no se transmiten sexualmente. Las bacterias son antigénicamente idénticas al *T. pallidum subs. pallidum* haciendo imposible hasta el momento actual la diferenciación serológica entre cada uno de ellos por lo que el diagnóstico se hace a base del cuadro clínico y el comportamiento epidemiológico. Se ha logrado al igual que con la sífilis una disminución de los casos en todo el mundo mediante el empleo de penicilina, sin embargo aún existen áreas endémicas en África Central y del Oeste así como en algunos países árabes.

T. pallidum subs. endemicum ocasiona la llamada "sífilis endémica" o "bejel", también se le identifica con otros nombres locales según la región, cursan la mayor parte de las veces con lesiones ulceradas en boca y faringe pudiendo existir lesiones cutáneas, linfadenopatía y afectación ósea.

T. pallidum subs. pertenue ocasiona el "pían" que se caracteriza por la erupción en cara, manos pies y regiones genitales de excrecencias fungosas que se parecen a la frambuesa (de ahí porque también se llama "frambesia"), susceptibles de ulcerarse y ocasionar gran deformidad. Afecta también a huesos, mucosas y hay linfadenopatía. Las lesiones dolorosas llevan a la incapacidad.

T. pallidum subs. carateum ocasiona el llamado "mal del pinto", caracterizado por las lesiones papulares eritematosas primarias, no ulceradas que se extienden y se acompaña con cambios de color.

Cursan lesiones nuevas con viejas y afectan principalmente las extremidades, con el tiempo hay atrofia y despigmentación. Todas estas infecciones también responden a la penicilina.

c. Otros treponemas.

Se identifican predominantemente en la boca y particularmente en la placa dental, ocasionan periodontitis aunque pueden existir en la cavidad oral sin causar enfermedad con excepción de *T. pectinovorum y T. vincetii* que siempre se asocian a lesiones.

T. vincentii ocasiona gingivitis ulcerosa y necrosante, las demás son capaces de originar lesiones ulcerosas menos graves.

La complejidad de estas espiroquetas orales es verdaderamente sorprendente, se siguen encontrando nuevas especies. Se visualizan en campo oscuro, por ello se pueden confundir con *T. pallidum subs. pallidum,* pero a diferencia de este, algunas si se pueden cultivar aunque el proceso es laborioso. Se encuentran casi siempre presentes en adultos con dentición normal y sin patología oral y su papel en las lesiones es difícil de interpretar ya que siempre que se aíslan se les encuentra asociados a otras bacterias principalmente las fusiformes, aumentando la confusión porque las cultivadas no causan por si mismas la enfermedad en animales, lo que sucede cuando se mezclan con otras bacterias por lo que se tiende a emplear el término de *complejo fuso-espiroqueta* particularmente en aquellas lesiones de estomatitis gangrenosa que previamente hemos descrito como **noma.**

d. Leptospira

Es una espiroqueta que pertenece a la familia Leptospiraceae. *L. interrogans* es patógena para el humano y animales, se divide en más de 210 serovares y 23 serogrupos y produce la *zooantroponosis* llamada leptoespirosis. Es una infección ampliamente distribuida, la bacteria permanece asintomática en animales domésticos o salvajes durante muchos meses en los tubulos contorneados del riñón, el microorganismo al expulsarse con la orina sobrevive por semanas o meses en agua y tierra. El humano se contagia o por contacto con los animales o con la bacteria en el medio ambiente por lo que se encuentran en riesgo los manejadores de ganado, trabajadores en sistemas de drenaje y soldados, la convivencia con perros y ganado tan habitual en algunas naciones, es un factor predisponerte, así como las inundaciones en épocas de lluvia. La bacteria penetra a través de excoriaciones o membranas integras como la conjuntiva, el epitelio genitourinario o la orofaringe, el polvo contaminado permite su llegada al aparato respiratorio, también se ha de demostrado la transmisión transplacentaria al feto. Se disemina por vía hemática y 48 horas después se puede encontrar a esta espiroqueta en todos los tejidos sí como en líquido cefalorraquídeo, sin embargo no se inicia de inmediato la respuesta inflamatoria o pirogénica, el periodo ce incubación oscila entre 3 y 30 días. La lesión más característica es la vasculitis de pequeños vasos que inicialmente permite al escape de los eritrocitos a través de la pared y va seguida de hemorragia franca debido a daño capilar que a su vez lleva a colestasis y lesiones hepatocelulares, en los riñones ocasiona nefritis intersticial y necrosis tubular que puede llegar a insuficiencia renal aguda. Las lesiones pulmonares ocasionan insuficiencia respiratoria aguda y hemorragia, pudiéndose observar también miocarditis y arteritis coronaria, en los músculos estriados aparece necrosis hialina e infiltración hemorrágica de las miofribrillas, puede llegar a un estado de choque de etiología mixta, ya que se pierde volumen por diarrea y vómito, hay problemas cardiacos por miocarditis, y las resistencias vasculares disminuyen por un cuadro semejante a la sepsis Gram negativa. Existen dos modalidades, la anictérica y el síndrome de Weil (1848-1916) con ictericia amarillo-rojiza llamada "rubicunda" con niveles de bilirrubina hasta por arriba de 15mgs, orina obscura y sin acolia.

La sospecha es además de clínica, epidemiológica; la confirmación se hace mediante el aislamiento de *L. interrogans* la cual se visualiza en campo oscuro y se cultiva. El diagnóstico serológico es el más empleado y se basa en técnicas de aglutinación y de ELISA (*enzyme-linked immunosorbent assay*) aunque existen algunos "kits" comerciales con el inconveniente de no determinar serotipos. La bacteria es sensible a la penicilina (cuya administración también puede ocasionar reacción de Jarisch-Herxheimer) y doxiciclina, esta última se puede emplear como profiláctica en aquellos que visitan áreas endémicas por periodos breves.

e. Borrelia

Tienen la morfología típica de las espiroquetas, no se tiñen con Gram pero tienen afinidad a los colorantes con anilina. Toas las infecciones por Borrelia se transmiten por artrópodos y en consecuencia, a pesar de encontrarse en todo el mundo, hay una fuerte influencia regional dependiendo de donde se encuentre el vector. Predominan entre individuos que visitan el campo, aunque también tienen mucho que ver con las características de la vivienda y hábitos personales y en condiciones de hacinamiento como en albergues siempre existe el riesgo de un brote. Cuando existe el antecedente de que un paciente ha tenido mordidas por piojos o garrapatas, siempre hay que tener en cuenta la posibilidad de infección por alguna especie Borrelia.

Fiebre recurrente

Las garrapatas de la especie *Ornithodoros* y el piojo humano *Pediculus humanus* al picar pueden ocasionar la enfermedad llamada fiebre recurrente que es producida por *Borrelia recurrentis*, espiroqueta que se introduce al aplastar al piojo con el rascado y liberar este su hemolinfa contaminada con *B. recurrentis* que se introduce por las abrasiones cutáneas ocasionadas por las uñas. También se puede transmitir por transfusión sanguínea, empleo de drogas por vía endovenosa, el manejo de muestras en el laboratorio y hasta mordidas de monos infectados.

Lo que ocasiona el cuadro característico es la "variación antigénica" producida por las proteínas de la superficie de la Borrelia llamadas "proteínas pequeñas y grandes variables", los periodos asintomáticos y los de fiebre recurrente se asocian precisamente con los cambios de esas proteínas, los microorganismos se escapan de la erradicación modificando esas superficies antigénicas. Los periodos febriles y afebriles caracterizan el padecimiento y a este se puede asociar alteraciones del sensorio, ictericia, petequias del tronco, extremidades y mucosas, esputo hemotoipco, uveítis, iridociclitis, parálisis de pares craneales, miocarditis, artritis y ruptura del bazo. *B. duttoni, B hermsii, B. parkeri, B turicatae* y quizás otras también ocasionan la enfermedad.

Se puede diagnosticar identificando a las espiroquetas en un frotis de sangre obtenida durante el cuadro febril, teñida con tintura de Wright o Giemsa y examinadas en el microscopio bajo campo brillante, es posible de visualizarles también directa o indirectamente con tinción inmunofluorecente con el microscopio fluorescente. Las pruebas serológicas son útiles sin embargo pueden dar falsas positivas en sujetos infectados previamente por otras espiroquetas.

Son sensibles a la penicilina eritromicina y tetraciclinas. Durante el tratamiento puede aparecer la reacción de Jarisch-Herxheimer ya descrita previamente en relación al manejo de otras infecciones por espiroquetas, se recomiendan las precauciones habituales. Siempre serán superiores las medidas profilácticas y los cuidados pertinentes particularmente durante campamentos y actividades en el campo.

Enfermedad de Lyme

En 1975 se descubrió una bacteria de la que se dijo "es una espiroqueta semejante a treponema", actualmente se considera la causante de la llamada enfermedad de Lyme, caracterizada por artritis, eritema migrans y afectación del CNS, se acepta que la bacteria responsable es en efecto una espiroqueta que ha sido denominada *Borrelia burgdorferi* y que la enfermedad se transmite por piquete de la garrapata del grupo Ixodes. *B. garinii* y *B. afzelli* se han asociado a una enfermedad semejante en Europa. El eritema se presenta en el sitio de la mordedura de la garrapata y aparece como una mácula (en ocasiones pápula) roja que se extiende hacia afuera durante días o semanas y es bastante extenso.(>70 cms. de diámetro) con promedio de 16 cms., se puede confundir con celulitis, la lesión predomina en zonas de pliegues como la axila, la ingle o la fosa poplítea o bien en donde el bicho encuentra un obstáculo como el elástico del calzón, el borde del bassiere o la línea del pelo. Muchas veces el paciente no se acuerda de la mordida y la garrapata no se encuentra pegada. El cirujano debe tener en cuenta la posibilidad de esta etiología en sujetos que viven en zonas endémicas particularmente al ser consultado para evaluar una posible zona de celulitis, ya que se trata de una enfermedad regional y estacional. Además de artritis. Puede ocasionar neuroborreliosis la cual cursa con parálisis facial la cual a diferencia de la idiopática o de Bell ((1774-1842) se asocia a síntomas generales. *B. burgdorferi* también ocasiona meningitis crónica basilar, radiculitis y más rara vez encefalitis. Puede transmitirse por tranfusión sanguínea ya que hay una fase de esiroquetemia, hasta la fecha sigue causando sorpresa la intensa respuesta inflamatoria ante la presencia de mínimas cantidades de la bacteria la cual es sensible a amoxicilina, penicilina, cefalosporinas y doxiciclina, se han reportado casos de la reacción de Jerisch-Herheimer al inicio del tratamiento, se cuenta con una vacuna.

f. Spirillum

Existe una zoonosis que se denomina enfermedad por mordida de rata, y es ocasionada por *S. moniliformis* (predominante en Asia) y *S. minus* (predominante en las Américas) espiroquetas que se aíslan de ratas, ardillas, ratones, algunas veces gatos y otros animales que se alimentan de estos roedores que les transmiten al morder o producir arañazos, es posible así mismo que se adquiera por ingesta de agua o leche contaminadas en cuyo caso de conoce como fiebre de Haverhill (lugar en Massachussets EE.UU. en donde ocurrió un brote epidémico en 1925). La herida habitualmente cursa sin complicaciones y sana rápidamente, pero tres semanas después se presenta fiebre, escalofríos, mialgias, cefalea y un rash que puede ser petequial o maculopapular que afecta predominantemente las extremidades y curiosamente al igual que la sífilis las palmas y plantas. El 50% de los pacientes manifiestan artritis migratoria no purulenta pero si no hay tratamiento oportuno se complica con destrucción de las articulaciones, abscesos múltiples, neumonía, endocarditis, parotiditis, pancreatitis y pericarditis. La bacteria se puede aislar del líquido sinovial, la sangre y otros líquidos corporales

Es complicado cultivarles, se requieren de medios especiales pero se suelen verse en campo oscuro, sin embargo en ocasiones se omite el diagnóstico por no tener una buena historia clínica que señale la agresión inicial.

El antibiótico de elección es la penicilina, las tetraciclinas también son efectivas.

Micoplasmas

Todos pertenecen al orden de los Micoplasmatales dentro de la clase Mollicutes (Gr. piel blanda), Se reconocen más de 150 especies y se les encuentra en humanos, animales, plantas e insectos. Los asociados al humano son *Micoplasma, Ureaplasma y Acholeplasma*.

Son los organismos vivos independientes más pequeños, en la vecindad de los 200 nm se acercan a los virus grandes.

M. pneumoniae es responsable por aproximadamente el 20% de los casos de neumonía que puede complicarse con alteraciones neurológicas como coma o psicosis o bien más focalizadas (ataxia, coreoatetosis, y estatus epilépticus no convulsivo). Al cuadro ventilatorio también se puede agregar anemia hemolítica, trombocitopenia, coagulación intravascular diseminada, púrpura trombótica trombocitopénica y la formación de aglutininas frías. Pericarditis, hemopericardio miocarditis, bloqueo cardiaco, artritis migratoria, iritis, glomerulonefritis, hepatitis, pancreatitis, esplenomegalia, polimiositis, abscesos tubarios y priapismo son muchas de las manifestaciones que se pueden asociar a casos graves de neumonía por *M. pneumoniae*. Aunque se puede cultivar, no es un procedimiento sencillo por lo que se prefiere la serología. Es sensible a eritromicina y tetraciclinas.

M. hominis es un comensal del aparato genitourinario, particularmente el femenino encontrándose en el 50% de las mujeres con vida sexual activa y el 30% de los varones. Es causante de abscesos de las glándulas de Bartholino (1655-1738), de enfermedad pélvica inflamatoria, pielonefritis, fiebre puerperal, infección de heridas quirúrgicas poscesarea y absceso retroperitoneal posparto. Suele infectar al feto *in útero* o durante el nacimiento ocasionando infección neonatal e incluso óbito y complicar el monitoreo fetal con infección de las heridas del cuero cabelludo. *M. hominis* ocasiona infecciones en pacientes transplantados y con prótesis así como en otros sitios como cerebro, pulmones, piel, peritoneo y articulaciones. Son Gram invisibles habiéndose empleado la tinción inmunofluorecente para verles. Es sensible a eritromicina y clindamicina.

M. fermentans, M. orale, M. pirum, M. penetrans, M. felis, M. salivarum y M. edwardii son otros micoplasmas asociados a infecciones en pacientes inmunocomprometidos, particularmente con SIDA.

Ureaplasma urealyticum coloniza el trayecto genitourinario del 75% de las mujeres y el 45% de los hombres sexualmente activos, ocasiona uretritis no gonocócica así como salpingitis y enfermedad pélvica inflamatoria. En pacientes con inmunodeficiencia asociada a cromosoma X y neonatos prematuros pueden ser afectados al igual que sujetos transplantados; son sensibles a las tetraciclinas.

REFERENCIAS

1. Compendium of Measures To Control *Chlamydia psittaci* Infection Among Humans (Psittacosis) and Pet Birds (Avian Chlamydiosis). CDC 200; 49(RR08):1-17.

2. Case records of the Massachusetts General Hospital. Weekly clinicopathological exercises. Case 12-2001. A 16-year-old boy with an altered mental status and muscle rigidity. N Engl J Med 2001; 344(16):1232-1239.

3. ATS adopts diagnostic standards for tuberculosis. American Thoracic Society. Am Fam Physician 2001; 63(5):979-980.

4. a'Aldeen DA, Neal KR, it-Tahar K et al. Dynamics of meningococcal long-term carriage among university students and their implications for mass vaccination. J Clin Microbiol 2000; 38(6):2311-2316.

5. Abrahamian FM, Talan DA, Moran GJ. Management of skin and soft-tissue infections in the emergency department. Infect Dis Clin North Am 2008; 22(1):89-116, vi.

6. Angus DC, Wax RS. Epidemiology of sepsis: an update. Crit Care Med 2001; 29(7 Suppl):S109-S116.

7. Aslam S, Musher DM. An update on diagnosis, treatment, and prevention of Clostridium difficile-associated disease. Gastroenterol Clin North Am 2006; 35(2):315-335.

8. Baliga S, Shenoy S, Wilson G, Katara V. An unusual case of actinomycosis. Ear Nose Throat J 2002; 81(1):44-45.

9. Bandera A, Gori A, Rossi MC et al. A case of costochondral abscess due to Corynebacterium minutissimum in an HIV-infected patient. J Infect 2000; 41(1):103-105.

10. Barlan I, Bahceciler NN, Akdis M, Akdis CA. Bacillus Calmette-Guerin, Mycobacterium bovis, as an immunomodulator in atopic diseases. Immunol Allergy Clin North Am 2006; 26(2):365-77, ix.

11. Bartlett JG. Clinical practice. Antibiotic-associated diarrhea. N Engl J Med 2002; 346(5):334-339.

12. Baughn RE, Musher DM. Secondary syphilitic lesions. Clin Microbiol Rev 2005; 18(1):205-216.

13. Bossink AW, Groeneveld AB, Koffeman GI, Becker A. Prediction of shock in febrile medical patients with a clinical infection. Crit Care Med 2001; 29(1):25-31.

14. Braverman PK. Sexually transmitted diseases in adolescents. Med Clin North Am 2000; 84(4):869-vii.

15. Breitschwerdt EB, Maggi RG, Sigmon B, Nicholson WL. Isolation of Bartonella quintana from a woman and a cat following putative bite transmission. J Clin Microbiol 2007; 45(1):270-272.

16. Brouqui P, Lascola B, Roux V, Raoult D. Chronic Bartonella quintana bacteremia in homeless patients. N Engl J Med 1999; 340(3):184-189.

17. Brown CE, Stettler RW, Twickler D, Cunningham FG. Puerperal septic pelvic thrombophlebitis: incidence and response to heparin therapy. Am J Obstet Gynecol 1999; 181(1):143-148.
18. Brown K, Prescott J. Leptospirosis in the family dog: a public health perspective. CMAJ 2008; 178(4):399-401.
19. Buggy D. Can anaesthetic management influence surgical-wound healing? Lancet 2000; 356(9227):355-357.
20. Burke M. Scars. Can they be minimised? Aust Fam Physician 1998; 27(4):275-278.
21. Bustamante J, Aksu G, Vogt G et al. BCG-osis and tuberculosis in a child with chronic granulomatous disease. J Allergy Clin Immunol 2007; 120(1):32-38.
22. Cadavid D, Sondey M, Garcia E, Lawson CL. Residual brain infection in relapsing-fever borreliosis. J Infect Dis 2006; 193(10):1451-1458.
23. Campbell DA, Jr., Henderson WG, Englesbe MJ et al. Surgical site infection prevention: the importance of operative duration and blood transfusion—results of the first American College of Surgeons-National Surgical Quality Improvement Program Best Practices Initiative. J Am Coll Surg 2008; 207(6):810-820.
24. Castro JG, Espinoza L. Nocardia species infections in a large county hospital in Miami: 6 years experience. J Infect 2007; 54(4):358-361.
25. Chan EC, McLaughlin R. Taxonomy and virulence of oral spirochetes. Oral Microbiol Immunol 2000; 15(1):1-9.
26. Chan KY, Lam HS, Cheung HM et al. Rapid identification and differentiation of Gram-negative and Gram-positive bacterial bloodstream infections by quantitative polymerase chain reaction in preterm infants. Crit Care Med 2009; 37(8):2441-2447.
27. Chen W, Chen CH, Chiu KL et al. Clinical outcome and prognostic factors of patients with pyogenic liver abscess requiring intensive care. Crit Care Med 2008; 36(4):1184-1188.
28. Chierichetti F, Arbustini E, Arici V, Moghadam SP, Conti B, Bagliani A. Identificaiton of chlamydia penumoniae DNA in caroitd plaques. Angiology 2000; 51(10):827-830.
29. Choi E. Tularemia and Q fever. Med Clin North Am 2002; 86(2):393-416.
30. Chrysos E, Athanasakis E, Saridaki Z et al. Surgical repair of incisional ventral hernias: tension-free technique using prosthetic materials (expanded polytetrafluoroethylene Gore-Tex Dual Mesh). Am Surg 2000; 66(7):679-682.
31. Clancy R, Ren Z, Pang G, Fletcher P, D'Este C. Chronic Chlamydia pneumoniae infection may promote coronary artery disease in humans through enhancing secretion of interleukin-4. Clin Exp Immunol 2006; 146(2):197-202.
32. Cohen J, Guyatt G, Bernard GR et al. New strategies for clinical trials in patients with sepsis and septic shock. Crit Care Med 2001; 29(4):880-886.
33. Coulter P, Lema C, Flayhart D et al. Two-year evaluation of Borrelia burgdorferi culture and supplemental tests for definitive diagnosis of Lyme disease. J Clin Microbiol 2005; 43(10):5080-5084.

34. Dehio C, Gray-Owen SD, Meyer TF. Host cell invasion by pathogenic Neisseriae. Subcell Biochem 2000; 33:61-96.
35. DeLeo FR, Diep BA, Otto M. Host defense and pathogenesis in Staphylococcus aureus infections. Infect Dis Clin North Am 2009; 23(1):17-34.
36. Devriese PP, Devriese LA. Historical aspects of botulinum toxin. Neurology 2001; 57(6):1144.
37. Di Stasi SM, Giannantoni A, Giurioli A et al. Sequential BCG and electromotive mitomycin versus BCG alone for high-risk superficial bladder cancer: a randomised controlled trial. Lancet Oncol 2006; 7(1):43-51.
38. Do PH, Caumes E, Bricaire F. [Emerging and re-emerging infectious diseases—a challenge for public health]. Praxis (Bern 1994) 2000; 89(4):125-132.
39. Dodiuk-Gad R, Dyachenko P, Ziv M et al. Nontuberculous mycobacterial infections of the skin: A retrospective study of 25 cases. J Am Acad Dermatol 2007; 57(3):413-420.
40. Domantay-Apostol GP, Handog EB, Gabriel MT. Syphilis: the international challenge of the great imitator. Dermatol Clin 2008; 26(2):191-202, v.
41. Dworkin MS, Schwan TG, Anderson DE, Jr. Tick-borne relapsing fever in North America. Med Clin North Am 2002; 86(2):417-4ix.
42. Dyet KH, Martin DR. Sequence variation in the porB gene from B:P1.4 meningococci causing New Zealand's epidemic. J Clin Microbiol 2005; 43(2):838-842.
43. Erbguth FJ, Naumann M. Historical aspects of botulinum toxin: Justinus Kerner (1786-1862) and the "sausage poison". Neurology 1999; 53(8):1850-1853.
44. Fan J, Kraft AJ, Henrickson KJ. Current methods for the rapid diagnosis of bioterrorism-related infectious agents. Pediatr Clin North Am 2006; 53(5):817-viii.
45. Farnsworth N, Rosen T. Endemic treponematosis: review and update. Clin Dermatol 2006; 24(3):181-190.
46. Feldman KA, Enscore RE, Lathrop SL et al. An outbreak of primary pneumonic tularemia on Martha's Vineyard. N Engl J Med 2001; 345(22):1601-1606.
47. Fergie JE, Purcell K. Nocardiosis in South Texas children. Pediatr Infect Dis J 2001; 20(7):711-714.
48. Field SK, Cowie RL. Lung disease due to the more common nontuberculous mycobacteria. Chest 2006; 129(6):1653-1672.
49. Fiorillo L, Robinson JL. Localized tetanus in a child. Ann Emerg Med 1999; 33(4):460-463.
50. Franco MP, Mulder M, Gilman RH, Smits HL. Human brucellosis. Lancet Infect Dis 2007; 7(12):775-786.
51. French P. Syphilis. BMJ 2007; 334(7585):143-147.
52. Gagneux S, Small PM. Global phylogeography of Mycobacterium tuberculosis and implications for tuberculosis product development. Lancet Infect Dis 2007; 7(5):328-337.
53. Galban C, Montejo JC, Mesejo A et al. An immune-enhancing enteral diet reduces mortality rate and episodes of bacteremia in septic intensive care unit patients. Crit Care Med 2000; 28(3):643-648.

54.   Gottlieb GS, Fowler VG, Jr., Kong LK et al. Staphylococcus aureus bacteremia in the surgical patient: a prospective analysis of 73 postoperative patients who developed Staphylococcus aureus bacteremia at a tertiary care facility. J Am Coll Surg 2000; 190(1):50-57.

55.   Groth D, Henderson SO. Necrotizing fasciitis due to appendicitis. Am J Emerg Med 1999; 17(6):594-596.

56.   Guide SV, Holland SM. Host susceptibility factors in mycobacterial infection. Genetics and body morphotype. Infect Dis Clin North Am 2002; 16(1):163-186.

57.   Hall V, Talbot PR, Stubbs SL, Duerden BI. Identification of clinical isolates of actinomyces species by amplified 16S ribosomal DNA restriction analysis. J Clin Microbiol 2001; 39(10):3555-3562.

58.   Hallett M. One man's poison—clinical applications of botulinum toxin. N Engl J Med 1999; 341(2):118-120.

59.   Hauck FR, Neese BH, Panchal AS, El-Amin W. Identification and management of latent tuberculosis infection. Am Fam Physician 2009; 79(10):879-886.

60.   Hearne CB, Eckford J, Forjuoh SN. The gardener's cellulitis. Am J Med 2009; 122(1):27-28.

61.   Heinzelmann M, Scott M, Lam T. Factors predisposing to bacterial invasion and infection. Am J Surg 2002; 183(2):179-190.

62.   High K. Immunizations in older adults. Clin Geriatr Med 2007; 23(3):669-6ix.

63.   Hodgson NC, Malthaner RA, Ostbye T. The search for an ideal method of abdominal fascial closure: a meta-analysis. Ann Surg 2000; 231(3):436-442.

64.   Holty JE, Kim RY, Bravata DM. Anthrax: a systematic review of atypical presentations. Ann Emerg Med 2006; 48(2):200-211.

65.   Hull MW, Chow AW. Indigenous microflora and innate immunity of the head and neck. Infect Dis Clin North Am 2007; 21(2):265-82, v.

66.   Jacobs A, Barnard K, Fishel R, Gradon JD. Extracolonic manifestations of Clostridium difficile infections. Presentation of 2 cases and review of the literature. Medicine (Baltimore) 2001; 80(2):88-101.

67.   Jacobson RR, Krahenbuhl JL. Leprosy. Lancet 1999; 353(9153):655-660.

68.   Johnson EA. Clostridial toxins as therapeutic agents: benefits of nature's most toxic proteins. Annu Rev Microbiol 1999; 53:551-575.

69.   Jones N, Khoosal M, Louw M, Karstaedt A. Nocardial infection as a complication of HIV in South Africa. J Infect 2000; 41(3):232-239.

70.   Kholwadwala S, Benink E. Unusual cause of acute respiratory distress: gonococcal endocarditis. Am J Emerg Med 2000; 18(4):502-503.

71.   Kimberger O, Fleischmann E, Brandt S et al. Supplemental oxygen, but not supplemental crystalloid fluid, increases tissue oxygen tension in healthy and anastomotic colon in pigs. Anesth Analg 2007; 105(3):773-779.

72.   Kimura F, Sasaki N, Uehara H. Long-term recurrent infection of tetanus in an elderly patient. Am J Emerg Med 2001; 19(2):168.

73.   Kobayashi S, Negoro K, Uchida K et al. Successful treatment of nonclostridial gas gangrene extending from retroperitoneum to thigh associated with occult cecal cancer. J Orthop Sci 2007; 12(6):585-591.

74. Koga M, Yuki N, Tai T, Hirata K. Miller Fisher syndrome and Haemophilus influenzae infection. Neurology 2001; 57(4):686-691.

75. Kontoyiannis DP, Lewis RE. Invasive zygomycosis: update on pathogenesis, clinical manifestations, and management. Infect Dis Clin North Am 2006; 20(3):581-607, vi.

76. Kyriacou DN, Adamski A, Khardori N. Anthrax: from antiquity and obscurity to a front-runner in bioterrorism. Infect Dis Clin North Am 2006; 20(2):227-51, viii.

77. LaFond RE, Lukehart SA. Biological basis for syphilis. Clin Microbiol Rev 2006; 19(1):29-49.

78. Lalvani A. Diagnosing tuberculosis infection in the 21st century: new tools to tackle an old enemy. Chest 2007; 131(6):1898-1906.

79. Lappin E, Ferguson AJ. Gram-positive toxic shock syndromes. Lancet Infect Dis 2009; 9(5):281-290.

80. Laurenson I, Sangra M, Thompson C. Meningococcal disease. N Engl J Med 2001; 345(9):699.

81. Lee SD, Kang SO, Hah YC. Hongia gen. nov., a new genus of the order Actinomycetales. Int J Syst Evol Microbiol 2000; 50 Pt 1:191-199.

82. Lee TH, Hsueh PR, Yeh WC, Wang HP, Wang TH, Lin JT. Low frequency of bacteremia after endoscopic mucosal resection. Gastrointest Endosc 2000; 52(2):223-225.

83. Lippes J. Pelvic actinomycosis: a review and preliminary look at prevalence. Am J Obstet Gynecol 1999; 180(2 Pt 1):265-269.

84. Lomar AV, Diament D, Torres JR. Leptospirosis in Latin America. Infect Dis Clin North Am 2000; 14(1):23-viii.

85. Loran MJ, McErlean M, Wilner G. Massive hemolysis associated with Clostridium perfringens sepsis. Am J Emerg Med 2006; 24(7):881-883.

86. Lowry SF. The stressed host response to infection: the disruptive signals and rhythms of systemic inflammation. Surg Clin North Am 2009; 89(2):311-26, vii.

87. Lu DW, Lippitz J. Complications of botulinum neurotoxin. Dis Mon 2009; 55(4):198-211.

88. Lupi O, Madkan V, Tyring SK. Tropical dermatology: bacterial tropical diseases. J Am Acad Dermatol 2006; 54(4):559-578.

89. Mahon BE, Rosenman MB, Graham MF, Fortenberry JD. Postpartum Chlamydia trachomatis and Neisseria gonorrhoeae infections. Am J Obstet Gynecol 2002; 186(6):1320-1325.

90. Manders SM. Toxin-mediated streptococcal and staphylococcal disease. J Am Acad Dermatol 1998; 39(3):383-398.

91. Marik PE. Definition of sepsis: not quite time to dump SIRS? Crit Care Med 2002; 30(3):706-708.

92. Melling AC, Ali B, Scott EM, Leaper DJ. Effects of preoperative warming on the incidence of wound infection after clean surgery: a randomised controlled trial. Lancet 2001; 358(9285):876-880.

93. Miller KE. Diagnosis and treatment of Neisseria gonorrhoeae infections. Am Fam Physician 2006; 73(10):1779-1784.

94. Miller LG, Kaplan SL. Staphylococcus aureus: a community pathogen. Infect Dis Clin North Am 2009; 23(1):35-52.
95. Morar P, Makura Z, Jones A et al. Topical antibiotics on tracheostoma prevents exogenous colonization and infection of lower airways in children. Chest 2000; 117(2):513-518.
96. Muhlestein JB. Chronic infection and coronary artery disease. Med Clin North Am 2000; 84(1):123-148.
97. Nakamura Y, Daya M. Use of appropriate antimicrobials in wound management. Emerg Med Clin North Am 2007; 25(1):159-176.
98. Naradzay J, Barish RA. Approach to ophthalmologic emergencies. Med Clin North Am 2006; 90(2):305-viii.
99. Noah DL, Huebner KD, Darling RG, Waeckerle JF. The history and threat of biological warfare and terrorism. Emerg Med Clin North Am 2002; 20(2):255-271.
100. Nucci M, Anaissie E. Emerging fungi. Infect Dis Clin North Am 2006; 20(3):563-579.
101. Ochsner A DMMS. Pyogenic abscess of the liver. An analysis of 47 cases with review of the literature. Am J Surg 1938; 40:292-319.
102. Okolo S, Chukwu G, Egbuonu I et al. Oral hygiene and nutritional status of children aged 1-7 years in a rural community. Ghana Med J 2006; 40(1):22-25.
103. Oteo J, Aracil B, Ignacio AJ, Luis Gomez-Garces J. [Significant bacteremias by Corynebacterium amycolatum: an emergent pathogen]. Enferm Infecc Microbiol Clin 2001; 19(3):103-106.
104. Paster BJ, Falkler JW, Jr., Enwonwu CO et al. Prevalent bacterial species and novel phylotypes in advanced noma lesions. J Clin Microbiol 2002; 40(6):2187-2191.
105. Pelzer K, Tietz HJ, Sterry W, Haas N. Isolation of both Sporothrix schenckii and Nocardia asteroides from a mycetoma of the forefoot. Br J Dermatol 2000; 143(6):1311-1315.
106. Phupong V, Sueblinvong T, Pruksananonda K, Taneepanichskul S, Triratanachat S. Uterine perforation with Lippes loop intrauterine device-associated actinomycosis: a case report and review of the literature. Contraception 2000; 61(5):347-350.
107. Piersimoni C, Scarparo C. Pulmonary infections associated with non-tuberculous mycobacteria in immunocompetent patients. Lancet Infect Dis 2008; 8(5):323-334.
108. Polk HC, Jr., Christmas AB. Prophylactic antibiotics in surgery and surgical wound infections. Am Surg 2000; 66(2):105-111.
109. Pujar T, Spinello IM. A 38-year-old woman with heroin addiction, ptosis, respiratory failure, and proximal myopathy. Chest 2008; 134(4):867-870.
110. Qadan M, Cheadle WG. Common microbial pathogens in surgical practice. Surg Clin North Am 2009; 89(2):295-310, vii.
111. Randhawa GS, Bishai WR. Beneficial impact of genome projects on tuberculosis control. Infect Dis Clin North Am 2002; 16(1):145-161.

112. Rastogi N, Legrand E, Sola C. The mycobacteria: an introduction to nomenclature and pathogenesis. Rev Sci Tech 2001; 20(1):21-54.

113. Redbord KP, Shearer DA, Gloster H et al. Atypical Mycobacterium furunculosis occurring after pedicures. J Am Acad Dermatol 2006; 54(3):520-524.

114. Rice DH. Chronic inflammatory disorders of the salivary glands. Otolaryngol Clin North Am 1999; 32(5):813-818.

115. Rietschel P, Chapman PB. Immunotherapy of melanoma. Hematol Oncol Clin North Am 2006; 20(3):751-766.

116. Rivers EP, Ahrens T. Improving outcomes for severe sepsis and septic shock: tools for early identification of at-risk patients and treatment protocol implementation. Crit Care Clin 2008; 24(3 Suppl):S1-47.

117. Rogers RL, Perkins J. Skin and soft tissue infections. Prim Care 2006; 33(3):697-710.

118. Rojas-Espinosa O, Lovik M. Mycobacterium leprae and Mycobacterium lepraemurium infections in domestic and wild animals. Rev Sci Tech 2001; 20(1):219-251.

119. Rosenstein NE, Perkins BA. Update on Haemophilus influenzae serotype b and meningococcal vaccines. Pediatr Clin North Am 2000; 47(2):337-52, vi.

120. Rosenstein NE, Perkins BA, Stephens DS, Popovic T, Hughes JM. Meningococcal disease. N Engl J Med 2001; 344(18):1378-1388.

121. Rothman RE, Hsieh YH, Yang S. Communicable respiratory threats in the ED: tuberculosis, influenza, SARS, and other aerosolized infections. Emerg Med Clin North Am 2006; 24(4):989-1017.

122. Rubegni P, Marano MR, De AG, Pianigiani E, Bilenchi R, Fimiani M. Sweet's syndrome and Chlamydia pneumoniae infection. J Am Acad Dermatol 2001; 44(5):862-864.

123. Ruocco E, Donnarumma G, Baroni A, Tufano MA. Bacterial and viral skin diseases. Dermatol Clin 2007; 25(4):663-76, xi.

124. Said G. Infectious neuropathies. Neurol Clin 2007; 25(1):115-137.

125. Sampedro MF, Patel R. Infections associated with long-term prosthetic devices. Infect Dis Clin North Am 2007; 21(3):785-819, x.

126. Schlicht MJ, Lovrich SD, Sartin JS, Karpinsky P, Callister SM, Agger WA. High prevalence of genital mycoplasmas among sexually active young adults with urethritis or cervicitis symptoms in La Crosse, Wisconsin. J Clin Microbiol 2004; 42(10):4636-4640.

127. Schlievert PM. Use of intravenous immunoglobulin in the treatment of staphylococcal and streptococcal toxic shock syndromes and related illnesses. J Allergy Clin Immunol 2001; 108(4 Suppl):S107-S110.

128. Schneider DJ, Reid JS. Images in clinical medicine. Gas gangrene associated with occult cancer. N Engl J Med 2000; 343(22):1615.

129. Schulein R, Seubert A, Gille C et al. Invasion and persistent intracellular colonization of erythrocytes. A unique parasitic strategy of the emerging pathogen Bartonella. J Exp Med 2001; 193(9):1077-1086.

130. Schuster GS. Bacterial and protozoal infections. Infect Dis Clin North Am 1999; 13(4):797-816.

131. Scollard DM, Adams LB, Gillis TP, Krahenbuhl JL, Truman RW, Williams DL. The continuing challenges of leprosy. Clin Microbiol Rev 2006; 19(2):338-381.

132. Sessler DI. Non-pharmacologic prevention of surgical wound infection. Anesthesiol Clin 2006; 24(2):279-297.

133. Sethi S. Coinfection in exacerbations of COPD: a new frontier. Chest 2006; 129(2):223-224.

134. Sharkawy AA. Cervicofacial actinomycosis and mandibular osteomyelitis. Infect Dis Clin North Am 2007; 21(2):543-56, viii.

135. Shimizu T, Harada M, Zempo N et al. Nonclostridial gas gangrene due to Streptococcus anginosus in a diabetic patient. J Am Acad Dermatol 1999; 40(2 Pt 2):347-349.

136. Simpson LL. Botulinum toxin: potent poison, potent medicine. Hosp Pract (Minneap) 1999; 34(4):87-91.

137. Sizaire V, Nackers F, Comte E, Portaels F. Mycobacterium ulcerans infection: control, diagnosis, and treatment. Lancet Infect Dis 2006; 6(5):288-296.

138. Somsouk M, Shergill AK, Grenert JP, Harris H, Cello JP, Shah JN. Actinomycosis mimicking a pancreatic head neoplasm diagnosed by EUS-guided FNA. Gastrointest Endosc 2008; 68(1):186-187.

139. Stone MM, Vannier AM, Storch SK, Peterson C, Nitta AT, Zhang Y. Brief report: meningitis due to iatrogenic BCG infection in two immunocompromised children. N Engl J Med 1995; 333(9):561-563.

140. Swartz MN. Attacking the pneumococcus—a hundred years' war. N Engl J Med 2002; 346(10):722.

141. Tambay R, Cote J, Bourgault AM, Villeneuve JP. An unusual case of hepatic abscess. Can J Gastroenterol 2001; 15(9):615-617.

142. Tepaske R, Velthuis H, Oudemans-van Straaten HM et al. Effect of preoperative oral immune-enhancing nutritional supplement on patients at high risk of infection after cardiac surgery: a randomised placebo-controlled trial. Lancet 2001; 358(9283):696-701.

143. Torgerson TR. Immune dysregulation in primary immunodeficiency disorders. Immunol Allergy Clin North Am 2008; 28(2):315-3ix.

144. Vamvakas EC. Possible mechanisms of allogeneic blood transfusion-associated postoperative infection. Transfus Med Rev 2002; 16(2):144-160.

145. van Passel MW, van der EA, Bart A. Plasmid diversity in neisseriae. Infect Immun 2006; 74(8):4892-4899.

146. Van VM. Prevention and treatment of sexually transmitted diseases: an update. Am Fam Physician 2007; 76(12):1827-1832.

147. Vázquez-Navarro E. Terapéutica Quirúrgica General. 1era ed. Puebla, México: Francisco Méndez Oteo; 201.

148. Wahie S, Ong E, Charlton FG, Reynolds NJ. An ancient malady. Am J Med 2006; 119(12):1039-1042.

149. Wali D, Sanchez J, Gilchrist B, Cash S, Anderson V, Ramenofsky M. Actinomycosis imitating an adrenal tumor. J Pediatr Surg 2002; 37(6):930-931.

150. Waller EA, Roy A, Brumble L, Khoor A, Johnson MM, Garland JL. The expanding spectrum of Mycobacterium avium complex-associated pulmonary disease. Chest 2006; 130(4):1234-1241.

151. Wang CC, Mattson D, Wald A. Corynebacterium jeikeium bacteremia in bone marrow transplant patients with Hickman catheters. Bone Marrow Transplant 2001; 27(4):445-449.

152. Weber DJ, Rutala WA. Recognition and management of anthrax. N Engl J Med 2002; 346(12):943-945.

153. Weil HP, Fischer-Brugge U, Koch P. Potential hazard of wound licking. N Engl J Med 2002; 346(17):1336.

154. Weisberg IS, Brown RS, Jr., Sigal SH. Hepatitis B and end-stage liver disease. Clin Liver Dis 2007; 11(4):893-916, ix.

155. Weisberg SS. Vaccine preventable diseases: current perspectives in historical context, Part I. Dis Mon 2007; 53(9):422-466.

156. Weisberg SS. Vaccine preventable diseases: current perspectives in historical context, Part II. Dis Mon 2007; 53(10):467-528.

157. Whiley DM, Tapsall JW, Sloots TP. Nucleic acid amplification testing for Neisseria gonorrhoeae: an ongoing challenge. J Mol Diagn 2006; 8(1):3-15.

158. Winthrop KL, Abrams M, Yakrus M et al. An outbreak of mycobacterial furunculosis associated with footbaths at a nail salon. N Engl J Med 2002; 346(18):1366-1371.

159. Younggren BN, Denny M. Emergency management of difficult wounds: part II. Emerg Med Clin North Am 2007; 25(1):123-134.

CAPÍTULO 3

INMUNOLOGÍA QUIRÚRGICA.

El término inmunidad (L. *immunitis* = libre) engloba el complejísimo mecanismo que permite al ser humano reconocer, inactivar y rechazar un sinnúmero de sustancias ajenas a su organismo que se denominan antígenos (Gr. *gennan* = producir).

La inmunología ha sido uno de los campos más privilegiados de la investigación biomédica como lo constata el hecho de que al primer premio Nobel de medicina y fisiología otorgado en 1901 a Von Behring (1854-1917) por sus trabajos sobre la inmunización contra la difteria, hayan seguido otros doce desde entonces otorgados a 24 pioneros en este terreno, el último en 1996 a Doherty y Zinkernagel por insistir en la importancia no sólo de mantener la inmunidad del individuo sino de preservar la del "rebaño humano"

Se inició hace más de 200 años cuando Jenner (1749-1823) empleó el suero de una viruela de vaca procedente de la mano de una ordeñadora para inocular a un adolescente y demostrar seis semanas después que estaba protegido contra la viruela. La evolución ha sido vertiginosa y actualmente no sólo se habla del estado de inmunidad sino del Sistema de Vigilancia Inmunológica (SVI) sus alteraciones como las enfermedades alérgicas y autoinmunes, los problemas que ocasiona como el rechazo de órganos o tejidos y la manipulación del propio Sistema para hacerlo "tolerante" a ciertos antígenos.

Todo este SVI consiste de un complejo "mundo" de células y moléculas que es dinámico, porque independientemente de los sistema de defensa con los que nacemos (*inmunidad innata*), somos capaces de producir nuevas medidas de protección a medida que nos ponemos en contacto con partículas desconocidas al propio sistema (*inmunidad adquirida*). Además, puede ser activa o pasiva y específica o no específica.

Es indispensable entender que se trata de un Sistema que funciona como un todo unificado, y que cualquier alteración en alguna de sus partes resulta en problemas serios para el individuo ya que de él depende la protección contra substancias químicas, microorganismos y el cáncer.

Existen tres líneas de defensa a la que debe enfrentarse cualquier agente patógeno, la primera son forma las barreras de superficie como enzimas y moco que o son antibacterianas o impiden la adhesión de la bacteria y dado que ni la piel (y otras superficies queratinizadas) ni las mucosas son atractivas para estos

118

agresores, deben penetrar el ectodermo para hacer daño, pero en cuanto lo hace encuentra a las otras dos líneas, las inmunidades innata y adquirida que preservan lo propio y destruyen lo ajeno al organismo protegiendo así la vida.

Características del sistema inmune.

a. *Tolerancia*

La propiedad básica del sistema inmune es que puede reconocer lo *propio* de lo *no propio*, que es lo que determina la sobrevida y el desarrollo en el delicado balance entre la *tolerancia* a lo propio (amigo) y el *rechazo* de lo ajeno (enemigo). Cuando se pierde, se desata la tragedia de la enfermedad autoinmune.

Existen sustancias en los tejidos como las lipoproteínas del Sistema Nervioso Central (SNC), la córnea, el cristalino o el coloide de los folículos tiroideos, los que aunque antigénicos no están en contacto con el mecanismo inmune, ya sea porque haya una barrera hematoencefálica, no exista irrigación vascular o carezcan de drenaje linfático. De hecho, por ello la cámara anterior del ojo se considera como un sitio "inmunológicamente privilegiado" ya que ahí no hay rechazo. En estadios tempranos del desarrollo, cuando el sistema inmune es inmaduro, se puede manipular de tal manera que acepte ciertos antígenos, es decir puede hacerse "tolerante", un recién nacido puede ser inducido a aceptar injertos cutáneos de donadores ajenos, o bien un adulto puede hacerse "artificialmente tolerante" por ejemplo drenando el conducto torácico (aunque pagando por ello un alto precio biológico).

Sin embargo, hoy en día hay que pensar, de acuerdo a la biología molecular, que quizá las estructuras de los autoantígenos (AGS) son idénticas a las de los ajenos y de que los linfocitos no reconocen en sí amigos de enemigos, sino que su actividad es disparada por cambios en microambientes generados por la presencia de las citoquinas inflamatorias. Con esta hipótesis, se establece la pregunta aún sin responder de como la autoreactividad fisiológica (normal) de los linfocitos se transforma en una actividad patológica. Aún hay muchas preguntas que responder en este sentido, la enfermedad autoinmune además de ser asombrosa es compleja de entender y con evolución habitualmente no satisfactoria.

b. *Memoria inmunológica.*

Ningún otro sistema con la excepción del cerebro cuenta con la maravillosa capacidad de la *memoria,* la inmunológica perfecciona la respuesta contra agentes microbianos, entre más ocasiones actúen sobre el huésped se podrá reaccionar con mucha más rapidez ya que la memoria reconoce a estas partículas como extrañas de inmediato para actuar contra ellas y con ello también al mismo tiempo revitaliza su habilidad para no olvidarles (reforzamiento).

c. *Vigilancia*

El sistema se encuentra en permanente vigilia rastreando y buscando para combatir a cualquier entidad ajena que por alguna razón entra al organismo.

d. *Ampliación biológica*

Cada componente del sistema inmune tiene sus propias capacidades, sin embargo ninguno de ellos actúa sólo, se trata en sí de una orquesta en la que cada cual tienen una función pero la participación individual se suma al esfuerzo conjunto determinando con ello una *"ampliación"* (lat. *amplificare* ampliar) de la capacidad de cada componente, en este sentido por ejemplo la inmunidad innata aumenta de manera exponencial la capacidad de reconocimiento.

Antígenos y anticuerpos.

a. *Antígenos.*

Son moléculas orgánicas, naturales o sintéticas a menudo muy complejas y que aunque mayoritariamente de origen proteico, también pueden ser lípidos, polisacáridos (que necesitan generalmente acoplarse a una proteína para hacerse inmunogénicos) y ácidos nucleicos, todos con la capacidad específica de ser reconocidas como "extrañas" por el SVI.

Pueden provenir de una parte de los microorganismos, de células de órganos o tejidos transplantados, de componentes de los tejidos del mismo individuo, así como de sustancias productoras de alergia conocidos como *alergenos,* también se encuentran en los leucocitos formando el llamado sistema del antígeno leucocitario humano (ALH o en inglés HLA). Son moléculas complejas, entre otras cosas por ser capaces de despertar respuestas específicas contra ellas, para lo que requieren de un parte que determina su *"especificidad antigénica"*o epítope (o epítopes ya que con frecuencia tienen varios de ellos) que reacciona con los receptores celulares de los anticuerpos al desencadenarse la respuesta inmune, por ello también se denominan inmunógenos, y pueden hacerse más inmunogénicos al combinarse con sustancias llamadas adyuvantes.

Existen otras pequeñas moléculas llamadas haptenos (Gr. *haptein* = fijar, amarrar) que no son antigénicas por sí mismas pero que al unirse a una molécula "acarreadora" son capaces de despertar la producción de anticuerpos.

La respuesta inmune además de las propiedades de los AGS, depende de la *vía* de entrada para que estos se pongan en contacto con el SVI. (Intradérmica, respiratoria, intravenosa digestiva), así como de la *cantidad,* y la *concentración.* Se les puede medir por técnicas de radioinmuno-ensayo y enzimáticas.

b. *Anticuerpos*

Elemento indispensable para el funcionamiento adecuado del SVI son los linfocitos y de estos los B tienen la capacidad de producir en cuanto se encuentra con un antígeno, glicoproteínas denominadas inmunoglobulinas (Igs) o anticuerpos (ACS). Los ACS se encuentran en el plasma y circulan libremente llegando incluso hasta espacios extracelulares, sin embargo no se les encuentra en el líquido cefalorraquídeo (LCR), sus funciones son complejas y variadas estando determinadas por su estructura con dos cadenas "pesadas" y dos "ligeras" de amino ácidos unidas entre sí. Cada cadena a su vez tiene una porción "variable" (V) o dominio y una llamada "C" que es "constante" o permanente. La codificación de las proteínas de los ACS es determinada genéticamente y las funciones de acuerdo a la estructura básicamente son dos, una que depende de la porción "variable" (paratope) o "idiotipo" encargada del *amarre* con el epítope del antígeno que es única y específica para cada uno de ellos, y la otra originada por la porción constante que es de naturaleza biológica similar a otros ACS, conocida como "isotipo" con funciones no inmunológicas tales como unirse al complemento (C).

Los ACS específicos se unen a las bacterias por medio de la zona Fab. y así les preparan primero para la fagocitosis y después su destrucción; esta primera fase se llama opsonización, por ello a los ACS que promueven la "deglución" celular de los microorganismos se conocen como *opsoninas*. A este proceso sigue la participación del complemento que termina finalmente con la destrucción del agresor.

Las cadenas pesadas permiten la clasificación en 5 clases de inmunoglobulinas, denominadas A, D, E, G y M y cada una de ellas tiene características particulares.

IgA se encuentra en la leche materna, saliva, secreciones gastrointestinales, otros líquidos corporales y se producen hasta 4 grs. diarios

IgD tiene la importantísima función de complementar la actividad del linfocito haciéndole capaz de fijar los AGS en su superficie, sin embargo falta mucho para conocer su función exacta.

IgE hace posible que los mastocitos (Ger. *mast* comida) y los basófilos participen en reacciones de hipersensibilidad. La enfermedades en las cuales se produce gran cantidad de IgE se llaman atópicas (Gr. *Atopos* = fuera de lugar) y aunque von Pirquet (1874-1929) acuñó el término alergia con otro propósito, actualmente se emplea indiscriminadamente. Las gentes con *atopia* producen una gran cantidad del anticuerpo IgE alergeno-específica que induce la infiltración de los tejidos afectados por células T-a2.

IgG, no sólo es el más abundante de los anticuerpos, sino que además tiene funciones variadas como unir a los macrófagos con los receptores de los neutrófilos, ser el principal anticuerpo de la respuesta secundaria consecutiva a la que ocasiona la exposición inicial al AG y combatir extracelularmente a los microorganismos y sus toxinas. Atraviesa la placenta hacia el feto (lo que no hacen las demás) y se le encuentra en los espacios extravasculares. Se elevan por la memoria inmunológica.

IgM, también se les conoce como macroglobulinas y son el principal componente de la respuesta primaria ante un AG; predominantemente intravasculares son los primeros que produce un recién nacido, parecen tener como principal función el combate a las bacterias y virus.

c. *Complejo antígeno-anticuerpo.*

Como ya se mencionó, la molécula proteica de los ACS tiene en la porción variable todo el mecanismo necesario para el "amarre" con un antígeno, cuando se unen se forma el *complejo antígeno-anticuerpo* o *complejo inmune* con la capacidad de iniciar una serie de procesos tendientes a eliminar o neutralizar al invasor y activa el sendero "clásico" del sistema denominado "complemento" (C). Neutraliza a las exotoxinas solubles (difteria tétanos), despierta la respuesta inflamatoria aguda en el sitio de una herida mediante la liberación de histamínicos (aumento de la permeabilidad capilar), inicia la quimiotaxis (atracción de fagocitos y facilitar su acción) y al combinarse con el complemento produce enzimas capaces de destruir la pared bacteriana.

Inmunidad Innata (natural)

Se trata de la forma más antigua de defensa que tenemos, seguramente apareció muy al inicio de la evolución de los organismos multicelulares dado que los genes que participan se encuentran en animales vertebrados, invertebrados y en las plantas. Tiene una acción antimicrobiana inespecífica basada en la fagocitosis particularmente con la participación de neutrófilos, eosinófilos polimorfonucleares, macrófagos, mastocitos, las células asesinas naturales (CAN), y elementos del Complemento (C), péptidos antibacterianos (proteínas de fase aguda) y varias citoquinas (incluyendo interferones). Estos componentes celulares y moleculares mandan "señales" importantísimas para la activación del sistema inmune adquirido y asegura con ello que sólo células T *bacteria—específicas* se activen controlando así uno de los aspectos más importantes de este sistema. No pueden reconocer cada antígeno existente sino que están diseñados para identificar los patrones moleculares patogénicos *específicos* y *comunes* a las bacterias de naturaleza antigénica como el lipopolisacárido (LPS) de la pared de las bacterias Gram negativas, los ácidos teicoicos de las Gram positivas o la manosa, carbohidrato que habitualmente no se encuentra en las células de los vertebrados. Los receptores que reconocen a estos patrones moleculares bacterianos se llaman Receptores de Reconocimiento de Patrones (RRP), están genéticamente codificados y localizados en los macrófagos y en las células dendríticas o interdigitantes que se especializan en la *presentación* de antígenos (células presentadoras de antígenos: CPA), entre las que se incluyen las de Langerhans (1847-1888) de la piel.

Cuando el macrófago, se pega por ejemplo mediante su receptor del LPS al LPS bacteriano, con C14 y el receptor de atracción de la familia de moléculas llamadas "toll" 4 (TLR4) se inicia una cascada dentro del propio macrófago que resulta en la producción de citoquinas y moléculas coestimulantes como RD 80 y RD86 en su superficie lo que facilita a su vez la activación de células T y B del sistema inmune "adaptativo" para asegurar la eliminación definitiva del microorganismo invasor, pero dado que se tarda de tres a cinco días en producir suficiente número de clones (grupo de células genéticamente idénticas con un ancestro común (Gr. *klön* = retoño joven), este sistema innato que opera de inmediato controla la *replicación* bacteriana mediante la generación de péptidos antimicrobianos, fagocitos y la activación de rutas alternas del C lo que le hace una línea de defensa admirable ya que por un lado contiene temporalmente a la amenaza externa y por otro ordena al sistema adaptativo la estrategia para acabar con ella definitivamente.

Con frecuencia se ignora el papel de los eritrocitos y las plaquetas en esta respuesta inmune, pero dado a que tienen receptores de C, desempeñan una importante función en el manejo de los complejos inmunes (antígenos, anticuerpos y componentes del sistema C).

Actualmente se considera que este sistema también juega un papel muy importante en el implante del huevo fecundado.

En resumen, el sistema inmune adaptativo sólo responde contra una bacteria después de que esta fue identificada por la inmunidad innata, la que a su vez no tiene capacidad de reconocer otros antígenos existentes (no bacterianos). La disfunción de los componentes de esta inmunidad pueden contribuir a enfermedades por dos tipos de alteraciones genéticas, una en la cual se inactivan los receptores o las moléculas que participan y otra en la que estos se tornan activos contra antígenos distintos a los bacterianos. En el primer caso se presentan inmunodeficiencias y en el segundo reacciones inflamatorias que son comunes a problemas como el asma, alergia, artritis y enfermedades autoinmunes.

Otra falla "interesante" ocurre en enfermedades crónicas granulomatosas en que los fagocitos no destruyen totalmente a los microorganismos fagocitados.

Por último, es conveniente resaltar la peculiar característica de este sistema: no tiene memoria inmunológica, su respuesta será idéntica tantas veces se cruce con el mismo antígeno.

Complemento

Aunque es un elemento de la inmunidad innata, dado que una se sus principales funciones es la de "puentear" a esta con la inmunidad adquirida, se prefiere tratarle de manera separada.

Otras dos funciones primordiales del Complemento (C) además de la ya señalada, son la defensa contra la infección bacteriana y el deshecho de los complejos inmunes así como de los productos de la respuesta inflamatoria y de las células apoptoticas. Su nombre se acuñó por el hecho de que se había identificado en el suero un compuesto lábil al calor que "complementaba" la acción antibacteriana de los ACS. Hoy en día se le considera un sistema de más de 30 proteínas, algunas de ellas enzimas que abundan en el plasma (más de 3grs por litro o el 15% de la fracción globulínica) así como en la superficie de algunas células.

Lo que fue algo que parecía únicamente "complementario" ha resultado ser un complejo mecanismo hasta en su nomenclatura. Así, las proteínas se denominan de C1a C9 sin embargo no hay orden progresivo porque a C1 sigue C4 después C2, C3 y cuando se parten durante la activación del sistema los fragmentos por ejemplo se llaman C3a y C3b, denominándose habitualmente "a" al pequeño y "b" al grande, sin embargo por "razones históricas" a veces se cambia como sucede con C2 en el cual el grande es llamado C2a y el pequeño C2b.

Funciona en cascada como la de la coagulación y existen tres senderos de activación, uno llamado *clásico*, otro *alternativo* y uno más relacionado con la ligadura de la *manosa* a la lecitina, todos tienen como objetivo la *"partición"* de C3 y a partir de ahí la actividad es idéntica independientemente del sendero.

El sendero clásico aumenta las propiedades *específicas* antimicrobianas de los ACS y sólo se activa cuando estos unidos a los AGS forman los llamados *complejos inmunes*. En este sendero, C1 actúa sobre C2 y C4 para formar a la enzima que divide a C3. Así mismo. La presencia del C permite que se requieran menos AGS para la activación de los linfocitos y en consecuencia la producción de ACS, es decir participa como un adyuvante.

El sendero alternativo *no es específico* y *no depende* de la presencia de ACS, se activa directamente por los microorganismos y la base de su eficacia radica en la estabilización en la pared bacteriana de la enzima C3 convertasa que ocasiona la división de C3, con esto se logra facilitar la fagocitosis, promover la respuesta inflamatoria aguda y la formación de los complejos de ataque a las membranas celulares que al destruir la integridad de estas permite la entrada de agua a la célula y su destrucción. Este es el "puente" con la inmunidad innata.

La manosa que *fija* a la lecitina es miembro de las lecitinas calcio-dependientes que conocemos como colectinas y se une a los grupos terminales de manosa de muchas bacterias lo que al suceder resulta en activación del sistema, partiendo a C3 directamente.

Las pruebas llamadas de *"fijación del complemento"* se emplearon inicialmente para detectar anticuerpos contra algunos virus, actualmente se emplean para la identificación de proteínas y células ajenas al organismo en casos de cáncer o trasplantes.

Inmunidad adquirida

A diferencia de la innata, este tipo de inmunidad requiere de un proceso de "aprendizaje" que como se mencionó anteriormente inicia cuando el sistema innato envía las señales necesarias para que los linfocitos actúen.

El mecanismo de maduración del linfocito es por demás interesante ya que para su desarrollo a partir de la célula totipotencial (célula madre o troncal) de la serie blanca hasta que alcanza su desarrollo en el hígado (vida fetal) y la médula ósea (principal centro de leucopoyesis al final de la gestación) requiere únicamente de la presencia de citoquinas, fibroblastos y algunas proteínas estructurales.

Al final morfológicamente todos parecen idénticos, pero si se buscan los marcadores celulares que tienen en su superficie mediante anticuerpos monoclonales se demuestran diferencias que permite formar dos grupos, los de Racimo de Diferenciación (RD) (inglés *cluster* racimo) 3, 4, 8 y 28 se llaman linfocitos T o células T, y los del RD 19, 21 y 40 son denominados linfocitos B o células B.

Los linfocitos entran a los ganglios linfáticos, las amígdalas, las placas de Peyer, el bazo, las células T viajan hacia las capas linfoides periarteriolares mientras que las B lo hacen hacia los folículos linfoides. También entran a tejidos no linfáticos como el pulmón y el hígado.

Linfocitos T

Los del RD 3, 4, 8 y 28, al salir de la médula ósea, deben para llegar a la maduración definitiva y así estar bien "educados" pasar por el Timo por ello se les conoce también como *células T;* constituyen entre el 20% y el 35% de los linfocitos circulantes y abundan en el tejido linfoide periférico, ganglios linfáticos, bazo e intestino. Cuentan con los llamados receptores de superficie (receptores celulares T, rcT) parecidos a las inmunoglobulinas y las proteínas transmembrana (RD3) que en conjunto operan el sistema de "amarre" para los antígenos. Apoyan a los linfocitos B en la producción de anticuerpos y son responsables de la llamada *inmunidad mediada por células* (IMC) que ofrece protección específica contra la proliferación de patógenos intracelulares. Para desempeñar su función deben migrar a la periferia después de su paso por el tejido linfoide, circulan en el torrente sanguíneo (al que llegan a través del conducto torácico) vigilantes y en búsqueda de AGS, permaneciendo solamente unos 30 minutos en la sangre durante cada ciclo alrededor del cuerpo. A pesar de que el Timo tiende a atrofiarse en la pubertad, el remanente sigue su labor *educadora* de las células T.

Es evidente que los linfocitos T son "tolerantes" a los AGS propios, así desde temprana edad, aunque existen pocas células T circulando, cuando encuentran un antígeno propio, estas son "borradas" por el Timo neonatal mediante el proceso denominado "borramiento clonal". Un segundo mecanismo es el que impide que el antígeno propio presentado por una CPA a la célula T despierte alguna actividad y se basa en que la presentación no se acompaña al mismo tiempo con una señal coestimuladora es decir existe "anergia clonal" con lo que linfocito T se vuelve anérgico, este mecanismo de "seguridad" ha llevado a plantear el principio que no sólo el sistema está preparado para distinguir entre propio y extraño, sino para diferenciar entre antígenos "peligrosos" (para cuya destrucción se requiere de la señal uno más la señal dos) de los "inocuos", en cuyo caso sólo se da la señal uno de activación sin que se presente la dos lo que evita que el aparato se ponga en marcha.

Subpoblaciones de linfocitos T

Los T-ayudadores (T-a) identifican a los péptidos antigénicos que muestran las CPA y a su vez tienen dos subdivisiones, la Ta-1 y la Ta-2. Ta-1 participa en la respuesta inflamatoria y tienen una función de protección contra la alergia además de ayudar a los macrófagos destruyendo a los patógenos intracelulares y activar a los linfocitos T-citotóxicos (T-c), secreta interleucina-2 (IL-2) e interferón gama. T-a2 secreta interleucinas 4 y 10 (IL-4 e IL-10)) que al liberar citoquinas ayudan al linfocito B a producir anticuerpos (IgE), de no producirse la *"desviación inmune"* después del nacimiento hacia Ta-1, ocasionan atopia.

Los T-citotóxicos (T-c) reconocen al antígeno solo cuando se presentan asociados a moléculas del Complejo Mayor de Histocompatibilidad (CMH). Su actividad es importante para combatir a las infecciones virales, destruyendo a los virus antes de que se repliquen. También liberan interferón gamma que aumenta la resistencia de las células alrededor de la infección antes de que esta se pueda diseminar.

Los T-reguladores (T-r) parece ser que suprimen las respuestas inmunes humoral y mediada por células, sin embargo de este terreno falta mucho por conocer.

Desde luego aún hay muchas otras preguntas que responder como por ejemplo: ¿qué moléculas hacen que se adhieran las células T?, ¿como deciden qué señal seguir en un ambiente saturado de substancias quimiotáxicas?, ¿qué hace que decidan quedarse o cuando irse?, ¿existen substancias antiadherentes?

Linfocitos B

Los de RD 19, 21 y 40 maduran en la médula ósea que en lengua inglesa se denomina *"Bone marrow"* (de ahí el nombre de *células B*), en los pájaros el principal órgano linfoide que las produce se llama bolsa de Fabricio (1553-1619), cuando terminan su diferenciación también se llaman células plasmáticas. Comprenden entre el 65% y el 80% de los linfocitos circulantes y contienen inmunoglobulinas como receptores antigénicos. Su función es la síntesis y secreción de anticuerpos que proporciona la inmunidad humoral específica contra antígenos microbianos extracelulares y neutraliza exotoxinas bacterianas como la de *Clostridia* o *C. diphteriae,* en consecuencia son responsables de la *respuesta humoral* o *mediada por ACS* contra antígenos extraños.

Es difícil poder imaginarse a cuantos antígenos nos exponemos a lo largo de toda la vida, sin embargo el mecanismo de defensa es tan preciso y flexible que siempre responde. La protección inicia cuando el linfocito B reconoce con los receptores que están en su pared (cada célula tiene muchos) a un agresor, en ese momento inicia la proliferación celular y su diferenciación (formación de clones) para la producción de los ACS específicos requeridos para neutralizar al invasor, a esta respuesta se le llama expansión clonal y es considerada como una respuesta inmune primaria. Para hacer las cosas más sorprendentes, no todas las células B que encuentran y se unen a estos antígenos se diferencian, algunas persisten circulando como células B de memoria, cuando nuevamente el antígeno se presenta, el "recuerdo" de su anterior presencia dispara la respuesta secundaria que es mucho más rápida e intensa que la original, generando títulos muy elevados de ACS.

Como se desprende de lo anterior, la diferencia fundamental entre las células B y T radica en el hecho de que las B sintetizan y secretan ACS que interactúan con los AGS. Las T deben migrar hacia la periferia para neutralizar o eliminar a los propios AGS, y actúan "personalmente" a más de que dependen del Timo para su definitiva maduración y en consecuencia actividad.

Cuando los linfocitos se encuentran con un AG por primera vez se produce la *respuesta inmune primaria* que genera células T y B efectoras y las células T y B de memoria, estas últimas permiten que se monte una respuesta secundaria más intensa en cantidad y calidad cuando se vuelva a aparecer el mismo AG. El concepto de la vacunación precisamente se basa en la buena memoria y la exposición a un AG inocuo de un agente patógeno de tal manera que cuando éste se presente en otra ocasión la respuesta sea de tal magnitud que no podrá tener ninguna acción deletérea.

Otros leucocitos.

Los *monocitos* que se producen en la médula ósea, también se llaman macrófagos o histiocitos y como es fácil de entender su función es la fagocitosis, sin embargo son capaces de producir algunos ACS y citoquinas.

La apoptosis de los linfocitos

Por último es conveniente señalar que no toda la progenie de células blancas prolifera ni es eterna, su muerte se encuentra programada por apoptosis (Gr. *Apo* = fuera + *ptosis* = caer), cuando esta se altera pueden ocurrir dos situaciones interesantes. La primera, lamentable, es que sea defectuosa y no se destruyan los linfocitos que desconocen como propios a los antígenos del individuo y con ello contribuyan a enfermedad autoinmune. La segunda, benéfica, es que su retraso o bloqueo permite la acción prolongada de linfocitos útiles y con ello evita o retarda la aparición de inmunodeficiencias.

Inmunidad del rebaño

Anteriormente se mencionó la memoria inmunológica, consecuencia de la producción de linfocitos precursores durante la exposición primaria a un AG o la permanencia de pequeñas cantidades de este en los tejidos linfoides que mantienen activados a las células T y despiertan la producción permanente de ACS protectores.

La transmisión de ACS de una mujer embarazada es un fenómeno impresionante ya que estos, además de proteger al feto, lo hacen al recién nacido y al lactante aminorando con ello la acción bacteriana pero permitiendo la inmunización es decir actuando como *"vacunas fisiológicas"*. Los ACS maternos son el reflejo de la memoria acumulada de la mujer y son semejantes a los de los individuos que viven a su rededor, por ello realmente no se trata de un hecho individual sino de la transmisión de generación en generación de un *"recordatorio inmunológico"* que no sólo protege a un hijo, lo hace a sus hermanos, a sus vecinos y a los de las generaciones venideras asegurando así la protección del rebaño humano.

Sin embargo el desarrollo en términos generales del nivel de vida y las mejores medidas higiénicas han disminuido la exposición a bacterias que podrían perpetuar la existencia de ACS contra ellas, eliminándose paulatinamente la defensa transmitida por la madre; más grave aún es que las progenitoras modernas no están en contacto con la carga de ACS a los que su propia mamá estuvo expuesta y en consecuencia la defensas que transmiten a sus hijos son aún menores que las que ellas tuvieron al nacer, así la protección inmunológica del rebaño va disminuyendo y puede aumentar la susceptibilidad de los niños del futuro contra infecciones ya controladas o que las que actualmente son intrascendentes se presenten en formas graves. La única defensa contra este peligro estriba en la inmunización materna con vacunas efectivas que sean capaces de despertar la producción de ACS para que estos pasen al producto. Aún así existe el peligro teórico de que la carga de ACS no sea suficiente y las infecciones de la niñez aparezcan en la adolescencia en forma florida y grave. Si a esto sumamos el hecho de que la protección contra algunos virus se adquiere únicamente por la *ingesta* de IGA a través de la leche materna, la promoción a la lactancia materna es un complemento indispensable.

Las infecciones y la respuesta inmune.

La respuesta inicial contra los microorganismos generalmente empieza en los ganglios linfáticos aunque también se les encuentra después de haber sido inhalados o ingeridos. Los que entran al organismo a través de las mucosas activan el tejido linfático local así los inhalados despiertan actividad en los adenoides y las amígdalas palatinas, y los del intestino son trasportadas a las placas de Peyer (1653-1712) en donde se da la respuesta inmune. Los linfocitos activados desde la faringe o las placas de Peyer, pasan a la sangre y llegan a sitios como la lámina propia en donde se producen grandes cantidades de IgA, este es un mecanismo muy interesante porque la respuesta se induce en un sitio y esta se replica en muchos sitios del organismo.

Existen dos modelos de infecciones. El primero es el que ocasionan algunas bacterias y parásitos así como todos los virus en que el agente patógeno forzosamente existe y se reproduce dentro de las células, y el otro en que las bacterias y los parásitos lo hacen fuera de ellas.

Las infecciones son agudas y crónicas, en el primer caso la respuesta del organismo es eficiente y las elimina rápidamente, en las segundas el sistema inmune no es capaz de erradicarles.

Desde luego los ACS actúan de inmediato y con ello previniendo o limitando a la infección original destruyendo en el caso de agentes intracelulares a las células infectadas con sus mecanismos citotóxicos o con lisis mediada por C.

Cuando la infección es extracelular los ACS específicos se "pegan" al microorganismo con la porción Fab proceso que se conoce como "opsonización" lo que le prepara para la fagocitosis, la porción Fc del AC que ya se ha unido a la bacteria, se une a los receptores Fc de los macrófagos y otras células con capacidad para fagocitar, al mismo tiempo se parte C3 del C y entonces tenemos respuesta inflamatoria y fagocitosis, estableciendo un doble mecanismo de ataque. Es muy importante que a los microorganismos se unan los ACS porque de no hacerlo pueden ser "tragados" por las células (endocitosis) pero no destruidos de manera eficiente; como ya se mencionó el sendero clásico del C es primordial para un efecto adecuado.

Algunas bacterias pueden oponerse a la opsonización bloqueando la porción Fc del AC mediante una proteína específica de su pared como sucede por ejemplo con *S. aureus* y su proteína A.

Inmunodeficiencias.

Pueden ser congénitas (hereditarias, primarias, genéticas) o secundarias a consecuencia de enfermedad, drogas, radiación e infecciones; se llama *anergia* cuando existe la inhabilidad de producir una respuesta inmune contra un antígeno.

Inmunodeficiencias congénitas.

Actualmente se conocen más de 95 alteraciones de esta naturaleza, y además de la susceptibilidad a las infecciones, también se ha identificado un mayor riesgo a padecer por ello enfermedad autoinmune o cáncer. Así mismo las alteraciones genéticas pueden afectar otros elementos del sistema inmune como las células CAN y fagocíticas y las proteínas del complemento. Los genes (Gr. *gennan* = producir) que regulan la función inmunitaria se encuentran distribuidos por todo el genoma (*gene* + cromosoma) sin embargo muchos están ligados al cromosoma X.

La inexistencia de linfocitos B y T o algún defecto en su funcionamiento, desarrollo o maduración evidentemente constituyen un problema serio,

En ausencia de células B no existe capacidad para sintetizar ACS y obviamente quienes le padecen son extraordinariamente sensibles a infecciones bacterianas que se presentan hasta varios meses después del nacimiento al estar protegidos inicialmente por los ACS maternos, además conservan la respuesta adecuada contra infecciones por hongos, micobacterias y virus porque cuenta con células T. Igualmente aún con la presencia de células B es posible que exista deficiencia selectiva de ACS o la específica de alguna inmunoglobulina como IgG e IgA. Desde 1981 la mayoría de estos problemas se manejan con la administración de inmunoglobulina.

En ausencia de las células T, por ejemplo cuando el timo no se forma en el embrión, hay buena respuesta humoral contra las infecciones biogénicas pero no contra las virales o micobacterianas, lo que coloca en altísimo riesgo a los menores que se vacunan por mencionar algunas contra el sarampión y la tuberculosis (TB). En estos casos, con mucha frecuencia se asocia una mala función de las células B ya que la producción de la mayoría de los ACS requiere de la "ayuda" de las T. A diferencia de los ACS maternos que pasan a través de la placenta hacia el feto y le protegen por varios meses, las células T de la madre no lo pueden hacer porque hay diferencias en los AGS celulares de ambos, precisamente estas diferencias predispondría a un ataque por parte de los linfocitos T maternos contra el feto si no fuese por la ausencia de los AGS en las áreas de contacto placentario.

La falta de ambos linfocitos, ocasiona inmunodeficiencia combinada y en consecuencia la inmunidad humoral y mediada por células no existe, cuesta trabajo imaginar la severidad del problema en un mundo en donde las bacterias nos "colonizan" desde las primeras horas de vida por lo que constituye una emergencia pediátrica que afortunadamente hoy se puede resolver mediante el trasplante de células madre (totipotenciales) hematopoyeticas.

Actualmente no basta en clasificarles de acuerdo con las manifestaciones clínicas, es indispensable que se les agrupe de acuerdo a las moléculas específicas afectadas genéticamente

Inmunodeficiencias secundarias

Las enfermedades de los tejidos productores de células blancas ocasionan cuadros severos. Por ejemplo en el mieloma múltiple a pesar de producirse gran cantidad de inmunoglobulina monoclonal no hay "variación" en las células B y en consecuencia la inmunidad humoral se encuentra seriamente afectada. El linfoma tipo Hodgkin (1798-1866) cursa con deficiencia de células T y hay gran susceptibilidad a las infecciones virales, por hongos o Micobacterias.

Muchos pacientes oncológicos tienen alteración en su función inmunológica particularmente los portadores de leucemias, linfomas, melanoma maligno y los que en ocasiones son originados por agentes oncogénicos como el virus de Epstein (1921-?) y Barr (1932-). El empleo de substancias inmunosupresores para permitir la sobrevida de órganos o tejidos trasplantados potencializan el peligro porque suprimen la acción de los linfocitos T de los cuales los citotóxicos tienen como función impedir que las células B infectadas se reproduzcan, lo que hacen sin ningún impedimento al fallar las T.

Enfermedad autoinmune

Anteriormente se mencionó que la *tolerancia* es la habilidad del sistema inmune de reconocer lo propio como "amigo" y no desencadenar todas sus baterías contra la configuración antigénica que nosotros tenemos, por lo tanto se ha considerado que es vital para evitar la tragedia de la enfermedad autoinmune. Sin embargo cerca del 5% de la población occidental es intolerante a alguno (s) de sus antígenos estructurales ocasionando con ello un síndrome clínico producido por la activación "espontánea" de los linfocitos T, B o ambos sin la presencia de agentes infecciosos u otras causas identificables aún (quizá vendría bien el término idiopática).

Sin embargo, es el momento de preguntarnos si sería conveniente considerar la posibilidad de que más que la perdida de la tolerancia, el mecanismo que explica este problema sea en realidad el cambio en los microambientes producido por la acción de citoquinas inflamatorias, de ser así lo que faltaría es precisamente saber con certeza que es lo que despierta una respuesta anormal y como los linfocitos ocasionan el daño al propio sujeto ya que en si la presencia de autoanticuerpos puede ser inocua además de fisiológica y necesaria para remover productos resultantes de daño tisular ocasionado por cualquier causa.

Estas enfermedades habitualmente se han clasificado clínicamente como sistémicas como lo es la artritis reumatoide, u órgano (células) específicas como lo es la diabetes mellitus Tipo I. Pero la luz de los conocimientos actuales nos facilitará poder clasificarles más por su mecanismo de producción que por lo extenso de su impacto y así poder diferenciar entre las producidas por las *alteraciones* de la selección, control o destrucción de las células T o B, de aquellas en las cuales el problema radica en la respuesta "aberrante" contra un antígeno propio o extraño. De lograrse esto seguramente el manejo terapéutico podría ser individualizado y orientado más a la causa de la enfermedad.

La posibilidad de que estos problemas también estén relacionados con la exposición a agentes infecciosos y la inhabilidad de destruirles completamente, ha cobrado mayor relevancia particularmente a raíz del desarrollo de la teoría de la inmunidad del rebaño. Supongamos que el virus A enteropatógeno ambiental puede producir lesiones cardíacas o pancreáticas en el humano e imaginemos también que una madre ha vivido en excelentes condiciones higiénicas y nunca ha sido contaminada seriamente por este virus. Al embarazarse los anticuerpos maternos no serán suficientes para proteger totalmente al producto por lo que este virus (A) al ser ingerido por el recién nacido, puede emigrar del intestino hacia el páncreas o el corazón dependiendo del grado defensa (incompleto) que la madre le pudo proporcionar al darle el pecho (IGA) o por su plasma (IGM). Las células afectadas de ambos órganos pueden ser o eliminadas directamente por la acción citotóxica del virus o porque los linfocitos T-citotóxicos del huésped las destruyan; sea lo que fuere, la liberación prolongada de AGS provenientes de las células beta o de los miocitos, ocasiona ya sea la presencia de células T que responden a estos "autoantígenos" y en consecuencia actúan como linfocitos T "autoinmunes", o bien que las células B produzcan "autoanticuerpos"; el problema realmente es que ambos mecanismos pueden perpetuarse por si mismo en el tejido linfático del órgano afectado. Si la madre lo hubiese protegido adecuadamente al estar ella misma inmunizada esto no hubiese sucedido.

Llama la atención que muchas enfermedades como la diabetes Tipo 1 y otras enfermedades autoinmunes hayan aumentado preocupantemente en los países muy desarrollados y en las zonas urbanas de aquellos con franca mejoría en las condiciones de vida, esto sin duda aunado al incremento en las enfermedades alérgicas, nos obligará a considerar seriamente esta posibilidad y a plantear esquemas de inmunización innovadores y dinámicos extendidos quizá más allá de la niñez y la adolescencia o con variaciones geográficas.

Reacciones transfusionales.

Karl Landsteiner (1868-1943) descubrió los grupos sanguíneos en 1900 y por ello recibió el premio Nobel de Medicina y Fisiología en 1930. Esta aportación destruyó la barrera formidable que impedía cimentar una de las bases más sólidas de la práctica médica y quirúrgica, sin embargo aún en la actualidad después de más de 100 años, la transfusión sanguínea sigue sin ser *inocua*, debiéndose considerar como un procedimiento peligroso, que aunque muy útil, de no estar bien indicado ocasiona riesgos de naturaleza inmune así como la posibilidad de transmisión de enfermedades y complicaciones técnicas fatales que pueden someter al enfermo a mayor riesgo que el beneficio que se busca. Además de los eritrocitos, los leucocitos, las plaquetas, y las proteínas del plasma tienen capacidad antigénica y los leucocitos del donador pueden activarse en contra los antígenos del receptor. En este capítulo únicamente se mencionan las reacciones ocasionadas por problemas inmunológicos, las cuales durante la primera mitad del siglo XX se presentaban en uno de cada 500 casos, y actualmente en uno de cada 600,000.

Grupos sanguíneos

Se han identificado unos 22 de ellos y son determinados por la presencia en la superficie de los glóbulos rojos de antígenos que se heredan por genes alélicos (Gr. *Allelon*= uno de otro) que se encuentran en un "locus" (lugar) de los pares cromosómicos, es decir yo soy grupo A porque tengo en mis eritrocitos ese antígeno lo que su vez fue determinado por herencia. En la práctica cotidiana los grupos con real significado clínico son ABO y Rh, los demás muy rara vez ocasionan problemas transfusionales.

De acuerdo con lo anterior, los eritrocitos pueden tener antígenos A, B, ambos (AB) o carecer de ellos (O). Para hacer interesante las cosas (o complicarlas), todos tenemos en el suero anticuerpos naturales la mayoría macroglobulinas IgM que como ya se señaló anteriormente son el componente más importante de la reacción primaria a la infección. Se les llama *aglutininas* y actúan contra antígenos eritrocíticos a los que también llamamos *aglutinógenos*, en consecuencia quien tiene antígeno A no podrá tener anticuerpo (aglutinina) *anti-A* pero si *anti-B*; con antígeno (aglutinógeno) B puede tener aglutinina anti-A, pero nunca anti-B; aquellos con grupo AB no pueden tener ninguna de las dos aglutininas y los portadores de grupo O tienen abundancia de ambas. Dado que estos antígenos y anticuerpos se comparten únicamente entre la especie humana, es costumbre acompañarles con el prefijo *iso*. Una situación extraordinariamente interesante es el hecho de que en los recién nacidos no se detectan los isoanticuerpos (anti-A y anti-B) los que empiezan a presentarse débilmente a partir del tercer mes de vida y llegan a su expresión máxima a los 5 años de edad, si alguno es detectable al nacimiento seguramente es de origen materno. En consecuencia la pregunta inmediata que esta situación despierta es como se inicia la producción de dichas hemoaglutininas, y la respuesta es que esto aún no se entiende del todo, se piensa que deben existir algunas substancias antigénicas en la naturaleza que ocasionan una "sensibilización natural" como sucedería por la exposición a polisacáridos antigénicos muy semejantes a los isoantígenos A y B provenientes de las paredes de bacterias ingeridas lo que despierta la producción de hemoaglutininas sólo contra el polisacárido *no* existente en los glóbulos rojos del individuo.

Situación relativamente peligrosa es el hecho de que del hemoaglutinógeno A, existen los subgrupos A1, A2 y A3, siendo el más "fuerte" y común el primero (80% de los grupos A y AB). A2 se encuentra en el 20% restante, pero tiene el enorme inconveniente de ser con alguna frecuencia "débil" y es posible que en A2B, sólo se detecte B y se tipifique equivocadamente, o A2O se tipifique O. Otro problema por esta situación es que los portadores de A2 con alguna frecuencia (1 al 8%) tienen hemoaglutininas anti A1.

El sistema que forma al grupo Rh es uno de los complejos inmunológicos mas polimórficos e importantes del hombre. Toma su nombre del primate no humano llamado *Macaca mulatta* (Rhesus) en donde se le encontró en 1940 aunque estudios de la evolución le identifican en peces y batracios desde el Cámbrico, el más antiguo de los periodos de la era paleozoica, hace algo así como 510 millones de años; desde luego, sigue siendo un enigma como apareció en el *Homo sapiens*. La proteína Rh es de los eritrocitos y tiene muchas variantes, incluso hay discrepancia en la terminología, existiendo dos grupos, uno inglés y otro norteamericano. Del antígeno Rh, D (Rh0) es el más antigénico y dominante por ello cuando está presente el sujeto es RhD+, pudiendo existir en un solo cromosoma (heterocigoto) o en ambos (homocigoto) los que no lo tienen, son RhD-. La cifra de positivos y negativos varía, por ejemplo entre los europeos 80% son + y 20 %—, sin embargo en China y la región del medio oriente sólo el 55% es +.

A diferencia de los otros grupos, no existen anticuerpos naturales contra D, si se detectan esto es debido a que la persona estuvo en contacto con el antígeno y esta "sensibilizado", situación que puede suceder cuando un paciente siendo negativo, recibe sangre +, o cuando sangre de un feto + sensibiliza a su madre que es negativa.

Como se desprende de lo anterior, los eritrocitos son antigénicos por A, B y Rh, el plasma tiene capacidad de respuesta inmune porque ahí se encuentran las hemoaglutininas naturales (o anticuerpos antiRhD) de tal manera que una de las principales causas de las reacciones transfusionales hoy en día son las producidas por incompatibilidad sanguínea.

Pruebas de compatibilidad

Es evidente que para poder efectuar una "trasfusión sanguínea segura", se requiere que no existan diferencias entre la sangre del receptor y la del donador, ya que al administrarse sangre homóloga, se trasfunden antígenos del grupos menores y del sistema ABO, de Rh, del sistema de histocompatibilidad leucocitaria (SHL), de las plaquetas y de algunas proteínas plasmáticas, por ello siempre se realiza tipificación de grupo y Rh, pruebas cruzadas y rastreo con búsqueda de anticuerpos, para así identificar *"in vitro"* las reacciones que podrían suceder *"in vivo"* y desde luego siempre se estudian las sangres del *donador* y del *receptor*. Estos procedimientos de laboratorio y la aplicación del producto requieren de personal permanentemente capacitado, ya que la gran mayoría de las reacciones adversas se deben con mucho a errores de manejo e identificación, y no a las de incompatibilidad las cuales pueden ser prevenidas con los recursos actuales.

Reacciones hemolíticas

Grupo ABO
La incompatibilidad de grupo ABO, genera *hemólisis* intravascular, la gravedad de ella depende de la cantidad y tipo de los anticuerpos, el volumen administrado puede ser importante pero en la práctica a veces sólo unos cuantos centímetros bastan para una reacción muy grave aunque en ocasiones se toleran hasta 200 o más cc., la mortalidad llega a ser de 3%. La ruptura del eritrocito libera hemoglobina que al llegar al riñón produce hemoglobinuria (orina roja) y necrosis tubular aguda; algo de ella se convierte a bilirrubina (indirecta) en el sistema reticuloendotelial y se presenta ictericia. También puede ser ocasionado porque un receptor este sensibilizado a antígenos de grupos menores por transfusiones previas. Existe la posibilidad de una reacción tardía (retardada) cuando el receptor tiene anticuerpos débiles contra los aglutinógenos del donador los cuales al ingresar "disparan" una respuesta inmune secundaria resultante en elevación de las hemoaglutininas la cual de 5 a 10 días después de la administración de la sangre resulta en la destrucción masiva de los *eritrocitos transfundidos* con la aparición de fiebre, ictericia, hemoglobinuria y disminución de la hemoglobina.

En ocasiones se presenta un cuadro semejante clínicamente pero que no es ocasionado por la incompatibilidad de grupo sino por gran cantidad de hemoglobina libre en la unidad empleada resultante de la hemólisis de los glóbulos rojos almacenados. La administración de sangre muy contaminada por bacterias produce sintomatología semejante.

Grupo Rh
Los problemas con este sistema son reacciones transfusionales y la enfermedad hemolítica del recién nacido.

Los sujetos Rh- que reciben sangre Rh+, forman anticuerpos anti-Rh, entre más transfusiones se hagan mayor será la respuesta inmunológica formando más anti-Rh llegando, de ser el caso, a dar reacciones hemolíticas tan graves como las de incompatibilidad a grupo mayor.

Una cosa semejante sucede cuando una madre Rh- recibe a través de la placenta eritrocitos Rh+ que despiertan la respuesta inmune contra ellos resultante en la formación de anti-Rh que es IgG, el principal anticuerpo de la respuesta inmunológica *secundaria,* a diferencia de los hemoaglutininas anti-A y anti-B que son IgM (primaria). El paso en sentido contrario de los anticuerpos maternos hacia el producto ocasiona la hemólisis de los eritrocitos Rh+ del producto. La enfermedad hemolítica del feto y el recién nacido es un problema de salud pública, se describió por primera vez en Francia en 1609 pero fue sólo hasta 1932 en que se demostró que la hemólisis severa despierta la eritropoyesis extramedular que a su vez causa hepatoesplenomegalia con el ingreso a la circulación de una gran cantidad de eritroblastos (Gr. *Erythros* = rojo + *blastos* = germen) de donde se desprende el nombre de "eritroblastosis fetal". La liberación de grandes cantidades de hemoglobina (Hb) ocasiona ictericia y el depósito en el cerebro de bilirrubina no conjugada altamente neurotóxica da origen a una enfermedad casi siempre fatal llamada *"quernicterus"* (Ger. *Kernicterus* ictericia nuclear).

El problema es serio, las lesiones pueden presentarse desde la semana 34 de gestación, y aunque la exanguino-transfusión con el recambio de los eritrocitos Rh+ del producto por Rh- ha reducido importantemente la mortalidad por esta causa, el problema del diagnóstico *"in utero"* sigue siendo un reto, ya que cuando el padre es heterocigoto existe sólo el 50% de posibilidades de que el producto sea Rh+, si es negativo, no hay nada que hacer, pero si es + se debe considerar la posibilidad de adelantar el nacimiento (inducción o cesárea) a la semana 32 a pesar de los riegos de la prematurez. Actualmente es posible determinar el Rh del producto mediante muestras de plasma *materno*, sin duda esto ayuda al manejo preventivo adecuado.

Es conveniente recordar que la sensibilización a Rh de la madre puede ocurrir también por aborto, amniocentesis, embarazo ectópico y transfusión de sangre Rh+ o de alguno de sus productos "contaminado" con eritrocitos + como sucede con la administración de plaquetas.

20 años después del descubrimiento del Rh, en 1960, se demostró que era posible prevenir la isoinmunización de Rh administrando inmunoglobulina Rh0 (D) que contiene anticuerpos contra RhD. A pesar de muchos estudios aún no es posible determinar el mecanismo exacto por el que se logra la protección, inicialmente se consideró que esto se debía a que los glóbulos rojos Rh+ fetales en la madre Rh0 eran eliminados o neutralizados por la inmunoglobulina. Independientemente de ello, actualmente se recomienda administrarle a menos que se sepa que el padre es Rh-, a la 28 semana de gestación y una segunda dosis a las 72 horas posparto, igualmente debe administrarse después de un aborto, amniocentesis, cualquier otro procedimiento intrauterino o en caso de que se detecte en la sangre materna eritrocitos fetales. Si el cuidado prenatal es adecuado, se logra reducir el problema de la isoinmunización hasta en un 96%.

Es posible que haya casos de enfermedad hemolítica del recién nacido por incompatibilidad AB0 entre la madre y su producto.

Reacciones febriles no hemolíticas.

Leucoaglutininas.

Estas ocasionan reacciones febriles no hemolíticas, son relativamente comunes después de la transfusión sanguínea y se deben a la acción de anticuerpos del receptor (leucoaglutininas) vs. leucocitos del donador. Además de fiebre, escalofríos, taquicardia y ocasionalmente confusión, hay disnea, hipoxemia y una lesión pulmonar característica a los Rayos X con infiltrados nodulares hiliares, el cuadro es muy semejante al de insuficiencia respiratoria aguda del adulto. Se presentan más frecuentemente después de la administración de sangre total y se han atribuido a incompatibilidad con el sistema del Antígeno de Histocompatibilidad Leucocitaria (AHL), produciéndose las leucoaglutininas por sensibilización debida a transfusiones repetidas o durante el embarazo.

Pirógenos

A pesar de los cuidados que se tengan en la recolección de la sangre, es posible que ésta se contamine con bacterias, polvo, suciedad o proteínas extrañas, ocasionando un cuadro de aparición súbita, generalmente unos cuantos minutos después del inicio de la transfusión, caracterizado por escalofríos, fiebre náusea y ocasionalmente calambres y diarrea.

Reacciones alérgicas.

No del todo raras, se ocasionan por la presencia en la sangre del donador a las que el receptor es alérgico (por ejemplo antibióticos), pueden llegar a ser ataques asmáticos graves, aunque generalmente se presenta únicamente urticaria.

Reacciones citopénicas

Trombocitopenia.

Las plaquetas contienen por lo menos tres sistemas antigénicos, el ABO que comparten con los eritrocitos (no tienen antígeno Rh), el antigénico específico plaquetario que rara vez ocasiona problemas y uno relacionado con los HLA (Ing. *Human Luekocyte Antigens* que hace refractarios a los pacientes a la administración repetida de plaquetas o bien que ocasionan cuadros febriles después de su transfusión. Existen otros anticuerpos antiplaquetarios como los causantes de la trombocitopenia crónica idiopática.

Reacciones anafilácticas

La transfusión de sangre o el embarazo, puede ocasionar la generación de anticuerpos anti-IgA que ocasionan reacciones indeseables en presencia de proteínas plasmáticas, con taquicardia, dolor de cabeza y disnea, cuadro semejante a otras reacciones anafilácticas. Rara vez se confirma el diagnóstico porque las pruebas de laboratorio son complejas. En caso que se sospeche la posibilidad de que se puede presentar este tipo de complicación, se recomienda el empleo de productos sanguíneos como eritrocitos lavados o células congeladas.

Reacción de injerto contra huésped.

Los leucocitos que contienen las unidades de sangre, pueden seguir tres caminos. El primero es el de ser secuestrados en el pulmón, hígado, bazo y quizá en otras áreas con tejido reticuloendotelial y desaparecer más o menos rápido, situación semejante a la del rechazo de un injerto. La segunda senda es que persistan y circulen por muchos años en el torrente sanguíneo del receptor sin causar daño porque han sido "tolerados". El tercer camino lo siguen cuando los glóbulos blancos donados tienen alguna semejanza con el HLA receptor, cosa que se potencializa si existe inmunosupresión en el mismo permitiendo su implante con la consecuente linfoproliferación y a partir de ello estar en posibilidad por su propia actividad citotóxica y la capacidad de liberar citoquinas, de atacar a las células de quien les alberga, en consecuencia la *enfermedad injerto contra huésped postransfusional* resulta del ingreso de leucocitos inmunofuncionales, incompatibles con los de un huésped que cursa con insuficiencia inmune de tal magnitud que no se destruyen los leucocitos extraños viables que se reproducen y al ser incompatibles, desconocen los tejidos del nuevo ambiente.

Se encuentran en riesgo, los niños que reciben exanguinotransfusiones intrauterinas o al nacimiento así como los que cursan con síndromes de inmunodeficiencia, cáncer particularmente cuando la quimioterapia se combina con radioterapia y anemia aplástica. La reacción se presenta de una a dos semanas después de la transfusión, con fiebre, diarrea eritema, pancitopenia y hepatitis; es posible prevenirle radiando la sangre antes de administrase con dosis que solo destruyan las células blancas, dado que existe mayor posibilidad de que se de esta reacción cuando se transfunde producto de parientes consanguíneos, si es el caso, debe considerarse seriamente este manejo.

Inmunomodulación.

Cada día se comenta con mayor insistencia el hecho de que la transfusión sanguínea altera la respuesta inmune haciendo con ello más susceptible al receptor a infecciones, a la recurrencia de cáncer y a la reactivación de virus de los que se es portador asintomático.

Se ha demostrado que esta práctica altera la cantidad de linfocitos circulantes, cambia la función de las células B, modifica la proporción de las T, disminuye la actividad de las presentadoras de antígeno y activa a las inmunes. Si los leucocitos alogénicos ya sean linfocitos, monocitos o células dendríticas tienen algo que ver no ha sido demostrado, pero empieza a considerarse lógico que se haga hasta lo imposible para disminuir rutinariamente de las unidades tanto como sea la posible la presencia de estas células blancas.

Desde 1973 se sabe que la administración de sangre *antes* de trasplante renal, mejora la sobrevivida de los aloinjertos cadavéricos, por años en muchos centros se ha transfundido de manera rutinaria a los pacientes días antes a la intervención; a pesar de que no se conoce el mecanismo la mayoría acepta su existencia.

Aunque aún existe controversia, la literatura insistentemente señala la posibilidad de mayor recurrencia de lesiones malignas después de tratamiento quirúrgico en pacientes politransfundidos antes de la cirugía. Aún no hay estudios "perfectos" que afirmen o rechacen científicamente este hecho, pero lo real es que hay inquietud al respecto.

Lo mismo sucede en relación a los riesgos de infecciones postoperatorias, sin embargo muchísimas comunicaciones concluyen que la transfusión es el elemento terapéutico más universal en pacientes con infecciones de esta naturaleza. Incluso se acepta que hay menos problemas si se recurre al empleo de sangre *sin* leucocitos. Ya se mencionó anteriormente la reacción injerto contra huésped que puede tener consecuencias devastadoras.

Se conoce de la existencia de algunos virus en las unidades alogénicas como el de la llamada hepatitis G, los TT y otros agentes no identificados del todo cuya acción aún no se define pero que puede estar asociada con el efecto inmunoregulador que se discute y que puede ocasionar por ejemplo que HIV, Epstein-Barr y citomegalovirus se reactiven después de la administración de sangre, igualmente los hechos sugieren que evolucionan más mal los pacientes con SIDA politransfundidos. También parece ser que proporciones elevadas de ciertas proteínas en concentrados de factor VIII ocasionan inmunosupresión en sujetos con hemofilia A.

Otras reacciones.

La reacción periocular postransfusional caracterizada por turgencia bilateral y enrojecimiento de la conjuntiva y los párpados es rara y se ignora la causa. Generalmente es autolimitada.

Existen otros problemas que despiertan reacciones anafilácticas pero que no son relacionadas con el tejido hemático que se transfunde sino por el almacenamiento o el material del reservorio.

Conclusión

La transfusión sanguínea es un recurso indispensable para la practica moderna de la cirugía, sin embargo se debe emplear con cautela y sólo en situaciones en las que se considere que los riesgos sean menores que los resultados deseados. Mucho sabemos hoy en día, pero no podemos realmente cuantificar lo que ignoramos por ello insistimos en la conveniencia de desarrollar programas de empleo de sangre autóloga y difundir la alternativa de tratamiento como por ejemplo la administración de hierro dextrán para el manejo de anemias postoperatorias en vez de tejido hemático "extraño".

Trasplante de órganos y tejidos

En 1900 Alexis Carrel (1873-1944) describió su excelente técnica para lograr la anastomosis vascular funcional, por ello en 1912 recibió el premio Nobel de medicina y fisiología, actualmente los cirujanos del mundo siguen los principios que el diseñó para la revascularización de órganos sólidos trasplantados.

Trasplante o injerto como se le llama al órgano o tejido suceptible de ser trasplantado, es la colocación deliberadamente planeada de alguno de ellos, en un sitio diferente a su situación anatómica original ya sea en el mismo individuo o en otro ajeno llamado receptor. Puede ser *vital* es decir que su éxito depende de su integridad y función tisular, o ser *estático* en la que cumple con una acción pasiva de naturaleza mecánica que permite el crecimiento a través de él de células del huésped, como si fuera un andamio.

Existe gran diferencia entre *autotrasplante* (sería más correcto llamarle trasplante homólogo o autólogo) en el cual se trasladan de un sitio a otro tejidos del mismo individuo en donde no hay respuesta inmune en su contra o de transferencias entre gemelos idénticos (trasplante sinérgico) y los aloinjertos en que los tejidos de individuos de la misma especie son antigénicamente diferentes. El primero "pega" sin problema, en el segundo (aunque con excepciones como se verá más adelante) se despierta una respuesta inmune que hace que "no prenda" a menos que se pueda suprimir dicho *"rechazo"*. La posibilidad de trasplantar órganos entre diferentes especies, xenoinjertos (Gr. *xenos* = extraño) ha cautivado la imaginación desde siempre y ocasiona respuestas inmunes de diferente naturaleza, pudiéndose considerar provenientes de seres filogenéticamente lejanos o *discordantes*, como serían los centauros mitológicos, o entre los primates, es decir *concordantes* ya que proceden de una misma especie como sería entre los mamíferos denominados primates, entre los que se encuentran los monos y claro nosotros los humanos.

Reacción a un aloinjerto

Si se injerta un fragmento de piel a otro individuo, la reacción inicial es la idéntica como si el tejido fuese de si mismo, se forman capilares, hay circulación, crecimiento celular y reproducción de las mismas es decir se va integrando paulatinamente, pero súbitamente como si de la nada, el nuevo tejido es invadido por linfocitos, la circulación se detiene, el injerto muere y desintegra. Si se aplica un segundo injerto, sucede lo mismo, pero más rápido. Desde luego este fenómeno es una reacción inmune ocasionada por los antígenos contenidos en el tejido trasplantado, la gravedad de la reacción depende de la celularidad del injerto derivada de la cantidad de antígenos presentes y de la velocidad como estos ingresen a la *circulación*, por ejemplo los de córnea o cartílago sobreviven ya que son tejidos privilegiados, la córnea por tener pocas células y colocarse en un sitio avascular y el cartílago porque además de ser casi acelular, su matriz aísla a los escasos condrocitos, a diferencia por ejemplo de los vasos sanguíneos

Los antígenos de los trasplantes

Durante la vida embrionaria, cuando se desarrolla el sistema inmune, aparecen algunos clones de linfocitos que tienen cierta capacidad de desconocer antígenos extraños relacionados entre si, además existen muchísimos más que constituyen un escudo protector flexible de linfocitos no activos que esperan únicamente el estímulo antigénico para que de acuerdo a su nueva configuración se reproduzcan intensamente, entre esos estímulos antigénicos extraños se reconocen los del complejo mayor de histocompatibilidad (CMH) y evidentemente su presencia determina la respuesta contra el injerto, reacción que se inicia en momento en el que las células T reconocen la presencia de antígenos de histocompatibilidad extraños en el órgano transplantado, quizá presentados por las células dendríticas y los macrófagos

Los antígenos más *fuertes* involucrados son las moléculas y sus péptidos de ya mencionado CMH (complejo mayor de histocompatibilidad) que se encuentra localizado en el brazo corto del cromosoma 6 y determina genéticamente la expresión antigénica en la superficie celular a través de moléculas clases I, II y III. Por haber sido identificados inicialmente en los glóbulos blancos se llaman ALH, que por cierto es un sistema polimorfo y muy complejo.

Cada una de estas clases de moléculas tiene a su vez varios antígenos, de los que además existe una gran variedad de alelos (acortamiento de alelomorfo, Gr, *alelón* = que se presenta de maneras diversas) así las moléculas clase I tienen antígenos A, B y C, las clase II antígenos DR, DQ, DP y las clase III C, Cw, C4, C2.

Las moléculas clase I presentes en todas las células nucleadas son indispensables para las interacciones entre las células T y B, y su expresión se ve reforzada por citoquinas y los interferones siendo reconocidas por células T-RD8. Las clase II se asocian exclusivamente con los macrófagos, las células dendríticas, las B y las T activadas y su interacción se limita a las células T-RD4.

La expresión en las células puede tener tres modalidades, una ser permanente y potencialmente incrementada por citoquinas, otra no aparecer hasta que intervengan las propias citoquinas y una tercera en la cual no hay expresión y esta no puede ser inducida. Es evidente la importancia de esto en la práctica de los trasplantes, la expresión de estas moléculas determina el rechazo por la actividad de las células T.

Como ya se mencionó anteriormente, la actividad de las CPA (células presentadoras de antígeno) cumplen con la función primordial de "presentar" los antígenos a las células inmunocompetentes. De forma habitual, las CPA ingieren al antígeno extraño, lo fragmentan en péptidos y los presentan a las T, este es en realidad un camino "indirecto", cuando se injerta un órgano sólido las CPA "profesionales" (células dendríticas y macrófagos) y "no profesionales" (células endoteliales vasculares activadas) actúan por si mismas en lo que se llama "reconocimiento directo", ambos mecanismos operan en el rechazo de dichos órganos.

Las moléculas de la clase III no son proteínas de superficie, están asociadas al reconocimiento antigénico pero tienen muchos mediadores solubles de la función inmunitaria como son el factor de necrosis tumoral, componentes del sistema de complemento y factor nuclear de trascripción.

Es entendible que para que haya rechazo, se requiere de que el receptor tenga un sistema inmune funcional en el cual cuando los antígenos extraños se reconocen proliferan los linfocitos y participan células específicas y no específicas, despertando tres posibles modalidades de rechazo. La primera, el rechazo *hiperagudo* que ocurre de entre los primeros minutos del implante hasta unos cuantos días después y su severidad se explica por la existencia anticuerpos preformados por algún tipo de sensibilización, *antes* del implante. La segunda, rechazo *agudo* ocasionado principalmente por células T se puede presentar entre la primera y la tercer semana del injerto aunque suelen aparecer episodios esporádicos a los 3 o 6 meses de la intervención. La tercera posibilidad, el rechazo *crónico* ocurre meses o años después cuando pareciera que el peligro ha pasado, está ocasionado por la actividad de las células T y B.

En el rechazo hiperagudo los anticuerpos preformados se adhieren al endotelio, activan el complemento y se presenta rápidamente trombosis de la vasculatura del injerto, está mediado principalmente por IgG dirigidas contra las moléculas del CMH. La sensibilización del sujeto podría haber sido ocasionada por un trasplante previo, transfusión de sangre o embarazo.

El rechazo agudo puede dirigirse contra las células o contra los vasos. En el primero se produce necrosis de las células del injerto precedida de la infiltración por células T y macrófagos, es aún difícil explicar porque sucede aunque es semejante a las respuestas tardías de hipersensibilidad. El dirigido contra los vasos parece ser originado por la producción de IgG contra las células endoteliales lo que activa el complemento, la presencia de antígeno extraño hace participar a células T con la consecuente destrucción celular.

El rechazo crónico sigue siendo motivo de estudio y se caracteriza por la aparición por ejemplo de fibrosis en órganos sólidos, como sería ateroesclerosis en el corazón, bronquiolitis obliterante en pulmón, síndrome de desaparición del árbol biliar en hígado y glomerolopatía en riñón (nefropatía crónica del trasplante). Se considera multifactorial, es decir, inmunológico, isquémico, inflamatorio e infeccioso.

Se entiende en consecuencia que una vía para evitar los problemas mencionados anteriormente es colocar injertos lo *menos antigénicos* para el huésped. Es obvia la necesidad de que sean del mismo grupo sanguíneo y Rh y con la máxima semejanza en el sistema ALH, esto último se busca a través de la *tipificación celular* en que se identifican todas las posibles semejanzas de las moléculas que caracterizan al sistema, entre más semejantes sean teóricamente mejor será la sobrevida, por lo menos durante el primer año posinjerto, sin embargo aún hay debate sobre esto que es un terreno en constante evolución ya que por ejemplo aún con la mejor de las histocompatibilidades se puede presentar rechazo hiperagudo. No podemos olvidar que las posibilidades de encontrar un donador totalmente compatible son prácticamente inexistentes en la población general, a menos que sea un gemelo idéntico.

Inmunosupresión.

De lo anterior se puede resumir que el enemigo en este terreno es la respuesta inmune, aquella amiga a la que en condiciones normales le encomendamos nuestra vida. Para vencerla podemos destruir las células inmunocompetentes antes de que se pongan en contacto con los AGS del órgano transplantado, o alterar de tal manera estos antígenos para no ser reconocidos como extraños. Si esto no es posible entonces podemos intentar alterar el mecanismo por el cual los linfocitos les reconocen o las células presentadoras actúan. También deseamos inhibir la liberación de las substancias que despiertan la actividad citotóxica o de producción de anticuerpos, disminuir a los linfocitos y macrófagos o eliminar su reproducción (expansión clonal), impedir la formación de complejos antígeno-anticuerpo, o eliminar la actividad de estos una vez que se han formado. Finalmente podemos pensar en inducir la tolerancia específica al órgano trasplantado.

Inicialmente con el mismo propósito, se empleó la radiación corporal total y un metabolito activo llamado 6 mercaptopurina, pero en 1962 se logra con el empleo de la azatioprina y los corticoesteroides, "controlar" la respuesta inmune acuñándose a partir de ese momento el término de inmunosupresión.

Actualmente los recursos disponibles no son específicos, y los esquemas actúan de manera no selectiva por lo que sus efectos colaterales son indeseables, así contamos con glucocorticoides, inhibidores de calcineurina, antimetabolitos, inhibidores de la síntesis de purina y anticuerpos monoclonales panreactivos.

Todos ellos inmunosupresores globales, que no evitan el rechazo crónico (y son muy caras).

Suprimir la función inmune es esencial para lograr la sobrevida de un aloinjerto, desgraciadamente esto es necesario actualmente por tiempo indefinido y no es algo simple libre de riesgo ya que se suprime la respuesta inmune de manera inespecífica y además daña la reproducción de algunas células como las de la mucosa intestinal y médula ósea

La infección siempre será peligro latente, podemos suprimir totalmente la respuesta inmune, pero esto sería condenar a muerte por sepsis al enfermo, los cuadros ocasionados por *Pneumocystis carinii* y *citomegalovirus* son temibles.

En pacientes trasplantados son más frecuentes los tumores relacionados a virus como el del papiloma humano (cáncer del cérvix), hepatitis B y C (hepatomas), herpes 8 (sarcomas de Kaposi), y Epstein—Barr (linfomas). Sin embargo llama la atención la diferencia geográfica entre sujetos trasplantados así por ejemplo el linfoma, cáncer de tiroides, de riñón y de útero son más frecuentes en Japón, los de piel en Australia y los sarcomas de Kaposi (1837-1902) en Sud Arabia.

Los agentes inmunosupresores aumentan la frecuencia de ateroesclerosis que se considera también resultado del rechazo crónico.

Realmente lo que debemos tener en el futuro son esquemas de inmunosupresión "cortados a la medida" para cada enfermo, con el propósito que a largo plazo sea posible descontinuar del todo el manejo inmunosupresor o quizá incluso lograr la "tolerancia" del sistema inmune del huésped a la carga antigénica extraña.

Tolerancia

En 1953 se demostró que si células de la médula ósea de un donador se transplantan a un feto de ratón, este podrá recibir después un injerto proveniente del donador original sin rechazarlo pero si se le coloca de otro donador se rechaza de manera habitual, es decir el ratón tiene "tolerancia neonatal" a los tejidos del donador original porque su sistema inmune se alteró no porque el tejido transplantado haya sido manipulado.

Al hacer tolerante a un sujeto evidentemente se trata de lograr que tenga un estado de *aceptación específica* a todos los posibles antígenos existentes por ejemplo en un riñón extraño, es decir reprogramar sus células inmunológicas de tal manera que no respondan negativamente contra el injerto pero que sigan siendo inmunocompetentes contra otros antígenos.

Quizás la clave para lograr esto, este en intervenir en el mecanismo de activación de los linfocitos T, evitar la reproducción clonal de los linfocitos activados (borramiento clonal) o lograr su inactivación sin destruirles (anergia clonal).

Quimerismo

El termino quimera se empleó inicialmente para describir un monstruo mitológico femenino que vomitaba flamas, tenía cabeza de león, cuerpo de cabra y cola de dragón, que fue eliminada por Belerofón, de quién se dice que también domó a Pegaso. Evidentemente lo que deseo el creador de esta fábula fue hacer posible que animales de diferentes especies funcionaran naturalmente sin requerir inmunosupresión.

Actualmente a 40 años de efectuar trasplantes de manera rutinaria se han detectado casos en los que es posible disminuir drásticamente los esquemas inmunosupresores en algunos pacientes y a través del laboratorio de cirugía experimental se ha demostrado que por ejemplo la tolerancia a hígados trasplantados puede extenderse a otros órganos provenientes del mismo donador en lo que se denomina "no reactividad donador-especifica" y que esto obedece al elevado contenido de leucocitos derivados de la médula ósea del donador que emigran hacia las áreas linfoides y no linfoides del huésped creando un "microquimerismo" estable.

Desgraciadamente esto no es un acontecimiento universal, aún no es posible explicar del todo que es lo que sucede y seguramente seguirá siendo motivo de amplísimo estudio durante los próximos años. Lo que hoy si parece ser evidente es que la tolerancia está también íntimamente relacionada con el quimerismo.

Después de que Jerne (1911-1994), Köhler (1946-1995) y Milstein (1927-2002) desarrollaran la tecnología para obtener células B inmortales, que podrían secretar anticuerpos monoclonales en cantidades ilimitadas y por lo que recibieron el premio Nobel en 1984, el campo de investigaciones amplió exponencialmente. Actualmente podemos hablar el *quimerismo monoclonal* del que como ejemplo se puede citar al anticuerpo monoclonal humano-múrido anticuerpo que conserva la capacidad de "pegarse" del roedor y las funciones efectoras del humano, en ciertos pacientes con cáncer y algunas enfermedades autoinmunes.

Xenotrasplantes

La quimera griega es imaginaria, pero actualmente la real demanda de órganos es tal que será prácticamente imposible satisfacerla únicamente con aloinjertos por ello se sigue estudiando la posibilidad de hacer realidad la quimera humana implantando órganos provenientes de especies distintas a la del hombre.

Sin embargo es evidente la existencia de la barrera inmunológica, que si bien es formidable entre individuos de la misma especie, es extraordinariamente enérgica entre especies diferentes sobre todo por la presencia de *anticuerpos naturales* que median el rechazo hiperagudo y que se desarrollan contra moléculas extrañas de carbohidratos como la alfa-galactosa (al igual que en el sistema ABO sanguíneo). Aún hay mucho camino que recorrer antes de que se inicien protocolos en humanos pero se trabaja para limitar o controlar la cascada del complemento, y cuando esto se logre se tendrá que influir sobre la actividad de las células CAN que a su vez al secretar citoquinas despiertan y activan a los macrófagos, sin duda aun un largo camino por recorrer.

Deficiencia de moléculas del antígeno leucocitario humano.

Ya se mencionaron algunas características del sistema conocido como el del ALH, la falla por falta de expresión genética resulta en deficiencias de genes clase I o clase II ocasionando el llamado "síndrome del linfocito desnudo", entendiendo por ello la presencia de pocas moléculas HLA en la superficie celular.

También se pueden presentar deficiencias de AHL causadas por defectos en otros genes que tienen influencia en su expresión.

Narcolepsia

Es una enfermedad neurológica, debilitante caracterizada por somnolencia durante las horas de vigilia, ocasionada por la falta de receptores a las llamadas hipocretinas, neuropéptidos de las neuronas del hipotálamo. El defecto se debe a una mutación en la cercanía de los alelos ALH-DQB1*0602 y DQA1*0102.

Hemocromatosis

Es la alteración más común relacionada con una alteración hereditaria de un solo gene y se caracteriza por un aumento en la absorción intestinal de hierro con el consecuente depósito en muchos órganos produciendo cirrosis, lesiones cardiacas, daño pituitario, pancreático y articular así como hiperpigmentación cutánea. El defecto ocurre por una mutación en el gene HFE ocasionando desequilibrio en el alelo ALH-A*03.

Paludismo por Plasmodium Falciparum

Este tipo de paludismo es muy común en el África sub-sahariana, y puede ocasionar la muerte por anemia o daño cerebral por hemólisis de los eritrocitos dañados o trombosis de los vasos cerebrales respectivamente, sin embargo no sucede con mucha frecuencia entre residentes de la zona, en los cuales hasta el 25% tienen el alelo ALH-B*53 lo que reduce la mortalidad importantemente, se desconoce con exactitud como actúa, pero en poblaciones muy afectadas, sólo se identifica el alelo en no más del 15% de los individuos.

Embarazo

Los abortos de repetición, la eclampsia y la enfermedad hemolítica del recién nacido son sin duda alteraciones que aún no ha sido posible explicar con certeza. ¿Por qué una madre rechaza al producto de la gestación? Siendo tan evidente la complejísima interacción inmune madre-feto otra pregunta pertinente podría ser ¿Por qué no lo rechaza? Durante mucho tiempo se considero que el feto era equivalente a un aloinjerto, hoy en día se prefiere considerar la tolerancia materno-placentaria, basados en que la placenta, derivada de la capa externa o trofoblasto del huevo es la única que está interactuando directamente con las fibras uterinas y el sistema inmune materno, el feto por si mismo no toca siquiera las células del endometrio, y más aún si se remueve del útero y se coloca en la masa muscular del muslo de la madre, se rechaza como un aloinjerto.

Actualmente aún no es posible encontrar una respuesta absoluta a las diferentes incógnitas, sin embargo seguramente la inmunidad innata participa en la implantación, quizá el útero sea un sitio inmunoprivilegiado, o haya cierta supresión inmune sistémica extraordinariamente dirigida. ¿Podría ser que faltase expresión genética del CMH, o que hubiese cierta inmunosupresión local? En fin sea lo que fuese, todo parece indicar que la respuesta está en la actividad de la interfase materno-fetal.

La piel.

Sin duda es un componente indispensable dentro del universo del sistema inmune. Ciertamente el cirujano al emplear su bisturí confía en la capacidad de ella para asegurar el resultado satisfactorio. Desde luego es el primer contacto con virus, parásitos, bacterias, hongos e incluso otros alergenos. La pérdida de su eficacia lamentablemente se puede apreciar en las terribles infecciones que se presentan en las quemaduras o abrasiones extensas.

Operan en la piel la inmunidad innata y la adquirida y contiene el repertorio completo de todos los elementos que les constituyen: CPA (aquí se llaman de Langerhans), linfocitos con todos los diferentes rangos celulares a los que se suman los queratocitos con su liberación de citoquinas (interleucina-1) e inmunidad mediada por células y los melanocitos de los cuales ahora sabemos son capaces de secretar interleucinas 1,3, 6 y 8.

El balance entre las células Ta 1 y Ta 2 de la piel es extraordinariamente importante en la expresión de las enfermedades que le aquejan que pueden ser inflamatorias, infecciosas o neoplásicas, y los microambientes de las citoquinas que es muy dinámico. Por ejemplo en la lepra donde un sujeto presenta la forma tuberculoide con pocas lesiones y escasos *M. leprae* refleja excelente inmunidad celular con IL 2 e interferón gama y la lepromatosa con muchas bacterias, poca inmunidad celular y gran secreción de IL 4 y 10. Otros ejemplos incluyen a dermatitis por contacto (Ta 1) y la atópica (Ta 2).

En conclusión, el hombre y su ambiente, un balance necesariamente impecable que cuando se rompe ocasiona alteraciones serias algunas veces fácilmente explicable por la interacción de bacterias, otras creando incógnitas imposibles de resolver con los conocimientos actuales.

Cuando James Phipps recibió material pustular de la lesión cutánea de Sara Nelmes se convirtió en el primer ser humano "vacunado" contra la viruela; mientras que en 1966 todavía afectaba a 20 millones de personas, en 1977 se presentó el último caso de este terrible mal, que entre otras tragedias, mató a más indígenas del altiplano mexicano que las espadas de los conquistadores, ha sido erradicado y sólo se le teme como una consecuencia trágica de una posible guerra bacteriológica.

Los anticuerpos de Ehrlich (1854-1915) y los macrófagos de Metchnikoff (1845-1916) aún en la enemistad les unieron para siempre al compartir el premio Nobel de 1908, ambos con sus estudios aportaron algunas piedras angulares de esta ciencia que sólo se conocen desde hace poco más de un siglo, es decir tan sólo un abrir y cerrar de ojos en la historia evolutiva del hombre.

Actualmente, la inmunidad del rebaño, los trasplantes de órganos y tejidos y la evidencia de que al parecer después de todo la higiene absoluta podría no ser tan recomendable para asegurar que las generaciones futuras estén libres de asma y enfermedades autoinmunes, son apenas destellos en el horizonte de la epopeya humana en búsqueda de ese equilibrio entre nuestra especie y su entorno, sin embargo es convneinte pronunciar unas palabras de alerta ¿Qué va a pasar en el futuro? El daño que le hemos ocasionado a nuestro medio ambiente es impresionante y esto sin duda podría sobrepasar la capacidad que tenemos para enfrentar inmunológicamente los retos que este cambio presenta.

REFERENCIAS

1.   Ada G. Vaccines and vaccination. N Engl J Med 2001; 345(14):1042-1053.
2.   Atkinson WL, Pickering LK, Schwartz B, Weniger BG, Iskander JK, Watson JC. General recommendations on immunization. Recommendations of the Advisory Committee on Immunization Practices (ACIP) and the American Academy of Family Physicians (AAFP). MMWR Recomm Rep 2002; 51(RR-2):1-35.
3.   Bach JF. The effect of infections on susceptibility to autoimmune and allergic diseases. N Engl J Med 2002; 347(12):911-920.
4.   Barton JC, Cheatwood SM, Key TJ, Acton RT. Hemochromatosis detection in a health screening program at an Alabama forest products mill. J Occup Environ Med 2002; 44(8):745-751.
5.   Bertini G, Dani C, Tronchin M, Rubaltelli FF. Is breastfeeding really favoring early neonatal jaundice? Pediatrics 2001; 107(3):E41.
6.   Billingham RE, Brent L, Medawar PB. 'Actively acquired tolerance' of foreign cells. 1953. Transplantation 2003; 76(10):1409-1412.
7.   Bowman JM. RhD hemolytic disease of the newborn. N Engl J Med 1998; 339(24):1775-1777.
8.   Brandhagen DJ, Fairbanks VF, Baldus W. Recognition and management of hereditary hemochromatosis. Am Fam Physician 2002; 65(5):853-860.
9.   Braun-Fahrlander C, Riedler J, Herz U et al. Environmental exposure to endotoxin and its relation to asthma in school-age children. N Engl J Med 2002; 347(12):869-877.
10. Buckley RH. Primary immunodeficiency diseases due to defects in lymphocytes. N Engl J Med 2000; 343(18):1313-1324.
11. Busse WW, Lemanske RF, Jr. Asthma. N Engl J Med 2001; 344(5):350-362.
12. Cohn J, Sessa G, Martin GB. Innate immunity in plants. Curr Opin Immunol 2001; 13(1):55-62.
13. Davidson A, Diamond B. Autoimmune diseases. N Engl J Med 2001; 345(5):340-350.
14. Delves PJ, Roitt IM. The immune system. First of two parts. N Engl J Med 2000; 343(1):37-49.
15. Delves PJ, Roitt IM. The immune system. Second of two parts. N Engl J Med 2000; 343(2):108-117.
16. Dennery PA, Seidman DS, Stevenson DK. Neonatal hyperbilirubinemia. N Engl J Med 2001; 344(8):581-590.
17. Elder ME. T-cell immunodeficiencies. Pediatr Clin North Am 2000; 47(6):1253-1274.
18. Frank MM. Complement deficiencies. Pediatr Clin North Am 2000; 47(6):1339-1354.

19. Frere MC, Rapaille A, Bouillenne C, Gerard C, Sondag D, Verhees A. [Analysis of 516 reports of reactions after the transfusion of labile blood products]. Transfus Clin Biol 2001; 8(4):333-342.

20. Galli SJ, Maurer M, Lantz CS. Mast cells as sentinels of innate immunity. Curr Opin Immunol 1999; 11(1):53-59.

21. Guinan EC, Boussiotis VA, Neuberg D et al. Transplantation of anergic histoincompatible bone marrow allografts. N Engl J Med 1999; 340(22):1704-1714.

22. Kay AB. Allergy and allergic diseases. First of two parts. N Engl J Med 2001; 344(1):30-37.

23. Kay AB. Allergy and allergic diseases. Second of two parts. N Engl J Med 2001; 344(2):109-113.

24. Kemp SF, Lockey RF. Anaphylaxis: a review of causes and mechanisms. J Allergy Clin Immunol 2002; 110(3):341-348.

25. Kitano T, Saitou N. Evolutionary history of the Rh blood group-related genes in vertebrates. Immunogenetics 2000; 51(10):856-862.

26. Klein HG. Immunomodulatory aspects of transfusion: a once and future risk? Anesthesiology 1999; 91(3):861-865.

27. Klein J, Sato A. The HLA system. First of two parts. N Engl J Med 2000; 343(10):702-709.

28. Klein J, Sato A. The HLA system. Second of two parts. N Engl J Med 2000; 343(11):782-786.

29. Knuefermann P, Nemoto S, Baumgarten G et al. Cardiac inflammation and innate immunity in septic shock: is there a role for toll-like receptors? Chest 2002; 121(4):1329-1336.

30. Levy O, Martin S, Eichenwald E et al. Impaired innate immunity in the newborn: newborn neutrophils are deficient in bactericidal/permeability-increasing protein. Pediatrics 1999; 104(6):1327-1333.

31. Linden JV, Wagner K, Voytovich AE, Sheehan J. Transfusion errors in New York State: an analysis of 10 years' experience. Transfusion 2000; 40(10):1207-1213.

32. Luke PP, Jordan ML. Contemporary immunosuppression in renal transplantation. Urol Clin North Am 2001; 28(4):733-750.

33. Margo CE. Adverse periocular reaction after blood transfusion. Am J Ophthalmol 1999; 127(4):466-467.

34. Martin S, Wolf-Eichbaum D, Duinkerken G et al. Development of type 1 diabetes despite severe hereditary B-lymphocyte deficiency. N Engl J Med 2001; 345(14):1036-1040.

35. Medzhitov R, Janeway C, Jr. Innate immunity. N Engl J Med 2000; 343(5):338-344.

36. Mor G AV. Immunology of implantation. Immunol Allergy Clin North Am 2002; 22 (3):(545):565.

37. Oberholzer A, Oberholzer C, Moldawer LL. Cytokine signaling—regulation of the immune response in normal and critically ill states. Crit Care Med 2000; 28(4 Suppl):N3-12.

38. Olafsdottir BR, Rye DB, Scammell TE, Matheson JK, Stefansson K, Gulcher JR. Polymorphisms in hypocretin/orexin pathway genes and narcolepsy. Neurology 2001; 57(10):1896-1899.
39. Oswalt ML KS. Anaphylaxis: office management and prevention. Immunol Allergy Clin North Am 2007; 27(2)(177):191.
40. Robles DT, Eisenbarth GS. Immunology primer. Endócrinol Metab Clin North Am 2002; 31(2):261-282.
41. Rosen FS, Mackay I. The immunology series comes to an end. N Engl J Med 2001; 345(18):1343-1344.
42. Rotrosen D, Matthews JB, Bluestone JA. The immune tolerance network: a new paradigm for developing tolerance-inducing therapies. J Allergy Clin Immunol 2002; 110(1):17-23.
43. Schuval SJ. Treatment of antibody deficiency syndromes. Pediatr Rev 2000; 21(10):358-359.
44. Schwartz RS. The new immunology—the end of immunosuppressive drug therapy? N Engl J Med 1999; 340(22):1754-1756.
45. Silverstein AM. Paul Ehrlich's. Receptor Immunology: The Magnificent Obsession. Book Review N Engl J Med 2002; 346(11):870.
46. Sondel PM, Hank JA. Antibody-directed, effector cell-mediated tumor destruction. Hematol Oncol Clin North Am 2001; 15(4):703-721.
47. Starzl TE, Rao AS, Murase N, Demetris AJ, Thomson A, Fung JJ. Chimerism and xenotransplantation. New concepts. Surg Clin North Am 1999; 79(1):191-205.
48. Steinberg KP, Hudson LD. Acute lung injury and acute respiratory distress syndrome. The clinical syndrome. Clin Chest Med 2000; 21(3):401-17, vii.
49. Stephenson MD EM. An update on the role of immunotherapy in reproductive failure. Immunol Allergy Clin North Am 2002; 22 (3)(623):642.
50. von Andrian UH, Mackay CR. T-cell function and migration. Two sides of the same coin. N Engl J Med 2000; 343(14):1020-1034.
51. Walport MJ. Complement. Second of two parts. N Engl J Med 2001; 344(15):1140-1144.
52. Walport MJ. Complement. First of two parts. N Engl J Med 2001; 344(14):1058-1066.
53. Weisbach V, Wanke C, Zingsem J, Zimmermann R, Eckstein R. Cytokine generation in whole blood, leukocyte-depleted and temporarily warmed red blood cell concentrates. Vox Sang 1999; 76(2):100-106.
54. Weiss ST. Eat dirt—the hygiene hypothesis and allergic diseases. N Engl J Med 2002; 347(12):930-931.
55. Woroniecka M, Ballow M. Office evaluation of children with recurrent infection. Pediatr Clin North Am 2000; 47(6):1211-1224.
56. Zinkernagel RM. Maternal antibodies, childhood infections, and autoimmune diseases. N Engl J Med 2001; 345(18):1331-1335.

CAPÍTULO 4

HEMOSTASIA Y CIRUGÍA

Normalmente, la sangre se conserva en estado líquido aunque siempre dispuesta a solidificarse lo que significa la existencia de un preciso equilibrio entre los anticoagulantes y la fibrinolisis que le mantienen fluida, y los factores de la coagulación, que le convierten en una masa firme de fibrina (coágulo), al lesionarse un vaso o en circunstancias anormales.

Después de una venopunción, se forma un tapón de plaquetas, pero cuando la herida es mayor, la hemorragia no se detiene hasta que el coágulo formado se adhiera firmemente a los bordes de la herida para evitar su desintegración de tal manea que la hemostasis (Gr. *haima* = sangre + *stasis* = quedarse quieto) se desencadena cuando se presenta lesión vascular y debe considerarse como una respuesta coordinada para evitar la pérdida del tejido hemático con la participación de las plaquetas, los factores de la coagulación, el endotelio vascular y la fibrinolisis, en la que la trombina forma el coágulo y la plasmina le destruye.

El mecanismo de la coagulación

Depende del funcionamiento normal e integral de los vasos sanguíneos, las plaquetas y la llamada cascada de la coagulación es decir intervienen múltiples procesos fisiológicos, todos igualmente importantes y con actividades específicas.

Al lesionarse un vaso, de inmediato y simultáneamente se presenta vasoconstricción y se genera el contacto entre la sangre y la matriz subendotelial por perderse la integridad anatómica vascular lo que ocasiona agregación y adhesión plaquetaria, formación de coágulo, estabilización del mismo e impedimento para que se extienda más allá de donde se necesita y de ser el caso termina con la recanalización vascular. De acuerdo a esto, podemos dividirlo en tres fases:

Primera fase.

En esta se agrupa la respuesta vascular y la acción inmediata de las plaquetas.

Vasos sanguíneos.

La vasoconstricción ocasionada por el músculo liso de la pared es parte esencial del mecanismo contra la hemorragia, hemos sido testigos de vasos arteriales de regular calibre que no sangran a pesar de ser de alto flujo y no estar ligados.

Aún no es posible explicar del todo el mecanismo que origina esta constricción vascular, sin embargo se reconoce la posible participación del tromboxano A2 (TXA2) plaquetario y quizá algunas otras substancias de origen endotelial. Esta vasoconstricción igualmente ocasiona estasis y con ello ayuda a que el coágulo incipiente no sea arrastrado.

El endotelio también tiene capacidad secretora produciendo el factor von Willebrand (1870-1939) (fvW), antitrombina III, sulfato de heparina, óxido nítrico y el inhibidor de la vía del factor tisular.

Plaquetas

Sin duda son los elementos formes de la sangre que cada día revelan más secretos, entre otros los de su participación en la hemostasis. Estos cuerpos hemáticos sin núcleo sólo tienen una vida media de 10 días y entre sus estructuras citoplasmáticas se identifican gránulos en los que almacenan substancias vitales para la coagulación. A su participación inmediata se le llama la primera línea de defensa contra la pérdida de sangre, formando el tapón plaquetario y con tres etapas interrelacionadas: adhesión, secreción y agregación.

La adhesión al endotelio y a los tejidos circunvecinos es inmediata y está mediada por el fvW que cuando está ausente prolonga el tiempo de hemorragia pero no el de coagulación. En ese momento las plaquetas cambian de "fisonomía" ya que de discos planos adoptan una forma esférica con proyecciones polipoidales y empieza la segunda etapa o secretora que por exocitosis libera productos de sus gránulos como adenosin difosfato y trifosfato (ADF) (ATP), tromboglobulina beta, calcio, pirofosfato, factor plaquetario 4 (FP4), factores de crecimiento (FCP) y fvW plaquetarios y TXA2 con lo que se prepara el terreno para la tercera etapa que es de agregación consistiendo "simplemente" en apelotonamiento de plaquetas esféricas pegándose entre sí con la mediación del fibrinógeno que les une permanentemente.

Al liberar también factores de la coagulación, participan en la "cascada" y al activarse traslada a la cara plasmática de su membrana aminofosfolípidos que le permiten actuar como un catalizador de superficie con propiedades procoagulantes que estimulan tremendamente la formación de trombina a través del factor Xa.

Segunda fase

Cascada de la coagulación

Su objetivo es lograr la formación de un coagulo de fibrina e intervienen una serie de productos que han sido denominados "factores de la coagulación" y aunque algunos con nombre propio, todos son referidos con números romanos asignados de acuerdo al orden en que históricamente se han identificando y no en el orden secuencial de participación; cuando están inactivados se consideran proenzimas o cimógenos y se designan con el mismo número agregando una a como el XI que al activarse se escribe XIa.

Es muy importante recordar que actualmente los factores III, IV y VI al no ser proteínas independientes ya no se incluyen en la nomenclatura aunque el III tisular sea el desencadenante de la ruta extrínseca.

El objeto final de esta cascada es llegar a la formación de un coágulo "estable" de fibrina y se reconocen dos "veredas", rutas o vías, que confluyen hacia un "camino común" que es la activación del factor X.

Estas rutas se denominan intrínseca y extrínseca y aunque realmente es una división arbitraria, es útil. El tiempo de protrombina (TP) muestra la actividad de las dos rutas mientras que el tiempo parcial de tromboplastina (TPT) sólo se refiere a la intrínseca.

La vía extrínseca es la más importante "in vivo" y se activa cuando el vaso sanguíneo se rompe y permite el contacto del factor VII sanguíneo con el llamado factor tisular (FT antes III) que tradicionalmente se le ha ubicado fuera, de ahí la denominación de extrínseca, aunque actualmente se acepta que existe FT circulando en los leucocitos y como micropartículas plasmáticas. Se le ha reconocido mucha importancia a su participación en sepsis y a la posibilidad de su producción por las propias células endoteliales. Así mismo cada día hay más evidencia de su capacidad de estimular al factor IX de la siguiente vía actuando como potencializador de la misma.

La vía intrínseca se dispara porque un factor dentro de la sangre, el XII (Hageman por un maquinista ferroviario del mismo nombre) se activa al entrar en contacto con una superficie extraña (i.e catéter venoso) o por lesiones endoteliales. Ambos senderos confluyen como ya se dijo sobre el factor X que a su vez activa la protrombina (II) en trombina (IIa) que convierte al fibrinógeno (I) en fibrina (Ia) la cual requiere del factor XIIIa para volverse insoluble y estabilizar el coagulo.

Tercera fase

Como ya se mencionó, existe un equilibrio entre la fluidez y las fuerzas que tienden a coagular la sangre. Cuando hay hemorragia, las primeras se "desconectan" transitoriamente para permitir la formación del coágulo, sin embargo una vez que este se ha constituido, es indispensable evitar a toda costa que se extienda más allá del sitio donde se inicia o que se de en otras partes del organismo, por ello se reactiva de inmediato el sistema fibrinolítico en el que el cimógeno llamado plasminógeno por acción de los activadores tipo tisular (AP-t) y tipo uroquinasa (AP-u) se convierte en una enzima proteolítica "global" llamada plasmina que lisa al coágulo liberando productos de fibrina. (También es capaz de degradar los factores V, VIII, IX y XI, HACT, insulina y hormona del crecimiento entre otras). Al término de su actividad este sistema debe detenerse lo que se hace ya sea bloqueando a los activadores de plasminógeno por medio de los llamados inhibidores de los activadores de plasminógeno (IAP-I, IAP-2 e IAP-3) o directamente sobre la plasmina mediante antiplasminas entre las que se encuentran la 2 antiplasmina que parece ser la más importante y la 2-macroglobulina. Recientemente se ha descrito otra proteína producida en el hígado denominada inhibidor de la fibrinolisis trombino-activable (IFTA) que evita la lisis de fibrina impidiendo que se una al plasminógeno, la IFTA antifibrinolítica a su vez recibe el estímulo de la trombomodulina de la célula endotelial. Esta misma trombomodulina se une a la trombina y cambia su especificad de tal manera que no reconoce al fibrinógeno como su blanco sino que cataliza la conversión de otro cimógeno denominado proteína C transformándolo en una enzima anticoagulante llamada proteína C activada que inactiva los factores Va y VIIIa. De lo que parece una confusión de actividades en realidad lo que resulta es una evidencia clara de que la trombina, la trombomodulina y el IFTA establecen un eslabón molecular entre la cascada de la coagulación y la de la fibrinolisis de tal manera que la activación de la primera suprime la actividad de la segunda por lo que todo parece indicar que este es un factor fundamental para mantener el balance indispensable entre el depósito de fibrina y su remoción.

Desde luego ambas cascadas tienen mucho en común ya que responden a activadores titulares o del endotelio, convierten a cimógenos en proteasas, tienen retroalimentadores positivos, generan una actividad explosiva cuando se ponen en marcha y se detienen por inhibidores de las proteasas y las reacciones mediadas por el complejo trombina-trombomodulina.

Proteína C

Es conveniente repetir que elemento indispensable para el control de la trombosis es la actividad anticoagulante de la llamada vía de la proteína C que además limita la respuesta inflamatoria y con ello disminuye la apoptosis endotelial ocasionada por las citoquinas e isquemia. La participación de la trombina, la trombomodulina y el receptor celular endotelial de la proteína C (REPC) son esenciales para su funcionamiento mediante el cual, la trombomodulina se une a la trombina inhibiendo tanto sus habilidades de coagulación como de activación celular pero aumentando la activación de proteína C y del IFTA. Además la trombina unida a la trombomodulina se inactiva por inhibidores plasmáticos de proteasa 20 veces más rápido que la libre eliminándola de la circulación. La trombomodulina también tiene una acción antinflamatoria directa haciendo mínima la producción de citoquinas en el endotelio y disminuyendo la adhesión de los leucocitos a sus células. El REPC incrementa la activación de la proteína C presentándola al complejo de activación trombina-trombomodulina y cuando la proteína C activada (PCA) se disocia del REPC se une a la proteína S, inactiva como ya se señaló a los factores Va y VIIIa y en consecuencia se inhibe nueva generación de trombina.

Alteraciones de la coagulación.

Estando implicados tantos elementos, la falla de alguno altera todo el mecanismo que se refleja o en hemorragia o en coagulación exagerada y trombosis. A continuación se describen las resultantes de falta, incremento o mala función de la enorme variedad de actores que mantienen el equilibrio entre la fluidez sanguínea y su potencial conversión en coágulo.

Plaquetas. Las alteraciones pueden ser congénitas y adquiridas.

Congénitas.

Bernard (1905-¿?) y Soulier (1915-¿?) describieron el síndrome autonómico recesivo que se caracteriza por plaquetas gigantes, trombocitopenia y tiempo de hemorragia alargado. Se produce hemorragia porque no se adhieren al fvW, la alteración reside específicamente en el complejo de la glucoproteína Ib-IX que es su receptor específico. Cosa curiosa es el hecho que hasta la fecha no se sabe con certeza si las plaquetas circulantes en el paciente tienen apariencia normal y sólo se ven grandes en los frotis o "in vivo" son realmente esféricas y más grandes. En el frotis también se pueden apreciar alteraciones típicas de una anomalía generalmente asintomática descrita por May (1863-1936) y Hegglin (1907-¿?), autosómica dominante que cursa además con trombocitopenia y cuerpos de Döhle (1855-1928) en los granulocitos.

Anteriormente se mencionó la importancia de la secreción o exocitosis de los compuestos guardados en los gránulos plaquetarios y que cuando hay problemas hereditarios, se presenta hemorragia leve o moderada con tiempo de hemorragia prolongado lo que llega a suceder por ausencia de gránulos como el síndrome de las plaquetas grises, funcionamiento anormal como la alteración plaquetaria Québec la cual es de gran interés porque es el único problema hemorrágico asociado al la activación intracelular crónica de la cascada de la fibrinolisis y no responde a las trasfusiones de plaquetas; o por deficiencia como la de los gránulos densos.

Para lograr la indispensable agregación en la formación del coágulo, se requiere de fibrinógeno, si no lo hay (afibrinogenemia) o no encuentra su receptor en la plaqueta activada se presenta problemas hemorrágicos reflejados en el tiempo de hemorragia ocasionados porque el trombocito se encuentra asténico a pesar de que la cifra sea normal. En 1918, Glanzmann (1887-1959) describió la tromboastenia que actualmente lleva su nombre, frecuente aunque no única entre productos de matrimonios consanguíneos Los menores la heredan como una enfermedad autonómica recesiva y se debe a la ausencia, poca cantidad o mala calidad del complejo de la glucoproteina IIb/IIIa (GPIIb/IIIa) también conocido como el receptor plaquetario del fibrinógeno (RPF). Las plaquetas se ven normales, pero no se agregan entre si a pesar de añadir substancias en el laboratorio que lo favorecen y el coágulo no se retrae o lo hace pobremente. Por cierto, actualmente se encuentran en estudio clínico substancias farmacológicas que específicamente inhiben la GPIIb/IIIa) para con ello producir tromboastenia fenotípicamente hablando igual a la de Glanzmann con objeto de prevenir trombosis.

En raras ocasiones, no se recubre la membrana plaquetaria del fosfolípido procoagulante disminuyendo importantemente los sitios de amarre del factor Xa. Se le conoce con el nombre de síndrome de Scott (nombre del primer paciente) y sólo se sabe de unos cuantos seres humanos y algunos canes que lo padecen.

Adquiridas

Estas son extraordinariamente comunes y desde luego de gran importancia para la práctica de la cirugía. El cirujano después de efectuar la historia clínica se apoya entre otros exámenes de laboratorio en la biometría hemática completa en la que no infrecuentemente se reporta trombocitopenia y en exámenes más especializados con los que se evalúa la función plaquetaria (agregación) en las que se encuentran alteraciones sin tener evidencia clínica de hemorragia anormal y sin tiempos de hemorragia prolongados. Por lo tanto, es conveniente recordar que se intervienen pacientes, no cifras de laboratorio y que en particular con los problemas hemorrágicos cuando son de cuidado siempre han tenido algún dato que despierte la sospecha del problema en esta área. En la mayoría de los casos que se mencionan a continuación la función plaquetaria anormal "in vitro" no tiene repercusión clínica.

Las alteraciones pueden ser por deficiencia en la función o por alteraciones en el número, estar ocasionadas por la administración de medicamentos o ser componente de enfermedades hematológicas, inmunes y sistémicas, así como sensibilización e incluso complicación de ciertas técnicas quirúrgicas.

Es impresionante la cantidad de fármacos que pueden alterar las pruebas de funcionamiento plaquetario. En términos generales se agrupan en antinflamatorios no esteroideos, psicotrópicos, anestésicos (locales y generales), antibióticos particularmente beta lactámicos, anticoagulantes, materiales de contraste radiológicos, algunos medicamentos para enfermedades cardiovasculares e inclusive especias, aderezos y conservadores de alimentos. La lista realmente parece interminable, sin embargo de todos ellos quizá los más importantes son aquellos que se emplean terapéuticamente para precisamente alterar la función plaquetaria con el intento de prevenir problemas trombóticos. Entre estos se encuentran la aspirina, el ticlopidine y el clopidogrel que se conocen como medicamentos antiplaquetarios o inhibidores de las plaquetas.

¿Quién no ha tomado una aspirina en su vida? y desde luego con ello haber inhibido la ciclooxigenasa plaquetaria de manera irreversible resultando en falta de producción de TXA2 y en alteraciones en la agregación con alargamiento del tiempo de hemorragia. Afecta a todas las plaquetas sin realmente importar las dosis, así que todo el conjunto o cohorte que se formó al mismo tiempo están alteradas con las consecuencias imaginables por la corta vida promedio que les caracteriza, por ello debe suspenderse el medicamento al menos una semana antes de algún procedimiento quirúrgico electivo.

Ticlopidine y clopidogrel inhiben la activación plaquetaria mediada por el ADP afectando la agregación. Prolongan el tiempo de hemorragia y al igual que la aspirina debe suspenderse varios días antes de una intervención ya que afectan a las plaquetas a lo largo de su vida (10 a 12 días). Una nueva generación de fármacos se ha diseñado para bloquear al RPF (receptor plaquetario del fibrinógeno).

Como ya se mencionó muchos otros medicamentos alteran la función plaquetaria, en su gran mayoría no se sabe por qué, y generalmente no son problemáticos.

Existen muchos padecimientos que cursan con alteración de la función plaquetaria. En los mieloproliferativos como las disproteinemias, leucemias y los mielodisplásicos, la participación de las plaquetas ocasiona alteración en la coagulación ya sea con hemorragia o trombosis, hechos peculiares y que algunas veces originan confusión porque en ocasiones hay trombocitopenia importante y no hay hemorragia, lo que sí sucede cuando existen cifras por arriba de 600,000/ml sin que exista formación anormal de coágulos. Es conveniente recordar que en estos padecimientos la elevación de la trombopoyetina es la que ocasiona trombocitosis y que con mucha frecuencia las plaquetas están alteradas en tamaño (gigantes), morfología (menos gránulos) y función, resultando en imposibilidad de agregarse o en agregación exagerada y espontánea llegando a presentarse accidentes tromboticos hasta en el 30% de los casos siendo curiosamente más frecuentes en arterias que en venas. En ocasiones las plaquetas viven menos, hay alteración en el tiempo de hemorragia y las pruebas de funcionamiento plaquetario están alteradas, lo que no sucede en la trombocitosis reactiva en la qué son normales.

La rara trombocitemia esencial que también ha sido llamada hemorrágica, cursa por definición con no menos de 600,000/ml plaquetas en ausencia de incremento en otros elementos formes de la sangre (policitemia rubra vera), el riesgo de hemorragia es mayor cuando la cifra llega por ahí de 1´500,000 plaquetas/ml y la trombosis se puede presentar incluso en cifras relativamente bajas. Con el paso del tiempo estos enfermos presentan mielofibrosis.

En casos de púrpura trombocitopénica idiopática de la que existen la forma aguda y la crónica, existe tiempo de hemorragia alargada y trombocitopenia. Parece ser que el problema obedece a la presencia de autoanticuerpos (IgG e IgM) específicos que actúan contra los complejos GPIIb/IIIa y GPIb/IX y GPV de la membrana plaquetaria destruyéndose las plaquetas cubiertas por el anticuerpo en el bazo y otros componentes del sistema reticuloendotelial. La pregunta es: ¿Por qué aparecen los AC contra las glucoproteinas? Hasta la fecha se acepta que por lo menos en la aguda, estos se generan como productos secundarios de la respuesta inmune contra ciertos virus y bacterias y las plaquetas son meras víctimas "inocentes" de una respuesta contra la infección, cuya erradicación termina con el problema hematológico. En el caso de la crónica el asunto tampoco es muy claro, parece ser que obedece a defectos relacionados con la inmunoregulación ya que en ella si existen AC específicos contra la pared plaquetaria. Dada la ignorancia de la etiopatogénesis de este tipo de plaquetopenia, el tratamiento sigue siendo un tanto empírico, incluyendo entre otros recursos a la esplenectomia.

En otros padecimientos llamados autoinmunes como el lupus eritematoso sistémico se demuestran alteraciones funcionales de las plaquetas y aunque aún se ignoran muchas cosas sobre su origen en ellos no es infrecuente encontrar anticuerpos antiplaquetas.

Al igual que los eritrocitos, las plaquetas tienen antígenos de superficie (APH1 al APH5)) que en caso de haber diferencias entre los de la madre con los de su producto, despiertan en ella una reacción de sensibilización con la generación de AC que transmitidos al feto ocasionan trombocitopenia aloinmune moderada o muy severa porque las plaquetas recubiertas de AC se destruyen en el bazo. Esta aloinmunización plaquetaria es semejante a la producida por el Rh y es causa de problemas hemorrágicos en algunos recién nacidos, los títulos de IgG antiplaquetas se encuentran elevados desde el primer embarazo y un buen número de casos se presentan en primogénitos.

La transfusión de plaquetas en sujetos previamente sensibilizados contra alguno de estos antígenos que en la práctica el más frecuente es el plaquetario humano 1 (APH1) resultante de embarazo o por transfusiones previas, puede ocasionar púrpura postransfusional con marcada trombocitopenia y hemorragia severa, habitualmente entre el quinto y el décimo día después de la aplicación de sangre. Es fácil entender que aquellos sujetos que han recibido múltiples unidades de concentrados plaquetarios son particularmente sensibles a este problema.

La heparina puede inducir la aparición de trombocitopenia y en ocasiones un cuadro muy severo y frecuentemente mortal por acompañarse de trombosis venosa y arterial llamado síndrome del coágulo blanco o de trombosis trombocitopenica inducida por heparina que se presenta unos cuantos días después de iniciar la aplicación de este anticoagulante por lo que es recomendable revisar la cuenta plaquetaria al inicio de su aplicación y después periódicamente, si hay disminución del 30% o más de la cifra basal debe considerarse como la causa de la trombocitopenia. Se ocasiona por la producción de anticuerpos heparino-plaquetarios que también lesionan al endotelio y contribuyen a la formación de estos coágulos de plaquetas.

Durante mucho tiempo se ha aceptado que en muchos pacientes urémicos, la función plaquetaria está considerablemente alterada. Se ha demostrado que en sus plaquetas hay disminución del tromboxano B2 (TXB2), existe alguna evidencia de que cursan con un incremento en la actividad de la fosfolipasa A2 y se ha confirmado la mayor producción de ácido hidroxieicosatetraenoico, reconocido inhibidor de la agregación y secreción, funciones indispensables de las plaquetas que dicho sea de paso, en estos enfermos son muy sensibles a la acción de la aspirina y otros medicamentos que prolongan importantemente el tiempo de hemorragia y pueden ser responsables de hemorragias serias.

La agresión a las plaquetas de los pacientes sometidos a cirugía extracorpórea (CEC) es terrible, y resulta por la acción de la heparina, la hipotermia y desde luego el maltrato resultante de su contacto con las superficies de los tubos de la bomba lo que las fragmenta o activa. Entre más se prolongue el procedimiento mayor es el daño y la trombocitopenia es más importante ya que las plaquetas lesionadas se destruyen en el hígado, se adhieren a los tubos o el paciente está hemodiluido. Se pueden identificar en la sangre fragmentos de las plaquetas dañadas y las que no se lesionan se activan adhiriéndose a los leucocitos y al endotelio.

Cascada de la coagulación

Muchos factores que la integran se sintetizan predominantemente en el hígado y varios son "vitamina K dependientes" (II, VII, IX y X). Como ya se mencionó, la nomenclatura no tiene que ver con el orden con que actúan sino de acuerdo a como fueron descubiertos, pero con el fin de tener algún orden, se mencionarán desde el XIII hasta el I.

Deficiencia de factor XIII (factor estabilizador de la fibrina)

Es un padecimiento hereditario, autosómico recesivo que se manifiesta desde el nacimiento, frecuentemente con hemorragia umbilical (80% de los casos) e intracraneal, es uno de los padecimientos hemorrágicos más serios de tipo hereditario y pueden sangrar toda la vida afectando la piel, tejido celular subcutáneo y músculos, algunas veces zonas periarticulares pero rara vez son intrarticulares. Estos pacientes también pueden presentar defectos en la cicatrización de las heridas por la alteración resultante en la calidad del coágulo. Actualmente se cuenta con un concentrado pasteurizado derivado del plasma para su manejo profiláctico.

Deficiencia de factor XII (Hageman)

Es un padecimiento hereditario autosómico recesivo muy raro, se le ha relacionado con cuadros tromboembólicos venosos e infarto del miocardio aunque falta más evidencia, también se le asocia a cuadros hemorrágicos. Este el factor que desencadena la ruta intrínseca y cuando está ausente el coágulo que se forma en el tubo de ensaye es de mala calidad. A pesar de su importante participación, la deficiencia no se asocia a problemas en el sistema de la kalicreina y la respuesta inflamatoria corporal.

Deficiencia de factor XI (hemofilia C)

El 8% de los judíos Asquenazí son portadores de este padecimiento heredado autosómico incompletamente recesivo, también se encuentra ocasionalmente entre no judíos. Las cifras del factor poco tienen que ver con la severidad de la hemorragia ya que algunos con gran deficiencia lo hacen sólo durante procedimientos quirúrgicos y otros con valores casi normales pueden presentar hemorragias severas, incluso un mismo enfermo cursa con periodos asintomáticos; ocasionalmente se encuentran pacientes con inhibidores adquiridos contra este factor.

Deficiencia de factor X (Stuart-Prower)

Es muy rara, puede ser de naturaleza hereditaria autonómica recesiva o adquirida asociada a amiloidosis. La hemorragia puede ser seria pero en general es de menos gravedad que el de la hemofilia A y aunque este factor pertenece al grupo de la vitamina K no se corrige con su administración, para ello se requiere de plasma fresco congelado o concentrado del complejo de la protrombina (con riesgo de trombosis).

Deficiencia de factor IX (Christmas, Hemofilia B).

El 20% de los diagnósticos de hemofilia se deben a la deficiencia de este factor que al igual que la del VIII está ligada al cromosoma X. Se manifiesta casi igual que la Hemofilia A, aunque la hemorragia puede ser menos grave y las articulaciones no se ven afectadas tan frecuentemente. Se cuenta con concentrados para su manejo.

Deficiencia de factor VIII (Hemofilia A).

Es el más común de los padecimientos hereditarios que afectan a la hemostasia, desgraciadamente ataca a uno de cada 10,000 varones recién nacidos y aunque se encuentra ligado al cromosoma X en la mayoría de los casos, existen un tercio de los enfermos que no tienen ningún antecedente familiar a los que se denomina "nuevas mutaciones". La severidad del problema está en relación directa con la cantidad de factor circulante, entre menos haya más serios es la hemorragia, así hay quienes los presentan espontáneamente y otros que lo hacen solamente después de alguna intervención quirúrgica (circuncisión). La hemorragia se presenta principalmente en tejidos blandos y particularmente hacia el interior de las articulaciones. La mayoría de las mujeres portadoras tienen niveles bajos de antígeno del factor VIII (Ag:VIII) pero cuentan con suficiente fVIII para no sangrar, sin embargo cada día se identifican mas problemas hemorrágicos entre las portadoras cuando se les efectúa alguna cirugía. Se cuenta con concentrados del factor para su manejo, sin embargo hasta el 15% desarrollan anticuerpos inhibitorios contra él. Las pruebas de función plaquetaria que reflejan la actividad del fvW son normales.

Deficiencia de factor VII

Este factor se produce en el hígado y siendo vitamina K dependiente es quizá sobre el que más actúan los cumarínicos. Es una enfermedad hereditaria autonómica recesiva y afecta ambos sexos por igual, no es muy común pero dado que es clave para el inicio de la coagulación "in vivo", se manifiesta con hemorragia que está relacionada con la cantidad circulante del factor, a los muy serios se les confunde inicialmente con la hemofilia A grave pero hay otros pacientes que son asintomáticos. Generalmente la hemorragia es en tejidos blandos, intracraneal, transvaginal, posparto, nasal e intrarticular con artropatía tan invalidante como en la deficiencia del factor VIII. Se trata con concentrados específicos, también se ha empleado el trasplante ortotópico de hígado.

Deficiencia de factor VI.

Este factor no existe.

Deficiencia del factor V (lábil)

La enfermedad hepática grave disminuye seriamente sus niveles plasmáticos, así mismo aunque muy rara existe su transmisión genética, autonómica recesiva con más frecuencia entre productos de parejas consanguíneos; se ha reportado su asociación con amiloidosis primaria. También se encuentra en los gránulos alfa de las plaquetas que disminuye cuando lo hacen las concentraciones plasmáticas. La hemorragia es menos frecuente que en las hemofilias, no afecta tanto a las articulaciones y si lo hace, la artropatía es menos grave, así mismo son frecuentes las hemorragias umbilical e intracraneal en recién nacidos. En las mujeres existe hemorragia transvaginal y posparto, pero dado a que sus manifestaciones no son tan severas, con mucha frecuencia se hace el diagnóstico hasta la edad adulta. Aún no existe un concentrado específico y se requiere de plasma fresco congelado para su manejo. Hay casos de transmisión genética autosómica recesiva de deficiencia combinada de este factor con el VIII.

Deficiencia de factor IV. (Calcio)

Realmente no es un factor y ni los niveles séricos más bajos compatibles con la vida alteran su participación en las diferentes etapas del proceso de la coagulación. Sin embargo, en aquellos casos en los que se transfunden varias unidades de sangre, la concentración del citrato que se emplea como anticoagulante, obliga a la administración de algunos bolos del mismo.

Deficiencia de Factor III. (Factor tisular)

Siendo el desencadenante de la coagulación "in vivo" es decir de la ruta extrínseca de la coagulación, las deficiencias del mismo son incompatibles con la vida. Actualmente hay gran interés en la posibilidad de regular su función con inhibidores de esta ruta para el manejo de problemas trombóticos.

Deficiencia de factor II (protrombina)

Dado que depende de la vitamina K, cuando esta no se absorbe de la luz intestinal el hígado no le forma y puede haber hemorragia, en los neonatos es una ocurrencia frecuente y por ello se administran dosis profilácticas de esa vitamina. Cuando existe daño hepático a diferencia de lo anterior, no hay síntesis de protrombina y esto no se corrige con la vitamina K.

La producción congénita de moléculas disfuncionales es extraordinariamente rara y la ausencia absoluta se considera incompatible con la vida. Es una de las causas más frecuentes de hemorragia postoperatoria, así mismo se puede manifestar por epistaxis, hemorragias transvaginales, posparto, hacia tejidos blandos y ocasionalmente intrarticulares con hemartrosis. Se maneja con plasma o concentrados del llamado complejo de la protrombina, en la práctica siempre se administran suplementos de vitamina K, aún no hay concentrados puros.

Alteraciones del factor I (fibrinógeno)

Puede estar ausente (afibrinogenemia), diminuido (hipofibrinogenemia), ser de mala calidad (disfibrinogenemia), haber poco y malo (hipodisfibrinogenemia), precipitarse por baja temperatura (criofibrinogenemia) y aumentado (hiperfibrinogenemia)

En los raros casos de afibrinogenemia congénita, padecimiento heredado como autosómico recesivo, se presentan cuadros de hemorragia, de tal magnitud, que en el neonato la hemorragia umbilical e intra craneal llegan a ser mortales. Al avanzar la edad se presentan epistaxis, menorragias, hemorragia de tubo digestivo, hemartrosis, úlceras en la pierna, abortos espontáneos, etc. A pesar de que es un padecimiento hemorrágico, con alguna frecuencia se asocia a fenómenos trombóticos en niños o en jóvenes en sitios en que generalmente no son frecuentes como son las extremidades superiores o vasos intracraneales, lo que le confiere un "riesgo paradójico" ocasionado probablemente porque los trombos son blandos y las plaquetas no se adhieren entre sí de forma adecuada. La administración de crioprecipitado es útil para su manejo, incluyendo al tratamiento de las úlceras, pero ocasionalmente aparecen anticuerpos antifibrinógeno.

La hipofibrinogenemia puede ser congénita como la llamada "enfermedad de almacenamiento de fibrinógeno" tipo I clasificada como enfermedad metabólica, o adquirida producida porque la síntesis hepática está disminuida (insuficiencia hepática aguda), el catabolismo acelerado (coagulación intravascular diseminada CID) o por algunos medicamentos. En la práctica clínica cualquier baja en las cifras debe obligadamente llevar a pensar en CID y a actuar en consecuencia.

Las disfribrinogenemias también pueden ser congénitas o adquiridas y resultan de cambios estructurales en la molécula del fibrinógeno que se reflejan en una alteración funcional. La heredada está asociada a hemorragia y trombosis ya sea en el mismo paciente o entre sus familiares, también se ha considerado la posibilidad de que sea causa de alteraciones en la reparación tisular. Las diversas variantes moleculares se designan de acuerdo a la ciudad en donde se han detectado. Las adquiridas son ocasionadas por alteración en el parénquima hepático como en cirrosis, hepatitis tóxica, hepatoma e incluso como consecuencia de anticuerpos antifibrinógeno y en el llamado síndrome paraneoplásico. La manifestación clínica generalmente es hemorragia de diversa intensidad y en ocasiones trombosis.

La hipodisfibrinogenemia es una alteración autosómica dominante en donde la molécula del fibrinógeno está alterada y las cifras totales son bajas (> 150 mg/dl). La hemorragia es la principal manifestación y particularmente complican el embarazo con abortos, desprendimiento de placenta, hemorragia posparto y mala cicatrización.

La criofibrinogenemia llamada así porque el fibrinógeno de los pacientes en el laboratorio se precipita a bajas temperaturas, se asocia con alguna frecuencia a enfermedades autoinmunes, infecciones, cáncer y cuadros trombóticos. Los tejidos del pulmón, el riñón, los músculos y la piel muestran lesiones oclusivo-trombóticas con depósitos eosinofílicos en la pared vascular que se extienden hacia la íntima y con mucha frecuencia acompañados de un componente vascular granulomatoso. Aunque frecuentemente cursa asintomática, la enfermedad se acompaña de hipersensibilidad al frío, gangrena periférica, compromiso arterial y venoso, úlceras cutáneas muy dolorosas y el signo característico "livedo reticularis" que mejora al aumentar la temperatura de la zona.

Con la edad el fibrinógeno aumenta y particularmente por ciertos hábitos como el fumar o enfermedades como la diabetes, la obesidad y la hipertensión arterial. Esta hiperfibrinogenemia se ha considerado como un factor de riesgo relacionado con los accidentes vasculares tanto cerebrales como del miocardio aunque hasta la fecha no se conoce con certeza porque sucede esto y se ha llegado a pensar que en realidad es una consecuencia de las lesiones vasculares más que un padecimiento en si y que en realidad está aumentado porque se liberan citoquinas en las áreas endoteliales dañadas y eso es lo que aumenta las cifras del fibrinógeno debiéndose considerar en consecuencia más que como un agente causal, como un marcador que refleja una alteración patológica. También se le ha encontrado elevado en pacientes portadores de neoplasias malignas, disminuyendo durante la quimioterapia y elevándose nuevamente en caso de haber recurrencia.

Deficiencia combinada de factores II, VII, IX y X

Es rara y todos los factores dependientes de vitamina K no tienen actividad de coagulación por lo que se requiere la administración de dicha vitamina de por vida y, claro en casos de hemorragia puerperal, incluso el uso de plasma fresco congelado.

Enfermedad de von Willebrand

El finlandés Eric A.von Willebrand describió en 1925 el caso de un niño de 5 años de edad con hemorragia idéntico a varios miembros de las familias paterna y materna y con ello detectó lo que hoy se considera como la enfermedad hemorrágica hereditaria más común ya que afecta al 1% de la población. No se le incluye directamente en la cascada de la coagulación pero sin este factor, esta simplemente no logra formar un coágulo estable ya que su función es la de unir las glucoproteinas de la superficie plaquetaria ya mencionadas Ib y IIb-IIIa y con ello estimular su adhesión y agregación, es decir participa en la hemostasia primaria formando el tapón plaquetario, también es portador del f VIII que requiere precisamente del fvW para lograr su estabilización en la circulación por lo que a ambos se les había considerado como un complejo hasta 1985 fecha en que dejó de llamarse "antígeno relacionado al factor VIII" o VIIIR, curiosamente aún no se sabe con certeza donde se produce el fVIII, pero el fvW se sintetiza en las células endoteliales y los megacariocitos. La diferencia entre la hemofilia A y la enfermedad de von Willebrand estriba en que en la primera las pruebas de función plaquetaria son normales. Este padecimiento se hereda como autosómico dominante, NO está relacionado al cromosoma X y se conocen varios tipos o variantes en los cuales todos menos el 2N (que se confunde con hemofilia A) tienen el tiempo de hemorragia prolongado. La manifestación clínica es hemorragia que va de moderado en los casos de discreta disminución del fvW hasta grave en su ausencia total, en las mujeres las menorragias deben hacer sospechar su posible existencia. La confirmación del diagnóstico se hace indirectamente a través de las llamadas pruebas de actividad del fvW (plaquetas) y su antígeno. Se maneja principalmente con acetato de desmopresina, cuando no hay respuesta se requieren concentrados de fVIII-fvW. Existe una forma adquirida de la enfermedad asociada a problemas mieloproliferativos, autoinmunes y linfoproliferativos.

Estudios de laboratorio para evaluar problemas de hemorragia.

El principal elemento para detectar problemas de la coagulación, sin duda es la historia clínica, con énfasis en los antecedentes de hemorragias tanto del paciente como entre sus familiares; a ello sigue evidentemente la exploración física integral y meticulosa y el cuestionamiento sobre los medicamentos empleados.

Es tanta la importancia de esto, que consideramos en la práctica cotidiana que en aquellos individuos que serán sometidos a procedimientos quirúrgicos menores, con la simple información es suficiente para no requerir de exámenes de laboratorio. Aún más se ha puesto en duda si son indispensables para procedimientos complejos ya que con alguna frecuencia se detecta alguna anomalía por laboratorio, sin correspondencia clínica y el paciente evoluciona perfectamente bien sin necesitar transfusiones u otro apoyo para corregir las supuestas anomalías.

Por ello, los estudios preoperatorios en este campo, están indicados fundamentalmente en casos en los que exista la menor sospecha de alteración de acuerdo a lo referido por el enfermo y la exploración física. Las pruebas empleadas "rutinariamente" son el tiempo de protrombina (PT), el tiempo parcial de tromboplastina (TPT) y la biometría hemática con cuenta de plaquetas. De acuerdo a los resultados entonces habría que recurrir a otras más como el tiempo de trombina, el panel para fibrinógeno y fvW, agregación plaquetaria, plasmina 2 y f XIII. El tiempo de hemorragia no es muy útil en el ámbito quirúrgico.

Biometría hemática.

Por medio de ella, se detecta anemia la que a su vez puede reflejar hemorragia crónica como sucede con la anemia microcítica que refleja la incapacidad del organismo de compensar la pérdida continua de hierro a pesar de una dieta adecuada, o la anemia normocítica que alerta hemorragia reciente más o menos importante. La cuenta plaquetaria puede indicar trombocitopenia y las anormalidades de los leucocitos orientan a síndromes de falla medular.

Frotis de sangre periférica.
Siempre se debe solicitar si se sospecha problema plaquetario. Cuando hay trombocitopenia, ésta puede ser "falsa" debido al apelotonamiento de los trombocitos (pseudo plaquetopenia). La morfología es importante, por ejemplo de ser gigantes se piensa en enfermedad de Bernard-Soulier o en la anomalía de May-Hegglin y si son pequeñas habría que pensar en el síndrome de Wiskott (1898-1978) Aldrich (1917-¿?). También deben detectarse las anormalidades de fvW y de la función plaquetaria y para ello se ha empleado tradicionalmente el tiempo de hemorragia, sin embargo hay tendencia a emplear métodos más sofisticados con el empleo de algunos instrumentos en el laboratorio, sucede lo mismo con las pruebas de agregación

Tiempo de protrombia (TP) y tiempo parcial de tromboplastina (TPT).
Estas pruebas, se emplean para evaluar la segunda fase de la coagulación; el TP lo hace con la vía extrínseca y el camino común, el segundo la vía intrínseca y el propio camino común.

Muestreo de factores
Cuando se sospecha por la historia clínica la posibilidad de un defecto en alguno de ellos, se indican estudios cuantitativos específicos.

Determinación de fibrinógeno
Se puede analizar su actividad funcional observando la formación de monómeros de fibrina y también se pueden efectuar mediciones cuantitativas, es conveniente recordar que en la disfribrinogenemias existe discrepancia entre la función que habitualmente está baja y la cantidad que es normal.

Tiempo de trombina
Cuando se prolonga refleja baja actividad del fibrinógeno así como la presencia de productos de degradación de la fibrina.
Aunque sea repetitivo, el lector debe recordar que la historia clínica es el principal elemento para alertar sobre una posible enfermedad hemorrágica. Además se hace extraordinariamente importante el mantener una constante cercanía con el personal del laboratorio para el empleo racional de los recursos existentes, establecer diagnósticos precisos y en consecuencia prevenir la terapéutica específica.

Cascada de la fibrinolisis
Vale la pena recordar que las células endoteliales son las que más participan en la fibrinolisis, en ellas se sintetiza el plasminógeno y sus activadores AP-t y AP-u y al ser secretados se quedan pegados al endotelio por medio de sus receptores

específicos. Existe un estado de equilibrio en que sólo se forma plasmina si hay exceso de AP, pero si este se rompe, como puede suceder en casos de que haya abundante IAP-1 o lesión endotelial sin liberación local de AP, se reduce la fibrinolisis y hay posibilidades de trombosis.

Los defectos hereditarios son muy raros, por ejemplo la deficiencia de α2 antiplasmina se manifiesta por hemorragia cuando hay estrés, porque en esta situación se libera AP, otros más pueden predisponer a la trombofilia.

Los defectos del plasminógeno que se sintetiza en el hígado se denominan displasminogenemia de las que hay los tipos I y II

En la I hay ausencia del plasminógeno de la sangre y los tejidos con la nula remoción de los depósitos de fibrina en diferentes órganos que se manifiesta por conjuntivitis ppseudomembranosa, hidrocefalia por la fibrina que bloquea la circulación del LCR, obstrucción de la vía aérea y alteraciones en la cicatrización, curiosamente no cursan con mayor riesgo de trombosis. Se manejan con plasminógeno.

En la tipo II no se activa el plasminógeno por falta de proteolisis pero tampoco hay una asociación directa con trombosis.

En el caso de los defectos de los inhibidores del activador del plasminógeno (IAP) aún hay controversias sobre sus efectos trombóticos, sin embargo se acepta que incrementan por ejemplo los bloqueos coronarios.

Entre los diabéticos hay 4 veces más infartos del miocardio, problemas cerebrovasculares y lesiones arteriales periféricas que en la población normal contribuyendo a su patogénesis las alteraciones en la función plaquetaria, los factores de la coagulación y la fibrinolisis. En esta última cascada el IAP-I que es inhibidor de la apoptosis y facilita la migración celular junto con el AP-u, es el responsable de las lesiones vasculares. Por cierto influyen también en la liberación del IAP-I la interleucina-1 (IL-1), el factor de necrosis tumoral alfa (FNT-α) y la insulina, además se encuentra extraordinariamente elevado localmente en las lesiones ateromatosas en los diabéticos a diferencia de lo que sucede con los sanos.

Además la secreción de IAP-I sigue un ritmo circadiano con niveles altos a media mañana que es curiosamente la hora del día en la que ocurren más infartos del miocardio, accidentes vasculares cerebrales y muerte súbita; en los diabéticos este ritmo se altera encontrándose su máxima elevación en la tarde o noche que es la hora en que estadísticamente se presentan más problemas de los mencionados en esa población quienes tienen también mayor resistencia a la trombolisis por el aumento en el IAP-I e incremento en la agregación plaquetaria.

En pacientes con cáncer hay aumento de los factores de la cascada de la coagulación y alteración de la fibrinolisis, en ellos el tromboembolismo es la segunda causa de muerte y los niveles elevados de IAP-I en la sangre y el propio tejido tumoral son de mal pronóstico en neoplasias malignas de mama, próstata y pulmón.

Actualmente hay evidencia de que la angiotensina juega un papel vital en la función del sistema fibrinolítico además de la homeostasis vascular ya que actuando a nivel del endotelio y otros tejidos locales se genera angiotensina II local dentro de los vasos en las células endoteliales y las fibras de músculo liso de sus paredes. En consecuencia el sistema hormonal tradicional o sistémico requiere de una enzima convertidora de angiotensina (ECA) "plasmática" y el sistema local requiere de una

ECA "tisular" entre las cuales hay discretas diferencias estructurales. La inhibición terapéutica del sistema renina-angiotensina no sólo reduce la formación de angiotensina II sino que inhibe la degradación de la bradiquinina que es un potente vasodilatador y que actúa principalmente aumentando localmente las concentraciones de oxido nítrico que protegen al endotelio de la aterogenesis seguramente reduciendo el estrés intracelular oxidativo, aunque otro podría ser el mecanismo. Con la evidencia reciente queda claro que el sistema renina-angiotensina interactúa con el sistema fibrinolítico a nivel local. Esto es muy interesante ya que este sistema es el principal mediador de la homeostasis ya que produce vasoconstricción, restituye el volumen circulante y mantiene la integridad vascular mediante la fibrinolisis.

En casos de hipotiroidismo, hay evidencia de alteraciones de la fibrinolisis pero no se conocen del todo los mecanismos por lo que esto sucede. Lo que sí es un hecho es que en casos moderados hay mayor riesgo de enfermedad cardiovascular pero en aquellos con hipofunción seria, existe tendencia al incremento de la fibrinolisis y en consecuencia a mayor probabilidad de hemorragia.

Fibrinolisis primaria

Se presenta durante la fase "anhepática" del trasplante de hígado, en aquellos en que por razones técnicas se efectúa pinzamiento supraceliaco de la aorta y en algunos con enfermedad hepática crónica.

Se caracteriza por un aumento del AP-t, un incremento en la relación AP-t e IAP-1 y disminución de la α2 antiplasmina.

Fibrinolisis secundaria

Agentes farmacológicos.

El empleo de agentes trombolíticos como estreptoquinasa, uroquinasa o AP-t recombinado, genera grandes cantidades de plasmina que exceden la capacidad de la α2 antiplasmina que como ya se señaló es el más importante de los inhibidores fisiológicos de la plasmina, que de no ser neutralizada, no sólo destruye el acúmulo patológico de fibrina sino que afecta a los "trombos fisiológicos" en el campo quirúrgico, produce fibrinogenolisis e inhabilita a los factores V y VIII ocasionando coagulopatía sistémica. Secundariamente la plasmina afecta las interacciones entre las plaquetas y la pared vascular, degrada al fvW y a la glucoproteina plaquetaria con lo que impide la formación de un buen tapón plaquetario, igualmente altera el inicio de la agregación de los mismos trombocitos y al destruir fibrina, fibrinógeno y fibronectina entre otros, impide que ese agregado se mantenga. En pocas palabras estos agentes crean un "caos hemostático".

Circunstancias clínicas.

Hemorragia posprostatectomía.

El paso de la uroquinasa de la orina al lecho quirúrgico ocasiona la liberación de plasmina en ese sitio lo que crea un estado de hiperfibrinolsis local con la destrucción de los coágulos indispensables para la hemostasia.

Hemorragia uterina.

Se sabe con certeza que existe un incremento en el aumento del activador del plasminógeno durante los periódos menstruales y esto sucede a manera de hiperfibrinolosis local cuando se inserta un dispositivo intra uterino (DIU) o se efectúa conización del cérvix.

Coagulación intravascular diseminada (CID)

Se trata de una alteración sistémica trombohemorragica en la cual existe activación procoagulante y fibrinolítica, consumo de inhibidores y falla o lesión orgánica irreversible.

Es un problema clínico temible, desencadenado por cualquier estado patológico que ocasione producción exagerada de trombina, ya sea por la vía del factor tisular (FT) (extrínseca) de la coagulación o por la vía de contacto (intrínseca). Puede ser por causa sistémica (sepsis) o localizada a un órgano (rechazo hiperagudo al trasplante renal). Desde luego la severidad depende del grado de activación, la causa, las condiciones del organismo, la respuesta individual a la agresión y muy importantemente de la capacidad fisiológica antitrombótica. El inicio puede ser agudo como en el desprendimiento de placenta o la sepsis y "crónico" como sucede en enfermos de cáncer o en casos de un feto muerto retenido. La seriedad del problema varía de moderada a grave dependiendo del balance entre la producción y el consumo del fibrinógeno que puede estar compensada, sobre compensada o descompensada y la alteración hemostática depende de la activación del sistema fibrinolítico; si ésta es poco evidente, predominan las complicaciones trombóticas como en las embarazadas, pero si existe hiperfibrinolisis como sucede en algunos cánceres pulmonares, entonces hay hemorragia. Debe quedar claro que la CID resulta de la formación exagerada de fibrina y la inhibición de la capacidad para removerla ocasionada por depresión del sistema fibrinolítico. La formación exagerada de fibrina está ocasionada por la lesión endotelial con la liberación del FT y la disfunción de un sistema anticoagulante natural regulado por antitrombinas, proteína C, proteína S y el inhibidor de la ruta del TF. La inhibición fibrinolítica resulta de un aumento en la actividad IAP-1.

El aumento de trombina sistémica ocasiona trombosis microvascular en arteriolas, capilares y vénulas lo que produce infarto isquémico causante de daño irreversible y falla sistémica múltiple (FSM) con insuficiencia renal, alteraciones del SNC, disfunción pulmonar seguida frecuentemente de hemorragia, hemorragia de tubo digestivo (úlceras isquémicas), lesiones cutáneas necróticas y centro hemorrágicas con un halo hiperémico y como un factor que precipita más la FSM, la hemorragia en las cápsulas suprarrenales.

La hemorragia es aparatosa, pero no es tan grave como la trombosis microvascular, y precisamente por ello se considera el empleo de fibrinolíticos para su manejo a pesar de la presencia de hemorragia.

La enfermedad hepática grave (choque hepático), además de las alteraciones en los factores vitamina K dependientes, cursa con disminución en el bloqueo de la plasmina por no poder producir sus inhibidores como la $\alpha2$ antiplasmina y el IAP-1 lo que resulta en hiperfibrinolisis complicándose por la imposibilidad de bloquear a los factores de la coagulación activados.

La placenta contiene mucho FT y a medida que avanza el embarazo se convierte en un depósito del inhibidor del AP-u, del IAP-2 con aumento de los niveles de α2 antiplasmina reconocido inhibidor de la fibrinolisis. Cuando ocurre desprendimiento prematuro de la placenta entran súbitamente a la circulación FT, líquido amniótico y otros productos que de ser mayor como sucede en desprendimientos importantes ocasiona CID acompañada de hemorragia vaginal, disfunción uterina, sufrimiento fetal y muerte.

La embolia de líquido amniótico es causa de muchas muertes maternas por hemorragia posparto "catastrófico" y se ocasiona por la entrada brusca de lanugo, meconio, restos celulares, algunos antígenos fetales y sobre todo FT, si la mujer no muere por la gravísima obstrucción de las arterias pulmonares, se presenta hemorragia sistémica y vaginal unas cuantas horas después.

En casos de aborto séptico, ingresan a la circulación productos fetales además de bacterias, lo que genera un cuadro fulminante muy semejante al ocasionando por la septicemia meningocócica, que se asocia a púrpura y a hemorragia suprarrenal bilateral, conocido como síndrome de Waterhouse (1873-1958)-Friderichsen (1886-¿?). El aborto del segundo trimestre provocado por la infusión de solución salina al líquido amniótico también ocasiona CID aunque en general es menos grave.

En casos de feto muerto retenido, existe una "activación lenta" ocasionando una CID de baja intensidad en la cual la respuesta fibrinolítica puede lisar los microtrombos permitiendo que no haya síntomas por algún tiempo, pero después de cuatro o cinco semanas del deceso fetal, el 30% de las pacientes desarrollan un cuadro descompensado con reducción de fibrinógeno y plaquetas, que de no ser atendido adecuadamente antes del parto, se puede descompensar y presentar hemorragia masiva.

Los portadores de cáncer, particularmente adenocarcinomas (próstata, páncreas, ovario, estómago, pulmón) presentan CID crónica y progresiva a medida que se disemina. Es ocasionado por el FT que se encuentra en la superficie de los tumores o en los monocitos activados ocasionando activación hemostática caracterizada por trombocitopenia, aumento de los productos de la degradación de la fibrina, trombosis venosa, endocarditis trombótica no bacteriana tipo Libman (1872-1946)—Sacks (1873-1939) y hemorragia. La administración de quimio o radioterapia puede descompensar esta coagulopatía por la presencia de mucho tejido tumoral necrosado con el consiguiente ingreso al torrente sanguíneo de activadores resultando en aumento en la generación de trombina.

La hemorragia en las leucemias es relativamente común y se caracteriza por hipofibrinogenemia, aumento en los productos de la degradación de la fibrina, disminución en el tiempo de sobrevida del fibrinógeno y trombocitopenia seguramente generada por consumo. El FT y los activadores de la fibrinolisis (AP-t y AP-u) se encuentran en las células leucémicas y la baja de IAP y α2 antiplasmina indican hiperfibrinolisis En autopsias de estos pacientes se encuentran frecuentemente trombosis arteriales y venosas. Todos los enfermos deben ser manejados considerando esta posibilidad sobre todo antes de la colocación de catéteres o al inicio de quimioterapia.

En trauma puede ocasionar CID. En fracturas múltiples con embolismo graso, lesiones craneoencefálicas difusas, lesiones masivas de tejido blando y quemaduras hay una activación del proceso ocasionado por el FT, a lo que se agrega la hipotensión y la acidosis que agravan el cuadro pudiendo presentar falla sistémica múltiple además de estar latente siempre la necrosis suprarrenal. El empleo de expansores plasmáticos es muy común en pacientes con trauma y hemorragia masiva, sin embrago se sabe que algunos de estos productos ocasionan prolongación de pruebas de coagulación, reducción de fibrinógeno y de los factores VIII y fvW, además de ser antigénicos y no es raro que agraven la hemorragia, en estos casos deberá pensarse en emplear plasmaféresis para corregir el cuadro y emplear albúmina preferentemente en lugar de estos productos.

En algunos casos de enfermedad hepática o durante el empleo de warfarínicos se recurre a concentrados del llamado complejo de la protrombina, pero por la transfusión rápida de los mismos particularmente en estos pacientes con deficiente funcionamiento del hígado se llega a presentar trombosis y CID, por ello siempre deben administrase lentamente y de considerarse necesario emplear heparina complementaria.

El factor VII recombinante se emplea en algunos casos de hemorragia grave en pacientes con inhibidores de fVIII o por la administración de anticoagulantes orales, siempre hay que tener presente en estos enfermos la posibilidad de disminución del fibrinógeno (activación hemostática por fVIIa) lo que puede llevar a CID.

En sujetos con aneurismas disecantes de la aorta o grandes hemangiomas, se producen depósitos de plaquetas y fibrina dentro de las malformaciones y cursan con CID de bajo nivel, con trombocitopenia, productos de degradación de fibrina; el fibrinógeno puede estar aumentado, disminuido o normal. Si no se toma en cuenta esto y se corrige preoperatoriamente, durante el manejo quirúrgico que por si mismo genera FT, puede generarse una grave descompensación y hemorragia muy grave. Es sorprendente la descripción de Kasabach (1898-1943) y Merritt (1886-¿¿) sobre la alteración en la coagulación dentro de los hemangiomas capilares gigantes lo que debe considerarse como ejemplo de CID local.

Durante la hemólisis se libera adenosin difosfato (ADF) y/o fosfolípidos de la pared eritrocitaria que activan al sistema procoagulante y son desencadenantes potenciales de CID.

En casos de septicemia, las endotoxinas de los Gram—activan el factor XII a XIIa y el XI a XIa, inducen la liberación de productos plaquetarios, causan lesión endotelial, hacen que los granulocitos liberen material procoagulante y se produzca factor de necrosis tumoral alfa (FNT-α), interleucina-1 (IL-1) además de activación del complemento, acciones que alteran al endotelio y son capaces de ocasionar daño orgánico difuso. En el caso de los Gram+ los responsables son los mucopolisacáridos siguiendo los mismos mecanismos. También se presenta consumo de proteína C lo que predispone a la microtrombosis

La varicela, hepatitis y los citomegalovirus son las viremias que más ocasionan cuadros de CID quizás por activación del FXII por complejos antígeno-anticuerpo seguida de lesión endotelial.

Otras entidades que pueden cursar con CID son la artritis reumatoide, lupus sistémico eritematoso, síndrome de Sjögren (1899-1989), dermatomiositis y escleroderma. Igualmente lo hacen aquellas que ocasionan enfermedad de vasos pequeños y cursan con vasoespamo, incluyendo el síndrome de Raynaud (1834-1881), angiopatía diabética grave e incluso oclusión de la bifurcación aórtica (Síndrome de Leriche 1879-1955).

Algunas prótesis desencadenan este fenómeno, seguramente porque el contacto de la sangre con las superficies extrañas activa el sistema procoagulante, con consumo de los factores y plaquetas formándose microtrombos. Puede suceder lo mismo con balones de contrapulsación aórtica y las válvulas para drenaje interno de ascitis.

Desde luego existe otra gran cantidad de patologías asociadas a daño endotelial, complejos antígeno-anticuerpos circulantes y lesiones tisulares, plaquetaria y eritrocítica que son activadores potenciales de CID.

Finalmente, entender la complejidad de la CID se resume en recordar que esta siempre se acompaña de la activación de los sistemas procoagulante y fibrinolítico, del consumo de los inhibidores, la liberación de citoquinas y el daño orgánico terminal. Todo ello "simplemente" por la pérdida del balance entre la posibilidad de la sangre de mantenerse líquida y su indispensable habilidad para mantener la hemostasia con la formación de un coágulo.

Picaduras de animales ponzoñosos.

Se presenta generalmente agregación plaquetaria seguramente por el daño tisular de la mordida misma, pero también puede ser ocasionada por la acción directa del veneno. No es raro que exista cierto grado de coagulopatía ocasionada por una enzima semejante a la trombina que ocasiona coagulación del fibrinógeno e hipofibrinogenemia, con aumento de los productos de degradación de la fibrina. Rara vez se asocia a hemorragia severa, aunque puede existir gingivorragia, hemorragia del sitio de la lesión y de otras heridas.

Trombofilia.

Así se denomina a la predisposición a formar trombos y esta puede ser hereditaria o adquirida.

Trombofilia hereditaria

Resistencia a la proteína C activada/factor Leiden.

La resistencia a la proteína C activada (RPCA) es la alteración genética que más ocasiona trombofilia, identificándose hasta en el 20% de los casos de trombosis venosa (TV) y está ocasionada por alteraciones genéticas del factor V tipo Leiden presente entre el 2 y el 7% en los europeos y el riesgo de trombosis venosa extraordinariamente elevado entre los portadores homocigotos de este factor; la RPCA también se encuentra hasta en el 5% de los sujetos sin factor V Leiden. Además de TV profunda pueden presentar bloqueo de venas superficiales, cerebrales y la porta.

Polimorfismo genético de la protrombina G20210A.

Este polimorfismo del gen de la protrombina es otro padecimiento hereditario asociado hasta en el 7% de los casos de trombosis venosa profunda, embolia pulmonar y con menor frecuencia trombosis venosa cerebral. Muchos enfermos tienen cuadros recurrentes. Los niveles elevados de esta protrombina promueven la generación de trombina e inhiben la inactivación del factor Va por la PCA. Aunque en menor proporción afecta a las arterias y se debe considerar como posible causa en cuadros tromboembólicos de difícil explicación.

Deficiencia de Antitrombina III

Un poco más rara pero frecuente entre chinos. La antitrombina III es el principal inhibidor de la trombina y otros procoagulantes que participan en la formación de la fibrina como los factores Xa, IXa, XIa y XIIa. La deficiencia aumenta la frecuencia de TV. Se reconocen dos tipos (I y II) y los portadores de esta alteración tienen hasta un 50% de posibilidades de presentar cuadros tromboembólicos antes de cumplir 21 años de edad afectando la extremidad superior, el pulmón, mesenterio, cerebro, riñón e incluso las venas cava.

Deficiencia de proteína C.

No es muy rara, se considera que uno de cada 300 sujetos le padece aunque la mayoría son asintomáticos. Como se recordara la PC, se activa (PCA) por la trombina cuando esta se une a la trombomodulina e inactiva a los factores Va y VIIIa lo que ocasiona disminución en la generación de trombina y reforzamiento a la actividad fibrinolítica. También de reconocen dos tipos (I y II) y el 50% de los portadores presentan cuadros tromboembólicos antes de los 36 años y hasta el 90% entre los 50 y 60 años. En casos de homocigotos la proteína C es muy baja y ocasiona púrpura neonatal fulminante.

Deficiencia de proteína S.

Esta actúa como un cofactor y estimula la afinidad de la PCA hacia los fosfolípidos con carga negativa formando un lazo PCA-proteína S que a su vez favorece la inactivación de los factores Va y VIIIa. También hay dos deficiencias (I y II), el 2.3% de pacientes con TV la padecen y quizá también afecte un poco más a los chinos. Los pacientes con tromboembolismo por esta causa, al igual que en los casos de deficiencia de proteína C, son jóvenes y el 90% de ellos ya han tenido estos problemas a los 60 años de edad, siendo afectadas las venas superficiales y profundas de las extremidades superior e inferior, las mesentéricas, cerebrales y cavas. Al igual que con deficiencia de proteína C, en homocigotos ocasiona púrpura fulminante.

Hiperhomocistinemia.

La elevación de la homocisteina plasmática cursa con tromboembolismo ocasionado por una elevada formación de trombina por estimulación de la actividad de los factores XII y V, inhibición de la trombomodulina y de la activación de la proteína C y aumento del FT.

Elevación de factor VIII

El 25% de pacientes con tromboembolismo tienen elevación del factor VIII que acelera la activación del X hacia Xa. No ha sido posible explicar porque produce este tipo de problemas, quizá eleve la formación de trombina o causa resistencia a la PCA, el caso es que quienes le padecen presentan el primer cuadro antes de los 41 años.

Otras causas.

Existen otras causas hereditarias de trombofilia pero son muy raras y en muchas es difícil explicar como actúan, entre ellas se encuentran homocistinuria homóziga, mutaciones de trombomodulina, defectos del plasminógeno, disfibrinogenemia, aumento de los factores IX y XI, deficiencia del factor XII, defectos o deficiencia del cofactor de heparina II, etc.

Trombofilia adquirida.

La frecuencia de TV se incrementa con la edad, de 1 por 100,000 en la infancia a 1 por 100 en la senectud, sin embargo no porque sea una ocurrencia de "los años", siempre que se presente en una persona mayor de 50, se puede dejar de buscar una causa sujeta a corrección.

Las complicaciones obstructivas de esta naturaleza obedecen a que la presencia de tendencias a formar trombos, a enfermedades que cursan con una tendencia anormal a formar coágulos o aquellas inducidas por agentes farmacológicos.

Al igual que en trauma, los pacientes quirúrgicos tienen una alteración del balance hemostático a favor de la hipercoagulabilidad, incluyendo la estasis sanguínea, disfunción de la pared vascular y alteraciones en el proceso de la coagulación, a ello se suma la inmovilización prolongada con disminución del retorno de la sangre contenida en el sistema de almacenamiento venoso, que a su vez ocasiona que no llegue oxígeno y nutrientes a las células endoteliales que al lesionarse ponen en contacto a la sangre con FT, la colágena, la membrana basal y el fvW lo que atrae plaquetas, estimula la cascada de la coagulación e induce trombosis, igualmente el trauma quirúrgico libera FNT y en condiciones extremas ocasiona CID. Todos los cirujanos tememos este problema y siempre empleamos alguna(s) medida profilácticas, depende mucho del tipo de cirugía pero aún con tromboprofilaxis óptima las cifras van del 6 al 30% y a medida que se operen pacientes más ancianos, se emplee más sangre o se les mantenga inmovilizados, el riesgo será mayor.

La mujer embarazada y la puérpera tienen un riesgo de TEV cinco veces mayor que la no gestante. Se aceptan unos 85 casos por 100,000 partos, y el riesgo aumenta con la edad del embarazo afectándose más frecuentemente la pierna izquierda, seguramente porque en la hemi pelvis izquierda, en la disposición de los vasos iliacos, la vena está por detrás de la arteria. La causa principal del problema, es la estasis sanguínea ocasionada por el útero grávido, distensión venosa y las lesiones propias del parto, que generan aumento en los factores de la coagulación, disminución de la proteína S e inhibición de la fibrinolisis.

El viajar se ha considerado también un factor de riesgo presentándose más cuadros de TEV desde una hora hasta cuatro semanas después del desplazamiento, siendo más frecuente en sujetos que viajaron más de 5000 kms. Hasta la fecha se consideran a la estasis venosa por inmovilización, la hemoconcentración por deshidratación y la fibrinolisis comprometida con cuadros de activación de la coagulación por la disminución de tensión de O2 y la presión ambiental, como las principales causas de este problema que tiende a incrementarse.

Desde hace más de 150 años sabemos gracias a las observaciones de Trousseau (1801-1867) de la asociación entre cáncer y TV.

Es más frecuente (11%) en los adenocarcinomas, los tumores cerebrales y las alteraciones mieloproliferativas, manifestándose por algunos cuadros atípicos como la tromboflebitis migratoria, endocarditis trombótica no bacteriana y trombosis portal o de la vena hepática. Quizá se deba como se ha mencionado anteriormente a la activación del FT y a través del factor VIIa a la activación del X que también puede ser activado por alguna glucoproteina de la mucina característica de estos tumores, a la producción de protrombinasa por las células malignas, al depósito de fibrina dentro y alrededor del tumor, así como activación de las células endoteliales, defectos plaquetarios cuantitativos y cualitativos, obstrucción venosa, hiperviscocidad sanguínea o CID. Igualmente se puede deber a extensión tumoral hacia los vasos, compresión extrínseca de los mismos o incluso iatrogénicas como la colocación de catéteres venosos para quimioterapia En cualquier paciente mayor de 50 años con tromboflebitis migratoria sin causa aparente, debe buscarse exhaustivamente la presencia de malignidad.

Aquellos sujetos en que se encuentran anticuerpos antifosfolípido (AAF) y que cursan con TV y arterial o pérdida fetal se consideran como portadores del síndrome de anticuerpos antifosfolípido. Estos AAF se presentan en infecciones como la sífilis, la mononucleosis infecciosa y el SIDA, así como después de la ingesta de algunos medicamentos, pero en estas circunstancias no tienen importancia.

No se sabe con certeza qué ocasiona la lesión vascular o el óbito fetal, pero se han propuesto alteraciones en la cascada de la coagulación y de la fibrinolisis, inhibición de la PCA y de la antitrombina III e incremento de la función de FT. Se considera un estado hipercoagulable, tiene seis variantes clínicas y afecta como se ha señalado vasos arteriales y venosos de cualquier órgano (55% TV en las piernas y 50% trombosis arterial en el cerebro), no son raros los émbolos. El óbito fetal puede presentarse de la semana 10 hasta la 34 (o abortos repetidos (más de 3) antes de la novena semana). En la mayoría de los casos se afecta un solo territorio vascular, pero en la variedad llamada catastrófica es multiorgánica.

En algunas vasculitis como la enfermedad de Behcet (1889-1948) y otros cuadros reumáticos se presenta TV de las extremidades inferiores quizás por el daño endotelial. El lupus eritematoso también se asocia a complicaciones trombóticas y a AAF.

El empleo de anticonceptivos orales predispone a TV y embolismo en mujeres jóvenes calculándose de 2 a 3 casos por 10,000 usuarias (en no usuarias es de 0.8 por 10 000), parece ser que es ocasionado por los estrógenos y se considera que se debe al aumento de los factores procoagulantes, disminución de antitrombina III y de proteína S así como una marcada disminución en la actividad de la PCA. También se han reportado casos de TV en las extremidades inferiores, venas subclavias, cerebrales y yugulares en pacientes recibiendo medicación para tratamiento de la infertilidad.

Otros agentes farmacológicos que incrementan la frecuencia de TV son los quimioterápicos, tamoxifen, raloxifen, etc. La trombocitopenia ocasionada por la heparina no fraccionada frecuentemente se complica con embolismo pulmonar, el peligro persiste a pesar de haberle descontinuado y en algunas ocasiones incluso el cuadro de TV precede a la disminución plaquetaria.

Pruebas de laboratorio para detectar trombofilia congénita o adquirida.

En cualquier paciente menor de 50 años que refiere historia de cuadros recurrentes o espontáneos de TV, o que estos se han presentado en sitios poco comunes como la vasculatura cerebral o mesentérica, debe ser sometido a estudios de laboratorio adecuados para buscar la causa, consistentes en biometría hemática, química sanguínea, TP y TPT antes de iniciar cualquier tratamiento ya que sirven de base y a estos exámenes habrá de aumentarse la ATIII, PC, PS, fV/Leiden, f VIII, f IX y anticuerpos antifosfolípido. Existe controversia en efectuarlos entre los familiares asintomáticos.

REFERENCIAS

1. Allen GA, Glader B. Approach to the bleeding child. Pediatr Clin North Am 2002; 49(6):1239-1256.
2. Ananthasubramaniam K, Shurafa M, Prasad A. Heparin-induced thrombocytopenia and thrombosis. Prog Cardiovasc Dis 2000; 42(4):247-260.
3. Aniko M, Eniko A, Edina M, Terez S, Eva A. [Severe congenital factor V deficiency: case report]. Orv Hetil 2002; 143(2):87-89.
4. Anwar R, Minford A, Gallivan L, Trinh CH, Markham AF. Delayed umbilical bleeding—a presenting feature for factor XIII deficiency: clinical features, genetics, and management. Pediatrics 2002; 109(2):E32.
5. Asakura H, Ontachi Y, Mizutani T et al. An enhanced fibrinolysis prevents the development of multiple organ failure in disseminated intravascular coagulation in spite of much activation of blood coagulation. Crit Care Med 2001; 29(6):1164-1168.
6. Basile A, Certo A, Ascenti G, Lamberto S, Cannella A, Garcia MJ. Embryologic and acquired anomalies of the inferior vena cava with recurrent deep vein thrombosis. Abdom Imaging 2003; 28(3):400-403.
7. Benhamou AC, Gruel Y, Barsotti J et al. The white clot syndrome or heparin associated thrombocytopenia and thrombosis (WCS or HATT) (26 cases). Int Angiol 1985; 4(3):303-310.
8. Bhatt DL, Topol EJ. Antiplatelet and anticoagulant therapy in the secondary prevention of ischemic heart disease. Med Clin North Am 2000; 84(1):163-79, ix.
9. Bick RL. Disseminated intravascular coagulation current concepts of etiology, pathophysiology, diagnosis, and treatment. Hematol Oncol Clin North Am 2003; 17(1):149-176.
10. Bick RL. Prothrombin G20210A mutation, antithrombin, heparin cofactor II, protein C, and protein S defects. Hematol Oncol Clin North Am 2003; 17(1):9-36.
11. Bick RL. Antiphospholipid thrombosis syndromes. Hematol Oncol Clin North Am 2003; 17(1):115-147.
12. Bolton-Maggs PH. Factor XI deficiency and its management. Haemophilia 2000; 6 Suppl 1:100-109.
13. Boudreaux MK, Lipscomb DL. Clinical, biochemical, and molecular aspects of Glanzmann's thrombasthenia in humans and dogs. Vet Pathol 2001; 38(3):249-260.
14. Brooks MB, Catalfamo JL, Brown HA, Ivanova P, Lovaglio J. A hereditary bleeding disorder of dogs caused by a lack of platelet procoagulant activity. Blood 2002; 99(7):2434-2441.
15. Bruno G, Cavallo-Perin P, Bargero G et al. Hyperfibrinogenemia and metabolic syndrome in type 2 diabetes: a population-based study. Diabetes Metab Res Rev 2001; 17(2):124-130.

16. Callea F, de VR, Togni R, Tardanico R, Vanstapel MJ, Desmet VJ. Fibrinogen inclusions in liver cells: a new type of ground-glass hepatocyte. Immune light and electron microscopic characterization. Histopathology 1986; 10(1):65-73.

17. Chadarevian R, Bruckert E, Leenhardt L, Giral P, Ankri A, Turpin G. Components of the fibrinolytic system are differently altered in moderate and severe hypothyroidism. J Clin Endócrinol Metab 2001; 86(2):732-737.

18. Chu YW, Korb J, Sakamoto KM. Idiopathic thrombocytopenic purpura. Pediatr Rev 2000; 21(3):95-104.

19. Cunningham MT, Brandt JT, Laposata M, Olson JD. Laboratory diagnosis of dysfibrinogenemia. Arch Pathol Lab Med 2002; 126(4):499-505.

20. Dansako H, Ishimaru F, Takai Y et al. Molecular characterization of the ERGIC-53 gene in two Japanese patients with combined factor V-factor VIII deficiency. Ann Hematol 2001; 80(5):292-294.

21. De JE, Bieger R, Castel A, Kluin PM. Successful treatment of an acquired haemorrhagic diathesis due to factor X deficiency with chemotherapy. Eur J Haematol 2001; 66(5):352-354.

22. Deering SH, Landy HJ, Tchabo N, Kessler C. Hypodysfibrinogenemia during pregnancy, labor, and delivery. Obstet Gynecol 2003; 101(5 Pt 2):1092-1094.

23. DeSancho MT, Rand JH. Bleeding and thrombotic complications in critically ill patients with cancer. Crit Care Clin 2001; 17(3):599-622.

24. Doshi SN, Marmur JD. Evolving role of tissue factor and its pathway inhibitor. Crit Care Med 2002; 30(5 Suppl):S241-S250.

25. Drouin A, Favier R, Masse JM et al. Newly recognized cellular abnormalities in the gray platelet syndrome. Blood 2001; 98(5):1382-1391.

26. Dupuy E, Soria C, Molho P et al. Embolized ischemic lesions of toes in an afibrinogenemic patient: possible relevance to in vivo circulating thrombin. Thromb Res 2001; 102(3):211-219.

27. Emori Y, Sakugawa M, Niiya K et al. Life-threatening bleeding and acquired factor V deficiency associated with primary systemic amyloidosis. Blood Coagul Fibrinolysis 2002; 13(6):555-559.

28. Esmon CT. The protein C pathway. Chest 2003; 124(3 Suppl):26S-32S.

29. Esmon CT. The protein C pathway. Chest 2003; 124(3 Suppl):26S-32S.

30. Fasouliotis SJ, Shushan A. Severe menorrhagia due to factor VII deficiency successfully treated by thermal balloon endometrial ablation. J Am Assoc Gynecol Laparosc 2003; 10(1):116-118.

31. Franchini M, Krampera M, Veneri D. Helicobacter pylori eradication in adults with idiopathic thrombocytopenic purpura. Am J Med 2003; 114(5):420-421.

32. Frenette PS, Wagner DD. Adhesion molecules—Part II: Blood vessels and blood cells. N Engl J Med 1996; 335(1):43-45.

33. Gadenstatter M, Lamprecht B, Klingler A, Wetscher GJ, Greil R, Schmid T. Splenectomy versus medical treatment for idiopathic thrombocytopenic purpura. Am J Surg 2002; 184(6):606-609.

34.   George TI, Arber DA. Pathology of the myeloproliferative diseases. Hematol Oncol Clin North Am 2003; 17(5):1101-1127.
35.   Gurbel PA, Cummings CC, Bell CR, Alford AB, Meister AF, Serebruany VL. Onset and extent of platelet inhibition by clopidogrel loading in patients undergoing elective coronary stenting: the Plavix Reduction Of New Thrombus Occurrence (PRONTO) trial. Am Heart J 2003; 145(2):239-247.
36.   Haim N, Lanir N, Hoffman R, Haim A, Tsalik M, Brenner B. Acquired activated protein C resistance is common in cancer patients and is associated with venous thromboembolism. Am J Med 2001; 110(2):91-96.
37.   Halbmayer WM, Mannhalter C, Feichtinger C, Rubi K, Fischer M. The prevalence of factor XII deficiency in 103 orally anticoagulated outpatients suffering from recurrent venous and/or arterial thromboembolism. Thromb Haemost 1992; 68(3):285-290.
38.   Hampers LC M-JM. Emergency department management of musculoskeletal injuries in children with inherited bleeding disorders. Clin Ped Emerg Med 2002; 3 (2):138-144.
39.   Hanly JG. Antiphospholipid syndrome: an overview. CMAJ 2003; 168(13):1675-1682.
40.   Harrison CN, Green AR. Essential thrombocythemia. Hematol Oncol Clin North Am 2003; 17(5):1175-90, vii.
41.   Hartnett S. Heparin-induced thrombocytopenia as the cause of gluteus muscle necrosis: a case study describing the benefits of multidisciplinary physical and psychosocial interventions. Ostomy Wound Manage 2001; 47(5):18-26.
42.   Hassouna HI. Blood stasis, thrombosis and fibrinolysis. Hematol Oncol Clin North Am 2000; 14(2):xvii-xxii.
43.   Hayes T. Dysfibrinogenemia and thrombosis. Arch Pathol Lab Med 2002; 126(11):1387-1390.
44.   Hickerson DH, Bode AP. Flow cytometry of platelets for clinical analysis. Hematol Oncol Clin North Am 2002; 16(2):421-454.
45.   Ilveskero S, Siljander P, Lassila R. Procoagulant activity on platelets adhered to collagen or plasma clot. Arterioscler Thromb Vasc Biol 2001; 21(4):628-635.
46.   Ishak KG. Inherited metabolic diseases of the liver. Clin Liver Dis 2002; 6(2):455-79, viii.
47.   Jacobs LG, Nusbaum N. Perioperative management and reversal of antithrombotic therapy. Clin Geriatr Med 2001; 17(1):189-202, ix.
48.   Journeycake JM, Buchanan GR. Coagulation disorders. Pediatr Rev 2003; 24(3):83-91.
49.   Kadir RA, Economides DL, Sabin CA, Owens D, Lee CA. Frequency of inherited bleeding disorders in women with menorrhagia. Lancet 1998; 351(9101):485-489.
50.   Kanaji T, Russell S, Ware J. Amelioration of the macrothrombocytopenia associated with the murine Bernard-Soulier syndrome. Blood 2002; 100(6):2102-2107.

51. Kaplan AP, Joseph K, Silverberg M. Pathways for bradykinin formation and inflammatory disease. J Allergy Clin Immunol 2002; 109(2):195-209.
52. Kelsey LJ, Fry DM, VanderKolk WE. Thrombosis risk in the trauma patient. Prevention and treatment. Hematol Oncol Clin North Am 2000; 14(2):417-430.
53. Kinebuchi A, Ohtsuka T, Ishida S et al. Leg ulcer presenting in a patient with congenital afibrinogenaemia. Eur J Dermatol 2002; 12(1):70-72.
54. Kumar R, Ghali A, Ekaldious AW, Mahmoud OI, Al-Lumai AS. Post-transfusion purpura: case report. Ann Hematol 2001; 80(8):488-491.
55. Kunishima S, Kamiya T, Saito H. Genetic abnormalities of Bernard-Soulier syndrome. Int J Hematol 2002; 76(4):319-327.
56. Kwaan HC, Nabhan C. Hereditary and acquired defects in the fibrinolytic system associated with thrombosis. Hematol Oncol Clin North Am 2003; 17(1):103-114.
57. Leclerc JR. Platelet glycoprotein IIb/IIIa antagonists: lessons learned from clinical trials and future directions. Crit Care Med 2002; 30(5 Suppl):S332-S340.
58. Leung AK, Chan KW. Evaluating the child with purpura. Am Fam Physician 2001; 64(3):419-428.
59. Levi D, Pefkarou A, Fort JA, DeFaria W, Tzakis AG. Liver transplantation for factor VII deficiency. Transplantation 2001; 72(11):1836-1837.
60. Levi M, ten CH, van der PT. Endothelium: interface between coagulation and inflammation. Crit Care Med 2002; 30(5 Suppl):S220-S224.
61. Li Z, Zhang G, Le Breton GC, Gao X, Malik AB, Du X. Two waves of platelet secretion induced by thromboxane A2 receptor and a critical role for phosphoinositide 3-kinases. J Biol Chem 2003; 278(33):30725-30731.
62. Liu X, Wang S, Wu Z, Sun W, Wan W. [Malignant tumor and hyperfibrinogenemia]. Zhonghua Zhong Liu Za Zhi 2002; 24(1):51-52.
63. Lo SC, Lin DT, Lin SW, Chang JS. Frequency and characterization of platelet-specific antibodies in patients who received multiple platelet transfusions. J Formos Med Assoc 2000; 99(12):902-905.
64. Logan MR, Odemuyiwa SO, Moqbel R. Understanding exocytosis in immune and inflammatory cells: the molecular basis of mediator secretion. J Allergy Clin Immunol 2003; 111(5):923-932.
65. Marucci G, Morandi L, Macchia S et al. Fibrinogen storage disease without hypofibrinogenaemia associated with acute infection. Histopathology 2003; 42(1):22-25.
66. McKenna R. Abnormal coagulation in the postoperative period contributing to excessive bleeding. Med Clin North Am 2001; 85(5):1277-310, viii.
67. McMahon MJ, James AH. Combined deficiency of factors II, VII, IX, and X (Borgschulte-Grigsby deficiency) in pregnancy. Obstet Gynecol 2001; 97(5 Pt 2):808-809.
68. Mercado DL, Petty BG. Perioperative medication management. Med Clin North Am 2003; 87(1):41-57.

69. Moster ML. Coagulopathies and arterial stroke. J Neuroophthalmol 2003; 23(1):63-71.
70. Nair S, Ghosh K, Kulkarni B, Shetty S, Mohanty D. Glanzmann's thrombasthenia: updated. Platelets 2002; 13(7):387-393.
71. Nash JW, Ross P, Jr., Neil CA et al. The histopathologic spectrum of cryofibrinogenemia in four anatomic sites. Skin, lung, muscle, and kidney. Am J Clin Pathol 2003; 119(1):114-122.
72. Nesheim M. Thrombin and fibrinolysis. Chest 2003; 124(3 Suppl):33S-39S.
73. ngles-Cano E, Guillin MC. Antiphospholipid antibodies and the coagulation cascade. Rheum Dis Clin North Am 2001; 27(3):573-586.
74. Nimah M, Brilli RJ. Coagulation dysfunction in sepsis and multiple organ system failure. Crit Care Clin 2003; 19(3):441-458.
75. Palumbo JS, Degen JL. Fibrinogen and tumor cell metastasis. Haemostasis 2001; 31 Suppl 1:11-15.
76. Paquette D, Falanga V. Leg ulcers. Clin Geriatr Med 2002; 18(1):77-88, vi.
77. Pavithran K, Sankar S, Thomas M. Late presentation of congenital factor V deficiency—a case report. Indian J Med Sci 2001; 55(5):271-272.
78. Pawlinski R, Fernandes A, Kehrle B et al. Tissue factor deficiency causes cardiac fibrosis and left ventricular dysfunction. Proc Natl Acad Sci U S A 2002; 99(24):15333-15338.
79. Perry DJ. Factor VII Deficiency. Br J Haematol 2002; 118(3):689-700.
80. Perry SL, Ortel TL. Clinical and laboratory evaluation of thrombophilia. Clin Chest Med 2003; 24(1):153-170.
81. Pietrzak I, Komarnicki M, Zaremba-Drobnik D. Platelet aggregation and prostaglandin metabolism in uremic patients. Am J Kidney Dis 2001; 38(4 Suppl 1):S111-S114.
82. Pineo G, Hull RD. Coumarin therapy in thrombosis. Hematol Oncol Clin North Am 2003; 17(1):201-16, viii.
83. Pintar T, Collard CD. The systemic inflammatory response to cardiopulmonary bypass. Anesthesiol Clin North America 2003; 21(3):453-464.
84. Pohl C, Harbrecht U, Greinacher A et al. Neurologic complications in immune-mediated heparin-induced thrombocytopenia. Neurology 2000; 54(6):1240-1245.
85. Polgar J, Chung SH, Reed GL. Vesicle-associated membrane protein 3 (VAMP-3) and VAMP-8 are present in human platelets and are required for granule secretion. Blood 2002; 100(3):1081-1083.
86. Prchal JT. Classification and molecular biology of polycythemias (erythrocytoses) and thrombocytosis. Hematol Oncol Clin North Am 2003; 17(5):1151-8, vi.
87. Pujol-Moix N, Hernandez A, Escolar G, Espanol I, Martinez-Brotons F, Mateo J. Platelet ultrastructural morphometry for diagnosis of partial delta-storage pool disease in patients with mild platelet dysfunction and/or thrombocytopenia of unknown origin. A study of 24 cases. Haematologica 2000; 85(6):619-626.

88. Remijn JA, Wu YP, Ijsseldijk MJ, Zwaginga JJ, Sixma JJ, de Groot PG. Absence of fibrinogen in afibrinogenemia results in large but loosely packed thrombi under flow conditions. Thromb Haemost 2001; 85(4):736-742.

89. Rice L. Surreptitious bleeding in surgery: a major challenge in coagulation. Clin Lab Haematol 2000; 22 Suppl 1:17-20.

90. Righini M, de MP. [Thrombopenias induced by heparin: diagnostic and therapeutic innovations]. Rev Med Suisse Romande 2001; 121(4):313-318.

91. rmas-Loughran B, Kalra R, Carson JL. Evaluation and management of anemia and bleeding disorders in surgical patients. Med Clin North Am 2003; 87(1):229-242.

92. Russell JA. Genetics of coagulation factors in acute lung injury. Crit Care Med 2003; 31(4 Suppl):S243-S247.

93. Sadowitz PD, Amanullah S, Souid AK. Hematologic emergencies in the pediatric emergency room. Emerg Med Clin North Am 2002; 20(1):177-98, vii.

94. Salomon O, Zivelin A, Livnat T et al. Prevalence, causes, and characterization of factor XI inhibitors in patients with inherited factor XI deficiency. Blood 2003; 101(12):4783-4788.

95. Scurr JH MSB-KSMIMSCSP. Economy-class syndrome. ACP J Club 2001; 135 (3)(96).

96. Scurr JH, Machin SJ, Bailey-King S, Mackie IJ, McDonald S, Smith PD. Frequency and prevention of symptomless deep-vein thrombosis in long-haul flights: a randomised trial. Lancet 2001; 357(9267):1485-1489.

97. Seligsohn U, Lubetsky A. Genetic susceptibility to venous thrombosis. N Engl J Med 2001; 344(16):1222-1231.

98. Sheth PM, Kahr WH, Haq MA, Veljkovic DK, Rivard GE, Hayward CP. Intracellular activation of the fibrinolytic cascade in the Quebec Platelet Disorder. Thromb Haemost 2003; 90(2):293-298.

99. Silver RT. Chronic myeloid leukemia. Hematol Oncol Clin North Am 2003; 17(5):1159-1vii.

100. Spena S, Duga S, Asselta R, Malcovati M, Peyvandi F, Tenchini ML. Congenital afibrinogenemia: first identification of splicing mutations in the fibrinogen Bbeta-chain gene causing activation of cryptic splice sites. Blood 2002; 100(13):4478-4484.

101. Strickland JL, Wall JW. Abnormal uterine bleeding in adolescents. Obstet Gynecol Clin North Am 2003; 30(2):321-335.

102. Subar M. Clinical evaluation of hypercoagulable states. Clin Geriatr Med 2001; 17(1):57-70, vi.

103. Telejko B, Tomasiak M, Stelmach H, Kinalska I. Platelet sodium-proton exchanger and phospholipid-dependent procoagulant activity in patients with type 2 diabetes. Metabolism 2003; 52(1):102-106.

104. Thomas RH. Hypercoagulability syndromes. Arch Intern Med 2001; 161(20):2433-2439.

105. Timurkaynak T. Clopidogrel is as effective as ticlopodine for reducing major adverse events following coronary stenting. Evidence-based Cardiovasc Med 2002; 6 (3):113.
106. Tobias JD. Weak analgesics and nonsteroidal anti-inflammatory agents in the management of children with acute pain. Pediatr Clin North Am 2000; 47(3):527-543.
107. Uprichard J, Perry DJ. Factor X deficiency. Blood Rev 2002; 16(2):97-110.
108. Vallet B, Wiel E. Endothelial cell dysfunction and coagulation. Crit Care Med 2001; 29(7 Suppl):S36-S41.
109. Vaughan DE. Angiotensin, fibrinolysis, and vascular homeostasis. Am J Cardiol 2001; 87(8A):18C-24C.
110. Verheugt FW, Gersh BJ. Aspirin beyond platelet inhibition. Am J Cardiol 2002; 90(1):39-41.
111. Vincent JL, Yagushi A, Pradier O. Platelet function in sepsis. Crit Care Med 2002; 30(5 Suppl):S313-S317.

CAPÍTULO 5

EL MEDIO INTERNO

Claude Bernard (1813-75) en su *Introduction à la médecine expérimentale* acuñó en 1865 el término "milieu intérieur" con lo que sugirió un medio ambiente interno constante de los seres vivos en los cuales *"todos los mecanismos vitales tan variados como son, tienen un solo objeto que es el de preservar sin cambio las constantes vitales"* la idea de Bernard, llevó a que 51 años después de su muerte en 1926 Cannon (1871-1945) acuñara el término homeostasis (Gr. *homoios* = semejante + *stasis* = quedarse quieto) para describir *"un estado relativamente en equilibrio o con tendencia a ello, entre diferentes elementos interdependientes oconglomerados de ellos de un organismo un grupo o una población"*, es decir la lucha constante individual o colectiva por sobrevivir.

Hace poco menos de un siglo, se conocía poco de ese medio interno; la punción venosa se empezó a popularizar hasta casi finales de la gran guerra (1914-1918) y sólo años después gracias a los trabajos de Gamble describiendo las características del espacio extracelular y de Darrow que explicaron los efectos de la hiper e hiponatremia y la hipokalemia sobre los líquidos corporales se empezaron a entender estos procesos fisiológicos, a comprender las alteraciones patológicas y a proponer su tratamiento. Sin embargo no fue sino hasta 1952 en que Randal al hablar del *"balance del agua y los electrolitos en cirugía"* e introducir los términos miliequivalente, anion, catión, etc., que se desarrolla el manejo hidroelectrolítico de los pacientes quirúrgicos.

1. Líquidos y electrolitos.

El finísimo mecanismo homeostático que preserva el medio interno es sin duda una maravilla que debe asombrarnos ya que se trata en realidad de un torrente inagotable de líquido que se desplaza de un compartimiento a otro desde el nacimiento hasta la muerte regulado por finísimos mecanismos; baste con mencionar que el corazón desplaza incesantemente **300 litros** de sangre por hora o que en el mismo tiempo a través del glomérulo se filtran **siete litros** hacia los túbulos renales (los cuales reabsorben **hasta el 99%),** todo ello manteniendo constantes los diferentes espacios en donde se encuentran habitualmente.

a. Los líquidos corporales.

Aproximadamente el 60% del peso corporal de los varones es agua y en las mujeres por tener más grasa es de 50% de tal manera que un hombre de 80 kilos contiene debajo de su piel cerca de 48 litros y una mujer del mismo peso "sólo" 40 litros. Lo interesante es que el agua corporal debe entenderse como un líquido "fisiológico" es decir no se trata únicamente de simple agua sino de un *"fluido acuoso que puede contener iones, substancias y células esenciales para las funciones corporales y transporte de solutos y productos del catabolismo"* el cual aunque en un mismo cuerpo, se encuentra en diferentes "compartimentos" delimitados por barreras biológicamente activas y curiosamente como la membrana celular muy selectivas.

b. Los compartimentos

El hecho que haya células, vasos, un medio ambiente extracelular y algunas cavidades serosas define su naturaleza y las características del líquido que contienen.

El *intracelular* (EI) incluyendo a las células sanguíneas es el más abundante (**¡las dos terceras partes del total!**) pero a su vez necesariamente es el más constante ya que el mínimo cambio puede resultar en serias alteraciones de funcionamiento que llevan a la muerte. El sujeto promedio (70 kgs) tiene unos **25 litros**.

El *extracelular* (EE) obviamente es el resto y se conforma con el plasma sanguíneo dentro de los vasos y el líquido que se encuentra en las hendiduras o espacios que separan a las células es decir en los *intersticios* que hay entre ellas. El sujeto promedio tiene unos **15 litros**.

Este se complementa con un *tercer espacio* (TE) constituido por, cavidades serosas, aparato urinario, cámaras oculares, meninges, intestino, etc., también conocido como *"transcelular"*, es de unos 500c.c., lo que sumado al anterior hace un total de **15.5 litros**.

Como se desprende de lo anterior, existen dos barreras que delimitan los espacios, del EI la membrana celular y del EE el endotelio capilar. El agua se puede desplazar libremente entre cada uno de ellos obedeciendo a *gradientes de presión* los cuales a su vez se establecen por las presiones hidrostática y osmótica y desde luego cada compartimiento tiene un sistema osmoregulador propio. El volumen y la osmolaridad del "milieu intérieur" (líquidos biológicos) se regula por reflejos neuroendócrinos con la participación de una rama neural aferente de los baro y osmoreceptores hacia el hipotálamo y otra eferente de las células neurosecretoras hacia su "blanco" que son las células hidroosmóticas localizadas en los órganos osmoreguladores.

c. La microcirculación.

La fuerza propulsora del corazón depende de un miocardio sano y del retorno venoso a la aurícula derecha; la contracción del ventrículo izquierdo eleva la presión sanguínea dentro de la aorta ascendente a 100-130 mm Hg, pero al dividirse y subdividirse las arterias la superficie total se incrementa tremendamente y como resultado de ello, la presión baja de tal manera que en las arteriolas pequeñas es únicamente de 40 mm Hg.

A partir de aquí, se inicia la *microcirculación* con arteriolas terminales de menos de 50 micras de diámetro con pared endotelial y una sola capa de células de músculo liso, entre las cuales existe una sinergia no solamente estructural sino funcional ya que el endotelio *debe* tener sensores de oxígeno (mecanismo aún no explicado del todo) que por estar en contacto con la sangre hace que durante la hipoxia coordinen la perfusión tisular y el abasto de oxígeno. A continuación se identifican estructuras de músculo liso circular inervado por axones de naturaleza simpática llamadas *esfínteres precapilares* y entre estos y las vénulas, se encuentra la vastísima **red capilar**, vasos pequeños de aproximadamente un milímetro de longitud con una pared de células endoteliales alargadas generalmente sin soporte alguno aunque en ciertas áreas se les encuentra con una muy tenue capa periférica de tejido conectivo, esta falta de pared bien definida explica su característica de membrana semipermeable y además el porque se dilatan o colapsan pasivamente de acuerdo a las presiones intraluminales o periféricas a ellos, en condiciones normales muchos se encuentran colapsados. Ya en el lado venoso, la presión es de 7 mmHg. la cual junto con la succión de la presión negativa intra torácica, facilita el retorno al corazón. Las venas no sólo son conductos sino que al tener una pared muscular muy delgada se pueden dilatar con facilidad y "secuestrar" buena cantidad de sangre la cual a la mínima contracción de los músculos estriados que les rodean (o presión externa por medio de vendajes o trajes presurizados) pueden verter rápidamente un volumen importante hacia las cavidades derechas del corazón. Fisiológicamente, del volumen circulante total el 20% se encuentra en el corazón y las arterias, 75% en las venas y menos del 5% en los capilares.

Se estima que cada 24 horas existe un tránsito de aproximadamente **1000 litros** entre el espacio intravascular y el intersticial a través de las tenues paredes de la red capilar. Todo este mecanismo está regulado por:

1. El balance entre los gradientes hidrostáticos de presión el cual es mayor en el lado arterial y mas bajo en el venoso y aunque variable en diferentes territorios se le considera en promedio de 30 mmHg después de las arteriolas terminales y de 20mm Hg antes de las vénulas, el resultado es "expulsar" fluido *hacia afuera* es decir al espacio intersticial.
2. El ambiente que rodea a los capilares tiene líquido "pobre" (aunque no carente) en proteínas, por ello la presión osmótica dentro de los capilares con cerca de 22mm Hg. ocasionada por la albúmina y otras proteínas favorece la "succión" de líquido pericapilar *hacia adentro* es decir a la luz vascular.
3. La presión de los tejidos sobre esta red depende desde luego de su elasticidad, pero también del flujo linfático y de la velocidad de filtración. Generalmente es de 1 a 3mm Hg. y con la tarea de "empujar" líquido *hacia* el interior capilar.

Con una simple suma y resta es fácil entender que la presión hidrostática del lado arterial tiende a expulsar líquido pero que en el lado venoso la presión osmótica ayuda a que regrese aunque ya no lo hace en su totalidad porque parte ingresa a los linfáticos.

Sin embargo la presión osmótica puede variar y dado que las paredes celular y capilar tienen diferentes permeabilidades el balance entre el líquido extracelular y el intracelular opera a través de iones (Gr. *iön* = yendo) cargados y el que se relaciona con el espacio intersticial depende de las proteínas.

La membrana celular con sus lípidos no permite el paso fácil de los iones cargados y por ello la concentración de los electrolitos extracelulares es lo que determina su distribución hacia el interior de la célula o fuera de ella.

El sodio (Na) es el principal catión del líquido extracelular (135-145 mmol/l) y *no* tiene acción biológica alguna, sólo es útil para conservar el balance isotónico y por lo tanto mantiene el líquido en el espacio intersticial, también es abundante en el hueso del cual hasta el 50% es intercambiable lo que evidentemente constituye una buena reserva.

El potasio (K) es el principal catión intracelular y el 95% del total corporal está dentro de las células por lo que influye muy poco en el equilibrio osmótico dada su mínima presencia en los líquidos extracelulares (3.5-4.5 mmol/l). En condiciones normales la pérdida urinaria de K+ es semejante a la de Na+ pero dado que la reserva extracelular es mucho menor el balance es más difícil, porque no existe ningún mecanismo para conservarlo y su pérdida es continua aún existiendo escape por otro sitio, la hipokalemia es muy frecuente y desde luego peligrosa.

El magnesio es escaso en el líquido extracelular (1.7-2mmol/l) e influye poco en la osmolaridad sin embargo es muy importante para mantener la excitabilidad nerviosa y la contractilidad muscular.

El calcio (Ca++) extracelular también es escaso y al igual que el K+ y el Mg+ juega poco papel en la osmolaridad extracelular sin embargo su participación es vital en la conducción nerviosa y contractilidad del miocardio. Dado que es extraordinariamente abundante en los huesos, su reserva es tal que excepcionalmente se ven hipocalcemias por desequilibro electrolítico.

Como se desprende de lo anterior sin duda el mecanismo es muy delicado y tiene la función vital de *mantener el volumen sanguíneo circulante* que es la razón de ser de la homeostasis de los líquidos corporales. Tan es así que en circunstancias en las cuales hay serias alteraciones fisiológicas, la respuesta intenta a toda costa conservar dicho volumen aún agravándose el desequilibrio hidroelectrolítico y las alteraciones del pH. El endotelio vascular juega un papel muy importante produciendo algunos factores como endotelina y prostaglandinas entre otros (!de tiempo en tiempo aparece uno nuevo¡).

d. Líquidos y riñón

A través de los glomérulos renales, se filtran cada 24 horas cerca de **170 litros** debido a los gradientes de las presiones hidrostática y osmótica, o sea unos 120 ml/min. de líquido sin proteínas aunque por lo demás semejante al plasma. Sin embargo si en condiciones normales únicamente se orinan entre 500 cc y 2500 cc, evidentemente el resto se tiene que asorber en el sistema tubular, del cual el segmento más activo es el llamado *túbulo contorneado proximal* ya que ahí se capta el 85% del filtrado, lo curioso es que se trata de una absorción isosmótica es decir con todo y sodio y los demás electrolitos en las mismas proporciones. El 15% restante de agua se absorbe de manera independiente a los electrolitos más allá del asa de Henle (1809-1885) pero cuyo mecanismo es mediado principalmente por la reabsorción selectiva de Na+ **sin** agua en la porción gruesa ascendente de dicha asa con lo que eleva la osmolaridad medular del riñón hasta 1200mmol/l que determina la absorción de agua por los tubos colectores. La absorción de agua en el *túbulo contorneado distal* está regulada por la acción de la aldosterona la que absorbe Na+ y toda el agua que arrastre consigo, favoreciendo la excreción de K+ e iones de hidrógeno; es tan eficiente que incluso puede eliminar la presencia de Na+ en la misma orina.

Sobre el *tubo colector* actúa la hormona antidiurética a la que sólo le importa el agua lo que hace que disminuya el volumen sin alterarse la composición electrolítica lo que resulta lógicamente en el incremento de la osmolaridad urinaria.

e. Mecanismos de protección del balance hídrico.

Disminución.

Las condiciones hemodinámicas sistémicas pueden variar y tienen como función la de preservar el volumen sanguíneo circulante, complementándose con los cambios en el sodio extracelular y por ende en el balance hídrico. Son dos mecanismos *indispensables* para mantener pletórico al árbol arterial y se disparan en respuesta a cualquier situación que le comprometa como la pérdida del mismo hacia el exterior, la imposibilidad de redistribuirlo del espacio intersticial al intravascular, o de impedimento de llenado del lado arterial por compromiso en el retorno venoso.

La respuesta hemodinámica está mediada por hormona antidiurética (HAD), catecolaminas, angiotensina II y los factores derivados del endotelio vascular (endotelina-1, tromboxano A2 y prostaglandina H2). Se presenta de inmediato y está caracterizada por aumento de la frecuencia cardiaca y de la presión arterial así como venoconstricción periférica.

La respuesta tendiente a mantener el balance hídrico es más lenta, tarda en ocasiones hasta algunas horas en estar en franca operación, se caracteriza por sed, retención de sodio urinario (y agua), y está mediana por catecolaminas, aldosterona y HAD.

Catecolaminas

Cualquier disminución crítica del volumen extracelular se detecta por los baroreceptores extrarrenales localizados en la aurícula derecha y las venas intratorácicas, aumentando la actividad de los nervios simpáticos y la actividad de las catecolaminas lo que resulta de inmediato en aumento de las resistencias arteriolares reduciendo con ello la presión intracapilar lo que favorece mayor ingreso de líquido al sistema circulatorio, el efecto de esta vasoconstricción sobre el riñón resulta en hipoperfusión y en consecuencia disminución de la filtración y al mismo tiempo por estimulación simpática de un incremento importante en la absorción tubular proximal de sodio.

Hormona antidiurética.

Cuando hay una disminución mayor al 10% del volumen circulante la neurohipófisis libera HAD la cual como ya se mencionó absorbe agua renal y como efecto adyuvante su actividad vasoconstrictora (por lo que también se ha llamado *vasopresina argininica*) disminuye la perfusión renal.

Angiotensina II

El aparato yuxtaglomerular del riñón actúa como un *baroreceptor intrarenal* que ante la actividad de nervios simpáticos, la baja presión en la arteria aferente (vasoconstricción sistémica) y la disminución del sodio en el tubo colector, dispara la liberación de renina sustancia precursora de la angiotensina II vasopresor más potente que la norepinefrina que ocasiona sed y sobre todo es el principal estímulo para la formación de aldosterona y en consecuencia el factor clave para la conservación renal de Na+ y evidentemente de agua. El siguiente derivado, la angiotensina III influye menos en la producción de aldosterona aunque también ocasiona vasoconstricción y sed.

Participación renal autónoma.

Los riñones pueden responder a cambios modestos del volumen extracelular aumentando la velocidad de reabsorción tubular de Na+ sin recurrir a alteraciones en la velocidad de filtración o poner en juego mecanismos osmoreguladores ya que en presencia de normovolemia, la velocidad de absorción proximal de sodio persiste sin variación aún cuando haya cambios en la velocidad de filtración constituyendo lo que se conoce con el nombre de *balance glomerulotubular* que está relacionado principalmente a cambios en el volumen extracelular disminuyendo en casos de expansión volumétrica y aumentando la absorción de sodio en el túbulo contorneado proximal cuando el llenado vascular se encuentra comprometido, todo ello apoyado probablemente en los efectos ocasionados por los cambios en la presión oncótica que se originan por la respuesta hemodinámica dado que la participación de la angiotensina II a bajas concentraciones ocasiona vasoconstricción de la **arteria eferente** lo que resulta al aumentar la filtración glomerular en incremento de la presión oncótica alrededor del túbulo proximal favoreciendo mayor fuga de Na+ hacia ese espacio.

Aumento.

En condiciones opuestas, es decir cuando hay un incremento del volumen extracelular, se trata de disminuirlo recurriendo a los mismos mecanismos sólo que en esta condición de manera contraria es decir *perdiendo* Na+. Esto está regulado por la hormona natriurética y por ciertas prostaglandinas.

Hormona natriurética.

Se produce en el SNC, también es conocida como atriopeptina porque es muy abundante en unos gránulos localizados en las aurículas de donde se libera cuando estas se distienden, es un péptido que suprime la liberación de HAD y la sed regulada por angiotensina II y al detener la secreción de aldosterona disminuye la conservación renal de Na+, también actuando probablemente de manera directa sobre el túbulo colector para impedir la captación del catión. Así mismo tiene un efecto vasodilatador importante con lo que aumenta evidentemente el flujo renal lo que ocasiona natriuresis.

Prostaglandinas.
Sobre todos las E son antagonistas de la HAD y al producir vasodilatación inhiben de la absorción tubular de Na+.

f. Conclusiones
a. Se trata de un mecanismo maravilloso.
b. Todo está diseñado para conservar el volumen circulante.
c. Las acciones de HAD, catecolaminas y angiotensina II (y por ende aldosterona) se superponen y complementan.
d. La respuesta se adecua a la magnitud de la pérdida, cuando es poco importante, se presenta vasoconstricción periférica, y conservación renal de Na+ pero no se alteran el flujo renal, la velocidad de filtración ni la osmoregulación.
e. Cuando la disminución del volumen es mayor, se libera HAD, angiotensina II mediadora de sed, y llega mucho menos Na+ al asa de Henle. De persistir, la liberación de mayores cantidades de catecolaminas y angiotensina II ocasiona disminución del flujo renal que no puede ser compensada por los mecanismos autorreguladores lo que resulta en uremia prerenal.

2. Alteraciones de volumen.

El término *"balance de volumen"* designa el equilibrio entre los ingresos y egresos de líquido de los individuos; cuando predominan los primeros se establece un balance positivo y cuando lo hacen los segundos se genera un balance negativo. Mantener el equilibrio es un elemento muy importante del manejo de los pacientes quirúrgicos. Igualmente puede acumularse líquido anormalmente en algún espacio corporal sin que exista aumento real de volumen, a eso se le denomina redistribución.

Existen entonces tres posibilidades: Ganancias, pérdidas y redistribución.

a. Ganancias
La ingesta de agua en sujetos sanos ocasiona algunas respuestas interesantes como es el cambio bifásico en el volumen plasmático, caracterizado por hemoconcentración isosmótica inicial quizá originada por *aceleración simpática*, seguida de hemodilución y discreta elevación de la presión arterial y la frecuencia cardiaca.

En individuos con falla autonómica quienes cursan con hipotensión ortostática se presenta un efecto vasopresor importante que ha sido aprovechado terapéuticamente en estos pacientes y ha llevado a explorar su empleo en individuos cuadriplégicos con lesiones altas de columna cervical en los cuales se ha encontrado después de la ingesta de agua aumento en las resistencias periféricas y en consecuencia aumento de la TA, circunstancia interesante porque en ellos hay interrupción entre el tallo cerebral y las neuronas simpáticas espinales lo que sugiere que beber agua activa neuronas simpáticas postganglionares ya sea directamente o a través de un mecanismo de reflejos espinales.

Otra causa de incremento en los espacios intra y extracelulares y niveles bajos de K+ y urea plasmáticos son conductas que lleven a la ingesta aberrante de abundantes cantidades de agua, la transfusión en exceso de soluciones glucosadas al 5% y la secreción inadecuada o ectópica de HAD.

Otros tres mecanismos son:
1. Desequilibrio de las fuerzas de Starling.
2. Alteraciones hormonales.
3. Retención de sodio por el riñón.

1. Desequilibrio de las fuerzas de Starling.

Edema periférico

Es posible que se acumulen muchos litros de líquido en el espacio intersticial y se observe como único dato clínico el aumento del peso corporal, ya que puede existir un exceso de agua hasta del 10% y aún así no manifestarse como edema. El líquido que pasa a los tejidos proviene del plasma sanguíneo, pero este sólo es de tres litros lo que quiere decir que al mismo tiempo que escapa hacia el intersticio, opera un mecanismo que retiene sodio (y agua) por vía renal para mantener la estabilidad hemodinámica y al mismo tiempo el volumen circulante y la osmolaridad.

La cantidad de agua total depende a su vez de la cantidad de Na+ corporal, pueden estar aumentados considerablemente y aún así existir disminución del volumen circulante. Esto depende como ya se mencionó anteriormente de las presiones arteriolar y oncótica entre la red capilar y el compartimiento intersticial, es decir las fuerzas descritas por Starling (1866-1927) en 1892 que explican porque a incremento de la presión hidrostática y disminución de la oncótica dentro del capilar, mayor reducción del volumen circulante con la aparición de edema (Gr. *Oidema*= hinchazón) y retención de Na+ por el riñón. La presión oncótica intersticial depende de mucopolisacáridos, albúmina, la velocidad de movilización linfática y desde luego la permeabilidad de la pared capilar que se encuentra mediada por citoquinas, prostaglandinas y óxido nítrico.

De lo anterior se desprende que el edema puede ocasionarse por incremento en la presión venosa como en la insuficiencia cardiaca derecha, elevación de las presiones venosas pulmonar o sistémica como en la insuficiencia cardiaca izquierda y obstrucción de la cava o la porta, o por reducción de la presión oncótica plasmática como en la hipoalbuminemia; desde luego puede haber combinaciones de ellas. La alteración de estas fuerzas, también es capaz de ocasionar acúmulo de líquido en las cavidades serosas con la manifestación de derrame pleural o ascitis secuestrando así en un "tercer espacio" volúmenes considerables.

2. Alteraciones hormonales.

La producción exagerada de mineralocorticoides características del aldosteronismo primario se caracteriza por la **retención** de Na+ con expansión del volumen extracelular e hipertensión arterial.

La secreción exagerada de HAD retiene agua únicamente ocasionando aumento de los volúmenes intra y extracelular, **con** hiponatremia y sin hipertensión.

En ambas situaciones no existe edema.

3. Retención de sodio por el riñón.

Se puede retener Na+ y agua por el riñón por ejemplo durante la glomerulonefritis aguda, sin que sea fácil explicar el mecanismo, esto cursa con hipertensión arterial sin reducción de la velocidad de filtración.

b. Pérdidas

La pérdida real de agua debe entenderse como la disminución del volumen total, cursando con sed, confusión e hipotermia. La pérdida puede ser por vía renal o extrarenal.

Vía renal

Estas a su vez se originan por la falta de alguna hormona, por daño tubular, por medicamentos o por exceso de filtración glomerular de solutos ya sea en enfermedades sistémicas o administración de ciertas medidas terapéuticas.

a. Insuficiencia hormonal

En la *diabetes insípida* la ausencia de HAD ya sea de la neurohipófisis (argininica) o nefrogénica, puede ocasionar un cuadro muy grave de encefalopatía hipertónica si no se repone líquido, como se recordará la HAD favorece la absorción libre de agua, y su déficit en consecuencia ocasiona perdidas urinarias de hasta 18 litros de ella, (sin Na+).

La insuficiente producción de aldosterona ya sea ocasionada por la llamada enfermedad de Addison (1793-1860) o por el hipoaldosteronismo ocasionado por falta de renina, cursa con la pérdida renal de Na+ hiperkalemia y acidosis metabólica.

b. Alteraciones renales intrínsecas

Se conocen varias y todas se caracterizan por alteraciones muy específicas a lo largo del sistema tubular que en general ocasionan déficit de sal y falla en la absorción de agua. En caso de que cursen con retención o pérdida de K+, podrán presentarse o acidosis metabólica hiperkalémica o alcalosis metabólica hipokalémica respectivamente.

De interés para el cirujano son los defectos en la absorción de sal y agua por los túbulos renales durante la *poliuria postobstructiva* consecutiva al drenaje en retenciones urinarias crónicas o la que caracteriza la fase inicial de recuperación de la necrosis tubular aguda.

c. Filtración de solutos

En cuadros hiperosmolares de diferente origen (alimentación parenteral, cetoacidosis, como hiperosmolar diabético, administración de manitol o glicerol, hiperuricemia del quemado, etc.,) la filtración a través de la membrana glomerular de gran cantidad de solutos no electrolíticos incrementa tanto la presión osmótica intratubular que rebasa la capacidad de reabsorción de sal pero sobre todo del agua tubular lo que ocasiona disminución de volumen con hipernatremia.

Pérdidas extrarenales.

Además del riñón, se puede perder agua por hemorragia, vómito, diarrea, sudoración excesiva y exudación consecutiva a la pérdida de la cubierta cutánea como sucede en quemaduras o esfacelos extensos.

La pérdida de volumen será más o menos grave en la medida que esta ocurra abrupta y abundantemente o que sea paulatina. En la primera situación, la disminución del volumen circulante es tan rápida que se presenta colapso circulatorio sin que de tiempo a que opere algún mecanismo de protección de los ya anteriormente mencionados. En la segunda las medidas compensatorias tienen tiempo de actuar y la gravedad puede ser menor.

Igualmente las características del fluido perdido y el espacio en que se encuentra impactan en la gravedad. Así la pérdida de sangre no sólo altera el volumen circulante, la anemia resultante es en si misma un factor deletéreo; la disminución únicamente de agua del espacio extracelular y particularmente del "transcelular" (diarrea, vómito) o pérdida a través del sudor, aunque serias en caso de ser abundantes, tardan un poco más en convertirse en amenaza a la vida y el tratamiento es mucho más "sencillo".

c. Redistribución.

Esta alteración del agua corporal es muy interesante, porque en ella no *disminuye* el agua total normal es más puede estar aumentada, lo que sucede es que existe tal deficiencia del llenado arterial que la manifestación clínica resulta de la contracción grave del volumen circulante (oliguria, reducción de Na+ urinario, uremia, y sobre todo taquicardia e hipotensión) por el escape hacia otros compartimentos.

Existen tres causas que aunque de manera diferente ocasionan lo mismo.

La **insuficiencia de la bomba cardiaca** ya sea por daño del miocardio (infarto) o por compresión extrínseca (taponamiento), en ambas situaciones es imposible que el corazón bombee la sangre de las venas al sistema arterial.

El **secuestro de grandes volúmenes en el sistema venoso** con abatimiento de las resistencias periféricas al administrar vasodilatadores periféricos o apertura de puentes arterio-venosos (Eng. *shunts* cortocircuitos) como resulta de la sepsis, hipertensión portal, etc., determina disminución del retorno a la aurícula derecha.

Causas que aún tienen muchos fenómenos inexplicables es el escape hacia el exterior capilar por **aumento de su permeabilidad**, por baja considerable de las **proteínas plasmáticas** o la en aquella **multifactorial** resultante de pancreatitis aguda, destrucción de la masa muscular, trauma severo o trombosis mesentérica.

Consecuencias de las alteraciones electrolíticas.

Anteriormente se mencionaron Na+, K+, Ca++ y Mg+, a continuación se profundiza especialmente en las alteraciones de los dos primeros.

a. Sodio

El sodio es determinante de la osmolaridad de los líquidos corporales, no tiene otra acción biológica, las cifras normales son de 135 a 145 mmol/l Cuando se encuentra en exceso se produce una *alteración hipertónica* llamada hipernatremia y cuando hay déficit una *alteración hipotónica* llamada hiponatremia.

a. Hipernatremia.

Se le define como la concentración sérica de Na+ por arriba de 145mmol.

Siempre que esta existe hay un estado hipertónico, aunque **no todos** ellos se deben al Na+ ya que glucosa, urea y manitol pueden ocasionarle de inicio, sumándose después el sodio, esta situación cursa siempre, aunque en ocasiones sea transitoriamente con deshidratación celular.

El exceso de Na+ puede ocasionarse por alteraciones en la sed, por diuresis excesiva (osmótica y por daño renal), por pérdida exagerada de agua por vía renal y otros emuntorios o por la concurrencia de varias de las anteriores. En todas, el problema estriba en el ingreso insuficiente de agua para compensar las pérdidas renales y extrarenales.

En el paciente quirúrgico, una causa frecuente es el "ayuno hasta nueva orden" sin una adecuada reposición de líquidos por vía endovenosa, en pacientes ancianos desorientados o en comatosos, afásicos, intubados, infantes, etc., es decir aquellos que no pueden expresar su sed. También en algunos con aldosteronismo primario o gran producción de glucocorticoides como en la enfermedad de Cushing (1869-1939) o con inadecuado empleo de cortisona.

De interés quirúrgico, son ciertos estados que cursan con catabolismo muy elevado como en las quemaduras extensas o en pacientes a los que se administra con fines nutricionales cargas excesivas de proteínas o de sus derivados por sonda nasogástrica ya que el incremento en la urea plasmática es marcado y puede generar diuresis osmótica, hipernatremia y desde luego hiperosmolaridad.

Anteriormente se han mencionado los osmoreceptores y se señaló su importante papel en mantener el volumen circulante. La *hipernatremia esencial* posiblemente se origine por alteraciones en ellos.

En la diuresis osmótica por glucosa (diabetes) o por la administración terapéutica de manitol se "jala" agua por la hiperosmolaridad ocasionada por los solutos y esto ocasiona hiponatremia, pero si la diuresis es cuantiosa entonces el exceso de sodio se suma como agravante de la hiperosmolaridad.

Ya se explicó el porque las insuficiencias de HAD ocasionan pérdidas tremendas de agua lo que conduce a la hipernatremia.

La sudoración profusa del ejercicio o el caminar a través del desierto sin reposición adecuada puede ocasionar pérdidas importantes de agua, hipernatremia y colapso, igualmente sucede en casos de diarrea profusa.

El "encogimiento" cerebral ocasionado por la hipertonicidad puede ocasionar ruptura vascular, hemorragia sub aracnoidea, daño neurológico permanente e incluso muerte. A las pocas horas del problema, se inicia la denominada "adaptación rápida" tendiente a restituir el volumen cerebral a través de la entrada a la célula nerviosa de electrolitos, sin embargo la restitución del volumen normal tarda días en alcanzarse lo que se logra por la llamada "adaptación lenta" que resulta de la acumulación de **osmolitos** orgánicos como el mio-inositol. Recordar esto es muy importante porque tanto los electrolitos de la "rápida" como los osmolitos de la "lenta" al acumularse generan un estado de hipertonicidad intracerebral la cual en caso de tratarse la hipernatremia apresuradamente ocasiona absorción de agua que resulta en edema cerebral y este produce convulsiones, coma e incluso muerte.

En resumen, la ingesta de agua es indispensable *¡cuidado de no asegurar en el manejo del paciente quirúrgico la adecuada reposición, aunque el enfermo diga que no tiene sed y . . . de no recordar los peligros de la rehidratación rápida!*

b. Hiponatremia.

Se define como la concentración sérica de Na+ por debajo de 136 mmol es el problema electrolítico más común en la practica médica y a diferencia de la hipernatremia en la cual siempre se asocia hiperosmolaridad, en esta la tonicidad que como ya se mencionó depende de los solutos séricos que **no** se mueven libremente a través de la membrana celular como el azúcar o el propio Na+, puede estar baja (hipotónica) normal o elevada (hipertónica).

En la hiponatremia hipotónica, se encuentra un **exceso** de agua en relación al sodio, el cual a su vez puede estar disminuido, normal o aumentado y la retención de agua usualmente se debe a déficit en la excreción de agua, aunque en pocas circunstancias lo es por ingesta de líquido. En la hiponatremia *crónica* no hay diferencia entre el ingreso y los egresos.

En consecuencia la hiponatremia hipotónica resulta de una gran ingesta de agua, de la incapacidad renal para *diluir* la orina o combinación de ambos.

Sin embargo aún sin gran aporte acuoso basta con la presencia de otros solutos que **si** puedan pasar a través de la membrana celular como urea o etanol para que exista hiperosmolaridad e hiponatremia dilucional.

En la mayoría de los casos en los que el riñón no puede excretar normalmente el agua, a excepción de la insuficiencia renal, interviene la HAD (vasopresina argininica), y la pérdida de K+ concomitante contribuye a la hiponatremia ya que la concentración de Na+ depende de la proporción de Na+ y K+ en relación al agua corporal total.

La polidipsia primaria ocasiona hiponatremia porque la ingesta rebasa la capacidad excretora y en estos pacientes psiquiátricos no se suprimen las concentraciones de HAD lo que impide que la orina se diluya totalmente exacerbándose la retención de agua.

La absorción de soluciones sin Na+ que se emplean para irrigación como es el caso de la cistoclisis durante las prostatectomías transuretrales ocasiona hiponatremia la cual de acuerdo a sus características puede ser hipotónica (con glicina o sorbitol) o isotónicas (con manitol), sin embargo aún no es posible explicar con claridad porque pasa esto, ya que puede obedecer a retención de los líquidos, a productos metabólicos de los mismos o simplemente a la baja concentración de Na+.

En resumen, las causas "quirúrgicas" más comunes de hiponatremia son, el empleo de tiazidas, cualquier situación en la que se altera la secreción de HAD como en el postoperatorio (dolor), resección transuretral, etc. Otra como la polidipsia primaria ("psiquiatrita) no es tan rara, y en los menores son causas frecuentes, la diarrea, ingesta de formulas nutricionales diluidas, o de grandes cantidades de agua y la aplicación de enemas acuosos de manera indiscriminada.

A la hipotonicidad el cerebro responde de inmediato ya que el agua ocasiona edema y disminución de su osmolaridad. En unas cuantas horas empieza a perder electrolitos intracelulares para lograr la disminución del volumen en una *adaptación rápida*, seguida durante varios días de la llamada *adaptación lenta* al salir de las neuronas osmolitos orgánicos como glutamato, mio-inositol, N-acetilaspartato, aspartato, creatinina, taurina, ácido gama-aminobutírico y fosfoetanolamina. Estos mecanismos ayudan a que el cerebro recupere su volumen aunque siga siendo hiposmolar, situación que sólo se corrige cuando se trate adecuadamente la baja de Na+ que dicho sea de paso se debe hacerse cuidadosamente sopesando para cada paciente las diversas opciones terapéuticas ya que siempre existe el peligro latente de la desmielinización osmótica.

b. Potasio

El 95% potasio (K+) es intracelular por lo que cualquier alteración representa cambios dentro de ese espacio, en el líquido extracelular se le encuentra en pocas cantidades (3.5-4.5 mmol/l). Fisiológicamente se elimina por vía renal la misma cantidad que de Na+ y **no** existe algún mecanismo tendiente a conservarlo de tal manera que se sigue perdiendo a pesar de cesar la ingesta y en consecuencia siempre existirá el peligro latente de la hipopotasemia (hipokalemia)

Es indispensable entender que el espacio intracelular (predominantemente el de los miocitos) actúa como un *reservorio* de este catión por lo que **debe** existir un transporte activo a través de la membrana celular mediado por la actividad de la ATPasa Na+/K+ la cual a su vez se estimula por la insulina que se libera al ser detectado el K+ en la vena porta después de ser ingerido. Otro mecanismo secundario que tiene la misma finalidad es la estimulación beta2-adrenérgica aunque se desconoce la manera exacta como se regula. Al elevarse el K+ plasmático, se estimula la secreción de aldosterona (regulada por angiotensina II) lo que favorece la excreción casi inmediata al túbulo colector a través de la cual se pierde hasta el 90% con intervención del Na+, el 10% restante se expulsa por las heces. De esto se desprende por que se presenta hiperpotasemia cuando falla la excreción renal.

Es conveniente reiterar que la hiperkalemia se previene por dos mecanismos, en el primero la respuesta al aumento del K+ en el espacio extracelular estimula la producción de insulina que favorece la **entrada** a las células por medio de la ATPasa Na+/K+; el segundo es la secreción aldosterona que favorece su expulsión a través del túbulo colector (aunque también podría favorecer el desplazamiento hacia el interior de la célula).

También existe un transporte pasivo del catión a través de la membrana celular, en el cual intervienen el pH del espacio extracelular y la osmolaridad. En la acidosis sistémica metabólica o respiratoria se presenta expulsión celular y en la alcalosis sistémica ingreso. Por otro lado la hiperosmolaridad ocasiona "encogimiento celular" y aumento en la concentración intracelular de K+ lo que forza la salida pasiva que incluso puede ocasionar hiperkalemia en ausencia de insulina.

a. Hipokalemia (hipopotasemia).

Así se denomina cuando el K+ sérico está por debajo de 3.6 mmol/l y esta cifra refleja una alteración en el mecanismo regulador en el cual las pérdida por vía renal y extrarenal son mayores que el ingreso. Cuando esto se prolonga se produce la hipokalemia crónica en la cual la baja por ejemplo a 2 mmol/l refleja un gran déficit del K+ corporal total ya que la reducción de 1 mmol/l plasmático significa la disminución de hasta 300mmol/l del total.

Está claro que la falta de aporte y la pérdida exagerada ocasionan el problema y habrá que tener siempre presente la posibilidad de que ocurra en pacientes graves en los cuales el aporte es fundamental ya que se está perdiendo continuamente.

La disminución puede ocurrir porque directamente se pierda el catión como sucede en alguna patología intestinal (ver más adelante) o porque indirectamente como en la mayoría de los casos renales se estimula la excreción en el túbulo distal por la presencia de Na+

Ejemplos de pérdidas exageradas a través del tubo digestivo son las diarreas llamadas "secretantes" como la que se presenta en tumores insulares no beta del páncreas productores de un péptido intestinal vaso activo, el abuso de laxantes o la presencia de adenomas vellosos colónicos. La patología digestiva puede potencializar la pérdida renal como consecuencia de la hipocloremia que acompaña al vómito (estenosis pilórica) o el drenaje gástrico ya que la baja de este anión ocasiona alcalosis metabólica estado en el cual hay pérdida renal de K+ aún cuando exista ya hipokalemia debido a que hay compromiso de la reabsorción del Na+ unido al Cl—y en consecuencia más Na+ en el tubo colector que resulta como ya se mencionó en estimulo a la secreción de K+ que puede ser extraordinariamente abundante y en consecuencia muy grave.

Las pérdidas renales tienen que ver con los mecanismos que determinan la permanente descarga renal. La causa más común es el uso de diuréticos de asa que bloquean la reabsorción del Na+ unido al Cl+—(mismo mecanismo que en la alcalosis metabólica) resultando en mayor excreción tubular distal, efecto que se agrava porque también aumentan la descarga de magnesio cuyo déficit incrementa la hipokalemia como sucede con el empleo de aminoglicósidos o de anfotericina B que inhibe la secreción de H+ en el túbulo colector lo que resulta en mayor estimulo para la secreción de K+.

El exceso de mineralocorticoides acelera la pérdida a través del túbulo distal, en consecuencia se presentará en todos aquellos estados patológicos en donde esto ocurre, tal es el caso de el aldosteronismo primario, el síndrome de Cushing y la ingesta de orozuz que contiene ácido glicirricico con propiedades semejantes a la aldosterona. Cosa semejante ocurre en el síndrome de Bartter. La penicilina y sus derivados aumentan el Na+ distal y como ya se mencionó los aminoglicósidos lo hacen de manera indirecta incrementando la pérdida de magnesio.

A pesar de existir cifras de K+ corporales normales, puede haber hipokalemia porque el catión extracelular se traslada hacia el interior celular, esto lo producen varios agonistas beta adrenérgicos como los broncodilatadores y descongestionantes, si como la teofilina y la cafeína. Los beta2 adrenérgicos endógenos ocasionan lo mismo en el delirium tremens y quizá en el hipertiroidismo, la alteración en los canales de calcio de la membrana celular es la responsable de la parálisis familiar hipokalémica.

El mayor efecto de la baja de K+ sérico se da en la actividad muscular. El miocardio se debilita y lleva a extrasístoles y dilatación, se pueden presentar arritmias muy graves particularmente en quienes han tenido un infarto previo. El músculo liso se vuelve hipotónico lo que explica el íleo paralítico y el estriado presenta rabdomiolisis que ocasiona mioglobinuria, ocurrencia no infrecuente en quienes hacen mucho ejercicio. Los músculos inspiratorios pueden llegar a la parálisis arrefléxica que es mortal de no tratarse adecuadamente. El trazo electrocardiográfico se caracteriza por inversión de la onda T, depresión del segmento ST y prolongación del intervalo QT.

Una nota de advertencia, no todos los niveles séricos bajos de K+ reflejan hipokalemia, en algunos pacientes con leucemia con abundantes leucocitos puede presentarse **"falsa"** hipokalemia porque las células blancas "se beben" al K+ en el tubo de ensaye. (Aunque sucede más frecuentemente lo contrario, ver más adelante)

b. Hiperkalemia (hiperpotasemia)

Es conveniente volver a recordar que cuando se habla de determinaciones de K+, nos referimos a la cantidad en el plasma, no a la corporal total.

Hiperkalemia es pues el aumento del K+ **sérico** por arriba de 5 mmol/l y es menos frecuente que la hipokalemia; cuando es mayor de 6.5mmol/l puede ser mortal. Las cifras elevadas reflejan alteración en la hemostasia del catión, predominantemente por falla en la excreción por vía renal (80%) o extrarenal de lo que ingresa, por dificultad en su traslado hacia el **interior** de la célula o por el paso del intracelular al plasma.

Falla de excreción renal

En la insuficiencia renal crónica siempre existe hiperkalemia crónica moderada (4.8-5.3 mmol/l) pero en aquellos en los que se asocia a baja de renina o de aldosterona puede llegar a ser grave (<6.0 mmol/l). Habitualmente el problema se presenta cuando la filtración glomerular disminuye a menos de 15mL/min., pero se puede agravar a pesar de que la filtración sea adecuada por la administración equivocada de suplementos de K+ o por acidosis. Otras patologías dan origen a ello si existe problema en la excreción a través de los tubos colectores, como es el caso en la enfermedad de Addison.

Se debe tener en mente este problema durante al administración de medicamentos que *inhiben* la síntesis de aldosterona como la heparina o el trimetoprim, el hipoaldosteronismo hiporeninémico o cuando se emplean diuréticos conservadores del catión como, triamtireno, amiloride y espironolactona. Pueden igualmente ocasionarla los antinflamatorios no esteroideos que al inhibir la síntesis de prostaglandinas suprimen la secreción de renina y aldosterona así como los inhibidores de la enzima convertidora de angiotensina.

Nunca debe olvidarse que en los casos mencionados en los que el problema de base sea la falla de excreción renal de K+, la hiperkalemia si bien moderada se agravará en todas aquellas circunstancias en las cuales haya disminución del espacio extracelular que conlleva la reducción del Na+ en el túbulo colector o en acidosis la cual promueve la expulsión celular.

Compromiso del ingreso al espacio intracelular

La **insulina** es la *llave maestra* de la homeostasis transcelular del K+. La baja de insulina aumenta el K+ plasmático aún en personas sanas. En la diabetes mellitas se ve comprometido el desplazamiento *hacia* la célula, pero al mismo tiempo la diuresis osmótica hiperglicémica produce baja, por lo que no es raro encontrar en diabéticos niveles bajos o normales, sin embargo en aquellos sin control de este problema metabólico con daño renal pueden llegar a cursar con hiperkalemia grave porque no pueden excretar el K+ que se escapa de las células resultante de la hipertonicidad del medio extracelular por lo que en realidad en la hiperkalemia del diabético complican el problema el hipoaldosteronismo hiporenínico y la transferencia fuera de las células. Es recomendable recordar que los beta bloqueadores la digoxina y la succinilcolina ocasionan hiperkalemia por bloqueo del paso hacia la célula, siendo medicamentos de uso común en al ambiente quirúrgico, el cirujano les debe tener en mente.

Paso del K+ intracelular al plasma

La destrucción tisular masiva como sucede en quemaduras, rabdomiolisis y trauma extenso ocasiona descarga brusca del K+ intracelular hacia el extracelular lo que con buena función excreción renal no causa problema, sin embargo con insuficiencia puede ser catastrófico. Otra causa rara es la parálisis familiar periódica hiperpotasémica en la cual mutaciones hereditarias de los canales de Na+ en la pared celular ocasionan expulsiones paroxísticas de K+ hacia el espacio extracelular ocasionando episodios súbitos de parálisis, curiosamente se trata con antagonistas beta adrenérgicos.

El peligro de la hiperkalemia reside en la excitabilidad cardiaca y por ello el electrocardiograma es el elemento paraclínico más eficaz para medir el impacto que ocasiona. El primer cambio se da por ahí de los 6.5mmol/l con la onda T acuminada, al llegar entre 7 y 8 mmol/l se prolonga el intervalo PR a lo que sigue la desaparición de la onda P con ensanchamiento del complejo QRS denotando disminución marcada de la excitabilidad del corazón que es lo que se conoce como inactivación hiperpotasémica por la permeabilidad del Na+. Al llegar a 8 mmol/l o más se presenta ritmo sinoventricular y el paro cardiaco se hace inminente. En aquellos casos de hiperpotasemia grave (>7.5 mmol/l) de larga evolución puede presentarse parálisis ascendente.

La *pseudohiperpotasemia* o hiperkalemia artificial es la elevación artificial del K+ plasmático **sin** ningún dato electrocardiográfico o clínico y puede deberse a la liberación de K+ del músculo cuando se pide a los pacientes apretar y aflojar el puño con o sin torniquete antes de una venopunción. También puede ocurrir por la hemólisis ocasionada por la misma venopunción, por el manejo inadecuado de la muestra sanguínea (enfriado o centrifugación), pérdida eritrocitaria del catión, liberación de potasio por los glóbulos blancos en pacientes con problemas mieloproliferativos que cursan con leucocitosis acentuada (>100 leucocitos x 10-9/l) o en casos de trombocitosis (plaquetas > 1000x 10-9/l) y durante la formación del coágulo. Otras causas son el recubrimiento de algunos catéteres, la hiperventilación ocasionada por el temor a la punción o la ppseudohiperpotasemia familiar en la que se pierde pasivamente K+ a través de la pared eritrocitaria ocasionada por una alteración en el cromosoma 16.

3. Equilibro ácido-base

La acidez de una solución depende de la cantidad de iones de hidrógeno (H+) que se disocian. Cualquier sustancia que les libera es un *ácido* y cualquiera que los acepta es una *base*. El grado de acidez se determina por la concentración de iones de hidrógeno y se consigna como **pH.** Una solución "neutra" tiene un pH de 7, por arriba de ella, se le denomina alcalina y por debajo ácida. En el hombre los límites compatibles con la vida están entre 6.8 y 7.8, o sea el muy reducido espacio de maniobra de sólo **una** unidad de pH. La sangre arterial y el líquido intersticial normalmente discretamente alcalinos, tienen el pH entre 7.38 y 7.42, independientemente de la cantidad de ácido o base que se ingiera. Los términos alcalemia y acidemia, se refieren al grado de alcalinidad o acidez de la sangre así pH mayor de 7.44 es alcalemia y pH por debajo de 7.36 es acidemia. Los términos alcalosis y acidosis se emplean para describir las causas que producen incremento de base o de H+ respectivamente. La alcalosis en consecuencia se define como la alteración en que **aumenta** el bicarbonato sérico (*alcalosis metabólica*) o baja la presión parcial de CO2 en sangre arterial (Paco2) (*alcalosis respiratoria*). La acidosis es la alteración en la que **baja** el bicarbonato sérico (*acidosis metabólica*) o aumenta la Paco2 (*acidosis respiratoria*).

Mecanismos neutralizadores.

Se han empleado habitualmente los términos buffer y tampón en la terminología médica para señalar mecanismos que *neutralizan* una solución, se emplearán indistintamente en este texto.

Normalmente el pH sanguíneo se estabiliza por la expulsión a través del pulmón de dióxido de carbono y por el riñón de ácidos y álcalis, sin embargo son mecanismos "lentos" por lo que se requiere de unos más "rápidos" que actúen de inmediato para prevenir "fluctuaciones violentas" en el pH y lo mantengan idealmente entre 7.38 y 7.42 aunque los intervalos máximos para permitir la función cardiaca y del SNC así como la actividad metabólica de acuerdo a lo ya se mencionó están entre 6.8 y 7.8, para ello se requiere la participación de los buffers que en el plasma son ácidos débiles a la par con sus sales de sodio siendo el más importante el binomio ácido carbónico-bicarbonato de sodio. La capacidad neutralizadora del plasma depende en gran medida de la cantidad de bicarbonato (HCO3-) disponible y del "poder de combinación del CO2" que se ha empleado como índice de la reserva tampón.

También existen en la sangre algunos sistemas buffer no bicarbonatados como el de la hemoglobina de los eritrocitos actuando como par con su sal potásica formando un neutralizador químico poderoso llamado hemoglobina/hemoglobinato y otro con la intervención de proteínas llamado albúmina/albuminato y de los cuales depende en gran medida el pH intracelular (pHi).

Evaluación del equilibro ácido-básico.

Este se hace en la sangre arterial en la cual se mide el pH, la Paco2, el HCO3—y el llamado exceso de base.

El pH en sangre *arterial* es de 7.4, como ya se dijo si sube se tiene alcalosis y si baja acidosis.

El valor normal en sangre arterial del Paco2 es de 40 mmHg y sus variaciones reflejan el papel de la ventilación ya sea en su etiología o en sus actividades compensadoras.

La concentración normal en sangre arterial del HCO3—es de 25mmol/l.

El exceso de base se obtiene de añadir una base o un ácido fuerte a la sangre arterial hasta que esta alcance un pH normal y normalmente debe ser de 0. si este es positivo denota alcalosis y si es negativo al existir un *déficit de base* indica acidosis metabólica.

Alteraciones del equilibrio ácido-base

Se dividen en alcalosis y acidosis, las que a su vez se subdividen en y respiratorias y metabólicas.

Alcalosis respiratoria.

Es ocasionada por la pérdida de CO2 por hiperventilación como sucede en algunos cuadros histéricos o patología pulmonar. La reducción de la Pco2 estimula el mecanismo compensatorio de tipo metabólico disminuyendo la reabsorción renal de HCO3—con el objeto de reducir su concentración plasmática. En algunas ocasiones puede ser secundaria a acidosis metabólica.

Alcalosis metabólica.

Resulta de la pérdida de iones de hidrógeno particularmente a través del vómito o drenaje gástrico y se puede agravar por la administración de substancias alcalinas. Aunque ya raro en nuestros días, la estenosis pilórica es un buen ejemplo de ello. Cursa con elevación del HCO3—y un exceso de base y la disminución en la ventilación trata de compensar respiratoriamente el problema aumentando la Paco2.

Acidosis respiratoria.

Generalmente indica falla ventilatoria y se caracteriza por el incremento en la Paco2 lo que ocasiona baja del pH y acompaña frecuentemente a pacientes con problemas respiratorios crónicos en los cuales se puede agravar por el empleo de sedantes. En sujetos sanos sometidos a intervenciones en los que se emplean relajantes musculares que por alguna razón no pueden eliminarlos podría presentarse inadvertidamente en la sala de recuperación por tener respiración muy superficial o presentar periodos de apnea.

Acidosis metabólica.

Puede deberse por la producción de cuerpos cetónicos como sucede en la diabetes, por la falla renal para eliminar ácido o reabsorber HCO3-, y por la pérdida de álcali en cuadros de diarrea o fístula intestinal. Igualmente se presenta por exceso en ácido láctico y otros productos metabólicos resultantes de la hipoxia celular como los estados de choque o el paro cardiaco. Cuando se prolonga estimula la ventilación que se traduce en reducción de Paco2 con lo que se busca aumentar el pH.

a. Trauma y medio interno.

La esencia misma de la cirugía es ocasionar trauma, no sólo se trata de la acción quirúrgica del cirujano, sino que el *temor* al mismo manejo es capaz de ocasionar una actitud y cambios corporales de mayor o menor importancia al igual que si el dolor es moderado o intenso. Por mucho tiempo rutinariamente se ha empleado el término de "respuesta metabólica al trauma" y a lo largo de varias décadas han llegado y desaparecido teorías y propuestas para entender lo que le sucede a un sujeto traumatizado, desgraciadamente aún se siguen teniendo múltiples lagunas.

Cualquier herida ocasiona "una gran alteración" si es severa de inicio o si la simple se complica, es posible encontrar una situación de *catástrofe corporal* no sólo con alteración del medio interno, sin embargo muchos de los mecanismos que mencionamos en los párrafos precedentes se ponen en juego y son evidentemente rebasados por la severidad de la agresión, por la acción bacteriana o por lo que se ha denominado respuesta inflamatoria sistémica aguda. La importancia de poder conocer con exactitud la fisopatogenia es el de poder saber en que momentos y con que recursos bloquear lo que es francamente una respuesta anormal y **"total"** en donde el todo corporal pone en juego cada una de sus partes.

Tradicionalmente se ha descrito una fase inicial denominada de "marea baja" con hipoperfusión posterior a la lesión, seguida de otra fase llamada de "marea alta" caracterizada por fiebre, circulación hiperdinámica, hiperglicemia resistente a la insulina y catabolismo proteico que persiste hasta la recuperación o la muerte. Esto es común a todos los mamíferos; realmente se ha estudiado concienzudamente y . . . . realmente se le entiende muy poco.

Se sabe de una interrelación entre el sistema inmune, el nervioso el endócrino y los estados emocionales, incluso se ha acuñado el término de psiconeuroinmunología para lograr entender su importancia en el paciente quirúrgico (traumatizado) en el cual se despierta una respuesta autonómica, metabólica y endócrina a la que antes o al aparecer un proceso infeccioso se suma una inmune, habiéndose demostrado multitud de interacciones neuro-inmunes, endórino-inmunes o incluso comportamiento-inmunes, de lo que se desprende que hay esa *respuesta sistémica".*

Es posible que esta cotidiana y como se dijo aún mal explicada respuesta se de por la interacción de una cascada de mediadores como endotoxinas, factor de necrosis tumoral (FNT), interleucinas 1 y 6, factor activador de plaquetas, metabolitos del ácido araquidónico (a través de ciclooxigenasa y lipooxigensa), complejos de adherencia neutrófila, oxido nítrico, los factores del complemento y de la cascada de la coagulación, etc., en fin estas sustancias como ya se mencionó son *mediadores* y tienen actividad endócrina, parácrina y autócrina. Su liberación obedece a varios factores incluyendo cambios en la función hipotalámica (acompañada de aumento en el glucagon, cortisol y secreción de catecolaminas), compromiso de la barrera intestinal (translocación de bacterias y sus bioproductos), contaminación de la herida de la que se desprenden también mediadores y muy importante, la hipotermia.

Al trauma, sin importar su origen, siempre se le debe considerar como una enfermedad sistémica que como ya se mencionó anteriormente despierta una primer respuesta neuroendócrina que afecta a la función cardiovascular, al volumen intravascular y al metabolismo a la que sigue una etapa más prolongada, semejante por no decir idéntica al síndrome de respuesta inflamatoria sistémica (SRIS) caracterizada por alteraciones del endotelio (endoteliopatía) que a su vez ocasiona trastornos en el control del volumen intravascular, de la homeostasis, de la temperatura y finalmente falla orgánica múltiple.

La respuesta hormonal que por cierto es finita e incluso puede ser deficiente, se caracteriza por la liberación masiva de catecolaminas, HACT, HAD, hormona del crecimiento (HC), hormona estimulante del tiroides (HET) y prolactina. Esto ocasiona una "mezcla" de respuestas como vasoconstricción, aumento en el gasto cardiaco, redistribución del volumen sanguíneo, aumento en el consumo de O2 y del catabolismo con gluconeogénesis y glucogenolisis. La acción del cortisol, las catecolaminas, vasopresina y la estimulación del sistema renina-angiotensina también coadyuvan a mantener la presión de perfusión y el volumen circulante, incrementar la glucosa así como los ácidos grasos libres, glicerol y aminoácidos a través de la lipólisis, cetogénesis y catabolismo proteico. Todo lo anterior lleva al "agotamiento nutricional" (por cierto refractario al apoyo nutricional artificial) e inmunosupresión.

Al mismo tiempo que sucede esa "catástrofe nutricional" se activa el sistema del complemento que aumenta la permeabilidad del capilar, estimula la opsonización, activa las células mediadoras de la inflamación (polimorfonucleares). La cascada de la coagulación también participa, liberándose el factor de activación plaquetaria y el ácido araquidónico que como mediadores en conjunto ocasionan daño del endotelio vascular y aumento de la permeabilidad, broncoconstricción, vasoconstricción pulmonar, disminución del gasto cardiaco, e hipoxemia.

Las llamadas citoquinas proinflamatorias intervienen. El FNT causa hipotensión, taquicardia, acidosis y fiebre, por ser "pro coagulador" ocasiona anormalidades de la coagulación, así mismo contribuye al aumento de la permeabilidad capilar y al catabolismo. Las interleucinas juegan distintos papeles como la liberación de polimorfonucleares y estimulo a su quimiotaxis, proliferación de células T, adherencia leucocitaria, desde luego aumentan la permeabilidad endotelial y parece ser que algunas son intermediarias en respuestas al O2 por parte de las células.

De todo lo anterior, el lector debe comprender lo sistémico de la respuesta al trauma que por cierto es caótica y que finalmente lleva a la triada de la muerte: Hipotermia, hemorragia y acidosis metabólica.

A partir de 1952, año de la creación de las unidades de terapia intensiva en Dinamarca, se ha contado con un magnífico terreno para poder aplicar los métodos experimentales a los estudios clínicos y con ello por un lado entender más a este mecanismo patofisiológico extremadamente complejo y por otro permitirnos intentar intervenciones terapéuticas para restaurar la salud. Aún existe por delante un largo y sinuoso camino por recorrer, sin embargo a lo largo de todos estos años hemos podido constatar que Bernard estaba en lo correcto al señalar que *"todos los mecanismos vitales tan variados como son tienen un solo objeto que es el de preservar sin cambio las constantes vitales"*

REFERENCIAS

1. Acker CG, Johnson JP, Palevsky PM, Greenberg A. Hyperkalemia in hospitalized patients: causes, adequacy of treatment, and results of an attempt to improve physician compliance with published therapy guidelines. Arch Intern Med 1998; 158(8):917-924.
2. Adler SM, Verbalis JG. Disorders of body water homeostasis in critical illness. Endócrinol Metab Clin North Am 2006; 35(4):873-94, xi.
3. Adrogue HJ, Madias NE. Hyponatremia. N Engl J Med 2000; 342(21):1581-1589.
4. Adrogue HJ, Madias NE. Hypernatremia. N Engl J Med 2000; 342(20):1493-1499.
5. Arieff AI, Ayus JC. Hyponatremia. N Engl J Med 2000; 343(12):886.
6. Bentzer P, Kongstad L, Grande PO. Capillary filtration coefficient is independent of number of perfused capillaries in cat skeletal muscle. Am J Physiol Heart Circ Physiol 2001; 280(6):H2697-H2706.
7. Brigotti M, Petronini PG, Carnicelli D et al. Effects of osmolarity, ions and compatible osmolytes on cell-free protein synthesis. Biochem J 2003; 369(Pt 2):369-374.
8. Cho S, Atwood JE. Peripheral edema. Am J Med 2002; 113(7):580-586.
9. DE WARDENER HE, HERXHEIMER A. The effect of a high water intake on the kidney's ability to concentrate the urine in man. J Physiol 1957; 139(1):42-52.
10. Dinarello CA. Proinflammatory cytokines. Chest 2000; 118(2):503-508.
11. Endo Y, Torii R, Yamazaki F et al. Water drinking causes a biphasic change in blood composition in humans. Pflugers Arch 2001; 442(3):362-368.
12. Evans TW. Hemodynamic and metabolic therapy in critically ill patients. N Engl J Med 2001; 345(19):1417-1418.
13. Gennari FJ. Current concepts. Serum osmolality. Uses and limitations. N Engl J Med 1984; 310(2):102-105.
14. Gennari FJ. Disorders of potassium homeostasis. Hypokalemia and hyperkalemia. Crit Care Clin 2002; 18(2):273-88, vi.
15. Gradman AH. Evolving understanding of the renin-angiotensin-aldosterone system: pathophysiology and targets for therapeutic intervention. Am Heart J 2009; 157(6 Suppl):S1-S6.
16. Greger R. Physiology of renal sodium transport. Am J Med Sci 2000; 319(1):51-62.
17. Griffiths RD, Hinds CJ, Little RA. Manipulating the metabolic response to injury. Br Med Bull 1999; 55(1):181-195.
18. Gross P, Reimann D, Henschkowski J, Damian M. Treatment of severe hyponatremia: conventional and novel aspects. J Am Soc Nephrol 2001; 12 Suppl 17:S10-S14.

19. Hinshaw LB. Sepsis/septic shock: participation of the microcirculation: an abbreviated review. Crit Care Med 1996; 24(6):1072-1078.

20. Holliday MA. Gamble and Darrow: pathfinders in body fluid physiology and fluid therapy for children, 1914-1964. Pediatr Nephrol 2000; 15(3-4):317-324.

21. Humphreys MH. Salt intake and body fluid volumes: have we learned all there is to know? Am J Kidney Dis 2001; 37(3):648-652.

22. L'Huillier JP. Endobronchial endometriosis Nd-YAG therapy vs drug therapy. Chest 2005; 127(2):684-685.

23. Laffey JG, Kavanagh BP. Hypocapnia. N Engl J Med 2002; 347(1):43-53.

24. Levick JR. Revision of the Starling principle: new views of tissue fluid balance. J Physiol 2004; 557(Pt 3):704.

25. Levraut J, Giunti C, Ciebiera JP et al. Initial effect of sodium bicarbonate on intracellular pH depends on the extracellular nonbicarbonate buffering capacity. Crit Care Med 2001; 29(5):1033-1039.

26. Maginniss LA, Connolly H, Samsel RW, Schumacker PT. Adrenergic vasoconstriction augments tissue O2 extraction during reductions in O2 delivery. J Appl Physiol 1994; 76(4):1454-1461.

27. Mattu A, Brady WJ, Robinson DA. Electrocardiographic manifestations of hyperkalemia. Am J Emerg Med 2000; 18(6):721-729.

28. Meldrum ML. A brief history of the randomized controlled trial. From oranges and lemons to the gold standard. Hematol Oncol Clin North Am 2000; 14(4):745-60, vii.

29. Molet S, Furukawa K, Maghazechi A, Hamid Q, Giaid A. Chemokine—and cytokine-induced expression of endothelin 1 and endothelin-converting enzyme 1 in endothelial cells. J Allergy Clin Immunol 2000; 105(2 Pt 1):333-338.

30. Mulshine JL, Sullivan DC. Clinical practice. Lung cancer screening. N Engl J Med 2005; 352(26):2714-2720.

31. Offner PJ, Moore EE, Ciesla D. The adrenal response after severe trauma. Am J Surg 2002; 184(6):649-653.

32. Oster JR, Singer I. Hyponatremia, hyposmolality, and hypotonicity: tables and fables. Arch Intern Med 1999; 159(4):333-336.

33. Palmer BF. Approach to fluid and electrolyte disorders and acid-base problems. Prim Care 2008; 35(2):195-213, v.

34. Richet G. Always the whole and its parts. J Am Soc Nephrol 2000; 11 Suppl 16:S87.

35. Rivers E, Nguyen B, Havstad S et al. Early goal-directed therapy in the treatment of severe sepsis and septic shock. N Engl J Med 2001; 345(19):1368-1377.

36. Schnermann J. Homer W. Smith Award lecture. The juxtaglomerular apparatus: from anatomical peculiarity to physiological relevance. J Am Soc Nephrol 2003; 14(6):1681-1694.

37. Seely AJ, Christou NV. Multiple organ dysfunction syndrome: exploring the paradigm of complex nonlinear systems. Crit Care Med 2000; 28(7):2193-2200.

38. Shannon JR, Diedrich A, Biaggioni I et al. Water drinking as a treatment for orthostatic syndromes. Am J Med 2002; 112(5):355-360.
39. Sheridan RL. A great constitutional disturbance. N Engl J Med 2001; 345(17):1271-1272.
40. Tank J, Schroeder C, Stoffels M et al. Pressor effect of water drinking in tetraplegic patients may be a spinal reflex. Hypertension 2003; 41(6):1234-1239.
41. Vallet B. Endothelial cell dysfunction and abnormal tissue perfusion. Crit Care Med 2002; 30(5 Suppl):S229-S234.
42. Vincent JL. Vasopressin in hypotensive and shock states. Crit Care Clin 2006; 22(2):187-97, v.
43. Vincent JL. Metabolic support in sepsis and multiple organ failure: more questions than answers. Crit Care Med 2007; 35(9 Suppl):S436-S440.
44. Wang TJ, Larson MG, Levy D et al. Impact of age and sex on plasma natriuretic peptide levels in healthy adults. Am J Cardiol 2002; 90(3):254-258.
45. Wetzel RC, Burns RC. Multiple trauma in children: critical care overview. Crit Care Med 2002; 30(11 Suppl):S468-S477.
46. Wiederkehr MR, Moe OW. Factitious hyperkalemia. Am J Kidney Dis 2000; 36(5):1049-1053.
47. Wong LL, Verbalis JG. Systemic diseases associated with disorders of water homeostasis. Endócrinol Metab Clin North Am 2002; 31(1):121-140.
48. Wood AJ. Variability in beta-adrenergic receptor response in the vasculature: Role of receptor polymorphism. J Allergy Clin Immunol 2002; 110(6 Suppl):S318-S321.

CAPÍTULO 6

TUMORES

"Lo que conocemos es poco, lo que ignoramos mucho"
Pierre—Simon Laplace (1749-1827)

Antecedentes.

La mitosis (Gr. *mitos* = hebra) y la meiosis (Gr. *meiōsis* = disminución), son los tipos de división celular clásicos. La mitosis implica la división simétrica de una célula somática diploide, para dar dos células hijas también diploides, que son idénticas a la célula madre. La meiosis o división celular de reducción, produce células hijas haploides, cuyos cromosomas tienen una nueva combinación de alelos por el fenómeno del traspaso (*cross-over*). Mientras que la primera, es la responsable del crecimiento somático de los organismos multicelulares, a partir de una sola célula llamada *cigoto* (Gr. *Zygōtos* = uncido, acoplado), la segunda está comprometida con la reproducción sexual produciendo oocitos y espermatozoides, los cuales reconstituirán mediante la fertilización, a las células diploides somáticas. En ambos casos, durante la cariocinesis, la cubierta nuclear se desarma, para asegurar la correcta distribución de los cromosomas, para reintegrarse nuevamente durante la telofase. Los errores en la segregación cromosómica, durante la mitosis pueden generar aneuploida, lo que es dañino para la célula, y si es viable, obtendrá inestabilidad genómica, lo que puede dar origen al crecimiento canceroso. Para asegurar que las células somáticas, se dupliquen fielmente y distribuyan el ADN genómico hacia las células hijas de manera fidedigna, se cuenta con varios puestos de control, que regulan el progreso del ciclo mitótico celular, de tal manera que las hijas mantengan la estabilidad genómica. Así mismo, las células han desarrollado programas supresores por medio de genes supresores de tumor, y genes para la apoptosis.

    Es evidente que este capítulo trata sobre una faceta no deseable del origen, diferenciación, reproducción y muerte de las células *eucarióticas* (Gr. *eu* = bien + *karyon*= núcleo) corporales, que en condiciones normales, tiene como objeto la renovación de prácticamente todas las estructuras que integran la maravillosa máquina humana. Se considera que la masa celular que se recambia en un año es equivalente al peso corporal, y para ello, que requiere de una *"muerte programada"* y desde luego su reposición. Esta renovación autónoma, aunque indispensable sin duda es *"una propiedad extraordinariamente peligrosa"*, dependiente de un mecanismo homeostático celular muy preciso.

La historia de cualquiera de nosotros, se inició con **una** célula capaz de reproducirse, y con plenos poderes de transformación es decir, todo poderosa o "totí potencial", que se fue diferenciando en otras más, bastante distintas entre sí. A esta *célula troncal* (CT*) siguieron otras localizadas en el blastocisto (Gr. *blastos* + **kystis** = vejiga) llamadas *células embrionarias pluripotenciales* (CEPP**) y actualmente sabemos que se encuentran en los cuerpos adultos otras más, quizá descendientes de aquellas, a las que se les denomina precisamente células troncales adultas (CTA***). Así mismo es fácil comprender que una célula precursora, por ejemplo de la sangre, se diferencie en varias, pero una vez que sigue una "línea", ya no cambia y llega un momento en el cual no podrá diferenciarse más ni seguirse dividiendo, es decir alcanza la madurez y con ello empieza su declinar hacia su muerte anunciada.

*Stem cell. **Embryonic stem cell ***Adult stem cell

Crecimiento celular y tisular normal.

En el mamífero adulto hay tres clases de tejido, uno que aparentemente no se divide más al alcanzar su desarrollo, otro que no crece pero que es capaz de hacerlo cuando se estimula hormonalmente o como respuesta a una mutilación, y un tercero que tienen necesidad de renovación casi permanente, para lo que requiere de muchas CTA no diferenciadas, que responden a factores de crecimiento específicos, para acabar en células bien diferenciadas morfológica y fisiológicamente. Así mismo estas CTA se encuentran organizadas en el espacio por lo que están en donde deben estar, por ejemplo las que se necesitan transformarse para absorber en el intestino van hacia las vellosidades intestinales.

Al inicio del desarrollo, la programación genética permite la rápida proliferación de las CEPP, su migración y posterior diferenciación para formar las estructuras corporales; se trata de un crecimiento exponencial, ya que al fin y al cabo lo único que persigue es ¡formar un nuevo ser!

En el adulto desde luego tal diferenciación y crecimiento no es deseable ya que sólo se requiere mantener el balance entre la producción y destrucción, sin embargo en situaciones de urgencia como la respuesta al trauma, aumenta la reproducción para reparar el daño pero esta cesa por si misma, cuando el objetivo se ha alcanzado. Debe quedar claro que la proliferación, su diferenciación y muerte se encuentran bajo un control genético muy estricto, basta pensar por ejemplo en el recambio cotidiano de las células intestinales, en que se destruyen y substituyen cientos de miles sin que falte o sobre alguna.

Al producirse las señales mitogénicas, con la participación de factores de crecimiento, las células entran al llamado **ciclo celular**, que costa de cuatro fases perfectamente coordinadas, de tal manera que cada una se inicia en el momento adecuado y sólo después de que la precedente ha terminado. La primera fase M o de mitosis (Gr. *mitos* = hebra), es el mecanismo mediante el cual el ADN del núcleo se copia y pasa a la célula hija, la segunda o G1 de duración variable, es sin duda la más importante del ciclo celular ya que prepara la duplicación de ADN mediante las señales emitidas por la mitosis, la tercera o S en la que se da la síntesis de ADN (duplicación genómica) y la cuarta o G2 que es el tiempo entre S y M, vital para *"corregir"* posibles errores en la duplicación del ADN, evitando su transmisión a las células hijas en la siguiente mitosis.

Algunas células que requieren ser substituidas rápidamente como las de los epitelios de recubrimiento (piel, boca, esófago superior, vagina, cérvix) que para su adecuada regeneración necesitan de células precursoras de rápida división, con una alta capacidad de proliferación y para ello se cuenta con CTA capaces de seguir varias líneas de diferenciación. Otras tienen un recambio lento, y muchas se encuentran en G0 es decir están "invernando" pero son capaces de activarse y pasar a G1 si se hace necesario, para reconstituir al tejido por ejemplo de una glándula o de un músculo liso. Aun prevalece la idea que otras una vez que se formaron no se vuelven a dividir, es decir abandonan el ciclo y se convierten en células permanentes, como son las neuronas o las del músculo estriado, sin embargo actualmente se ha encontrado evidencias de CTE y CTA entre ellos lo que seguramente cambiarán esta idea, con un camino promisorio en caso de poder ser manipuladas de manera adecuada para lograr la regeneración de estos tejidos "inmutables".

Todo este ciclo vital, a cuyos estudiosos se les han otorgando los premios Nobel de Medicina y Fisiología en 1994, 1995, 1999, 2001 y 2002, está mediado por quinasas entre las que se encuentran las dependientes de ciclinas (Qdc) de las que se conocen actualmente nueve y los inhibidores de quinasas dependientes de ciclinas (IQdc), que actúan seguramente sobre muchos sustratos de los que se conoce poco, pero su importancia es capital porque de la eficacia del ciclo, *simplemente* depende la adecuada transmisión de los equivalentes genómicos a las células hijas.

Queda claro que la homeostasis celular asegura que las células que han cumplido su función se eliminen, y sean reemplazadas por nuevas e idénticas morfológica, funcional y numéricamente a las "destituidas", ni una más grande o más chica, ni una más o menos funcionante y ni una más o menos de la cantidad original. Es decir las células corporales están en estado de permanente proliferación, diferenciación y muerte, algunas más rápido, otras más lentas y algunas aparentemente muy pasivas.

Muerte celular.
"La muerte tiene miles de puertas para dejar salir a la vida"
Massinger (1583-1639)

Siempre se nos ha dicho que el ciclo de la vida empieza con el nacimiento, y en mi opinión, por lo menos desde el punto de vista de la célula adulta, inicia con su muerte la cual puede ser ocasionada por necrosis en donde la causa (por ejemplo isquemia) la destruye directamente, o por una "programación genética" en la cual desde su origen mismo, se encuentra determinado el momento del cese de sus funciones como una estructura altamente especializada. La primera debe considerarse como resultado de un accidente no deseado, la segunda como parte de un hecho fisiológico normal y no dañino.

Por ello, las que deben morir porque han cumplido su función, las agotadas, salen a través de un mecanismo adecuado, *sin respuesta inflamatoria* (que si se da en la necrosis) dependiente de energía. Es algo natural, planeado, distinto y característico en cada tejido, y manteniendo la homeostasis celular ya que está coordinado con la aparición de células recién nacidas. Este mecanismo ha sido llamado **apoptosis** (Gr. *apo* = fuera + *ptosis* = caída). Se trata de un proceso *fisiológico*, muy regulado, y que es esencial para el desarrollo del embrión y el mantenimiento de la homeostasis tisular, que se apoya en la eliminación de la células superfluas, viejas, dañadas o infectadas. La pérdida en la regulación del mecanismo, genera la disminución o el incremento de la muerte celular, lo que contribuye a la patogénesis de varias enfermedades, entre ellas algunas autoinmunes, y trágicamente al cáncer.

Está mediado principalmente por proteasas íntimamente relacionadas con la cisteina denominadas *"caspasas"* que existen como precursores latentes (cimógenos) y que al activarse directa o indirectamente (quizá por el factor de necrosis tumoral *alfa* y citocromo *c*) orientan los cambios morfológicos, destruyen componentes claves de la infraestructura citoplasmática, y llevan a la célula a su fase terminal, cuando estas activan la maquinaria que destruye el ADN y sus restos son "devorados" por las células vecinas. Existe evidencia, de que ciertos cambios letales en la célula como su encogimiento, la condensación nuclear y la aparición de ampollas en la membrana, también pueden ser ocasionadas por otras vías, aunque no hay nada preciso y aún existe un largo camino por delante antes de poder conocer todos los vericuetos de estos intrincados mecanismos.

Crecimiento celular.

Los **"factores de crecimiento"** (FC) son la maquinaria o los moduladores que conducen el crecimiento celular (y la curación de las heridas) actualmente se han identificado tantos de estos FC, que realmente su nomenclatura parece una verdadera "sopa de letras". Se reconocen cinco superfamilias, y es evidente que estos requieren igual número de receptores, lo que establece una variación en la forma de actuar tanto entre familias como entre sus componentes, aunque existe un común denominador ya que la mayoría de los FC se originan de proteínas grandes o productos genéticos, sufren una modificación postraslación antes que se liberen en su forma activada, y no trabajan de manera individual ya que su efecto se determina por la presencia de otros en la misma zona.

Los receptores son habitualmente glucoproteinas transmembrana, citoplasmáticas o nucleares, y sus funciones se manifiestan principalmente sobre las quinasas y las reacciones de fosforilación. Los FC pueden ser originados en la *misma* célula y actuar sobre los receptores de ella, por lo que este mecanismo se denomina *autocrino;* a la generación por una célula de un FC que actúa sobre los receptores de otra *vecina*, se llama mecanismo *paracrino*, y cuando se produce como hormona en una glándula que vierte su producto a la circulación y actúa sobre células distantes, se denomina *endócrino*.

Es fácil de comprender que existen muchos mecanismos, pero lo básico de ellos es que todos acaban estimulando a las células "tranquilas", para que reentren al ciclo de crecimiento celular; las señales "externas" (paracrinas o endócrinas) o la "interna" (autocrina) despiertan una respuesta intracelular que es *el* proceso crítico en el ciclo vital y la función biológica de la células, ya que específicamente gobierna no sólo a la proliferación celular sino a su diferenciación, a través de una extraordinaria actividad enzimática intra celular que se conoce como *señalización de transducción*, la cual a través de *factores de trascripción*, transcriben sobre los genes del núcleo la orden de proliferar ; entre estos transcriptores de encuentran los llamados proto y antioncogenes.

Puntos de verificación ("check points").

Se estiman entre cinco y seis millones los genes que contiene cada célula humana y se mide también en millones de metros el ADN. Dado que cada gene tiene unos mil pares de nucleótidos, el proceso de trascripción, replicación y almacenamiento del genoma es extraordinariamente complejo lo que hace vital que sea un mecanismo perfecto, y para asegurar el resultado final satisfactorio, se hace necesario que pase por varios "puntos de verificación" antes de pasar al siguiente paso. Estos mecanismos también regulan el ciclo celular ya que cuando se identifica alguna falla en el ADN o en su replicación, se lanza la alerta que retraza (para dar tiempo a la reparación) o detiene el ciclo. La pérdida o alteración de alguno de ellos puede resultar en que se pase ADN alterado y ocasione inestabilidad, por ejemplo en la morfología celular o su velocidad de reproducción. Como otros mecanismos biológicos, estos "check points" actúan, ya sea promoviendo inhibidores del ciclo directamente o bloqueando activadores del mismo, actualmente se considera la posibilidad de que existan también otros mecanismos alternativos a los considerados controles clásicos.

Detención del crecimiento.

El ciclo celular tiene como objeto la reproducción de las células, pero este *debe* detenerse cuando se ha logrado la sustitución de las que han muerto por apoptosis, o cuando se ha logrado el control del daño en caso de agresiones no programadas. Si esto no sucede, es evidente que los números mayores, al igual que menores, alteran de manera determinante la homeostasis celular. La detención del crecimiento se da en cuanto la concentración celular ha llegado a un nivel genéticamente predeterminado disparándose la inhibición de las rutas intra celulares. Así mismo se conoce desde hace mucho tiempo que en cultivos celulares, al ponerse en contacto entre si las células se detiene espontáneamente su crecimiento, a este fenómeno se le ha denominado *"inhibición por contacto"*, cuyos mecanismos tampoco están explicados del todo, pero lo cierto es que se detiene el ciclo celular seguramente por señalización transmembrana, reorganización citoesquelética o un control de la trascripción que inicia y mantiene un fenotipo de espera, sea lo que sea es indudable que existe una gran coordinación y tiene particular interés en la reparación de los tejidos y órganos (como el hígado del titán Prometeo*, aunque el de los mortales es más lento) que llegan al mismo tamaño, forma y función sin ir más allá de las características originales.

*Personaje mencionado por el griego Hesiodo (circa 700 AC), quien por robar el fuego celestial para dárselo a los hombres, fue castigado por Zeus al suplicio eterno ya que su hígado inmortal crecía durante la noche para ser devorado cotidianamente por un águila. Llama la atención que el poeta supiera de las características de la altísima regeneración de la glándula hepática, y que no escogiera al corazón u otro órgano vital.

Células troncales.
"Mas de un individuo ha fallado como pensador original por el simple hecho de tener buena memoria" Nietzsche (1844-1900)
Cuando un espermatozoide encuentra un óvulo en un medio adecuado (habitualmente en la trompa uterina y ahora frecuentemente en el laboratorio), la combinación del material nuclear crea **una** célula troncal ("stem cell") con la capacidad de originar un organismo y que se divide en 2, 4, 8, etc., células que hasta poco antes de los 14 días, siguen conservando la misma virtud, y por ser capaces de implantarse en el endometrio se denominan "totipotenciales".

Una vez que se forma el *blastocito* (embrión preimplante) que contiene unas 140 células se distingue una capa externa que dará origen a la placenta y un acúmulo de células interiores de donde se origina el embrión que por si mismas pueden generar todos los tejidos del organismo, pero **no el placentario** y por ello sólo son troncales embrionarias ("embryonic stem cell") o "pluripotenciales" incapaces de implantarse pero al igual que la totí potencial, de replicarse indefinidamente o de acuerdo a las circunstancias, a *diferenciarse* en células de todos los tejidos pudiendo formar cualquier órgano e incluso originar gametos (y peligrosamente en condiciones anormales teratomas).

A estas CTE siguen otras no pluripotenciales, pero si con la posibilidad de crear todos los componentes de un tejido, se reconocen como "multipotenciales" y por encontrarse en niños y adultos se le ha bautizado con el nombre de CTA ("adult stem cells"); son escasas, por ejemplo sólo hay **una** entre 15,000 células de la médula ósea y en algunos tejidos como el páncreas son aún mas raras aunque se les ha descrito en tejido hepático, neural, dérmico e intestinal además del hematopoyético). Lo interesante de estas CTA es que forman todas las células del tejido de donde provienen, volviendo al ejemplo anterior, las de la sangre se diferencian en todos los componentes celulares del tejido hemático, y constituyen la base de los trasplantes de médula ósea, su programa genético hace que se renueven por si mismas, que se diferencien y que incluso programen su muerte, además dejan la médula, emigran a la sangre y ahí siempre conservan el mismo número. Sin embargo para asombrarnos más, ahora sabemos que algunas de estas pueden identificarse a través de marcadores de superficie como CTA de otros tejidos como el cerebral con la capacidad de dar origen a una "nueroesfera" y de esta derivarse ¡células nerviosas fetales! (neuronas, astrocitos y oligodendrocitos) o cardiomiocitos funcionales, lo que nos ha hecho cambiar de la enseñanza tradicional (ahí entra la frase del filósofo alemán) en la cual repetíamos, por ejemplo, que en la sangre había una célula troncal hemática de la cual derivaban células progenitoras a las cuales seguían la precursoras que a su vez acababan en células terminales bien diferenciadas. Hoy se empieza a reconocer una habilidad denominada *"plasticidad de la evolución"* de estas CTA que aparentemente les permite diferenciarse a través de las barreras de linaje, tejido e incluso capa germinal es decir que una destinada a generar tejidos del mesodermo, también podría producir algunos del ecto o el endodermo. Desde luego falta por eliminar o confirmar, que estas células sean o no realmente CTE, que nos acompañan a lo largo de nuestra existencia como reserva para cuando se requieran y que al igual que otras, tienen su propio ciclo.

Es evidente que la población de CT se debe preservar y esto se logra porque cuando empieza su ciclo, al igual que cualquier otra, durante la mitosis se divide "asimétricamente" produciendo una célula hija idéntica a la original, pluripotencial e indiferenciada y otra que cuenta con la propiedad de diferenciarse que emigra a donde se requiere y después de varias divisiones se especializa y pierde la habilidad de reproducirse.

Así mismo, se empieza a identificar la posibilidad de que algunas de estas CTA no solo substituyan a las enfermas de un tejido, sino que se de una *"fusión celular"* por medio de la cual se inserten genes nuevos y sanos, a células altamente especializadas en peligro de morir prematuramente, o que son portadoras de material genético deficiente.

Es importante comprender que la población de CTA debe mantenerse en un acto de *autopreservación,* aún cuando se les ordena que empiecen a diferenciarse.

En conclusión, han trascurrido billones de años de evolución para que una célula obtuviera la capacidad de diferenciarse en todo un organismo, y de ellas desprenderse la base no sólo del origen de nuestra vida, sino de su conservación sólidamente cimentada sobre un ciclo de origen, reproducción, substitución y muerte, todo regulado y coordinado con precisión. A su vez es fácil entender porque se trata de *una propiedad extraordinariamente peligrosa,* ya que cualquier alteración que vaya mal por la causa que sea, puede dar origen a los tumores que finalmente no son más que el resultado de un crecimiento celular y tisular anormal.

Crecimiento celular y tisular anormal.

El término tumoración, tumefacción o hinchazón, se ha empleado comúnmente para designar un aumento de volumen, habitualmente en la superficie corporal y casi siempre relacionada con un traumatismo o infección (tumor, rubor, dolor y calor)

Tumor (L *tumere* inflamarse), en general se le considera equivalente a neoplasia (Gr. *neo* = nuevo + *plasis* = moldeando) a la que Ewing (1866-1943) definió como "un crecimiento semi autónomo de tejido". También con el se describe a *"un conjunto de células capaces de renovarse espontáneamente, que aparecen sin causa evidente, y crece a expensas de un organismo de manera descontrolada, progresiva, y sin que tenga un propósito definido"*

En el texto, emplearemos la palabra tumor como sinónimo de neoplasia, pero el lector deberá recordar que existen algunas de ellas que no se presentan como "bola" o aumento de volumen, por lo que aunque ampliamente difundido el término, no necesariamente incluye a todas las neoplasias, pero si incluye a todos los tumores, que evidentemente no sean de origen inflamatorio.

Se les encuentran en todas las formas multicelulares de plantas y animales, y su aparición parece ser una consecuencia de la vida en este planeta. Precisamente, esa amplia distribución permite la investigación para poder encontrar las explicaciones de su origen y estudiar alternativas de tratamiento, sobre todo al ser factible transplantar a animales de laboratorio lesiones malignas humanas, e investigar aspectos de la carcinogénesis y la diseminación tumoral. Igualmente el estudio de muchas neoplasias vegetales ha ayudado a comprender algunos cambios en la reproducción celular, sorprendiendo la semejanza de los mecanismos entre todos los organismos pluricelulares.

Conjunto de células

Una CTA "normal" súbitamente cambia su comportamiento de manera irreversible, y sus descendientes aparecen desordenadamente, sin límite y con características morfológicas o muy semejantes a las del tejido original o muy primitivas, aunque puede existir un término medio. Se diferencian por ejemplo, de la multiplicación celular para reparar una mutilación hepática, porque esta *cesa* cuando se alcanza el objetivo de reponer la masa funcionante, que es lo que se hacen las células maduras (como el de Prometeo, en cuyo caso la necesariamente rápida proliferación celular "sabía" cuando detenerse) o del tejido hemático después de una anemia por deficiencia de hierro. En las neoplasias, las células no tienen ese control reproductivo e "ignoran" cuando pararse. Igualmente puede suceder que *no mueran* cuando debían hacerlo, es decir que se hagan inmortales, lo que genera el "apelotonamiento" entre las nuevas que tienen programado nacer y las viejas que deberían morir.

Capaces de renovarse espontáneamente

Precisamente el problema en los tumores, es que sus células se *multiplican* y *aparecen* otras nuevas con más o menos rapidez, evidentemente no hay detención del crecimiento, y lógicamente es el reflejo de una alteración, sea cual sea, en el mecanismo que regule esto.

Expensas del organismo

Crecen sin que exista necesidad local o corporal. El lipoma por ejemplo, no es una reserva energética ya que en ayuno prolongado no sólo no disminuye su tamaño, sino que hasta sigue creciendo, a pesar de que el panículo adiposo se haya consumido. En el paciente con cáncer terminal generalmente hay caquexia, sin embargo la neoplasia simplemente . . . crece y crece.

Sin propósito definido

No se le encuentra utilidad a las consideradas "buenas" y mucho menos a las "malas", y aún aquellas que son "funcionantes" como las productoras de hormonas, las secretan sin propósito alguno y son dañinas por el exceso. Las buenas también pueden matar dependiendo de la localización y su comportamiento.

Velocidad de crecimiento

Aunque crecen aceleradamente las células neoplásicas **no** son las más rápidas. A las del embrión nadie las alcanza, ni a las del tejido hematopoyetico, o de la luz intestinal, que tienen tal velocidad de reproducción que les hace muy vulnerables cuando se emplean drogas citotóxicas, porque sucumben más fácilmente que las cancerosas.

Si las neoplasias inician con **una** célula que se reproduce anormalmente, siguiendo un patrón regular y a intervalos digamos de 10 a 25 días a partir de su transformación en tumoral, se requiere tiempo y múltiples duplicaciones antes de alcanzar un centímetro de diámetro, lo que hace lógico pensar que ya tienen "mucha" edad, incluso años, cuando son detectadas. El hecho de que los estímulos oncogénicos tarden algún tiempo en cambiar de manera permanente el ciclo celular, explica el porque la aparición de cáncer es más frecuente en sujetos de mayor edad.

Algunas definiciones.

Se ha tratado de emplear términos que nos permitan describir adecuadamente a las neoplasias, sus características histológicas y diversos comportamientos para poderles clasificar. A continuación haremos una descripción práctica de ellos, pero es conveniente alertar que en ocasiones es imposible estar en lo cierto, y que el único parámetro de evaluación es la evolución de este *conjunto de células*.

Una *célula normal* evidentemente es aquella que conserva plenamente la morfología habitual del tejido al que pertenece, es decir es el producto final de la CTA (quizá también de la CTE) y no se distingue de sus congéneres. Sin embargo es prudente tener en mente que esta es una definición morfológica y que aunque útil, puede no significar nada porque células que se ven normales, son capaces de tener comportamiento anormal, como sucede por ejemplo con el feocromocitoma en el cual a pesar de ser una tumoración anormal también puede ser benigno o maligno, pero histológicamente es muy difícil de detectar la diferencia entre ambos; igual pasa entre el músculo uterino normal del de un fibroma. Se llama bien diferenciado al parénquima de un tumor que es prácticamente idéntico al tejido normal y pobremente diferenciado aquel con células muy alejadas de la estructura habitual, medianamente diferenciado describe lesiones intermedias entre unas y otras.

Hiperplasia

Es el aumento del número de células somáticas bien diferenciadas de un tejido, que puede manifestarse por el aumento de volumen de un órgano y ser el resultado de una estimulación fisiológica o de respuestas anormales.

La fisiológica, puede resultar de estimulación hormonal normal o para compensar la pérdida de tejido funcionarte (como el hígado de Prometeo). Una anormal o patológica resulta, por ejemplo de la respuesta exagerada a la estimulación estrogénica de endometrio, que conlleva a la aparición de pólipos endometriales de los cuales algunos pueden volverse malignos.

Hipertrofia

En esta, no hay aumento del número de células, solo se incrementa el *tamaño*, y puede se fisiológica o compensatoria de inicio y tardíamente degenerativa; no hay gran relación con los tumores ya que por definición no se trata de una masa de células sino de un crecimiento de las originales.

Atrofia

En esta hay disminución en el tamaño de la célula, y nos interesa en este capítulo, porque una de sus causas es la presión sostenida sobre el parénquima tisular, como la que ejerce al crecer un tumor que comprime al tejido circunvecino dando origen a la llamada cápsula tumoral, que está compuesta de células vivas pero atrofiadas.

Anaplasia (Gr. *Ana*= atrás + *plasis* = moldear) implica un "atraso evolutivo" del tejido original, que comprende alteración en la orientación de las células, las cuales han perdido toda similitud con el parénquima sano. Sus vasos son abigarrados, y hay pérdida de su orientación espacial; se trata de células que se han detenido o desviado de su proceso de maduración, por lo que se parecen mucho a la CT de la que provienen, y que evidentemente no respondieron a los controles de crecimiento y diferenciación. En consecuencia hay tumores con células que se reproducen más de lo debido, pero son muy semejantes a las adultas normales, otras presentan cambios moderados pero aún se les reconoce y por ello se les denomina moderadamente diferenciadas y algunas imposibles de identificar con el tejido normal y son en consecuencia pobremente diferenciadas o anaplasicas.

Por *metaplasia* (Gr. *Meta* = después, más allá) se entiende la presencia de células adultas bien diferenciadas, pero *ajenas* al tejido en donde se encuentran. Se presenta en tejidos que recubren las superficies externa e interna del organismo (epitelios) o los del tejido conectivo (mesenquima). Puede resultar por ejemplo, del estímulo nocivo persistente sobre un epitelio, como es el caso del humo del cigarro en fumadores sobre la mucosa bronquial, o la acción corrosiva del ácido gástrico sobre el esófago en sujetos con reflujo gastroesofágico. En los primeros se considera como premaligna cuando se encuentran ciertos marcadores en focos de metaplasia escamosa entre el epitelio columnar normal. En la segunda, en la llamada metaplasia de Barret (1903-1979) en la cual en el epitelio escamoso esofágico aparecen focos de epitelio glandular semejante al intestinal, se le asocia al cáncer y se ha establecido la ruta metaplasia-displasia-cáncer. La lesión llamada *leucoplaquia*, consistente en focos de metaplasia escamosa localizados más allá de un centímetro de la unión mucocutánea del ano, entre el epitelio columnar del recto, preocupa por su potencial de malignidad y no es rara en los llamados carcinomas adenoescamosos y en los adenoacantomas (pólipos colorectales). En casos de metaplasia mesenquimatosa (tejido conectivo) como la del ojo, hueso, cartílago o tejido adiposo, por lo menos hasta el momento, es menos evidente su asociación con lesiones malignas ulteriores. De lo anterior se desprende que hasta, en algunos tejidos no se le asocia a problema maligno y en otros es considerada como francamente peligrosa.

No se sabe con certeza que le ocasiona; desde luego hay que pensar que las CT de "reserva" reciben instrucciones distintas, seguramente por los estímulos generados por las "agresiones" para las que no están preparadas, ni los mecanismos muy específicos que inician un ciclo celular orientado hacia otros propósitos. En los casos de los de la metaplasia de Barrett, como ya se mencionó actualmente se tiende a aceptarle como lesión premaligna, seguida de displasia y después de adenocarcinoma del esófago, en el caso de la bronquial, se considera conveniente el inicio de la químio prevención por el temor a su progresión hacia la malignidad.

Aunque el término *pleomorfismo* (Gr. *pleiōn* = más), se emplea para describir la diferentes formas de un organismo (por ejemplo las bacterias), de especies, así como a la propiedad de los fluidos de poder cristalizarse de dos formas; en citomorfología se le usa para describir la variación en *forma* y *tamaño* de las células, o sus núcleos, ya que en los tumores algunas son muy grandes y de diferente forma o con núcleos hipercromáticos. Claro, si bien esto es característico de lesiones malignas, también se presenta en algunas benignas como los paragangliomas, lo que a menudo dificulta identificar la naturaleza de la lesión.

Al término *displasia* (Gr. *dis* = malo), se le puede definir como una anomalía en el desarrollo y se emplea en más de 30 padecimientos, muchos de ellos de naturaleza congénita. Si embargo en relación a la cito patología, generalmente se emplea para describir alteraciones en el tamaño, forma y organización de las células adultas, es decir en las lesiones displásicas hay poca uniformidad en la apariencia de las células y la orientación de las mismas es abigarrada, es decir, muy diferente a las del tejido normal. Es conveniente recordar que, aunque inconscientemente se le acepte como una lesión premaligna, esto no es universal, como es el caso de la displasia fibrosa del hueso, la también ósea asociada a inmunodeficiencias o la que afecta a la diáfisis de los huesos largos. La que se describe en el ventrículo derecho del corazón, se caracteriza por la substitución del miocardio por tejido adiposo o fibroso; en la focal de la corteza cerebral se encuentran neuronas displásicas y heterotópicas, con alteraciones de la laminación cortical constituyendo un foco epileptogénico.

En los **epitelios** la cosa cambia y el desarreglo arquitectónico refleja un verdadero "desorden tisular" que tiene otras connotaciones, por ejemplo en la orofaringe y el esófago, la *displasia escamosa*, es considerada como una lesión precursora del carcinoma, lo mismo sucede con la que se encuentra en el epitelio bronquial, sin embargo, el hecho de que se encuentre no significa que irremediablemente deban evolucionar a lesión maligna, y si no ha abarcado el espesor del epitelio, hay posibilidades de que desaparezca siempre y cuando se elimine lo que le ocasionó (por ejemplo el humo del cigarro). La *displasia glandular* del esófago en caso de reflujo gastroesofágico es muy frecuente (del 10 al 12% de quienes tienen síntomas) y lo mismo sucede en los pólipos adenomatosos de otras partes del aparato digestivo.

El ideal de poder localizar lesiones precursoras del cáncer, y con el tratamiento respectivo interrumpir su historia natural **antes** de la invasión, se cumple con excelencia en las lesiones del cuello de la matriz (cérvix). La descripción por primera vez en 1886, de lo que podría haber sido un *carcinoma in situ* o en términos actuales una *neoplasia intra epitelial* (NIP) *grado 3*, alertó sobre la posibilidad de que su búsqueda específica, podría abatir la gran mortalidad de este padecimiento, el que se diagnosticaba cuando la mujer sangraba abundantemente o presentaba dolor intratable y masas vaginales fungantes. Con los trabajos pioneros de Babes (1859-1937) y Papanicolau (1883-1962), que introdujeron el concepto de la "citología vaginal" en 1926, se inició la era del diagnóstico temprano y la posibilidad del establecer programas de rastreo en grandes núcleos poblacionales, con el objeto de identificar las lesiones precursoras de un cáncer epitelial; pronto este recurso se constituyó en el elemento más importante para la prevención de cáncer del cérvix, al detectar lesiones displásicas y tratarlas adecuadamente. La "citología exfoliativa" en esputo, líquidos y frotis es sin duda un elemento indispensable para la práctica de la medicina. Con el tiempo la clasificación de Papanicolau ha tratado de perfeccionarse y en lo que a patología del cuello de la matriz se refiere, se tiende a emplear con más frecuencia la terminología del llamado Sistema de Bethesda buscando con ello entender más el comportamiento de las neoplasias cervicales.

Hay que tener en cuenta, que existen datos suficientes para poder asegurar que en algunos casos de cambios displásicos, no hay pérdida de las llamadas "moléculas adhesivas" con lo que se impide la exfoliación de células enfermas, y en consecuencia algunas mujeres se encuentran en altísimo riesgo de ser portadoras de una lesión seria, y no detectarse por este método, aunque pueden ser evidentes con la aplicación de ácido acético en el cérvix lo que las hace visibles a través de la exploración vaginal directa y permitir la biopsia dirigida de ellas.

Como ya se señaló existen diversos grados de displasia, sin embargo cuando los cambios estructurales son muy acentuados, pero sin comprometer la capa basal a pesar de afectar el espesor del epitelio, se emplea el término de *carcinoma in situ* describiendo con ello una neoplasia maligna en etapa de preinvasión (NIP-3).

Se desprende de lo anterior que existen nuevas alternativas de clasificación y nomenclatura, con las que el clínico debe familiarizarse invitándose al dialogo continuo entre los cirujanos y los anatomopatólogos, sin embargo el "Papanicolau" o "citológico" siguen siendo un recurso extraordinariamente útil en la identificación de lesiones displásicas epiteliales, que no necesariamente evolucionarán a cáncer, si se elimina la causa que les dio origen.

Tumores benignos.

Seguramente ha quedado claro que los tumores, finalmente son el resultado de la "indisciplina celular" que les lleva a dividirse y multiplicar. La temible palabra **"cáncer"** se emplea para describir a una neoplasia que al crecer, *invade* y *destruye* a las estructuras vecinas y que en cuanto afecta a los vasos linfáticos y sanguíneos lanza *"semillas"* (**metástasis**, Gr. *Meta* = más allá *stasis* = quedar) hacia distintas áreas corporales en un proceso de *invasión a distancia*, por ello son de índole perniciosa o malignas. Actualmente, se acepta que quizá esto también suceda por la misma alteración en el ADN de las células troncales similares, ubicadas normalmente en otros sitios.

Sin embargo no todas las neoplasias o tumores lo hacen, algunas crecen en un solo sitio, llegando a alcanzar gran tamaño pero sin *invadir* ni *destruir* ni *sembrar* a distancia, las células que le conforman: por esa *"virtud"* se han denominado tradicionalmente como *benignas*. En estas tumoraciones, aunque las células se han indisciplinado, conservan algún orden y con mucha frecuencia su estructura celular es *idéntica* a la del tejido que les dio origen, es decir están **"bien diferenciadas"** y a menos que el patólogo tenga una información adecuada de donde proviene, podría diagnosticar una pieza no como un tumor sino como tejido normal.

La apariencia celular se ha considerado como muy importante en la diferenciación entre ambas lesiones, pero esto no siempre es real, por ejemplo el nevo fuso-epiteloideo descrito por Spitz (1910-1956) en 1948, es extraordinariamente difícil de distinguir del melanoma maligno, sin embargo actualmente al incorporar a los métodos histológicos tradicionales, el empleo de inmunotinciones mediante la cual se identifican anticuerpos como el MIB-1 en el 35% de células histológicamente "benignas" pero que forman parte de un tumor "Spitzeloideo" maligno, en contrario el 13% de algunos tumores de Spitz "con potencial maligno incierto" a pesar de la morfología sumamente alterada, no tienen MIB-1 y no se consideran cancerosas. De esto se desprende que con herramientas como esta es posible hacer un diagnóstico preciso y establecer la terapéutica adecuada a pesar de la morfología tradicional, y este ejemplo objetivo hace evidente que en ocasiones no es tan simple establecer la diferencia entre benigno o maligno.

Al crecer, ocasionan compresión del tejido circundante y esto produce atrofia por presión creando una "cápsula" bien definida, sin células en el espesor de la misma y que permiten al cirujano un plano de disección muy útil, sin embargo no todas las lesiones benignas están encapsuladas, por ejemplo hay algunos papilomas cutáneos o intestinales que no lo son; igualmente hay lesiones malignas con cápsula, pero a diferencia de las anteriores esta tiende a ser invadida por las células cancerosas.

Las neoplasias benignas crecen muy lentamente o permanecen muchos años sin cambio, seguramente porque funciona adecuadamente la "inhibición por contacto", sin embargo algunas llegan a tener una velocidad de crecimiento mayor que ciertas lesiones malignas. La dependencia hormonal en ocasiones determina su aumento de tamaño, y el cese de producción ocasiona atrofia, como sucede con los miomas uterinos que tienden a crecer durante el embarazo, pero que en la menopausia se hacen pequeños y llegan a calcificarse.

Aprovechando el ejemplo, los cirujanos de tórax conocen bien una patología denominada "leiomiomatosis benigna metastásica", caracterizada por la presencia de múltiples leiomiomas en el parénquima pulmonar, de mujeres que han padecido el problema a nivel de útero, estos son sensibles a la estimulación hormonal e histológicamente son indistinguibles de su contraparte uterina, lo que hace pensar que hasta estas lesiones uterinas "benignas", son capaces de metastatizar, también se les encuentra en la base del cráneo y dentro del canal raquídeo. Esto nos lleva a plantear dos posibilidades, una que algunas benignas si puedan "enviar semillas a distancia" y otra que sea "multicéntricas", como sucede frecuentemente en individuos con múltiples lipomas o neurofibromas, es aconsejable tener en mente ambas posibilidades. Otro ejemplo es la endometriosis, enfermedad compleja y misteriosa que afecta a varios primates (entre otros a las mujeres), caracterizada por encontrase implantes ectópicos de endometrio.

Hay lesiones malignas, que aumentan de tamaño muy lentamente lo que lleva al error de considerarle benignas y retrazar el manejo adecuado; estas cuando se deciden a crecer, lo hacen a tal velocidad que en poco tiempo llegan a duplicar su tamaño y a originar metástasis, otras dan tumores secundarios *sin* cambiar de tamaño, situación relativamente común en algunas neoplasias malignas de los anexos cutáneos. También es posible que lesiones benignas se transformen en malignas, aunque evidentemente siempre quedará la duda si la naturaleza era cancerosa desde su aparición, otras como el hemangiopericitoma orbital, que es "benigno" y se comporta como tal si se extirpa en su totalidad, se convierten en malignas si se deja algún remanente. El queratoacantoma cutáneo a veces, durante las primeras cuatro semanas de su aparición, crece de manera verdaderamente alarmante, para que repentinamente se detenga, y varios meses después haya desaparecido espontáneamente, sin embargo en ocasiones se trasforma en carcinoma metastático; se le ha considerado como un "cáncer que aborta" (¡aunque ocasiones no lo haga!).

De acuerdo a su localización, los tumores benignos se comportan al crecer como "malignos", en el sentido de crear por su volumen compresión de estructuras vitales como sucede en los retrooculares o los localizados en el tallo cerebral.

De todo lo anterior, se considera determinante que el cirujano invariablemente aborde con toda seriedad a las lesiones tumorales sin olvidar el estudio anatomopatológico de la pieza.

Actualmente, los nuevos recursos diagnósticos de imagen, que permiten la visualización de áreas anteriormente inaccesibles a la exploración clínica, han obligado a acuñar el termino "incidentaloma", para designar a neoplasias que se encuentran accidentalmente, por ejemplo por medio del ultrasonido (US), tomografía axial computarizada (TAC) o resonancia nuclear magnética (RNM), en órganos internos y sin que exista manifestación clínica alguna. En estas circunstancias, el abordaje debe ser serio y extraordinariamente responsable.

Nomenclatura.

Para designar a las neoplasias benignas se recurre a las células que le dieron origen, a su apariencia microscópica o a su morfología macroscópica. Así por ejemplo cuando se emplea el tipo de célula, se añade el sufijo *oma* al antefijo celular, por ello al de origen muscular se llama *mioma*. De acuerdo a sus características microscópicas, por ejemplo para denominar un tumor benigno de origen glandular o endócrino se emplea el término *adenoma*. Cuando se trata de una masa que se proyecta hacia la luz de una víscera hueca, se llama *pólipo* si es benigno, (de ser maligno deberá denominarse cáncer de apariencia polipoide, pólipo canceroso o pólipo maligno); cuando se trata de salientes o protuberancias de la piel o las mucosas, se llaman papilomas.

Algunas neoplasias tienen un comportamiento errático difícil de predecir, estos son en consecuencias tumores de "potencial maligno indeterminado", limítrofes (*borderline*) o de "potencial maligno incierto", como son los tumores perivasculares epiteloides. Para fines prácticos es preferible manejarlos agresivamente desde el punto de vista quirúrgico (resecciones con bordes amplios), que ser conservador y el seguimiento debe ser permanente y muy cuidadoso.

Tumores malignos.

"El objeto de toda ciencia, sea natural o psicológica,
es coordinar nuestras experiencias y llevarlas hacia
un sistema lógico"   Alberto Einstein (1879-1955).

En estos, la disciplina celular se ha perdido del todo, y estas se dividen y multiplican desordenadamente, dotadas de la temible capacidad de *invadir* tejidos circunvecinos, substituyendo los parénquimas normales por células cancerosas; cuando se ponen en contacto con los vasos principalmente las venas y los linfáticos destruyen su pared y les invaden siendo arrastradas por el torrente sanguíneo o linfático, hacia sitios distantes de la lesión original, las ya mencionadas metástasis tienen idénticas capacidades de crecimiento e invasión vascular y linfática, en poco tiempo comprometen órganos vitales lo que lleva a la muerte. Resumiendo de una manera simple, para que aparezca un tumor maligno, se requiere primero que una célula normal se "transforme" en maligna, después que esta se "divida y crezca" sin control, que invada a los tejidos vecinos y finalmente que se disemine y reproduzca a distancia, a través de sus metástasis.

Como se mencionó anteriormente, los tumores malignos no son exclusivos del humano, afectan a otros vertebrados y anfibios, así como a las plantas, aves peces y son particularmente frecuentes en ratones, lo que ha sido por demás benéfico, ya que en el laboratorio estos roedores, constituyen excelentes sujetos de estudio de este problema.

Las causas.

El cáncer se conoce desde el origen mismo del ser humano, Hipócrates le denominó "carcinoma" (Gr. *Karcinos* = cangrejo), pero el avance más significativo sobre las posibles causas se ha dado de mediados del siglo XX a nuestros días, aún así antes de adentrarse en explicar las "causas conocidas", el lector debe estar alerta sobre la posibilidad, de que en el futuro, quizá no muy lejano, mucho de lo aquí consignado sea descartado, o por lo menos modificado de manera importante.

Un tumor está constituido por billones de células, pero todas son descendientes de una ya sea troncal o somática bien diferenciada, que deja precisamente de diferenciarse (en esto hay discusión permanente) y que por el código genético alterado, tuvo un crecimiento desordenado, escapando a los controles ya señalados con anterioridad. Esto *debe*: ser ocasionado por algún daño al ADN, suceder durante la división celular y ser inducido por algo en el medio ambiente (químicos, radiaciones, virus) o por herencia.

Sea lo que sea, el daño en la reproducción celular se transmite a la progenie **indefinidamente**. Desde luego quizá no sea tan simple el asunto y se requieran de varios "accidentes" que afecten al ADN antes que la célula se transforme en cancerosa, es decir toma tiempo, por lo que se acepta que el estímulo a la carcinogenesis debe perdurar meses o incluso años.

Es obvio que la transformación de una célula normal a una cancerosa con capacidad de dar metástasis, requiere de múltiples cambios genéticos y epigenéticos. En conjunto, deben existir por mecanismos que permitan que esos cambios se transmitan a la progenie de la célula maligna. Estos básicamente son la mutación heredada, una mutación somática, y la metilación del ADN celular.

Las células normales siempre se enfrentan a tres decisiones: proliferar (división celular), diferenciarse (propiedades específicas) o morir (apoptosis). Estas se coordinan a través de sólo 100 de los cientos de miles de genes que constituyen el genoma humano. Entre esos 100 hay dos grupos, los que estimulan y regulan el crecimiento celular (protooncogenes) (Gr. *Onkos* = masa, tumor) que son *genes normales* y los que le inhiben (antioncogenes) también *normales y necesarios*.

Los protooncogenes participan en diferentes etapas vitales del crecimiento celular normal, cualquier cambio en la secuencia de su ADN le convierte en *oncogene* que es el material genético con la habilidad de producir cáncer. Esta "oncogénesis" se genera por tres posibles mecanismos; uno como el que ocasiona la luz ultravioleta o algunas substancias químicas, consistente en alteración de una base de nucleótidos, otra como sucede en muchas variedades de leucemias y linfomas por *traslocación*, por medio de la cual el segmento de un cromosoma que contiene un proto-oncogene se fragmenta, perdiendo con ello su capacidad de regulación del crecimiento celular (la porción desprendida habitualmente se "pega" a otro cromosoma), y una tercera común en portadores de cáncer mamario o neuroblastomas, llamada *amplificación* con el incremento de copias del proto-oncogene.

Las mutaciones en los proto-oncogenes, y su consecuente transformación en oncogenes, ocasionan crecimiento celular excesivo haciendo que las células estén activas cuando debería estar descansando; se han identificado unos 60 en el humano.

Si la mutación se da sobre los antioncogenes, que son los genes *antiproliferación,* se eliminan las barreras al crecimiento celular, por lo que este continúa indefinidamente sin periodos fisiológicos de descanso.

La célula normal cuenta con mecanismos para reparar el daño al ADN mediante "*genes reparadores"* que identifican y eliminan las alteraciones que se presentan durante toda su vida. Si esto falla, las mutaciones se acumulan, y el ADN dañado se pasa a las células hijas lo que ocasiona algunas neoplasias malignas.

En condiciones normales, cuando los mecanismos celulares identifican la presencia de daño en el ADN, la división celular se detiene hasta que el problema se corrige pero si este es masivo, entonces se activa el programa de "suicidio celular" o apoptosis lo que elimina el problema, sin embargo cuando se impide su puesta en marcha, se prolonga la vida celular y por ende un acúmulo de ADN defectuoso en las descendientes, lo que contribuye a la carcinogénesis. Ahora se sabe que probablemente el gene denominado *p53* (**"Guardián del Genoma"**) que se denomina así por el peso molecular de su proteína (53 kilo daltones), se encuentra "invernando" en toda célula normal, para despertar cuando se detectan datos de carcinogénesis, y acelerar la apoptosis, actuando en consecuencia como un potente agente anticanceroso.

En resumen, actualmente se considera que las llamadas "causas moleculares del cáncer" son las alteraciones genéticas del ADN que impacta en las fases del ciclo celular y en alteraciones en la muerte programada. Incluso se ha considerado la posibilidad de "carcinogénesis transgeneracional", mediante la cual la exposición de las células germinales de alguno de los padres, a por ejemplo radiaciones o substancias químicas, resulte en daño en el mensaje genético de éstas, el que puede ser transmitirlo a los descendientes, y estos sufrir lesiones malignas que los ascendientes ***nunca padecieron***.

En fin, existen lagunas importantes y como ya se mencionó es muy posible que en el futuro a la luz de nuevos descubrimientos muchos conceptos presentes sean modificados. De lo que no hay duda, es que el desarrollo de una neoplasia maligna depende de la modificación en las características del ciclo celular, lo que lleva a transformación morfológica y funcional de la progenie haciendo que se reproduzca desordenadamente, que adquiera capacidad de invasión y que al no "suicidarse" espontánea y oportunamente de acuerdo al código genético normal, crezca sin control alguno.

La diseminación.

Una de las diferencias sustanciales entre las neoplasias benignas y malignas es que las segundas tienden a diseminarse. A medida que el tumor progresa, su malignidad se acentúa, y las células cancerosas desarrollan la "habilidad" de invadir a los tejidos circunvecinos normales, y de formar crecimientos a distancia del sitio original (metástasis). Los mecanismos moleculares que hacen posible este serio fenómeno aún no se entienden del todo, pero se considera fundamental que para que esto ocurra, se debe alterar la adhesión intercelular, degradarse la matriz extracelular y se formen nuevos vasos. Durante la migración, las células tumorales se tienen que desplazar a través de matrices intercelulares para lo que requieren además de proteasas, de un cambio en su forma volviéndose "ameboideas" con ppseudo elongaciones, que permitan que su paso a través de espacios muy estrechos, es decir que se vuelvan muy adaptables.

Es evidente en consecuencia, que el comportamiento de cualquier tumor maligno es inherente a la composición celular y a la matriz en que se encuentra.

Invasión directa.

Es la primera forma de diseminación, y como premisa se inicia en cuanto las células tumorales traspasan la membrana basal e infiltran los tejidos circundantes, (en algunas ocasiones a pesar de existir múltiples metástasis es imposible encontrar la llamada lesión primaria).

Es conveniente recordar que las neoplasias malignas, no son sólo un acúmulo de células tumorales, ya que tienen en su interior tejidos "normales", al que en conjunto se denomina "estroma tumoral", entre el que se encuentran los vasos que le nutren.

Un tumor, tan sólo puede crecer de uno a dos milímetros sin necesidad de contar con nuevas fuentes de aporte sanguíneo, más allá de eso, requiere de la generación de nuevos capilares es decir de la neo vascularización mediante ***angiogénesis*** (Gr. ***angeion*** = vaso + ***génesis*** = producción, generación)

La angiogénesis es literalmente una cascada de acontecimientos, en la cual las células endoteliales maduras son estimuladas para proliferar y emigrar, formando nuevos vasos.

Es un acontecer fisiológico y autolimitado durante el desarrollo embrionario, el ciclo menstrual, la respuesta inflamatoria y los mecanismos de reparación tisular, también se sabe que los tejidos hipóxicos pueden secretar factores angiogénicos para inducir el crecimiento capilar, como sucede durante la cicatrización, en donde el acúmulo de colágena crea un área de hipoxia que a su vez estimula la neoformación de vasos.

La *angiogénesis patológica* es característica en algunas enfermedades como la diabetes, la psoriasis y la artritis reumatoide, y en el caso de los tumores es indispensable para el crecimiento inexorable de la masa celular, que ocasiona una demanda ininterrumpida de irrigación sanguínea a través de la formación de capilares. Para ello las células malignas producen continuamente substancias angiogénicas como los factores de crecimiento del endotelio, y de los fibroblastos, lo que requiere de su cambio hacia a un "fenotipo angiogénico".

También participan los factores de la coagulación y de la fibrinolisis a través del factor tisular, la trombina y los receptores de uroquinasa, así como las plaquetas con su factor de crecimiento endotelial y el propio endotelio que produce factores tales como el de crecimiento de los fibroblastos y el semejante a insulina.

La *angiopoyetina 1* ayuda a la maduración, favoreciendo la canalización de los tubos endoteliales de neoformación y la integración a sus paredes, de músculo liso y pericitos. Este fenómeno es semejante, pero no igual, a la angiogénesis indispensable para la reparación tisular normal, ya que en esta el fenómeno cesa espontáneamente en cuanto se logra el objetivo, a diferencia de la tumoral en la cual es *persistentemente continuo*.

Los vasos que se forman son anormales, permeables, con sacos ciegos y flujos reversibles e intermitentes lo que explica porque en los tumores, a pesar de tener más vasos, el aporte de oxígeno y de medicamentos es mucho más pobre que los tejidos normales. Se han identificado factores de crecimiento que ocasionan angiogénesis linfática (linfangiogenesis) pero aún no está del todo claro que papel tienen en el desarrollo de metástasis ni si juegan algún papel pronóstico.

De todo lo anterior se entiende con facilidad porque actualmente se buscan afanosamente recursos terapéuticos contra el cáncer basado en la inhibición de la angiogénesis.

Otro mecanismo muy importantes y quizá determinantes para la invasión local depende de unas enzimas degradantes de proteínas denominadas *métalo proteasas de la matriz* (MPM) que pertenecen a la familia de unas ≥ 23 proteínas llamadas endopeptidasas, que son zinc dependientes y productoras de inhibidores tisulares. Además también intervienen las integrinas, moléculas que actúan sobre la adhesión celular.

Fenómeno igualmente relevantes en la diseminación tumoral es la degradación de la matriz extracelular (ME) que rodea a la superficie del tumor, proceso en el que también participan las metaloproteinasas ocasionando una alteración en el balance entre las adhesinas celulares, la propia ME y la proteolisis sobre la superficie celular.

Recientemente, se ha dado relevancia a los mucopolisacaridos de la superficie celular como reguladores del crecimiento de las células normales y cancerosas. Se trata de azúcares complejos que al parecer tienen un papel muy importante en la señalización parácrina (intercelular) mecanismo por el cual modulan en crecimiento de los tumores malignos.

Con alguna frecuencia después de la resección quirúrgica de una lesión primaria no es raro encontrar "recidivas" en el lecho quirúrgico, sobre la cicatriz o en sitios como anastomosis gastro-enterales Esto evidencia la invasión "indetectable" de células cancerosas aún cuando los bordes quirúrgicos sean considerados como libres de tumor. Siempre queda la duda de si ya existían células malignas que el patólogo no pudo reconocer, o si el cirujano inadvertidamente "sembró" algunas tumorales, mediante sus manos o sus instrumentos, o si ya existen ahí células dañadas troncales o somáticas, que fatalmente serán convertidas a malignas al fallar los mecanismo de autocorrección o de apoptosis, en el llamado lecho quirúrgico o en cicatrices con "apariencia" normal meses o años después.

Desde luego, aún se tienen problemas para explicar del todo la diseminación directa, y más aún para explicar el comportamiento de ciertos tumores como los que se originan en la piel o la mucosa oral, los cuales rara vez se diseminan a distancia, o que cuando lo hacen ya son lesiones extraordinariamente deformantes. Los cerebrales por ejemplo, desde su aparición son localmente invasivos y muy poco circunscritos, encontrándose en la zona limítrofe entre el tumor y el tejido cerebral normal, astrocitos reactivos, axones, vasos sanguíneos y microglia, no siendo fácil diferenciar una reacción inflamatoria de la infiltración maligna.

Invasión a distancia.
"Vamos a hablar del Príncipe Cáncer, señor
de los pulmones, varón de la próstata, que
se divierte arrojando dardos, a los ovarios
tersos, a las vaginas mustias, a las ingles
multitudinarias"   J. Sabines (1926-1999)

En 1889, el cirujano inglés Stephen Paget, publicó su reporte "Distribución de los crecimientos secundario en el cáncer del seno". En el, Paget proponía la teoría de la *semilla* y el *terreno* (tierra de cultivo).120 años después, sigue siendo vigente. La "semilla" actualmente se le conoce con diferentes nombres como célula progenitora, iniciadora, troncal cancerosa o metastásica. El "terreno fértil", son los factores del huésped, el estroma, o el microambiente del órgano. Independientemente de la terminología, actualmente nadie duda de que tiene que existir un "diálogo maligno" entre las células tumorales y los tejidos receptores.

La aparición de metástasis, es un mecanismo complejo que incluye la migración de las células del sitio primario hacia lugares distantes y anatómicamente diferentes. Lo puede hacer ya sea invadiendo al sistema vascular (vía hematógena y/o linfática ¿embolización?) o desprendiéndose del tumor primario e implantándose en varios sitios de una cavidad serosa (sembrado).

Vía hematógena.
Para ello requiere: invadir los vasos locales (generalmente prefieren a las venas ya que sus paredes son más delgadas y tienen baja presión), penetrar sus paredes

alcanzando el torrente sanguíneo, "esquivar" a las posibles defensas hematicas, sobrevivir a través del torrente sanguíneo, adherirse al endotelio de los vasos del órgano receptor, penetrar nuevamente la pared vascular en sentido contrario, dirigiéndose hacia el parénquima blanco y finalmente colonizar y proliferar, después de generar la angiogénesis necesaria para su sostenimiento.

Evidentemente es un proceso multifactorial, seguramente regulado por muchas moléculas y precedido de cambios muy complejos de orden genético y epigenético, pero una vez que se pone en marcha cuando las células malignas del primario se dirigen hacia los vasos hemáticos y a los linfáticos y les invaden. Cuando eso sucede, el pronóstico se vuelve sombrío (incluso la cuenta de microvasos de neo formación ha sido considerado como factor pronóstico). La invasión de los vasos sanguíneos se asocia obviamente con más frecuencia, a las metástasis distantes. La de los linfáticos afecta a los nódulos regionales, pero innegablemente, ambas son igualmente serias. Curiosamente algunos tumores tienen "preferencia" por uno de los dos, así por ejemplo los carcinomas colorectales y gástricos invaden en estadios tempranos a los linfáticos y afectan a los ganglios vecinos, a diferencia de los hepatocelulares que se asocian con metástasis a distancia desde el inicio.

Aún no es posible explicar claramente porque, ciertos tipos de neoplasias malignas como por ejemplo los de mama, riñón o próstata "prefieren" afectar a los huesos, ya que las características anatómicas (drenaje venoso) o funcionales no son suficientes para explicarlo, ni porque los pulmonares afectan frecuentemente a las glándulas suprarrenales. Tampoco es fácil comprender, porque otros sitios como el bazo o los músculos estriados, a pesar de estar extraordinariamente irrigados, son territorios rara vez afectados por siembras secundarias, ¿podrían ser acaso porque les faltan algunos receptores específicos?

El 8% de las neoplasias malignas ocurren en mujeres embarazadas, y de ellas 1 entre 1000 las padecen. Las metástasis placentarias son raras, se han encontrado en casos de fetos con neuroblastoma (origen fetal) y con más frecuencia (pero no mucha) en placentas de mujeres gestantes con melanoma y rara vez en aquellas con cáncer mamario u otros. Las metástasis transplacentarias, con afectación fetal son poco frecuentes pero no inexistentes, en particular en melanoma. Por ello es aconsejable estudiar histológicamente a las placentas de mujeres portadoras de cáncer, particularmente en aquellas con diseminación concomitante a otros tejidos; en caso de que esté afectada, el producto deberá considerarse como en alto riesgo, y actuar en consecuencia con suma cautela ante lo difícil de la situación y la falta de experiencia colectiva.

Sembrado.

La implantación de células neoplásicas desprendidas de la superficie tumoral, no es rara ni debe extrañar porque finalmente existe un problema de adhesión celular, particularmente sucede en la cavidad peritoneal y con poco menor frecuencia en la pleural, el espacio subaracnoideo, el pericardio y las articulaciones. El que crezcan estas células libres, dependerá de su interacción con el medio ambiente y del comportamiento biológico, pero su presencia no es rara ya que es bien conocido por ejemplo que en lavados peritoneales en sujetos **sin** otras lesiones secundarias, es posible aislar células malignas que sobreviven ahí libremente aún *sin* vascularización, de hecho este recurso ha sido empleado para determinar el estadio y pronóstico. También se han descrito siembras "quirúrgicas" como las ocasionadas por una aguja de biopsia, la introducción de aparatos de visión directa para diagnóstico y estadificación, la aereolización al insuflar, etc. Si hay sospecha de cáncer vesicular, la pieza no se debe extraer por laparoscopía, y si el hallazgo es posterior a la colecistectomía laparoscópica, se ha recomendado una "amplia remoción quirúrgica del puerto de extracción". El cirujano puede hacer siembras con sus manos e instrumentos, por lo que debe manejar el campo quirúrgico como si este estuviese "contaminado" por células tumorales. Las metástasis de tumores del cerebro son raras, pero no tanto debido a que sean células cancerosas muy peculiares, sino porque el paciente fallece antes que se de la diseminación; a pesar de ello hay más de 280 casos reportados en la literatura mundial. En cuanto el neurocirujano "viola" la privacidad de la cavidad craneal, estas pueden invadir la herida quirúrgica, además son capaces de implantarse en el peritoneo si se coloca una derivación ventrículo-peritoneal sin filtros, o en otros sitios en sujetos con derivaciones ventrículo-auriculares.

Una circunstancia característica de las siembras serosas, es que son capaces de cubrir literalmente todas las superficies, sin penetrar a los parénquimas viscerales.

El papel de las *células troncales* aun está por definirse. Ha sido postulada la teoría de que el "primer impacto", que lleva a la alteración genética y cambio de fenotipo celular hacia el cáncer, y que además determina su potencial invasivo, no es sobre las somáticas sino sobre las CT. Se ha sugerido que si los afectadas, son muy tempranas, darán origen a tumores que metastatisan mas tempranamente (carcinoma de células pequeñas), si son un poco más maduras originarán neoplasias de lento crecimiento y menos potencial metastático, y si son "tardías", además de crecer a lo largo de varios años, rara vez darán metástasis (carcinoma basal de la piel). Este es actualmente un importante campo de investigación.

También ahora se sabe, que aún dentro de un mismo tumor, no todas sus células tiene la "habilidad" para formar tumores. De hecho, le evidencia sugiere que sólo una minoría tienen esa despreciable capacidad. A estas de les ha denominado "*células troncales cancerosas*" ("cancer stem cells"), de las que provendrían todas las demás que constituyen el grueso del tumor y que tienen un potencial clono génico limitado. Estas células troncales cancerosas (CTC) se han identificado, además de en los casos de leucémicas mielógenas, de las cuales se aislaron inicialmente, en tumores malignos de testículo, cerebro, colon y mama. Obviamente esto es importante, porque si al igual que su contraparte normal, estas CTC no tienen tantas mitosis, eso explicaría porque ciertos tumores son resistentes a la quimio y radio terapia.

También, el lector debe tener presente el término de "micrometástasis", ya que es evidente que así es como se inicia la invasión a distancia. Estas lesiones microscópicas pueden pasar desapercibidas al ojo del más experimentado histopatólogo, y evidentemente son sub clínicas al ojo del cirujano, lo que explica porque a pesar del entusiasmo inicial de que la resección de un tumor fue total porque "estaba bien delimitado, circunscrito y localizado", terminen decepcionando al operador y matando en poco tiempo al paciente, del que se dijo tenía buen pronóstico.

Para trasplante de órganos, se descarta como donadores a los portadores de cáncer, con excepción de aquellos que tienen un tumor primario cerebral, sin derivación ventricular hacia peritoneo o aurícula (si la tienen no se aceptan), ya que de ante mano se concede la posible existencia de micrometástasis en los aloinjertos.

Actualmente con el desarrollo de tecnología molecular es posible identificar múltiples marcadores de ADN que se correlacionan con la presencia de las células cancerosas. En poco tiempo seguramente el estudio transoperatorio de las muestras además de cortes y estudio morfológico, obligadamente incluirá la búsqueda de estos marcadores en las células cercanas a los bordes quirúrgicos.

Variaciones en malignidad.

Se sabe con certeza que existen grandes variaciones en los crecimientos tumorales. Por ejemplo los de la lengua se diseminan más rápidamente que los del labio, los de estómago más que los de colon y los del páncreas más que el de la papila de Vater (1684-1751) y estas diferencias no se explica ni por las características histológicas ni por su localización. Tampoco es posible saber con certeza el porque un cáncer de mama, mata a una paciente en unos cuantos meses y otro crece lentamente durante varios años, ni porque un melanoma, después de un periodo de actividad parece detenerse durante mucho tiempo, y súbitamente reinicia su diseminación con resultados fatales. En otras ocasiones, circunstancias del huésped y no del tumor determinan el destino del paciente; por ejemplo el cáncer mamario avanza rápidamente durante el embarazo y la lactación, mientras que en una paciente senil con mama atrófica lo hace lentamente. El neuroblastoma es enigmático ya que puede matar rápidamente, "madurar" a ganglioneuroma o simplemente involucionar. Sin duda se trata de situaciones que aún nos confunden y desconciertan.

Incidencia de los tumores.

La edad es un factor determinante sobre el tipo y el comportamiento del tumor, hay fetos con tumores (neuroblastomas, hemangioblastomas, etc.). Los sarcomas son comunes en la niñez y la adolescencia y los carcinomas tienden a presentarse un poco más tarde.

El sitio de aparición también está muy relacionado con la edad. Así el neuroblastoma adrenal es típico de la infancia, como lo es el hepatoblastoma, el tumor de Wilms (1867.1918) y los tumores de células germinales; en estos casos siempre hay que pensar en la posibilidad de que el problema existiese desde el nacimiento, ya que cuando se les diagnostica habitualmente son masas de gran tamaño. El sarcoma óseo es temible en la juventud, el cáncer tiroideo en los treintas y el de la próstata en la senectud. En conclusión no hay edad en la que no constituya un serio problema. Los de los jóvenes tienen el enorme inconveniente de que como consecuencia del tratamiento pueden presentar otra neoplasia, un par de décadas más tarde.

Variaciones de género.

Muy pocos tumores afectan por igual a hombres y mujeres. Además de las diferencias en los órganos reproductivos, es posible que influyan las actividades particularmente las laborales, pero esto persiste a pesar de la integración femenina al mercado de trabajo. El cáncer de pulmón si bien sigue siendo más frecuente en varones, se ha disparado entre mujeres asociado al consumo de tabaco, el de tiroides es 4 a 1 más frecuente en ellas, lo que sigue igual a pesar de la mayor incorporación de los varones a las labores domésticas

Diferencias geográficas

Estas deben considerarse como multifactoriales y particularmente ambientales o de hábitos más que a constituciones genéticas de sus habitantes.

Así por ejemplo en la India el cáncer oral se asocia frecuente al hábito de masticar *pan masala* (pasta de tabaco) y la nuez de betel empleada en tintorerías. El cáncer de vejiga en África se relaciona a la infestación de las aguas para cultivo con esquistosoma y el linfoma de Burkitt (1907-1993) o el nasofaringeo de China se ha asociado a la exposición de virus carcinogénicos. En otros sitios pueden estar relacionados a carcinógenos en la dieta como es el cáncer de estómago en Japón (los japoneses-norteamericanos tienen la misma frecuencia que la población general en su nuevo país) o al ambiente tal como sucede en la soleada Nueva Zelanda con seis veces más muertes por melanoma que en la gélida Islandia. En otros casos simplemente no se tiene explicación por ejemplo para la altísima frecuencia del cáncer de la vesícula biliar en Chile, Japón o la parte norte de la India.

Estados precancerosos y lesiones precancerosas.

A lo largo de este capítulo se ha hecho énfasis en las causas moleculares que producen cáncer, sin embargo entre más de profundiza en ello, más interrogantes surgen y una de ellas es cual es el papel que juegan otros mecanismos que **no** alteran la estructura de los cromosomas **ni** su número, es decir mecanismos *epigenéticos* mediante los cuales se producen cambios mitóticos heredables en la expresión genética, pero que no son causados por la *alteración en la secuencia del ADN*, es decir la información se hereda en base a una *expresión diferenciada* del gen, a diferencia de la genética en la cual la información se hereda a través de la alteración en la *secuencia* en el mismo. Aún no se pueden descubrir los misterios absolutos de estos mecanismos, sin embargo lo más interesante es que pueden ser revertidos por substancias químicas, los genéticos no. Se originan por la desacetilación de las histonas, que son proteínas simples que contienen muchos grupos básicos solubles en agua de las que un buen ejemplo es la globina de la hemoglobina, lo que resulta en alteraciones en la cromatina. La metilación es muy importante para el desarrollo normal de las células, cuando se vuelve aberrante se produce una capacidad de crecimiento selectiva que resulta ser cancerosa. Como se sabe el ADN de todas las células eucarióticas está "empacado" en la cromatina que está hecha de histonas, cuyas colas ayudan a la organización del cromosoma y a la regulación de genes específicos.

Los nutrientes también pueden participar. Las células normales emplean a la homocisteina como un precursor directo de la metionina para lo que requieren de ácido fólico y cobalamina, las malignas sólo pueden emplear metionina.

Sin duda aún no hay una absoluta claridad sobre estos mecanismos epigenéticos, lo que es real es que la experiencia clínica a lo largo de muchísimos años, nos ha mostrado que existen y que asociados a los genéticos, nos darán en un futuro no lejano el entendimiento "molecular" completo de muchas neoplasias permitiendo efectuar mejores diagnósticos, establecer pronósticos adecuados, y sobre todo ofrecer mejores tratamientos incluso de naturaleza preventiva.

Es evidente que los daños epigenéticos afectan a muchísimas células si no es que a todas, a diferencia de las mutaciones que se presentan en unas cuantas. Este daño epigenético generalizado crea un *"estado precanceroso"*. Por ejemplo las radiaciones ionizantes afectan al citoplasma de muchas células, aún las no dañadas directamente, lo que sugiere que esta es una alteración no nuclear que origina una expresión tan rápida de los proto-oncogenes, que es difícil explicar sea ocasionada por mutaciones. A la metilación del ADN y las modificaciones al código de las histonas, se agrega la severa alteración estructural de los tejidos.

En neoplasias del colon y el páncreas se han encontrado "promotores de la hipermetilización" y se han identificado muchos otros genes regulados por estos procesos epigénicos y que se presentan en cánceres de la mama, cerebro, vejiga, esófago, riñón, hígado, pulmón, ovarios, estómago útero, así como en linfomas, leucemias y tumores de la cabeza y el cuello.

Es entendible que cualquier causa que por ejemplo determine metilación progresiva del ADN, predispone a la transformación neoplásica y crea con ello un estado precanceroso, lo mismo sucedería con lesiones severas que alteran la estructura tisular o en ciertos estados carenciales.

Aun hay mucho que entender de esto, pero desde hace muchos años se han conocido algunas situaciones en las que alguna causa se asocia a la aparición de lesiones malignas.

Carcinogénesis industrial.

En el siglo XVIII el versátil cirujano Percival Pott (1714-1788), hizo la primer descripción de neoplasias asociadas al trabajo al determinar que el cáncer escrotal muy común entre los limpia chimeneas británicos se debía al hollín con que se ensuciaban (y seguramente conservaban por mucho tiempo ya que nunca se bañaban). A partir de entonces se conocen un sinnúmero de situaciones que "predisponen" (¿cambios epigenéticos?, ¿estados precancerosos?) al desarrollo del cáncer.

Desde 1775, en el área laboral los ejemplos son legión, tal es el caso del mesotelioma maligno asociado a la exposición a los asbestos y quizás (sin estar probado) a las fibras de vidrio sintéticas, con las que se les ha sustituido, el cáncer pulmonar que en proporciones epidémicas afectó a los trabajadores de las minas de uranio, los angiosarcomas hepáticos de los obreros en contacto con el cloruro de vinilo (relacionado con la producción de hule sintético), las leucemias y los cánceres de piel por exposición a los rayos X, las lesiones malignas de las glándulas salivales en trabajadores expuestos al formaldehído, los solventes y el benceno; las neoplasias cutáneas por exposición al arsénico y las radiaciones nucleares, el cáncer vesical de aquellos expuestos a las anilinas, aminas aromáticas, diesel y la fenacetina. En fin toda una gama de posibilidades, muchas aún desconocidas, o que por razones de estado y de seguridad nacional no se hacen del dominio público, particularmente países con gran desarrollo tecno-industrial y/o militar. Esto ha llevado al desarrollo de la epidemiología del trabajo y ambiental, que nos ha permitido saber que el cáncer ocupacional varia en incidencia y comportamiento (por ejemplo el del labio que afecta a los pescadores de Newfoundland en el Canadá). Casi todos los que padecen alguna de sus formas tienen varias cosas en común, tales como el que se presentan después de algunos años de exposición a los carcinógenos, incluso ya en el retiro, o desempeñando alguna otra ocupación, como los militares expuestos a la dioxina del agente naranja en la guerra de Vietnam (1955-75), muchos de los cuales, con frecuencia son precedidos por una lesión preneoplásica. Esto obliga a que el cirujano no olvide interrogar adecuadamente a sus pacientes, notifique a registros estatales o nacionales de cada uno de sus casos, evalué la posibilidad de exposición a agentes reconocidos como peligrosos, y participe activamente promoviendo la incorporación de nueva tecnología en la epidemiología molecular.

Irritación crónica.

Como se mencionó con anterioridad, los cambios epigenéticos contribuyen a la carcinogénesis, y estos se originan entre otras cosas por la irritación continua o en lesiones resultantes en alteraciones anatómicas, lo que favorece la aparición de lesiones malignas. Tal es el caso de la colecistitis crónica litiasica que se encuentra íntimamente asociada al cáncer de la vesícula biliar (entre el 65 hasta el 90% de los casos), de las lesiones esofágicas por cáusticos, en donde el cáncer del mismo incrementa hasta en 100 veces su frecuencia, incluso afectando zonas distales al área de estenosis; de la participación del esmegma en el cáncer peniano (para evitarlo basta con lavárselo frecuentemente), de la asociación de neoplasias sobre cicatrices posvacunales (hasta 45 años después de su aplicación) o de quemaduras y úlceras crónicas.

Recomendamos en base a lo anterior, que el cirujano no olvide estos hechos y por ello siempre efectué la exploración de las zonas lesionadas aunque no sea motivo de la consulta, ya que esto permitirá reconocer oportunamente lesiones incipientes.

Anomalías congénitas o hereditarias.

La persistencia del uraco, puede degenerar en lesiones mucinosas semejantes a algunas de las ya descritas como lesiones de "potencial maligno incierto". La falta de descenso testicular (criptorquidia) se asocia frecuentemente a neoplasia testicular, si el descenso quirúrgico es tardío (después de los 11 años de edad) hay mucho mayor riesgo y sucede lo mismo si falla la orquidopexia.

Los cambios epigenéticos al nivel de las histonas, conllevan un mecanismo de almacenamiento y utilización de información que apenas se empieza a entender. Uno de los terrenos más explorados es la asociación de la metilización del ADN en casos de cáncer de colon, en donde la alteración lleva a un estado de inestabilidad epigenética, que se combina con los aspectos genéticos y explica muchas características de la enfermedad, y aunque aún hay mucho por descubrir, el principio evidente es que se altera la expresión genética sin afectar la secuencia del ADN. Por otro lado aunque el 80% de los enfermos de cáncer del colon se consideran como casos esporádicos, en el 20% se identifica sin lugar a dudas un componente hereditario, siendo el principal factor de riesgo en consecuencia la historia familiar de cáncer del intestino grueso y el antecedente hereditario de síndromes, que cursan con mutaciones específicas en las líneas germinales como la poliposis adenomatosa familiar, el síndrome de Peutz (1886-1957)—Jeghers (1904-1990) y la poliposis juvenil. Todos ellos requieren obligadamente de vigilancia permanente, ya que en cualquier momento pueden desarrollar una neoplasia maligna colonica o extraintestinal.

El cáncer de mama es otra entidad ideal para ejemplificar la casi absoluta asociación entre cambios epigenéticos y las alteraciones genéticas. El factor de riesgo más elevado que tiene una mujer de padecer cáncer del seno además de la edad (mayor de 50 años), es el antecedente de familiares femeninos en primero o segundo grado que le hayan padecido, aunque solo el 20% lo tienen; se considera que este es producto de la presencia de genes alterados de "baja penetración" y de factores ambientales que influyen en el desarrollo de la neoplasia. Sólo del 5% al 10% de mujeres con neoplasia maligna pueden clasificarse dentro del grupo del llamado "cáncer mamario hereditario", que se ha asociado al parecer de manera excesiva a mutaciones en los genes BRCA1/2, pero que en la actualidad tiende a asociarse más a una hipersensibilidad de las células mamarias inmaduras durante la pubertad. Precisamente, la influencia de las mutaciones sobre otros genes como el PTEN, fueron la causa de que la Sra. Raquel Cowden, padeciera de cáncer mamario y del tiroides así como papilomas en los labios y en la boca entre otras cosas (síndrome de Cowden).

Ya se mencionaron con anterioridad a los genes supresores de tumor cuya función es la de controlar la proliferación celular, entre ellos se encuentra el *p53* (*Guardián del Genoma*) que es multifuncional, y cuando es inactivada induce detención del ciclo celular, apotosis y envejecimiento celular, aceleración de mutaciones somáticas, y claro cuando falla, ocasiona una inusual susceptibilidad al cáncer en general, que llega a afectar al 75% de los varones y al 100% de las mujeres, haciendo la diferencia en estas últimas la lesión mamaria presentándose antes de los 35 años de edad. Esta alteración se conoce como síndrome de Li-Fraumeni, y en los tiempos actuales este tipo de padecimientos no sólo condicionan dificultades de manejo sino incluso obliga a enfrentar problemas psicológicos y éticos.

El retinoblastoma es un tumor relativamente raro (1 en cada 20,000 niños), pero la identificación del *gen supresor* de este tumor (*pRb*), sin duda ha sido uno de los grandes avances en la investigación del cáncer y de acuerdo a su presencia o ausencia, se puede clasificar a este tumor como hereditario, familiar, esporádico-hereditario y no hereditario o esporádico. Actualmente se conocen además del *pRb*, de los *BRCA1/2* y del *p53*, varios más entre los que se encuentran el *DCC* (carcinoma del colon), el *NF-1* (neurofibromatosis tipo 1), el *WT-1* (tumor de Wilms), y el *VHL* (enfermedad von Hippel (1867-1939)-Lindau (1892-1958) caracterizado por angiomas retínales, cerebrales y en otras localizaciones. Para fines prácticos, cada persona que hereda una mutación en un gen supresor, desarrollará alguna forma de cáncer.

Inmunosupresión y trasplante de órganos y tejidos.

La sobrevida a largo plazo de pacientes transplantados ya es una realidad. Eso ha permitido encontrar complicaciones tardías que antes no se sospechaban, entre ellas, enfermedad coronaria isquémica, hipertensión arterial, hiperlipidemia y muy particularmente la aparición de lesiones epiteliales premalignas como la queratosis actínica y la enfermedad de Bowen (1857-1941) o epitelioma intra epidérmico y otras de 3 a 5 veces más frecuentes que en sujetos no transplantados. El 4% de los tumores en pacientes transplantados son sarcoma de Kaposi, con una frecuencia 20 veces mayor que en la población general, el 60% está localizado en la piel y 40% cursa con compromiso visceral

El tipo de estas neoplasias varía entre regiones y países dependiendo seguramente de alteraciones genéticas y factores ambientales. Desde luego lo determinante es la inmunosupresión, sin embargo también podría obedecer al empleo muy prolongado de analgésicos, así como a que haya sido transplantado con el mismo injerto. En algunos casos podría haber existido ya una lesión maligna no detectada antes del trasplante, pero esto ha sucedido en pocas ocasiones ya que en general el escrutinio, en todos los candidatos a someterse a este tipo de manejo es intenso.

Se considera que entre más años este inmunodeprimido el paciente, más posibilidades tiene de presentar una lesión maligna, siendo tan serio el problema que se acepta que hasta el 70% de ellos, con 20 o más años de manejo, presentan una o varias lesiones, lo que explica que hay un mayor riesgo entre más se prolongue la vida. Pero no sólo el tiempo es factor de riesgo, también lo es la intensidad de la inmunosupresión. Por ejemplo, en grupos bien estudiados, en sujetos que no presentan rechazo es común que presentan carcinoma basal en la piel, pero en aquellos con necesidad de recibir pulsos de esteroides debido a crisis de rechazo, predomina el escamoso. Igualmente estos pacientes tienden a tener varios tipos de cáncer, y a presentarlo más jóvenes que lo habitual como sucede con el carcinoma cervical. En los pacientes que reciben injertos de corazón y hepático en los que la inmunosupresión es más enérgica, sucede lo mismo, inclusive lo presentan al año del trasplante. Aún no es posible explicar porque sucede esto ni porque son más frecuentes los de piel, de órganos genitales, linfomas y los problemas linfoproliferativos, en relación a otros. La inmunosupresión juega un papel importante pero ¿Cuál?

La introducción de "mejores" drogas conlleva al aumento de casos, el triple esquema ciclosporina, azatioprina y corticoides es más peligroso, como lo es el que reciban anticuerpos monoclonales o policlonales. Lo mismo pasa cuando se emplea el metotrexate, la ciclosporina y la azatioprina para tratar otras enfermedades como son la artritis reumatoide, la dermatomiositis y el lupus eritematoso, en los cuales con este régimen se incrementan los problemas linfoproliferativos. Entre los factores asociados se han identificado aumento de los problemas malignos por la edad y el fumar; entre los ambientales hay realmente diferencias, por ejemplo en Australia el 90% de los transplantados de riñón desarrollan verrugas y el cáncer de piel es predominante entre estos pacientes, en el Reino Unido lo son los linfomas, el carcinoma renal y el bronco carcinoma, y en el sudeste asiático hay muchos casos de hepatocarcinoma, quizá condicionado por la alta incidencia de hepatitis B y C.

Actualmente, estamos ya en el momento de considerar a los trasplantes de órganos como procedimientos rutinarios y cotidianos. Sin embargo existe la posibilidad de que un receptor adquiera una neoplasia maligna a través del órgano u órganos que recibe. Lamentablemente las listas de espera para recibir un órgano de cadáver es enorme, y existe el riego real de morir esperándolo, lo que conlleva a una situación de apremio que ha obligado a ser relativamente "laxo" en la selección del donador, particularmente aquellos con muerte cerebral a consecuencia de una lesión maligna.

La experiencia actual demuestra que **si** existen riesgos reales de transmisión de cáncer a través de los injertos. Los más agresivos son el coriocarcinoma y los melanomas, con mortalidad casi universal de los receptores en los cuales se desarrolla carcinomatosis en poco tiempo. El de riñón corre riesgo semejante, particularmente cuando en el donador ya existe invasión de la cápsula o de los vasos, en menor proporción se presenta el problema por angiosarcomas, cáncer del cérvix, adenocarcinoma hepático y carcinoma mamario. Es extraordinariamente importante seguir a un donador por lo menos durante 36 meses, y en caso de que presente alguna lesión maligna, se debe *notificar obligadamente* al registro correspondiente, y el receptor además de informársele tendrá que ser evaluado meticulosamente y manejado por gente de gran experiencia. En algunas ocasiones en pacientes terminales por la enfermedad podría justificarse un trasplante "puente o temporal" de un órgano proveniente de un donador con cáncer, con el objeto de dar tiempo a la obtención de otro sin problemas. En casos de órganos provenientes de donadores en los que se encuentra posteriormente una lesión maligna de "alto riesgo" después el trasplante, si es posible hacerlo, se debe considerar seriamente retirar el injerto; en aquellos de "bajo riesgo" (por ejemplo del cerebro con poco potencial maligno) deberá actuarse conforme a la experiencia del grupo.

Hasta ahora se han beneficiado más de un millón de seres humanos por medio de algún trasplante, sin embargo, es indispensable recordar que quien le recibe necesita inmunosupresión, lo que incrementa en si mismo el riesgo de neoplasias malignas, con el riesgo agregado de que el órgano injertado llegue a ser a través del cual se "inoculen" células malignas al receptor.

Virus y cáncer.

La posible participación de los virus eucarióticos en la etiología del cáncer, se ha estudiado por más de 50 años. En este momento, la fuerte asociación de algunos virus ADN y ARN con varias lesiones malignas es indiscutible, habiéndose demostrado su oncogenicidad en animales de laboratorio. Se considera que hasta el 15% de los casos de cáncer en el humano son de etiología viral, y se ha acuñado el término de *virus oncogénicos* para identificarles. Actúan afectando principalmente los mecanismos de control de la proliferación celular, prolongando su vida innecesariamente o haciéndolas inmortales, lo que parece suceder a través la acción de estos virus sobre los *"puntos frágiles"* del ADN genómico, en donde este se rompe siendo particularmente susceptible el del brazo corto del cromosoma 8, excepcionalmente rico en genes supresores de tumor, cuya in activación o expresión aberrante puede deberse a borramiento genómico, mutación o hipermetilización, siendo esta última tan frecuente y grave como la propia mutación de estos genes supresores tan vitales.

Virus ADN

Virus del papiloma humano.

Se conocen ya más de 100 tipos de virus del papiloma humano (VPH). Algunos originan las verrugas o papilomas benignos de la piel (1,4, 5, 8, 41,48, 63, 65) otros como el VPH-16 y el 18, trasmitidos por vía sexual, se relacionan desde hace tiempo con lesiones malignas de los genitales y del ano y se encuentran en la mayoría de los carcinomas escamo-celulares del cuello uterino. Las verrugas genitales consideradas como de bajo potencial canceroso, se asocian a VPH-6 y 11. Estos virus al infectar una célula, integran *su* ADN viral al genoma del huésped, y no requieren dividirse ya que con esta incorporación, generan las proteínas necesarias para alterar la maquinaria que sintetiza ese ADN. Los E 6 y 7 son dos genes virales que actúan como oncogenes, y se unen el primero a los productos proteicos del *p53* y el segundo a los del *pRb* con los que les bloquean permitiendo con ello el crecimiento y la división celular sin control. El porque los VPH-16, 18, 31, 45, son de alto potencial maligno, se explica porque sus proteínas E6 y 7 se unen "apretadamente" a *p53* y *pRb*, a diferencia de los VPH-6 y 7 cuyas proteínas E6 y 7 se unen a ellos "laxamente" lo que determina su bajo potencial maligno.

Fallecen aproximadamente 190,000 mujeres al año con cáncer cervico-uterino, el haber podido establecer la relación entre los virus señalados del papiloma humano y esta neoplasia, ha permitido proponer actividades de prevención primaria y secundaria para disminuir el problema. Actualmente ya se pueden emplear pruebas para detectar VPH en estudios de investigación; seguramente en el futuro se incorporará la detección por estos métodos, para apoyar e incluso sustituir a los programas de prevención basados exclusivamente en la citología vaginal, ya se han desarrollado tecnologías de recombinación del ADN para producir vacunas profilácticas, algunas de las cuales ya incorporadas a esquemas de vacunación masivas.

Virus Epstein (1921-)-Barr (1932-)

Es uno de muchos de los llamados *herpes-virus*. Ha convivido con los seres humanos millones de años, y constituye uno de nuestros parásitos permanentes más efectivos, porque indudablemente tiene mecanismos eficaces para escapar a la respuesta inmune. Ocasiona mononucleosis infecciosa, una rara infección llamada crónico-activa y también el ocasional síndrome familiar linfoproliferativo unido al cromosoma X. Se le asocia a la patogénesis de algunos tumores malignos en el hombre como el linfoma de células B tan frecuente entre los menores de los estados centro africanos y Nueva Guinea, descrito originalmente por Burkitt (1911-1993), actualmente se acepta que la participación de este virus, es sólo uno de varios pasos en su posible etiología. La afectación a las células B también se ve reflejada dramáticamente en los linfomas multifocales, que se presentan en pacientes transplantados sometidos a esquemas de inmunosupresión, y en el carcinoma nasofaríngeo común en China así como en algunas variantes de una enfermedad descrita por Thomas Hodgkin (1798-1866) en 1832, por lo que lleva su nombre. Este virus no tiene necesidad de replicarse ya que infecta a los linfocitos B transformándolos en linfoblastos "inmortales".

Virus de la hepatitis B

El virus de la hepatitis B (VHB) se considera endémico tanto en el sudeste asiático como en el África sub-Sahariana, coincidiendo con las zonas de mayor incidencia del carcinoma hepatocelular en el mundo. Actualmente no parece haber duda sobre la participación de este virus en la génesis del cáncer hepático, a pesar de que aún no se sabe del todo como es que actúa, parece ser que lo que hace es alterar la transducción indispensable para regular el crecimiento celular, resultando en un crecimiento desordenado. Lo que es evidente es que la cirrosis crónica resultante de la infección por VHB es la lesión que predispone al carcinoma. Entre el 25% y el 55% de los pacientes con hepatocarcinoma, también tienen marcadores que denotan infección por virus de la hepatitis C (VHC) y aunque hay muchas lagunas, se considera que seguramente juega un papel importante en la aparición y desarrollo de la enfermedad.

Virus Polioma

Se encuentran diseminados entre los vertebrados, y ahora se les reconoce una propiedad oncogénica sobre varios tipos de células, de ahí el nombre (*poli* y *oma*). Al parecer se introdujeron al hombre a través de vacunas "inactivadas" contra la poliomielitis e infecciones adenoideas entre 1955 y 1963 preparadas en células renales provenientes de simios Rhesus. Actualmente se han aislado productos genéticos del llamado *virus de simio 40* (VS40) en tejidos malignos del cerebro, huesos, mesoteliomas, ependimomas y linfoma no Hodgkin los cuales se pueden inducir con este virus en animales de laboratorio, considerándose en estos momentos que "existe evidencia biológica moderada" de que VS40 puede originar estos cánceres en el humano; también se ha mencionado su participación como un cofactor en la oncogénesis de neoplasias tiroideas. Aún falta por establecer como se transmite, como se distribuye en el huésped, como interactúa en los diferentes tejidos, que tipo de respuesta inmunológica origina y si hay cepas con diferente potencial oncogénico. De lo que al parecer no queda duda, es que producen antígenos T grandes que pueden bloquear a los genes supresores tumorales *p53* y *pRb*. Recientemente se ha identificado un virus polioma relacionado con el cáncer de células de Merkel, cuyas cifras se han triplicado en las dos últimas décadas, reportándose más de 1500 nuevos casos al año; todavía falto por precisar el papel del virus en esta patología.

Virus ARN

También se denominan retrovirus y han sido muy útiles para entender la biología molecular del cáncer, sin embargo, en estos momentos sólo se ha identificado el asociado a la leucemia/linfoma de células T como el único relacionado con una neoplasia maligna. Este virus es endémico en Japón y el Caribe aunque se encuentra aisladamente en otras áreas geográficas y afecta a las células T "ayudadoras" las mismas que se ven comprometidas por el VIH. Se transmite por actividad sexual, transfusiones sanguíneas o por lactancia y afortunadamente sólo el 1% de los sujetos afectados desarrolla leucemia 20 30 años después de haberse infectado. Tampoco está muy claro su mecanismo de acción, pero parece ser que produce una proteína llamada *"tax"* que promueve la transcripción del ADN lo que determina que la célula infectada de manera autócrina (autoestimulante) se estimule y divida constantemente, lo que les pone en mayor riesgo de sufrir mutaciones que les pueden llevar a transformarse en cancerosas.

Recientemente se ha descrito la posible asociación de un *Arbovirus* llamado virus de Jamestown Canyon (VJC) cuyo genoma se ha encontrado en algunos tumores de cerebro y en sujetos con cáncer de colon.

Síndrome de inmunodeficiencia humana (SIDA) virus y cáncer.

Las inmunodeficiencias en general incrementan el riesgo de cáncer, y la mayoría se asocia a los virus oncogénicos. En el SIDA, el virus de la inmunodeficiencia humana (VIH) excepcionalmente es la causa de la neoplasia, realmente lo que hace es crear el ambiente inmunológico, en el que los virus pueden escapar a ese control y en consecuencia dar margen al crecimiento tumoral.

Actualmente se acepta que las neoplasias malignas directamente asociadas a la infección por el virus de la inmunodeficiencia humana (VIH) son además del sarcoma de Kaposi, el linfoma primario del CNS (1000 veces más frecuente entre estos enfermos), el linfoma no-Hodgkin y el cáncer cervico-uterino invasor. Todos ellos cursan con alto grado de malignidad, evolución clínica extremadamente agresiva y disminución considerable en el tiempo de sobrevida. Otras neoplasias no directamente consideradas como SIDA-relacionadas son la enfermedad de Hodgkin y los cánceres de ano, cabeza, cuello, testículo y en la piel de células básales y de células escamosas además de melanoma.

Los esquemas actuales de manejo con el llamado "tratamiento antiretroviral altamente activo" (TARAA), han logrado buena sobrevida y se ha traducido en que los enfermos con SIDA, empiezan a presentar los tumores de la población general como los de pulmón y de colon.

Moritz (Kohn) Kaposi (1837-1902) nunca imaginó en 1872, cuando describió el sarcoma que lleva su nombre, que este se iba a asociar con una enfermedad de origen viral extraordinariamente seria, y que en el año 2002 se convertiría en una pandepidemia afectando a 40 millones de seres humanos. En estricto apego al criterio oncológico, se ha discutido mucho si este "sarcoma" salvo algunas excepciones, debe considerarse como una neoplasia maligna o como una "proliferación celular" inducida por el herpes-virus humano 8 (HVH-8), agente causal también de una variedad de linfoma no-Hodgkin de células B posgerminales, que se caracteriza por no tener una masa sólida sino derrames linfomatosos en pleura, pericardio y peritoneo, denominado "linfoma de derrames primarios" (ing. *primary effusion lymphoma*), y de un problema linfoproliferativo multicéntrico descrita en 1956 por Benjamín Castleman (1906-1982), de quien toma su nombre.

Después de la lesión descrita por Kaposi, el linfoma **no** Hodgkin (LNH) es el tumor más frecuente en pacientes con SIDA e incluye al de Burkitt, al no Burkitt, al de células grandes, al inmunoblástico y al primario de CNS. De ellos, hasta el 50% del total se asocian al virus Epstein-Barr siendo del 100% en el del CNS y hasta el 70% del de células grandes.

A pesar que el cáncer cervico-uterino se ha designado como SIDA relacionado, en realidad no ha sido posible demostrar aún su íntima asociación con el problema, sin embargo es razonable pensar en ello porque es evidente que las mujeres con SIDA tienen una mayor prevalencia de infecciones persistentes con VPH-16 y 18. En lo que si existe un poco más de evidencia es de la aparición tardía de neoplasias intra epiteliales cervicales (NIC), sin que se haya demostrado fehacientemente su evolución a cáncer invasor, quizá porque al detectarse reciben tratamiento.

Neoplasias SIDA-no relacionadas.

A pesar de no asociarse formalmente, está claro que existe relación con la infección ya que hay un marcado incremento en la aparición de cáncer de la región ano-genital (ano, vulva, vagina y pene) en sujetos con SIDA, elevándose por ejemplo el del ano entre varones hasta en un 37.9%, aunque esta neoplasia ya había sido considerada frecuente entre hombres homosexuales *antes* de la pandemia. Es razonable considerar que esto sucede debido a una prevalencia preexistente de los grupos de alto riesgo del VPH.

La frecuencia de linfoma de Hodgkin (LH) es más elevada entre pacientes infectados con VIH, en los cuales hasta el 80% de estos tumores tienen virus de Epstein-Barr igual que los leiomiosarcomas, que son las neoplasias más frecuentes entre los niños afectados por el VIH después del LH. Se han incrementado al doble los casos de seminoma testicular entre esto pacientes y cada vez son más frecuentes los de piel, conjuntivas, mielomas y leucemias.

A más de veinte años del descubrimiento del HIV, sabemos con certeza que este virus *no* es suficiente para causar cáncer Sin embargo la infección que ocasiona aumenta el riesgo de la aparición de ciertas lesiones malignas asociadas a infecciones virales, y aumenta a medida que se incrementa la inmunosupresión porque esto permite la proliferación de los virus oncogénicos. Aún no se puede demostrar la asociación de las neoplasias epiteliales con el SIDA, pero no se sabe que es lo que va a pasar en el futuro, ya que la introducción de los tratamientos modernos al parecer ha disminuido la aparición temprana de los tumores asociados a la enfermedad, seguramente al prolongarse el tiempo de sobrevida, aparecerán nuevas circunstancias.

Conclusión.

La información sobre el accionar de los virus oncogénicos y su relación con la patogénesis del cáncer, aún es fragmentada e incompleta. Indiscutiblemente juegan un papel complejo, y quizá aún pasen muchos años antes de que se entienda del todo su participación, sin embargo con cada nuevo resultado a través de técnicas modernas de virología y estudios epidemiológicos, año con año se sabe un poco más e incluso se van diseñando métodos preventivos que podrían culminar con el desarrollo de vacunas efectivas.

Bacterias y parásitos.

Bacterias.

Ya en otro capítulo, se mencionó la capacidad carcinogénica del *H. pylori*, bacteria Gram—que sin lugar a dudas, actualmente se incluye como uno de los elementos más importantes para producir cáncer gástrico, considerada como la segunda neoplasia en frecuencia a nivel mundial. Es de origen multifactorial entre los que intervienen la dieta, el medio ambiente, la susceptibilidad genética individual y **la infección** por esta bacteria que incrementa el riesgo de 3 a 6 veces más, por lo que se considera como un carcinógeno bien definido por la Organización Mundial de la Salud (OMS). Aunque aún no existen todas las explicaciones para el mecanismo de lesión, se considera que lo más probable sea la acumulación de mutaciones en el genoma de las células del epitelio gástrico, ya que este carcinoma presenta muchos cambios genéticos y epigenéticos que afectan a los oncogenes, a los genes supresores, a los mecanismos de corrección del ADN, a las moléculas de adhesión intercelular y a la actividad de telomerasa. Además del carcinoma, es capaz de afectar al tejido linfoide de la mucosa gástrica generando una variedad de linfoma bien definida, ya que la infección induce y sostiene una gran proliferación de las células B a través de su estimulación inmunológica, además de provocar una respuesta neutrofílica que ocasiona la liberación de radicales libres de oxígeno, los que a su vez producen anormalidades genéticas y transformación maligna de las células B reactivas.

Parásitos.

Además del fumar, la exposición laboral a las anilinas y de la esquistosomiasis, poco se sabe de otros factores predisponentes al cáncer la vejiga cuya frecuencia es elevada en África y el Oriente Medio, en donde existe una infestación crónica con *Schistosoma haematobium* asociada al carcinoma de células escamosas de la vejiga, que curiosamente generalmente respeta al trígono vesical; cursa con metaplasia escamosa y en promedio aparece entre 10 y 20 años antes que el de células transcisionales característico de los países occidentales. Aún no se conoce el mecanismo por el cual se presenta este problema, pero parece ser que la invasión de la capa muscular característica de la infestación por *S. haematobium* le hace un carcinoma muy agresivo desde el principio. Es posible que su presencia aumente el efecto deletéreo de algunos carcinógenos como las N-nitrosaminas, también existe evidencia de la pérdida de balance en ciertos cromosomas así como de una baja expresión de la γ-glutamil-cistenil-glicina (glutationa) S-transferasa que habitualmente ayuda a la conjugación de substancias que son tóxicas para el urotelio, y que ocasiona la liberación de radicales libres, también se ha identificado un incremento en la inmunoreactividad a mutaciones del *p53*.

El colangiocarcinoma se asocia con mucha frecuencia al consumo de pescado crudo y existe evidencia de su íntima asociación a *Opisthorchis viverrini*, y en menor proporción a *Clonorchis sinesis,* ambas llamadas las "lombrices hepáticas", las cuales ocasionan irritación crónica del árbol biliar, producen óxido nitroso y activan algunas enzimas, sin embargo aún no es posible salvo la recomendación de ingerir pescado bien cocido, determinar en base al mecanismo carcinogénico ni otras medidas para evitarlo.

Carcinógenos químicos.

Entre estos se encuentran compuestos orgánicos e inorgánicos extraordinariamente diversos, los que para que ocasionen lesiones malignas deben dar dos pasos en estricto orden, el primero de "iniciación" y el segundo de "promoción".

La *iniciación* se caracteriza porque se produce un daño permanente y heredable al ADN celular. Cualquier sustancia química que tiene el potencial de iniciar una neoplasia maligna, "siembra" la semilla del cáncer, pero esto no basta para originar un tumor, para ello se requiere la exposición a químicos que sean capaces de *promover* su desarrollo. Los promotores no causan daño heredable al ADN celular y por lo tanto tampoco generan tumores por si mismos. En consecuencia para que se forme una neoplasia maligna por medio de una sustancia química, se debe dar la exposición primaria a un iniciador seguida de otra a un promotor que será finalmente la que generará cambios irreversibles.

Muchos químicos se conocen como *"carcinógenos completos"* ya que pueden iniciar y promover la formación de un tumor, otros son *incompletos* porque sólo son capaces de iniciar cambios que predisponen a ello. Los iniciadores a su vez, actúan generando daño genético directamente por si mismos o después de ser "convertidos metabolicamente" por el organismo. Los carcinógenos que actúan directamente incluyen químicos orgánicos como el nitrógeno de mostaza, el cloruro de benzoilo y muchos metales, pero la mayoría sólo son peligrosos después de la conversión metabólica, aunque claro está también se les puede inactivar metabolicamente y en consecuencia "desarmarlos", de tal manera que la potencia carcinogénica de muchas de estas substancias depende del balance entre la activación y la inactivación metabólica, en lo que influyen muchos factores como la edad, el sexo, el estado nutricional, el ambiente hormonal, etc., lo que explica porque un carcinógeno tiene efectos distintos en gentes diferentes.

Estos carcinógenos se "ensañan" sobre los proto-oncogenes y los genes supresores de tumor. El cambio que sufre el ADN celular por la acción del químico, se llama *mutagénesis* y el hecho de que la mayoría de los iniciadores del cáncer sean "mutágenos", permite su estudio en el laboratorio basándose en su habilidad de inducir mutaciones en las bacterias como la *S. typhimurium* con la llamada prueba de Bruce Ames (1928-¿?), ha sido la empleada (o sus versiones) para detectar a la mayoría de los carcinógenos ambientales; actualmente también se emplea el análisis secuencial del ADN. Lo impresionante es que la lista se incrementa día a día. Entre ellos se encuentran los hidrocarbonos aromáticos policíclicos, que requieren de su activación metabólica para que hacerse peligrosos; de ellos el más temido es el benzo-*alfa*-pireno.

Son abundantes en las carnes y pescados ahumados, en el humo del tabaco y el que se desprende de las grasas animales cuando se asan, así como en ciertos lubricantes y pavimentos. Ya se mencionó con anterioridad, a las anilinas y otros compuestos como el cloruro de vinilo y al benceno, todos con un temible potencial para ocasionar leucemias no linfocíticas. También existen algunos carcinógenos químicos en el ambiente de manera "natural", como es el caso de la micotoxina denominada aflatoxina B1, uno de los carcinógenos hepáticos más conocido y producida por los hongos *A.flavus* y *A.parasiticus* que crecen cuando se almacenan granos sin cuidado (arroz, maíz, cacahuate, etc.)

Se ha mencionado anteriormente, que la reacción química que produce la mutación no es suficiente por si misma para iniciar la carcinogénesis, para que este cambio sea "malignamente efectivo", debe ser permanente y esto sólo se logrará en la medida que ocurra **antes** de que los mecanismos celulares de reparación tengan tiempo de actuar sobre el ADN alterado, de tal manera que cuando la célula se reproduzca, el daño genético se transmita a las siguientes generaciones de células haciéndolo de esta manera permanente. Los promotores tumorales estimulan la proliferación celular, y entre los más poderosos se encuentran las hormonas que favorecen la reproducción celular sobre sus órganos blanco, como lo hace el dietilstilbestrol (DSB) que se asocia al carcinoma de endometrio de la menopausia, y se reconoce como una causa de cáncer vaginal en niñas o mujeres jóvenes, cuyas madres le recibieron durante el embarazo. Los estrógenos se han considerado como carcinógenos completos, ya que alteran el metabolismo de la peroxidasa lo que lleva a un daño de ADN por oxidación, el que por cierto se disminuye por la acción de antiestrógenos como el tamoxifen. Las grasas también parecen actuar como promotoras de carcinogénesis, lo que explica la íntima asociación entre el consumo de grasas saturadas y el cáncer de colon.

En resumen, el iniciador daña el ADN, y los promotores estimulan la proliferación celular y bloquean los mecanismos correctores del propio ADN, entre ellos al guardián del genoma y otros genes semejantes; muchos no son completos y para actuar requieren de su activación metabólica.

Radiaciones.

Se llama *radiación* al flujo de energía a través del espacio o la materia. Está constituida por partículas o por ondas electromagnéticas y dependiendo de su habilidad para producir iones en la materia que atraviesan, se puede clasificar en ionizante o no ionizante; la primera es más dañina que la segunda. La radiactividad es la emisión de radiación que se ocasiona por la desintegración del núcleo *inestable* de un radioisótopo, de esta desintegración resulta otro radioisótopo, que a su vez se desintegra nuevamente proceso que continúa por tanto tiempo como lleva la formación de un isótopo estable. Esta radiación puede ser natural o hecha por el hombre.

La natural incluye los rayos cósmicos, la radiación terrestre, los radioisótopos del cuerpo humano y el gas radón. La cósmica proviene del espacio exterior, la terrestre de los rayos gama emitidos por los radionúclidos de la tierra, los radioisótopos humanos de la comida, el agua y el aire. La hecha por el hombre, de algunas pruebas para el diagnóstico de enfermedades dentales y corporales, de los ensayos atmosféricos con bombas nucleares, de las propias plantas de energía atómica y de ciertos procesos productivos.

Cerca del 0.01 de la masa/energía de todo el universo se presenta como radiación electromagnética, de hecho todos los seres vivientes dependemos de la que se recibe del sol, ya que de esta se derivan prácticamente todas las formas de energía, a excepción de la que se genera en los reactores nucleares.

En el espectro electromagnético, se encuentran los rayos gama, los X, las luces ultravioleta, visible e infrarroja, las microondas así como las de televisión y radio. Las tres primeras que están más allá de la luz visible se consideran como de alta frecuencia, y de ellas los Rayos X y gama son *ionizantes* ya que pueden desprender electrones hacia afuera de átomos o moléculas, y por lo tanto causar daño a los tejidos corporales, a las células vivas, y al ADN.

La radiación puede matar a cualquier organismo viviente, pero la dosis varía de especie a especie y en el humano algunos tejido son más sensibles a ellas que otros. Los efectos biológicos se pueden subdividir a en dos, uno que afecta al cuerpo y se llama afectación somática, y otro que afecta a la *descendencia*, es decir que ocasiona alteraciones genéticas o hereditarias. Entre las somáticas a su vez, se encuentran las inmediatas como la inhibición de la reproducción celular y las tardías que aparecen años después como ocurre típicamente con las lesiones malignas. Para redondear la clasificación de los efectos biológicos (o complicarle) se encuentran las lesione no estocásticas (Gr. *stochastikos* = relativo al azar) que sólo ocurren como respuesta a una alta dosis de radiación y las estocásticas en las que **no** se conoce la dosis mínima para causar daño, como es el caso de las lesiones malignas.

Cuando una radiación ionizante penetra a un organismo, libera su energía por la interacción con los átomos y las moléculas contra las que choca, desprendiéndose *iones reactivos* y radicales libres, como sucede por la presencia de tanta agua en los tejidos. De ella se genera H_2O+ y H_2O- los que a su vez desprenden radicales H y OH que siendo químicamente reactivos dañan al ADN y a las proteínas. El efecto nocivo de la radiación depende de la *energía*, la *masa* y la *carga* de la misma; los neutrones, protones y las partículas alfa están más agrupadas entre si, que los rayos X y los gama, y es por ello pueden generar más daño molecular sobre un gene o un cromosoma, y en consecuencia dañar más a la célula; pero esta misma cualidad les impide penetrar mucho al tejido, y producen en consecuencia menor daño en los tejidos profundos, que los rayos X y gama, a no ser que el isótopo radiactivo se introduzca al organismo por ingesta, inhalación o inyección y se depositen en un tejido específico (por ejemplo el yodo 131 en el tiroides).

En general, los efectos de la radiación son la interferencia con la división celular, daño a los cromosomas, mutaciones en los genes, transformación neoplásica y desde luego muerte celular. Existen aún lagunas sobre los mecanismos en su totalidad, lo que si se sabe con certeza, particularmente después de las tragedias con el manejo temprano de los Rayos X, de las de Hiroshima y Nagasaki en 1945 y del desastre de Chernobil, Ucrania en 1986, es que sus efectos carcinógenos se hacen evidentes años después de la exposición.

Ondas de extremadamente baja frecuencia (OEBF).

Estas se emplean mucho para comunicación submarina, y junto con los campos magnéticos oscilantes generados por las líneas de alta tensión y los sarapes eléctricos, han sido considerado como peligrosas, ya que se ha mencionado su asociación con leucemias, linfoma y cáncer cerebral en niños; sin embargo no se ha demostrado epidemiológicamente esta situación y no ha sido posible desarrollar modelos experimentales para el estudio de sus efectos sobre las células.

Radiación solar ultravioleta (RSUV)

La RSUV, situada entre la luz visible y los rayos X, con longitudes de onda entre 200 y los 400 nm, tienen propiedades poderosas actínicas y químicas, capaces de producir quemaduras solares, bronceado de la piel y ergocalciferol (vitamina D2). Esta forma de radiación no penetra más allá de la piel y el hecho de que son absorbidos por la estratosfera, mitigan en mucho el daño que podrían ocasionar.

Entre los 200 y los 400nm se encuentran tres RSUV. La A (UVA) entre los 320 y los 400nm que constituye el 99% de la radiación UV, a la que estamos expuestos sobre la superficie terráquea. La B (UVB) entre 290 y 320nm de la que sólo el 1% atraviesa la capa de ozono; y la C (UVC) entre los 200 y los 290nm que se refleja en dicha capa y no llega a la superficie del planeta.

A las RSUV se le ha considerado como un carcinógeno completo que causa fotolesión al ADN generando mutaciones de la dipiridina que si no son reparadas de inmediato, ocasionan la lesión indeseable. Sin embargo, la exposición al sol es inevitable y además deseable dentro de lo que podríamos considerar normal (¿?), en consecuencia el que la piel no presente lesiones malignas depende indudablemente de la capacidad de *reparación* del ADN, en las neoplasias cutáneas más comunes se han encontrado mutaciones del *p53* y de otro gen denominado PTCH que inhibe una ruta de señalamiento intracelular, desde luego debemos aceptar que otros genes también podrían alterarse por estas radiaciones y contribuir a la carcinogénesis cutánea. Otras rutas de investigación se siguen para determinar el impacto resultante de la activación de las citoquinas, inmunosupresión, producción de eicosanoides (substancias activas derivadas del ácido araquidonico) y proteinasas, así como la generación de especies reactivas de oxígeno.

De las RSUV, se han considerado tradicionalmente a las B (280-320nm) como las más peligrosas, ya que son las responsables de las quemaduras y sin lugar a dudas de trata de un carcinógeno físico, de la mayor importancia en la etiología de las lesiones malignas de la piel, ya que su presentación de considera como epidémica, lo que se hace evidente por el hecho de que año con año son padecidas "de novo" por varios millones de seres humanos. Entre ellas se incluyen de manera particular, los carcinomas de células basales (basocelular), de células escamosas (escamocelular) y el melanoma.

Aunque las A (320-400nm) se han considerado como menos peligrosas, lo mejor es limitar en lo posible la exposición exagerada al sol, ya que aunque la evidencia no es contundente, si existe información suficiente para reforzar lo razonable del consejo a no asolearse demasiado. Lo que si queda claro es que, en el tratamiento de ciertas lesiones cutáneas como la dermatitis atópica, empleando solaren y fototerapia con UVA, pueden aparecer lesiones serias como melanoma, tumores genitales particularmente penianos y escrotales, así como cánceres baso y escamo celulares.

Rayos X

La exposición a estos rayos, dada su naturaleza ionizante de átomos y moléculas, así como su capacidad de penetración, constituyen un peligro para la salud, el que se hizo evidente a unos cuantos meses del descubrimiento de estos en 1896. El primer caso de lesiones cancerosas en la piel, se presentó en un asistente del investigador e inventor Edison (1847-1931), quien tan sólo registró 1093 patentes, **8 años** después de haber sido expuesto a grandes dosis de este tipo de radiación. A este caso, siguieron más de un centenar de radiólogos pioneros, muertos por cáncer, ya que trabajaban en este campo ignorando el enorme riesgo que corrían; así de doloroso fue el parto que dio nacimiento a la *radio biología*.

Rayos Gama.

Las substancias radiactivas son capaces de emitir tres tipos de radiación, denominadas alfa, beta y gama. Estas últimas tienen todas las propiedades de cualquier radiación electromagnética o fotones y estos *fotones gama,* cuando se originan de un núcleo atómico, tienen entre 10,000 y 10'000,000 más energía que los de la luz visible. El carecer de carga eléctrica, les hace altamente penetrantes, propiedad muy útil en la industria, pero extraordinariamente peligrosa para los seres vivos. El radón, producto de degradación del radio, es el principal causante del cáncer pulmonar entre los mineros del uranio, y el mayor generador ambiental de rayos gama.

Los tejidos más sensibles a las radiaciones ionizantes son la médula ósea, el mamario y el tiroideo, seguidos por el pulmonar, conectivo y óseo. Las leucemias aparecen entre 2 y **25 años** después de la exposición, con un pico entre los 6 y 8 años, los carcinomas lo hacen entre 5 y 10 años.

Radioterapia y cáncer.

La radioterapia, ya sea mediante máquinas o a través de isótopos radioactivos, es un recurso empleado para el tratamiento de muchas neoplasias y son la principal fuente de irradiación a las que está expuesto el público en general, sin embargo además de producir efectos colaterales muy molestos y con frecuencia invalidantes, es capaz de generar lesiones celulares en los tejidos peritumorales sanos antes de alcanzar la neoplasia blanco, semejantes a las ocasionadas por accidentes nucleares. A pesar de que se han mejorado mucho los equipos disponibles y la irradiación colateral ha disminuido importantemente, el peligro siempre existe.

La disponibilidad de estos recursos para tratar a niños con neoplasias, permite que hasta el 75% sobrevivan hasta la edad adulta, es decir más de 10 años desde que se administró el tratamiento y en consecuencia al no sucumbir por la neoplasia original, pueden presentar neoplasias secundarias a la radioterapia.

De acuerdo a su presentación, estas neoplasias secundarias, se dividen en *tempranas* y *tardías*. Las primeras en su mayoría son hematológicas, como la leucemia aguda que aparece típicamente después del primer año con su pico a los tres, después de la exposición Las segundas, relacionadas con tumores en órganos sólidos, excepcionalmente se presentan antes de los 10 años postratamiento pero después de ese lapso, se incrementan exponencialmente. De esto se desprende que los sujetos en riesgo de presentar una lesión posradiación terapéutica, son aquellos que la reciben para tratar padecimientos benignos (debe pensarse dos veces antes de hacerlo en menores de 35 años de edad), y aquellos con tumores infantiles o de la adolescencia como el linfoma de Hodgkin y pacientes jóvenes con cáncer de mama, de testículo, cerebro, tiroides, etc.

Hay que recordar que el hecho de sufrir un tumor maligno, refleja ciertos riesgos genéticos preexistentes, a los que se suma la radiación como un cofactor importante, los que si además se asocian a situaciones de riesgo como el fumar o ser evaluados periódicamente con rayos X, (placas, mamografías o tomografía computada) se incrementa tremendamente el peligro, sobre todo en áreas previamente radiadas, como es el caso de pacientes tratados por linfoma de Hodgkin mediastinal, que al fumar o ser sometidos a mamografías frecuentes están en mayor riesgo de presentar cáncer pulmonar.

Igualmente, pacientes sometidos a trasplante de médula ósea que se someten previamente a radiación corporal total, tienen hasta 70 veces más posibilidades de presentar neoplasias en el SNC, cavidad oral, tiroides, hueso, tejido conectivo y melanomas malignos especialmente si eran muy jóvenes cuando fueron asistidos.

No se conoce la dosis de radiación necesaria para producir carcinogénesis. La experiencia ha demostrado que no tiene mucha importancia que sea baja o alta y con potencial de destrucción celular, ya que las neoplasias secundarias pueden aparecer tanto en las zonas radiadas intensamente, como en los tejidos de la periferia.

Las radiaciones ionizantes siguen siendo uno de los recursos más efectivos para tratar el cáncer. Sus beneficios son mayores que las desventajas, pero el cirujano deberá recordar que aunque remota, siempre existe la posibilidad de una neoplasia secundaria a la misma.

Quimioterapia y cáncer.

Año con año, se diseñan nuevos protocolos de manejo. Actualmente es común el empleo de sustancias con potencial carcinogénico, como lo son los agentes alquilantes y de antraciclina, así como inhibidores de la topoisomerasa. Las células normales más afectadas son las de la médula ósea, los folículos pilosos y las epiteliales del aparato digestivo, incrementando el riesgo de presentar como consecuencia de dicho manejo, cánceres hematológicos como son los linfomas y las leucemias.

Efectos sistémicos del cáncer.
"Las teorías son como la pesca: sólo echando las redes en aguas desconocidas quizá algo se pescará"   Novalis.(1772-1801)

Inmunología.

Respuesta antitumoral.
Este es un terreno en exploración aún, y seguramente en los próximos años tendremos más información; mientras tanto en conveniente aceptar en principio

que si existen algunos tumores, íntimamente relacionados con el sistema inmune, tanto en su aparición, como progresión y control, y en consecuencia con el pronóstico. Las razones para considerar esto son muy variadas. Por ejemplo hay constancia de los efectos benéficos de las infiltraciones linfoides, en relación a la evolución de algunos tumores específicos. Ya se mencionó con anterioridad el crecimiento desmedido de algunos cánceres "injertados" a receptores de trasplante, con la administración de inmunosupresión, y su brusca detención, e incluso desaparición cuando esta se suspende. Está bien documentada y es por demás interesante la remisión de tumores después de infecciones bacterianas o la administración de la vacuna BCG, o la desaparición de algunas neoplasias cuando existe una reacción de injerto contra huésped, así como la aparición de algunas variedades de tumor en pacientes con SIDA; no se diga de los reportes anecdóticos de remisión espontánea de tumores primarios y sus metástasis, o algunos tratamientos exitosos empleando moléculas inmunoreguladoras como son Il-2 o alfa interferón

En los últimos años a partir de hallazgos en ratones, se ha desarrollado el concepto de que tenemos un mecanismo de vigilancia inmunológica contra el cáncer. Sin embargo hasta la fecha no está claro que es lo que sucede en ese terreno. Existe evidencia de que se despierta alguna respuesta inmune del huésped contra antígenos tumorales, la que en términos generales no es exitosa para prevenir la aparición de metástasis, o la eliminación de las células malignas, seguramente porque es "débil", ya que el organismo debe considerar como propios a estos antígenos; a diferencia de los agentes infecciosos contra los que se producen respuestas robustas y efectivas. Esta diferencia fundamental, entre lo propio y lo extraño, se magnifica por la habilidad tumoral de evadir al sistema inmune, a través de diferentes mecanismos moleculares, entre otros, la tremenda inestabilidad genética que les caracteriza, ya que tantas variantes hacen que sobreviva a pesar de un sistema inmune funcional que enfrenta a un tumor con una mezcla de muchos clones individuales, todos originados del mismo precursor (la primera célula tumoral), pero con alteraciones genéticas distintas y en consecuencia resistente a los mecanismos antitumorales del portador, pero que además es "agresiva" ya que puede inhabilitar a los componentes del sistema de vigilancia inmunológica, como son las células efectoras antitumorales CD8+.

En las piezas de muchas neoplasias como el melanoma, el cáncer del ovario o el carcinoma medular de la mama, se identifica sin duda una respuesta inicial, la que también se suele encontrar en algunas lesiones premalignas, como son los nevos melanocíticos. Dicha respuesta se caracteriza por la infiltración de las lesiones por linfocitos, macrófagos y a veces granulocitos, y se le ha considerado como un factor pronóstico favorable, particularmente por la presencia de los llamados *linfocitos infiltrantes de tumor* (LIT), los que pueden actuar contra antígenos de diferenciación específicos de un tumor, o contra antígenos comunes a las neoplasias en general como los MAGE.

En el laboratorio, con cultivos de células tumorales humanas, ha sido posible vislumbrar el papel de las células dendríticas antólogas, que estimuladas por epítopes tumorales, funcionan como células presentadoras de antígenos e inducen la proliferación de linfocitos T citotóxicos. Sorprendentemente también se identifican en la circulación de pacientes con cáncer linfocitos T específicos contra péptidos tumorales. De lo anterior se desprende que la presencia del tumor despierta una respuesta del sistema inmune del huésped tanto local como sistémica, pero aún así ¿porque progresan? La explicación se ha dado en líneas anteriores: la respuesta es débil porque se identifican como antígenos propios, a lo que se suma el microambiente tumoral caracterizado por la presencia de factores inmunoinhibidores de acción local y sistémica, haciendo que la respuesta del huésped sea débil, ineficiente o inexistente.

Si a esto se suma la presencia en pacientes portadores de neoplasias malignas de linfocitos supresores, capaces de disminuir las funciones reguladoras de otras células inmunológicamente activas como CD4+ y CD25+, se entiende el porque la respuesta aún existiendo es débil e ineficiente.

De lo anterior se desprende que la posibilidad terapéutica de hacer efectivo al sistema inmune contra el cáncer dependerá de que: se logre la protección de los linfocitos citotóxicos y de las células inmunes antitumorales, se optimicen las funciones entre el linfocito y las células dendríticas, se logre la eficiencia de estas como células presentadores de epítopes tumorales a las células inmunes, se sea capaz de evitar la supresión inmune, inhibiendo la producción o actividad de los factores supresores de la misma derivados del tumor, se inhiba la generación o función del las células reguladores CD4+ y CD25+, y sea posible tratar el problema de manera temprana.

No hay duda de la insuficiencia del sistema de vigilancia inmune para *eliminar* una neoplasia, aunque se ha aceptado que **si** es *eficiente* para prevenir su aparición. Esto se reafirma con el hecho conocido, de que cuando se bloquea la respuesta inmune como sucede por el daño a los linfocitos mediante la inmunosupresión postrasplante, se incrementa tremendamente el riesgo de padecer neoplasias, entre más efectiva y prolongada sea.

Infecciones.

Descartando la acción de cualquier tratamiento, los pacientes con cáncer tienen una tendencia mayor a presentar infecciones por agentes oportunistas, los que aún siendo de baja virulencia desencadenan cuadros muy severos.

La disfunción del sistema inmune del huésped, se caracteriza por alteración en los granulocitos y deficiencia de las inmunidades mediada por células y humoral.

La granulocitopenia (<150 cel/mm^3) o la insuficiente función de los granulocitos (granulocitoastenia) a pesar de haber cifras normales, presenta una situación bastante seria particularmente ante el riesgo de infecciones por bacterias, hongos y virus entre los que se incluyen entre otros, *S. aureus* y *P. aeruginosa*, *Candida, Zygomyceto, Aspergilllus,* y virus del herpes simple (1 y 2).

Los defectos en la inmunidad celular, se caracterizan por alteraciones en los linfocitos T, y se encuentran frecuentemente en sujetos con leucemias o linfoma de Hodgkin, los que son victimas frecuentes de varias *Micobaterias, Brucela, Salmonela, Cándida, Cryptococus, Pneumocystis carinni, Toxoplasma gondii, Citomegalovirus, Herpes simplex, Influenza,* etc.

Los problemas sobre la inmunidad humoral, se ocasionan por fallas en la producción de inmunoglobulinas por las células B, y son características de enfermedades como el mieloma múltiple y la macroglobulinemia descrita en 1944 por Waldenström (1906-1996), en las cuales son de temer infecciones por *S. pneumoniae, H. influenzae, N. meningitidis* y algunos virus como varicela-zoster.

Las infecciones del aparato respiratorio, son la causa más frecuente de complicaciones infecciosas en sujetos con cáncer, sin embargo es conveniente recordar que las alteraciones en el parénquima pulmonar a veces no se pueden diferenciar de problemas metastáticos o hemorragias pulmonares. La fiebre es frecuente en casos de neoplasias, pero no siempre es atribuible a infección, sin embargo se debe tener presente porque, entre estos enfermos, es una de las principales causas de muerte, situación que se complica cuando se ha iniciado tratamiento con quimioterapia y la colocación de catéteres para su administración.

Anormalidades de los líquidos y electrolitos.

La complejidad del problema genera anormalidades en los electrolitos que se agravan con el tratamiento.

Edema

El edema particularmente en estadios terminales, es frecuente y se debe a disfunción hepática y cardiaca así como a hipoproteinemia; sin embargo en general no es un problema serio. Muchas neoplasias ocasionan ascitis a tensión al invadir el peritoneo.

Sodio

La hiponatremia hipotónica puede se ocasionada por secreción inadecuada de hormona antidiurética (HAD). Se caracteriza por orina poco concentrada, y se asocia con frecuencia a cáncer de cérvix, linfomas y leucemia; en algunos casos de neoplasia broncogénica se ha encontrado HAD en los tejidos tumorales.

La fiebre, dificultad respiratoria y diarrea son problemas que se presentan frecuentemente en estos pacientes, y esto condiciona hipernatremia por la pérdida importante de agua. Así mismo tienen cierta tendencia a desarrollar diabetes insípida (DI), cuadro en el que se excretan volúmenes elevados de orina diluida. En la de tipo central se compromete la secreción de HAD y este puede resultar por la invasión tumoral en la zona del eje hipotálamo-hipofisiario o de los osmo-receptores. En la nefrogénica, la producción de HAD no se altera, pero los riñones no responden a ella, y esto se agrava por la quimioterapia, así mismo puede existir nefropatía ocasionada por el empleo de analgésicos, por obstrucción tumoral de los uréteres, o compromiso renal por mieloma.

Potasio

La **hipokalemia** se debe a pérdidas gastrointestinales o urinarias, particularmente si la ingesta es limitada. Algunos tumores como los vipomas y los adenomas vellosos se caracterizan por la gran secreción del catión. También puede ser que en una respuesta adecuada al tratamiento, como sucede en las leucemias mielógenas, la altísima producción celular consuma todo el K+ disponible.

Siempre se debe descartar a la pseudo-**hiperkalemia** por defecto en la toma de la muestra, particularmente en pacientes con leucocitosis o trombocitosis. La uropatía obstructiva bilateral por actividad tumoral puede ser una causa directa de hiperkalemia la cual también se presenta si existe rabdomiolisis o síndrome de lisis tumoral.

Calcio.

La causa más frecuente de niveles bajos de calcio total, es la hipoalbuminemia, sin embargo el calcio iónico es normal por lo que no se requiere manejo alguno. La *hipocalcemia* iónica puede obedecer a la deficiencia de la paratohormona (HPT) o de calcitriol, a resistencia a la mismas, captación exagerada por el hueso o por precipitación de aniones orgánicos.

En los sujetos con cáncer, la disminución en los efectos de la HPT obedece a la hipomagnesemia, ya que compromete su secreción e interfiere con su acción sobre el hueso; también puede ser complicación del tratamiento quirúrgico de una neoplasia de cuello ya sea por extirpación o por lesión inadvertida.

Las deficiencias de calcitriol se dan por mala absorción intestinal ocasionada por insuficiencia pancreática, problemas gastrointestinales o alteraciones hepáticas, situaciones comunes en sujetos cancerosos.

La extirpación de un tumor del cuello en pacientes que cursan con hiperparatiroidismo secundario o terciario, puede ocasionar hipocalcemia muy grave en el postoperatorio, por el llamado *síndrome del hueso hambriento,* debido a la captación exagerada por la remineralización del hueso. También se encuentra hipo calcemia en enfermos que cursan con lesiones que tienen incremento en la actividad osteoblastica, como son los de cáncer de próstata y adenocarcinoma mamario.

La *hipercalcemia* es la alteración metabólica más frecuente. Se presenta entre el 10 y el 20% de los pacientes con cáncer, con una marcada predilección por aquellos con carcinoma escamoso pulmonar, de la mama y el mieloma múltiple. Esta ocasionada por una proteína relacionada con la paratohormona (PrPH), y por factores liberados por o en respuesta a las metástasis óseas, como son el factor necrosis tumoral (FNT), interleuquina 1 (IL-1), etc.

La PrPH tiene gran semejanza con la estructura aminoácida de la hormona paratiroidea, a cuyos receptores se une en sus células blanco del hueso y riñón, lo que resulta en marcado aumento en la reabsorción ósea y disminución en su excreción renal. Este exceso de PrPH además de ser de mal pronóstico, interfiere con el tratamiento empleando bisfosfonatos. En algunos tumores sólidos como el mamario y renal, la hipercalcemia aparece tardíamente y coincide con la presencia de metástasis óseas que producen una serie de mediadores incluyendo la PrPH y prostaglandinas, lo que incrementa la osteolisis local. En el mieloma múltiple, las células plasmáticas malignas producen interleuquinas, y algún factor de necrosis tumoral. En los linfomas Hodgkin y no Hodgkin las células tumorales aumentan la conversión de 25 hidroxicolecalciferol a calcitriol, lo que a su vez aumenta la reabsorción intestinal y ósea de Ca+.

Magnesio.

El *hipomagnesemia* se encuentra en casos de mala absorción intestinal, esteatorrea o diarrea, y no es raro encontrarla en pacientes con quimioterapia.

La *hipermagnesemia* es rara, y habitualmente se le encuentra por administración exógena a través de soluciones de hiperalimentación, laxantes, enemas y antiácidos.

Fósforo.

La *hipofosfatemia* puede ser el reflejo de la deficiencia corporal total, o de su paso agudo hacia el interior de la célula. En pacientes con la llamada *osteomalacia oncogénica*, hay una marcada excreción de fósforo por vía urinaria, asociada a calcitriol sérico bajo y osteomalacia, a pesar de existir niveles normales de paratohormona y normo calcemia; aunque el mecanismo por el que se origina este síndrome no se conoce, se acepta que el tumor que genera este cuadro, debe ser capaz de producir una sustancia que interfiere con la absorción renal de fosfato, e inhibe la actividad de la 25-hidroxicolecalciferol 1 alfa hidroxilasa. Curiosamente como en otros síndromes paraneoplásicos, la remoción del tumor es suficiente para restaurar su balance.

La *disfunción tubular renal* puede ser otra causa de hipofosfatemia, y esto sucede en pacientes con mieloma múltiple, por acción de la proteína descrita en 1848 por Henry Bence Jones (1814-1873), que al ser nefrotóxica, ocasiona fosfaturia.

La hipofosfatemia aguda, secundaria a una exagerada movilización del fósforo hacia el interior de la célula, se da en aquellas neoplasias caracterizadas por una gran proliferación de células malignas como sucede en la leucemia aguda, también puede presentarse como parte del síndrome del hueso hambriento resultante de la paratiroidectomía, a la que se asocia también hipocalcemia

La *hiperfosfatemia* se presenta cuando disminuye la excreción renal o aumenta el aporte exógeno o endógeno. La falla renal es la causa más común particularmente cuando esta llega a una filtración glomerular menor de 25mL/min.

El empleo de laxantes o enemas con sales de fósforo son causa común de sobrecarga exógena, particularmente si existe insuficiencia renal, ulceración de la mucosa colónica, obstrucción intestinal o íleo, circunstancias comunes en pacientes oncológicos. En presencia del *síndrome de lisis tumoral* (SLT), rabdomiolisis, hemólisis, infarto intestinal, hipertermia maligna y acidosis, ya sea metabólica o respiratoria, se presenta una sobre carga endógena exagerada, como lo es también con el empleo de bisfosfonatos para el tratamiento de mieloma o metástasis óseas.

Es conveniente recordar que al aumentar súbitamente el fosfato sérico, se puede presentar hipocalcemia y tetania por disminución en la producción de calcitriol y de la absorción intestinal de calcio, así como por su precipitación ya que cuando el producto calcio-fosfato es mayor de 70, existe el riesgo de calcificación ectópica.

Síndrome de lisis tumoral.

Se caracteriza por varias alteraciones metabólicas, entre las que se encuentra la hiperuricemia, hiperfosfatemia, hiperkalemia, hipocalcemia e insuficiencia renal, y frecuentemente se le encuentra en pacientes con linfomas o leucemias, y en menor frecuencia con seminomas, y cánceres de la mama o pulmonar (de células pequeñas).

Existen las variantes la primaria o espontánea y la secundaria.

El síndrome espontáneo se da en las leucemias, linfomas y cáncer mamario, en el cual no hay fosfatemia porque las células tumorales, dada su altísima reproducción, captan todo el fosfato disponible.

El secundario, es consecuencia habitualmente del tratamiento con radioterapia y/o quimioterapia, y en menor proporción, con el empleo de glucocorticoides, tamoxifen e interferón.

La *lisis tumoral* libera metabolitos intra celulares en tal cantidad, que sobrepasa la capacidad renal de excretarles, lo que se agrava con la precipitación tubular renal y ureteral de ácido úrico, xantinas y fosfato de calcio. Una buena recomendación para prevenirlo, es la administración de alopurinol a los pacientes oncológicos antes de iniciar su tratamiento.

Alcalosis metabólica.

El vómito y el empleo de succión gástrica son las causas más frecuentes del problema en pacientes cancerosos, también lo es el uso descuidado de diuréticos de asa y tiazidas, así como la administración de ciertos antibióticos como la carbencilina y la penicilina. Menos frecuente, pero que siempre hay que considerar, son el aldosteronismo primario, el síndrome de Cushing y los tumores productores de renina.

Acidosis metabólica.

El drenaje exagerado por sondas pancreáticas o biliares y la diarrea, pueden ocasionar acidosis hiperclorémica, lo que también sucede cuando se emplea el ileon o el colon como reservorios o conductos urinarios. Algunas sustancias citotóxicas, como el cisplatino y la estreptozocina, causan daño tubular renal al igual que los ya mencionados efectos nefrotóxicos de la proteína de Bence Jones.

Existe la llamada *acidosis láctica de cáncer* (ALC) descrita en pacientes con enfermedad de Hodgkin, leucemia aguda y algunos sarcomas. No se conoce porque aparece, pero mejora cuando se inicia el tratamiento. La administración de esteroides, la producción ectópica del HACT y los tumores pancreáticos pueden desencadenar cetoacidosis diabética.

Síndromes paraneoplásicos (SPN).

Este término, se emplea para designar al conjunto se signos y síntomas, resultantes de la disfunción de órganos o tejidos distantes del tumor original, y son un típico ejemplo de que el cáncer es una *enfermedad sistémica.* Las manifestaciones de estos SPN, van desde alteraciones sistémicas mínimas incluyendo alteraciones cutáneas, hasta graves como la hipercoagulabilidad y neuromiopatias. La mayoría de ellos obedecen a la producción y excreción por el tumor *"aberrante y sin control"*, de substancias, algunas que semejan a productos hormonales normales, otras que interfieren con algunas proteínas circulantes, y algunas más que despiertan una respuesta inmune seria, que afecta particularmente al tejido neural.

Es por demás importante, recalcar el hecho que muchos de estos SNP, se manifiestan *antes* de que el tumor se haya reconocido, y es precisamente esta circunstancia la que lleva a su búsqueda. Sin embargo, **no** todos las pacientes que presentan estos síntomas obligadamente tienen un tumor maligno, igualmente la frecuencia de estos SPN varían con el tumor, así son frecuentes en el cáncer pulmonar de células pequeñas, y aún en ellos, sólo del 5% al 10% de los casos lo hacen.

El *síndrome de Cushing*, caracterizado por debilidad muscular, hipertensión arterial e hiperglicemia, siempre es un reto diagnóstico. Muchos tumores producen autónomamente y sin control alguno, una sustancia semejante a la HACT, que es responsable de los síntomas aún cuando no se trate de la hormona propiamente dicha; tal es el caso de la *pro-opiomelanocortina* (POMC) que es un precursor de la HACT, y es producida por algunos carcinomas medulares del tiroides. En estos casos, el síndrome Cushing está presente desde varias años antes de que se detecte el tumor tiroideo, en cuyos tejidos se pueden demostrar, por medio de hibridización in situ, la presencia de la POMC mARN.

La *osteomalacia oncogénica*, es un SPN que se parece mucho al raquitismo hipofosfatémico genético, y es ocasionado por unas sustancias denominadas fosfatoninas, que inhiben la reabsorción tubular de fosfato y comprometen la síntesis de calcitriol. Son producidas por tumores de hueso y de tejidos blandos, los que al ser resecados quirúrgicamente ocasionan la normalización del fosfato sérico y el calcitriol, la desaparición de la fosfaturia y la mineralización del hueso.

Trosseau describió en 1865, la asociación de trombosis venosa con cáncer, y constituyen un síndrome caracterizado por trombosis venosa migratoria o recurrente, trombosis arterial, endocarditis marásmica y coagulación intravascular diseminada aguda o crónica. La causa puede ser, o la respuesta del huésped a las células tumorales o la producción por el tumor, de sustancias procoagulantes como mucina que estimula al factor tisular y una proteasa de la cisteina que activa al factor X. También se ha detectado la producción de anticuerpos anti-IL-8 en pacientes con trombosis migratoria y cáncer de pulmón.

Los SPN del *SNC*, se asocian a varios tumores pero con más frecuencia a las de células pequeñas del pulmón, los ginecológicos de la mama, linfoma de Hodgkin y los timomas. Aunque no muy frecuentes, la morbilidad neurológica es muy importante pudiendo afectarse el cerebro, el cerebelo, la médula espinal, los ganglios dorsales, las raíces nerviosas y las uniones neuromusculares. Desgraciadamente la mayoría de estas lesiones no sanan al eliminarse el tumor asociado, con ello, lo único que se logra es detener su progresión.

Existe suficiente evidencia para considerar que están mediadas por el sistema inmune, y que se ocasionan porque el tumor produce proteínas antigénicas (antígenos onconeurales), semejantes a las propias del sistema nervioso que pueden despertar una respuesta "ciega" con anticuerpos que atacan directamente a las proteínas de la unión neuromuscular, de los nervios periféricos, o como sucede en el resto del SCN, en el cual estos *anticuerpos onconeurales*, aunque intervienen, no ocasionan directamente el daño neurológico, ya que se acepta que este resulta de mecanismos en los que participan células T citotóxicas, contra los antígenos blanco de los anticuerpos, a los que se suma la presencia de linfocitos B. Los anticuerpos constituyen excelentes marcadores de estos SPN y lógico de varios tumores, lo que permite la detección oportuna con posibilidades de tratamiento temprano, cuando se inicia la respuesta inmune, y con ello lograr la estabilización del SPN.

Otro mecanismo inmunológico, es el que se ocasiona por la producción de inmunoglobulinas o sus fragmentos por las células neoplásicas, como sucede en las discrasias de células plasmáticas (mieloma y macroglobulinemia). Estas inmunoglobulinas, tienen actividad específica de anticuerpo contra nervios periféricos, ya sea actuando por ejemplo contra la glucoproteina de la mielina o depositando amiloide. En casos de vasculitis cerebral no se ha identificado algún antígeno en específico, aunque es de suponer que existe.

La *caquexia cancerosa*, es un síndrome caracterizado por la pérdida exagerada de peso, anorexia, astenia y anemia. Se trata de un proceso metabólico en el cual literalmente se destruye la masa muscular y existen *anormalidades caóticas* en el metabolismo de las grasas y los carbohidratos, que no se detiene con la ingesta de alimentos o la administración de nutrición artificial, pero que va seguida de recuperación cuando se trata el tumor al que se asocia. No existe una clasificación ni una explicación evidente que explique a satisfacción esta aparatosa y gravísima complicación, sin embargo es de suponer que resulta de la interacción de productos tumorales, cambios neuroendócrinos, y la presencia de moléculas inflamatorias del huésped. La pérdida de la masa celular compromete la ambulación y la respiración; además se asocia a disminución en la capacidad inmunológica. Existe un marcado catabolismo, con anabolismo disminuido con niveles muy bajos de algunos factores anabólicos, como la insulina, el factor de crecimiento semejante a la insulina, las hormonas tiroideas, de crecimiento y testosterona. Se identifica la presencia aumentada de algunos elementos catabólicos como el glucagon, cortisol, citocinas pro inflamatorias, eicosanoides y una glucoproteina inductora de proteolisis producida por los tumores.

Entre todas ellas, parece existir consenso que las más importantes son las citocinas pro inflamatorias como las interleucinas 1-beta y 6 así como el factor de necrosis tumoral alfa y el interferón gama. Los mediadores inflamatorios, como los eicosanoides, que son ácidos grasos no saturados, se producen por varios tumores y parecen estar asociados a la pérdida de la masa muscular en estos estados catabólicos. Realmente, aún existe gran confusión en lo relacionado con el proceso fisiopatológico, que lleva a los enfermos a ese lamentable estado de degradación corporal, refractaria a todo manejo por enérgico que este sea, lo que queda claro que es muy diferente a la desnutrición ocasionada por hambruna.

En los párrafos anteriores se han mencionado algunos SPN para ejemplificar diversos mecanismos de acción sistémica de las neoplasias. El cirujano debe estar alerta para identificar la posible presencia de tumores malignos, en sujetos que no tienen aún trastornos funcionales de otra naturaleza, pero que anuncian su presencia con un cuadro abigarrado de signos y síntomas sin explicación lógica. Podría ser este el único momento preciso para lograr la erradicación curativa de una neoplasia maligna.

Marcadores tumorales.

Comprenden moléculas muy variadas que se encuentran asociadas a las neoplasias malignas. Podrían ser resultantes por ejemplo, de la transformación celular, por acción de carcinógenos químicos o físicos, de virus, o por alteraciones genéticas predisponentes dentro de las células, lo que les le llevan a la producción de estas substancias particulares. Estos marcadores tumorales pueden ser proteínas, enzimas, carbohidratos, ADN, ARN, gangliosidos, inmunoglobulinas y glucoproteinas. A pesar de la gran variedad sólo unos cuantos se presentan en la mayoría o en todos los tumores malignos. Es posible que por ejemplo sean producto de genes virales (ADN viral) que se detectan fácilmente porque no son parte de las células normales, al igual que las proteínas híbridas resultantes de las translocaciones cromosómicas, como el cromosoma Filadelfia de las leucemias mieloides crónicas o el factor de crecimiento epidérmico en los glioblastomas. También pueden obedecer a otros cambios genéticos, que induzcan a la transcripción de genes previamente silenciosos, lo que ocasiona una expresión exagerada de sus productos, o que dicha transcripción sea reducida o bloqueada totalmente. Las mutaciones genéticas, pueden darse en cualquier sitio de los genes, pero estos tienen las llamadas "manchas calientes" muy específicas de ellos (pero no de tumores), como son las mutaciones del *ras* y el *p53*. Las alteraciones en la metilación del ADN hacen que las células cancerosas expresen algunos antígenos tumorales como los llamados oncofetales.

De lo anterior se desprende, que hay muchísimos marcadores y varios mecanismos de producción, por lo que es verdaderamente complicado clasificarles, sin embargo una forma "gruesa" de hacerlo, es separarlos por su forma de expresión, ya sea que un marcador exclusivamente expresado por las células tumorales de una o más variedades histológicas, pero no de las células normales (marcador especifico de tumor), o que se comparta su expresión entre células tumorales de diferente tipo y células normales también de diferentes tejidos (marcador asociado a tumor).

Lo **marcadores específicos de tumor**, se pueden identificar a través de métodos inmunológicos (antígenos tumorales) o métodos moleculares genéticos, que detectan productos específicos de genes que sufrieron mutaciones por los agentes carcinógenos; entre ellos se encuentran los genes supresores de tumor, los oncogenes y los genes comprometidos en el crecimiento celular. Otros marcadores específicos son proteínas fusionadas por traslocaciones cromosómicas que crean quimeras o neo antígenos y otros más son genes codificados del ADN y ARN de varios virus, que se expresan en la composición genética de las células infectadas del huésped.

Los **marcadores asociados a tumor,** son realmente productos genéticos normales que pueden ser empleados como marcadores.

Desde luego son muchos más que los específicos y se subdividen en antígenos de diferenciación como el carcinoembrionario u oncofetal y en antígenos clónales. Los de diferenciación son linaje-específicos, lo que significa que hasta cierto grado también se expresan en las células normales del tejido de donde se origina la neoplasia, y en ocasiones lo hacen en células embrionarias o fetales y en algunos tumores, pero muy poco o nada en adultas sanas. Los antígenos clonales, se encuentran en baja frecuencia en los tejidos normales de los cuales se originó el tumor, y característicamente se expresan en las neoplasias de células B.

No es infrecuente que de las células tumorales, se desprendan moléculas o partes de ellas, un ejemplo de esto lo constituye el antígeno prostático específico y la fosfatasa ácida prostática. Igualmente, algunos tumores epiteliales producen la glucoproteina MUC-1 que se desprende de su superficie celular, y cuando se le encuentra en abundancia, se considera de mal pronóstico, aunque no se puede explicar aún su función exacta. Las hormonas son excelentes marcadores, tal es el caso de la gonadotropina coriónica fracción beta, que se asocia a tumores trofoblásticos y testiculares o la calcitonina producida por el cáncer medular de tiroides.

El terreno de los marcadores está expandiéndose rápidamente, aún falta un largo camino por recorrer y realmente hasta el momento, no se tienen muchos con gran especificidad, por lo que hay que tener cuidado con su interpretación y sumar todos los elementos diagnóstico disponible antes de emitir una opinión al enfermo. Es evidente que en cuanto se conozca más del genoma humano, se aumentará el numero y sobre todo su calidad, lo que permitirá identificar no sólo la existencia de un tumor (incluyendo los casos de primarios desconocidos) sino hasta el subgrupo al que pertenece, y con ello además de poder seleccionar adecuadamente el mejor método terapéutico, valorar su eficacia y establecer el pronóstico con certeza.

Nomenclatura de los tumores malignos.

La palabra oma (Gr. *ōma* = sustantivo), se emplea frecuentemente en el sentido de describir a una tumoración o neoplasia del "tronco" al que se une, y ha sido mencionada en lo referente a las neoplasias benignas, sin embargo también se emplea mucho para designar lesiones malignas.

El término *sarcoma* (G. *sar* = carnoso) indica una neoplasia que se origina de tejidos mesenquimatosos (músculo, hueso, etc.). *Carcinoma* es una palabra empleada para denominar a tumores de origen epitelial (estomago, mama, etc.). El tipo de tejido en general antecede a cualquiera de los dos términos mencionados, así se dice "liposarcoma" o "adenocarcinoma" y a ambos se añadiría el sitio de origen: "osteosarcoma del fémur" o "carcinoma de células escamosas del pulmón". Los tumores malignos originados en el tejido hematopoyetico, siempre se acompañan del término "emia", así leucemia identifica a la proliferación de las células blancas. Podría existir cierta confusión con "oma", sin embargo hay algunas situaciones que la propia costumbre ha hecho que se comprenda sin dificultad, así por ejemplo cuando se encuentra cáncer en los ganglios linfáticos, se designa con el nombre de "linfoma" y no se requiere aumentar el calificativo de "maligno," ya que la tradición ha hecho que se infiera su naturaleza, igual sucede en otros tumores como el seminoma testicular o el melanoma (aunque en realidad se debiera llamar melanocarcinoma).

Recordamos la necesidad de emplear el término de cáncer polipoide, cuando la lesión sea maligna y pólipo simplemente cuando sea de naturaleza benigna. Ya con anterioridad se emplearon epónimos en relación a ciertos tumores como los linfomas de Hodgkin y de Burkitt, el sarcoma del hueso descrito en 1921 por James Swing (1866-1943) o el tumor renal de los niños que lleva el nombre de Wilms entre otros.

En algunas ocasiones, la lesión está muy poco diferenciada o totalmente indiferenciada y no es posible establecer el tejido de origen, a y se denomina simplemente como "lesión maligna indiferenciada o pobremente diferenciada". Aunque en general los tumores se originan de una sola célula, es posible encontrar ocasionalmente algunos que contienen células diferentes entre si, aunque provenientes de la misma capa germinal, en tal caso se denominan como tumores pleomórficos (Gr. *peliōn* = más) o mixtos. Por teratoma (Gr. *teras* = monstruo) se entiende un tumor formado por células provenientes de varias capas germinales y se derivan de CTE, el término teratocarcinoma describe su naturaleza maligna. Los hamartomas, (Gr. *Hamartia* = falla) son masas desordenadas de células especializadas del tejido en que se encuentran, pero maduras y no son en si neoplasias, se les encuentra al nacer, crecen al parejo del resto de los tejidos que les circundan, y lo dejan de hacer más tarde o involucionan, y desde luego no invaden ni producen metástasis.

Hay que ser muy cuidadoso al denominar a una neoplasia únicamente como cáncer, ya que si bien se puede tratar de una lesión maligna de acuerdo a su origen, puede tener un pronóstico totalmente diferente, como sucede por ejemplo con el linfoma gástrico y el adenocarcinoma del estómago. Finalmente, se debe aceptar que algunos tumores francamente son casi imposibles de clasificar con certeza, en estos casos los marcadores, la sintomatología y la evolución se convierten en auxiliares invaluables.

Termodinámica y cáncer

"El verdadero misterio del Mundo no está
a en lo invisible, sino en lo que se ve"
O. Wilde (1854-1900)

Metodológicamente hablando, la carcinogénesis ha sido abordada desde múltiples puntos de vista que van desde lo puramente médico y bioquímico hasta lo social y psicológico. Sin embargo cuando tenemos un paciente con cáncer, realmente enfrentamos un caos (Lat. *chaos* abertura) que tiene varias connotaciones, desde los fenómenos atómicos y moleculares que crearon un desorden inexplicable dentro de la célula, hasta el daño social al perder a uno se sus elementos, sin olvidar la confusión familiar que esto ocasiona. En el Universo se han creado estructuras extraordinariamente complejas que van desde las Galaxias distantes hasta el microcosmos de la célula viva. La diversidad y la complejidad de los sistemas organizados es tal, que podría sonar presuntuoso tratar de comprender los principios generales que los gobiernan, imaginemos simplemente el reto que tendríamos al desear entender a las estrellas, o a un ser humano o a sus tejidos. Sin embargo si se aplican los principios de la termodinámica (iniciada en el siglo XIX), quizá se podrían comprender muchas facetas de este problema, aunque es de reconocer que su aplicación en mundos vivientes podría acompañarse de algunas dificultades; sin embargo la fuerza de la termodinámica radica en que sus leyes son generales y no dependen en si de la estructura detallada de los sistemas. La segunda ley (son cuatro 0,1,2 y 3) señala en pocas palabras, que un sistema se va haciendo más desordenado a medida que evoluciona, por ejemplo los seres humanos nos hacemos viejos y morimos, no se diga lo que le sucede a nuestras células, sin embargo se van produciendo otros sistemas ordenados que substituyen a los primero, en nuestro caso somos substituidos con el nacimiento de otros humanos, nuestras células se programan para morir, y al mismo tiempo ya existe la señal para su reposición (¡ni una más ni una menos!). Sin embargo, crear el orden dentro de un sistema tiene un precio que hay que pagar, que es precisamente el aumento del desorden dentro del sistema total. A la habilidad para medir dicho desorden se le conoce como *entropía,* que precisamente calcula el número total de configuraciones "permisibles" dentro de un sistema, sin que se cambie el estado global ordenado; imaginemos los limites permisibles de los procesos dentro de una célula antes de considerarla anormal, al igual que los límites aceptables entre los que una sociedad puede existir antes de calificarla en extinción. La entropía de un sistema, mide el número de configuraciones internas escondidas dentro de el, es decir mide la ignorancia que tenemos sobre los detalles del sistema, quizá debamos preguntar ¿que tanto sabemos sobre la célula y particularmente sobre los límites dentro de los que la consideramos normal? ¿Podríamos "ver" a una célula cancerosa sobre la que tenemos mucha entropía, aún cuando es idéntica a sus vecinas sanas?

Precisamente, los estados precancerosos disipatogénicos de la célula deben ser nuestro objetivo, **antes** de que hayan dado el paso hacia la formación de la nueva estructura disipativa (célula cancerosa), y en consecuencia el inicio de un sistema caótico. Se puede dar el caso de que sepamos mucho de ella, es decir de la que cada día se tenga menos entropía sobre la célula cancerosa, y sin embargo, como lo es en la práctica, que el problema siga sin solución. Si deseamos ganar la batalla contra el cáncer, nuestros objetivos deben enfocarse en identificar cuando una célula aún normal, se está acercando al límite de esa normalidad, es decir cuando está a punto de alcanzar un estado crítico dispatogénico. Si logramos saber como reforzar sus mecanismos regenerativos y de defensa de la célula, para corregirse cuando aún hay oportunidad de remover radicalmente todos aquellos elementos que molecularmente han aumentado el peligro de convertirla en neoplásica, pero preservando la integridad y función de la célula en peligro, estaremos hablando de un triunfo significativo de la humanidad; sin duda el camino es aún largo y tortuoso pero apasionante para el investigador.

REFERENCIAS

1. The environments of stem cells—biology, ethics and policy. CMAJ 2002; 166(8):1005, 1007.
2. Information from your family doctor. Testicular cancer. Am Fam Physician 2004; 69(3):613-614.
3. Abraham MC, Shaham S. Necrosis and the serpin under't. Dev Cell 2007; 13(4):464-465.
4. Ahmad K. Replication checkpoint protects chromosomal fragile sites. Lancet Oncol 2003; 4 (2):67.
5. Akhtar FZ, Garabrant DH, Ketchum NS, Michalek JE. Cancer in US Air Force veterans of the Vietnam War. J Occup Environ Med 2004; 46(2):123-136.
6. Alberg AJ, Samet JM. Epidemiology of lung cancer. Chest 2003; 123(1 Suppl):21S-49S.
7. Albert MR, Ostheimer KG. The evolution of current medical and popular attitudes toward ultraviolet light exposure: part 3. J Am Acad Dermatol 2003; 49(6):1096-1106.
8. Algun E, Alici S, Topal C et al. Coexistence of subacute thyroiditis and renal cell carcinoma: a paraneoplastic syndrome. CMAJ 2003; 168(8):985-986.
9. Allen JY LMM. Radiation as a weapon of mass destruction. Clin Ped Emerg Med 2002; 3 (4):248-255.
10. Allen MS. Multiple benign lung tumors. Semin Thorac Cardiovasc Surg 2003; 15(3):310-314.
11. Altman JF, Lowe L, Redman B et al. Placental metastasis of maternal melanoma. J Am Acad Dermatol 2003; 49(6):1150-1154.
12. Annessi G, Cattaruzza MS, Abeni D et al. Correlation between clinical atypia and histologic dysplasia in acquired melanocytic nevi. J Am Acad Dermatol 2001; 45(1):77-85.
13. Antman K, Chang Y. Kaposi's sarcoma. N Engl J Med 2000; 342(14):1027-1038.
14. Arbiser JL, Mann KP, Losken EM et al. Presence of p16 hypermethylation and Epstein-Barr virus infection in transplant-associated hematolymphoid neoplasm of the skin. J Am Acad Dermatol 2006; 55(5):794-798.
15. Assennato G, Nesti M, Crosignani P. [Epidemiologic surveillance in occupational carcinogenesis]. G Ital Med Lav Ergon 2003; 25(3):276-278.
16. Atkinson AR. Humoral immunodeficiencies associated with bone dysplasias. Immunol Allergy Clin North Am 2001; 21 (1):113-127.
17. Badr KM, Nolen JD, Derose PB, Cohen C. Muscle invasive schistosomal squamous cell carcinoma of the urinary bladder: frequency and prognostic significance of p53, BCL-2, HER2/neu, and proliferation (MIB-1). Hum Pathol 2004; 35(2):184-189.
18. Balakumaran BS, Febbo PG. New insights into prostate cancer biology. Hematol Oncol Clin North Am 2006; 20(4):773-796.

19. Balducci L, Beghe C. Prevention of cancer in the older person. Clin Geriatr Med 2002; 18(3):505-528.

20. Balzano G, Zerbi A, Veronesi P, Cristallo M, Di C, V. Surgical treatment of benign and borderline neoplasms of the pancreatic body. Dig Surg 2003; 20(6):506-510.

21. Baron ED SS. Light treatment modalities for atopic dermatitis. Immunol Allergy Clin North Am 2002; 22 (1):125-140.

22. Bataller L, Dalmau J. Paraneoplastic neurologic syndromes. Neurol Clin 2003; 21(1):221-47, ix.

23. Beckles MA, Spiro SG, Colice GL, Rudd RM. Initial evaluation of the patient with lung cancer: symptoms, signs, laboratory tests, and paraneoplastic syndromes. Chest 2003; 123(1 Suppl):97S-104S.

24. Beeram M, Patnaik A. Targeting intracellular signal transduction. A new paradigm for a brave new world of molecularly targeted therapeutics. Hematol Oncol Clin North Am 2002; 16(5):1089-1100.

25. Beilstein M, Silberg D. Cellular and molecular mechanisms responsible for progression of Barrett's metaplasia to esophageal carcinoma. Gastroenterol Clin North Am 2002; 31(2):461-79, ix.

26. Ben BE, Mrad K, Driss M et al. [Placental metastasis of breast cancer]. Gynecol Obstet Fertil 2001; 29(7-8):545-548.

27. Ben SL. [Precancerous lesions of the buccal mucosa]. Rev Stomatol Chir Maxillofac 2001; 102(2):77-108.

28. Bergman R, Malkin L, Sabo E, Kerner H. MIB-1 monoclonal antibody to determine proliferative activity of Ki-67 antigen as an adjunct to the histopathologic differential diagnosis of Spitz nevi. J Am Acad Dermatol 2001; 44(3):500-504.

29. Bilello KS, Murin S, Matthay RA. Epidemiology, etiology, and prevention of lung cancer. Clin Chest Med 2002; 23(1):1-25.

30. Blonski W, Reddy KR. Hepatitis C virus infection and hepatocellular carcinoma. Clin Liver Dis 2008; 12(3):661-74, x.

31. Body JJ. [How to treat tumor-induced hypercalcemia]. Rev Prat 2003; 53(19):2128-2135.

32. Boeckler P, Grunenberger F, Ruellan A et al. [Hungry bone syndrome after surgical treatment of severe primary hyperparathyroidism: about 3 cases]. Ann Endócrinol (Paris) 2002; 63(1):8-12.

33. Boltze C, Mundschenk J, Unger N et al. Expression profile of the telomeric complex discriminates between benign and malignant pheochromocytoma. J Clin Endócrinol Metab 2003; 88(9):4280-4286.

34. Boon T, van BN. Immunosurveillance against cancer and immunotherapy—synergy or antagonism? N Engl J Med 2003; 348(3):252-254.

35. Borner C, Monney L. Apoptosis without caspases: an inefficient molecular guillotine? Cell Death Differ 1999; 6(6):497-507.

36. Bosch X. From epithelial cell to tumour cell. Lancet Oncol 2001; 2 (2):70.

37. Bosetti C, La VC, Lipworth L, McLaughlin JK. Occupational exposure to vinyl chloride and cancer risk: a review of the epidemiologic literature. Eur J Cancer Prev 2003; 12(5):427-430.

38. Boughton B. Jamestown Canyon virus implicated in colon cancer. Lancet Oncol 2003; 4 (2):65.

39. Bradbury J. Nobel prize winners tackle cancer through model systems. Lancet Oncol 2001; 2 (11):655.

40. Bradbury J. Lymphangiogenesis yields to investigation. Lancet Oncol 2001; 2 (3):128.

41. Breit S, Flaig MJ, Wolff H, Plewig G. Favre-Racouchot-like disease after radiation therapy. J Am Acad Dermatol 2003; 49(1):117-119.

42. Brekelmans CT, Seynaeve C, Bartels CC et al. Effectiveness of breast cancer surveillance in BRCA1/2 gene mutation carriers and women with high familial risk. J Clin Oncol 2001; 19(4):924-930.

43. Brower V. Virus might be linked to rare skin cancer. Lancet Oncol 2008; 9 (3):206.

44. Brown-Borg HM. Hormonal regulation of aging and life span. Trends Endócrinol Metab 2003; 14(4):151-153.

45. Brown AP, Chen J, Hitchcock YJ, Szabo A, Shrieve DC, Tward JD. The risk of second primary malignancies up to three decades after the treatment of differentiated thyroid cancer. J Clin Endócrinol Metab 2008; 93(2):504-515.

46. Brown H. Hormone hypersensitivity link to familial breast cancer. Lancet Oncol 2003; 4(7):391.

47. Brown LM, Moradi T, Gridley G, Plato N, Dosemeci M, Fraumeni JF, Jr. Exposures in the painting trades and paint manufacturing industry and risk of cancer among men and women in Sweden. J Occup Environ Med 2002; 44(3):258-264.

48. Brugge D, Goble R. The history of uranium mining and the Navajo people. Am J Public Health 2002; 92(9):1410-1419.

49. Buccheri G, Ferrigno D. Prognostic factors. Hematol Oncol Clin North Am 2004; 18(1):187-201.

50. Buell JF, Trofe J, Hanaway MJ et al. Transmission of donor cancer into cardiothoracic transplant recipients. Surgery 2001; 130(4):660-666.

51. Buffler PA, Kelsh M, Chapman P et al. Primary brain tumor mortality at a petroleum exploration and extraction research facility. J Occup Environ Med 2004; 46(3):257-270.

52. Bujanda L, Iriondo C, Munoz C et al. Squamous metaplasia of the rectum and sigmoid colon. Gastrointest Endosc 2001; 53(2):255-256.

53. Burton A. Are human beings natural hosts for cancer-causing monkey virus. Lancet Oncol 2004; 5 (1):4.

54. Burton A. Circumcision reduces cervical cancer risk. Lancet Infect Dis 2002; 2 (6):320.

55. Cairns RA, Khokha R, Hill RP. Molecular mechanisms of tumor invasion and metastasis: an integrated view. Curr Mol Med 2003; 3(7):659-671.

56.   Carr NJ, McLean AD. A mucinous tumour of the urachus: adenoma or low grade mucinous cystic tumour of uncertain malignant potential? Adv Clin Path 2001; 5(3):93-97.

57.   Casper C, Nichols WG, Huang ML, Corey L, Wald A. Remission of HHV-8 and HIV-associated multicentric Castleman disease with ganciclovir treatment. Blood 2004; 103(5):1632-1634.

58.   Castillo BV, Jr., Kaufman L. Pediatric tumors of the eye and orbit. Pediatr Clin North Am 2003; 50(1):149-172.

59.   Chandrashekhar Y, Sen S. Gene therapy and pharmaceutical modulation of apoptosis. Cardiol Clin 2001; 19(1):173-90, x.

60.   Chang CL, Wang SY, Wu CC et al. Microsatellite alterations in exfoliated cervical epithelia deoxyribonucleic acid as a marker for high-grade dysplasia. Am J Obstet Gynecol 2001; 185(1):108-115.

61.   Chen-Kiang S. Cell-cycle control of plasma cell differentiation and tumorigenesis. Immunol Rev 2003; 194:39-47.

62.   Chen F, Castranova V, Shi X. New insights into the role of nuclear factor-kappaB in cell growth regulation. Am J Pathol 2001; 159(2):387-397.

63.   Chen SH, Pineda R. Epithelial and fibrous downgrowth: mechanisms of disease. Ophthalmol Clin North Am 2002; 15(1):41-48.

64.   Chen YC, Guo YL, Su HJ et al. Arsenic methylation and skin cancer risk in southwestern Taiwan. J Occup Environ Med 2003; 45(3):241-248.

65.   Chiao EY, Krown SE. Update on non-acquired immunodeficiency syndrome-defining malignancies. Curr Opin Oncol 2003; 15(5):389-397.

66.   Chompret A. The Li-Fraumeni syndrome. Biochimie 2002; 84(1):75-82.

67.   Chu DW, Li JC, Lee DW, Rong ZX, Chen XW, Chan AC. Unusual presentations of hepatic clonorchiasis. Gastrointest Endosc 2003; 58(4):637-639.

68.   Collier AB. 50 years ago in the Journal of Pediatrics—Radiotherapy in tumors of childhood (Reprinted from J Pediatr 1954; 44: 448-68). J Pediatr 2004; 144 (4):484.

69.   Contassot E, Gaide O, French LE. Death receptors and apoptosis. Dermatol Clin 2007; 25(4):487-501, vii.

70.   Cooley TP. Non-AIDS-defining cancer in HIV-infected people. Hematol Oncol Clin North Am 2003; 17(3):889-899.

71.   Coulie PG, Karanikas V, Lurquin C et al. Cytolytic T-cell responses of cancer patients vaccinated with a MAGE antigen. Immunol Rev 2002; 188:33-42.

72.   Cox JT. Management of precursor lesions of cervical carcinoma: history, host defense, and a survey of modalities. Obstet Gynecol Clin North Am 2002; 29(4):751-785.

73.   Cozzolino M, Dusso AS, Slatopolsky E. Role of calcium-phosphate product and bone-associated proteins on vascular calcification in renal failure. J Am Soc Nephrol 2001; 12(11):2511-2516.

74.   Crino PB, Duhaime AC, Baltuch G, White R. Differential expression of glutamate and GABA-A receptor subunit mRNA in cortical dysplasia. Neurology 2001; 56(7):906-913.

75. Cross KJ, Mustoe TA. Growth factors in wound healing. Surg Clin North Am 2003; 83(3):531-45, vi.

76. Cruz-Correa M, Giardiello FM. Diagnosis and management of hereditary colon cancer. Gastroenterol Clin North Am 2002; 31(2):537-49, x.

77. Cui JH, Krueger U, Henne-Bruns D, Kremer B, Kalthoff H. Orthotopic transplantation model of human gastrointestinal cancer and detection of micrometastases. World J Gastroenterol 2001; 7(3):381-386.

78. D'Hooghe TM, Debrock S, Meuleman C, Hill JA, Mwenda JM. Future directions in endometriosis research. Obstet Gynecol Clin North Am 2003; 30(1):221-244.

79. D'Ugo DM, Pende V, Persiani R, Rausei S, Picciocchi A. Laparoscopic staging of gastric cancer: an overview. J Am Coll Surg 2003; 196(6):965-974.

80. Daibata M, Nemoto Y, Takemoto S, Miyoshi I, Taguchi H. Epstein-Barr virus in concomitant gastric carcinoma and adult T-cell leukemia/lymphoma. Am J Med 2003; 114(6):509-510.

81. Dar MM, Kwak LW. Vaccination strategies for lymphomas. Curr Oncol Rep 2003; 5(5):380-386.

82. Darnell RB, Posner JB. Paraneoplastic syndromes involving the nervous system. N Engl J Med 2003; 349(16):1543-1554.

83. de Wilt JH, McCarthy WH, Thompson JF. Surgical treatment of splenic metastases in patients with melanoma. J Am Coll Surg 2003; 197(1):38-43.

84. de ME, Regnault V, Lecompte T et al. Antibodies to interleukin-8 and paraneoplastic catastrophic recurrent thromboses. Am J Med 2001; 111(7):580-581.

85. Delbeke D, Martin WH. Positron emission tomography imaging in oncology. Radiol Clin North Am 2001; 39(5):883-917.

86. Della BP, Pappalardo A, Riva S, Tondo C, Fassini G, Trevisi N. Non-contact mapping to guide catheter ablation of untolerated ventricular tachycardia. Eur Heart J 2002; 23(9):742-752.

87. DeLong MJ, Schmitt D, Scott KM, Ramakumar S, Lien YH. Multicentric papillary renal carcinoma in renal allograft. Am J Kidney Dis 2003; 42(2):381-384.

88. Dergunoa LV, Raevskaia NM, Volosheniuk EL, Limborskaia SA. [Expression peculiarities of EGR1, neurotrophins and their receptor genes in human lung cancer and in normal lung tissue]. Mol Gen Mikrobiol Virusol 2007;(2):25-30.

89. Diaz ML. Human papilloma virus: prevention and treatment. Obstet Gynecol Clin North Am 2008; 35(2):199-viii.

90. Donaldson SS, Hancock SL. Second cancers after Hodgkin's disease in childhood. N Engl J Med 1996; 334(12):792-794.

91. Dropcho EJ. Remote neurologic manifestations of cancer. Neurol Clin 2002; 20(1):85-122, vi.

92. Du MQ IP. Gastric MALT lymphoma: from aetiology to treatment. Lancet Oncol 2002; 3 (2):97-104.

93. Du MQ, Diss TC, Liu H et al. **KSHV—and EBV-associated germinotropic lymphoproliferative disorder.** Blood 2002; 100(9):3415-3418.
94. Edmister KA, Sundaram M. Oncogenic osteomalacia. Semin Musculoskelet Radiol 2002; 6(3):191-196.
95. Edwards JG, Swinson DE, Jones JL, Muller S, Waller DA, O'Byrne KJ. Tumor necrosis correlates with angiogenesis and is a predictor of poor prognosis in malignant mesothelioma. Chest 2003; 124(5):1916-1923.
96. El-Serag HB. Epidemiology of hepatocellular carcinoma. Clin Liver Dis 2001; 5(1):87-107, vi.
97. Elder RT, Benko Z, Zhao Y. HIV-1 VPR modulates cell cycle G2/M transition through an alternative cellular mechanism other than the classic mitotic checkpoints. Front Biosci 2002; 7:d349-d357.
98. Epstein MA. Reflections on Epstein-Barr virus: some recently resolved old uncertainties. J Infect 2001; 43(2):111-115.
99. Escobar MA, Civerolo EL, Summerfelt KR, Dandekar AM. RNAi-mediated oncogene silencing confers resistance to crown gall tumorigenesis. Proc Natl Acad Sci U S A 2001; 98(23):13437-13442.
100. Euvrard S, Kanitakis J, Claudy A. Skin cancers after organ transplantation. N Engl J Med 2003; 348(17):1681-1691.
101. Fadl-Elmula I, Kytola S, Leithy ME et al. Chromosomal aberrations in benign and malignant bilharzia-associated bladder lesions analyzed by comparative genomic hybridization. BMC Cancer 2002; 2:5.
102. Falkenberry SS, Legare RD. Risk factors for breast cancer. Obstet Gynecol Clin North Am 2002; 29(1):159-172.
103. Feitelson MA, Pan J, Lian Z. Early molecular and genetic determinants of primary liver malignancy. Surg Clin North Am 2004; 84(2):339-354.
104. Felix JC. The science behind the effectiveness of in vivo screening. Am J Obstet Gynecol 2003; 188(3 Suppl):S8-12.
105. Ferlin A, Simonato M, Bartoloni L et al. The INSL3-LGR8/GREAT ligand-receptor pair in human cryptorchidism. J Clin Endócrinol Metab 2003; 88(9):4273-4279.
106. Fidler IJ. Critical factors in the biology of human cancer metastasis: twenty-eighth G.H.A. Clowes memorial award lecture. Cancer Res 1990; 50(19):6130-6138.
107. Filik L, Biyikoglu I, Akdogan M, Oguz D, Koklu S, Koksal AS. Two cases with hepatocellular carcinoma and spleen metastasis. Turk J Gastroenterol 2003; 14(2):138-140.
108. Fleskens S, Slootweg P. Grading systems in head and neck dysplasia: their prognostic value, weaknesses and utility. Head Neck Oncol 2009; 1(1):11.
109. Formenti SC, Demaria S. Systemic effects of local radiotherapy. Lancet Oncol 2009; 10(7):718-726.
110. Forschner A, Harms D, Metzler G et al. Ulcerated epithelioid hemangioendothelioma of the foot in childhood. J Am Acad Dermatol 2003; 49(1):113-116.

111. Fox SB, Gasparini G, Harris AL. Angiogenesis: pathological, prognostic, and growth-factor pathways and their link to trial design and anticancer drugs. Lancet Oncol 2001; 2(5):278-289.
112. Friedlander RM. Apoptosis and caspases in neurodegenerative diseases. N Engl J Med 2003; 348(14):1365-1375.
113. Funk GA, Gosert R, Hirsch HH. Viral dynamics in transplant patients: implications for disease. Lancet Infect Dis 2007; 7(7):460-472.
114. Furlan JC, Bedard YC, Rosen IB. Clinicopathologic significance of histologic vascular invasion in papillary and follicular thyroid carcinomas. J Am Coll Surg 2004; 198(3):341-348.
115. Furukawa Y. Cell cycle control genes and hematopoietic cell differentiation. Leuk Lymphoma 2002; 43(2):225-231.
116. Ganz PA. The price of anticancer intervention. Treatment-induced malignancy. Lancet Oncol 2002; 3(9):575-576.
117. Garber PM, Rine J. Overlapping roles of the spindle assembly and DNA damage checkpoints in the cell-cycle response to altered chromosomes in Saccharomyces cerevisiae. Genetics 2002; 161(2):521-534.
118. Genna M, Leopardi F, Valloncini E, Molfetta M, De MG, Castelli A. [Metachronus splenic metastasis of colon cancer. A case report]. Minerva Chir 2003; 58(6):811-814.
119. Geraminejad P, Memar O, Aronson I, Rady PL, Hengge U, Tyring SK. Kaposi's sarcoma and other manifestations of human herpesvirus 8. J Am Acad Dermatol 2002; 47(5):641-655.
120. Geubel AP, Sempoux C, Rahier J. Bile duct disorders. Clin Liver Dis 2003; 7(2):295-309.
121. Golden CB, Feusner JH. Malignant abdominal masses in children: quick guide to evaluation and diagnosis. Pediatr Clin North Am 2002; 49(6):1369-92, viii.
122. Goodson-Gregg N, De Stasio EA. Reinventing the ames test as a quantitative lab that connects classical and molecular genetics. Genetics 2009; 181(1):23-31.
123. Greaves M. Cancer causation: the Darwinian downside of past success? Lancet Oncol 2002; 3(4):244-251.
124. Green JJ, Heymann WR. Dermatofibrosarcoma protuberans occurring in a smallpox vaccination scar. J Am Acad Dermatol 2003; 48(5 Suppl): S54-S55.
125. Gupta S, Mukhtar H. Chemoprevention of skin cancer: current status and future prospects. Cancer Metastasis Rev 2002; 21(3-4):363-380.
126. Habeck M. Military personnel sue over radar-related cancers. Lancet Oncol 2002; 3 (2):67.
127. Haber MM. Histologic precursors of gastrointestinal tract malignancy. Gastroenterol Clin North Am 2002; 31(2):395-419.
128. Haga S, Nakayama M, Tatsumi K et al. Overexpression of the p53 gene product in canine mammary tumors. Oncol Rep 2001; 8(6):1215-1219.

129. Hahn WC. Immortalization and transformation of human cells. Mol Cells 2002; 13(3):351-361.

130. Halder RM, Ara CJ. Skin cancer and photoaging in ethnic skin. Dermatol Clin 2003; 21(4):725-32, x.

131. Halon A, Patrzalek D, Rabczynski J. Critical overview of the current status of organ donors with primary central nervous system tumors. Ann Transplant 2002; 7(1):6-14.

132. Hao Z, Koriyama C, Akiba S et al. The Epstein-Barr virus-associated gastric carcinoma in Southern and Northern China. Oncol Rep 2002; 9(6):1293-1298.

133. Harwood CA, McGregor JM, Swale VJ et al. High frequency and diversity of cutaneous appendageal tumors in organ transplant recipients. J Am Acad Dermatol 2003; 48(3):401-408.

134. Hatch EE, Herbst AL, Hoover RN et al. Incidence of squamous neoplasia of the cérvix and vagina in women exposed prenatally to diethylstilbestrol (United States). Cancer Causes Control 2001; 12(9):837-845.

135. Hatori M, Matsuda M, Kokubun S. Ossification of Achilles tendon—report of three cases. Arch Orthop Trauma Surg 2002; 122(7):414-417.

136. Haydon AM, Jass JR. Emerging pathways in colorectal-cancer development. Lancet Oncol 2002; 3(2):83-88.

137. Hengge UR, Ruzicka T, Tyring SK et al. Update on Kaposi's sarcoma and other HHV8 associated diseases. Part 2: pathogenesis, Castleman's disease, and pleural effusion lymphoma. Lancet Infect Dis 2002; 2(6):344-352.

138. Henry G, Garner WL. Inflammatory mediators in wound healing. Surg Clin North Am 2003; 83(3):483-507.

139. Henske EP. Metastasis of benign tumor cells in tuberous sclerosis complex. Genes Chromosomes Cancer 2003; 38(4):376-381.

140. Her C. Nasopharyngeal cancer and the Southeast Asian patient. Am Fam Physician 2001; 63(9):1776-1782.

141. Herzinger T, Flaig M, Diederich R, Rocken M. Basal cell carcinoma of the toenail unit. J Am Acad Dermatol 2003; 48(2):277-278.

142. Hetts SW. To die or not to die: an overview of apoptosis and its role in disease. JAMA 1998; 279(4):300-307.

143. Hinterhuber G, Drach J, Riedl E et al. Paraneoplastic pemphigus in association with hepatocellular carcinoma. J Am Acad Dermatol 2003; 49(3):538-540.

144. Hirsch HH, Steiger J. Polyomavirus BK. Lancet Infect Dis 2003; 3(10):611-623.

145. Hoffman-Goetz L. Physical activity and cancer prevention: animal-tumor models. Med Sci Sports Exerc 2003; 35(11):1828-1833.

146. Hoskin P. The price of anticancer intervention. Secondary malignancies after radiotherapy. Lancet Oncol 2002; 3(9):577-578.

147. Houck WV, Broderick TJ, Cohen SA, Cohen NM. Benign metastasizing leiomyoma. Surg Endosc 2002; 16(4):716.

148. Hsu HC, Mountz JD. Origin of late-onset autoimmune disease. Immunol Allergy Clin North Am 2003; 23(1):65-82, vi.

149. Huang KG, Wang CJ, Chang TC et al. Management of port-site metastasis after laparoscopic surgery for ovarian cancer. Am J Obstet Gynecol 2003; 189(1):16-21.
150. Hughes MA, Wang A, DeWeese TL. Two secondary malignancies after radiotherapy for seminoma: case report and review of the literature. Urology 2003; 62(4):748.
151. Hullar TE, Lustig LR. Paget's disease and fibrous dysplasia. Otolaryngol Clin North Am 2003; 36(4):707-732.
152. Isaacs H, Jr. II. Perinatal brain tumors: a review of 250 cases. Pediatr Neurol 2002; 27(5):333-342.
153. Iwata T, Miyata Y, Kanda S et al. Lymphangiogenesis and angiogenesis in conventional renal cell carcinoma: association with vascular endothelial growth factors A to D immunohistochemistry. Urology 2008; 71(4):749-754.
154. Izzedine H, Rixe O, Billemont B, Baumelou A, Deray G. Angiogenesis inhibitor therapies: focus on kidney toxicity and hypertension. Am J Kidney Dis 2007; 50(2):203-218.
155. Jacobs P, Wood L. Hematology of malnutrition, part one. Dis Mon 2003; 49(10):555-618.
156. Jacobs P, Wood L. Hematology of malnutrition. Part two. Dis Mon 2003; 49(11):624-690.
157. Jan de Beur SM, Levine MA. Molecular pathogenesis of hypophosphatemic rickets. J Clin Endócrinol Metab 2002; 87(6):2467-2473.
158. Jankowski MK, Ogilvie GK, Lana SE et al. Matrix metalloproteinase activity in tumor, stromal tissue, and serum from cats with malignancies. J Vet Intern Med 2002; 16(1):105-108.
159. Jellouli-Elloumi A, Kochbati L, Dhraief S, Ben RK, Maalej M. [Cancers arising from burn scars: 62 cases]. Ann Dermatol Venereol 2003; 130(4):413-416.
160. Jewett MA, Grabowski A, McKiernan J. Management of recurrence and follow-up strategies for patients with nonseminoma testis cancer. Urol Clin North Am 2003; 30(4):819-830.
161. Jiang N, Benard CY, Kebir H, Shoubridge EA, Hekimi S. Human CLK2 links cell cycle progression, apoptosis, and telomere length regulation. J Biol Chem 2003; 278(24):21678-21684.
162. Joyce NC, Harris DL, Mello DM. Mechanisms of mitotic inhibition in corneal endothelium: contact inhibition and TGF-beta2. Invest Ophthalmol Vis Sci 2002; 43(7):2152-2159.
163. Kaban K, Herbst RS. Angiogenesis as a target for cancer therapy. Hematol Oncol Clin North Am 2002; 16(5):1125-1171.
164. Kapoor M, Chan GZ. Fluid and electrolyte abnormalities. Crit Care Clin 2001; 17(3):503-529.
165. Katz JP, Kaestner KH. Cellular and molecular mechanisms of carcinogenesis. Gastroenterol Clin North Am 2002; 31(2):379-394.
166. Kaufman HL, Di VJ, Jr., Horig H. Immunotherapy for pancreatic cancer: current concepts. Hematol Oncol Clin North Am 2002; 16(1):159-97, viii.

167. Kelly J, Spolski R, Imada K, Bollenbacher J, Lee S, Leonard WJ. A role for Stat5 in CD8+ T cell homeostasis. J Immunol 2003; 170(1):210-217.

168. Kelly P. Hereditary breast cancer considering Cowden syndrome: a case study. Cancer Nurs 2003; 26(5):370-375.

169. Khachemoune A. Photo quiz. Chronic ulcerated lesion on the face. Am Fam Physician 2001; 64(11):1883-1884.

170. Khuri FR, Lee JS, Lippman SM et al. Modulation of proliferating cell nuclear antigen in the bronchial epithelium of smokers. Cancer Epidemiol Biomarkers Prev 2001; 10(4):311-318.

171. Kim JH, Kim YT, Lim HK, Kim YH, Sung SW. Management for chest wall implantation of non-small cell lung cancer after fine-needle aspiration biopsy. Eur J Cardiothorac Surg 2003; 23(5):828-832.

172. Kimmelman J. Protection at the cutting edge: the case for central review of human gene transfer research. CMAJ 2003; 169(8):781-782.

173. Kinsara AJ, Zaman L, Gorgels A. Arrhythmogenic right ventricular dysplasia. Am J Emerg Med 2001; 19(1):67-70.

174. Kobayashi T, Tada S, Tsuyama T, Murofushi H, Seki M, Enomoto T. Focus-formation of replication protein A, activation of checkpoint system and DNA repair synthesis induced by DNA double-strand breaks in Xenopus egg extract. J Cell Sci 2002; 115(Pt 15):3159-3169.

175. Konety BR, Nelson JB. Nonandrogenic mediators of prostatic growth. Hematol Oncol Clin North Am 2001; 15(3):459-476.

176. Korbling M, Estrov Z. Adult stem cells for tissue repair—a new therapeutic concept? N Engl J Med 2003; 349(6):570-582.

177. Kraemer KH, Lee MM, Andrews AD, Lambert WC. The role of sunlight and DNA repair in melanoma and nonmelanoma skin cancer. The xeroderma pigmentosum paradigm. Arch Dermatol 1994; 130(8):1018-1021.

178. Kraemer KH, DiGiovanna JJ. Topical enzyme therapy for skin diseases? J Am Acad Dermatol 2002; 46(3):463-466.

179. Krown SE. Von Roenn JH. Oncologic complications of HIV infection-Preface. Hematol Oncol Clin North Am 2003; 17 (3):XI-XII.

180. Kulaeva OI, Draghici S, Tang L, Kraniak JM, Land SJ, Tainsky MA. Epigenetic silencing of multiple interferon pathway genes after cellular immortalization. Oncogene 2003; 22(26):4118-4127.

181. Lackner H. The price of anticancer intervention. A paediatric perspective. Lancet Oncol 2002; 3(9):576-577.

182. Lamm SH, Engel A, Kruse MB et al. Arsenic in drinking water and bladder cancer mortality in the United States: an analysis based on 133 U.S. counties and 30 years of observation. J Occup Environ Med 2004; 46(3):298-306.

183. Lawler LP. MR imaging of the bladder. Radiol Clin North Am 2003; 41(1):161-177.

184. LeBoit PE. A testable hypothesis in a "borderline" neoplasm. Am J Dermatopathol 2002; 24(1):89-91.

185. Lerman SE, Liao JC. Neonatal circumcision. Pediatr Clin North Am 2001; 48(6):1539-1557.
186. Leu HB, Yu WC, Hsu TL. A heart insulated by fat. Am J Med 2004; 116(10):718-719.
187. Lewanski CR, Gullick WJ. Radiotherapy and cellular signalling. Lancet Oncol 2001; 2(6):366-370.
188. Lip GY, Chin BS, Blann AD. Cancer and the prothrombotic state. Lancet Oncol 2002; 3(1):27-34.
189. Liu K, Zuo C, Luo QK, Suen JY, Hanna E, Fan CY. Promoter hypermethylation and inactivation of hMLH1, a DNA mismatch repair gene, in head and neck squamous cell carcinoma. Diagn Mol Pathol 2003; 12(1):50-56.
190. Liu S, Semenciw R, Ugnat AM, Mao Y. Increasing thyroid cancer incidence in Canada, 1970-1996: time trends and age-period-cohort effects. Br J Cancer 2001; 85(9):1335-1339.
191. Lockwood DS, Yeadon TM, Clouston AD et al. Tumor progression in hepatocellular carcinoma: relationship with tumor stroma and parenchymal disease. J Gastroenterol Hepatol 2003; 18(6):666-672.
192. Lynch JP, Hoops TC. The genetic pathogenesis of colorectal cancer. Hematol Oncol Clin North Am 2002; 16(4):775-810.
193. Ma L, de RA, Bertheau P et al. Expression of amphiregulin and epidermal growth factor receptor in human breast cancer: analysis of autocriny and stromal-epithelial interactions. J Pathol 2001; 194(4):413-419.
194. MacDonald N, Easson AM, Mazurak VC, Dunn GP, Baracos VE. Understanding and managing cancer cachexia. J Am Coll Surg 2003; 197(1):143-161.
195. Macsween KF, Crawford DH. Epstein-Barr virus-recent advances. Lancet Infect Dis 2003; 3(3):131-140.
196. Maluf FC, Spriggs D. Anthracyclines in the treatment of gynecologic malignancies. Gynecol Oncol 2002; 85(1):18-31.
197. Marcocci C, Bartalena L, Rocchi R et al. Long-term safety of orbital radiotherapy for Graves' ophthalmopathy. J Clin Endócrinol Metab 2003; 88(8):3561-3566.
198. Maron BJ, Casey SA, Hurrell DG, Aeppli DM. Relation of left ventricular thickness to age and gender in hypertrophic cardiomyopathy. Am J Cardiol 2003; 91(10):1195-1198.
199. Marsh GM, Gula MJ, Youk AO, Buchanich JM, Churg A, Colby TV. Historical cohort study of US man-made vitreous fiber production workers: II. Mortality from mesothelioma. J Occup Environ Med 2001; 43(9):757-766.
200. Mayayo E, Blazquez S, Gomez-Aracil V, Sauri A, Martinez S. Spleen metastasis from thyroid carcinoma. Report of a case with diagnosis by fine needle aspiration cytology. Acta Cytol 2003; 47(6):1116-1118.
201. Mazonakis M, Damilakis J, Varveris H, Fasoulaki M, Gourtsoyiannis N. Risk estimation of radiation-induced thyroid cancer from treatment of brain tumors in adults and children. Int J Oncol 2003; 22(1):221-225.

202. Mbulaiteye SM, Parkin DM, Rabkin CS. Epidemiology of AIDS-related malignancies an international perspective. Hematol Oncol Clin North Am 2003; 17(3):673-96, v.

203. McCall CO, Chen SC. Squamous cell carcinoma of the legs in African Americans. J Am Acad Dermatol 2002; 47(4):524-529.

204. McGlynn KA, Graubard BI, Klebanoff MA, Longnecker MP. Risk factors for cryptorchism among populations at differing risks of testicular cancer. Int J Epidemiol 2006; 35(3):787-795.

205. McMahan S, Lutz R, Meyer J. Should the threshold limit value for power frequency (60 Hz) magnetic fields be changed? Perceptions among scientists and other risk experts. AIHA J (Fairfax, Va) 2002; 63(5):636-640.

206. Middleton MR, Margison GP. Improvement of chemotherapy efficacy by inactivation of a DNA-repair pathway. Lancet Oncol 2003; 4(1):37-44.

207. Mihailescu D, Shore-Freedman E, Mukani S, Lubin J, Ron E, Schneider AB. Multiple neoplasms in an irradiated cohort: pattern of occurrence and relationship to thyroid cancer outcome. J Clin Endócrinol Metab 2002; 87(7):3236-3241.

208. Miller SL, Hoffer FA. Malignant and benign bone tumors. Radiol Clin North Am 2001; 39(4):673-699.

209. Misra S, Chaturvedi A, Misra NC, Sharma ID. Carcinoma of the gallbladder. Lancet Oncol 2003; 4(3):167-176.

210. Misra S, Chaturvedi A, Misra NC. Penile carcinoma: a challenge for the developing world. Lancet Oncol 2004; 5(4):240-247.

211. Mobley JA, Brueggemeier RW. Estrogen receptor-mediated regulation of oxidative stress and DNA damage in breast cancer. Carcinogenesis 2004; 25(1):3-9.

212. Montagnier L. Historical essay. A history of HIV discovery. Science 2002; 298(5599):1727-1728.

213. Moro-Sibilot D, Jeanmart M, Lantuejoul S et al. Cigarette smoking, preinvasive bronchial lesions, and autofluorescence bronchoscopy. Chest 2002; 122(6):1902-1908.

214. Moyad MA. Potential lifestyle and dietary supplement options for the prevention and postdiagnosis of bladder cancer. Urol Clin North Am 2002; 29(1):31-48, viii.

215. Mulayim N, Gucer F. Borderline smooth muscle tumors of the uterus. Obstet Gynecol Clin North Am 2006; 33(1):171-181.

216. Mulders P, Bleumer I, Oosterwijk E. Tumor antigens and markers in renal cell carcinoma. Urol Clin North Am 2003; 30(3):455-465.

217. Myron KH, McBride MA, Cherikh WS, Spain PC, Marks WH, Roza AM. Transplant tumor registry: donor related malignancies. Transplantation 2002; 74(3):358-362.

218. Nabi G, Gupta NP, Gandhi D. Skeletal muscle metastasis from transitional cell carcinoma of the urinary bladder: clinicoradiological features. Clin Radiol 2003; 58(11):883-885.

219. Naf D, Krupke DM, Sundberg JP, Eppig JT, Bult CJ. The Mouse Tumor Biology Database: a public resource for cancer genetics and pathology of the mouse. Cancer Res 2002; 62(5):1235-1240.

220. Nash GF, Walsh DC, Kakkar AK. The role of the coagulation system in tumour angiogenesis. Lancet Oncol 2001; 2(10):608-613.

221. Nash GF, Turner LF, Scully MF, Kakkar AK. Platelets and cancer. Lancet Oncol 2002; 3(7):425-430.

222. Nelson K. Rare blood disorder links kinases and cancer. Lancet Oncol 2003; 4 (5):264.

223. Nelson AE, Bligh RC, Mirams M et al. Clinical case seminar: Fibroblast growth factor 23: a new clinical marker for oncogenic osteomalacia. J Clin Endócrinol Metab 2003; 88(9):4088-4094.

224. Nelson PJ, Daniel TO. Emerging targets: molecular mechanisms of cell contact-mediated growth control. Kidney Int 2002; 61(1 Suppl):S99-105.

225. Nesheim S, Jamieson DJ, Danner SP et al. Primary human immunodeficiency virus infection during pregnancy detected by repeat testing. Am J Obstet Gynecol 2007; 197(2):149-5.

226. Newton R, Ziegler J, teenyi-Agaba C et al. The epidemiology of conjunctival squamous cell carcinoma in Uganda. Br J Cancer 2002; 87(3):301-308.

227. Nguyen A, Yaffe MB. Proteomics and systems biology approaches to signal transduction in sepsis. Crit Care Med 2003; 31(1 Suppl):S1-S6.

228. Nishida T, Katayama S, Tsujimoto M. The clinicopathological significance of histologic vascular invasion in differentiated thyroid carcinoma. Am J Surg 2002; 183(1):80-86.

229. Niva CC, Lee JM, Myohara M. Glutamine synthetase gene expression during the regeneration of the annelid Enchytraeus japonensis. Dev Genes Evol 2008; 218(1):39-46.

230. Ogawa Y, Grant JA. Mediators of anaphylaxis. Immunol Allergy Clin North Am 2007; 27(2):249-60, vii.

231. Ogg MM, Patterson JL. RNA binding domain of Jamestown Canyon virus S segment RNAs. J Virol 2007; 81(24):13754-13760.

232. Ohtake S, Cheng J, Ida H et al. Precancerous foci in pleomorphic adenoma of the salivary gland: recognition of focal carcinoma and atypical tumor cells by P53 immunohistochemistry. J Oral Pathol Med 2002; 31(10):590-597.

233. Onuk MD, Oztopuz A, Memik F. Risk factors for esophageal cancer in eastern Anatolia. Hepatogastroenterology 2002; 49(47):1290-1292.

234. Orellana C. Cancer cells go primitive. Lancet Oncol 2003; 4 (3):132.

235. Ortega ME. AIDS-related malignancies—a new approach. AIDS Rev 2008; 10(2):125-126.

236. Oseni T, Jatoi I. An overview of the role of prophylactic surgery in the management of individuals with a hereditary cancer predisposition. Surg Clin North Am 2008; 88(4):739-58, vi.

237. Outka G. Genetics of childhood disorders: XLI. Stem cell research, part 5: ethical questions. J Am Acad Child Adolesc Psychiatry 2002; 41(8):1017-1019.

238. Padiyar A, Hricik DE. In the literature: cancer incidence before and after kidney transplantation. Am J Kidney Dis 2007; 49(6):732-735.
239. Pakakasama S, Tomlinson GE. Genetic predisposition and screening in pediatric cancer. Pediatr Clin North Am 2002; 49(6):1393-1413.
240. Palmieri V, Wachtell K, Gerdts E et al. Left ventricular function and hemodynamic features of inappropriate left ventricular hypertrophy in patients with systemic hypertension: the LIFE study. Am Heart J 2001; 141(5):784-791.
241. Palmieri V, Wachtell K, Gerdts E et al. Left ventricular function and hemodynamic features of inappropriate left ventricular hypertrophy in patients with systemic hypertension: the LIFE study. Am Heart J 2001; 141(5):784-791.
242. Paquette D, Falanga V. Leg ulcers. Clin Geriatr Med 2002; 18(1):77-88, vi.
243. Pattee SF, Silvis NG. Keratoacanthoma developing in sites of previous trauma: a report of two cases and review of the literature. J Am Acad Dermatol 2003; 48(2 Suppl):S35-S38.
244. Pavlovich CP, Schmidt LS, Phillips JL. The genetic basis of renal cell carcinoma. Urol Clin North Am 2003; 30(3):437-54, vii.
245. Perkins GL, Slater ED, Sanders GK, Prichard JG. Serum tumor markers. Am Fam Physician 2003; 68(6):1075-1082.
246. Petersen BE, Terada N. Stem cells: a journey into a new frontier. J Am Soc Nephrol 2001; 12(8):1773-1780.
247. Petersen SR. Done vida—donate life: a surgeon's perspective of organ donation. Am J Surg 2007; 194(6):701-708.
248. Phelan JA. Viruses and neoplastic growth. Dent Clin North Am 2003; 47(3):533-543.
249. Phillipson RP, Tobi SE, Morris JA, McMillan TJ. UV-A induces persistent genomic instability in human keratinocytes through an oxidative stress mechanism. Free Radic Biol Med 2002; 32(5):474-480.
250. Pierie JP, Choudry U, Muzikansky A, Finkelstein DM, Ott MJ. Prognosis and management of extramammary Paget's disease and the association with secondary malignancies. J Am Coll Surg 2003; 196(1):45-50.
251. Pinnell SR. Cutaneous photodamage, oxidative stress, and topical antioxidant protection. J Am Acad Dermatol 2003; 48(1):1-19.
252. Popescu NC. Fragile sites and cancer genes on the short arm of chromosome 8. Lancet Oncol 2004; 5(2):77.
253. Popescu NC. Genetic alterations in cancer as a result of breakage at fragile sites. Cancer Lett 2003; 192(1):1-17.
254. Pukkala E, Weiderpass E. Socio-economic differences in incidence rates of cancers of the male genital organs in Finland, 1971-95. Int J Cancer 2002; 102(6):643-648.
255. Rajaraman R, Guernsey DL, Rajaraman MM, Rajaraman SR. Stem cells, senescence, neosis and self-renewal in cancer. Cancer Cell Int 2006; 6:25.
256. Rao J, Dekoven JG, Beatty JD, Jones G. Cutaneous angiosarcoma as a delayed complication of radiation therapy for carcinoma of the breast. J Am Acad Dermatol 2003; 49(3):532-538.

257. Rapetti S, Francia G, Iacono C et al. An unusual case of Cushing's syndrome due to ACTH-independent macronodular adrenal hyperplasia. Chir Ital 2003; 55(2):235-241.
258. Ratajczak MZ, Zuba-Surma EK, Wysoczynski M et al. Hunt for pluripotent stem cell—regenerative medicine search for almighty cell. J Autoimmun 2008; 30(3):151-162.
259. Rego MA, Sousa CS, Kato M, de Carvalho AB, Loomis D, Carvalho FM. Non-Hodgkin's lymphomas and organic solvents. J Occup Environ Med 2002; 44(9):874-881.
260. Reiss K, Khalili K. Viruses and cancer: lessons from the human polyomavirus, JCV. Oncogene 2003; 22(42):6517-6523.
261. Richmond A, Cheng-Wu Z, Zarmi Y. Efficient use of strong light for high photosynthetic productivity: interrelationships between the optical path, the optimal population density and cell-growth inhibition. Biomol Eng 2003; 20(4-6):229-236.
262. Rickles FR, Patierno S, Fernandez PM. Tissue factor, thrombin, and cancer. Chest 2003; 124(3 Suppl):58S-68S.
263. Ridky TW. Nonmelanoma skin cancer. J Am Acad Dermatol 2007; 57(3):484-501.
264. Riley LB, Desai DC. The molecular basis of cancer and the development of targeted therapy. Surg Clin North Am 2009; 89(1):1-15, vii.
265. Rivasi F, Gasser B, Collina G, Massolo F, Philippe E. [Congenital fetal neuroblastoma]. Ann Pathol 2001; 21(1):76-80.
266. Robertson RG, Geiger WJ, Davis NB. Carcinoid tumors. Am Fam Physician 2006; 74(3):429-434.
267. Rohan TE, Burk RD, Franco EL. Toward a reduction of the global burden of cervical cancer. Am J Obstet Gynecol 2003; 189(4 Suppl):S37-S39.
268. Romagnoli R, Collard JM, Gutschow C, Yamusah N, Salizzoni M. Outcomes of dysplasia arising in Barrett's esophagus: a dynamic view. J Am Coll Surg 2003; 197(3):365-371.
269. Rosano L, Varmi M, Salani D et al. Endothelin-1 induces tumor proteinase activation and invasiveness of ovarian carcinoma cells. Cancer Res 2001; 61(22):8340-8346.
270. Rosenthal N. Prometheus's vulture and the stem-cell promise. N Engl J Med 2003; 349(3):267-274.
271. Rubin H. Selective clonal expansion and microenvironmental permissiveness in tobacco carcinogenesis. Oncogene 2002; 21(48):7392-7411.
272. Safdar A, Armstrong D. Infectious morbidity in critically ill patients with cancer. Crit Care Clin 2001; 17(3):531-viii.
273. Sanchez-Ortiz RF, Pettaway CA. Natural history, management, and surveillance of recurrent squamous cell penile carcinoma: a risk-based approach. Urol Clin North Am 2003; 30(4):853-867.
274. Sansom C. Single mutant gene might explain many common cancers. Lancet Oncol 2003; 4 (10):589.

275. Sasaki H, Moriyama S, Nakashima Y et al. Expression of the MTA1 mRNA in advanced lung cancer. Lung Cancer 2002; 35(2):149-154.

276. Savelli L, De IP, Santini D et al. Histopathologic features and risk factors for benignity, hyperplasia, and cancer in endometrial polyps. Am J Obstet Gynecol 2003; 188(4):927-931.

277. Scadden DT. AIDS-related malignancies. Annu Rev Med 2003; 54:285-303.

278. Schatteman P, Willemsen P, Vanderveken M, Lockefeer F, Vandebroek A. Skeletal muscle metastasis from a conventional renal cell carcinoma, two years after nephrectomy: a case report. Acta Chir Belg 2002; 102(5):351-352.

279. Scheurleer-Hommes ML, Schaafsma MR, Kluin-Nelemans JC. Lactic acidosis in a patient with B-cell non-Hodgkin's lymphoma. Leukemia 1994; 8(6):1065-1066.

280. Schiavetti A, Clerico A, De P, Bernardini L, Moleti ML. Medulloblastoma as a secondary malignancy after radiotherapy-free treatment for acute lymphoblastic leukemia. J Pediatr Hematol Oncol 2003; 25(7):562-564.

281. Schlecht NF, Kulaga S, Robitaille J et al. Persistent human papillomavirus infection as a predictor of cervical intraepithelial neoplasia. JAMA 2001; 286(24):3106-3114.

282. Schumacher B, Alpi A, Garter A. Cell cycle: check for asynchrony. Curr Biol 2003; 13(14):R560-R562.

283. Schwab M, Westermann F, Hero B, Berthold F. Neuroblastoma: biology and molecular and chromosomal pathology. Lancet Oncol 2003; 4(8):472-480.

284. Schwartz MF, Lee SJ, Duong JK, Eminaga S, Stern DF. FHA domain-mediated DNA checkpoint regulation of Rad53. Cell Cycle 2003; 2(4):384-396.

285. Sell S, Pierce GB. Maturation arrest of stem cell differentiation is a common pathway for the cellular origin of teratocarcinomas and epithelial cancers. Lab Invest 1994; 70(1):6-22.

286. Senderowicz AM. Cyclin-dependent kinases as new targets for the prevention and treatment of cancer. Hematol Oncol Clin North Am 2002; 16(5):1229-1253.

287. Senderowicz AM. Novel direct and indirect cyclin-dependent kinase modulators for the prevention and treatment of human neoplasms. Cancer Chemother Pharmacol 2003; 52 Suppl 1:S61-S73.

288. Senior K. Cancer cells and their bitter-sweet sugar coats. Lancet Oncol 2002; 3 (3):129.

289. Senior K. Subclinical metastases identified from stored biopsy samples. Lancet Oncol 2003; 4(11):651.

290. Seniori CA, Quinn M, Consonni D, Zappa M. Exposure to benzene and risk of leukemia among shoe factory workers. Scand J Work Environ Health 2003; 29(1):51-59.

291. Sepulveda AR, Graham DY. Role of Helicobacter pylori in gastric carcinogenesis. Gastroenterol Clin North Am 2002; 31(2):517-35, x.

292. Setlow RB. Human cancer: etiologic agents/dose responses/DNA repair/ cellular and animal models. Mutat Res 2001; 477(1-2):1-6.

293. Sharma DC. Genetic explanation for oral cancer in India. Lancet Oncol 2002; 3 (7):392.

294. Sheldon CA. The pediatric genitourinary examination. Inguinal, urethral, and genital diseases. Pediatr Clin North Am 2001; 48(6):1339-1380.

295. Shera KA, Shera CA, McDougall JK. Small tumor virus genomes are integrated near nuclear matrix attachment regions in transformed cells. J Virol 2001; 75(24):12339-12346.

296. Sheweita SA, Mostafa MH, Ebid F, El-Sayed W. Changes in expression and activity of glutathione S-transferase in different organs of schistosoma haematobium-infected hamster. J Biochem Mol Toxicol 2003; 17(3):138-145.

297. Sheweita SA, El-Shahat FG, Bazeed MA, bu El-Maati MR, O'Connor PJ. Effects of Schistosoma haematobium infection on drug-metabolizing enzymes in human bladder cancer tissues. Cancer Lett 2004; 205(1):15-21.

298. Simon C, Simon M, Zenner HP. [Inhibition of cellular signal transduction cascades. A future anti-invasive therapeutic strategy for cancers of the head and neck region]. HNO 2002; 50(1):14-20.

299. Smallridge RC, Bourne K, Pearson BW, Van Heerden JA, Carpenter PC, Young WF. Cushing's syndrome due to medullary thyroid carcinoma: diagnosis by proopiomelanocortin messenger ribonucleic acid in situ hybridization. J Clin Endócrinol Metab 2003; 88(10):4565-4568.

300. Solomon D, Davey D, Kurman R et al. The 2001 Bethesda System: terminology for reporting results of cervical cytology. JAMA 2002; 287(16):2114-2119.

301. Sordet O, Khan QA, Kohn KW, Pommier Y. Apoptosis induced by topoisomerase inhibitors. Curr Med Chem Anticancer Agents 2003; 3(4):271-290.

302. Soria JC, Kim ES, Fayette J, Lantuejoul S, Deutsch E, Hong WK. Chemoprevention of lung cancer. Lancet Oncol 2003; 4(11):659-669.

303. Spinardi-Barbisan AL, Kaneno R, Barbisan LF, Viana de Camargo JL, Rodrigues MA. Chemically induced immunotoxicity in a medium-term multiorgan bioassay for carcinogenesis with Wistar rats. Toxicol Appl Pharmacol 2004; 194(2):132-140.

304. Spiro SG, Gould MK, Colice GL. Initial evaluation of the patient with lung cancer: symptoms, signs, laboratory tests, and paraneoplastic syndromes: ACCP evidenced-based clinical practice guidelines (2nd edition). Chest 2007; 132(3 Suppl):149S-160S.

305. Spitzer WO, Hill GB, Chambers LW, Helliwell BE, Murphy HB. The occupation of fishing as a risk factor in cancer of the lip. N Engl J Med 1975; 293(9):419-424.

306. Spruck CH, Strohmaier HM. Seek and destroy: SCF ubiquitin ligases in mammalian cell cycle control. Cell Cycle 2002; 1(4):250-254.

307. Srivastava S, Zou ZQ, Pirollo K, Blattner W, Chang EH. Germ-line transmission of a mutated p53 gene in a cancer-prone family with Li-Fraumeni syndrome. Nature 1990; 348(6303):747-749.

308. Stang A, Ahrens W, Bromen K et al. Undescended testis and the risk of testicular cancer: importance of source and classification of exposure information. Int J Epidemiol 2001; 30(5):1050-1056.

309. Staudt LM. Molecular diagnosis of the hematologic cancers. N Engl J Med 2003; 348(18):1777-1785.

310. Stefanaki C, Stefanaki K, Antoniou C et al. Cell cycle and apoptosis regulators in Spitz nevi: comparison with melanomas and common nevi. J Am Acad Dermatol 2007; 56(5):815-824.

311. Steinert M, Weiss M, Gottlober P et al. Delayed effects of accidental cutaneous radiation exposure: fifteen years of follow-up after the Chernobyl accident. J Am Acad Dermatol 2003; 49(3):417-423.

312. Stephenson J. Erythropoietin boosts survival after radiotherapy. Lancet Oncol 2001; 2 (12):711.

313. Stockfleth E, Ulrich C, Meyer T, Christophers E. Epithelial malignancies in organ transplant patients: clinical presentation and new methods of treatment. Recent Results Cancer Res 2002; 160:251-258.

314. Stone JL, Hockley AD. Percivall Pott and the miners of Cornwall. Br J Neurosurg 2002; 16(5):501-506.

315. Subramanian A, Harris A, Piggott K, Shieff C, Bradford R. Metastasis to and from the central nervous system—the 'relatively protected site'. Lancet Oncol 2002; 3(8):498-507.

316. Surh CD, Sprent J. Regulation of naive and memory T-cell homeostasis. Microbes Infect 2002; 4(1):51-56.

317. Takami H, Shikata J, Kakudo K, Yashiro T, Ito K. [Diagnosis and treatment of the precancer state in hereditary medullary thyroid carcinoma]. Gan To Kagaku Ryoho 1989; 16(4 Pt 2-3):1657-1661.

318. Tamm I, Schriever F, Dorken B. Apoptosis: implications of basic research for clinical oncology. Lancet Oncol 2001; 2(1):33-42.

319. Tanaka K, Nishioka J, Kato K et al. Mitotic checkpoint protein hsMAD2 as a marker predicting liver metastasis of human gastric cancers. Jpn J Cancer Res 2001; 92(9):952-958.

320. Taniegra ED. Hyperparathyroidism. Am Fam Physician 2004; 69(2):333-339.

321. Tazawa H, Okada F, Kobayashi T et al. Infiltration of neutrophils is required for acquisition of metastatic phenotype of benign murine fibrosarcoma cells: implication of inflammation-associated carcinogenesis and tumor progression. Am J Pathol 2003; 163(6):2221-2232.

322. Tchou J, Morrow M. Available models for breast cancer risk assessment: how accurate are they? J Am Coll Surg 2003; 197(6):1029-1035.

323. Tettamanti G, Grimaldi A, Valvassori R, Rinaldi L, de EM. Vascular endothelial growth factor is involved in neoangiogenesis in Hirudo medicinalis (Annelida, Hirudinea). Cytokine 2003; 22(6):168-179.

324. Tewari KS, DiSaia PJ. Primary prevention of uterine cérvix cancer: focus on vaccine history and current strategy. Obstet Gynecol Clin North Am 2002; 29(4):843-68, ix.

325. Thomas LB, Popper H, Berk PD, Selikoff I, Falk H. Vinyl-chloride-induced liver disease. From idiopathic portal hypertension (Banti's syndrome) to Angiosarcomas. N Engl J Med 1975; 292(1):17-22.

326. Thomas RK, Re D, Wolf J, Diehl V. Part I: Hodgkin's lymphoma—molecular biology of Hodgkin and Reed-Sternberg cells. Lancet Oncol 2004; 5(1):11-18.

327. Thull DL, Vogel VG. Recognition and management of hereditary breast cancer syndromes. Oncologist 2004; 9(1):13-24.

328. Tolcher AW. Regulators of apoptosis as anticancer targets. Hematol Oncol Clin North Am 2002; 16(5):1255-1267.

329. Tu SM, Lin SH, Logothetis CJ. Stem-cell origin of metastasis and heterogeneity in solid tumours. Lancet Oncol 2002; 3(8):508-513.

330. Turken O, Etiz D, Orhan B et al. Muscle metastasis as initial manifestation of epidermoid carcinoma of the lung. Clin Oncol (R Coll Radiol) 2002; 14(2):129-131.

331. Unsal E, Atalay F, Atikcan S, Yilmaz A. Prognostic significance of hemostatic parameters in patients with lung cancer. Respir Med 2004; 98(2):93-98.

332. Valenzuela CY. [Scientific ethics of therapeutic abortion]. Rev Med Chil 2003; 131(5):562-568.

333. Vallette-Kasic S, Figarella-Branger D, Grino M et al. Differential regulation of proopiomelanocortin and pituitary-restricted transcription factor (TPIT), a new marker of normal and adenomatous human corticotrophs. J Clin Endócrinol Metab 2003; 88(7):3050-3056.

334. van Dijk MC, Rombout PD, Mooi WJ et al. Allelic imbalance in the diagnosis of benign, atypical and malignant Spitz tumours. J Pathol 2002; 197(2):170-178.

335. Vassal HB, Malone M, Petros AJ, Winter RM. Familial persistent pulmonary hypertension of the newborn resulting from misalignment of the pulmonary vessels (congenital alveolar capillary dysplasia). J Med Genet 1998; 35(1):58-60.

336. Vega-Stromberg T. Chemotherapy-induced secondary malignancies. J Infus Nurs 2003; 26(6):353-361.

337. Verhaeghe J, Van HE, Billen J, Moerman P, Van Assche FA, Giudice LC. Regulation of insulin-like growth factor-I and insulin-like growth factor binding protein-1 concentrations in preterm fetuses. Am J Obstet Gynecol 2003; 188(2):485-491.

338. Verma M, Srivastava S. Epigenetics in cancer: implications for early detection and prevention. Lancet Oncol 2002; 3(12):755-763.

339. Vignali DA, Collison LW, Workman CJ. How regulatory T cells work. Nat Rev Immunol 2008; 8(7):523-532.

340. Vilchez RA, Kozinetz CA, Arrington AS, Madden CR, Butel JS. Simian virus 40 in human cancers. Am J Med 2003; 114(8):675-684.

341. Vivaldi A, Pacini F, Martini F et al. Simian virus 40-like sequences from early and late regions in human thyroid tumors of different histotypes. J Clin Endócrinol Metab 2003; 88(2):892-899.

342. Wang SQ, Setlow R, Berwick M et al. Ultraviolet A and melanoma: a review. J Am Acad Dermatol 2001; 44(5):837-846.

343. Ward EM, Schulte PA, Bayard S et al. Priorities for development of research methods in occupational cancer. Environ Health Perspect 2003; 111(1):1-12.
344. Wasserman PG, Savargaonkar P. Paragangliomas: classification, pathology, and differential diagnosis. Otolaryngol Clin North Am 2001; 34(5):845-8vi.
345. Watanapa P, Watanapa WB. Liver fluke-associated cholangiocarcinoma. Br J Surg 2002; 89(8):962-970.
346. Werner-Wasik M, Yu X, Marks LB, Schultheiss TE. Normal-tissue toxicities of thoracic radiation therapy: esophagus, lung, and spinal cord as organs at risk. Hematol Oncol Clin North Am 2004; 18(1):131-1xi.
347. Whiteside TL. 22. Immune responses to malignancies. J Allergy Clin Immunol 2003; 111(2 Suppl):S677-S686.
348. Wilson RT, Moore LE, Dosemeci M. Occupational exposures and salivary gland cancer mortality among African American and white workers in the United States. J Occup Environ Med 2004; 46(3):287-297.
349. Wolff RA. Exploiting molecular targets in pancreatic cancer. Hematol Oncol Clin North Am 2002; 16(1):139-157.
350. Wozniak A, Dowda HE, Tolson MW et al. Arbovirus surveillance in South Carolina, 1996-98. J Am Mosq Control Assoc 2001; 17(1):73-78.
351. Wright TC, Jr., Cox JT, Massad LS, Twiggs LB, Wilkinson EJ. 2001 Consensus Guidelines for the management of women with cervical cytological abnormalities. JAMA 2002; 287(16):2120-2129.
352. Wright TC, Jr., Cox JT, Massad LS, Twiggs LB, Wilkinson EJ. 2001 Consensus Guidelines for the management of women with cervical cytological abnormalities. JAMA 2002; 287(16):2120-2129.
353. Wu JM, Montgomery E. Classification and pathology. Surg Clin North Am 2008; 88(3):483-4vi.
354. Xu HJ. Retinoblastoma and tumor-suppressor gene therapy. Ophthalmol Clin North Am 2003; 16(4):621-629.
355. Xu HJ. Retinoblastoma and tumor-suppressor gene therapy. Ophthalmol Clin North Am 2003; 16(4):621-629.
356. Yana I, Seiki M. MT-MMPs play pivotal roles in cancer dissemination. Clin Exp Metastasis 2002; 19(3):209-215.
357. Zahm SH, Blair A. Occupational cancer among women: where have we been and where are we going? Am J Ind Med 2003; 44(6):565-575.
358. Zeier M, Hartschuh W, Wiesel M, Lehnert T, Ritz E. Malignancy after renal transplantation. Am J Kidney Dis 2002; 39(1):E5.
359. Zerbini A, Pilli M, Soliani P et al. Ex vivo characterization of tumor-derived melanoma antigen encoding gene-specific CD8+cells in patients with hepatocellular carcinoma. J Hepatol 2004; 40(1):102-109.
360. Zhang HG, Grizzle WE. Aging, immunity, and tumor susceptibility. Immunol Allergy Clin North Am 2003; 23(1):83-102, vi.
361. Zhang L, Conejo-Garcia JR, Katsaros D et al. Intratumoral T cells, recurrence, and survival in epithelial ovarian cancer. N Engl J Med 2003; 348(3):203-213.

362. Zhao G, Sun W, Niu Y, Wang C, Liu S. [A pathological study of lens subcapsular epithelial proliferation]. Zhonghua Yan Ke Za Zhi 2001; 37(3):215-217.
363. Zhao HW, Yin XJ, Frazer D et al. Effects of paving asphalt fume exposure on genotoxic and mutagenic activities in the rat lung. Mutat Res 2004; 557(2):137-149.
364. Zhou XZ, Perrem K, Lu KP. Role of Pin2/TRF1 in telomere maintenance and cell cycle control. J Cell Biochem 2003; 89(1):19-37.

CAPÍTULO 7

EL SISTEMA NERVIOSO

Traumatismos craneoencefálicos (TCE).
*"Yo había leído sobre casos de gente que, si llegaban
a despertar de un golpe así y no morían, habían
mudado de carácter para siempre, o habían perdido
a razón, o repetían mecánicamente palabras o
movimientos corporales sin sentido, o tenían visiones,
o se les desataba un hambre insaciable que terminaba
matándolos, o, como en este caso, una sed insoportable"*
Asensi, M.

Se trata sin duda de una de los problemas más devastadores del individuo y sus
sociedades, ya que compromete mayoritariamente a jóvenes en etapa productiva;
en los países occidentales se considera como la causa más común de muerte en
menores de 45 años. Además las lesiones de la médula espinal, más frecuentes
entre la tercera y la cuarta década de la vida, son tremendamente incapacitantes. Al
parecer los trastornos son más severos en las mujeres, y las secuelas en general son
por demás complejas.

Realmente es imposible saber con certeza el número de pacientes que los
sufren anualmente, pero sin duda son cientos de miles y los costos de su manejo
son exorbitantes. Es una *endemia* con gran morbi mortalidad, relacionada con la
urbanización de los sitios de residencia humana, y con el desplazamiento cotidiano
de grandes grupos de población. Son frecuentísimas entre los atletas, y en áreas
rurales son temidas las ocasionadas por relámpagos.

Pueden ser ocasionadas por golpes contusos simples y laceraciones superficiales
del cuero cabelludo, o tan serias como la pérdida de un fragmento de bóveda craneal
con exposición y pérdida de masa encefálica, e incluso el daño cerebral profuso aun
sin compromiso cutáneo.

Aunque en los menores de edad el problema es menos frecuente, pueden
resultar de complicaciones obstétricas, caídas, accidentes domésticos, violencia
intra familiar y curiosamente, mordeduras de canino. En este grupo de edad, los
TCE son responsables del 80% de las muertes por trauma.

En términos generales el 80% son leves, 10 % moderados y los restantes 10% graves. Los no mortales, debido a la muy limitada capacidad de reparación funcional del tejido nervioso, pueden ocasionar incapacidad prolongada o permanente, manifestada por alteraciones de conducta, trastornos endócrinos o compromiso neurológico.

Deben evaluarse integralmente, ya que de acuerdo a su mecanismo se puede lesionar al mismo tiempo o de manera individual, el cráneo y al cerebro. La posibilidad de daño cerebral, siempre debe tenerse en cuenta, y este puede ser menor o mayor dependiendo de la fuerza del impacto, ya que en ocasiones, aun sin evidencia de traumatismo superficial el daño parenquimatoso es difuso e irreparable; en otras puede existir fractura de la bóveda pero sin alteraciones funcionales de importancia, y claro, en otras a una fractura de la base o la bóveda se genera una gran alteración neuronal, el edema y hemorragia intracraneal. En ocasiones la lesión del cuero cabelludo es aparatosa pero no hay daño cerebral.

De acuerdo a lo anterior, es conveniente mencionar algunas características anatómicas particulares, y su relación con la mecánica de las lesiones del cuero cabelludo, de los huesos craneales, de los vasos y del encéfalo.

Cuero cabelludo

Consiste de cuatro capas: piel, tejido subcutáneo, galea aponeurótica como de llama a la aponeurosis epicraneal o tendón del músculo *"digástrico"* occipito-frontal, y tejido areolar subaponeurótico.

La irrigación es extraordinariamente abundante, y las paredes arteriales están literalmente adheridas a las densas bandeletas fibrosas del tejido subcutáneo, lo que impide se contraigan y retraigan fácilmente, y explica el porque de la hemorragia profusa y permanente que caracteriza a las laceraciones en esta zona. Las lesiones del revestimiento cutáneo de la bóveda craneal se puede asociar o no a daño de la aponeurosis epicraneana, de la tabla ósea, de las meninges o del propio contenido cerebral.

Pueden ser puntiformes, lineales, anfractuosas o por avulsión (arrancamiento) de algún fragmento.

Los *hematomas subcutáneos* (chichones), son muy dolorosos y, debido a las características ya mencionadas del tejido fibroso, no se expanden mucho. La mayoría de las veces no existe solución de continuidad, pero el clínico debe estar siempre alerta ya que, aunque parezcan banales, pueden estar asociadas a fracturas y daño a estructuras profundas.

Los hematomas *subaponeuróticos* o galeales se forman entre la aponeurosis y el periostio. Tienen la característica que dado que el tejido areolar es incapaz de contener el derrame sanguíneo, este se desplaza a través de este plano de poca resistencia para detenerse en los sitios en donde la aponeurosis se adhiere al periostio. Esta característica anatómica, también explica la relativa facilidad con que se producen las avulsiones, y claro con la que el neurocirujano crea colgajos durante sus intervenciones. En obstetricia se presentan en 0.8 por 1000 nacimientos, pero si se emplea extracción por succión se eleva hasta 6.4 por 1000, llegando a ser tan grandes que pueden ocasionar síndrome anémico e inestabilidad hemodinámica.

Se asocian a fracturas, ruptura de alguna sincondrosis (Gr. *synchondrōsis* = crecimiento hacia un cartílago) interósea, o arrancamiento de una vena emisaria. El problema es tan serio que entre el 14% y el 25% de los neonatos afectados, de no ser atendidos oportunamente, fallecen por esta causa

Una variante es el "*caput succedaneum*", como se llama a la colección sero sanguínea que se extiende más allá de las suturas, y que como todos sabemos se resuelven espontáneamente sin tratamiento.

Las colecciones subaponeuróticas *purulentas* o de *gas*, se extienden en sentido antero posterior desde la región occipital hasta el reborde orbital, y a los lados hasta los arcos zigomáticos, a la región temporal y al borde superior del apófisis mastoides. Es una situación seria ya que la infección puede diseminarse hacia el interior del cráneo a través de las venas emisarias de esta verdadera "zona de peligro".

Las heridas puntiformes, y particularmente en niños las asociadas a mordeduras por animales, aunque aparentemente inocuas en la superficie, pueden estar complicadas por punciones meníngeas o encefálicas.

Cráneo
El cráneo se compone de la base y la bóveda.

La base es muy anfractuosa y existen perfectamente demarcadas las fosas anterior (lóbulos frontales), media (lóbulos temporales) y posterior (cerebelo y tallo cerebral). Es precisamente contra sus limites e irregularidades con que las estructuras se lesionan cuando la masa encefálica suspendida en líquido céfalo raquídeo (LCR), se desplaza por fuerzas externas como sucede durante la aceleración o enfrenado.

Todos los huesos que integran el cráneo del adulto, están articulados perfectamente entre si, sin embargo las suturas, son puntos débiles lo que explica la posibilidad que en un traumatismo, estas se separen ocasionando las llamadas *fracturas diastásicas*.

En alguna áreas, la única barrera que separa a las meninges del exterior es hueso frágil y tan delgado que parece papiro; tal es el caso de las fosas nasales y del conducto auditivo que deben considerase como cavidades contaminadas, lo que explica porque cuando se fracturan y hay lesión de la duramadre, hay escape de LCR ocasionando rinorrea y/u otorrea; por ello hay que considerarlas como *fracturas expuestas* con alto riesgo meningitis infecciosa.

En otras zonas, como en la mayor parte de la bóveda, la estructura ósea es gruesa y se requiere de más fuerza para romperle, lo que por si mismo predispone a hematoma intracraneal, resultando en fracturas lineares o estrelladas, y de acuerdo al desplazamiento del fragmento óseo, se suelen catalogar como hundidas o no hundidas.

Las *hundidas*, son aquellas en las cuales el fragmento óseo, se "sumerge" más allá que el espesor total de la tabla ósea. También se denominan desplazadas o deprimidas y la mayoría requiere de corrección quirúrgica. Cuando estas se encuentran localizadas sobre algún seno de la dura madre, se deben considerar como particularmente serias, ante el temible potencial que tienen de sangrar gravemente, durante los intentos de reducción. Además el hueso desplazado, puede penetrar a través de las meninges, al parénquima cerebral.

Cuando hay comunicación de la cavidad craneana hacia el exterior, a través de una laceración del cuero cabelludo, se debe considerar que está asociada a lesión de la duramadre, por lo que el encéfalo queda expuesto y por ende contaminado.

Las fracturas deprimidas de los huesos de la bóveda craneal, son relativamente frecuentes en los recién nacidos pudiendo aparecer *espontáneamente* durante el parto vaginal normal, o estar asociadas a cesáreas y/o al el empleo de fórceps; los obstetras y pediatras las llaman de *"ping-pong"* y en general no dejan secuelas.

Obviamente, si los huesos afectados son los de la base, se denominan, las fracturas se llaman "basales", las cuales por cierto se caracterizan clínicamente por equimosis periorbitaria ("ojos de mapache") o mastoidea signo que describió el cirujano Battle (1855-1936), cuyo nombre nada tiene que ver con batalla. A estas equimosis de suma hemo tímpano, y posiblemente compromiso de algunos pares craneales como el III, IV y V, además de dislocación de los huesesillos del oído medio.

Así como la sangre y el LCR llegan a la superficie ocasionando los signos mencionados, el aire ambiental puede ingresar hacia el interior de la cavidad craneal ocasionando neumoencéfalo que ocasionalmente pasa al canal del raquis a donde se le denomina neumoraquis.

Cuando una herida atraviesa a los huesos craneales *y a la duramadre*, se cataloga como penetrante, ya sea a través del cuero cabelludo o de mucosas. Por ejemplo, un picahielo pasa sin dificultad por la bóveda craneal, una sonda nasogástrica atraviesa fácilmente a la lámina cribiforme del etmoides y un lápiz al techo de la órbita.

En ocasiones, el trauma contuso sólo ocasiona hematoma subpericraneal localizado entre el pericráneo como se llama al periostio en esta localización, y la tabla externa. No se expande más allá de las suturas vecinas ya que el periostio se adhiere a ellas firmemente. Este problema se llega a presentar hasta en el 2.5% de los recién nacidos, particularmente cuando se aplicaron fórceps o la presentación era de nalgas, y se encuentra sobre el parietal u occipital; los obstetras lo conocen como *"céfalo-hematoma"*, y al igual que los traumáticos, si no desaparece espontáneamente se pueden calcificar. Algunas veces sangran tan abundantemente que producen anemia; se asocian a fracturas lineales.

Las lesiones penetrantes además del daño cerebral y otras infecciones pueden complicarse con tétanos y gangrena gaseosa, con las terribles consecuencias que son fáciles de imaginar.

Cuando hay un impacto directo sobre la cabeza, o cuando ésta se golpea contra algo, el daño resultante va a depender de la consistencia, la masa, la superficie y la velocidad por que se da el golpe, y desde luego también hay lesiones por compresión. Inicialmente los huesos craneales se doblan hacia adentro en el sitio del contacto y el cráneo absorbe algo de la energía, pero también alguna se transmite al encéfalo por las ondas de choque.

Lesiones vasculares.

Son frecuentes, y suelen ser ocasionadas por lesión directa o por tracción, lo que ocasiona lesión endotelial.

De acuerdo con el sitio en donde se rompe un vaso, la hemorragia es peridural, subdural, subaracnoidea, intra parenquimatosa o alguna combinación de los anteriores. Desde luego se pueden afectar también los senos de la duramadre y muy particularmente dentro del cavernoso, la lesión de la carótida ocasionar fístula arteriovenosa o pseudoaneurisma.

Hemorragia peridural.

No es tan frecuente, y la enorme mayoría (75%) se asocian con la arteria meníngea media, la que con su plexo simpático, entra a través del agujero espinoso hacia el interior de cráneo, y transcurre en contacto íntimo con los huesos, creando ella y sus ramas los canales tan fácilmente identificables en estas estructuras óseas que incluso se distinguen con relativa facilidad en las radiografías simples de cráneo, las que por cierto a veces se confunden con líneas de fractura. Se encuentra por *fuera* de la duramadre y se encarga de la irrigación de las estructuras óseas de la bóveda craneal, pero **no** del cuero cabelludo, lo que explica por que los escalpes y los colgajos no se complican con necrosis ósea. La mayor parte de las laceraciones de la arteria, se asocian a fractura de los huesos de la región temporoparietal que son delgados, lo que implica por si mismo que un traumatismo lateral y no necesariamente severo sea suficiente para producir una lesión linear, como llega a suceder entre los golfistas o quienes practican el frontón; sin embargo hasta el 20% cursan sin lesión ósea.

En los recién nacidos es aun más raro, lo que seguramente se debe a que en ellos todavía no se forman las canaladuras óseas; se llega a asociar a céfalo hematoma.

El hematoma originado por la laceración arterial se debe considerar como de alta presión. Este se localiza entre el periostio y la superficie externa de la duramadre, es decir en el espacio peridural lo que le da su característica apariencia lenticular o biconvexa en la tomografía. La sangre se puede dirigir a través del hueso hacia la fosa temporal, es decir volverse extracraneal, ocasionando abombamiento subtemporal, por lo que hay que recordar que un sujeto agresivo, con moretón y tumoración en la región temporal, en vez de ¡ir a la cárcel debe ir al hospital! También se suelen dirigir hacia abajo, es decir en dirección de la fosa media, o hacia arriba a la corteza motora.

Otras fuentes de hemorragia hacia el espacio peridural son las venas del diploe o los senos longitudinal superior, transverso y occipital de la duramadre, aunque estos son de baja presión.

Este hematoma, únicamente ocasiona efecto de masa y puede cursar **sin** lesión directa del parénquima cerebral, por lo menos inicialmente. De hecho con frecuencia no hay pérdida de la conciencia después del traumatismo, o si la hubo, la recuperación es rápida pero generalmente transitoria (desde dos hasta seis horas) porque después se presenta coma. Se trata pues de una tríada característica de golpe inicial, pérdida del conocimiento, mejoría, plática, lucidez y súbitamente . . . ¡el coma y la muerte si no se atiende!. Sin embargo, de la primera se puede pasar a la última, o no existir ni la primera ni la segunda e iniciar el coma súbitamente, todo depende de la velocidad con que se expanda el hematoma, el cual comprime la corteza cerebral, generalmente sobre la zona motora. El crecimiento del hematoma conlleva al desplazamiento del cerebro a través del borde libre de la tienda del cerebelo, ocasionando herniación tentorial que predispone a la lesión del mesencéfalo. El pronóstico es excelente si se drena *antes* de que esto suceda, después . . . . quien sabe.

Se insiste en la conveniencia de recordar que *concusión, periodo de lucidez* y *coma,* **no** es una triada patognomónica de hematoma peridural, ya que también se presenta en otros pacientes con masas en expansión

Hemorragia subdural.

Son más frecuentes que las anteriores presentándose en hasta el 30% de los casos de trauma severo. Se ubican por debajo de la duramadre y por encima de la aracnoides. A diferencia de la hemorragia peridural, generalmente se debe a una laceración venosa, ya sea de un seno de la duramadre o alguna vena tributaria de los mismos, y sólo en muy pocas ocasiones son de origen arterial. Las venas provenientes del cerebro perforan la aracnoides, ingresan al espacio subdural que es virtual, desplazándose en el en promedio hasta 2.5 cm, antes de perforar al seno venoso en el que drenan; en consecuencia están fijas en sus dos extremos, uno sinusoidal que no se mueve y otro cerebral que si lo puede hacer dado el *desplazamiento* potencial en sentido antero posterior de la masa encefálica, situación naturalmente prevista, ya que las venas son más largas que la distancia que les separa del sitio de drenaje lo que permite un "estiramiento" limitado, que de excederse, resulta en arrancamiento de alguno de sus dos extremos aunque habitualmente es el aracnoideo, y claro también se llegan a romper a lo largo de trayecto subdural. No se requiere para producirlo, de un traumatismo muy severo en la frente o la región occipital, y el riego es mayor cuando existe algún grado de atrofia cerebral, como sucede en las personas mayores o alcohólicos, porque las venas están ya están "estiradas" al haberse incrementado el espacio subdural real, teniendo menos "juego" con un encéfalo pequeño y más movible.

En algunos casos el único antecedente es un brinco, un empujón o haberse subido a algún juego mecánico, desde los caballitos hasta la montaña rusa. Se han detectado *in útero* antes de nacimiento, y hasta en el 6.1% de los nacimientos vaginales normales.

Hasta el 50% de los casos, la hemorragia es bilateral, llegando a se bastante grandes cubriendo la superficie de todo un hemisferio. Habitualmente, se presentan síntomas de compresión cerebral varias horas después del accidente; de hecho, si aparece sintomatología durante las primeras 24 horas, se clasifican como agudos. Si la sintomatología inicia entre 24 horas y dos semanas, después del trauma, se consideran subagudos; sin embargo Hay casos en los que pasan más de dos semanas e incluso meses, antes de manifestarse, es decir son crónicos y con frecuencia ni el paciente ni sus familiares se recuerda del antecedente traumático.

La hemorragia es de baja presión, ya que los senos de la duramadre tienen presión venosa, requiriéndose de algo más, para hacer que crezca lo suficiente como para comprimir y desplazar al encéfalo, como por ejemplo vómitos, pujidos o tos, que para fines prácticos equivale a una maniobra de Valsalva (1666-1723), lo que resulta en incremento de la presión intra craneal.

El aumento lento, pero constante de la masa al paso de los días o semanas, se ha atribuido al incremento de la presión osmótica en este espacio, ocasionado por el derrame sanguíneo. Esto atrae líquido proveniente del LCR a través de la aracnoides, la que actúa como una membrana semipermeable. Sólo empiezan a dar síntomas, cuando se alcanza una *masa crítica* que desplaza al encéfalo. De lo anterior se desprende que el hallazgo en el periodo agudo, es de sangre fresca coagulada sobre la superficie cerebral **sin** extenderse hacia la profundidad de las circunvoluciones, lo que es obvio porque está por encima de la aracnoides.

Cuando ya han pasado varios días, se encuentra una cavidad organizada, con más líquido hemático y menos coágulos, porque el hematoma se autolimita y al no crecer más no da síntomas; sin embargo empieza a organizarse, es decir el hematoma se liza durante la primer semana, durante la segunda empiezan a crecer los *fibroblastos* provenientes de la duramadre, a partir de un mes, ya se encuentra lleno del típico tejido conectivo hialinizado, característico de los hematomas organizados, además de tejido de granulación unido a la duramadre pero no a la aracnoides. La lesión tiende a ***retraerse*** y a formar una membrana subdural de tejido conectivo, sin embargo también puede volver a sangrar, esta vez por ruptura de los vasos del tejido de granulación, lo que llega a suceder incluso varios meses después de la lesión original, cuando lo que existe en un *hematoma crónico*. En esta etapa, el cirujano encuentra una cavidad bien limitada, con pared bien definida con abundante tejido conectivo, la que debe remover además de drenarlo. Para entonces ya no es raro encontrar daño permanente por isquemia en el parénquima cerebral sobre el que se asentó.

Hemorragia subaracnoidea.

Se entiende por hemorragia subaracnoidea, a la presencia de sangre en el líquido cefalorraquídeo (LCR), contenido por la aracnoides. Seguramente proviene de la ruptura de los minúsculos vasos subaracnoideos. Se presenta hasta en el 44% de pacientes con trauma cerebral, detectándose acúmulo de sangre en las cisternas basales, así como en las fisuras interhemisféricas y entre las circunvoluciones cerebrales. Estas hemorragias se asocian íntimamente con daño macroscópico cerebral, como son contusiones y laceraciones, sin embargo, por si misma no es de mal pronóstico, pero siempre existe la posibilidad de vaso espasmo, que de ser severo origina isquemia cerebral, llegándose a presentar de 48 horas a 2 semanas después del trauma, de ahí el tratamiento con medicamentos bloqueadores de canales de calcio.

Encéfalo.

Es una estructura semi sólida de aproximadamente 1400 grs. de peso que ocupa *sólo* el **80%** de la cavidad craneal. Está rodeado por la duramadre, aracnoides y piamadre, lo que como se señalo anteriormente permite, la clasificación de los hematomas craneales de origen traumático.

El encéfalo se divide en cerebro, cerebelo y tallo cerebral y se encuentra "flotando" en el LCR, que es producido en los plexos coroides, localizados principalmente en los ventrículos cerebrales, de donde pasa al espacio subaracnoideo para bañar al cerebro y la medula espinal. Este LCR lleva substancias a las células cerebrales y por su conducto se eliminan productos de su metabolismo, además transporta péptidos hormonales y las proteínas hormono estimulantes (tropas) producidas en el SNC, hacia el torrente sanguíneo, para que actúen sobre sus receptores específicos en diversas partes del cuerpo. La presión normal de este sistema acuoso oscila entre 65 y 195 mm **de agua** (5 a 15 mm **de mercurio**). Cuando la sangre bloquea dentro de los ventrículos el drenaje del LCF, se ocasiona hidrocéfalo traumático, y daño encefálico suele alterar su pH, lo que produce alteraciones neurofisiológicas bastante serias.

Existe una verdadera barrera hematoencefálica (BHE), lo que provee de un microambiente al encéfalo en el que se mantienen las concentraciones de iones extracelulares y neurotransmisores, mediante un permanente movimiento a través de ella. Las alteraciones a esta BHE después del trauma contribuyen a la generación de edema cerebral de origen vascular.

El cerebro tiene un altísimo metabolismo, lo que se refleja en su consumo de aproximadamente el 20% del oxígeno del total de lo que requiere el organismo, así como del flujo del 15% del gasto cardiaco. Para efectuar los ajustes necesarios, sus vasos tienen la habilidad de alterar sus diámetros, para que de acuerdo a sus necesidades aumenten o disminuyan el flujo sanguíneo cerebral (FSC). Es importantísimo recordar que hipertensión arterial, además de la alcalosis e hipocapnia, favorecen *vasoconstricción* de los casos cerebrales, mientras que y la hipotensión, acidosis e hipercapnia generan *vasodilatación*. Así mismo existe *autoregulación* de la presión arterial, lo que mantiene a la presión cerebral media (PCM), entre 60 y 150 mm Hg. La actividad vascular cerebral es extraordinariamente sensible a las alteraciones en las presiones parciales de dióxido de carbono y oxígeno (Pco2 y Po2).

La disminución de 1 mm Hg. de la Pco2 produce *vaso constricción*, disminuyendo el diámetro de los vasos cerebrales entre 2% y 3%, con la consecuente baja del volumen sanguíneo, la que por pequeña que sea, neutraliza las consecuencias del edema o del efecto de masa de un hematoma dentro del cráneo. Sin embargo habrá que estar concientes, de que la hipocapnia severa (Pco2 de o por debajo de 20 mm Hg.), produce tal vaso constricción que resulta en *isquemia* e *hipoxia severa*, por lo que si se recurre a hiperventilación terapéutica, habrá que ser muy cuidadosos para mantener la Pco2 entre 30 y 35 mm Hg; de hecho sólo se recomienda su empleo en aquellos pacientes con riesgo inminente de enclavamiento. Al paso del tiempo, los vasos dejan de reaccionar a la hipocapnia inducida, y al vaso dilatarse, incluyendo a los localizados en la zona lesionada, aumenta el edema y el hematoma lo que resulta en un mayor efecto de masa. Se insiste, aunque un recurso valioso en ciertas condiciones, la hiperventilación **no** se debe emplear rutinariamente en trauma craneal si no hay datos de hipertensión cerebral, de hacerlo siempre deberá se bajo la supervisión de personal con experiencia.

Si la Po2 disminuye, hay *vasodilatación* de los vasos cerebrales ya que con ello se trata de asegurar el suministro de oxígeno al tejido cerebral, mediante el aumento del flujo sanguíneo cerebral (FSC), ya que la hipoxia asociada a las alteraciones pos traumáticas de la BHE desencadena edema vasogénico; de ahí el porque es vital evitarla en pacientes con este tipo de lesiones, y con ello asegurar los flujos sanguíneos necesarios para satisfacer las demandas metabólicas, y claro remover los productos del catabolismo cerebral.

El FSC depende también de la presión de perfusión cerebral (PPC), que es el gradiente de presión a través del encéfalo que resulta de la presión cerebral media (PCM) y la resistencia al FSC ocasionada por las presiones venosas sistémicas e intra craneal.

La PCM predomina porque es mas alta que la venosa sistémica, y por ello la PPC se calcula restando la PCM de la presión intra craneal. El FSC se mantiene constante cuando la PPC está entre 50 y 160 mm Hg., pero si la PPC cae por debajo de 40 mm Hg., se pierde la autoregulación del FSC, y la isquemia resultante altera gravemente al metabolismo cerebral. De esto se desprende la gran importancia que tiene el evitar o corregir tan pronto como sea posible a la hipotensión arterial, para con ello asegurar una eficaz PPC.

Mecanismo de las lesiones cerebrales.

El encéfalo no "encaja" perfectamente en el cráneo, el continente es más grande que el contenido que descansa en una estructura fija (tálamo cerebral e hipotálamo) y flota en LCR; lo único que une su convexidad con la bóveda que le contiene, son algunos vasos venosos que se desprenden de su convexidad y cuyas lesiones son causantes de los ya mencionados hematomas subdurales.

Los traumatismos anteroposteriores o postero anteriores, ocasionan el máximo desplazamiento de la masa encefálica que hace un movimiento de "bisagra" sobre los inamovibles tallo cerebral e hipotálamo. Así por ejemplo, cuando un boxeador recibe un golpe ascendente directo en el mentón (*uppercut*), la cabeza se desplaza aparatosamente hacia arriba, el cerebro hace lo propio dirigiéndose con fuerza de abajo hacia arriba y de delante a atrás, con lo que los lóbulos frontales se elevan, los occipitales bajan y chocan contra la parte posterior de la tienda del cerebelo, y el tallo cerebral se estira tanto que puede arrancarse y causar con ello muerte instantánea; igual que le puede suceder al peatón atropellado por detrás. Este movimiento de estiramiento del tallo puede ser en si mismo la causa de la pérdida de la conciencia.

En sentido anteroposterior o viceversa, un hemisferio también puede moverse más que el otro ocasionando estiramiento de los tejidos que les unen entre si como son el cuerpo calloso y las comisuras.

A diferencia de los anteriores, los ocasionados lateralmente aún asociados a fractura, desplazan mucho menos al encéfalo, porque entre ambos hemisferios, se interpone como una quilla la hoz del cerebro.

En los movimientos de aceleración-desaceleración bruscos como sucede en algunos juegos mecánicos, choques vehiculares, o cuando se sacude a un bebé, no hay impacto directo pero el cerebro se mueve, y como ya se menciono anteriormente se estiran los vasos venosos subdurales, pero además el rozamiento encefálico contra la superficie ósea, o el estiramiento de algunas estructuras, produce lesiones difusas como lesión axonal y concusión, y cuando la masa encefálica flotante choca contra una estructura de la duramadre o hueso, se produce una contusión diametralmente opuesta a la original, que es denominada *lesión por contragolpe*.

El daño que se produce sobre la zona (*lesión por el golpe*) en donde se recibió el traumatismo depende directamente de las propiedades viscoelásticas del tejido cerebral, la duración con que la fuerza se aplica (mayor rapidez más daño), la magnitud con que llega al tejido cerebral y la extensión de la zona afectada. Así mismo las ondas de choque generadas, al transmitirse a través del tejido cerebral producen alteraciones potencialmente severas. En casos de heridas penetrantes, el daño encefálico estará en relación directa con la masa, la forma, la dirección y la velocidad con la que penetra el objeto, pudiéndose producir lesiones dístales en relación al trayecto del agente sobre todo con proyectiles de arma de fuego.

El cuadro clínico de un traumatizado de cráneo es dinámico, y resulta de la suma de las lesiones primarias y secundarias, siendo la primeras, aquellas resultantes de daño mecánico ***directo*** irreversible e incluye laceraciones, hemorragias, contusiones y avulsiones tisulares, caracterizándose microscópicamente por alteraciones severas a la estructura celular, picnosis nuclear (Gr. ***pyknos*** = grueso), eosinofilia del citoplasma y desintegración celular, además de lesiones microvasculares, edema axonal incluso a gran distancia y hemorragia pericapilar, seguido de extravasación sanguínea tardía, a través de todo el tejido comprometido, llegando a la sustancia blanca después de cruzar el espesor de la corteza cerebral. La respuesta inflamatoria sigue su curso habitual, es decir aparecen primero los neutrófilos seguidos de los macrófagos provenientes de la *microglia* (derivada de las células mesodérmicas) los cuales proliferan, se aglutinan alrededor de focos pequeños de necrosis constituyendo los llamados "nódulos microgliales" y se colocan alrededor de los cuerpos de neuronas moribundas para fagocitarlas por medio de la neuronofagia.

Es entendible que las alteraciones anatómicas se reflejen en alteraciones funcionales, seguramente asociadas a despolarización masiva de las células cerebrales y desequilibrios iónicos, existiendo alteraciones neuroquímicas y neurofisiológicas que rebasan sus mecanismos protectores.

Las secundarias, son ***lesiones indirectas*** y están relacionadas como ya se mencionó al movimiento intracraneal del encéfalo, además de la tensión a que se someten las estructuras nerviosas. La lesión axonal difusa (LAD) es la causante del coma, las grandes secuelas neurológicas y la muerte. Muchos pacientes sobreviven a la agresión inicial pero permanecen en estado vegetativo o con graves secuelas, por estas lesiones resultantes del estiramiento o deformación; cuando el tallo cerebral está lesionado el pronóstico es desalentador. El origen de la lesión aun es discutible; originalmente se explicó como el daño resultante únicamente del estiramiento axonal que termina en un cabo desconectado, actualmente se piensa que es un proceso complejo, que termina en la desconexión del fragmento axonal hinchado, al que se conoce como "bulbo de retracción", dado que la desconexión se presenta tiempo después al trauma, también se le denomina "axotomia retardada o secundaria".

Además de la contusión y de la LAD, se ha identificado sobre todo en lesiones craneales cerradas, la elevación de aminoácidos excitadores, que parecen precipitar alteraciones en los movimientos transmembrana de los iones de sodio y calcio. Los niveles elevados de calcio intra neuronal, al parecer activan varios mecanismos anormales que lesionan seriamente a las células cerebrales. Igualmente se piensa que existe una alteración neuroquímica consistente en liberación de acetilcolina, glutamato y aspartato, todos ellos reconocidos como neurotransmisores excitadores. Es un campo fértil de investigación.

Las lesiones traumáticas antiguas sobre la superficie cerebral se caracterizan por estar deprimidas, retraídas y de color café amarillento ("placas amarillas"), se les localiza más frecuentemente en las zonas con lesiones por contragolpe y se asocian a crisis convulsivas. En sitios en donde se identificaron hemorragias, se llegan a presentar lesiones cavitadas que parecen infartos antiguos. En áreas de contusiones antiguas se identifican gliosis y macrófagos con hemosiderina, los que a menudo se identifican como focos epileptógenos.

En algunas ocasiones, el trauma no produce una lesión claramente identificable aunque exista un cuadro neurológico muy florido, caracterizado por pérdida de la conciencia y de los reflejos e incluso paro respiratorio. Generalmente después de la recuperación existe amnesia sobre al acontecimiento aunque no exista secuela. No se sabe que ocasiona esta *"concusión"*, pero es evidente que debe resultar de alteraciones en la fisiología y el ambiente bioquímico de las neuronas, quizás se trate de despolarización de la membrana celular, disminución del adenosin trifosfato mitocondrial y alteraciones en la permeabilidad capilar. El paciente puede morir y la autopsia no identificar una zona de lesión histológica, aunque claro también hay casos en los que existe.

En resumen, las lesiones del encéfalo pueden clasificarse de acuerdo a su severidad en menores, moderadas y severas; en relación a la forma como se producen en contusas o cerradas y en abiertas y/o penetrantes, y dependiendo de las estructuras afectadas en fracturas de los huesos del cráneo (base y bóveda) y lesiones parenquimatosas, difusas o localizadas.

Algunos factores "externos" al daño neurológico, como son la hipotensión arterial, la anemia y particularmente la hipoxia, aumentan sustancialmente la posibilidad de daño secundario e incrementan las secuelas y la mortalidad.

Hipertensión intracraneal

De acuerdo a la hipótesis de Monro (1733-1817)-Kellie (1758-1829), el cráneo es una esfera rígida ocupada por tejidos líquidos y gelatinosos no compresibles, refiriéndose únicamente a la sangre y al tejido encefálico. El tercer componente se incorporó hasta que Magendie (1783-1855), convenciera al mundo de la existencia del LCR, por lo que actualmente la hipótesis abarca la sangre (75 ml.) LCR (150 ml) y al tejido cerebral (1400 ml).

La presión intracraneal (PIC), resulta del balance de las presiones ejercidas por el contenido de dicha cavidad que es prácticamente inexpandible, es decir la suma del volumen del encéfalo, del LCR y de la sangre. Esta PIC debe ser constante, por ello, si el volumen de alguno de estos componentes aumenta, otro tiene que disminuir para mantenerla. Se considera hipertensión intra craneal cuando la presión del LCR aumenta por arriba de 15 mm de Hg. (195 mm de agua), y se asocia con mucha frecuencia al trauma craneoencefálico. Inicialmente aumenta por el efecto de masa o edema postraumático, y ocasiona desplazamiento del LCR de la bóveda hacia el canal raquídeo, con lo que neutraliza el aumento del volumen sanguíneo o del cerebro; cuando rebasa este mecanismo compensatorio, la elasticidad inherente del tejido cerebral, permite cierta compresión que también coadyuva al equilibrio, y en total se puede dar cabida a unos 50 a 100 ml más de volumen, aunque claro está que ello depende de la velocidad con que se expande el hematoma, o de la rapidez con que se forma el edema. De excederse esta cantidad, sólo se requiere de un incremento mínimo como el producido por vasodilatación, una pequeña lesión focal con poco edema u obstrucción al flujo del LCR, para que se aumente la PIC y esto afecte la PPC, ocasionando la pérdida de la autorregulación vascular, lo que resulta en vasodilatación cerebral seguida de edema vasogénico. Cuando la PIC llega a los niveles de la presión arterial, se detiene la perfusión, lo que resulta en muerte celular además de que la hipertensión origina herniación con compresión del tallo cerebral y el consecuente paro cardiorrespiratorio.

"Hinchamiento" cerebral y edema cerebral.

Parecen lo mismo, pero en lo único que se asemejan es que ambos aumentan el volumen cerebral. El hinchamiento, obedece a la *hiperemia* resultante del traumatismo, y en consecuencia aumento el volumen sanguíneo intra craneal. El segundo es el aumento de *agua* en el tejido cerebral, que se manifiesta por compresión de los ventrículos y borramiento de las circunvoluciones, además que alrededor de la zona de lesión produce un efecto de masa.

El edema a su vez puede ser vasogénico, es decir resultante de la lesión de la BHE, o citotóxico como una consecuencia de la falla de la membrana celular, y se asocia a hipoxia tisular.

Alteraciones de conciencia.

"Ninguna información es superflua cuando se carece de los datos necesarios"

Para que un individuo se reconozca a si mismo y a su entorno, se requiere que le funcionen adecuadamente la corteza cerebral y particularmente el sistema ascendente de activación reticular (SAAR) del tallo cerebral. Su alteración es realmente la característica más importante de la lesión encefálica, e incluso es uno de los elementos más importantes de la evaluación y pronóstico de estas lesiones, por lo que exige atención cuidadosa y permanente. Evidentemente, los médicos debemos tener una definición muy clara de lo que es el estado de conciencia adecuado, así como sus variantes antes de llegar al coma, que es la ausencia de respuesta aún a estímulos muy intensos, recomendando al lector repasar el significado de términos como confusión, delirio, obnubilación y estupor, para que se emplee una terminología adecuada. Actualmente se utiliza en este contexto, la clasificación ideada por los Dres. Teasdale y Jennett en 1974, llamada Escala de Coma de Glasgow (ECG) la cual a lo largo de los años ha demostrado su utilidad. Otras como la llamada Cuenta Abreviada de Lesiones aunque en uso, no son tan populares.

El SAAR es una estructura que va del bulbo al tálamo, y se superpone a las vías de los reflejos del tallo cerebral, particularmente el reflejo pupilar a la luz (con la intervención del simpático y parasimpático) y el reflejo de los movimientos oculares (con la preservación de las conexiones intra nucleares de los pares craneales III, VI y VIII). Clínicamente, cuando estos se encuentran íntegros, se infiere que el SAAR está integro, y que probablemente la alteración del estado mental obedece a alteraciones de los hemisferios cerebrales, pero si están alterados en un sujeto con antecedentes de traumatismo craneoencefálico, lo más probable es que se ha afectado por aumento de la PIC, es decir un daño estructural.

Fenómeno de Cushing (1869-1939)

Cuando después de un trauma grave, se presenta la triada de hipertensión arterial, bradicardia y disminución de los movimientos respiratorios con periodos de apnea, se debe pensar en una situación extraordinariamente grave ya que este fenómeno o "reflejo" indica que la PIC ha llegado a niveles críticos. Su aparición es de muy mal pronóstico. En ocasiones se presenta taquicardia *antes* de la bradicardia y esto en si debe considerarse como grave, ya que si el cirujano se espera a que aparezca la bradicardia, puede presentarse una asístole fatal.

Herniación cerebral.

Como ya se señaló anteriormente el hinchamiento cerebral, el edema y una masa en expansión por si mismas o en conjunto aumentan, la PIC lo que a su vez hace que el contenido cerebral se dirija hacia la única salida de la cavidad craneal que es el agujero occipital. Esta herniación puede presentarse casi inmediatamente después del trauma o varios días después, pero cuando hay datos de que esto ha ocurrido, la mortalidad es de casi del 100% por lo que se requieren medidas urgentes e inmediatas.

Lo más común es que haya herniación uncal transtentorial caracterizándose por la compresión del III par, con la consecuente anisocoria, ptosis, alteración de los movimientos extraoculares y respuesta pupilar lenta a la estimulación luminosa, todo ello ipsilateral es decir del lado de la lesión, que de progresar llega a la dilatación pupilar y ausencia de reactividad. A medida que avanza se compromete el tallo cerebral con lo que se alteran la conciencia, el ritmo respiratorio y el sistema cardiovascular.

Más raras son la llamada herniación central y la cerebelotonsilar. La central, se ocasiona por masas en el vértice o en los polos frontal u occipital, con manifestaciones bilaterales; la cerebelotonsilar se presenta por el desplazamiento de las amígdalas hacia el agujero magno, lo que desencadena rápido deterioro de la ventilación, colapso circulatorio, afectación pupilar bilateral mostrándose puntiformes, además de cuadriplegia flácida por compresión de los haces corticoespinales.

Cuando existe una lesión en expansión dentro de la fosa posterior, la herniación puede ser en dirección opuesta, es decir de abajo hacia arriba y desde luego también es transtentorial, manifestándose con alteración de la temprana de la conciencia y pupilas puntiformes.

Disfunción orgánica no neurológica.

El SNC es parte de un todo, y los pacientes con TCE "puro" es decir no asociados a lesiones en otras partes de la economía, pueden presentar alteraciones en otros órganos que por si mismas pueden ser fatales; de hecho, ¡*todo el organismo sufre cuando la cabeza se golpea!*

Algunas medidas terapéuticas a las que se recurre para el control de la hipertensión intracraneal o sostenimiento de la presión de perfusión, como son el empleo de hipotermia, barbitúricos, adrenalina y dopamina, pueden producir alteraciones orgánicas extraneurológicas y habrá que tenerles presentes.

A pesar de que no se había considerado al SNC como *inmunológicamente activo*, actualmente se acepta que *su* inflamación postraumática es un elemento importante en el daño secundario. Después del TCE, se han identificado niveles elevados de citoquinas en el LCR y en la sangre, lo que hace muy posible que precipiten falla orgánica no neurológica. También se han detectado alteraciones en la coagulación, caracterizadas por un estado de hipercoagulabilidad, que puede a su vez desencadenar un aumento considerable de la actividad antifibrinolítica, lo que a su vez desencadena coagulación intra vascular diseminada; la formación sistémica de microtrombos debida a esta desorganización de la coagulación, sin duda predispone a la falla sistémica múltiple.

La disfunción neurológica del miocardio y el edema pulmonar neurogénico, se han asociado a la gran liberación de catecolaminas en estos enfermos.

En el caso del músculo cardiaco, hay miocitolisis y necrosis de bandas de contracción del miocardio, lo que es compatible con la descarga de catecolaminas secundaria a la activación simpática masiva y prolongada.

El edema pulmonar neurogénico se puede presentar a unos segundos del traumatismo o hasta dos semanas después. Las características del líquido del edema reflejan su origen hidrostático y por alteración en la permeabilidad capilar, lo que le asocia con la descarga de catecolaminas.

Lesiones por relámpagos.

En 1646, Browne (1605-1682) acuñó el término electricidad. Actualmente se ha considerado erróneamente, que cuando un rayo cae sobre un ser humano (o en su cercanía) sufre "una fuerte descarga eléctrica". Si bien es cierto el relámpago es un fenómeno eléctrico, y se aplican en consecuencia los mismos principios físicos, las lesiones son muy típicas y por lo tanto deben entenderse como tales, incluso puede haber diferencias entre las producidas por una descarga positiva y una negativa.

Las lesiones al sistema nervioso con mucho, son las que más afectan a las víctimas de estos accidentes ya que puede existir daño al SNC, a los nervios periféricos y al sistema simpático

Una descarga de esta naturaleza puede ser hasta de 50,000 amps y generar una temperatura de 30,000 K. Los campos eléctricos ocasionan *electroporación* de los lípidos de la membrana de los nervios, el destello libera tanta energía que puede ocasionar hemorragia intracraneal y la descarga en si plantea varias posibilidades.

La primera considerada como benigna, afecta al 75% de los pacientes, y se caracteriza por pérdida de conciencia, amnesia, confusión, cefalea, parestesias y debilidad. Algunos presentan una parálisis muy característica y que Charcot (1825-1893) llamó *queraunoparálisis* (Gr. **kerauno** = rayo, trueno) o parálisis por relámpago. Es transitoria (de una a varias horas), afecta más a las extremidades inferiores, hay pérdida de sensibilidad, palidez, vasoconstricción severa, ausencia de pulso, y se ha considerado como resultante de una liberación masiva de catecolaminas, rara vez quedan paresias o parestesias permanentes. No es raro que se asocien a la presencia en la piel, de una figura rojiza en forma de helecho, que es patognomónica en los alcanzados por un rayo a la que se le llama figura de Lichtenberg (1742-1799). Estas *"flores de los rayos"*, son tan específicas entre estas víctimas que tienen valor forense para determinar la causa de la muerte; probablemente se produzcan por la ruptura de pequeños capilares por el paso de la corriente o la onda de choque generada por la descarga.

La segunda posibilidad es más seria, y aunque no se trata de daño nervioso directo por la corriente, resulta del paro cardiaco o respiratorio con la consecuente lesión hipóxica del SNC. Así mismo pueden existir hemorragias intra cerebrales y subaracnoideas, particularmente a nivel de los ganglios básales y el tallo cerebral; quizá se deban a que la corriente entra al cerebro a través de los orificios (ojos, nariz, oídos) y de ahí va directo a esas regiones anatómicas. Los infartos cerebrales son bastante raros, al igual que la disfunción cerebelar.

La tercera, es la aparición de síndromes neurológicos de manera tardía, e incluyen alteraciones de las neuronas motoras y problemas del movimiento, las que pueden perdurar desde meses hasta años. Hasta el momento no se explica con certeza el mecanismo de su producción.

La cuarta posibilidad, resulta ser una verdadera plaga entre los sobrevivientes de estos problemas, ya que las alteraciones del comportamiento y neuropsicológicas son de difícil manejo. Los síntomas pueden presentarse de inmediato o unos cuantos días después y además de ser progresivos, e interferir con las relaciones laborales y familiares. No se sabe que les origina, pero la pérdida de la memoria, los trastornos del sueño, el déficit en la atención, mareo, fatiga, irritabilidad, depresión y cefalea se asemejan mucho a las secuelas de esta esfera en aquellos con otros TCE. La amnesia anterógrada y la confusión son casi universales, aunque no haya habido pérdida de la conciencia, y el sujeto no asimila ni información ni explicaciones durante varios días, también hay alteraciones de la libido, disestesias, fobias ¡sobre todo a las tormentas!, y ocasionalmente aparecen síndromes extrapiramidales.

Secuelas de los TCE.

La sobrevida de los pacientes con estas lesiones ha mejorado, pero un número considerable de ellos padecen secuelas físicas, neurológicas o psicológicas y pueden presentarse meses o incluso años después del accidente, lo que por cierto ocasiona serios problemas médico legales, particularmente en lo concerniente con la reparación del daño o las incapacidades de naturaleza laboral. En algunas ocasiones se encuentran evidencias anatómicas del daño como es el caso del hidrocéfalo resultante de la reabsorción inadecuada del LCR (hemorragias subaracnoideas), adelgazamiento del cuerpo calloso, lesión axonal difusa, marañas de neurofibrillas y placas difusas AB, semejantes a las halladas en la enfermedad de Alzheimer. En otras no hay lesiones evidentes sin embargo la sintomatología es florida. Cuando la lesión de un hemisferio es amplia, el resultado final puede ser hemiplejia, hemianopia y disfasia, más o menos temporal o permanente. La lesión del cerebelo medio se complica con alteraciones bilaterales como la ataxia (Gr. *A*= sin + *taxis* = orden) y el nistagmus (Gr. *nystagmos* = modorra).

Síndrome posconcusión.

Se puede presentar aunque **no haya existido** pérdida de la conciencia por el traumatismo, y si la hubo, no *importa* el tiempo que el paciente estuvo inconsciente, llega afectar hasta el 50% de los pacientes con trauma moderado; se caracteriza por cefalea, mareo, vértigo, tinitus, pérdida del oído, visión borrosa, diplopía, sensibilidad a la luz, pérdida o disminución del gusto y el olfato, irritabilidad, disartria, ansiedad, depresión, cambios de personalidad, fatiga, alteraciones del sueño, disminución de la libido, pérdida del apetito, baja concentración y atención, lentitud en el proceso de la información y pérdida de la memoria. Por medio de algunos estudios de neuroimagen como son la resonancia magnética y las tomografías computadas con emisión de fotones y positrones, se pueden identificar áreas con daño estructural o funcional pero en ocasiones eso es imposible.

Convulsiones postraumáticas

En general cerca del 12% de los sujetos con TCE severo, presentan convulsiones y son considerablemente más propensos aquellos que reciben una herida penetrante por proyectil de arma de fuego (50%). Lamentablemente, el riesgo de padecerlos siempre existe, pero es más frecuente entre los que estuvieron más graves y el riesgo es latente de por vida, aunque en promedio aparecen hasta cinco años después del TCE. Predisponen las lesiones hemorrágicas, las que afectan a la corteza y las que cursan con pérdida de la conciencia y amnesia que dura más de un día, es decir las que llegan con ECG baja; el riesgo se incrementa más aún en aquellos que las presentaron algunas durante las primeras horas o hasta una semana después de la agresión. Histológicamente se detectan zonas con varios cambios morfológicos como necrosis neuronal, apoptosis, cambios en la expresión de los genes, retoños axonales y depósitos de hemosiderina.

Alteraciones psiquiátricas.

A diferencia de las alteraciones físicas que en general "se estabilizan" con el tiempo, a medida que el paciente se adapta a ellas y se va sobreponiendo, con estas sucede lo contrario, ya que las de naturaleza mental como alteraciones en el estado de ánimo, las habilidades cognoscitivas y la conducta, además de frustrar al paciente (si las percibe) abruman a quien le tiene que cuidar y son un reto de manejo para el médico.

Es extraordinariamente interesante el hecho de que la gravedad y duración del problema, además de lo que resulta de la alteración biológica ocasionada por la agresión, se vea influida por las características de personalidad **anterior** al trauma así como de los aspectos psicosociales y ambientales del sujeto.

Se deben considerar como factores de alto riesgo ciertos antecedentes como son enfermedad psiquiátrica, mala adaptación social, senectud, alcoholismo y ateroesclerosis. De menor riesgo son calificación baja en la Escala de Glasgow, abandono marital, inestabilidad financiera, dificultad para las relaciones interpersonales, niveles bajos de educación e interés en lograr compensación económica.

Una situación triste y dramática, resulta de las secuelas neurocognoscitivas que se presentan en los boxeadores con el llamado síndrome del puñetazo-borrachera ("punch drunk"), o demencia pugilística, con un cuadro semejante entre las victimas de violencia intrafamiliar persistente. Se trata de una encefalopatía traumática crónica, destacando entre otros algunos brotes temporales de alteraciones cognoscitivas después de las peleas, o las agresiones (*subconcusiones*), seguidas a lo largo de los años, por problemas permanentes neurológicos y de conducta. Se han documentado también en futbolistas, jugadores de rugby, etc.

Aunque existen varias clasificaciones, quizá la más práctica sea aquella que toma en cuenta los problemas cognoscitivos, las alteraciones del estado de ánimo, la ansiedad, apatía, psicosis y descontrol de conducta. Se continúan haciendo esfuerzos para poder ubicar con exactitud la zona de las lesiones y mejorar su manejo, sin embargo lo que determina esta respuesta es la lesión axonal difusa inicial, a la que se suman el ingreso anormal del calcio hacia el interior celular, las alteraciones secundarias ocasionadas por los radicales libres de oxígeno, el daño a los receptores y el proceso inflamatorio.

Cefalea postraumática

Sin duda es una de las situaciones más controvertidas después de un TCE, sobretodo por sus implicaciones legales. La características clínicas son muy variadas, algunas se asocian a problemas osteo-musculares (contracciones, lesión de los músculos faciales, de los discos intervertebrales, de la articulación temporomandibular, etc.), de tipo migrañoso (con aura y sin ella), cefalalgia (disautonómica y orgásmica), hemicránea continua, presión del LCR baja, tensionales y varias modalidades más entre otras la poscoito y la producida por tos y ejercicio. Entre del 30% al 90% de los enfermos con TCE lo padecen, pero curiosamente, quienes le sufren de por vida son más las víctimas de accidentes moderados que los graves. Pueden ser nuca-occipitales, bifrontales, bitemporales o generalizadas; constantes o intermitentes y de intensidad variable. La migraña de los deportistas es terrible, y afecta sensiblemente el desempeño de los de alto rendimiento, curiosamente se ocasiona más en los que hacen deportes de contacto y generan en ellos serios problemas psicológicos.

Se acepta que al igual que otras secuelas, estas cefaleas se producen por la liberación de neurotransmisores (acetilcolina, glutamato y aspartato), así como lesión axonal difusa.

Hipopituitarismo

La hipófisis (**hipo** + Gr. *phyein* = crecer) se divide en dos lóbulos, el anterior en donde se producen las hormonas del crecimiento (HC), prolactina (PRL) adrenocorticotropa (HACT), estimulante del tiroides (HET), luteinizante (HL) y folículo estimulante (HFE); y el posterior o neurohipófisis con la producción de oxitócina y hormona antidiurética (HAD) o vasopresina arginina.

En el primero, la secreción de estas hormonas está controlada por el hipotálamo (hipo + *thalamos* cámara interna) a través de hormonas *reguladoras* producto de su función *hipofisiotrópica* y que llegan a esta porción de la glándula por el denominado sistema portal hipotálamo-hipófisis localizado en el tallo del mismo nombre, para estimular a grupos celulares específicos que a su vez producen las hormonas correspondientes ya mencionadas.

En el segundo, las hormonas se sintetizan independientemente, por los grupos específicos de las llamadas neuronas *magno celulares*, altamente especializadas y localizadas en los núcleos supraópticos y paraventriculares del hipotálamo, de donde en forma de gránulos neurosecretorios son transportadas a través de los axones en el propio tallo hacia el lóbulo posterior de la hipófisis.

Por este simple hecho anatómico y fisiológico, la deficiencia de estas hormonas puede ser causada por perdida de la estimulación hipotalámica (deficiencia terciaria) o la alteración franca de la función pituitaria (deficiencia secundaria) y se puede explicar la aparición de pan hipopituitarismo en casos de arrancamiento del tallo, desplazamiento de la glándula por un quiste de retención postraumático, o compromiso de la irrigación y necrosis.

El problema no es muy frecuente, pero si la historia clínica se efectuase con cuidado se identificarían más casos, toda vez que los comunicados en su gran mayoría han estado asociados a TCE de ligeros a moderados, y en muchas ocasiones sólo se ha identificado el antecedente después de un interrogatorio repetitivo al paciente o a sus familiares, ya que hay tendencia a olvidarlos particularmente los que no requirieron internamiento o sucedieron en la infancia. Afecta más a varones que a mujeres (5:1), la mayoría de los TCE se presentan en sujetos entre los 11 y los 29 años de edad y el 15% de los casos se identifica 5 o más años después de la lesión (y hasta ¡46 años!), si tomamos en cuenta que la mayoría de los afectados por TCE son jóvenes con muchos años de vida por delante, es importante tener en cuenta este problema tardío, ya que la detección oportuna puede evitar cuadros serios de inicio insidioso aun muchos años después del accidente.

En el lóbulo anterior de la pituitaria (L *pituita* flema), las células más frágiles parecen ser las que producen gonadotropas, ya que este tipo de insuficiencia se encuentra en el 100% de los sujetos afectados a diferencia de la tirotropa y la adrenocorticotropa que se presentan en el 44.3% y 52.8% respectivamente. Conviene recordar que el TCE puede alterar la producción hipotalámica de PRL ocasionando hiperprolactinemia.

Como ya se mencionó, los cuadros pueden ser variados, pudiendo presentarse deficiencias "selectivas" o pan hipopituitarismo, en algunas ocasiones sólo son transitorias y se han demostrado repoblaciones celulares funcionales años después de inicio del problema, el cual en algunas ocasiones puede ser subclínico y sólo detectarse por medio de mediciones hormonales, aunque algunas veces es agudo y dramático requiriendo atención médica especializada en unidades de terapia intensiva. La sintomatología más frecuente en la mujer es amenorrea e infertilidad y en el varón disfunción eréctil.

En casos de alteraciones del lóbulo posterior, las manifestaciones clínicas son la diabetes insípida (DI) y el síndrome de secreción inadecuada de hormona antidiurética (SSIHA), e igualmente pueden ser inmediatas o tardías, transitorias o permanentes, no necesariamente asociadas a los problemas del lóbulo anterior y con mayor o menor manifestación clínica. Es posible que sean ocasionadas por edema del hipotálamo o del propio lóbulo posterior, por daño de las neuronas para ventriculares y supraópticas, del tallo pituitario o de las terminales axonales dentro de la neurohipófisis. Aunque no es muy frecuente, siempre habrá que tomar en cuenta la posible aparición de la DI en el periodo inmediato al TCE, ya que si no se trata adecuadamente la poliuria puede no compensarse con la ingesta de agua, ya sea porque el paciente tiene alterada la conciencia, curse con problemas físicos e incluso hipodipsia, lo que lleva a la deshidratación y al coma hiperosmolar, el que por si mismo es muy serio.

Neuropatías craneales
Los médicos de urgencias, *" . . . . deben tener*
manos ágiles y vista aguda"
Magendie F. (1783-1855)

Existe una marcada tendencia a que los médicos fijemos nuestra atención en las lesiones traumáticas más evidentes, y por ello se omite la detección de problemas que aun siendo serios, pueden pasar desapercibidos y que finalmente cuando la etapa aguda se ha resuelto, impiden la recuperación total y con ello la reintegración del sujeto a sus actividades habituales, tal es el caso de estas neuropatías.

La lesión a los llamados pares craneales puede resultar del estiramiento de los nervios que incluso llega a ocasionar arrancamiento de los mismos del tallo cerebral, daño en los sitios de inserción o angulamiento en sus trayectos anatómicos, igualmente, las fracturas y las lesiones penetrantes pueden ocasionar compresión, laceraciones parciales o secciones totales.

Los más afectados son el I, VII y VIII, en menor proporción II, III, y VI y más rara vez V, IX, X, XI y XII. Es raro que se presenten sin lesiones asociadas; aún cuando el paciente tenga calificación en la ECG de 15, el clínico siempre deberá estar atento desde el primer momento de la evaluación para identificar y en su caso determinar el origen del déficit.

Por ejemplo las alteraciones visuales, pueden darse por lesión encefálica, de los nervios periféricos o de la unidad motora.

En casos del olfato (anosmia), habrá que considerar la posible contusión o fractura del macizo facial, lesión de la mucosa nasal con lesión del neuroepitelio olfatorio (puede ser unilateral), y daño de aparato olfatorio por desgarro o laceración de los filamentos del nervio particularmente al atravesar la lámina cribiforme del etmoides, así como hemorragia intracraneal o contusión de la región olfatoria cerebral. En relación al gusto, el déficit se puede correlacionar con lesiones de la lengua, daño a los pares craneales VII que tiene un largo y tortuoso trayecto extracraneal, IX o X y a lesiones del tallo cerebral, aunque en este último renglón, aún no se conocen con exactitud todas las zonas del SNC responsables de esta función vital.

Una forma rara pero no inusual, es la parálisis del VI par que tiene un trayecto dentro del seno cavernoso, y que llega a dañarse por lesiones de propio seno o por la presencia de una fístula caverno-carotídea, que ocasiona soplo orbital y exoftalmos pulsátil, así como compromiso posganglionar del simpático carro ideo, resultando en una variante del síndrome de Bernard (1813-1878)-Horner(1831-1886) en la cual no se presenta anhidrosis facial porque los axones pseudo-motores se distribuyen por la carótida externa.

Nuevamente es conveniente resaltar el aspecto laboral y medico legal resultante de estos problemas, por ello hay que detectarles de inicio, consignarlo y después agotar los recursos para identificar una lesión que explique esta sintomatología. Como ya señaló Magendie, no basta con tener habilidad, hay que ser muy observador, y sobre todo, saber interpretar los hallazgos dentro del contexto global de los TCE.

Neoplasias

Aun existe controversia entre la asociación TCE—neoplasia, pero todo parece indicar que particularmente en varones, el riesgo de padecer meningioma es mayor. Generalmente aparecen de entre 10 a 20 años después del accidente y quizás se originen porque se inducen cambios neoplásicos por la presencia en el tejido meníngeo, del proceso inflamatorio postraumático y la liberación de factores de crecimiento. Aún faltan elementos para poder diferenciar este problema de una mera coincidencia o una relación predisponente o incluso etiológica con los TCE.

Tumores intra craneales.

"El jardín de la neurología le brinda al investigador
espectáculos cautivantes y emociones artísticas
incomparables"
                    Santiago Ramón y Cajal (1852-1934).

A pesar de los trabajos de Schwann (1810-82) y Schleiden (1804-1881) que identificaron a la célula, como la unidad básica estructural y funcional de las plantas y animales, y de los postulados de Virchow (1821-1902) de que *" . . . cada célula es un derivado de otra preexistente"*, el tejido nervioso se había considerado como una excepción. Sin embargo gracias a Ramón y Cajal (Premio Nobel 1906) conocemos de las neuronas y de sus conexiones sinápticas, y desde luego por Sherrington (1857-1952, Premio Nobel 1932) entendemos mucho (¿solo algo?) de su funcionamiento.

Existen tres categorías de células nerviosas en el SNC: las neuronas, la neuroglia conformada por los astrocitos y oligodendrocitos, y las células ependimales. Todas provienen de las precursoras indiferenciadas del llamado clásicamente *neuroepitelio primitivo*, localizado en la placa neural embrionaria, y en su sucesor, el tubo neural. A partir de estas, se originan los neuroblastos, glioblastos y ependimoblastos o células inmaduras de las que se derivan las células maduras ya mencionadas.

A estas propias del SNC, se agregan, las células de las meníngeas, las de los vasos sanguíneos, de la pituitaria y de los nervios.

Sería lógico pensar que todos los tumores intracraneales, provienen de alguno de los grupos celulares que se han mencionado, pero ***no es así*** ya que entre el 25% y el 50% son metástasis de lesiones primarias "somáticas", algunas por cierto de origen no identificado siendo su primera manifestación clínica las alteraciones neurológicas, como sucede con relativa frecuencia entre las de origen bronquial, mamario y gástrico. No hay que olvidar que no menos del 25% de todos los pacientes portadores de cáncer, en algún momento de la evolución de su enfermedad, presentarán metástasis cerebrales.

Además, si bien se pueden diferenciar al igual que los de otras partes del organismo, entre benignos y malignos, en esta localización la connotación es muy diferente, ya que aunque histológicamente no existan evidencias de malignidad como las descritas en el capítulo 6, pueden localizarse en áreas cerebrales importantes, ocasionando alteraciones serias de mal pronóstico. Poco importa que el tumor sea "benigno" histológicamente si se localiza en un área vital como el tallo cerebral, en donde su sola presencia le hace maligno. Así mismo, es muy característico que el patrón histológico no sea uniforme, de tal manera que en un mismo tumor haya zonas con más diferenciación celular que otras, y que en su conjunto existan cambios de acuerdo al tiempo de evolución. Además, hasta los muy agresivos, rara vez dan metástasis fuera del propio tejido neural, pero las células pueden ser "acarreadas" por el LCR permitiendo sus siembras a lo largo del espacio subaracnoideo.

Los tumores intracraneales de cualquier origen, ocasionan alteraciones de la función neuronal por varios mecanismos, entre los que se incluyen, el efecto de masa de la propia lesión, el edema vasogénico peritumoral que ésta genera debido a la alteración de la barrera hemato-encefálica y aumento de la permeabilidad capilar, por hidrocéfalo obstructivo, por isquemia y por alteraciones metabólicas que ocasionan una "inhibición tóxica" de la actividad neuronal local. Infiltran los haces nerviosos y con frecuencia se identifican áreas de tejido nervioso normal dentro del propio tumor. A veces no solo desplazan sino que destruyen el tejido circunvecino, lo que hace imposible su resección.

Tumores neuronales

Los tumores de células ganglionares (Gr. *ganglion* = nudo) contienen células semejantes a neuronas maduras. Si estas son las únicas que le constituyen se denominan *gangliocitomas*, el componente glial es nulo o mínimo y a veces son difíciles de diferenciar de las heterotipias neuronales o de los hamartomas.

Son más comunes las masas con astrocitos (provenientes de la glia) en cantidad variable y fibrosis, por lo que se les denomina *gangliogliomas*; algunos presentan microquistes y calcificaciones.

Existen algunas lesiones tan típicamente supratentoriales que incluso se ha propuesto denominarles "tumores supratentoriales neuroepiteliales de la infancia" que se han conocido tradicionalmente como *ganlgl, iogliomas desmoplasicos infantiles*, que contienen más o menos células neuronales, gliales y de origen neuroectodérmico. En general se acepta que estas lesiones, si se extirpan totalmente, tienen buen pronóstico, aunque muchos enfermos presentan epilepsia tardía.

Las lesiones tumorales, constituidas únicamente por células neuronales, son raras y se denominan *neuroblastomas cerebrales*. Los neuroblastomas se originan de la cresta neural y se caracterizan por remisión espontánea o una progresión fatal muy rápida. El conocimiento de su patología molecular ha permitido estudiar el cáncer en general. Se caracterizan por las típicas agrupaciones de células tumorales obscuras, agrupadas circular o esféricamente alrededor de un área pálida, eosinofílica que contiene neurofibrillas pero sin luz, lo que forma a las rosetas descritas por Homer Wright (1871-1928) de quien han tomado su nombre. Debe incluirse dentro del grupo de los llamados tumores primitivos del neuroectodermo en la categoría de los de células azules pequeñas.

El *neurocitoma central* es una tumoración que generalmente se encuentra dentro del sistema ventricular. A pesar de que histológicamente se identifican células semejantes a las del oligodendroglioma (tumor glial), las características ultra estructurales e histoquímicas lo identifican como de origen neuronal. A pesar de considerarse benigno o "de baja malignidad", las células se desplazan a través del LCR, y se pueden implantar en todo el sistema ventricular, incluyendo el canal central de la médula espinal.

Los tumores *neuroepiteliales disembrioplásticos*, se asocian a cuadros de epilepsia refractarios a tratamiento, a veces son de origen familiar y se caracterizan por un elemento glioneuronal específico consistente en células pequeñas y redondas con características de neuronas, que forman nódulos pequeños intracorticales muy típicos, con un componente mixoide. La epilepsia mejora con la resección total pero tiende a reaparecer y esto es mucho más marcado si queda tumor residual.

Tumores de origen glial (gliomas)

Como con otros tipos de neoplasia, la etiología aun se desconoce, sin embargo recientemente se ha considerado la posibilidad que particularmente este tipo de tumores se origine a partir de la división asimétrica de las células germinales neurales. Las radiaciones parecen ser un factor altamente predisponente.

El diagnóstico no es fácil y a medida que se va conociendo más su comportamiento biológico van cambiando los criterios, por ejemplo la biopsia, que a diferencia de las neoplasias en general en donde es básica e indispensable, en estas no tiene gran utilidad ya que las muestras pueden no se representativas del comportamiento tumoral, y la evolución aún con grandes similitudes microscópicas, variar de acuerdo a los individuos, en general la misma variedad en jóvenes les puede proporcionar sobrevida de entre 5 y 10 años (¡lo que de cualquier forma es de poco consuelo para un adolescente de 16 años!), y en mayores de 60 años comportarse como altamente maligno y ocasionar el deceso en solo algunos meses.

De hecho no hay un sistema de clasificación que sea verdaderamente confiable aunque el de referencia sigue siendo el de la Organización Mundial de la Salud (OMS) que incluye muchos de los criterios aceptados a través de los años. Una característica que influye gravemente en el pronóstico es el hecho de que pueden *infiltrar* e invadir áreas vitales lo que hace imposible su resección quirúrgica.

Astrocitomas

Constituyen el 23% de los tumores del SNC, cada día se diagnostican más tempranamente los de baja malignidad porque se ha vuelto frecuente el recurrir a los estudios de neuroimagen para por evaluar los TCE, por lo que entran dentro del grupo de los "incidentalomas", en estos casos, cerebrales.

El grupo incluye astrocitomas fibrilares, glioblastomas, astrocitomas pilocísticos y xantoastrocitomas pleomórficos.

Histológicamente, van desde lesiones con patrón celular uniforme y de poca densidad con ausencia de mitosis, hasta aquellas con pleomorfismo celular y nuclear, gran densidad celular y muchas mitosis. La proliferación del endotelio vascular se proyecta hacia la luz vascular y llega a ser tan voluminosa, que forma una estructura en forma de pelota a los que se denomina "cuerpo glomeruloide". Seguramente, la causa de esta peculiar proliferación, se origina por la gran secreción por parte de los astrocitos, de un factor de crecimiento que estimula al dicho endotelio. También existen focos de necrosis alrededor de los cuales algunas células tumorales extremadamente malignas forman una "pseudo palizada" lo que particularmente ensombrece el pronóstico. Finalmente, en conveniente recordar que los astrocitomas siempre tienden a presentar anaplasia y en consecuencia a incrementar su velocidad de crecimiento lo que ensombrece el pronóstico.

Oligodendrogliomas.

Estos son más raros, constituyen sólo el 4% de los tumores del SNC, se presentan más entre la cuarta y quinta década de la vida, y del 70% al 90% de los pacientes presentan convulsiones.

La mayoría afectan a los hemisferios cerebrales, pero se les puede encontrar en los ventrículos. Comprometen más a la sustancia blanca subcortical extendiéndose hacia la corteza, son blandos y gelatinosos y suelen ser más circunscritos que los astrocitomas, pero a pesar de su apariencia macroscópica infiltran a los tejidos circunvecinos. Se encuentran calcificaciones hasta en el 90% de los especimenes, y se identifican capas de células con núcleos rodeados de un halo claro, que les da la apariencia de "huevo estrellado", lo que se considera como un artefacto de la fijación. Así mismo hay quistes y hemorragia focal, algunos son francamente gelatinosos. En general son menos agresivos que los astrocitomas y se reportan sobrevida de entre 5 y 10 años, lo que realmente es muy valioso si tomamos en cuenta la edad promedio de los pacientes.

Existen tumores mixtos llamados *oligo astrocitomas*, que concurren con la mezcla de dos tipos diferentes de células neoplásica, ya que por un lado semejan a las del oligodendroglioma y por otro a las del astrocitoma difuso, pudiendo estar separadas entre si o mezcladas, evidentemente si predomina más un tipo celular que el otro, o la biopsia se toma de la región en donde abunda alguna de los dos tipos de células, el diagnóstico puede ser equivocado clasificándole como "puro" a pesar de tratarse de un oligo astrocitoma mixto.

Los anaplasicos se caracterizan por una alta densidad celular, anaplasia nuclear, gran actividad mitótica y necrosis; al igual que otras neoplasias, están son más malignas que las bien diferenciadas.

Ependimomas

Son raros, y constituyen solo son el 2% de los casos de neoplasias intracraneales. Se originan de la cubierta ependimal de los ventrículos cerebrales y en los remanentes del canal de la médula espinal. En los menores se localizan más frecuentemente en las cercanías del cuatro ventrículo, y en adultos en la médula asociándose frecuentemente con la neurofibromatosis tipo II.

Cuando se localizan en el cuarto ventrículo, se presentan como una masas sólida o papilar en el piso del mismo, desgraciadamente la cercanía con estructuras vitales con frecuencia imposibilita la refección quirúrgica completa. Está compuesto de células con núcleo oval, regular, con abundante cromatina y tendencia a formar rosetas, aunque el dato más característico son las ppseudo rosetas perivasculares, en las cuales las células tumorales se colocan alrededor de los vasos. La mayoría están bien diferenciados, aunque también los hay anaplasicos. Los *ependimomas mixopapilares* son una variedad localizada en la cola de caballo medular. La obstrucción del cuarto ventrículo ocasiona hidrocefalia y frecuentemente se disemina a través del sistema ventricular por donde circula el LCR.

Los *subependimomas* se originan de la matriz subependimal y crecen lentamente. Aunque en general son de comportamiento benigno y con frecuencia únicamente se documentan como hallazgo de autopsia, pueden diseminarse a través del sistema ventricular además de ocasionar hidrocefalia.

Las células del plexo coroide se encuentran por debajo de las ependimales y pueden originar papilomas y carcinoma. El papiloma crece típicamente en los ventrículos laterales, pero lo hacen también en el tercero y cuarto. Producen mucho LCR lo que ocasiona dilatación del sistema ventricular incluso al nacimiento, a veces se asocian a nevos pigmentados gigantes. Tiene la apariencia de una coliflor rosada y microscópicamente se identifican formaciones papilares cubiertas con células epiteliales que son muy semejantes a las del plexo coroide, son bastante vascularizados lo que dificulta su resección.

El carcinoma del plexo coroide es raro y se localizan en los ventrículos laterales, igualmente se extiende a todo el espacio subaracnoideo lo que le hace fatal. A veces es muy difícil diferenciarle del papiloma, siendo los únicos elementos que lo permiten, el encontrar formaciones papilares indefinidas, infiltración a los tejidos circunvecinos, hipercelularidad, núcleos pleomórficos, gran actividad mitótica, mucha vascularización y necrosis. A pesar de lo aparatoso de su apariencia histológica, tienen buen pronóstico con la remoción quirúrgica.

Gliomatosis Cerebral

Es un problema raro, su definición patológica aún se debate aunque se ha descrito desde 1907. La OMS le considera como un tumor difuso de **origen incierto**, compuesto por células alargadas que se parecen a los astrocitos, afectando a más de dos lóbulos del cerebro sin que se acompañe de una sola masa tumoral sólida. Por otro lado se han propuesto los términos primario para cuando se presenta de esta manera desde el momento del diagnóstico, y secundario al que resulta del crecimiento de un astrocitoma de bajo grado que afecta a tres o más lóbulos cerebrales. Esta propuesta de nomenclatura conllevaría el que realmente no se trate de una entidad por si misma sino de un glioma penetrante y muy infiltrante, lo que tiene cierta lógica ya que el análisis molecular ha demostrado que es idéntico al de los gliomas infiltrantes, con una clara personalidad de astrocitoma. El asunto es por demás complicado, ya que mientras que para un astrocitoma se recomienda la resección quirúrgica amplia, en estos casos es imposible ya que por lo extenso sólo es factible hacer biopsias para determinar el genotipo, que de ser semejante con los oligodenrogliomas, abre la posibilidad de quimioterapia, oportunidad ideal para lesiones fuera del alcance del cirujano y sin recurrir a las dosis tan altas de radioterapia necesarias para tratar tumores multilobulares. Sigue siendo un terreno de alguna especulación y sin duda de oportunidad científica para entender más este tipo de neoplasias.

Tumores primitivos del neuroectodermo. (TPNE)

Son raros, y se les ha conocido también como neoplasias pobremente diferenciadas, ya que sólo constituyen el 2% del total, aunque en niños ocupan un 20%. Aunque son de origen neuroectodérmico, prácticamente no expresan o lo hacen muy débilmente, a los marcadores característicos de las células del SNC. Se componen principalmente de células muy primitivas, pobremente diferenciadas, y diríamos que casi de origen embrional.

Son tumores de células pequeñas que afectan al SNC, a los nervios periféricos y a algunos tejidos blandos. Altamente malignos, metastatisan a través del LCR (del cual se pueden llegar a aislar células tumorales) e invaden las meninges cerebrales y de la medula espinal. El neuroblastoma cerebral anteriormente descrito, se incluye en este grupo.

Meduloblastoma

Es el más común de los cinco tumores de origen embrional que se presentan en los niños, y presenta una muy marcada expresión del gen OTX2 que es activo durante el desarrollo embrional del SNC. En los menores se localiza en la línea media del cerebelo, pero en adultos tiende a lateralizarse. Generalmente es una masa bien circunscrita, gris y friable que llega a comprometer a las leptomeninges (aracnoides y piamadre). Histológicamente se incluye dentro de los tumores de *células azules pequeñas* con la presencia de un material fibrilar intercelular de color rosado. Las células son abundantes, pequeñas y anaplasicas identificándose las típicas rosetas de Homer Wright. Son radio sensibles y si se logra su resección completa, se puede conseguir hasta 75% de sobrevida a cinco años.

En este grupo, también se incluyen otros tumores indistinguibles del meduloblastoma, pero que se localizan en otros sitios del SNC, como son la glándula pineal (*pineoblastoma*), el tallo cerebral, la medula espinal, el nervio olfatorio y la retina (retinoblastoma). A diferencia de la mayoría de las otras neoplasias del SNC, no es extraño encontrar metástasis locales a tejidos extracraneales y a distancia como son a los pulmones, hígado, linfáticos y medula ósea.

Tumor Teratoido/Rabdoides

Se parece mucho a los tumores rabdoides del riñón y de los tejidos blandos. Es tremendamente agresivo, se localiza principalmente en la fosa posterior, particularmente el cerebelo y aunque se asemeja histológicamente al meduloblastoma, se diferencia por las células de características rabdoides, con citoplasma eosinofílico, núcleo grande vesicular, nucleolo prominente y un cuerpo citoplasmático paranuclear eosinofílico, que son típicas de los rabdomiosarcomas. Se llegan a identificar rosetas de Homer Wright. Son muy graves, en general poco se puede hacer por los enfermos.

Otros tumores parenquimatosos.

Linfoma primario no Hodgkin

Se presenta como tal hasta en el 1% de los pacientes con tumores intracraneales, y llama la atención que se localicen en el SNC y los ojos, en donde **no existe** una población nativa de ganglios linfáticos, vasos linfáticos o linfocitos, lo que lleva a sospechar que se originan o a partir de *linfocitos viajeros* que normalmente transitan a través del propio SNC, o que forman un clon anormal que se anida en el tejido cerebral.

Es la neoplasia más común en sujetos inmunodeprimidos particularmente los pacientes con SIDA en los cuales de presenta hasta ¡**1000 veces más**! que en la población general, lo que hace que este sea **el** factor de riesgo más importante para desarrollar linfoma primario del SNC. También afecta, aunque en menor proporción, a los transplantados con esquemas de inmunosupresión y a quienes padecen inmunodeficiencia congénita. Generalmente compromete varios sitios del parénquima cerebral, y se identifican células malignas en el LCR, así como alrededor de las raíces nerviosas e infiltrando la superficie del cerebelo y de la medula espinal. La mayoría son de células B, las cuales en su totalidad contienen genomas del virus de Epstein-Barr, lo que en ausencia de la función supresora de las células T por la inmunosupresión, facilita la proliferación linfocítica incontrolable. El compromiso ocular es frecuente y puede ser anterior, coincidente, o posterior al cerebral. Son muy agresivos y responden menos al tratamiento, que sus contrapartes periféricas.

Al igual que en otras áreas del organismo, en el SNC se puede presentar la variante angiotrófica, conocida como *linfoma intra vascular*, el que debido al bloqueo de los vasos por la presencia de las células tumorales, produce microinfartos extensos. Las lesiones afectan tanto a la sustancia blanca como a la gris, se diseminan a los ventrículos; en general están bien definidas y tienen áreas de necrosis central. Cuando las muestras se tiñen con reticulina, se demuestra al microscopio que las células infiltrantes están separadas entre si por "aros" de un material plateado, fenómeno muy característico que constituye un verdadero anillado (hoooping).

Tumores de células germinales

Son raros en europeos (0.2%), pero relativamente frecuentes entre japoneses (10%) y casi siempre aparecen antes de los 20 años. Son semejantes histológicamente a los de las gónadas, y se les encuentra en la línea media particularmente en las regiones pineal y sobre la silla turca, ocasionalmente aparecen en los ganglios basales y el área talámica. Un subgrupo de ellos secreta marcadores tumorales como la alfa feto proteina y gonadotropina beta coriónica, sin embargo deben confirmarse por biopsia. Los que afectan a la zona pineal casi siempre se presentan en varones, lo que no sucede con los otros. No se conoce realmente su origen, y se dividen en germinomas y no germinomatosos, incluyéndose en estos últimos, carcinoma embrionario, tumor del saco vitelino, coriocarcinoma y teratoma. Se ha considerado que se pueden derivar de células germinales ectópicas, o de las que migran hacia el SNC durante el desarrollo. Siempre debe excluirse la posibilidad de un primario en las gónadas, y se clasifican igual que los tumores testiculares, con la diferencia que el equivalente testicular se denomina seminoma y el del SNC germinoma. Se diseminan ampliamente mediante el LCR, y pueden afectar la superficie cerebral. El teratoma es el tumor cerebral que más afecta a los recién nacidos, e incluso pueden ser causa de macroencefalia del feto, lo que impide el nacimiento vaginal. Los germinomas tienen mucha mejor respuesta a los tratamientos que los no germinomatosos.

Tumores parenquimatosos pineales.

El tejido pineal es un transductor neuroendócrino en los mamíferos, y su función está íntimamente relacionada a la producción nocturna de melatonina aislada por Lerner, derivada de la serotonina, inhibiéndose por la estimulación de la luz. Esta función altamente especializada, es responsabilidad de los *pineocitos*, los que dan origen a los pineocitomas, que son células tumorales pequeñas, núcleo redondo y sin mitosis ni necrosis; se consideran tumores con pronóstico favorable, sin embargo algunos cuando recurren se comportan muy agresivamente, por lo que se recomienda tratar de resecar todo el tumor.

Así mismo, es posible que se presenten los tumores de alta malignidad llamados pineoblastomas, que pueden asociarse a retinoblastoma, los que se diseminan rápidamente, e histológicamente se parecen al meduloblastoma. Existen tumores mixtos, con un componente sincrónico de pineocitoma y pineoblastoma, así como algunos gliomas, siendo más frecuentes los astrocitomas.

Todas las tumoraciones en esta zona, independientemente de que sean verdaderos tumores parenquimatosos pineales o de otro origen, ocasionan hidrocefalia porque obstruyen el acueducto de Silvio (o Francisco de Boë 1614-1672). Algunos pacientes presentan diabetes insípida, lo que es patognomónico del germinoma con diseminación hacia la región supraselar, el que por cierto es más frecuente también entre los japoneses.

Meningioma

Constituye hasta el 27% de los tumores intra craneales. Son más frecuentes en mujeres que hombres (2:1) y afecta predominantemente a mayores de 60 años. **No** dependen del parénquima cerebral, se originan de las células meningoteliales de la aracnoides, y lo mismo se les encuentra en la superficie cerebral que dentro del sistema ventricular.

La etiología se ha discutido ampliamente, considerándose como muy factible que predisponga la exposición a radiaciones ionizantes, quizá un TCE muchos años antes, tal vez el empleo de teléfonos celulares y hasta ¡el mes de nacimiento y la estación del año!

Citogeneticamente, estos tumores presentan monosomia o borramiento del cromosoma 22 (locus NF2), pérdida parcial o completa del cromosoma 1 y alteraciones que comprometen 10q, 14q y 9q.

Habitualmente se trata de una masa firme, redondeada que a pesar de comprimir al parénquima cerebral, se separa de este con facilidad. Le rodea una cápsula delgada de tejido fibroso; ocasionalmente se presenta como una placa plana, que se extiende sobre la superficie externa de la duramadre, que como se recordará realmente forma el periostio de los huesos craneales, esto resulta en que se forme hueso "nuevo" como sucede en cualquier sitio donde se levanta el periostio, lo que afecta al hueso ya sea destruyéndolo y apareciendo espículas u ocasionando hiperostosis con el que está en contacto, ocasionalmente se puede palpar una masa debajo del cuero cabelludo.

Algunos son muy calcificados y presentan cuerpos de psamoma (Gr. *psammos* = arena), otros son microquísticos o papilares, ocasionalmente fibroblásticos y mixtos, sin embargo, aún con estas variantes, la mayoría son benignos (90%), con pocas posibilidades de recurrir después de su resección.

Los atípicos crecen más rápidamente, invaden el tejido cerebral, y después de la resección quirúrgica tienden a recurrir. Para clasificarles como tales se debe identificar aumento de las mitosis, gran celularidad y células pequeñas con nucleolo prominente y ocasionalmente focos de necrosis.

El anaplasico o maligno, mucho menos frecuente, es bastante más agresivo, se identifican muchísimas mitosis, recurre e infiltra al tejido cerebral. Aún así la sobrevida a 5 años llega a ser del 55%.

Los *sarcomas meníngeos* se incluían como un subgrupo de estos tumores, pero ya que provienen de células no meningoteliales y mesenquimales, se ha propuesto que se les considere como una entidad distinta, porque además de provenir de diferentes células, y por ello tener características histológicas distintas, su expresión citogenética es diferente, ya que no se encuentra en ellos ninguna de las alteraciones descritas para los meningiomas. Desgraciadamente, estos sarcomas presentan diseminación carcinomatosa con engrosamiento de las leptomeninges y de las paredes ventriculares, sin embargo algunos responden a los recursos terapéuticos disponibles.

Diseminación metastásica de las neoplasias malignas del SNC.

Tradicionalmente se ha enseñado que el encéfalo es un sitio aislado, cuyas neoplasias tienen mal pronóstico a pesar de que rara vez se diseminan fuera de la cavidad craneal; incluso algunos han señalado categóricamente que no dan metástasis. La realidad es que lo hacen poco (4 %) en comparación al 10% de los tumores somáticos, y se encuentran más cuando se efectúa un procedimiento quirúrgico o se instala una derivación de LCR; de hecho **nunca** se habían descrito metástasis peritoneales antes de contar con este procedimiento, por lo que actualmente obligadamente se tienen que emplear filtros. La realidad es que a pesar de varias teorías, no se puede explicar con certeza este fenómeno, lo que si es un hecho, es que el crecimiento intracraneal es desgraciadamente rápido para liquidar a los pacientes al poco tiempo de manifestarse clínicamente.

Lo que si es evidente es que dentro del cráneo si hay diseminación, ahora ¿Cómo es que esto sucede?

El proceso de diseminación tumoral implica el desprendimiento de las células malignas, su migración, arribo y permanencia en el área "blanco", extravasación, formación de micrometástasis y de lo más importante, la neogénesis vascular. Da la impresión que en el SNC, las células siguen una ruta predeterminada, como son los espacios perivasculares de Virchow-Robin (1821-1885), y los trayectos neurofibrosos de la sustancia blanca, lo que explica porque estos tumores tienen frecuentemente focos de tejido normal lo que como ya se señaló, complica el diagnóstico por biopsia. Se considera que las células de la microglia juegan un papel importante ya que estas, como respuesta al ataque tumoral, secretan citoquinas y enzimas proteolíticas, lo que hace un ambiente "receptivo" a la invasión del parénquima normal. Algo bien conocido es que las leptomeninges y la duramadre, rara vez son invadidas, a menos que se aborde al tumor quirúrgicamente, ya que con ello se violan las defensas naturales, y se facilitan los sembrados extratumorales.

El LCR, del que se producen entre 500 y 550 cc. diarios, es una vía ideal de diseminación particularmente para los meduloblastomas y oligodendrogliomas, y para todos los demás tumores después de la colocación de una derivación, ya que esto permite la entrada de células a los ventrículos.

La ausencia de linfáticos, retarda el acceso de las células malignas a la circulación venosa, pero la craneotomia lo favorece porque se lesionan venas y linfáticos extracraneales. La BHE también constituye una defensa contra la migración, probablemente por producir substancias "protectoras", como la laminina, fibronectina y colágeno tipo IV. Además, se han identificados defectos en la misma cerca de los tumores, a cuya sustancia entran radioisótopos y material de radio contraste, pero no al tejido normal.

En conclusión, las metástasis de las neoplasias del SNC más allá del cráneo son raras, y en caso de darse tienen poco impacto ya que las lesiones primarias son suficientes para causar el deceso de estos pacientes.

Tumores secundarios en el SNC

Las metástasis de las neoplasias somáticas son hasta 10 veces más comunes que los propios tumores primarios del SNC. En ocasiones, las alteraciones neurológicas son la manifestación inicial de por ejemplo de un cáncer broncogénico, y hasta en el 30% de ellos, es el parénquima cerebral el único sitio de la economía en donde se encuentran tumores secundarios. Ocasionalmente también comprometen a los vasos sanguíneos, a las meninges y a los huesos craneales.

Actualmente, por medio de las técnicas de neuroimagen se pueden identificar metástasis cerebrales hasta en el 35% sujetos portadores de alguna lesión maligna somática, **antes** de tener manifestaciones neurológicas, y hasta el 40% de los casos que se operan por tener una lesión intracraneal, resultan ser metástasis de tumores ajenos al SNC. En adultos las neoplasias que más ocasionan este problema, son con mucho los del pulmón, seguidas de las del seno, piel y colon. En los jóvenes, lo hacen los tumores de células germinales y los sarcomas en sus variedades osteogénica y de Ewing (1866-1943). Se pueden presentar como lesiones únicas siendo esto más frecuente en carcinoma renal, colónico y mamario o múltiples como sucede con el melanoma

Las células malignas llegan al SNC, por contigüidad como sucede con algunos quemodectomas (paragangliomas parasimpáticos) y lesiones malignas de la nasofaringe, superior, el oído, parótida y senos paranasales, o por vía hematógena que es el mecanismo más común de invasión, asociadas en la mayoría de los casos, a metástasis en otras partes del cuerpo. En el encéfalo, suele suceder en sitios en donde hay turbulencia del torrente sanguíneo, como sucede en donde las arterias cambian de calibre o terminan, lo que explica porque muchas se encuentran en la interfase entre la sustancia blanca y la gris. El 80% de las metástasis se dan en los hemisferios, el 15% en el cerebelo, y sólo el 5% en el tallo, lo que confirma lo mencionado en relación a los cambios de calibre vascular.

Se desconoce la razón por la que las células malignas se implantan y crecen, lo que si es evidente que sucede o porque estas tienen gran habilidad para sobrevivir en un medio extraño como es la sustancia cerebral, o porque esta favorece más la presencia de crecimientos ajenos a los propios. Las metástasis a los huesos craneales, como sucede más frecuentemente en los tumores de mama, pulmón, próstata y riñón, pueden invadir el encéfalo por contigüidad, previo compromiso de la duramadre, por lo que no es raro que esto se asocie a meningitis secundaria. Las lesiones oculares aún sin penetrar las leptomeninges, llegan al espacio subaracnoideo, a través de las hojas neurales del nervio óptico.

Las lesiones secundarias macroscópicamente son esféricas, bien circunscritas y con edema a su alrededor, aunque el microscopio identifica invasión más allá de los márgenes, pero con menos intensidad que los tumores autóctonos del SNC. A menudo contienen células semejantes a las del primario, pero en algunas ocasiones no es tan simple su clasificación, lo que obliga el empleo de algunas técnicas de inmunohistoquímica para identificarles, e incluso poderles diferenciar de lesiones gliomatosas primarias.

Meningitis carcinomatosa

Los tratamientos disponibles para diferentes tipos de lesiones malignas, lo que permite sobrevida más prolongada, han aumentado los casos de *meningitis carcinomatosa*, descrita por primera vez en 1870, como un hallazgo excepcional en un paciente con cáncer pulmonar. En estos casos, las leptomeninges están infiltradas por células malignas que literalmente "abarrotan" al espacio subaracnoideo, así mismo se encuentran nódulos pequeños y engrosamiento, aunque a veces la corteza es normal. No siempre se encuentras células malignas en el LCR ni datos radiológicos, lo que dificulta en ocasiones su identificación. De acuerdo con algunos tipos particulares de células, se han empleado algunos sinónimos, calificativos tales como carcinomatosis meníngea (carcinomas), meningitis leucémica (leucemias) o linfocítica (linfomas).

Una variante es la *meningitis encefalopática carcinomatosa*, en la cual no hay evidencia macroscópica de implantes, pero si edema cerebral importante, con la formación de una delgada capa de células tumorales, que se distribuye sobre la piamadre, la que más o menos frecuente en pacientes con adenocarcinoma de estómago o pulmón.

Hidrocefalia

Los plexos coroides ventriculares secretan el 60% del volumen de LCR, a través de un mecanismo *metabólicamente activo*, que se asemeja a la actividad fisiológica del túbulo distal del nefrón. El 40% restante, es de producción extracoroidea, a través de los apilares parenquimatosos del epéndimo y del agua intracelular, generada metabólicamente por la oxidación incompleta de la glucosa. Dicho sea de paso, los plexos coroideos tiene 10 veces más receptores para la serotonina que el resto del tejido cerebral, lo que indica la participación del simpático en la producción del LCR, y las posibles anormalidades en su producción por una falla en la señalización neuroendócrina y/o alteraciones de los neurotransmisores.

Mientras existe perfusión cerebral, se produce a una velocidad relativamente constante de aproximadamente 20 ml por hora (cerca de 500 ml por día) *independientemente* de la presión intracraneal (PIC). El paso de este liquido hacia la circulación sistémica mediante las granulaciones de Pacchioni (1665-1726) y las vellosidades aracnoideas, es *pasivo* obedeciendo meramente a un diferencial de presiones entre el espacio subaracnoideo y la presión venosa, particularmente la de los senos de la duramadre, y de ellos principalmente el longitudinal superior. Lo mismo sucede en las prolongaciones durales adyacentes, a las raíces de los nervios espinales. Solo en condiciones normales una pequeñísima porción pasa a los vasos cerebrales por difusión.

Tradicionalmente se ha aceptado que el volumen del LCR es de unos 150 ml, pero esta cifra ha relacionado a los hallazgos de autopsia. Actualmente debe considerarse la posibilidad, de que si bien la producción es constante, el volumen puede ser cambiante en más o menos ml. El líquido se desplaza en sentido bidireccional ya que no hay válvulas, de acuerdo a las variaciones del volumen cerebral ocasionadas por el ciclo cardiaco, aumentando o disminuyendo la cantidad en los ventrículos, y el resto en el eje neural que comprende las cisternas de la base o alrededor de las convexidades cerebrales y la médula espinal.

Conveniente recordar que en posición horizontal, la presión del LCR en todo el sistema, normalmente se encuentra entre 65 y 195 mm H20, pero si el sujeto se pone de pie, las presiones varían llegando incluso a ser negativa en el vértice cefálico.

Se comprende que se trata de un mecanismo complejo que se puede alterar por sobre producción del LCR, como sucede por ejemplo en los papilomas de los plexos coroides, por obstrucción al flujo como en lo casos de estenosis del acueducto, o por problemas de absorción, generadas por alteraciones del sistema circulatorio, como sucede en la trombosis del seno longitudinal superior. En algunos casos no se encuentra ni la causa ni la explicación del problema.

Se puede presentar en todas las edades, sin embargo el tratamiento y desde luego el pronóstico, son extraordinariamente diferentes dependiendo de la causa y la edad en que se presenta, aunque en todos la presión intra ventricular aumentada, comprime hacia fuera al encéfalo ocasionando un adelgazamiento, que afecta más a la sustancia blanca que a la gris, la cual parece ser más resistente.

Se había considerado que la presentación del problema en fetos, tiene mejor pronóstico que después del nacimiento, ya que aunque esta dilatación haga imposible el parto vagina, el daño cerebral sería menor al permitir un proceso derivativo "in útero" o inmediatamente después del nacimiento, porque teóricamente, la cabeza no osificada, al expandirse no dañaría tanto al cerebro. Sin embargo, esto **no** es cierto. La hidrocefalia casi siempre se asocia a otra anomalía ya sea intra o extracraneal; además se ha demostrado que aún en edad fetal temprana ya existe daño cerebral, que después del nacimiento se manifestará como alteraciones en el coeficiente de inteligencia (CI). Esto obliga a una detenida valoración fisiopatológica a partir del momento del diagnóstico, incluso cuando apenas empieza el crecimiento ventricular moderado.

El hidrocéfalo que se presenta al nacimiento como sería el caso de los prematuros con hemorragia intra ventricular, es igualmente serio a pesar del manejo temprano, ya que muchos de los sobrevivientes presentan parálisis cerebral, retardo mental y epilepsia.

En niños de más edad cuando el cráneo se ha osificado, el diagnóstico oportuno, permite la derivación por medio de colocación de puentes ventrículo-peritoneales o procedimientos endoscópicos, sin embargo el desarrollo neurológico es francamente anormal, lo que ocasiona problemas severos para la vida ya no se diga para integrarse socialmente.

Cuando se obstruye algún segmento del sistema ventricular, y este se dilata por el acúmulo de LCR, se origina la variante *no comunicante*, pero cuando todo el sistema ventricular está dilatado, entonces se le cataloga como hidrocéfalo *comunicante*.

Hidrocéfalo normotenso.

No siempre existe hipertensión dentro del sistema, por lo menos de manera continua. Se ha descrito una variante relativamente rara que afecta principalmente a mayores de 60 años, denominada *hidrocéfalo normo tenso*, en la cual al parecer hay problemas crónicos de absorción no de formación de LCR. Las granulaciones aracnoideas pueden presentar fibrosis, o tener alterada la interfase de absorción a nivel molecular, lo que origina un gradiente de presión entre el líquido del espacio subaracnoideo y el sistema ventricular, lo que a su vez lleva a la disminución en la producción de LCR, pero con una presión intra ventricular que aunque normal es más alta que la basal, lo que con el tiempo produce dilatación, estiramiento de los nervios que les rodean y compresión del parénquima para ventricular. Se ha considerado la posibilidad de que se trate de un problema que se inicia desde la infancia, con una evolución obviamente prolongada, y con fluctuaciones en las cifras tensionales intra ventriculares caracterizadas por picos u (ondas B) de hipertensión esporádicos. Se comporta como un hidrocéfalo comunicante, no siempre se sabe su origen y cursa con problemas de la marcha, incontinencia y en ocasiones demencia.

Hipertensión craneal idiopática. (HCI)

La HCI es una alteración de la circulación del LCR, que cursa con elevación de la PIC por arriba del los 250 ml de agua, sin alteración de la neuroimagen, ni de las características histoquímicas del propio LCR. Es rara (0.9% por 100,000 habitantes) y se asocia con la obesidad, particularmente en mujeres entre las que se presenta hasta 9 veces más que en varones. Es prácticamente idéntico clínicamente, a lo que se ha descrito como *síndrome de pseudo tumor cerebral* e *hipertensión intracraneal benigna,* aunque estos dejan de ser un síndrome al encontrarse una etiología probable, como fístulas durales arteriovenosas, obstrucción total o parcial además de estructural o funcional, del drenaje venoso del encéfalo, o por la ingesta de algunos medicamentos como las tetraciclinas y la vitamina A.

Sea que se identifique una posible causa etiológica como puede ser un pseudo tumor, o que no exista dato alguno que sugiera su origen (HCI), en todos existe elevación de la presión del LCR.

Se han considerado como teorías que expliquen su aparición, resistencia a la absorción de LCR, aumento de su producción y *presión venosa* elevada en los senos de la duramadre, particularmente en el longitudinal superior y en la porción proximal del transverso, con caída de la misma en la porción distal de dicho seno, ocasionada por alguna obstrucción en el tercio proximal como podría hacerlo una trombosis. Sin embargo, esto no explica porque afecta más a mujeres que a hombres obesos, sí como a niños y ancianos, o aquellos que ingieren algún medicamento. Es más, desde hace muchos años se sabe que la hipertensión venosa de los pacientes con insuficiencia cardiaca congestiva, coincide con aumento de la presión del LCR, sin embargo es rarísimo que estos presenten HCI. Actualmente hay evidencia cada vez más clara, que en realidad la hipertensión del LCR es la "gallina" que ocasiona la elevación de la presión sinusoidal, y no la presión sinusoidal elevada la cual finalmente sólo es el huevo. De hecho, nuevamente la hipótesis de Monro-Kellie vuelve a aplicarse, toda vez que cuando se extraen unos 25ml de LCR, la presión intra sinusoidal baja. Se requiere saber más sobre la anatomía y fisiología de las granulaciones de Pacchioni y las vellosidades aracnoideas.

Hipovolemia de LCR.

En condiciones normales, el saco dural y el LCR forman un sistema cerrado en el que se incluyen el cerebro y la sangre. Existe un balance "perfecto" entre estos componentes que son elementos indispensables para mantener el equilibrio necesario ya explicado por la hipótesis de Monro-Kellie. Por ejemplo, la pérdida de LCR ocasiona baja de la PIC, pero el aumento del volumen sanguíneo la compensa, y ambos a su vez a pesar de PIC de entre—5 y +5 cm de H2O, mantienen al cerebro flotando sin que se presente cefalea ortostática, la que se desencadena hasta los—30 o—35 cm de H2O.

Tradicionalmente, la cefalea ortostática que mejora con el decúbito, se ha considerado como la característica del llamado síndrome de hipotensión intracraneal (SHI), sin embargo en muchos enfermos con este problema la presión del LCR es normal.

La presión del LCR depende de la relación entre su propio volumen y el del espacio subaracnoideo. En caso de que haya escape se genera hipovolemia que se compensa con la disminución del volumen subaracnoideo, sosteniendo la presión dentro de límites normales. En aquellos con cefalea ortostatica y **normotensión** del LCR, el volumen de este, disminuido por una fuga, es insuficiente para mantener al cerebro suspendido. Inversamente los ancianos, en quienes es habitual encontrar cerebros atróficos, cuando tienen fuga de LCR e **hipotensión**, no presentan cefalea porque el volumen, aunque disminuido es más que suficiente para asegurar la flotación de la masa encefálica que es de menor tamaño. Como ya se mencionó en la posición de decúbito, las presiones del LCR son iguales en las regiones lumbares, cisternales e intra craneales, sin embargo esto cambia totalmente en la bipedestación ya que en la posición cefálica se hace negativa, mientras que en la región lumbar se hace relativamente positiva, sin embargo a pesar del gradiente de presión, el cerebro *no se hunde*, precisamente porque flota ya que el volumen es suficiente para permitirlo, sin importar la propia presión del LCR, sin embargo se sabe que cuando se ha perdido el 10% o más del volumen de LCR, aparece cefalea por hipovolemia **sin** alteración de la presión. En conclusión la flotación del encéfalo depende del volumen de LCR cuya presión baja sólo cuando hay escape del mismo y en consecuencia hipovolemia. Resumiendo, la flotación cerebral es la variable que determina el que un sujeto tenga o no cefalea ortostática, o incluso disminución en el nivel de conciencia, y dicha flotación está condicionada por el volumen del LCR y no por su presión.

El LCR escapa más frecuentemente a nivel de la médula, particularmente en la torácica, en algunas ocasiones aunque con menor frecuencia, hay fuga espontánea por la base del cráneo (lámina cribiforme). Es difícil establecer la causa, generalmente se acepta que existe algún punto débil en el saco dural que puede lesionar un trauma aparentemente trivial como serían los accesos de tos, o actividades de la vida cotidiana como levantamiento de objetos relativamente pesados (¿cubetas?), empujar (¿muebles?), caídas simples ¿(sentones?) o deportes moderados.

Pueden existir divertículos meníngeos o alteraciones en la elastina y fibrilina como sucede en el síndrome de Marfan (1858-1942) u otros problemas del tejido conectivo. Muy ocasionalmente hay laceración dural por una espícula vertebral o hernia de disco. Es una de las complicaciones de la derivación ventrículo-peritoneal (excesivo drenaje) o como complicación posquirúrgica, también ocurre en la deshidratación hipovolémica (disminución de agua corporal total).

La disminución del volumen, ocasiona colapso de los ventrículos, hundimiento cerebral con descenso de las amígdalas, disminución en las cisternas basales subaracnoideas, aplanamiento del quiasma óptico y apilamiento en la fosa posterior. Compensatoriamente, aumenta el volumen sanguíneo, lo que ocasiona turgencia venosa incluyendo a los senos durales, hiperemia meníngea y aumento también por hiperemia del volumen pituitario e incluso distorsión del tallo hipofisiario (lo que en ocasiones produce galactorrea). Esta dilatación de la estructuras venosas intra craneales, contribuye junto con la tracción de las sensitivas, al dolor característico de este tipo de cefaleas. Las alteraciones auditivas obedecen a tracción del octavo par y quizá alteración en la presión del líquido endolinfático en el oído interno.

Es conveniente recordar que cuando se abre el cráneo, la hipótesis de Monro-Kellie deja de aplicarse ya que al exponerse a la presión atmosférica se incrementa la PIC, la que habitualmente es negativa, lo que hace que al entrar aire al espacio subaracnoideo aparezca un nivel hidroaéreo. Si previamente existía hipovolemia de LCR, se compromete la flotación cerebral y puede ocurrir herniación caudal simplemente por un cambio de posición cosa que no sucede en los casos en los que el volumen es normal. Esto puede ocurrir también después del drenaje de una colección de líquido subdural.

La cefalea postpunción lumbar, es mucho más frecuente en mujeres (3:1) que en varones, y esto se ha explicado porque de los tres elementos de la hipótesis de Monro-Kellie, el cerebro de ellas es de menor volumen que el de los hombres, y por lo tanto la flotación cerebral es más reducida, sin embargo en esta particular circunstancia, aún hay dudas para explicar la aparición del problema; un dato por demás interesante es el hecho de que es más frecuente en aquellas con bajo índice de masa corporal. Se piensa que lo que desencadena la sintomatología, es la baja de la presión hidrostática por pérdida de LCR, y por ello se genera el desplazamiento hacia abajo del tallo cerebral y tracción de las estructuras sensitivas de las meninges. Se sabe que la extracción de LCR puede causar cefalea, pero no es un fenómeno universal y tampoco está relacionada directamente con la cantidad de LCR removido, además los cambios en la presión tampoco se correlacionan con la intensidad de la molestia. Se explica que todo se ocasiona con el cambio brusco del decúbito a la posición de pie, lo que ocasionaría la tracción de las estructuras vasculares, resultando en dilatación venosa por liberación de adenosina, hecho que parece confirmarse por el incremento en la intensidad de la cefalea cuando se comprimen las venas yugulares, aún cuando esto eleva la PIC.

Es muy común tratar a pacientes con este problema por medio de "parches hemáticos", pero para que sean efectivos, la experiencia ha demostrado que deben ser de por lo menos 40cc.de sangre autóloga; en muchas ocasiones la mejoría es inmediata lo que no se explica simplemente por el taponamiento de la fuga. Parece ser que la compresión extradural contribuye, como un factor externo, a restablecer la tan mencionada hipótesis de Monro-Kellie, también se han descrito cuadros de hipertensión craneal como complicación del procedimiento. Se considera que la elevación de las presiones epidural, lumbar y subaracnoidea, revierte la dilatación venosa mediada por la adenosina. Los propios parches se han empleado también para el manejo de cefaleas asociadas a baja presión de LCR con buen éxito.

Síndromes Neurocutáneos.

También de han llamado *facomatosis* (Gr. **phakos** = lenteja, mancha o marca de nacimiento), aunque el término se emplea cada vez menos para designar a este tipo de problemas. Estos se caracterizan por ser hereditarios o congénitos, con patrones comunes como el cursar con lesiones displásicas de lenta evolución, con gran tendencia a volverse malignas en la niñez y adolescencia. Comprometen más al SNC y a la piel, y en menor proporción a otros derivados del ectodermo, como el ojo y la retina, lo que ha hecho que también se hayan denominado como ectodermosis congénitas o displasias neuroectodérmicas congénitas.

Actualmente se reconocen más de 40 de estos síndromes y se han incorporado al grupo, algunos cuyas lesiones no tienen displasia ni forman neoplasias. Son alteraciones *multisistémicas* y *progresivas* y las lesiones cutáneas frecuentemente preceden a las alteraciones neurológicas, aunque no es raro que un cuadro epiléptico preceda entre 4 meses y hasta 5 años al diagnóstico clínico. Los más comunes son la neurofibromatosis tipos 1 y 2, la esclerosis tuberosa, la ataxia-telangiectasia y los síndromes de Sturge-Weber y von Hippel-Lindau. Pueden ser autonómicos dominantes y recesivos, ligados a cromosoma X o simplemente sin identificación de sus patrones hereditarios.

Neurofibromatosis 1 (NF1).

Von Recklinghausen (1833-1910) describió lesiones tumorales de la piel que estaban constituidas por tejido fibroso que rodeaba a los nervios periféricos, y acuñó el término *neurofibroma*. Esta neurofibromatosis es la más frecuente afectando a 1 entre 3 500 individuos sin preferencia de raza o sexo.

Además de los neurofibromas, se describen como componentes de NF1 (pero no exclusivas) las lesiones maculosas "café con leche" (*café-au-lait*) de la piel, caracterizadas por su pigmentación homogénea y bordes regulares, a menudo presentes al nacimiento con tendencia a desaparecer en los adultos y que **no** forman tumores.

Típico de la NF1 es el moteado ("pecas") en más del 81% de los pacientes, localizado en las regiones axilar e inguinal y en otros pliegues cutáneos, así como los hamartomas hiperpigmentados del iris llamados nódulos de Lisch, (1907-1999) que por cierto, no comprometen la visión. Se complementa con gliomas en las vías ópticas.

No es raro que estos portadores presenten dificultades de aprendizaje, y hasta en el 70% de los menores afectados, se identifican por medio de la resonancia magnética, unos *objetos brillantes no identificados* en los ganglios basales, el tálamo y el cerebelo.

La lesión más típica, el neurofibroma, se detecta hacia la pubertad, aunque se supone que está presente desde el nacimiento y que es de muy lento crecimiento. Está compuesto de células de Schwann (1810-1882), fibroblastos y mastocitos, y no tienen potencial de transformación maligna.

Sin embargo 30% de los portadores tienen lesiones difusas que comprometen muchos fascículos nerviosos, y a las que se denomina *neurofibromas plexiformes,* los que abarcan piel, fascia, músculo, órganos internos y hueso en donde precisamente es capaz de ocasionar crecimiento óseo, y este a su vez generar discrepancia en la longitud de los miembros, particularmente las piernas, así como escoliosis o displasia esfenoidea. La abundante vasculatura, el compromiso de varios planos tisulares y su gran tamaño, hacen difícil la resección quirúrgica. Hasta el 10% pueden convertirse en neoplasias malignas muy agresivas de los nervios periféricos.

No es raro encontrar alteraciones cerebrovasculares como vasos ectásicos y estrechos, estenosis, aneurismas y moyamoya (Jap. bocanada de cigarro)

La NF1 es hereditaria con característica autosómica dominante con penetración completa pero variable fenotípicamente, lo que obliga a pensar que existen otros factores que modifican la expresión del gene NF1 supresor tumoral localizado en el cromosoma 17q11.2. Es más hay muchos pacientes que no tienen antecedentes familiares lo que sugiere bastantes mutaciones nuevas.

El gen NF1 codifica una proteína denominada *neurofibromina* la que se expresa principalmente en neuronas, células de Schwann, oligodendrocitos, astrocitos, leucocitos, medula adrenal y en otros tejidos, pero con niveles muchos más reducidos. Entre algunas de sus múltiples funciones, actúa como un compuesto de supresión tumoral en estos tejidos y seguramente tiene mucho que ver con la función de aprendizaje, modulando la ruta del adenosin monofosfato cíclico (AMC).

Los pacientes con NF1, inician su vida con una copia funcional y otra mutada no funcional del gen. La funcional, se inactiva por una variación somática al asar, lo que ocasiona la perdida completa de la expresión de la neurofibromina, lo que hace que se asocie a la formación de tumores como lesiones malignas de la cubierta de los nervios periféricos, feocromocitomas, leucemias de células mieloides, neurofibromas plexiformes, neurofibromas cutáneos y astrocitomas pilocíticos. Como ya se mencionó anteriormente, la función inadecuada o ausente de la citada neurofibromina, no sólo tiene que ver con el crecimiento celular desordenado, sino con el funcionamiento cerebral dado lo frecuente de la disfunción cognitiva en pacientes con NF1, particularmente en lo concerniente al aprendizaje y al coeficiente de inteligencia.

Neurofibromatosis 2 (NF2)

Es mucho más rara que la NF1, afecta a 1 entre 210,000 sujetos y es una alteración autosómica dominante ocasionada por la mutación del gen supresor de tumor NF2, que codifica una proteína llamada schwannomina o merlín, comprometida en la regulación del crecimiento y la proliferación celular.

Se caracteriza por la aparición de varios tumores, siendo típicos los schwannomas vestibulares bilaterales del VIII par. Así mismo presenta meningiomas múltiples, gliomas, ependimomas de la medula espinal, opacidad posterior subcapsular presenil (juvenil) del cristalino y las lesiones cutáneas que son también principalmente schwannomas, aunque en ocasiones hay neurofibromas. A veces solo hay lesión unilateral del VIII par, pero su asociación a otras lesiones como meningiomas múltiples, cataratas, schwannomas en otras localizaciones, gliomas y neurofibromas, hacen que se considere una variante del problema.

Se ha considerado la posibilidad de que haya una enfermedad distinta a la NF2, denominada schwannomatosis familiar, aunque podría tratarse de una variante atenuada de la NF2, en la que no se presentan los problemas vestibulares del VIII par.

Complejo de la esclerosis tuberosa (CET)

Afecta entre 1 en 10,000 a 1 en 50,000 mil personas, y puede presentarse como un síndrome autosómico dominante o como una forma esporádica. Se caracteriza por muchas mutaciones espontáneas. La NF1 y CET, son el prototipo de los síndromes neurocutáneos ya que compromete a muchas partes de la economía, presentan lesiones maculosas en los mismos sitios, tienen expresabilidad variable y cursan con alteraciones bioquímicas semejantes.

El CEM afecta principalmente al cerebro, piel, riñones y en menor proporción a los ojos y el corazón. Las lesiones principales son hamartomas y hamartias como también se llama a los defectos en la combinación tisular durante el desarrollo. Los síntomas y signos tienen una expresión clínica variable aún en pacientes de familias que han sido afectadas durante varias generaciones. El 95% de los pacientes tienen lesiones cutáneas, 85% autismo y convulsiones, 60% alteración renal, y 50% retraso mental.

La hipertensión intra craneal, se debe al típico astrocitoma subependimal de células gigantes localizado en el agujero de Monro, los que dejan de crecer al final de la segunda década de la vida y ocasionan hidrocéfalo unilateral.

En la corteza se encuentran los típicos hamartomas llamados tubérculos, los que comprometen a la sustancia blanca y gris. Son firmes, lisos, elevados, pálidos y en pacientes mayores están umbilicados en el centro, muy probablemente por degeneración y retracción tisular. Son más abundantes en la región frontal seguidos de las áreas parietal y occipital y mucho menos en el cerebelo.

En el 80% de los afectados, se identifican nódulos subependimales que se desarrollan in útero, al momento de formarse las paredes externas de los ventrículos. Son múltiples y excepcionalmente mayores de 1 cm. Después del primer año de vida se calcifican lo que permite su identificación por medio de tomografía. Los localizados cerca del agujero de Monro, pueden ocasionar hidrocéfalo.

90% de los enfermos presentan máculas **hipo**melanóticas de entre 0.5 a 2 cms de tamaño, aunque ocasionalmente son más grandes, y están localizadas en la cara, el tronco y las extremidades. Son lesiones no resaltadas, es decir no se palpan los bordes y aunque claras siempre tienen pigmentos lo que les diferencia del vitíligo. En ocasiones, la hipomelanosis se presenta en el cuero cabelludo como poliosis (Gr. *polios* = gris) del pelo. Se les ha llamado lesiones de confeti, lo que sugiere de inmediato el que son muchas manchas pequeñas hipopigmentadas, que rara vez se presentan en otras patologías que no sea del CET. Aparecen desde el nacimiento aún antes que otras manifestaciones clínicas, pero en sujetos con piel muy pálida quizá no se identifiquen con facilidad a simple vista por lo que para verlos se puede recurrir a la luz de Wood (1868-1955) que es una luz ultravioleta de 365 nm de longitud de onda. En ocasiones hay otras más grandes denominadas en "huella de pulgar" que son poligonales.

Los angiofibromas aparecen en la pubertad, son de localización facial, se pueden confundir con acné y con el tiempo llegan a desfigurar la cara por su prominencia o coloración rojiza, o hasta sangrar con el simple roce de la almohada. Otras lesiones más obscuras que la piel circundante son las placas de la frente y los denominados "manchones de lija", localizados en otros sitios como los antebrazos, los glúteos o los muslos. En las uñas de detectan fibromas carnosos subungüeales, a veces con un componente angiomatoso, y en ocasiones se les encuentra entre los dientes.

En el riñón se detectan quistes, angiomiolipomas y rara vez carcinoma, problemas que ocasionan la mayoría de los decesos ya sea por insuficiencia renal, hemorragia o diseminación carcinomatosa.

Los rabdomiosarcomas cardiacos, habitualmente asintomáticos, pueden ocasionar obstrucción al flujo cardiaco, insuficiencia cardiaca congestiva, arritmias y muerte súbita. Los hamartomas de la retina si bien no alteran la visión, al detectarse ayudan al diagnóstico.

A diferencia de otras enfermedades neurocutáneas, en esta se identifican dos genes (CET1 y CET2) y cualquiera que sea inactivado genera *el mismo síndrome básico*, a diferencia de NF1 y NF2 que tienen dos genes y generan dos padecimientos distintos.

CET1 se localiza en el cromosoma 9 y CET2 en el 16. El producto del primero se llama hamartina y el del segundo tuberina, ninguno es más predominante, y generan el mismo número de pacientes con CET. Como ya se señalo, hay casos no hereditarios, de hecho, quizá a hasta dos tercios sean esporádicos y parecen ser ocasionados por mutaciones en CET2.

Si bien hay diferencias entre los casos CET1 y CET2, realmente son más de grado que de características, considerando que CET2 ocasiona lesiones más severas y se asocia mucho más frecuentemente a retraso mental; sin embargo cada familia afectada es diferente y ninguna de las dos se puede considerar como más benigna o maligna, ya que igualmente hay un miembro del grupo con lesiones cutáneas más evidentes, convulsiones y retraso mental severos, mientras que otro del mismo grupo, solo cursa con lesiones cutáneas y convulsiones. En la misma familia unos sujetos tienen quistes renales y otros carcinomas.

La causa probable de esta situación, es el que la tuberina y la hamartina interaccionan en un complejo proteico como genes supresores de tumor, mediante lo que regulan el crecimiento celular y el desarrollo, considerándose que son ambos alelos de un gene de CET, los que deben ser defectuosos para ocasionar hamartomas o hamartias.

Síndrome de Sturge-Weber

Este síndrome descrito por Sturge (1850-1919) y Weber Jr (1863-1962) es otra alteración neurocutánea, que afecta a 1 de cada 50,000 nacidos vivos, es esporádica y caracterizada por afectar a la microvasculatura venosa de la cabeza. Se desconoce el patrón hereditario.

La principal alteración vascular, es la angiomatosis de las leptomeninges (Gr. *leptos* = delgado) que afecta más a los lóbulos occipitales y parietales, sin embargo con posibilidad de presentarse en la corteza o ambos hemisferios cerebrales. Curiosamente en el lado ipsilateral (L. *ipse* mismo) de la cara se presenta una malformación vascular que afecta a la piel inervada por la rama oftálmica del trigémino. Otras manifestaciones clínicas son glaucoma, convulsiones, cefaleas, trastornos neurológicos y de conducta, así como ocasionalmente hemiparesia, hemiatrofia y hemianopia contra laterales a la anomalía cortical.

Las manifestaciones cutáneas son llamadas *"nevos de oporto"* (port-wine), que aparecen en la mayoría pero no todos los casos. Como ya se mencionó afectan la zona inervada por la rama oftálmica del V par, (de ahí el sinónimo de angiomatosis encefalotrigeminal), muy especialmente el párpado superior y la región supraorbital.

Lo que si es universal, aunque no de inicio, es la angiomatosis del complejo de las leptomeninges es decir de la piamadre y aracnoides, el que actualmente se identifica con facilidad con la resonancia nuclear magnética (RNM) por medio de la cual se detectan calcificaciones cerebrales, a veces ausentes en neonatos e infantes, además de atrofia, pérdida neuronal y gliosis. Todos estos cambios se deben a la angiomatosis por la cual hay estasis, disminución del retorno venoso, hipoxia y disminución del metabolismo neuronal, así mismo ocasiona compromiso de la oxigenación de la neuroglia lo que se acentúa durante las convulsiones. Esta isquemia ocasiona aumento de la permeabilidad capilar, alteraciones en el pH, depósito de calcio, atrofia cerebral y alteración de la BHE. La estasis venosa en los vasos alterados, ocasiona trombosis y estos a su vez infartos progresivos y recurrentes, que agravan el déficit neurológico y generan los episodios transitorios de compromiso vascular cerebral, manifestados clínicamente como hemiparesia o defectos del campo visual. La complicación oftalmológica más frecuente es el glaucoma (30 al 70%) que cuando es de aparición temprana y ocasiona en los niños aumento en los diámetros de la cornea y miopía; cuando es tardío, en los adolescentes no hay crecimiento ocular. Por último para hacer más dramático el problema entre el 50 y el 60% de los pacientes cursan con problemas de desarrollo, retraso mental o ambos.

Enfermedad de Von Hippel-Lindau (EVHL)

Hace alrededor de 100 años, Von Hippel (1867-1939) y Lindau (1892-1958) describieron unos tumores vasculares retínales que identificaron como de presentación familiar. La frecuencia oscila entre 1 en 40,000 a 1 en 100,000; es transmitida como un padecimiento autosómico dominante y se caracteriza además de los angiomas retínales, por la presencia de hemagioblastomas cerebelares y de la médula espinal. Se asocia a carcinomas renales, lesiones angiomatosos o quísticas de los propios riñones, páncreas, bazo y epidídimo, así como con feocromocitomas.

Comparada con otras alteraciones neurocutáneas, esta para fines prácticos **no** cursa con lesiones de la piel.

El gen de la EVHL se ha identificado en el cromosoma 3p25-26 y su producto ha sido llamado pEVHL. Se aplica el mismo principio que para otros síndromes cancerosos hereditarios, es decir, típicamente los pacientes han heredado un alelo inactivo de EVHL de alguno de los padres y por ello son heterocigotos +/-. El tumor aparece cuando se inactiva o pierde el alelo activo con lo que cesa la producción de pEVHL.

pEVHL es parte de un complejo que contribuye a la degradación proteica y parece ser que uno de sus blancos es el factor 1 inducido por hipoxia (F1IH), que es un factor de trascripción comprometido en la expresión del factor de crecimiento del endotelio vascular (FCEV), lo que seguramente explica el componente vascular de muchos de los tumores que se presentan en esta enfermedad.

Aunque existen varias características clínicas de la enfermedad no hay alguna patognomónica, además de que existe variación intra familiar. Se reconoce el tipo1 con riesgo de feocromocitoma y el tipo 2 con riesgo de hemangioblastoma y feocromocitoma, este último a su vez se divide en 2a de bajo riesgo para carcinoma renal y 2 b con riesgo alto para el mismo tumor; 2c es de riesgo para tumor pancreático.

En el SNC, los hemangioblastomas afectan a entre el 21% y el 72% de los enfermos, y aparecen habitualmente entre los 25 y los 40 años, aunque a veces se presentan en niños. Crecen lentamente y causan síntomas por efecto de masa o hemorragia. Los de la médula ocasionan siringomielia (Gr. *syrinx* = tubo, fístula). Son muy vascularizados y tienen un nódulo mural asociado a un quiste grande lleno de líquido, localizándose principalmente en la región postero lateral de los hemisferios cerebelares, extendiéndose hasta la piamadre.

Los hemangioblastomas retínales, si bien son mayoritariamente asintomáticos y ayudan al diagnóstico, en algunas ocasiones cuando son de localización central, pueden ocasionar ceguera aún sin hemorragia; así mismo la hemorragia ocasiona uveítis, glaucoma, desprendimiento de retina y oftalmitis simpática; en ocasiones hay calcificación y osificación. Los de riñón que afectan a más de la mitad de los enfermos aparecen habitualmente después de la segunda década de la vida.

Hasta el 41% de los pacientes con EVHL cursan con feocromocitoma, y se diferencian de los esporádicos porque aparecen en edad temprana, a menudo son bilaterales, pueden ser múltiples y incluso extraadrenales, rara vez son malignos y en ocasiones son la única manifestación de la enfermedad.

Las lesiones renales como ya se mencionó son quistes o carcinomas. Los primeros rara vez ocasionan problema aunque pueden ser múltiples y bilaterales. El cáncer renal afecta al 70% de los pacientes y es desde luego la principal causa de muerte. Son multifocales y aparecen a edad temprana. En entre el 30 y el 50 % de ellos, cuando se manifiestan clínicamente con síntomas urinarios, ya han dado metástasis a los ganglios linfáticos, hígado, pulmones o huesos.

El 10% de los portadores de la EVHL, presentan adenocarcinoma primario del ectodermo del laberinto membranoso, ocasionando alteraciones a la audición, algunas veces al crecer afectan al nervio facial e incluso pueden ocasionar parálisis de la cuerda vocal por crecimiento local e invasión.

La mayoría de las lesiones pancreáticas son quistes múltiples diagnosticados después de los 40 años. La mayoría son silenciosos, por lo que diagnóstico suele ser circunstancial, a menos que lleguen a ser tantos que ocasionen insuficiencia glandular o que obstruyan el conducto biliar. Ocasionalmente, aparecen tumores insulares de crecimiento lento y asintomáticos, aunque pueden volverse malignos.

Ataxia-Telangiectasia

Se trata de un problema autosómico recesivo, que afecta entre 1 en 40,000 a 1 en 100,000 de los nacidos. Si bien se trata de un padecimiento multisistémico, lo más evidente es la degeneración progresiva del cerebelo (con la ataxia resultante), acompañada de telangiactasias cutáneas y conjuntivales, inmunodeficiencia grave, envejecimiento prematuro y predisposición al cáncer. El cromosoma afectado es el 11q22-23 y actualmente se piensa que la proteína codificada por el gen AT, se encuentra en el centro mismo del mecanismo protector contra los cambios ambientales, que pueden producir la ruptura del ADN, es decir es ni más ni menos el responsable de mantener la integridad del ADN cromosómico, así como los mecanismos de transducción que operan en el ciclo celular, con el objeto precisamente de permitir la reparación al propio ADN, sin embargo aún se desconocen los pormenores.

Las telangiactasias en la conjuntiva bulbar, aparecen después de las manifestaciones neurológicas y hacen que los ojos se vean como con derrames sanguíneos (ojos inyectados de sangre). Acaban comprometiendo al resto de la conjuntiva, a los párpados, la cara, el cuello, los pabellones auriculares y los pliegues cubitales y popliteo. El pelo se atrofia y se hace grisáceo, la piel se arruga y puede presentar hiper e hipopigmentación, llegando a considerarse como albinismo parcial, vitíligo o manchas café con leche. La dermatitis seborreica se presenta en casi todos los pacientes.

Debido a alteraciones del timo y particularmente a la deficiencia de IgA, son muy frecuentes las infecciones del oído, la nariz, los senos paranasales, los bronquios y la neumonía, generalmente por bacterias "comunes" pero con mala respuesta a los antibióticos. En casos de larga evolución no son raras las bronquiectasias y fibrosis pulmonar.

Entre el 10% y el 15% de los pacientes, presentan neoplasias y son la segunda causa de muerte después de las infecciones. Las más comunes son linfomas, sarcomas de células reticulares e histiosarcomas, pero también se encuentran meduloblastomas, leucemias y gliomas, entre otros.

Se asocian problemas esqueléticos y alteraciones endócrinas, como hipogonadismo femenino con infantilismo sexual. En los hombres este hipogonadismo atrasa el inicio de la pubertad, ocasiona espermatogénesis incompleta y disminuye las células de Leydig (1821-1908). Llegan a presentar diabetes mellitus en la adolescencia y en ocasiones alteraciones del lóbulo anterior de la hipófisis.

Típicamente cursan con elevación del antígeno carcinoembrionico y de la alfa feto proteína sérica, así como con niveles bajos e incluso ausencia, de IgA, IgG2 e IgE. Casi no tienen tejido adenoidal nasofaringeo, hay atrofia cerebelar, y las biopsias de músculo y nervios demuestran atrofia por denervación y cambios axonales degenerativos.

Traumatismos de la médula espinal. (TME)

Definitivamente si los TCE son problemáticos, los de la médula espinal resultan devastadores. El compromiso del sistema nervioso voluntario y no voluntario afecta sin duda la función de todos los sistemas corporales. Por conveniencia los mecanismos por los que se lesiona la médula, se han dividido en primarios y secundarios.

Los primarios resultan del mecanismo de la lesión, que a su vez tienen cuatro modalidades.

Los más comunes son los relacionados con un impacto y compresión persistente, como se encuentra en fracturas por "explosión" del cuerpo vertebral, con desplazamiento de fragmentos óseos que compriman a la médula, fracturas-dislocación y fracturas agudas de disco.

El segundo mecanismo es el impacto puro, en el cual sólo hay compresión transitoria, como sucede en pacientes con hiperextensión de la columna cervical con problemas degenerativos.

La tercera posibilidad de lesión, resulta de la sección ocasionada por proyectiles de arma de fuego, lesiones por fragmentos óseos o distracciones severas. Se comprende que esta sección puede ser parcial y relativamente menor hasta total.

El cuarto mecanismo es la distracción medular en plano axial. En esta el daño puede ser extraordinariamente severo y sin embargo no demostrarse alteración radiológica de la estructura ósea. Ocurre mucho en niños dado que tienen una gran elasticidad y llegan a constituir hasta el 35% de los casos en ese grupo de edad.

Los mecanismos secundarios exacerban el daño resultante de los primarios e incrementan la morbilidad. De estos, la acción del ácido araquidónico y los resultados de la hemorragia asociada a isquemia y reperfusión, han sido estudiados a fondo.

Ácido araquidónico, COX-1 y COX-2

La respuesta inflamatoria despertada por el mecanismo de lesión por si misma puede resultar dañina.

El ácido araquidónico, por la actividad de las ciclooxigenasas 1 y 2, se convierte en prostanoides. Estos restringen el flujo sanguíneo por vasoconstricción además de contribuir a la peroxidación de lípidos y apoptosis. El daño a la membrana es grave, hay entrada de calcio y exitotoxicidad.

Hemorragia e isquemia-reperfusión.

El daño inicial, dependiendo del mecanismo, habitualmente lesiona más a la sustancia gris que a la blanca. El porque la primera se ve más afectada podría deberse a su consistencia menor y abundancia de vasos sanguíneos. La hemorragia intra medular es evidente desde el principio; y la alteración del flujo vascular ocasiona hipoxia e isquemia, a lo que la propia sustancia gris, que se caracteriza por su altísimo requerimiento metabólico, es particularmente susceptible. Las neuronas que pasan por el sitio de la lesión, físicamente están dañadas y tienen adelgazamiento de la mielina. Actualmente se considera que la sustancia gris sufre daños irreparables durante la primera hora posterior al accidente a diferencia de la blanca que tarda hasta 72 horas después de la agresión, en mostrar cambios irreversibles.

El lector debe comprender la magnitud de la tragedia de las lesiones medulares para los pacientes, su familia y la sociedad. Se les invita no sólo a dominar la ciencia detrás del mecanismo y el posible tratamiento (todos muy poco efectivos) de estos problemas, sino a involucrarse activamente en las campañas de prevención, no como profesional de le medicina sino como un ciudadano comprometido que piensa en la salud de su descendencia y comunidad.

Espina bífida.

La medula espinal, al igual que el cerebro, se origina del ectodermo. La placa neural en el dorso embrionario, se eleva, ahueca y se hunde nuevamente para forma el tubo neural que se acaba separando del ectodermo para ser rodeado por mesodermo.

El proceso de fusión del tubo neural se da en la primeras semanas de la gestación, no se cierra todo al mismo tiempo, por ejemplo la porción caudal lo hace entre la tercera y la cuarta semana, y la zona que más tarda en cerrarse, es la región dorso lumbar lo explica porque es el sitio de más malformaciones congénitas de esta naturaleza.

La nomenclatura de estos defectos es complicada, puede ocasionar confusión y lamentablemente hay varias clasificaciones.

El término *disrrafismo* califica a todos los defectos que resultan de el mal desarrollo embrionario de los tejidos endo, meso y neuroectodérmico.

Espina bífida cística se refiere a meningoceles y mielomeningoceles, mientras que el de *espina bífida aperta* (abierta) se ha empleado para englobar al subgrupo en el cual los defectos están abiertos, es decir son expuestos. Desgraciadamente el calificativo de espina bífida, por demás inespecífico, se ha asociado sólo con el disrrafismo espinal abierto del mielomeningocele.

Los defectos espinales cerrados, como diastematomielia (Gr. *Diastema* = intervalo, espacio, hendidura), filum terminale apretado, seno dérmico dorsal y el lipoma espinal, son disrrafismos cerrados.

En estricto sentido espina bífida cerrada (oculta), se refiere sólo a problemas de la fusión ósea demostrados radiológicamente, e incluyen defectos del arco posterior en uno o más niveles, que habitualmente se localiza en la región lumbosacra. Asintomática la mayoría de las veces, con cierta frecuencia se identifica en la zona un mechón de pelo, un angioma, quizá un lipoma o fibroma, y ocasionalmente la apertura cutánea de un seno que se profundiza hasta el saco dural, lo que obliga a estudiar a los pacientes.

Disrrafismo abierto (mielomeningocele)

Es frecuente (hasta 1 en 1000 nacidos vivos), pero ha sido sorprendente la disminución de los casos mundiales en los últimos años, coincidiendo con el inicio de la administración de ácido fólico de manera rutinaria a todas las mujeres en "peligro" de embarazo. Igualmente parece ser que hay cierta predisposición familiar. Si un primer embarazo tiene riesgo de aparecer en 0-1% a 0.2%, el segundo hermano tiene entre el 2% y el 5%, y el tercero hasta entre el 10% al 15%.

Son más frecuentes a nivel de la columna lumbosacra y no es raro que se asocien a otros defectos del eje neural. Hasta en el 50% cursan con adelgazamiento de los huesos craneales (craniocunia), demostrado por los rayos X aunque la alteración no aparece sino hasta después de los dos años de edad. Así mismo en la mayoría de los pacientes se identifica aplanamiento de la base del cráneo (platobasia) particularmente en la región occipital posterior.

La malformación neural más común asociada con el mielomeningocele (95%) es la llamada de Arnold (1835-1915)—Chiari (1851-1916) o Chiari II (existen otras tres), en la cual se compromete el romboencéfalo con desplazamiento del vermis y de los hemisferios cerebelares laterales, hacia la cara dorsal de la medula cervical dentro del canal vertebral superior. La médula inferior puede estar acodada y el acueducto estenosado e incluso atrésico. No es raro que el hidrocéfalo sea una complicación común del mielomeningocele, puede presentarse antes o después del nacimiento y se agrava con frecuencia después del manejo quirúrgico, el cual debe intentarse lo más pronto posible para evitar la infección (meningitis) local y la ventriculitis, aunque esto no mejora el déficit neurológico. Se requiere además en casi todos los casos, la colocación de una derivación ventrículo-peritoneal.

Este defecto puede ocasionarse o por la falla del cierre del tubo neural, o por reapertura del mismo después de su fusión, el hecho es que la médula aplanada se queda en su posición embrionaria original, es decir a nivel de la **superficie cutánea**, no está cubierta por piel y lo que se observa es el tubo neural imperfectamente formado, no protuberante si el líquido es escaso lo que hace que forme el piso de una hendidura superficial con poco alongamiento de las raíces nerviosas (mielocele). Si es abundante, la placa se eleva con la formación quística identificándose como un área oval azulosa o una tira alargada en la porción proximal (cefálica), en la que puede encontrarse un pequeño orificio que corresponde a la terminación del canal central de la médula. En la porción inferior (caudal) los filamentos de la cauda equina se profundizan para reingresar al canal medular. La placa forma la parte central de la protuberancia, la duramadre se proyecta a sus lados y establece lateralmente la unión cutáneo-dural. Las raíces nerviosas están situadas como en la médula normal es decir las ventrales a los lados de la línea media y las dorsales por fuera de las anteriores aunque están alargadas. También se llegan a encontrar raíces dismórficas no funcionales que se desprenden de la placa neural pero terminan en los tejidos adyacentes.

En la evaluación del recién nacido con esta patología, debe incluirse el estudio del resto de la columna vertebral, toda vez que hasta el 10% cursan con disrrafismo en otro segmento.

Es un problema grave, con serias insuficiencias neurológicas. El origen de las mismas puede deberse a dos posibilidades. La primera desde luego, es la grotesca anomalía estructural que significa la presencia de la médula fuera del raquis con elongación de los nervios y el acodamiento de la estructura medular. La segunda seguramente es el efecto que sobre esa médula expuesta, tiene el líquido amniótico durante los largos meses del embarazo, de ahí el porque se ha llegado a proponer la reparación in útero.

Actualmente se sabe que durante el desarrollo fetal, se sintetiza y secreta gran cantidad de una proteína asociada al desarrollo embrionario y a la aparición de neoplasias malignas. Se ha denominado *alfa feto proteína* (AFP), y debido a que una lesión abierta del tubo neural permite escape de LCR y quizá de sangre hacia el líquido amniótico, se encuentran en este, a diferencia de lo que ocurre en un embarazo normal, concentraciones muy elevadas

Esta AFP también entra a la circulación materna, básicamente por el transporte a través de la placenta y por difusión a través de las membranas fetales, lo que eleva las concentraciones séricas hasta cuatro veces más que en embarazos no comprometidos. Actualmente, la determinación de este producto proteico en suero, debe incluirse dentro de la evaluación de toda mujer embarazada. Complementado con estudios de imagen, se puede aconsejar adecuadamente a la paciente acerca de esta patología tan seria.

Disrrafismo cerrado.

En este problema, la piel cubre totalmente al tubo neural, y se incluyen lipomas espinales, diastematomielia, senos dérmicos, mielocistoceles y filum terminale apretado. Todos pueden tener un origen embrionario distinto, pero ocasionan el llamado "síndrome de la medula amarrada". Ya se mencionaron con anterioridad algunos indicios de su existencia a nivel de la superficie cutánea. Los datos clínicos pueden incluir debilidad de las extremidades inferiores, alteración de la marcha, incontinencia urinaria e incluso escoliosis.

El "amarre", limita la distribución del movimiento medular sobre varios niveles espinales, de tal manera que la tracción focal ocasiona lesión del tejido nervioso, lo que puede explicar entre otras cosas porque aumenta el dolor con ejercicio o por el crecimiento del paciente. También se ha sugerido que el estiramiento ocasiona lesión de los vasos medulares de ahí lo progresivo de los síntomas.

En los lipomielomeningoceles, se identifica una mielosquisis parcial dorsal con un lipoma fusionado a la cara dorsal de la médula; se asocia con frecuencia a déficit neurológico importante.

En los senos dérmicos, el agujero cutáneo está mucho más bajo que el defecto intraespinal; el trayecto atraviesa los tejidos subcutáneos, la fascia profunda, pasa a través o por debajo de una lámina bífida y penetra la dura. No es raro que terminen en una formación dermoide o un tumor epidermoide. Puede aparecer meningitis bacteriana, pero también puede ser aséptica, por paso al LCR de los componentes dérmicos.

Durante el desarrollo embrionario de la medula espinal, se forma a nivel caudal, una masa celular que se recanaliza para formar las estructuras que rodean al filum terminale. La alteración de este delicado proceso puede ocasionar el llamado filum terminale apretado en el cual éste está corto, y existe un cono medular bajo.

En más del 50 % de recién nacidos con problemas ano rectales, urogenitales o sacrales, se puede demostrar, por medio de la resonancia nuclear magnética, lesiones que atan a la médula.

Los meningoceles, se caracterizan porque la duramadre y la aracnoides se proyectan a través de defectos óseos espinales, **sin** que los elementos neurales formen parte de la lesión, aunque puede existir herniación, a través del defecto, de las raíces nerviosas o de la propia médula. Estos pueden ser anteriores, laterales y posteriores. Los más comunes son los lumbares posteriores y siempre permanecen cubiertos por piel normal. Los anteriores son relativamente frecuentes en el sacro y llegan a ser tan grandes que el volumen de LCR que contienen, de acuerdo a su desplazamiento, ocasionan síntomas compatibles con alta o baja presión. En ocasiones la imagen radiológica, "tienta" al cirujano a efectuar una biopsia transrectal de la tumoración, con las consecuencias imaginables.

Alteraciones degenerativas de la columna vertebral y su contenido.

Enfermedad del disco intervertebral.

Es conveniente tener en cuenta que para entender la fisiopatología de este problema, se debe tener claro el concepto de lo que es una "unidad funcional de la columna", es decir el segmento que exhibe las características biomecánicas de toda la estructura. Esta unidad incluye dos vértebras adyacentes, sus facetas articulares, los ligamentos espinales y el disco intervertebral con lo que sostiene la compresión generada por la carga a cada nivel.

El disco intervertebral, se compone de dos anillos, uno fibroso exterior y otro interior también fibroso, una zona de transición y el núcleo puposo al centro. 80% del anillo externo es colágena tipo I y el resto son fibrocitos y fibroblastos organizados, de tal manera que puedan resistir estructuralmente, las cargas de tensión. El anillo interior y la zona de transición están compuestos de colágena tipo II condrocitos, algo de colágena tipo I y fibrocitos. El núcleo pulposo en el niño se compone principalmente de células notocordales, y el del adulto en un 80% de colágena tipo II, condrocitos y conjugados de proteínas y polisacáridos, que se encuentran en la matriz del tejido conectivo y el cartílago, lo que le ayuda a mantener agua. Tanto el anillo interior como el núcleo pulposo tienen excelentes propiedades visco elásticas, que hacen posible que aguanten las cargas compresivas y mantengan la altura del disco intervertebral. Este núcleo es prácticamente avascular y recibe la mayor parte de sus nutrientes por difusión pasiva, que se apoya en los capilares de las caras vertebrales, a donde se han identificado receptores colinérgicos muscarínicos, que seguramente regulan el flujo sanguíneo. La esclerosis en las caras vertebrales impide este proceso de abasto y remoción de desechos. En ocasiones se encuentra proliferación de los vasos alrededor de los discos degenerados, lo que se interpreta como el intento de suplir la difusión comprometida por el envejecimiento, lo que ocasiona cambios bioquímicos en la composición del disco. Los conjugados proteína-polisacáridos, disminuyen a partir de la tercer década de la vida así como el número de condorcitos, lo que cambia irremediablemente a la estructura y volumen del disco. Hacia la periferia, el anillo interno se deseca también, transformándose en un tejido fibrocartilaginoso semejante al núcleo pulposo afectado, lo mismo sucede paulatinamente con el externo y cuando esto sucede, se producen fracturas y fisuras que al conjugarse, constituyen un defecto suficientemente grande para permitir el paso del núcleo hacia el exterior. Realmente, todas las células del disco envejecen, lo que ocasiona disminución de la capacidad de síntesis y replicación del DNA.

La degeneración, ya se dijo, permite el escape del material del disco, y dependiendo de la localización serán los síntomas y los signos, que van desde mielopatía o claudicación neurogénica asociada a estenosis del canal central, hasta la radiculopatía que se asocia a la herniación lateral. La localización clásica es paramedia o posterolateral a nivel de la inserción del anillo externo con el cuerpo vertebral.

En ocasiones se detecta abombamiento simétrico del disco más allá de los márgenes del cuerpo vertebral, y herniación que es la expulsión del material nuclear a través de un defecto anular. Si la herniación de un fragmento del disco a través del anillo, va más allá del margen posterior de la cara vertebral, se llama profusión; si esta sale más y se mantiene unida por un pedículo, se denomina expulsión, si se expulsa y no mantiene contacto con el mismo, se califica como secuestro.

El periostio de los cuerpos vertebrales, los ligamentos, el anillo fibroso externo y la duramadre, tienen gran inervación a partir de ramos aferentes de los nervios espinales lo que los hace muy sensibles al dolor, bastan fracturas mínimas en el anillo fibroso externo para que se genere molestia. El contenido del núcleo pulposo por si mismo es tóxico, generando localmente irritación y respuesta inflamatoria. El efecto de masa, causado por la herniación de los componentes del disco, comprimen las raíces espinales al proyectarse hacia los agujeros intervertebrales o del propio canal medular comprimiendo a la medula, si es en la región cervical y toráxica o a la cauda equina en la lumbosacra.

A veces, es difícil explicar al dolor que se produce con estas alteraciones de la unidad vertebral, debiéndose considerar de origen multifactorial.

El dolor discogénico se ocasiona por las alteraciones del núcleo y del anillo. El daño de las facetas articulares, de los cuerpos vertebrales, los ligamentos espinales y la musculatura paraespinal indudablemente contribuye a este síndrome doloroso. A medida que progresa la lesión anular, se incrementa el roce de las superficies óseas, particularmente durante la deambulación o la carga sobre las superficies articulares posteriores, lo que a su vez genera artropatía prematura, que se suma al ciclo vicioso de la degeneración espinal. Todos estos cambios han sido agrupados bajo el término "espondilosis" (Gr. *spondylos* = vértebra).

Las molestias también pueden generarse por compresión de las raíces nerviosas y/o de la propia duramadre. La herniación produce dolor tanto por compresión mecánica directa, como por inflamación bioquímica de los elementos nerviosos. Al agravarse la espondilosis, las alteraciones en la biomecánica espinal se van acentuado, y ocasionan la formación de osteofitos sobre las articulaciones intervertebrales y las caras vertebrales, que si bien pueden ayudar a estabilizar un poco a la columna, también pueden comprimir seriamente, a todas las estructuras neurales ocasionando síntomas radiculares a veces insoportables.

En resumen, los discos herniados aprietan por detrás, el ligamento amarillo hipertrofiado por delante, las carillas articulares hipertrofiadas posterolateralmente, y todos "invaden" al canal vertebral, comprimiendo su contenido lo que ocasiona en la columna cervical mielopatía severa y en la región lumbar claudicación. El cuadro se vuelve aún más complejo si el paciente presentaba desde el nacimiento pedículos cortos, angulación anormal de la columna o espondilolistesis.

Aún no es posible explicar claramente la génesis de toda la sintomatología, sobre todo si se considera que muchos sujetos a pesar de tener alteraciones radiológicas semejantes no presentan síntomas; de hecho parece ser que sólo lo hacen el 50% y la intensidad es variable. Tampoco sabemos con certeza que papel juega el posible compromiso arterial y venoso.

Estenosis espinal.

Después de las enfermedades respiratorias, los problemas de la columna son la patología que más frecuentemente afecta al ser humano, cuesta billones de peso al año su atención, y es una causa frecuente de ausentismo laboral.

Las estenosis espinales se pueden clasificar en dos grandes grupos. El primero de naturaleza hereditaria o de desarrollo y el segundo adquirido. Los primeros, son realmente muy raros en comparación con los segundos, e incluyen estenosis lumbar congénita, escoliosis y acondroplasia que cursa con pedículos cortos y un canal medular pequeño. Las adquiridas incluyen las causas degenerativas asociadas a problemas congénitos y las francamente degenerativas. Ya se mencionó anteriormente la fisiopatología del envejecimiento, ¿pero que es lo que produce el dolor? Se considera que el compromiso microvascular de la cuada equina y la región cervical, es un elemento importante en el problema, y puede ser venoso con congestión o arterial con isquemia. La compresión indudablemente puede ocasionar este problema vascular, pero la respuesta inflamatoria también lo es, ya que esta libera muchos mediadores bioquímicos que seguramente estimular a los receptores al dolor.

En fin, la bipedestación es un privilegio humano, la sobrecarga prácticamente continua sobre los amortiguadores espinales y las bisagras vertebrales, suele ser el precio a pagar para poder ver al mundo con otra perspectiva. Finalmente ¿porque será que andamos en cuatro "patas" en la mañana de nuestras vidas, en dos al medio día y en tres durante el ocaso?

Espondiloartritis.

El término, que es sinónimo de *espondiloartropatía* (Gr. *spondylos* = vértebra + *arthron* articulación), agrupa a un heterogéneo conjunto de enfermedades inflamatorias que se caracterizan por oligoartritis de la columna y articulaciones periféricas, inflamación de los puntos de inserción de ligamentos y tendones a los huesos, así como en ocasiones compromiso ocular y muco cutáneo, que suele ser más común en varones que en mujeres (3:1).

Se trata de un problema atribuido a factores genéticos, con agregación familiar, afecta al 63% de los gemelos idénticos, y se relaciona sin duda con los genes del sistema mayor de inmunidad HLA. Todas las células con núcleo, tienen en su superficie expresión de HLA-A.-B y—C (clase 1), cuya función principal es la de presentar a los péptidos intra celulares de origen viral, bacteriano o tumoral, al antígeno receptor de los linfocitos T positivos a CD8, para favorecer la destrucción de la célula afectada.

En muchos enfermos con ancestros europeos que cursan con espondilitis anquilosante, artritis reactiva, espondilitis psoriásica, artritis psoriásica periférica, espondilitis asociada a enfermedad inflamatoria intestinal y uveítis anterior, ya sea con o sin espondiloartritis, se encuentra una forma polimórfica de HLA-A llamada HLA-B27. Entre los japoneses y los africanos que tienen menos expresión de HA-B27, es menos frecuente.

HLA-B27 cursa con muchos subtipos moleculares, y hasta la fecha no ha sido posible explicar del todo cual es su participación en la génesis de estas patologías, ni porque su predilección por diferentes áreas de la economía.

Los agentes infecciosos que se han asociado a este problema son la *Chlamidia trachomatis, Shigella, Salmonella, Campilobacter y Yersinia*. Todos se caracterizan por su habilidad para invadir las superficies mucosas y replicarse intra celularmente además de tener liposacáridos en su membrana exterior. Muchos de sus antígenos se pueden aislar del líquido sinovial, e incluso, en ocasiones, las propias bacterias como es el caso de la *Chlamydia*. Igualmente se identifican niveles altos de IgA en suero.

Frecuentemente inicia afectando la zona de las articulaciones sacro iliacas, pero después de extiende a todas las de la columna. Los cartílagos articulares se erosionan, el hueso de rarifica seguido de anquilosis tan severa que en ocasiones los rayos X no identifican a los contornos articulares. Los cartílagos intervertebrales también se adelgazan, llegando a calcificarse y osificarse, proyectando sus exostosis hacia la periferia y fusionándose con las vértebras vecinas, ocasionando que la literalmente, la columna vertebral parezca una vara de bambú. A medida que progresa, la columna se vuelve más rígida, se disminuye el diámetro del canal vertebral, y tarde o temprano se llegan a comprometer hasta las articulaciones costo vertebrales, con las consecuentes complicaciones pulmonares resultantes de la severísima restricción a la motilidad torácica.

Esclerosis múltiple.

Es una de las llamadas enfermedades inflamatorias desmielinizantes del SNC, y se caracteriza porque se encuentran focos de desmielinización, inflamación, cicatrización y destrucción axonal, diseminados en diferentes áreas del SNC, entre ellas desde luego la médula espinal, además de los nervios ópticos, el tallo cerebral, cerebelo y la sustancia blanca periventricular. Clínicamente se manifiesta por síntomas vesicales, alteraciones de la vista y cambios mentales. En el LCR se encuentran bandas oligoclonales.

Esclerosis lateral amiotrófica.

Se caracteriza, por atrofia de las neuronas musculares (amiotrofia) e hiperreflexia, por pérdida de neuronas motoras bajas en los cuernos anteriores de la médula y neuronas motoras altas de los trayectos corticoespinales. En toda la médula y en los núcleos del hipogloso y trigémino, se identifica gliosis y pérdida de las raíces mielinicas anteriores. Se considera una enfermedad de etiología múltiple, en la cual la degeneración de las neuronas altas y bajas ocasiona la pérdida irremediable de la función muscular. Parece ser que esta alteración se asocia a lesiones ocasionadas por oxidación, exitotoxicidad y disfunción mitocondrial al mismo tiempo, de hecho, dada la presencia de los llamados cuerpos de Bunina y de las fibrillas ubiquitin-reactivas, se considera como una alteración de la agregación proteica,.

Mielopatía asociada a SIDA

Algunos pacientes con SIDA, presentan degeneración vacuolar subaguda de la medula espinal en los trayectos ascendentes y descendentes, particularmente a nivel de la medula torácica. Los pacientes en promedio son más jóvenes que los que padecen espondilosis y en autopsias, hasta el 50% presentan los cambios histopatológicos aún siendo asintomáticos. Se caracteriza clínicamente por paraparesia espástica indolora, vejiga neurogénica y ataxia sensorial.

Mielopatia asociada a infección por virus linfotrófico de células T.

Los enfermos con virus tipo 1 linfotrófico de células T en zonas endémicas, presentan trastornos vesicales con espasticidad moderada de las extremidades superiores y alteraciones en la marcha. El diagnóstico se puede hacer identificando los anticuerpos séricos del virus.

Paraplejia espástica hereditaria.

En ella, se presenta espasticidad progresiva de las extremidades inferiores ocasionada por la degeneración axonal de las neuronas motoras y sensoriales, y puede ser no complicada manifestando únicamente los problemas motores y de vaciamiento vesical, o complicada asociada a otras neuropatías, como demencia, ataxia, retinopatía, sordera, epilepsia retraso mental y alteraciones visuales. Parece ser que es heredada de forma autosómica dominante. Hasta el momento se han descubierto 20 locus y 9 genes relacionados con el problema, cuyo origen más probable son las alteraciones en la dinámica de los microtúbulos axonales.

Fístulas arteriovenosas de la duramadre espinal.

Son comunicaciones anormales entre las ramas segmentarias de las arterias y las venas radiculares que drenan al sistema venoso peridural. La fístula ocasiona congestión de las venas medulares lo que disminuye la perfusión tisular con edema y pérdida de la función medular. Se presenta paraparesia, pérdida sensorial, incontinencia y dolor, datos que pueden aparecer progresivamente o de manera abrupta.

Tumores de la médula y la columna vertebral.

La médula, al igual que el encéfalo, tiene una estructura ósea que limita su desplazamiento, y cualquier masa tumoral que crezca dentro del canal espinal causará compresión, independientemente que sean de naturaleza benigna o maligna. Como ya se mencionó con anterioridad, algunas tumoraciones por el sitio en donde se encuentran, se comportan malignamente si importar sus características histológicas; es fácil comprender porque en el canal vertebral, cualquiera que sea su origen, todas son de comportamiento indeseable.

Las características anatómicas del raquis facilitan la clasificación de estas lesiones ya que de acuerdo a su localización, las masas pueden estar por fuera de la duramadre *(extradurales)*, por dentro de ella *(intradurales)* pero por fuera de la médula *(extramedular)*, u originarse en el parénquima medular y ser en consecuencia *intradurales* e *intramedulares.*

Neoplasias extramedulares.

Los tumores extradurales, pueden desde luego provenir de las estructuras que conforman al raquis, es decir de hueso, cartílago y de tejidos blandos periespinales y del mediastino a nivel torácico, pero, al igual que en el encéfalo, la mayoría provienen de metástasis de tumores malignos sistémicos que ocasionan el *síndrome de compresión medular maligna.* (SCMM). Sin embargo, a diferencia de los cerebrales en las que los implantes crecen en el tejido neural, acá rara vez invaden al tejido medular ya que parecen tener preferencia por el tejido hematopoyético de los cuerpos vertebrales, a donde llegan seguramente como émbolos de células clonogénicas del tumor original, lo que es bastante más razonable que lo que ha sido la enseñanza habitual de que esto, obedece a las características anatómicas del plexo venoso espinal de Batson (1894-1979). Una vez invadido el cuerpo vertebral, sólo es cuestión de tiempo que al efecto compresivo de la masa tumoral, se sume el ocasionado por el colapso del mismo.

Se enfatiza que casi todos los tumores malignos sistémicos, pueden dar metástasis a la columna vertebral, y que la frecuencia con que los enfermos presentan compresión medular extradural por esta patología, está en proporción directa con la frecuencia del cáncer mismo; por ello se comenta que es más frecuente en cáncer de mama, próstata o pulmón lo que es cierto, pero no por ser característica de esas neoplasias, sino porque estas son más frecuentes que los linfomas, el mieloma múltiple o el cáncer renal, los que también originan SCMM. Las metástasis vertebrales de los llamados "primarios desconocidos" igualmente causan SCMM y hasta en el 34% es la primera manifestación de la neoplasia.

En los niños la causa del SCMM es un poco diferente que en los adultos, dado que en ellos, los tumores más comunes son neuroblastoma, sarcoma de Ewing, tumor de Wilms, linfomas y sarcomas de tejidos blandos y óseos, los cuales son más propensos a comprimir a la médula por masas para vertebrales que "prefieren" introducirse al espacio peridural, a través de los agujeros de conjunción, que a invadir las estructuras óseas, lo que puede confundir al radiólogo ya que la apariencia del la columna puede ser considerada como normal a los rayos X.

Es rarísimo que haya metástasis asiladas peridurales responsables del síndrome, casi siempre se demuestra algún compromiso óseo o la extensión de una masa tumoral circunvecina.

Las metástasis no llegan por igual a todas las vértebras, las más afectadas son las torácicas (60-80%) seguida de las lumbosacras (15-30%) y mucho menos las cervicales (10%). Desgraciadamente hasta cerca del 50% de los enfermos tienen compromiso en más de una zona. La torácica por cierto, es la más propensa para presentar colapso, debido a la sifosis ocasionada por la curvatura posterior, además de que al tener menor diámetro y la médula ocupar casi la totalidad de su luz, los síntomas aparecen tempranamente con tumoraciones relativamente pequeñas.

Ocasionalmente se encuentran lesiones benignas que se presentan como síndrome de compresión medular, como es el caso de hematomas, lipomas, sarcoidosis, etc., que a veces son indistinguibles clínica y radiológicamente de las malignas, aunque actualmente con los recursos diagnósticos de imagen esto es menos frecuente.

Neoplasias subdurales (intra durales) extramedulares.

Muchos de estas tienen la característica de poder ser tratadas quirúrgicamente con posibilidades de resección adecuada. Los meningiomas son los más comunes (25-46%) seguidos de neurofibromas, schwannomas, lipomas, paragangliomas o metástasis de cordomas, carcinoma pituitario, de tumor de Ewing, y otros descritos como casos excepcionales.

Los schwannomas parecen tener una marcada predilección por la columna lumbo sacra, y en menor proporción por la cervical. Los meningiomas por lo contrario se localizan más en la porción superior y media de la columna dorsal.

Al afectar más a la raíz nerviosa posterior, o a la meninge que le recubre, su primera manifestación tiende a ser dolor radicular y hasta más tarde produce síndrome de compresión medular.

Tumores intra medulares.

Es entendible que por definición también sean intra durales. La mayoría son primarios medulares y eso explica porque los más frecuentes son gliomas. Tienden a diseminarse por la propia médula, pero rara vez dan metástasis, sin embargo se han encontrado evidencias de que el LCR puede llevar células malignas hacia los ventrículos y viceversa; es rarísimo que comprometan a las meninges. Algunos son exofíticos, es decir crecen en el interior de la médula pero se proyectan hacia su exterior a través de una solución de continuidad de la piamadre, lo que complica su resección quirúrgica. Se encuentran ependimomas, hemangiomas, astrocitomas, etc., y hay algunos casos aislados de metástasis intra medulares. En ocasiones se localizan lesiones nodulares inflamatorias como pseudo tumores miofibroblásticos, o mielitis crónica como la que se llega a asociar a la enfermedad de Whipple (1878-1976).

Las lesiones frecuentemente tienen quistes intra y perilesionales, los márgenes son poco definidos y existe edema perifocal.

Dolor crónico.

"¿Que hace ella ahora?" Y en seguida me la imagin
o acostada con los ojos abiertos, fijos en la oscuridad,
la frente sudorosa, los labios resecos y preocupada por
no despertar a nadie con sus gemidos"
Dobraczynski. J.

El dolor (L. ***poena*** = dolor, Gr. ***algos***) se ha definido como una experiencia sensorial y emocional, que inicialmente se asocia con daño tisular o se describe en los términos de dicho daño. De ello se desprende que la experiencia dolorosa es multimodal, que incluye experiencias físicas, sensoriales, emocionales, y cognoscitivas, así como la percepción de que puede estar o no relacionado con un daño tisular identificable.

El **dolor agudo**, se desencadena por la estimulación de los receptores sensibles al dolor, pero por si misma no basta para producirlo ya que hay "modificadores" en el SNC, que "procesan" las señales enviadas por los receptores. La señal se transmite a través de nervios con y sin mielina, y están especializados para responder a estímulos mecánicos, térmicos y químicos. La transmisión aferente es hacia la médula, llegando a esta en su mayoría a través de las raíces dorsales, aunque algunas entran por las ventrales. En la propia médula pueden ser modificados, de ahí ascienden hacia el tálamo contra lateral, y de aquí a través de rutas aferentes, hacia la corteza somatosensorial primaria y secundaria. La descripción realmente resultaría simplista, si no se entiende que en realidad se trata de un proceso sumamente complejo, que implica la participación de muchísimas células que se activan por estímulos inocuos o dolorosos, pudiendo amplificar el mensaje aferente y activar muchas regiones del tallo cerebral, subcorticales y ambas corticales (ipsi y contra laterales). Así mismo estas rutas del dolor, se mezclan con otras regiones del cerebro que participan en las emociones, actividad autonómica, atención, localización, respuestas motoras y actividades cognoscitivas.

En las rutas de regreso, es decir al descender, también se cambia la percepción dolorosa. Por ejemplo, la influencia que ejerce la sustancia gris alrededor del acueducto a nivel del cerebro medio, que es una región íntimamente relacionada con el sistema opioide endógeno. Las endorfinas, encefalinas y dinorfina regulan no solo la respuesta dolorosa sino también lo hacen sobre la hemostática, inmunológica y a la agresión.

Existen otras regiones cerebrales, que también modulan la respuesta al dolor a través de la activación de neurotransmisores endógenos, como la acetilcolina, el ácido amino butírico, el péptido vaso activo intestinal, oxitocina, vasopresina, histamina prolactina y algunos más. Poco se sabe de cómo es que estos se activan, pero es indudable que también intervienen en la respuesta al estímulo doloroso.

El estimulo doloroso nocivo, ocasiona la activación somatotópica de las cortezas primarias y secundarias somatosensoriales. Adicionalmente se estimula la corteza insular contra lateral, las cortezas prefrontales y singulares así como las somatosensoriales secundarias ipsilaterales parietales. Se trata de una respuesta muy diversa pero interconectada, que va más allá del viejo esquema que consideraba que existía un solo sistema de procesamiento al estímulo doloroso. Actualmente, como ya se dijo, se debe entender como una respuesta muy compleja, emocional, cognitiva y de atención, con varias etapas de modulación.

Después de todo este mecanismo nada simple, la interpretación del impulso, produce una señal de respuesta que viaja por trayectos espinales descendentes hacia los nervios periféricos, que aunque rápida tiene cierto retardo lo que explica porque el dolor se percibe hasta poco después de la agresión.

Sin embargo esta respuesta también puede estar modulada; baste como ejemplo recordar a las víctimas de un accidente con laceraciones importantes, que parecen estar muy bien en el lugar del accidente, pero que se empiezan a quejar cuando ya están a salvo.

Todos hemos padecido **dolor agudo** y su función primordial es la protección biológica. En los problemas con pérdida de la sensibilidad, la no percepción de una agresión ocasiona lesiones graves particularmente de las extremidades o zonas de apoyo, las que llegan a ser verdaderamente catastróficas.

El dolor agudo dura poco, aunque en ocasiones cuando se prolonga el daño tisular puede tardar en desaparecer días o semanas, el tiempo que le lleva al organismo desarrollar el proceso de reparación. De hecho, se considera como una respuesta fisiológica ante una circunstancia que vaya a dañar o ha dañado, a alguna estructura somática o visceral, lo que obliga a buscar alivio.

A diferencia de este, cuando el dolor *"se inicia o es causado por una lesión primaria o una disfunción del sistema nervioso"* se origina el calvario del **dolor crónico**, llamado también neuropatico.

El término "disfunción" en la definición de la Asociación Internacional para el Estudio del Dolor (AIED) puede ser ambiguo, pero en realidad es muy descriptivo ya que permite entender que este dolor neuropatico, no es simplemente el resultante de una lesión anatómica localizable. No tiene función protectora alguna; hay pacientes con dolor terrible y alteraciones autonómicas, sin que sea posible identificar patología tisular alguna que le explique.

Se le califica como tal, cuando ha durado más de un mes; puede persistir meses, años y quizá décadas, haciendo miserable la vida de quien le padece y de los que le rodean.

El paciente define su vida alrededor del propio dolor, todas sus acciones están relacionadas con el, y el resultado final se ve influenciado por factores emocionales, sociales, económicos e incluso ambientales. Se asocia a depresión y ansiedad y con ellas se establece una relación compleja, ya que los umbrales del dolor de sujetos sin depresión, son mucho más altos que los deprimidos lo que también sucede con aquellos con alteraciones postraumáticas severas. Muchos padecen insomnio, lo que al generar hiperexitabilidad les exacerba la respuesta dolorosa. Son sujetos literalmente "disfuncionales" tanto en su hogar como en el trabajo, tienen baja autoestima y a veces hasta creen que se lo merecen (contexto metafísico o religioso).

El dolor crónico de la **región lumbosacra**, es un problema de proporciones mayores, con impacto grave incluso sobre el producto interno bruto (PIB), y es por demás difícil explicar del todo su origen y más aún contar con un tratamiento adecuado, como lo atestiguan las recidivas después de procedimientos quirúrgicos, y literalmente, las montañas de medicamentos que tienen los pacientes en sus casas. Es posible que se origine por un problema biomecánico, que inicia con dolor agudo que se transforma en una alteración crónica de proceso somatosensorial.

La *neuralgia posherpética,* es un ejemplo clásico de cómo la agresión a un nervio periférico puede desencadenar disfunción del SNC. El dolor inicial es ocasionado por la estimulación de los receptores tradicionales cutáneos, pero en muchos enfermos se vuelve crónico seguramente por múltiples factores, entre los cuales incluso existen diferencias de individuo a individuo. La neuralgia aparece por la reactivación del virus, a lo largo de una dermatoma relacionada ya sea a un ganglio dorsal de la espina o a un ganglio central de un par craneal. Los que le padecen, saben bien que el manejo es por demás complicado y debe ser multifactorial.

Uno de cada cuatro pacientes diabéticos presenta *neuropatía diabética*; sin embargo histológicamente es imposible identificar diferencias entre los nervios de unos y otros. Es un ejemplo clásico de una lesión nerviosa que se transforma en una *disfunción* del sistema nervioso, acompañada de un alto grado de individualidad.

Los *síndromes de dolor regional complejo* (SDRC), anteriormente eran agrupados dentro de la llamada *distrofia simpática refleja*, y constituyen un problema más de tantos que aún no es posible entender. A diferencia de los ejemplos anteriores, en la mayoría de estos casos no es factible asociarles a algo, y en algunos se refiere una lesión tan banal de tejidos blandos, que realmente no es suficiente para explicar porque, todo termina en una catástrofe física permanente y altamente debilitante. Además no es conveniente considerarle únicamente como una disfunción del sistema nervioso simpático ya que no en todos se encuentran cambios distróficos.

Como se dijo, la lesión, si llega a existir, es tan simple, que incluso se ha llegado a considerar que el paciente inventa su problema. No hay explicación fisiopatológica y hay quienes piensan que más que un problema neuropatico es una alteración somatiforme. Como tradicionalmente se consideraba que todo se debía al compromiso del sistema nervioso simpático, se ha recurrido a los bloqueos simpáticos para su tratamiento, lo grave es que se al poco tiempo se desarrolla dolor independiente que no responde a dicho tratamiento. Inicialmente mucho de la sintomatología podría ser ocasionada por disfunción simpática, pero el problema es el dolor neuropatico crónico. Al igual que en otras modalidades, se ha llegado a especular que es un problema emocional, que de ser cierto, obligaría a pensar en que probablemente sea recomendable tratar de romper las barreras existentes entre la neurología y la neuropsiquiatría, en vez de dividir estos síndromes dolorosos entre los ocasionados emocionalmente y los relacionados a problemas físicos.

Los SDRC se han divido en I y II.

En el I hay lesiones mínimas no necesariamente a nervios, como es el caso de fracturas, esguinces, hematomas, lesiones cutáneas, incisiones quirúrgicas y hasta accidentes vasculares cerebrales. El dolor tan severo, que no tiene proporción alguna con el supuesto daño y se distribuye distalmente en la extremidad afectada, no se localiza únicamente en la zona de inervación de un nervio, es más ni el sitio de la lesión parece ser determinante. Es evidente el compromiso de los sistemas somatosensorial, nervioso simpático, somatomotor y vascular periférico y cursa con inflamación, limitación motriz e inestabilidad vasomotora.

Los SDRC tipo II se asocian a lesiones bien identificadas de troncos nerviosos, y corresponde a la causalgia que Mitchell (1829-1914) describió hace más de 140 años. Son más raros que los I, aunque básicamente pueden tener clínicamente los mismos componentes.

Algunos individuos con lesiones bien definidas del SNC como traumatismos, esclerosis múltiple, accidentes vasculares, infecciones, neoplasias, etc., constituyen un grupo impresionante de pacientes con cuadros de dolor crónico, teniendo todos en común el antecedente del daño al SNC, pero sin que se pueda explicar porque unos lo tienen y otros, con el mismo déficit neurológico, no lo presentan. Quienes le padecen tienen todas las alteraciones descritas anteriormente, relacionadas con otros problemas de la misma naturaleza, y se llegan a presentar hasta semanas o meses después de la lesión, lo que indica una cierta reorganización del propio SNC.

El cirujano, puede ser causante de dolor neuropatico. Se ha descrito el problema en el 10% de las mujeres sometidas a mastectomia y vaciamiento axilar, se presenta después de toracotomias, reparaciones de hernia inguinal, en el muñón después de una amputación, y en el cuello a consecuencia de disección radical. No es raro el llamado "dolor de la extremidad fantasma", que se refiere después de amputaciones en pacientes quienes han cursado con mucho dolor en la extremidad afectada desde **antes** de la cirugía, lo que casi con toda certeza motivó cambios secundarios en el SNC, igualmente desde antes de la cirugía.

En pacientes oncológicos, se llega a presentar dolor neuropatico por compresión de la médula o de los plexos braquiales y lumbares. Así mismo resulta como complicación de la radiación y es un componente de los síndromes posquimioterapia. Desde luego en estos casos, la aparición tardía del dolor obliga a descartar la posibilidad de recurrencia.

En resumen todos ellos a menudo son un verdadero *"dolor . . . . de cabeza"* para quien realizó la intervención.

La *neuralgia del trigémino* es un cuadro doloroso facial que se origina por el más trivial de los estímulos (el movimiento de **un** pelo, aire frío, lavarse los dientes, alteraciones emocionales, etc.), y está limitado exclusivamente a la zona de distribución del V par, al que puede afectar en su totalidad o solo en una de sus tres divisiones, siendo más frecuentes la maxilar y la mandibular, la oftálmica rara vez se ve comprometida. Se presenta más en la hemicara derecha y en el 4% de los casos es bilateral. Es dolor es tan intenso, que el paciente vive literalmente con el miedo permanente de que se le presente uno de los ataques después de un periodo de remisión. Se desconoce su causa, pero se piensa que existe disfunción neuronal central y periférica como podría ser la desmielinización focal crónica, secundaria a la irritación de la raíz del nervio a su entrada, quizá por compresión vascular, lo que lleva a "disparos" más frecuentes de los aferentes primarios y a compromiso de la eficacia de los mecanismos inhibidores en el complejo tirigeminal central, ante cualquier estímulo que se interpreta como nocivo. Recientemente, se ha señalado que en pacientes con este problema durante un paroxismo doloroso, las cifras séricas del péptido intestinal vaso activo (PIV), se encuentran elevadas en la vena yugular externa ipsilateral. Las fibras parasimpáticas craneales contienen PIV, lo que indica activación parasimpática durante los ataques, que dicho sea de paso, al presentarse literalmente "congelan" al paciente en un lugar, para ir elevando lentamente las manos hacia la hemi cara dolorosa, pero sin atreverse a tocarla, hace gestos y con frecuencia presenta el llamado *tic doloroso*, permanece sin moverse y algunas veces grita angustiado y temeroso.

Hasta el 10% de estos pacientes cursan con *neuralgia del glosofaríngeo*, la que se asemeja a la del trigémino en que puede remitir y reaparecer. El dolor paroxistico afecta a la garganta, la fosa amigdalina, la lengua y el oído, y puede desencadenarse por la deglución en particular de líquidos fríos, y a veces el estornudo o el bostezo, pero no se asocia a la masticación. Es importantísimo descartar la presencia de alguna lesión maligna en la orofaringe, infección amigdalina o compresión vascular.

Neuropatías por aprisionamiento y compresión.

Estas son frecuentes en las extremidades superior e inferior. Con alguna frecuencia se les confunde como lesiones más proximales en los plexos o las raíces nerviosas, e incluso con algunas del SNC.

El *síndrome del túnel del carpo*, es la neuropatía periférica más común. Se origina por la compresión del nervio mediano a su paso por esa zona, y es más frecuente en mujeres que en varones, no es raro en casos de mixedema, también se la ha asociado al uso prolongado de las computadoras. Afecta a ambas extremidades sin embargo los síntomas son más evidentes en el lado dominante. El dolor, adormecimiento y cosquilleo característicos se distribuye sobre la zona correspondiente de inervación mediana de la mano y habitualmente despierta al paciente durante la noche, se puede identificar debilidad del abductor menor y el oponente del pulgar. Se ha considerado a la tendosinovitis flexora, como una causa, sin embargo puede ser ocasionado por alteraciones anatómicas, infecciones, enfermedades inflamatorias y trastornos metabólicos.

La *neuropatía cubital* a nivel del codo, se origina por compresión crónica o estiramiento del nervio a nivel de la canaladura cubital del codo o más distal en el túnel cubital, es una complicación frecuente de fracturas del epicóndilo interno. En ambos casos, existe debilidad muscular de los músculos intrínsecos de la mano, perdida de la fuerza de agarre, y atrofia de las eminencias tenar e hipotenar, y a diferencia del compromiso mediano, en ella prácticamente los pacientes no refieren síntomas sensoriales aunque al examen detenido si se puede demostrar. El nervio se puede palpar engrosado y doloroso a nivel de la canaladura y se refiere dolor en el codo que puede extenderse hacia el antebrazo y la muñeca. La mano adopta una posición de "bendición" por la "garra" resultante de la hiperextensión de la articulación metacarpofalángica y flexión de las interfalángicas del cuarto y quinto dedos. Se afectan también los músculos interóseos y el abductor del pulgar. En sujetos que desarrollan actividades en la cual se aplica fuerza sobre el lado cubital de la muñeca, como por ejemplo ciclistas profesionales, existe el riesgo de lesión neural a ese nivel, a lo que se suma la posibilidad de daño por fracturas, por un arco fibroso músculo tendinoso, por trombosis de la arteria cubital o por la presión ejercida por lesiones de masa como un ganglión quístico dentro del canal de Guyon (1831-1920). De la neuropatía cubital a este nivel se conocen 4 subtipos clínicos, dos meramente motores (75%) y dos con pérdida sensorial predominantemente, aunque en uno se asocia a debilidad de los músculos palmar profundo y los de la eminencia hipotenar.

Se reconocen otras neuropatías por compresión y encarcelamiento, como la del radial a nivel del canal espiral conocido como la *parálisis del sábado por la noche*, la del supraescapular y la del perineal, que afecta a los nervios del mismo nombre. Otra más es la llamada enfermedad de Bernhardt (1844-1915)-Roth (1848-1916) o *meralgia parestésica*, en la cual de encarcela el nervio sensorial femoral cutáneo externo.

En todas estas, al igual que en las dos primeras, la alteración puede ser sensorial, motora, o mixta, quizá con predominio de alguno de los dos. Vale la pena recordar que en algunos casos es literalmente imposible explicar la causa.

REFERENCIAS

1. Agha A, Rogers B, Sherlock M et al. Anterior pituitary dysfunction in survivors of traumatic brain injury. J Clin Endócrinol Metab 2004; 89(10):4929-4936.

2. Agha A, Thornton E, O'Kelly P, Tormey W, Phillips J, Thompson CJ. Posterior pituitary dysfunction after traumatic brain injury. J Clin Endócrinol Metab 2004; 89(12):5987-5992.

3. Aiken AH, Glastonbury C. Imaging Hodgkin and non-Hodgkin lymphoma in the head and neck. Radiol Clin North Am 2008; 46(2):363-36x.

4. Ambo M, Kumakiri M, Chohno Y. Epidermoid cyst with perforation of the skull. J Am Acad Dermatol 2003; 49(5):934-936.

5. Arciniegas DB, McAllister TW. Neurobehavioral management of traumatic brain injury in the critical care setting. Crit Care Clin 2008; 24(4):737-65, viii.

6. Arguello F, Baggs RB, Duerst RE, Johnstone L, McQueen K, Frantz CN. Pathogenesis of vertebral metastasis and epidural spinal cord compression. Cancer 1990; 65(1):98-106.

7. Armstrong GT, Phillips PC, Rorke-Adams LB, Judkins AR, Localio AR, Fisher MJ. Gliomatosis cerebri: 20 years of experience at the Children's Hospital of Philadelphia. Cancer 2006; 107(7):1597-1606.

8. Asthagiri AR, Helm GA, Sheehan JP. Current concepts in management of meningiomas and schwannomas. Neurol Clin 2007; 25(4):1209-30, xi.

9. Auguste KI, Gupta N. Pediatric intramedullary spinal cord tumors. Neurosurg Clin N Am 2006; 17(1):51-61.

10. Avner ED, Sweeney WE, Jr. Renal cystic disease: new insights for the clinician. Pediatr Clin North Am 2006; 53(5):889-909, ix.

11. Baran R, Richert B. Common nail tumors. Dermatol Clin 2006; 24(3):297-311.

12. Baryshnik DB, Farb RI. Changes in the appearance of venous sinuses after treatment of disordered intracranial pressure. Neurology 2004; 62(8):1445-1446.

13. Baysefer A, Akay KM, Izci Y, Kayali H, Timurkaynak E. The clinical and surgical aspects of spinal tumors in children. Pediatr Neurol 2004; 31(4):261-266.

14. Beekman R, Wokke JH, Schoemaker MC, Lee ML, Visser LH. Ulnar neuropathy at the elbow: follow-up and prognostic factors determining outcome. Neurology 2004; 63(9):1675-1680.

15. Benvenga S, Vigo T, Ruggeri RM et al. Severe head trauma in patients with unexplained central hypothyroidism. Am J Med 2004; 116(11):767-771.

16. Berger F, Gay E, Pelletier L, Tropel P, Wion D. Development of gliomas: potential role of asymmetrical cell division of neural stem cells. Lancet Oncol 2004; 5(8):511-514.

17. Bernards CM. Sophistry in medicine: lessons from the epidural space. Reg Anesth Pain Med 2005; 30(1):56-66.
18. Berroir S, Loisel B, Ducros A et al. Early epidural blood patch in spontaneous intracranial hypotension. Neurology 2004; 63(10):1950-1951.
19. Bilsky M, Smith M. Surgical approach to epidural spinal cord compression. Hematol Oncol Clin North Am 2006; 20(6):1307-1317.
20. Brandsma D, Taphoorn MJ, de JW et al. Interleukin-8 CSF levels predict survival in patients with leptomeningeal metastases. Neurology 2006; 66(2):243-246.
21. Brenner AV, Linet MS, Shapiro WR et al. Season of birth and risk of brain tumors in adults. Neurology 2004; 63(2):276-281.
22. Calisaneller T, Ozdemir O, Altinors N. Posttraumatic acute bilateral abducens nerve palsy in a child. Childs Nerv Syst 2006; 22(7):726-728.
23. Carelli S, Lesma E, Paratore S et al. Survivin expression in tuberous sclerosis complex cells. Mol Med 2007; 13(3-4):166-177.
24. Chad DA. Lumbar spinal stenosis. Neurol Clin 2007; 25(2):407-418.
25. Chamberlain MC. Gliomatosis cerebri: better definition, better treatment. Neurology 2004; 63(2):204-205.
26. Chandana SR, Movva S, Arora M, Singh T. Primary brain tumors in adults. Am Fam Physician 2008; 77(10):1423-1430.
27. Chang BS, Lowenstein DH. Practice parameter: antiepileptic drug prophylaxis in severe traumatic brain injury: report of the Quality Standards Subcommittee of the American Academy of Neurology. Neurology 2003; 60(1):10-16.
28. Cherington M. Neurologic manifestations of lightning strikes. Neurology 2003; 60(2):182-185.
29. Cherington M, McDonough G, Olson S, Russon R, Yarnell PR. Lichtenberg figures and lightning: case reports and review of the literature. Cutis 2007; 80(2):141-143.
30. Chesnut RM. Care of central nervous system injuries. Surg Clin North Am 2007; 87(1):119-56, vii.
31. Chi JH, Cachola K, Parsa AT. Genetics and molecular biology of intramedullary spinal cord tumors. Neurosurg Clin N Am 2006; 17(1):1-5.
32. Chibbaro S, Selem M, Tacconi L. Cervicothoracolumbar pneumorachis. Case report and review of the literature. Surg Neurol 2005; 64(1):80-82.
33. Clemen R, Backous DD. Intracranial pressure concerns in lateral skull base surgery. Otolaryngol Clin North Am 2007; 40(3):455-62, viii.
34. Corbo J, Tripathi P. Delayed presentation of diffuse axonal injury: a case report. Ann Emerg Med 2004; 44(1):57-60.
35. Corrigan JD, Wolfe M, Mysiw WJ, Jackson RD, Bogner JA. Early identification of mild traumatic brain injury in female victims of domestic violence. Am J Obstet Gynecol 2003; 188(5 Suppl):S71-S76.
36. Cullen DJ, Bogdanov E, Htut N. Spinal epidural hematoma occurrence in the absence of known risk factors: a case series. J Clin Anesth 2004; 16(5):376-381.

37. Cutrer FM, Boes CJ. Cough, exertional, and sex headaches. Neurol Clin 2004; 22(1):133-149.

38. Cywinski JB, Parker BM, Lozada LJ. Spontaneous spinal epidural hematoma in a pregnant patient. J Clin Anesth 2004; 16(5):371-375.

39. D'Ambrosio R, Perucca E. Epilepsy after head injury. Curr Opin Neurol 2004; 17(6):731-735.

40. d'Avella D, Servadei F, Scerrati M et al. Traumatic intracerebellar hemorrhage: clinicoradiological analysis of 81 patients. Neurosurgery 2002; 50(1):16-25.

41. Dai AI, Backstrom JW, Burger PC, Duffner PK. Supratentorial primitive neuroectodermal tumors of infancy: clinical and radiologic findings. Pediatr Neurol 2003; 29(5):430-434.

42. Dashe JS, Twickler DM, Santos-Ramos R, McIntire DD, Ramus RM. Alpha-fetoprotein detection of neural tube defects and the impact of standard ultrasound. Am J Obstet Gynecol 2006; 195(6):1623-1628.

43. de Mesa RL, Sierrasesumaga L, de Cerain AL, Calasanz MJ, Patino-Garcia A. Pediatric meningosarcoma: clinical evolution and genetic instability. Pediatr Neurol 2005; 32(5):352-354.

44. De GB, Vandenborne K, Van AP et al. Hypothalamic control of the thyroidal axis in the chicken: over the boundaries of the classical hormonal axes. Domest Anim Endócrinol 2005; 29(1):104-110.

45. De VO, Haegelen C, Carsin-Nicol B et al. MR imaging features of spinal schwannomas and meningiomas. J Neuroradiol 2005; 32(1):42-49.

46. Dean H, Watson K, Sellers EA. Neural tube defects. CMAJ 2005; 172(2):158-159.

47. Deitch EA, Dayal SD. Intensive care unit management of the trauma patient. Crit Care Med 2006; 34(9):2294-2301.

48. Demetriades D, Kuncir E, Murray J, Velmahos GC, Rhee P, Chan L. Mortality prediction of head Abbreviated Injury Score and Glasgow Coma Scale: analysis of 7,764 head injuries. J Am Coll Surg 2004; 199(2):216-222.

49. Deshmukh VR, Smith KA, Rekate HL, Coons S, Spetzler RF. Diagnosis and management of pineocytomas. Neurosurgery 2004; 55(2):349-355.

50. Diaconu G, Grigore I, Burlea M, Chirakis N, Lupu VV. [Neurocutaneous syndromes and epilepsy. Report of 23 cases and review of the literature]. Rev Med Chir Soc Med Nat Iasi 2004; 108(3):575-579.

51. Dias MS. Traumatic brain and spinal cord injury. Pediatr Clin North Am 2004; 51(2):271-303.

52. Drappatz J, Schiff D, Kesari S, Norden AD, Wen PY. Medical management of brain tumor patients. Neurol Clin 2007; 25(4):1035-71, ix.

53. Duong DK, Leo MM, Mitchell EL. Neuro-ophthalmology. Emerg Med Clin North Am 2008; 26(1):137-80, vii.

54. Dupuis O, Silveira R, Dupont C et al. Comparison of "instrument-associated" and "spontaneous" obstetric depressed skull fractures in a cohort of 68 neonates. Am J Obstet Gynecol 2005; 192(1):165-170.

55. Ecker RD, Pollock BE. Recurrent subependymoma treated with radiosurgery. Stereotact Funct Neurosurg 2004; 82(1):58-60.

56. Erdogan G, Ozel E, Pestereli HE, Salar Z, Tirak B, Karaveli S. Ovarian ependymoma. APMIS 2005; 113(4):301-303.

57. Evans RW. The postconcussion syndrome and whiplash injuries: a question-and-answer review for primary care physicians. Prim Care 2004; 31(1):1-17.

58. Factora R, Luciano M. Normal pressure hydrocephalus: diagnosis and new approaches to treatment. Clin Geriatr Med 2006; 22(3):645-657.

59. Faillace WJ. Management of childhood neurotrauma. Surg Clin North Am 2002; 82(2):349-63, vii.

60. Farrell CJ, Plotkin SR. Genetic causes of brain tumors: neurofibromatosis, tuberous sclerosis, von Hippel-Lindau, and other syndromes. Neurol Clin 2007; 25(4):925-46, viii.

61. Fichera M, Lo GM, Falco M et al. Evidence of kinesin heavy chain (KIF5A) involvement in pure hereditary spastic paraplegia. Neurology 2004; 63(6):1108-1110.

62. Fink WA, Jr. The pathophysiology of acute pain. Emerg Med Clin North Am 2005; 23(2):277-284.

63. Fisher JL, Schwartzbaum JA, Wrensch M, Wiemels JL. Epidemiology of brain tumors. Neurol Clin 2007; 25(4):867-90, vii.

64. Friedman DI. Ppseudotumor cerebri. Neurol Clin 2004; 22(1):99-131, vi.

65. Fry RA, Robertson NN. Mean arterial pressure and intracranial pressure. Anesthesiology 2003; 99(4):1028.

66. Gallucci M, Limbucci N, Paonessa A, Splendiani A. Degenerative disease of the spine. Neuroimaging Clin N Am 2007; 17(1):87-103.

67. Garton HJ, Piatt JH, Jr. Hydrocephalus. Pediatr Clin North Am 2004; 51(2):305-325.

68. Gilbertson RJ. Medulloblastoma: signalling a change in treatment. Lancet Oncol 2004; 5(4):209-218.

69. Gladstone JP, Nelson K, Patel N, Dodick DW. Spontaneous CSF leak treated with percutaneous CT-guided fibrin glue. Neurology 2005; 64(10):1818-1819.

70. Goldsmith HS. Spinal cord injuries. J Am Coll Surg 2006; 203(5):782-783.

71. Goodden JR, Tranter R, Hardwidge C. Setting the standard—UK neurosurgical acoustic neuroma practice. Ann R Coll Surg Engl 2006; 88(5):486-489.

72. Groninger A, Schaper J, Messing-Juenger M, Mayatepek E, Rosenbaum T. Subdural hematoma as clinical presentation of osteogenesis imperfecta. Pediatr Neurol 2005; 32(2):140-142.

73. Hainline B. Chronic pain: physiological, diagnostic, and management considerations. Psychiatr Clin North Am 2005; 28(3):713-35, 731.

74. Han CY, Backous DD. Basic principles of cerebrospinal fluid metabolism and intracranial pressure homeostasis. Otolaryngol Clin North Am 2005; 38(4):569-576.

75. Harris C, DiRusso S, Sullivan T, Benzil DL. Mortality risk after head injury increases at 30 years. J Am Coll Surg 2003; 197(5):711-716.

76. Harsha WJ, Backous DD. Counseling patients on surgical options for treating acoustic neuroma. Otolaryngol Clin North Am 2005; 38(4):643-652.

77. Hasselblatt M, Kurlemann G, Rickert CH et al. Familial occurrence of dysembryoplastic neuroepithelial tumor. Neurology 2004; 62(6):1020-1021.

78. Heegaard W, Biros M. Traumatic brain injury. Emerg Med Clin North Am 2007; 25(3):655-78, viii.

79. Henderson WR, Dhingra VK, Chittock DR, Fenwick JC, Ronco JJ. Hypothermia in the management of traumatic brain injury. A systematic review and meta-analysis. Intensive Care Med 2003; 29(10):1637-1644.

80. Hentschel SJ, McCutcheon IE, Ginsberg L, Weinberg JS. Exophytic ependymomas of the spinal cord. Acta Neurochir (Wien) 2004; 146(9):1047-1050.

81. Hirtz D, Thurman DJ, Gwinn-Hardy K, Mohamed M, Chaudhuri AR, Zalutsky R. How common are the "common" neurologic disorders? Neurology 2007; 68(5):326-337.

82. Hoitsma E, Faber CG, Drent M, Sharma OP. Neurosarcoidosis: a clinical dilemma. Lancet Neurol 2004; 3(7):397-407.

83. Hsia SH, Wu CT, Wang HS, Yan DC, Chen SC. The use of bispectral index to monitor unconscious children. Pediatr Neurol 2004; 31(1):20-23.

84. Hsueh CW, Ho CS, Chiu NC, Shen EY. Neurocutaneous melanosis with hydrocephalus: report of one case. Acta Neurol Taiwan 2004; 13(1):29-33.

85. Hulsebos TJ, Plomp AS, Wolterman RA, Robanus-Maandag EC, Baas F, Wesseling P. Germline mutation of INI1/SMARCB1 in familial schwannomatosis. Am J Hum Genet 2007; 80(4):805-810.

86. Humphreys P, Muzumdar DP, Sly LE, Michaud J. Focal cerebral mantle disruption in fetal hydrocephalus. Pediatr Neurol 2007; 36(4):236-243.

87. Idowu OE, Idowu MA. Environmental causes of childhood brain tumours. Afr Health Sci 2008; 8(1):1-4.

88. Jellema K, Tijssen CC, van Rooij WJ et al. Spinal dural arteriovenous fistulas: long-term follow-up of 44 treated patients. Neurology 2004; 62(10):1839-1841.

89. Jennett B, Teasdale G, Galbraith S et al. Severe head injuries in three countries. J Neurol Neurosurg Psychiatry 1977; 40(3):291-298.

90. Jennett B, Teasdale G, Galbraith S et al. Severe head injuries in three countries. J Neurol Neurosurg Psychiatry 1977; 40(3):291-298.

91. Jennett B, Teasdale G. Aspects of coma after severe head injury. Lancet 1977; 1(8017):878-881.

92. Jeon YK, Jung HW, Park SH. Infratentorial giant cell ependymoma: a rare variant of ependymoma. Pathol Res Pract 2004; 200(10):717-725.

93. Jonas KT, Lee SK, Agid R, Shroff M, Ter Brugge KG. Cerebral sinovenous thrombosis in children. Neuroimaging Clin N Am 2007; 17(2):239-244.

94. Jost WH, Schonrock LM, Cherington M. Autonomic nervous system dysfunction in lightning and electrical injuries. NeuroRehabilitation 2005; 20(1):19-23.

95. Kalmar AF, van AJ, Caemaert J, Mortier EP, Struys MM. Value of Cushing reflex as warning sign for brain ischaemia during neuroendoscopy. Br J Anaesth 2005; 94(6):791-799.

96. Kanev PM. Congenital malformations of the skull and meninges. Otolaryngol Clin North Am 2007; 40(1):9-26, v.

97. Kantarci OH, Weinshenker BG. Natural history of multiple sclerosis. Neurol Clin 2005; 23(1):17-38, v.

98. Kaufman BA. Neural tube defects. Pediatr Clin North Am 2004; 51(2):389-419.

99. Kelkar AS, Karande S, Chaudhary V, Kulkarni MV. Traumatic posterior cerebral artery occlusion in a 14-month-old child. Pediatr Neurol 2002; 27(2):147-149.

100. Kelley GR, Johnson PL. Sinking brain syndrome: craniotomy can precipitate brainstem herniation in CSF hypovolemia. Neurology 2004; 62(1):157.

101. Kesler A, Hadayer A, Goldhammer Y, Almog Y, Korczyn AD. Idiopathic intracranial hypertension: risk of recurrences. Neurology 2004; 63(9):1737-1739.

102. Kim NR, Chung DH, Lee SK, Ha SY. Intramedullary clear cell ependymoma in the thoracic spinal cord: a case with its crush smear and ultrastructural findings. J Korean Med Sci 2007; 22 Suppl:S149-S153.

103. Kim SL, Lim RD. Spinal stenosis. Dis Mon 2005; 51(1):6-17.

104. King WJ, MacKay M, Sirnick A. Shaken baby syndrome in Canada: clinical characteristics and outcomes of hospital cases. CMAJ 2003; 168(2):155-159.

105. Klose M, Watt T, Brennum J, Feldt-Rasmussen U. Posttraumatic hypopituitarism is associated with an unfavorable body composition and lipid profile, and decreased quality of life 12 months after injury. J Clin Endócrinol Metab 2007; 92(10):3861-3868.

106. Kobayashi S, Kanda K, Yokochi K, Ohki S. A case of spinal cord injury that occurred in utero. Pediatr Neurol 2006; 35(5):367-369.

107. Kremer P, Zoubaa S, Schramm P. Intramedullary subependymoma of the lower spinal cord. Br J Neurosurg 2004; 18(5):548-551.

108. Lacroix J, Toledano B. When the brain is injured, the body suffers. Crit Care Med 2005; 33(3):697-698.

109. Laskey AL, Holsti M, Runyan DK, Socolar RR. Occult head trauma in young suspected victims of physical abuse. J Pediatr 2004; 144(6):719-722.

110. Laura M, Leong W, Murray NM et al. Chronic inflammatory demyelinating polyradiculoneuropathy: MRI study of brain and spinal cord. Neurology 2005; 64(5):914-916.

111. Lebrun C, Fontaine D, Ramaioli A et al. Long-term outcome of oligodendrogliomas. Neurology 2004; 62(10):1783-1787.

112. Lee LC, Sennett M, Erickson JM. Prevention and management of post-lumbar puncture headache in pediatric oncology patients. J Pediatr Oncol Nurs 2007; 24(4):200-207.

113. LeFeuvre D, Taylor A, Peter JC. Compound depressed skull fractures involving a venous sinus. Surg Neurol 2004; 62(2):121-125.
114. Lenfeldt N, Koskinen LO, Bergenheim AT, Malm J, Eklund A. CSF pressure assessed by lumbar puncture agrees with intracranial pressure. Neurology 2007; 68(2):155-158.
115. Lerch MM, Zenker M, Turi S, Mayerle J. Developmental and metabolic disorders of the pancreas. Endócrinol Metab Clin North Am 2006; 35(2):219-41, vii.
116. Levin LA. Neuro-ophthalmologic diagnosis and therapy of central nervous system trauma. Ophthalmol Clin North Am 2004; 17(3):455-64, vii.
117. Limb CJ, Long DM, Niparko JK. Acoustic neuromas after failed radiation therapy: challenges of surgical salvage. Laryngoscope 2005; 115(1):93-98.
118. Loder RT, Feinberg JR. Emergency department visits secondary to amusement ride injuries in children. J Pediatr Orthop 2008; 28(4):423-426.
119. Lore F, Polito E, Cerase A et al. Carotid cavernous fistula in a patient with Graves' ophthalmopathy. J Clin Endócrinol Metab 2003; 88(8):3487-3490.
120. Lucchinetti CF, Parisi J, Bruck W. The pathology of multiple sclerosis. Neurol Clin 2005; 23(1):77-105, vi.
121. Macchiarini P, Ostertag H. Uncommon primary mediastinal tumours. Lancet Oncol 2004; 5(2):107-118.
122. MacCollin M, Chiocca EA, Evans DG et al. Diagnostic criteria for schwannomatosis. Neurology 2005; 64(11):1838-1845.
123. Maher CO, Raffel C. Neurosurgical treatment of brain tumors in children. Pediatr Clin North Am 2004; 51(2):327-357.
124. Maier B, Lefering R, Lehnert M et al. Early versus late onset of multiple organ failure is associated with differing patterns of plasma cytokine biomarker expression and outcome after severe trauma. Shock 2007; 28(6):668-674.
125. Mason AC, Zabel DD, Manders EK. Occult craniocerebral injuries from dog bites in young children. Ann Plast Surg 2000; 45(5):531-534.
126. Matsuoka Y, Nishi D, Nakajima S, Kim Y, Homma M, Otomo Y. Incidence and prediction of psychiatric morbidity after a motor vehicle accident in Japan: the Tachikawa Cohort of Motor Vehicle Accident Study. Crit Care Med 2008; 36(1):74-80.
127. Matushansky I, Maki RG. Mechanisms of sarcomagenesis. Hematol Oncol Clin North Am 2005; 19(3):427-49, v.
128. Mayer SA, Kowalski RG, Presciutti M et al. Clinical trial of a novel surface cooling system for fever control in neurocritical care patients. Crit Care Med 2004; 32(12):2508-2515.
129. McArthur JC, Brew BJ, Nath A. Neurological complications of HIV infection. Lancet Neurol 2005; 4(9):543-555.
130. McCrone J. The living matrix. Lancet Neurol 2004; 3(10):632.
131. McCrory P, Zazryn T, Cameron P. The evidence for chronic traumatic encephalopathy in boxing. Sports Med 2007; 37(6):467-476.

132. McKeever K, Shepherd CW, Crawford H, Morrison PJ. An epidemiological, clinical and genetic survey of neurofibromatosis type 1 in children under sixteen years of age. Ulster Med J 2008; 77(3):160-163.

133. McSwain NE, Jr. Prehospital care from Napoleon to Mars: the surgeon's role. J Am Coll Surg 2005; 200(4):487-504.

134. Messahel B, Hing S, Nash R, Jeffrey I, Pritchard-Jones K. Clinical features of molecular pathology of solid tumours in childhood. Lancet Oncol 2005; 6(6):421-430.

135. Milch RA. Neuropathic pain: implications for the surgeon. Surg Clin North Am 2005; 85(2):225-236.

136. Mohile NA, Abrey LE. Primary central nervous system lymphoma. Semin Radiat Oncol 2007; 17(3):223-229.

137. Mokri B. Spontaneous cerebrospinal fluid leaks: from intracranial hypotension to cerebrospinal fluid hypovolemia—evolution of a concept. Mayo Clin Proc 1999; 74(11):1113-1123.

138. Mokri B. The Monro-Kellie hypothesis: applications in CSF volume depletion. Neurology 2001; 56(12):1746-1748.

139. Mokri B. Low cerebrospinal fluid pressure syndromes. Neurol Clin 2004; 22(1):55-74, vi.

140. Moon RE. Bubbles in the brain: what to do for arterial gas embolism? Crit Care Med 2005; 33(4):909-910.

141. Morest DK, Silver J. Precursors of neurons, neuroglia, and ependymal cells in the CNS: what are they? Where are they from? How do they get where they are going? Glia 2003; 43(1):6-18.

142. Mori K, Noguchi M, Matsuo M, Nomata K, Nakamura T, Kanetake H. Natural course of voiding function in patients with human T-cell lymphotrophic virus type 1-associated myelopathy. J Neurol Sci 2004; 217(1):3-6.

143. Moriarity J, Collie A, Olson D et al. A prospective controlled study of cognitive function during an amateur boxing tournament. Neurology 2004; 62(9):1497-1502.

144. Muthusubramanian V, Pande A, Vasudevan MC, Ramamurthi R. Concomitant cervical and lumbar intradural intramedullary lipoma. Surg Neurol 2008; 69(3):314-317.

145. ndres-Barquin PJ. Santiago Ramon y Cajal and the Spanish school of neurology. Lancet Neurol 2002; 1(7):445-452.

146. Neff BA, Welling DB. Current concepts in the evaluation and treatment of neurofibromatosis type II. Otolaryngol Clin North Am 2005; 38(4):671-84, ix.

147. Nguyen TD, Abrey LE. Brain metastases: old problem, new strategies. Hematol Oncol Clin North Am 2007; 21(2):369-388.

148. Nielsen EW, Alstadhaug KB, Hugaas KA, Salvesen R. [A 71-year-old man with Cushing reflex]. Tidsskr Nor Laegeforen 2004; 124(7):943-945.

149. Noetzel MJ. Perinatal trauma and cerebral palsy. Clin Perinatol 2006; 33(2):355-366.

150. Nowak-Wegrzyn A, Crawford TO, Winkelstein JA, Carson KA, Lederman HM. Immunodeficiency and infections in ataxia-telangiectasia. J Pediatr 2004; 144(4):505-511.

151. O'Brien RF, Kifuji K, Summergrad P. Medical conditions with psychiatric manifestations. Adolesc Med Clin 2006; 17(1):49-77.

152. O'Keefe GM, Zane RD. Lightning injuries. Emerg Med Clin North Am 2004; 22(2):369-403.

153. Okonkwo DO, Stone JR. Basic science of closed head injuries and spinal cord injuries. Clin Sports Med 2003; 22(3):467-481.

154. Oskouian RJ, Jr., Sansur CA, Shaffrey CI. Congenital abnormalities of the thoracic and lumbar spine. Neurosurg Clin N Am 2007; 18(3):479-498.

155. Packer RJ, MacDonald T, Vezina G. Central nervous system tumors. Pediatr Clin North Am 2008; 55(1):121-45, xi.

156. Peraud A, Herms J, Schlegel J, Muller P, Kretzschmar H, Tonn JC. Recurrent spinal cord astrocytoma with intraventricular seeding. Childs Nerv Syst 2004; 20(2):114-118.

157. Perez Lopez-Fraile MI, Burriel-Rosello PA, Marin-Cardenas MA, Pascual-Piazuelo M, faro-Tomas J. [Coexistence of syringomyelia and extramedullary intradural meningioma]. Rev Neurol 2004; 39(2):142-145.

158. Phillips LE, Frankenfeld CL, Drangsholt M, Koepsell TD, van BG, Longstreth WT, Jr. Intracranial meningioma and ionizing radiation in medical and occupational settings. Neurology 2005; 64(2):350-352.

159. Pillar G, Averbooch E, Katz N, Peled N, Kaufman Y, Shahar E. Prevalence and risk of sleep disturbances in adolescents after minor head injury. Pediatr Neurol 2003; 29(2):131-135.

160. Popovic V, Aimaretti G, Casanueva FF, Ghigo E. Hypopituitarism following traumatic brain injury. Front Horm Res 2005; 33:33-44.

161. Postolache TT, Hung TM, Rosenthal RN, Soriano JJ, Montes F, Stiller JW. Sports chronobiology consultation: from the lab to the arena. Clin Sports Med 2005; 24(2):415-56, xiv.

162. Prasad D, Schiff D. Malignant spinal-cord compression. Lancet Oncol 2005; 6(1):15-24.

163. Putukian M, Echemendia RJ. Psychological aspects of serious head injury in the competitive athlete. Clin Sports Med 2003; 22(3):617-30, xi.

164. Rades D, Schild SE, Fehlauer F. Prognostic value of the MIB-1 labeling index for central neurocytomas. Neurology 2004; 62(6):987-989.

165. Rafique MZ. Lhermitte-Duclos disease (dysplastic cerebellar gangliocytoma). J Coll Physicians Surg Pak 2005; 15(1):48-49.

166. ragon-Ching JB, Zujewski JA. CNS metastasis: an old problem in a new guise. Clin Cancer Res 2007; 13(6):1644-1647.

167. Rangel-Castilla L, Gopinath S, Robertson CS. Management of intracranial hypertension. Neurol Clin 2008; 26(2):521-41, x.

168. Rangel-Castillo L, Robertson CS. Management of intracranial hypertension. Crit Care Clin 2006; 22(4):713-732.

169. Rastelli F, Benedetti G, Di TL, Mazzoli M, Calbucci F, Crino L. Intramedullary spinal metastasis from ovarian cancer. Lancet Oncol 2005; 6(2):123-125.
170. Reis F, Faria AV, Zanardi VA, Menezes JR, Cendes F, Queiroz LS. Neuroimaging in pineal tumors. J Neuroimaging 2006; 16(1):52-58.
171. Reiter ER, DiNardo LJ, Costanzo RM. Effects of head injury on olfaction and taste. Otolaryngol Clin North Am 2004; 37(6):1167-1184.
172. Reveille JD, Arnett FC. Spondyloarthritis: update on pathogenesis and management. Am J Med 2005; 118(6):592-603.
173. Ridgway EB, Weiner HL. Skull deformities. Pediatr Clin North Am 2004; 51(2):359-387.
174. Roca B, Gonzalez-Darder JM, Lucas A, Borras JM, Pesudo JV. Spinal cord compression from intradural extramedullary tuberculoma. Am J Med 2004; 117(8):620-621.
175. Roh JS, Teng AL, Yoo JU, Davis J, Furey C, Bohlman HH. Degenerative disorders of the lumbar and cervical spine. Orthop Clin North Am 2005; 36(3):255-262.
176. Rose VM. Neurocutaneous syndromes. Mo Med 2004; 101(2):112-116.
177. Ross IB. The role of Claude Bernard and others in the discovery of Horner's syndrome. J Am Coll Surg 2004; 199(6):976-980.
178. Rosser TL, Vezina G, Packer RJ. Cerebrovascular abnormalities in a population of children with neurofibromatosis type 1. Neurology 2005; 64(3):553-555.
179. Rozen TD. Trigeminal neuralgia and glossopharyngeal neuralgia. Neurol Clin 2004; 22(1):185-206.
180. Ryu CH, Kim SW, Lee KH et al. The merlin tumor suppressor interacts with Ral guanine nucleotide dissociation stimulator and inhibits its activity. Oncogene 2005; 24(34):5355-5364.
181. Sakariassen PO, Immervoll H, Chekenya M. Cancer stem cells as mediators of treatment resistance in brain tumors: status and controversies. Neoplasia 2007; 9(11):882-892.
182. Sanai N, varez-Buylla A, Berger MS. Neural stem cells and the origin of gliomas. N Engl J Med 2005; 353(8):811-822.
183. Sansur CA, Pouratian N, Dumont AS, Schiff D, Shaffrey CI, Shaffrey ME. Part II: spinal-cord neoplasms—primary tumours of the bony spine and adjacent soft tissues. Lancet Oncol 2007; 8(2):137-147.
184. Sathornsumetee S, Rich JN, Reardon DA. Diagnosis and treatment of high-grade astrocytoma. Neurol Clin 2007; 25(4):1111-39, x.
185. Schlosser RJ, Bolger WE. Endoscopic management of cerebrospinal fluid rhinorrhea. Otolaryngol Clin North Am 2006; 39(3):523-38, ix.
186. Schroter A, Brinkhoff J, Gunthner-Lengsfeld T et al. Whipple's disease presenting as an isolated lesion of the cervical spinal cord. Eur J Neurol 2005; 12(4):276-279.
187. Seiberling KA, Conley DB. Aging and olfactory and taste function. Otolaryngol Clin North Am 2004; 37(6):1209-28, vii.
188. Shapiro BE, Preston DC. Entrapment and compressive neuropathies. Med Clin North Am 2009; 93(2):285-315, vii.

189. Sheu M, Fauteux G, Chang H, Taylor W, Stopa E, Robinson-Bostom L. Sinus pericranii: dermatologic considerations and literature review. J Am Acad Dermatol 2002; 46(6):934-941.

190. Simpson BA. Spinal-cord stimulation for reflex sympathetic dystrophy. Lancet Neurol 2004; 3(3):142.

191. Singh AD, Lewis H, Schachat AP. Primary lymphoma of the central nervous system. Ophthalmol Clin North Am 2005; 18(1):199-207, x.

192. Song DE, Choi G, Jun SY, Ro JY. Primitive neuroectodermal tumor of the gallbladder. Arch Pathol Lab Med 2004; 128(5):571-573.

193. speyroux-Ewers M, Catalaa I, Collin L, Cognard C, Loubes-Lacroix F, Manelfe C. Inflammatory myofibroblastic tumour of the spinal cord: case report and review of the literature. Neuroradiology 2003; 45(11):812-817.

194. Stark AM, Fritsch MJ, Claviez A, Dorner L, Mehdorn HM. Management of tectal glioma in childhood. Pediatr Neurol 2005; 33(1):33-38.

195. Strong MJ, Kesavapany S, Pant HC. The pathobiology of amyotrophic lateral sclerosis: a proteinopathy? J Neuropathol Exp Neurol 2005; 64(8):649-664.

196. Su DH, Chang YC, Chang CC. Post-traumatic anterior and posterior pituitary dysfunction. J Formos Med Assoc 2005; 104(7):463-467.

197. Swain JE, Scahill L, Lombroso PJ, King RA, Leckman JF. Tourette syndrome and tic disorders: a decade of progress. J Am Acad Child Adolesc Psychiatry 2007; 46(8):947-968.

198. Taphoorn MJ, Klein M. Cognitive deficits in adult patients with brain tumours. Lancet Neurol 2004; 3(3):159-168.

199. Teasdale G, Jennett B. Assessment of coma and impaired consciousness. A practical scale. Lancet 1974; 2(7872):81-84.

200. Thomas-Sohl KA, Vaslow DF, Maria BL. Sturge-Weber syndrome: a review. Pediatr Neurol 2004; 30(5):303-310.

201. Traul DE, Shaffrey ME, Schiff D. Part I: spinal-cord neoplasms-intradural neoplasms. Lancet Oncol 2007; 8(1):35-45.

202. Truong MT. Current role of radiation therapy in the management of malignant brain tumors. Hematol Oncol Clin North Am 2006; 20(2):431-453.

203. Tulipan N. Intrauterine myelomeningocele repair. Clin Perinatol 2003; 30(3):521-530.

204. Tysome J, Gnanalingham KK, Chopra I, Mendoza N. Intradural metastatic spinal cord compression from ACTH-secreting pituitary carcinoma. Acta Neurochir (Wien) 2004; 146(11):1251-1254.

205. Uhing MR. Management of birth injuries. Clin Perinatol 2005; 32(1):19-38, v.

206. Unterharnscheidt F. A neurologist's reflections on boxing. V. Conclude remarks. Rev Neurol 1995; 23(123):1027-1032.

207. Val Filho JA, Avelar LG. Gliomatosis cerebri with favorable outcome in a child: a case report. J Pediatr (Rio J) 2008; 84(5):463-466.

208. van AJ, Struys M, Verplancke T, de BL, Caemaert J, Mortier E. Cardiovascular changes during endoscopic third ventriculostomy. Minim Invasive Neurosurg 2003; 46(4):198-201.

209. Varon J. Diagnosis and management of labile blood pressure during acute cerebrovascular accidents and other hypertensive crises. Am J Emerg Med 2007; 25(8):949-959.
210. Verrees M, Selman WR. Normal pressure hydrocephalus: what it is and how it is treated. Am Fam Physician 2004; 70(6):1085-1086.
211. Viera AJ. Management of carpal tunnel syndrome. Am Fam Physician 2003; 68(2):265-272.
212. Vincent JL, Berre J. Primer on medical management of severe brain injury. Crit Care Med 2005; 33(6):1392-1399.
213. Wagner AK, Fabio A, Puccio AM et al. Gender associations with cerebrospinal fluid glutamate and lactate/pyruvate levels after severe traumatic brain injury. Crit Care Med 2005; 33(2):407-413.
214. Walsh JC, O'Brien DF, Kumar R, Rawluk D. Paraganglioma of the cauda equina: a case report and literature review. Surgeon 2005; 3(2):113-116.
215. Wang YT, Kent RD, Duffy JR, Thomas JE. Dysarthria associated with traumatic brain injury: speaking rate and emphatic stress. J Commun Disord 2005; 38(3):231-260.
216. Weidauer S, Ziemann U, Thomalske C, Gaa J, Lanfermann H, Zanella FE. Vasogenic edema in Bickerstaff's brainstem encephalitis: a serial MRI study. Neurology 2003; 61(6):836-838.
217. Wicklund MP. Amyotrophic lateral sclerosis: possible role of environmental influences. Neurol Clin 2005; 23(2):461-484.
218. Wu CL, Rowlingson AJ, Cohen SR et al. Gender and post-dural puncture headache. Anesthesiology 2006; 105(3):613-618.
219. Zehtabchi S, Soghoian S, Liu Y et al. The association of coagulopathy and traumatic brain injury in patients with isolated head injury. Resuscitation 2008; 76(1):52-56.
220. Zygun DA, Kortbeek JB, Fick GH, Laupland KB, Doig CJ. Non-neurologic organ dysfunction in severe traumatic brain injury. Crit Care Med 2005; 33(3):654-660.

CAPÍTULO 8

SISTEMA CARDIOVASCULAR.

El corazón
"El corazón tiene razones que la razón no conoce"
Pascal, B. (1623-1662)

Las enfermedades del corazón incluyen deformidades congénitas, lesiones valvulares, alteraciones del pericardio, padecimientos de los vasos coronarios y lesiones del miocardio. Estos problemas en conjunto, son la principal causa de muerte en muchos países, muy por encima de la ocasionada por lesiones malignas, y el costo de su manejo es realmente exorbitante. La aún sorprendente posibilidad de sustituirle por medio de un trasplante, ha abierto no sólo nuevas esperanzas de vida sino un fértil campo de investigación y tratamiento.

Desarrollo embrionario.
El desarrollo del corazón en los vertebrados, es en realidad un conjunto de eventos moleculares y morfogénicos bien organizados, que implican la migración de células *precardiacas* para originar un par de medias lunas a nivel de la placa cardiaca, las cuales se unen para formar el tubo cardíaco primitivo de donde se generará el corazón definitivo. A ello sigue un proceso complejo que llevará a la alineación de lo que serán las cámaras cardiacas, seguido de la aparición de los septos que las delimitan. Obviamente, se suma la aparición del sistema de conducción y de su vasculatura. En los humanos, el desarrollo del corazón inicia a los a 15 o 16 días de la gestación, con la migración de las células cardiacas precursoras, y culmina con la aparición de las placas cardiogénicas, las que se fusionan y originan un tubo cardíaco común, que tiene un polo arterial y uno venoso. Dese antes que se inicien los acodamientos (curveado) del tubo cardiaco y durante todo el proceso, las células se van especializando a lo largo de eje antero-posterior, de donde en ese orden se formarán las cámaras cardiacas primitivas; esas células incluyen a las del seno venoso, los anillos seno atriales, las auriculas primitivas, el anillo atrio ventricular que rodea al canal del mismo nombre, los ventrículos primitivos izquierdo y derecho, el trayecto de salida que termina en anillo ventrículo arterial, y el saco aórtico. Las zonas de transición dan origen a los tabiques, las válvulas, el

sistema de conducción y el esqueleto cardiaco fibroso. Del anillo atrio ventricular que rodea al canal del mismo nombre, se originan los cojinetes endocárdicos.

A los 23 días de edad gestacional, empieza un mecanismo de curveado, que hace que se junten todas las zonas de transición cerca de la curvatura interna. Obviamente, el proceso de transformación de una estructura tubular, a un corazón funcional con cuatro cámaras, implica un delicadísimo balance entre crecimiento celular, diferenciación y apopstosis. Para que esto suceda, se requiere de rutas de señalamiento y mecanismos genéticos, que controlen a todos estos procesos celulares y con ello se asegure el crecimiento adecuando del corazón.

Desde su aparición, lo que será el corazón definitivo tiene dos tipos de células troncales o primitivas, las del endocardio y las del miocardio, las cuales se originan del mesodermo precardiaco. Estas tienen la capacidad de crecer y seguir dividiéndose, para que poco tiempo después, ya se cuente con un miocardio que está trabajando y un endocardio. Concomitantemente, las "otras", que también forman al corazon, incluyendo los fibroblastos cardiacos, algunas de músculo liso y las endoteliales, que dan origen a la vasculatura coronaria, se originan de un órgano casi fugaz que se localiza en la pared torácica dorsal, conocido como pro-epericardio (PE), las que invaden a las al corazón recién formado, para formar al epicardio, la mencionada vasculatura cardiaca y a los fibroblastos cardiacos, que acabarán siendo el tipo celular predominante. Como un dato por demás interesante, desde el momento del nacimiento hasta la edad adulta, se siguen encontrando células madre cardiacas dentro del corazón.

Al mismo tiempo, justo después de que inicia el acodamiento del tubo cardiaco primitivo, se empiezan a formar los cojinetes cardiacos, que son los precursores de las válvulas y la porción membranosa de los septos en el adulto. Los cojinetes del trayecto de salida, tienen células mesenquimatosas que se derivan del endocardio, que han seguido lo que se conoce como transformación endotelial-mesenquimatosa, también denominada transdiferencialización epitelial-mesenquimatosa. Cada segmento del tubo cardiaco primitivo tiene una capa interna de endotelio y una externa de miocardio. Las que cubren el canal auriculo ventricular y los segmentos cono troncales, son distintas funcionalmente, ya que estan diseñadas para diferenciarse en células mesenquimatosas, para migrar hacia la matriz extracelular o *gelatina cardiaca*. Precisamente, la expansión local de esta gelatina y de las células mesenquimatosas, forman al tejido de estos cojinetes.

La cresta neural, se divide en la región craneal y del tronco. Una subdivisión de la craneal, conocida como la región de la cresta cardio-neural, forma al septo aorto-pulmonar asi como al músculo liso de la túnica media de los grandes vasos de la cabeza y el cuello. Las que se originan de la cresta cardiaca, participan en el desarrollo del corazón, ya que intervienen en la partición del trayecto de vaciamiento, generando el tronco de la pulmonar y a la aorta.

Deformidades congénitas del corazón.

A lo largo de las últimas 5 décadas, las tasas de mortalidad infantil se han abatido de una forma considerable, sin embargo la mayoría de las ocasionadas por malformaciones congénitas siguen siendo las mismas (21%), quizá con la excepción de los defectos de tubo neural cuya frecuencia parece haber diminuido por la administración prenatal de ácido fólico.

El 40% de los defectos congénitos son de origen cardiovascular, es decir algo así como de 4 a 9 por cada 1000 nacidos vivos, por arriba del síndrome de Down (1828-1896) y los defectos neurales.

El manejo médico e intervencionista, ha logrado que la mortalidad por esta causa disminuya del 80% al 20%, lo que obliga a efectuar diagnósticos oportunos. Sin embargo, al mismo tiempo a condicionado que hoy en día empiecen a ser objeto de atención médica, muchos sujetos entre la tercera y cuarta década de la vida que fueron intervenidos quirúrgicamente en su infancia para corregir alguno de estos problemas, y que presentan complicaciones tardías de los mismos.

También se ha convertido en prioritario el poder entender la etiología y la patogénesis de estos problemas los cuales a menudo están asociados a otras anomalías extracardiacas, particularmente cerebrales, pulmonares, renales y de las extremidades, así como alteraciones del sistema inmunológico, lo que nos obliga a preguntarnos *¿y por qué se relacionan?*

Realmente la pregunta puede ser simple y natural, sin embargo la respuesta, aunque también natural, es compleja y de inicio íntimamente ligada con la historia de la evolución de las especies, la cual globalmente quizá se inició hace unos **3.8 billones** de años, y que en el presente, se complementa con la evolución rápida e individual del producto resultante de la unión del óvulo y el espermatozoide humanos.

El corazón y la circulación tienen dos historias, una al aparecer los anfibios sobre la faz de la tierra tan sólo hace unos **330 millones** de años, que significó la necesaria adaptación para respirar en el aire, y otra que se empieza al inicio de la formación del tubo cardiaco fetal.

En el terreno de la evolución, la morfogénesis se coordina espacialmente, se encuentra sincronizada con gran precisión en el tiempo, y finamente jerarquizada en el desarrollo estructural, para permitir la maduración de cada órgano y conjuntamente del propio embrión. Esto, ya está escrito en esos procesos universales de la evolución, que ha establecido (y seguramente continuará haciéndolo) un plan de desarrollo somático para cada ser viviente, apoyado en el uso y re uso de los sistemas moleculares de inducción, que participan en muchos de los procesos evolutivos. De aquí se desprende por que la mutación de un solo gene, puede desencadenar una gran gama de anormalidades dentro del terreno del desarrollo individual, que en relación al corazón incluye las extremidades, cara, cerebro pulmones, y la estructuras derivadas de la línea media de los de los arcos faríngeos.

El corazón está "hecho" de cinco poblaciones diferentes de células. Dos intrínsecas, la del endocardio y el miocardio, que comparten huellas genéticas con moluscos y moscas, derivadas de la circulación abierta primitiva, y tres extrínsecas que migran hacia ese campo y que son, las células neurales preóticas que atraviesan a los arcos faríngeos para originar el septum aórtico-pulmonar y las válvulas semilunares; algunas células perihepáticas que se extienden sobre el corazón y dan origen al pericardio y a las arterias coronarias; y las del mesénquima pulmonar que forman las venas pulmonares y la pared posterior de la aurícula izquierda.

Este ir y venir de grupos celulares, es decir esta *morfogénesis* (Gr. *morphe* = forma + *génesis*), requiere de una precisa coordinación espacial y temporal durante la diferenciación celular y la migración, siendo evidente que cualquier error puede producir defectos cardiacos y extracardiacos ligados a estos mecanismos del desarrollo, lo que explicaría por ejemplo, porque los niños con neuroblastoma tienen más problemas cardiacos que aquellos con otras neoplasias malignas, o el porque de la larga lista de síndromes constituidos por la asociación de defectos cardiacos, extracardiacos y conductales que obligadamente les asocia con la migración de las células de la cresta neural. Por todo lo anterior, se ha considerado que estas malformaciones pueden alertar sobre la coexistencia de otras enfermedades o defectos en quienes las padecen.

Sin embargo, ha sido muy difícil poder identificar las bases genéticas de los defectos estructurales del corazón debido que rara vez aparecen en familias con suficientes sujetos afectados. A pesar de ello, el análisis molecular de los reordenamientos cromosomales recurrentes y de los síndromes genéticos, ha permitido que paulatinamente se vayan entendiendo más, lo que alienta la esperanza de que se determine el impacto del genotipo en el resultado final de la evolución clínica, y con ello se llegue a optimizar su manejo.

El borramiento del locus 22Q11 en una copia del cromosoma 22, se llega a presentar en 1 de cada 4000 nacidos vivos y puede cursar con muchas alteraciones, como las ocasionadas por compromiso del tercer y cuarto arco faríngeo, lo que genera aplasia/hipoplasia del timo y de las paratiroides (inmunodeficiencia e hipocalcemia) y muy frecuentemente alteraciones cono-troncales del corazón (síndrome de DiGeorge 1921-¿?), o las alteraciones que padecen los niños con el "síndrome velocardiofacial" (dismorfismo facial, anormalidades del paladar, dificultades del lenguaje y aprendizaje y enfermedad cardiaca congénita). El 80% de los sujetos con borramiento 22Q11 tienen enfermedad cardiaca siendo más común la tetralogía de Fallot (1850-1911), interrupción del arco aórtico tipo B, truncus arteriosus, defectos septales ventriculares y alteraciones del arco aórtico. Actualmente, se tiende a hacer rutinaria la búsqueda del borramiento del 22Q11en los niños con estas deformidades, para tomar medidas adecuadas de manejo, como por ejemplo irradiar la sangre que podría llegar a necesitarse en estos pacientes durante la corrección quirúrgica. Pero además de encontrarse el problema en el pequeño, la familia posiblemente deba ser sometida a evaluación adecuada, consejería genética, e incluso buscarse en la embarazada portadora de un producto con alguna de las malformaciones señaladas (diagnóstico prenatal) para que esta norme su conducta bien informada. Así mismo en ellos, obligadamente se debe identificar o descartar hipocalcemia, inmunodeficiencia, anomalías renales o palatinas, alteraciones en la capacidad para comer y/o hablar, y problemas de desarrollo neurocognitivo, esto último muy importante porque como se verá más adelante, muchos pacientes sometidos a corrección quirúrgica presentan problemas tardíos sobre todo con su capacidad de aprendizaje. Es evidente que en estos casos es indispensable la participación del genetista. Por otro lado, la inmensa mayoría de síndromes, que obedecen al problema del 22Q11, sólo son expresiones diferentes de un problema único sometido con el tiempo a cambios en su expresión clínica, es decir de su fenotipo. Mucha de la complejidad en la nomenclatura, obedece más a que los investigadores pueden estar de acuerdo en prestarse cosas íntimas (¿quizá sus cucharas?), pero rara vez aceptan hacerlo con sus nombres técnicos. La situación se complica con el empleo de epónimos en los que llegan a intervenir incluso factores externos como el orgullo nacional.

Las alteraciones en el gen JAG1 (Jagged1) del cromosoma 20p12, ocasiona una alteración genética dominante con expresión variable, llamado síndrome de Alagille (1925-¿?), para cuya integración diagnóstica se requiere que además de que el paciente sea portador de lesiones congénitas de las vías biliares, sufra alteraciones oculares (queratocono), alteraciones esqueléticas y faciales, así como deformidades cardiovasculares del tipo de la estenosis periférica de la arteria pulmonar, tetralogía de Fallot, estenosis de la válvula pulmonar, y en menor proporción lesiones izquierdas y defectos septales.

Los llamados síndromes *corazón-mano* son otros problemas genéticos familiares caracterizados por deformidades cardiacas y de las extremidades superiores. Lo que les hace particularmente interesantes, es que han coadyuvado a demostrar lo que se señaló anteriormente en relación a la evolución de las especies. Las mutaciones en los llamados genes T-box (T-caja) que el humano comparte con varios mamíferos y moscas, ocasionan deformidades como las ya descritas y son las responsables del síndrome de Holt-Oram, caracterizado por defectos septales auriculares y ventriculares, alteraciones de la conducta, y tetralogía de Fallot. Parece ser que el gen comprometido es el TBX5, el cual también afecta a varios animales muy distantes genéticamente, como ratones y el pez cebra entre otros, los cuales llegan a presentar una fotocopia de este síndrome. Su identificación en algunos cardioblastos de la Drosophila melanogaster, permiten suponer que estos genes T-box tiene una participación fundamental en la formación del sistema cardiovascular.

Las mutaciones del gen PTPN11, encargado de la codificación de la tirosin fosfatasa SHP-2, resultan en alteración de la función de esta proteína no receptora, comprometida en procesos posreceptores de señal como el patrón mesodérmico, la formación de extremidades, diferenciación de las células hematopoyéticas, y la valvulogénesis cardiaca, lo que resulta en la expresión de un síndrome autosómico dominante, caracterizado por estatura baja, criptorquidia, anomalías esqueléticas, diátesis hemorrágica, retraso mental moderado, y estenosis de la válvula pulmonar o cardiomiopatía hipertrófica, conocido como síndrome de Noonan (1924-¿?)

Los defectos septales, en general no se han estudiado en grandes grupos familiares, sin embargo da la impresión de que en algo intervienen las mutaciones del factor de transcripción *NKK2.5*, sin embargo ha sido difícil establecer del todo su participación, sobre todo en casos en que el fenotipo del paciente no sugiere algún síndrome. Lo mismo sucede en relación con el *GATA4*, otro factor de transcripción que es pariente molecular del *NKK2.5*, y ambos interactúan entre si molecularmente.

Contrario a lo habitualmente pensado, estos defectos se asocian a grado tal con la gastrosquisis que cursa con atresia intestinal, que en todos esos enfermos debe efectuarse estudio ecocardiográfico.

Desde hace varios años, se conoce la asociación entre malformaciones congénitas del corazón y el neuroblastoma, que es un tumor común de la niñez originado de la cresta neural. Esta asociación es posible biológicamente, toda vez que como ya se señaló, la migración adecuada de células de esta cresta es muy importante para la cardiogénesis normal. Una forma de ocasionar malformaciones congénitas en embriones de pollo, es precisamente la ablación de ésta. Las células neurales de la cresta al migrar hacia los arcos faríngeos y al corazón, llevan la misión de dividir el truncus arteriosus y formar la porción cono-troncal del septum ventricular. Otras migran hacia la aorta dorsal y forman las células simpáticas adrenales de donde se originan, cuando se vuelven aberrantes, los neuroblastomas. Este proceso de migración, está regulado por señales genéticas a través de *dHAND* y *eHAND* cuyas mutaciones provocadas en el ratón, ocasionan defectos en la cardiogénesis y reducción de la diferenciación de las neuronas catecolaminérgicas.

El profesional de la medicina, particularmente el cirujano, debe tener la habilidad de diagnosticar y tratar adecuadamente a sus pacientes de las afecciones más comunes, pero al mismo tiempo es muy conveniente, de acuerdo al caudal de conocimientos que la genética moderna a puesto a nuestra consideración, que tenga en mente que una "enfermedad común" no sólo es eso sino que puede ser la punta de un bloque de hielo (*"iceberg"*). El cuidado de estos padecimientos de "todos los días", requiere de la consideración cuidadosa y mesurada se las enfermedades asociadas, y las características psicosociales de cada paciente de forma individual. Es decir, no se debe pensar que el diagnóstico de los *"padecimientos raros"*, sólo compete a los subespecialista. Si no se sospechan en la práctica cotidiana, entonces ¿como se van a descubrir?, ¿quien refiere a los enfermos para la evaluación fina y el tratamiento adecuado?

Pareciera ser que la genética nos ha llenado de un sinnúmero de padecimientos excepcionales, pero ¿realmente lo son cuando se consideran colectivamente?, esto se aplica particularmente a los niños, sobre todo a los recién nacidos y actualmente a los fetos, aunque no hay razón para pensar que no pasa entre los adultos, los cuales a lo largo de su vida han consultado a varios médicos que no los evaluaron integralmente al atender de manera individual sus dolencias. Cada vez se identifican más "causas genéticas" de las enfermedades "comunes", y quizás sea conveniente que el cirujano también piense "genéticamente" (desde luego sin exagerar) para el manejo integral y adecuado de su pacientes.

Claro está que hay fetos cromosómicamente normales (hasta el momento), con estas malformaciones, pero sería grave pasar por alto al producto que "avisa" por medio de una deformidad cardiaca, que es portador de otros problemas ocasionados por alteraciones cromosomales.

Es conveniente tener en mente que el ser humano es el y su entorno, y la codificación genética puede alterarse por factores del medio ambiente, que pueden afectar aquellos patrones diseñados específicamente para normar la morfogénesis, la electro conducción, el desarrollo del músculo cardiaco, su contractilidad, la conducción eléctrica, etc. La infección por rubéola, la exposición a teratogenos y problemas maternos varios, son sin duda elementos que ambientalmente alteran la originalmente apacible y sana evolución del embrión.

Otra explicacione sobre la etiología de las deformidades del corazón, es el llamado *síndrome fetal anticonvulsivo*, caracterizado por retraso del desarrollo intrauterino, microcefalia, disfunción cognitiva y malformaciones cardiacas. Está bien establecida la relación con el empleo de drogas antiepilépticas, particularmente el ácido valproico, como droga única en madres epilépticas, durante el primer trimestre del embarazo.

Las nauseas y vómitos durante el embarazo siguen causando desconcierto, y más lo hacen cuando se ha encontrado que entre los productos de pacientes con cuadros muy severos, se incrementan las deformidades cardiacas congénitas.

Con la introducción de la vacuna antirubeola, las lesiones cardiacas fetales por esta causa tienden a desaparecer, pero sin embargo esto debe considerase posible en grupos de embarazadas no inmunizadas. La triada del síndrome se complementa con sordera y cataratas.

La introducción de nuevos recursos de imagen, como el ultrasonido y el ecocardiograma, han permitido el diagnóstico prenatal de estos problemas, así como su posible asociación a otros, que en conjunto pueden hacer inviable al producto, o que requerirá de manejo altamente especializado desde el nacimiento. Actualmente, se considera que no basta identificar el problema cuando el corazón ya tiene formadas sus cuatro cámaras, hay que hacerlo más tempranamente empleando recursos no específicamente diseñados para esto, pero que son confiables y que de manera indirecta alertan sobre la existencia de la patología, como es el caso de la translucidez de la nuca, la cual está aumentada en estas situaciones.

La muerte súbita, se define como el deceso no esperado y natural, que ocurre habitualmente entre una hora o menos, del inicio de los síntomas o durante el sueño, sin ninguna enfermedad de las que se consideran fatales. La causa más común de esta tragedia en los recién nacidos, son las malformaciones cardiacas, y se considera que es ocasionada por la falta de adaptación de la circulación fetal (placentaria) a la postnatal (pulmonar). También llega a ocurrir entre el 5% y el 15% de los bebés sometidos a reparación quirúrgica. Durante el primer año de vida, entre el 5% y el 10% de los niños que mueren repentinamente, presentaban alguna alteración como problemas septales, variantes de hipoplasia ventricular izquierda y lesiones obstructivas izquierdas, todas ellas subclínicas o en menores sin acceso a atención médica.

La endocarditis bacteriana, es un problema latente en todos aquellos que padecen una malformación cardiaca con poca o vaga sintomatología, e igualmente se considera un riesgo permanente para los que han sido intervenidos quirúrgicamente, o sometidos a procedimientos ambulatorios para su corrección. En ellos deben exagerarse de por vida las medidas higiénicas, entre otras el cuidado de la dentadura.

Desgraciadamente ahora sabemos que, a pesar de abatir la mortalidad infantil por estas deformidades, aquellos que llegan a la edad adulta presentan con mucha frecuencia problemas motores, de dicción, de desarrollo académico, de bajo coeficiente intelectual y de toma de decisiones, mucho más frecuentemente que la población general. Algunas veces obedece como ya se mencionó a compromiso genético, en otras a complicaciones del padecimiento antes de su corrección, y en ocasiones como efectos secundarios de la técnica quirúrgica. Por ello, estos pacientes deben ser considerados también como portadores del riesgo de presentar secuelas neurológicas, del desarrollo y emocionales.

Clasificación.

Harvey (1578-1657), aunque no describió a los capilares, nos enseño en 1628, a través de su *"Exercitatio Anatomica de Motu Cordis et Sanguinis in Animalibus"* (Ejercicio anatómico sobre los movimientos del corazón y de la sangre en los animales, el "simple" hecho de que fisiológicamente la sangre venosa transita por el corazón derecho y que la sangre arterial lo hace por el izquierdo, sin que exista comunicación alguna a través de las cámaras cardiacas después del nacimiento.

En el feto, la exclusión pulmonar, obliga a que la sangre circule de derecha a izquierda, pero después del nacimiento no debe existir mezcla entre la sangre venosa y la arterial. La clasificación de estas lesiones es simple, y se basan en que si la malformación permite que se puedan mezclar la sangre oxigenada (arterial) con la no oxigenada (venosa), que obstruya el flujo sanguíneo dentro de las cámaras cardiacas o que se limite el paso hacia la aorta o la pulmonar.

Las primeras, se subdividen en aquellas en las que la sangre venosa pasa hacia la arterial generando cianosis temprana desde un inicio, o que al nacimiento sea a la inversa, es decir que haya flujo de la sangre arterial hacia el corazón derecho y en consecuencia no exista cianosis. Para ello se requiere de una intercomunicación anormal entre ambos sistemas, es decir un corto-circuito (*shunt*), que permita el paso de la sangre por la diferencial de presiones de izquierda a derecha, de derecha a izquierda o en ambos sentidos (bidireccional).

Los corto-circuitos no son siempre unidireccionales. Como se señaló, la dirección del flujo depende de la diferencial de presión, y un shunt izquierda-derecha, de inicio sin cianosis, puede revertirse por que la hipertensión anormal dentro del sistema pulmonar, que está diseñado para manejar bajas presiones, genera de inicio vaso espasmo, después hipertrofia de la media, a la que siguen lesiones irreversibles de la íntima, con aumento de presión y reversión del flujo con cianosis tardía, lo que de no corregirse oportunamente ocasiona lesiones irrecuperables, tanto al corazón como a los vasos intra pulmonares, fenómeno descrito por Eisenmenger (1864-1932). También se detectan algunos casos de persistencia del agujero oval, en los cuales hay shunt derecha-izquierda *sin* hipertensión pulmonar, cuya etiología aun ocasiona desconcierto.

Existen otro tipo de malformaciones que producen "niños azules" desde el nacimiento, son conocidas como malformaciones cianógenas (Gr. *kyanos* = azul) y desde el inicio son verdaderos corto-circuitos derecha-izquierda.

Las lesiones obstructivas al flujo sanguíneo cardiaco, se generan cuando una cámara es estrecha, una válvula está estenosada, o una arteria como la pulmonar se encuentra atrésica.

Deformidades con corto-circuitos de izquierda a derecha.

Defectos del septum interauricular

Como ya se señaló, el corazón primitivo solo tiene una aurícula y un ventrículo.

El septum auricular crece de arriba para abajo para encontrarse con la contraparte inferior a la altura de las válvulas tricúspide y mitral. Cuando el septo se completa, aparece en su parte superior el "fisiológico" agujero (foramen) oval, que permite la desviación del flujo sanguíneo (shunt fetal normal de derecha a izquierda), para que este evite así pasar a los pulmones no funcionales del feto. La presión más elevada en la aurícula izquierda desde el momento del nacimiento, hace que el *septum primun* de la aurícula izquierda, se pegue al *septum secundum* de la aurícula derecha y cierre al cabo de varias semanas, quedando la fosa oval en la aurícula derecha como el único remanente de su existencia efímera, sin embargo hasta en el 30% de los bebés, esto no sucede generando *persistencia* de agujero oval que puede pasar desapercibida hasta la vida adulta.

Si por alguna razón, la porción inferior del tabique no llega a encontrarse totalmente con el borde superior del septum interventricular, entonces se establece la malformación conocida como *ostium primun* (agujero primario) que es relativamente raro (5%). Por su localización inferior está cerca de la válvula tricúspide y en algunas ocasiones cuando es de mayor tamaño compromete a la válvula mitral, haciéndola insuficiente.

Igualmente rara (5%), es una malformación muy alta de este tabique, localizada cerca de la entrada de la cava superior a la aurícula derecha, conocida como defecto del seno venoso (*sinus venosus*), más rara vez lo hace cerca de la desembocadura de la cava inferior. Con alguna frecuencia está asociada al drenaje de una o las dos venas pulmonares derechas (sangre arterial) hacia la cava superior, hacia la aurícula derecha o hacia la cava inferior.

La más común (90%) de estas deformidades, es el llamado *ostium secundum* (agujero secundario), que es un defecto de la porción superior del tabique, justo o muy cerca del sitio donde se localiza la fosa oval, de hecho se considera como una fenestración (Lat. *fenestra* ventana) de la misma, y puede no sólo abarcar toda la extensión de la fosa oval, sino extenderse a todo el septum. Cuando son menores de 3mm, la inmensa mayoría cierran espontáneamente, cuando son mayores de 8 mm rara vez lo hacen.

Actualmente se acepta, que la mayoría de los recién nacidos con defectos del septo interauricular cursan asintomáticos. La tendencia natural de los septum primun y el secundum, es a unirse y formar un tabique, no sólo impermeable a la sangre sino a coágulos, cuerpos extraños y burbujas, lo que sucede en la mayoría de los individuos a más tardar a los dos años de edad.

Al contarse con más acceso a los servicios de salud, se tiende a efectuar el diagnostico más temprano con la oportuna referencia a la atención especializada y al estudio ecocardiográfico lo que permite identificar el defecto en niños y adultos. Con estos hallazgos y los de autopsia, se ha llegado a la conclusión de que esta fusión no llega a ocurrir hasta en el 25% de la población "normal", habiendo casos documentados de que puede desaparecer después de los 30 o persistir hasta los 90 años de edad, lo que habla de un proceso continuo, por ello es muy razonable esperar hasta los 4 años de edad antes de indicar alguna clase de manejo oclusivo.

Dos son los factores que determinan la severidad del corto-circuito izquierda derecha, uno es el tamaño del defecto, y el otro es el que el **ventrículo derecho** es más distensible que el izquierdo lo que permite el paso de la sangre en ese sentido, ocasionando dilatación de las cavidades derechas así como de la arteria pulmonar, duplicando y hasta cuadruplicando el flujo a través de los vasos pulmonares que de por si ofrecen mucho menos resistencia. Esto a su vez incrementa el retorno venoso a la aurícula izquierda que **no se distiende,** porque tiene una vía de escape a través del defecto hacia la aurícula derecha. La dilatación ventricular derecha genera alteración de la despolarización, y dado que **no** hay gran diferencia de presiones entre las aurículas, el defecto por si mismo no genera soplo; el que se percibe se debe a la *estenosis relativa* de la válvula pulmonar normal por la que tiene que pasar tumultuosamente la descarga ventricular derecha (soplo sistólico).

En algunas ocasiones, el incremento ocasional de la presión pulmonar como el resultante de una maniobra de Valsalva (1666-1723), genera una reversión transitoria del cortocircuito, y en algunos pacientes (menos del 10%), es posible que haya hipertensión pulmonar crónica, lo que explica una reversión permanente estableciéndose un shunt derecha-izquierda.

La persistencia del defecto y la reversión del flujo explican porque puede haber embolismo paradójico, es decir que del sistema venoso ingrese a la aurícula izquierda un trombo en casos de tromboflebitis, grasa en casos de trauma múltiple, un cuerpo extraño como proyectiles de arma de fuego, burbujas de nitrógeno en buzos, etc. Incluso, actualmente se acepta que quizá algunos casos de migraña con aura, se deban a microembolismo paradójico a la arteria basilar, o que también obedezcan al paso directo del péptido natriurético auricular, de factores plaquetarios y de aminas provenientes de la aurícula derecha, a la circulación sistémica, eludiendo el filtro pulmonar. También ocasiona cuadros de embolismo cerebral criptogénico (Gr. *kryptos* = escondidos) en los cuales no se conoce la causa, y se debe tomar en cuenta como un factor de riesgo en los estados hipercoagulables venosos.

Hace poco más de 52 años, se efectuó por primera vez una cirugía exitosa a corazón abierto con desviación cardiopulmonar. Gibbon inició una era, precisamente con la reparación histórica de un defecto interauricular. Actualmente, muchos casos se corrigen con anestesia local y la introducción a través de punción de la vena femoral, de un catéter que permite la ecocardiografía intracardiaca y la colocación de un artefacto que oblitera el defecto.

Defectos del septum interventricular.

Son la principal causa de corto-circuito izquierda-derecha y constituyen la deformidad cardiaca más frecuente.

Pueden cursar aisladamente (30%), o ser componente de problemas complejos como la tetralogía de Fallot. El tabique tiene una parte mayoritariamente muscular, y otra pequeña, membranosa inmediatamente por debajo de la válvula aórtica, en ambas se pueden localizar defectos.

Los musculares generalmente son pequeños y del 85% al 95% cierran antes del primer año de vida, sin cursar con alteraciones hemodinámicas ni hipertensión pulmonar, algunos son grandes y otros múltiples pareciéndose al queso gruyere. Los de la porción membranosa constituyen casi el 90% de los casos, otros más son infundibulares localizándose por debajo de la válvula pulmonar.

Cuando son aislados, el tamaño literalmente hace la diferencia entre: más grandes más peligrosos. Los pequeños como ya se señaló tienden a cerrar espontáneamente, y en general son bien tolerados, sin embargo los membranosos e infundibulares tienden a persistir y a ocasionar un shunt izquierda-derecha permanente, lo que lleva a la hipertrofia del ventrículo derecho y a la hipertensión pulmonar incluso desde el nacimiento. Tarde o temprano, origina en todos los enfermos que no son sometidos a corrección, inversión del flujo (derecha-izquierda), cianosis y muerte, de ahí el porque se prefiere cerrarles quirúrgicamente al primer año de vida (o antes si no hay respuesta al manejo médico inicial), siendo las principales indicaciónes, insuficiencia cardiaca, hipertensión pulmonar, falta de desarrollo, así como algunos casos sin estos problema,s pero en los cuales el shunt tiene un excedente de 2 a 1, o sea cuando el flujo a través de la pulmonar es al menos dos veces mayor que la descarga del ventrículo izquierdo.

Es conveniente tener presente que para este año de 2009 AD, ya murieron la mayoría de los nacidos con este defecto **antes** de 1960 AD; los sobrevivientes que podemos encontrar hoy en día nacieron después de ese año en que ya fue posible corregirles quirúrgicamente, y obviamente todos están operados. Actualmente se manejan frecuentemente con la colocación mediante catéter de artefactos oclusivos, de los cuales hay varios modelos, a través de punción de la vena femoral en ocasiones auxiliada con toracotomía de "invasión mínima".

Defecto atrio-ventricular.

Se encuentra asociada frecuentemente a deficiencias estructurales y anomalías congénitas como los síndromes de Down y los que cursan con heterotaxia. Es la malformación cardiaca más común, que se detecta *antes* del nacimiento, siendo posible hacerlo desde el primer trimestre. Los cojinetes endocardicos superior e inferior no se fusionan y la lesión básicamente consiste en una unión atrio ventricular común, en lugar de órficos mitral y tricúspide separados, y se clasifica en completo y parcial. Cuando cursa con un "hoyo" en el centro de corazón, que comunica a las cuatro cámaras y es resultante del defecto de fusión de los tabiques interauricular e interventricular, obviamente el defecto es completo, y si el defecto es únicamente atrial, se considera parcial. Se asocian con alteración de las válvulas aurículo-ventriculares. La mortalidad intrauterina del este *defecto completo del canal atrioventricular* es bastante elevada, e igualmente lo es en el periodo prenatal. No existe una clasificación que satisfaga plenamente a los expertos en la materia.

Persistencia del conducto de Botallo.

"La Naturaleza ni es floja ni falta de previsión,
Habiéndolo analizado, sabe de antemano que el pulmón
del feto, contenido en el útero en vías de formación y
sin ningún movimiento, no requiere de los mismo
s arreglos que el pulmón maduro con gran movilidad.
Ella, por lo tanto anastomosó a la arteria pulmonar con
la aorta y a la aurícula izquierda con la derecha"
Galeno (130-200 AD)

Arazio (1529-1589) identificó que se cerraba después del nacimiento, pero quien le dio permanencia en los textos de anatomía fue Botallo (1530-1600), de quien el *conducto arterioso* ha adoptado su nombre.

El 80% de los prematuros con menos de 750 grs lo conservan abierto más allá de las 72 horas después de su nacimiento, y constituye la principal causa de insuficiencia cardiaca congestiva en los neonatos. El flujo excesivo que ocasiona sobre el sistema de la pulmonar, obliga al empleo de ventilación asistida y contribuye a la aparición de displasia bronco-pulmonar. Los niños no pueden alimentase bien, y llegan a presentar enterocolitis necrosante y hemorragia intracraneal, debido a la desviación durante la diástole de un volumen considerable de la circulación sistémica. Si persiste en un bebé a término, entonces las posibilidades de que cierre espontáneamente son remotas, ya que existe una alteración estructural del músculo liso de su pared. Rara vez presentan dilataciones aneurismáticas que pueden romperse.

En la mayoría del los casos (90%), la *persistencia* del conducto de Botello es una malformación única, de hecho no es una deformidad del corazón sino una *"falla de adaptación fisiológica"*, a la vida extrauterina de una estructura vascular extracardiaca. Como en otros problemas de esta naturaleza, los hay muy pequeños que rara vez llegan a causar problemas hasta los muy grandes que son verdaderas emergencias neonatales. Cuando se reinvierte el flujo por el daño pulmonar, el cortocircuito derecha-izquierda ocasiona cianosis, pero en esta malformación se presenta la llamada *cianosis diferencial* inferior, es decir de la mitad del cuerpo para abajo. Clínicamente se percibe el llamado "soplo de maquinaria", la determinación en sangre del péptido natriurético del tipo B, es un auxiliar del diagnóstico ya que existe en neonatos mayores de dos años, correlación entre las cifras elevadas con la presencia y el tamaño del conducto. El ecocardiograma establece el diagnóstico de manera definitiva y descarta o identifica otras patologías asociadas.

Desde 1939 se ha ligado quirúrgicamente; actualmente se prefiere ocluirles mediante embolismo transcatéter, procedimiento que permite manejar a los pacientes de forma ambulatoria. También se ha empleado indometacina para favorecer su cierre farmacológico aunque los resultados son contradictorios.

En ciertas circunstancias **no debe** ocluirse, particularmente cuando se asocia a otras deformidades cardiacas como aquellas que obstruyen seriamente los flujos pulmonar o el sistémico, en estas incluso se trata de mantener abierto mediante fármacos (prostaglandina E).

Deformidades con corto-circuitos de derecha a izquierda.

Estas constituyen problemas serios que se manifiestan habitualmente por cianosis al nacimiento o poco tiempo después e integran el grupo de los "bebés azules". Desafortunadamente, no siempre se detectan durante las primeras horas de nacidos, ya que a veces no cursan de inicio con soplos ni están cianóticos, y las criaturas pueden ser enviadas a sus domicilios con el problema. Una manera de detectarles fácilmente sin incrementar el número de ecocardiogramas o tener desagradables sorpresas en el hogar, es la oximetría de pulso de manera rutinaria.

Como un dato interesante, un alto porcentaje de adultos con cianosis por esta causa, rara vez llegan a presentar ateromas y tienden a presentar dilatación y tortuosidad de sus arterias coronarias, quizá por los mismos mecanismos que operan sobre los habitantes en grandes altitudes.

Tetralogía de Fallot.

Esta deformidad es la más frecuente de las que producen cianosis y ocupa hasta el 10% de todas las anomalías cardiacas al nacimiento. Se caracteriza por estenosis *pulmonar* ya sea infundibular, valvular o una combinación de ambas lo que ocasiona aumento de la presión del ventrículo derecho; un defecto grande del *tabique interventricular* que permite el corto-circuito sanguíneo de derecha a izquierda; la *aorta* se encuentra desplazada hacia la derecha quedando montada sobre el tabique interventricular, por lo que recibe sangre oxigenada del ventrículo izquierdo y no oxigenada del derecho; finalmente, debido a la carga de trabajo el *ventrículo derecho* se hipertrofia. Hay variantes y en su conjunto y todas ellas constituyen las "tétradas".

En ocasiones se suma un defecto del tabique interauricular, a lo que se ha llamado pentalogia de Fallot.

La hipertrofia del ventrículo derecho, más que una malformación es el resultado de la obstrucción a su vaciamiento. El cabalgamiento aórtico es variable, y está ocasionado por la falta de crecimiento de la porción perimembranosa del tabique interventricular que se extiende hacia la región subpulmonar. El defecto del septum, alivia la hipertensión ventricular, puede llegar a tener el diámetro del orificio aórtico, y la válvula aórtica constituye el borde superior del mismo. Lo que realmente constituye el problema e incluso determina el pronóstico, es la *estenosis* subpulmonar, que cursa con alguna frecuencia con atresia o estenosis de la válvula, y en ocasiones con hipoplasia de algunos segmentos de la propia arteria o con adelgazamiento de sus ramas y zonas de estenosis, particularmente en la izquierda. La única posibilidad de que el bebé sobreviva en casos extremos, es que el conducto de Botello permanezca permeable y exista buena circulación colateral a través de las arterias bronquiales.

En los casos con estenosis subpulmonar moderada, hemodinámicamente la deformidad de inicio se comporta únicamente como un defecto interventricular, por ello el shunt de izquierda a derecha produce una *tetralogía rosada,* aunque con el tiempo al incrementase la presión pulmonar, se reinvierte el flujo y aparece la cianosis.

Los pacientes que no se tratan mueren jóvenes, generalmente por hipoxemia, abscesos cerebrales, accidentes cerebrovasculares y en ocasiones por insuficiencia cardiaca.

Inicialmente el manejo quirúrgico se basó en construir un shunt izquierda-derecha como la derivación de Blalock-Taussig (y en justicia Thomas), y después con algunas variantes. El objeto era llevar sangre arterial al sistema de la pulmonar, sin embargo no corregía el problema y en realidad creaba otro al lesionarse con el tiempo la vasculatura pulmonar, sin embargo como paliativo inicial fue adecuado.

Con el advenimiento de la circulación extracorpórea, desde 1954 ha sido posible su corrección quirúrgica bajo el principio del cierre del defecto interventricular, y el alivio de la obstrucción al vaciamiento del ventrículo derecho. Sin embargo se considera una lesión grave y no siempre es posible su corrección total. Quizá en un futuro no muy distante será posible el manejo in útero.

Transposición de los grandes vasos.

Constituye el 5% de las deformidades cardiacas y resulta de la división anormal del tronco y del tabique aórtico-pulmonar. Anormalmente, el ventrículo derecho vacía su sangre venosa en la aorta y el izquierdo su sangre arterial en la pulmonar, es decir hay dos sistemas circulatorios, uno del ventrículo derecho que funciona como sistémico bombeando a alta presión (lo que hace que se hipertrofie) hacia la aorta con distribución sistémica y regreso al corazón derecho y otro del ventrículo izquierdo que funciona bombeando a baja presión (lo que hace que se atrofie) a la pulmonar, a los pulmones y de regreso al corazón izquierdo. Es fácil de entender por que hay hipoxia tan marcada, incluso el miocardio está isquémico, los bebés se ven profundamente "azules" y mueren antes de un año de edad. Si llega a coexistir con un defecto septal interventricular lo suficientemente grande como para permitir buena mezcla sanguínea, puede ser menos grave porque cursa con lo que se conoce como un corto-circuito "estable"; pero si sólo persiste un agujero oval que normalmente tiende a cerrarse, el shunt es "inestable", porque al ocluirse, se separan las dos circulaciones, lo que como ya se describió es un asunto muy serio. Algunos tienen un conducto arterioso lo que ayuda en algo.

De emergencia, se puede realizar una comunicación atrial por medio de catéter, pero el manejo de elección es seccionar a las grandes arterias y recolocarlas corrigiendo la posición anómala en que se encuentran, esto implica también el reimplante de las coronarias. El procedimiento ha sido exitoso, sin embargo aún es temprano para conocer sus resultados a largo plazo ya que se empezó a realizar a partir de 1990. Existe la posible oclusión de las anastomosis coronarias. Aun con los resultados alentadores, sigue siendo una patología grave.

Persistencia del tronco arterioso.

Es muy rara, quizá menos del 1% de las malformaciones cardiovasculares. Se ocasiona porque el tronco arterioso no se divide en aorta y pulmonal, quedando en consecuencia solo un gran vaso que recibe toda la sangre del corazón es decir, la arterial, la venosa y la coronaria; habitualmete se acompaña de un agujero en la zona perimembranosa del tabique interventricular. Es fácil comprender porque se mezcla toda la sangre, por ello hay cianosis al nacimiento y el gran flujo a través de la pulmonar en la gran mayoría de los casos puede desencadenar hipertensión en ese sistema. Se deben resolver quirúrgicamente durante de los primeros tres meses de edad, *antes* de que se desencadene la hipertensión pulmonar, aunque actualmente en muchos centros se hace entre los 10 y 40 días de edad. Los resultados son regulares; el principio de todas las técnicas es el cierre del defecto septal, la desconexión de las arterias pulmonares del tronco y su conexión mediante un injerto con válvula o sin ella hacia el ventrículo derecho. La mortalidad es elevada y hay que cambiar el injerto varias veces.

Atresia de la tricúspide

Ocupa entre el 1 y el 3% de los defectos cardiacos y literalmente, la válvula tricúspide no existe, el ventrículo derecho obviamente está hipoplásico y el bebé sobrevive por la coexistencia de un defecto interauricular e interventricular o del conducto de Botello. Hay cianosis desde el nacimiento y sin corrección quirúrgica el deceso se presenta antes de seis meses. Se recurre a la prostaglandina E para mantener abierto al conducto arterioso y a la septotomía mediante catéter para contar con un defecto interauricular suficientemente abierto.

La derivación de la subclavia a la pulmonar (Blalock-Taussig-¿Thomas?) o el empleo de un injerto sintético, es un recurso paliativo pero eficaz. El manejo definitivo, introducido a partir de 1971 es la llamada operación de Fontan con muchas variantes actualmente, pero con el mismo principio que consiste en el excluir al ventrículo derecho (y a la aurícula del mismo lado), llevando la sangre proveniente de las cavas directamente a la arteria pulmonar o sus ramas. Actualmente este procedimiento se emplea para manejar todos los problemas funcionales univentriculares, sin embargo a largo plazo se han presentado cifras elevadas de morbilidad particularmente arritmias, accidentes tromboembólicos y necesidad de reoperaciones, así como problemas mentales y de salud. La mortalidad también ha sido alta, lo que reafirma el concepto de que se trata de una deformidad muy grave.

Conexión anómala total de las venas pulmonares.

Constituye entre el 1% y el 2.6% de las malformaciones congénitas y como su nombre lo indica, en vez que de las venas pulmonares (sangre arterial) drenen a la aurícula izquierda, lo hacen hacia el sistema venoso, habitualmente después de confluir y formar un *seno venoso colector*. De acuerdo al sitio a donde se haga el drenaje se clasifica en supracardiaco (50%) que vacía hacia la vena subclavia derecha, cardiaco (20%) lo hace al seno coronario, en infracardiaco (20%) hacia a venas subdiafragmáticas como la cava inferior, la porta o la hepática, y en mixto (10%) que resulta de una combinación de las tres anteriores. El retorno aumentado hacia la aurícula derecha hace que el corazón derecho se hipertrofie y aumente el tamaño de las cámaras así como que la arteria pulmonar se dilate, en contrario, la aurícula izquierda está hipoplásica, aunque el ventrículo de ese lado es normal. Si no hay obstrucción al retorno venoso pulmonar, los pacientes están moderadamente cianóticos ya que la sangre mezclada llega a la aurícula derecha y pasa a través de un defecto interauricular hacia la aurícula izquierda (shunt derecha-izquierda), pero si hay bloqueo al drenaje de la sangre venosa pulmonar (oxigenada) entonces el bebé está siempre azul, sobre todo en las variedades subdiafragmáticas, en las cuales el problema se acentúa al alimentarse, porque el seno venoso colector se comprime al pasar el bolo por el esófago.

De no tratarse de inmediato, la mayoría fallece antes de los 60 días de edad. Si la comunicación interauricular es pequeña y si por alguna razón el niño no se puede operar de inmediato, debe abrirse mediante catéter lo más pronto posible. Lo mejor es operarle tan pronto como sea posible, a menos que haya insuficiencia cardiaca, lo que obliga a que se posponga por unos meses. El manejo, tiene como principio el re orientar al flujo venoso pulmonar para que llegue a la aurícula izquierda. En general los resultados son aceptables, aunque depende de la variedad.

Menos del 1% de las malformaciones, consisten en una conexión anómala parcial en la cual una o más, pero obviamente no todas drenan erróneamente. La(s) venas pulmonares comprometidas pueden drenar a la cava superior o inferior, al seno coronario o al tronco venoso braquiocefálico. El problema puede pasar desapercibido y el pronóstico es mejor en términos generales. Cuando después de la colocación de un catéter subclavio, se obtiene sangre arterial, habrá que tener en cuenta la posibilidad de su existencia y su canulación accidental.

Deformidades obstructivas.

Estas pueden presentarse a la altura de las válvulas cardiacas o de los grandes vasos.

Coartación de la aorta.

Esta coartación (Lat. *coarctatio* limitar + *arctare* apretar) de la principal arteria del organismo se caracteriza por una estrechez localizada justo después del nacimiento de la arteria subclavia izquierda. Constituye el 10% de las deformidades que nos cupan y predomina en la varón (4:1) aunque le presentan hasta el 30% de las portadoras de síndrome de Turner (1892-1970). Con frecuencia se asocia a hipoplasia del arco aórtico y del istmo. A veces cursa con válvula aórtica bicúspide, dilatación de la raíz aórtica, alteraciones de la válvula mitral, aneurismas intra cerebrales y persistencia del conducto arterioso.

Todas las lesiones están *yuxtapuestas* al conducto arterioso (o al ligamento), es decir ni antes ni después, sólo en sus cercanías aunque clásicamente se ha clasificado como pre o posductal. En raras ocasiones, el defecto se extiende al origen de la subclavia izquierda. La longitud comprometida generalmente no es de más de 0.5 cm aunque en algunas ocasiones llega hasta los 2 cm. La disminución del calibre también es variable y desde luego determinante, tanto para la sintomatología como para el pronóstico en caso de no resolverse quirúrgicamente. Hay casos en que la estenosis es tan acentuada, que el segmento afectado se asemeja a un reloj de arena y a través de la luz vascular solo se aprecia un orificio puntiforme, en otros es tan discreta que se nota con dificultad. La gravedad depende del grado se estrechez y claro de la persistencia o no del conducto de Botello

En los fetos y recién nacidos con síntomas, la aorta descendente ha recibido sangre venosa del ventrículo derecho través del conducto arterioso, pero la estrechez no está tan acentuada porque con la desembocadura del conducto, se incrementa un poco el diámetro de la zona afectada, cuando se cierra, produce manifestaciones clínicas ya que no ha tenido tiempo de desarrollar circulación colateral y la disminución del calibre sigue siendo la misma, aún en caso de persistir abierto el asunto es serio porque hay un shunt derecha-izquierda y el paciente presenta cianosis diferenciada inferior. Es un problema grave que requiere atención inmediata; desafortunadamente es el que se presenta con más frecuencia (90%).

Los casos en los que no existe el conducto, en general se consideran menos graves ya que se ha dado tiempo al desarrollo de circulación colateral a través de ramas de las subclavias, particularmente la subescapular y la mamaria interna que hacen llegar sangre arterial a la aorta descendente a través de las arterias intercostales. Es tal la dilatación de estas ramas, que se pude sentir pulso a nivel de la punta de las escápulas, la mamaria interna llega a tener un diámetro mayor que el de la arteria braquial, y se muestra en las placas de tórax, erosión del borde inferior de las costillas.

Este problema, impone una carga tal de presión sobre el ventrículo izquierdo, que ocasiona hipertensión arterial proximal la que llega a persistir aún después de la corrección, particularmente si esto se hace después de los cinco años de edad. Existe el peligro latente de presentar insuficiencia cardiaca en la niñez o adolescencia, dolor isquémico en las extremidades inferiores, cefalea durante el ejercicio y epistaxis frecuentes. Al paso del tiempo, la hipertensión llega a romper al arco aórtico en las cercanías de la estrechez, o a ocasionar la ruptura de un aneurisma intracraneal.

Es una patología que debe tratarse quirúrgicamente lo más temprano posible, el no hacerlo y permitir su evolución natural es preocupante, baste mencionar que de aquellos que llegan a la adolescencia, el 25% morirían por la ruptura de un vaso antes de los 30 años de edad, otro 25% fallecerá por endocarditis bacteriana, otro 25% perderá la vida entre los 30 y los 40 años por insuficiencia cardiaca, y sólo el 25% quizá sobrevivan más de 50 años. Además de varias técnicas quirúrgicas, la angioplastia transluminal y colocación de férulas (stents), son recursos actualmente disponibles para el manejo de estos enfermos. Es posible que existan recidivas que requieran reintervenciones (15%) y que a pesar de un aparente manejo exitoso, se presentan complicaciones tardías lo que obliga al seguimiento de por vida.

Atresia y estenosis de la arteria pulmonar.

Como se desprende del título, la anomalía de acuerdo a su gravedad puede ir desde una estenosis moderada, asintomática con sobre vida normal, hasta la atresia con bebés azules al nacimiento. Igualmente, puede ser un problema único o asociado a alguna(s) deformidad(es) como la tetralogía de Fallot.

La atresia se caracteriza por la incomunicación entre el ventrículo derecho y la arteria pulmonar, la única forma como los pulmones reciben algún flujo sanguíneo es a través del conducto arterioso persistente. La sangre de retorno hacia la aurícula derecha la cual se hipertrofia, pasa hacia la izquierda a través de un defecto en el tabique interauricular y se establece corto-circuito derecha-izquierda. El ventrículo derecho a menudo está hipoplásico pero no siempre y en esta situación cursa con regurgitación tricúspide. La sangre bombeada por el ventrículo izquierdo está mezclada, y la única posibilidad de que se oxigene es que llegue, como ya se menciono, a los pulmones a través del conducto arterioso, por lo que si este se cierra ocasiona evidentemente una situación muy grave. Actualmente es posible resolverles por medio de valvuloplastía transcatéter, aunque algunos casos severos requieren tratamiento quirúrgico a corazón abierto. En los niños cianóticos es imperativo administrar prostaglandina E, para evitar el cierre del conducto arterioso.

Atresia y estenosis aórticas.

La atresia, más frecuente en varones (4:1) cursa con hipoplasia del ventrículo izquierdo y atresia de la aorta ascendente, el flujo sanguíneo al miocardio puede estar comprometido sobre todo si no hay persistencia del conducto arterioso el cual debe estar permeable para que llegue sangre a la aorta. La lesión básica, está en las comisuras, frecuentemente la válvula es bicúspide y el anillo válvular no está desarrollado del todo. A esto se le ha denominado *"síndrome de hipoplasia del ventrículo izquierdo"*, prácticamente existe un solo ventrículo y en ocasiones también hay lesión de la válvula mitral. Si el conducto se cierra tempranamente, existe riesgo de muerte, actualmente el tratamiento quirúrgico de elección es el trasplante de corazón, el cual por alguna razón inexplicable hasta ahora, se acompaña con convulsiones en el pos operatorio.

La estenosis afortunadamente se presenta sola en la mayoría de los casos, sin asociarse a otras malformaciones y cuando no es muy grave puede haber buena sobrevida. Además de la lesión estrictamente valvular existen dos modalidades, una que se presenta por fibrosis endocardiaca, justo debajo de la válvula por lo que se llama *subvalvular* y otra en la cual la aorta, por arriba de la válvula presenta un marcado engrosamiento de su pared lo que disminuye importantemente la luz del vaso. Se conoce como estenosis *supravalvular* la que con frecuencia se asocia a lesiones en otros órganos y sistemas, integrándose al llamado "síndrome de Williams" que característicamente también cursa con hipercalcemia. Se cree que es de transmisión hereditaria, y que la lesión aórtica se debe a defecto en la elastina que se asocia al cromosoma 7q11.23. El manejo de elección es la plastia valvular con balón transcatéter.

Estenosis de la mitral.

La sintomatología depende de la magnitud del problema, el grado de congestión pulmonar venosa y al edema. Con el tiempo acaba con hipertensión pulmonar e insuficiencia cardiaca derecha. No es raro que se asocie a coartación de la aorta. La inserción de todas las cuerdas tendinosas en un solo músculo papilar, da origen a la malformación conocida como mitral en paracaídas. Algunas veces se encuentra una malformación caracterizada por un doble orificio mitral asociado a defecto septal atrio ventricular.

Conclusiones.

Actualmente la mayoría de las deformidades cardiacas congénitas, pueden ser abordadas quirúrgicamente, generando frecuentemente grandes cambios anatómicos en la búsqueda de la corrección a la fisiología alterada por las fallas en la embriogénesis. Es de esperar, que varias decenas de miles de pacientes sobrevivan con lesiones simples, moderadas o complejas hasta la edad adulta, por ello es muy conveniente que no sólo se preparen cardiólogos capacitados para esta nueva demanda, sino que cirujanos y obstetras estén adecuadamente informados para atender de manera óptima a este subgrupo de enfermos.

Lesiones adquiridas de las válvulas cardiacas.

Las válvulas tienen como función primordial, abrirse lo suficiente para dejar pasar sin problemas ni turbulencias, al flujo sanguíneo expulsado de una cámara cardiaca, y cerrase eficientemente para impedir reflujo del mismo hacia la cavidad de donde salió. La lesión puede ser univalvular, o afectar a dos o más al mismo tiempo, ya sea ocasionando disminución del diámetro que origina una estenosis (Gr. *Stenos* = estrecho), comprometer su cierre efectivo con lo que se genera insuficiencia.

Se le denomina "pura" si solo hay estenosis o insuficiencia pero si se asocian entonces es "mixto", con predominio de alguna de ellas. Si las alteraciones de las valvas y las comisuras por si mismas son la responsables de la función alterada, se trata de una lesión intrínseca, pero si la estructura valvular estar íntegra y no funciona bien, la alteración es por causa extrínseca.

La lesión puede ser insidiosa, es decir lastimar lentamente como sucede cada día más en la actualidad en sujetos mayores de 60 años, en los que el simple envejecimiento ha ido produciendo a lo largo de los años, lesiones irreversibles. También en algunas situaciones, puede ser rápidamente progresiva, destruir el aparato valvular en poco tiempo e incluso llegar a la insuficiencia cardiaca aguda. Sea la causa que sea, habitualmente las lesiones generan hipertrofia del miocardio, y en las arterias se identifica un engrosamiento en el sitio en donde "pega el chisguete" de sangre, que resulta de su paso forzado a través de una estenosis, o en caso de insuficiencia, en el endocardio por la regurgitación.

Las válvulas más comprometidas son la aórtica y la mitral, generalmente por problemas crónicos inflamatorios que lesionan sus valvas ocasionando estenosis, y entre estas particularmente la fiebre reumática, que en los países en vías de desarrollo daña más a la mitral que a la aórtica (3:1). Sin embargo existen otras afecciones como la acromegalia, las ocasionadas por las radiaciones ionizantes, mucopolisacaroidosis, el lupus eritematoso sistémico que se asocia a las vegetaciones valvulares verrugosas de Libman (1872-1946)-Sacks (1873-1939), el síndrome carcinoide, etc.

Si bien la clínica no ha sido desplazada, la evaluación de esta patología hoy en día depende mucho del eco cardiografía transesofágica, que no sólo sirve para el diagnóstico sino también para la evaluación de los resultados quirúrgicos.

Válvula mitral.

La válvula mitral tiene dos valvas que están ancladas al anillo fibro musculoso atrio ventricular. La estenosis resulta de la fusión de los bordes de las valvas y se pueden involucrar las cuerdas tendinosas y los músculos papilares. En ocasiones se asocia insuficiencia, sobre todo cuando las ocasionadas por la fiebre reumática se complican con endocarditis bacteriana. No es raro que la lesión mitral se acompañe con estenosis tricúspide y aórtica. Es mucho más frecuente en mujeres.

En los casos de *estenosis*, las comisuras valvulares se fusionan, las valvas se contraen y engruesan, se vuelven irregulares, se deposita calcio dentro de ellas y también se altera el aparato subvalvular. La aurícula izquierda se dilata y el estiramiento muscular altera su función llegando hasta la fibrilación. El ventrículo derecho se agranda e hipertrofia lo que a su vez puede ocasionar que la tricúspide se comporte como insuficiente. En casos de insuficiencia asociada, el ventrículo izquierdo se dilata e hipertrofia.

En estos enfermos, es de temer la formación de coágulos en la aurícula izquierda, y el trágico embolismo arterial sistémico que es una de las complicaciones más serias de la estenosis valvular de naturaleza reumática. Parece ser que en estos pacientes, la activación de las plaquetas en sangre periférica libera la glucoproteina CD40L, lo que incrementa la formación de trombos, situación que se normaliza inmediatamente después de la valvuloplastía.

La circulación pulmonar comprometida, genera cambios estructurales en las arteriolas pulmonares e hipertensión en ese sistema lo que puede desencadenar disnea y edema pulmonar; también hay dilatación de la arteria pulmonar que llega a generar insuficiencia de la propia válvula pulmonar.

La *insuficiencia* mitra, l puede ocasionar gran regurgitación y disfunción ventricular izquierda tan severa que compromete la vida del paciente aunque generalmente esto sucede tardíamente. La causa más común es la enfermedad mixomatosa (Gr. *Myxa*= mucoso) que origina prolapso de las valvas por ruptura de una o más de las cuerdas tendinosas lo que o sucede agudamente sin ninguna manifestación previa o se da en sujetos en los que se sabe ya del prolapso por lesión intrínseca del tejido valvular.

El manejo ha sido quirúrgico desde hace muchos años ya sea comisurotomias (cerrada o abierta), substitución valvular por prótesis que desafortunadamente obligan al empleo de anticoagulantes de por vida y actualmente más reparaciones de tipo plástico sin prótesis. Algunas estenosis se resuelven por medio de catéteres.

Válvula Aórtica.

Las lesiones adquiridas de la válvula aórtica, son raras en jóvenes y en ellos generalmente son provocadas por la fiebre reumática. Actualmente la gran mayoría se presentan en personas mayores y son ocasionadas por envejecimiento, en otra época era endémica la lesión sifilítica, tanto de la válvula como de la aorta ascendente.

La ateroesclerosis y la calcificación puede ocasionar estenosis pura y afecta entre el 2% y el 65% de los mayores de 65 años, siendo mucho más frecuente en aquellos con válvula bicúspide Estas lesiones pueden ser modificadas por brotes de endocarditis y terminar en insuficiencia con regurgitación. Las valvas calcificadas en ocasiones se fusionan. La estenosis, puede pasar desapercibida por bastante tiempo y llegar a cursar con gran hipertrofia compensadora del ventrículo izquierdo, lo que a largo plazo resulta en dilatación auricular, hipertensión pulmonar y falla cardiaca que se agrava con la presencia de regurgitación, ya que el volumen extra genera una carga excesiva sobre el ventrículo izquierdo. Los ostium coronarios en ocasiones se ven afectados por la patología y al ocluirse causar cuadros muy graves de isquemia miocárdica. En pacientes quirúrgicos, la estenosis se ha considerado como un factor de riesgo elevado cuando es necesario someterle a un procedimiento no cardiaco.

Válvula tricúspide.

La lesión estenosante habitualmente es de origen reumático y en la gran mayoría de los casos se asocia a las lesiones mitrales y aórticas, sin embargo no siempre es tan sintomática como estas, rara vez se calcifica y también es más frecuente entre mujeres. Otras causas de estenosis son masas en la aurícula derecha, síndrome carcinoide, endocarditis, intoxicación por antagonistas de la serotonina (metilsergido) y lupus eritematoso.

La aurícula derecha se dilata, su pared es gruesa y puede existir congestión pasiva del hígado y el bazo, así como ascitis y edema periférico.

La regurgitación se origina por problemas que afectan a parte o a todo el aparato valvular, pero la causa más frecuente es la alteración *funcional* resultante del crecimiento del ventrículo derecho, lo que a su vez produce dilatación del anillo. Con alguna frecuencia, se asocia a estenosis mitral severa y es posible que se corrija por si sola, al aliviar la lesión mitral por medio de valvuloplastía transcatéter. De acuerdo con la severidad del problema, se dilatan la aurícula derecha, la cava inferior y las venas hepáticas.

Válvula Pulmonar.

La fiebre reumática le afecta rara vez, las placas carcinoides ocasionan alteraciones como lo hacen en la tricúspide. Algunas lesiones ajenas a la misma pueden comprimirle extrínsecamente, como es el caso de tumores cardiacos, aneurismas del seno de Valsalva y quistes pericárdicos.

La regurgitación resulta como consecuencia de la hipertensión pulmonar sin importar su etiología, pero también se presenta en algunas enfermedades sistémicas como el síndrome de Marfan (1858-1942), puede estar afectada por endocarditis bacteriana y ocasionalmente es una secuela del tratamiento quirúrgico de la tetralogía de Fallot.

Enfermedad valvular múltiple.

Como se desprende de los apartados anteriores, realmente la mayoría de las lesiones valvulares adquiridas son por patologías sistémicas, es decir resultado de problemas que afectan al organismo y repercuten particularmente sobre las válvulas cardiacas, como es el caso de la fiebre reumática, del síndrome carcinoide y los resultantes de la administración de medicamentos de forma crónica, como los derivados de la ergotamina.

Desde luego en ocasiones como ya se señaló una válvula en si misma puede estar intacta, lo que altera su función, particularmente su suficiencia, es la repercusión hemodinámica ocasionada por la lesión de otra, que por ejemplo desencadena hipertensión pulmonar con dilatación de la arteria y del anillo valvular pulmonar. La preocupación de que más de una válvula pueda estar afectada, es fundamental al integrar el plan de manejo, ya que la corrección única, puede ocasionar muertes postoperatorias. En ocasiones, es difícil identificar lesión en una válvula distal, ya que las manifestaciones clínicas de la proximal las esconden, como es el caso de la regurgitación aórtica en pacientes con estenosis mitral.

Pueden existir varias combinaciones de afectación valvular múltiple, como por ejemplo estenosis mitral y regurgitación aórtica, estenosis mitral y estenosis aórtica, estenosis aórtica e insuficiencia mitral, regurgitación aórtica e insuficiencia mitral. En ocasiones, aunque afortunadamente rara vez, se ven afectadas al mismo tiempo la mitral, la aórtica y la tricúspide.

Enfermedades sistémicas que afectan a las válvulas cardiacas.

Envejecimiento.
"¿Que queda luego de la vida; la risa, la lluvia?
Álvarez, MF.

Desde antes de nacer, hasta el último latido del corazón, aún después de que ha sucedido la muerte cerebral, las válvulas abren y cierran sin cesar mediante un movimiento de bisagra que sorprende por su resistencia. Al abrir el torrente sanguíneo pasa a alta velocidad literalmente "erosionándola" sin cesar, al cerrarse se golpean sus valvas entre si y soportan gradientes de presión elevados. Se ha imaginado cuantas veces se abren y cierras esas pequeñas valvas en los 75 años de vida promedio del ser humano?

El envejecimiento en si no es una enfermedad, es la *lenta transición hacia el infinito*, que se caracteriza por cambios sustanciales en todos los tejidos de la economía. En promedio, en las válvulas normales el paso del tiempo se empieza a notar por ahí de los ¡80 años!, pero en aquellos con la modificación bicúspide es más tempranamente (¿?) es decir entre las sexta y la séptima década de la vida. Las válvulas más dañadas son la mitral y la aórtica.

Parece ser que ese trabajo intenso, acaba por originar en ellas la presencia de proteínas no colágenas y de células inflamatorias y endoteliales, lo que da origen a un proceso degenerativo en los tejidos de soporte valvular. El depósito de calcio, puede ser en forma de pequeñas espículas o de grandes masas, que se extienden hasta formar un anillo que rodea a todo el aparato. Si el depósito es pequeño habitualmente no hay alteraciones hemodinámicas, sin embargo si es mayor, aparece regurgitación y en menor frecuencia estenosis.

Se considera que el mecanismo es bastante parecido al que ocasiona la calcificación de las placas de ateroma, encontrándose en las válvulas afectadas monocitos, macrófagos, células semejantes a osteoblastos y algunas proteínas similares a la matriz ósea. En realidad no existe una clara explicación para este problema, sin embargo se puede considerar como un "marcador" para ateroesclerosis y problemas cardiovasculares, particularmente enfermedad coronaria, insuficiencia cardiaca y accidentes vasculares cerebrales, sobre todo si la válvula afectada es la aórtica. Se debe insistir en que aún hay duda si el mecanismo patogénico entre esta calcificación y la ateroesclerosis es similar, pero lo que si se puede concluir es que no sólo se parecen sino que coinciden con mucha frecuencia. Los pacientes con insuficiencia renal terminal presentan estas calcificaciones a edades más tempranas, no sólo en sus válvulas nativas sino incluso en las bioprostésicas, considerándose que juega un papel importante el ambiente urémico, con hiperfosfatemia e hipercalcemia.

Fiebre reumática.
"Quien haya combatido la pobreza, sabe lo
tremendamente costosa que es para el pobre"
J. Baldwin.

El *Streptococcus pyogenes*, grupo A de Lancefield (1895-1981), es un patógenos humano por demás versátil, capaz de ocasionar enfermedades banales y letales. Es difícil conocer con exactitud la cantidad de enfermos que en este momento padecen alguna infección por esta bacteria, sin embargo no sería exagerado señalar que en las regiones en donde se cuenta con estadísticas confiables, cada año hay algo así como 1.78 millones de nuevos casos, con una prevalencia anual de por lo menos 18.1 millones de enfermos y con más de medio millón de fallecimientos por alguna de las infecciones producidas por esta bacteria (fiebre reumática aguda, enfermedad reumática cardiaca, glomérulo-nefritis posestreptocócica e infecciones invasivas).

Sin contar los casos no registrados del África subsahariana ni de China, se calcula que anualmente se presentan 471,000 casos de fiebre reumática aguda de los cuales el 60% (282.000) desarrollarán enfermedad cardiaca reumática y morirán por esta causa entre 233,000 y 294,000 también cada año.

Se había considerado que la faringitis por las cepas reumatogénicas del estreptococo del grupo A, era la única responsable de la fiebre reumática aguda, sin embargo parece haber evidencia que no es así necesariamente, ya que entre los aborígenes australianos la faringitis no es frecuente, pero si lo son las infecciones de la piel (piodermia) por estreptococo del grupo A, y en ellos es extraordinariamente elevado el numero de casos de fiebre reumática aguda, es más en los niños de estos grupos étnicos se aíslan de sus gargantas, más los estreptococos de los grupos C y G.

A pesar de toda la evidencia acumulada a lo largo de más de un siglo, aún no es posible establecer con certeza la patogénesis exacta de la fiebre reumática aguda en niños y su forma crónica en adultos. Se supone que existe un mimetismo molecular entre algunos componentes somáticos de *Streptococcus A*, como la proteína M antifagocítica, y los tejidos humanos, incluyendo el corazón, la sinovial y la neuronas de los ganglios básales del cerebro, lo que desencadena una reacción autoinmune ocasionada por la respuesta inmune IgG muy enérgica del huésped, contra la proteína de la superficie bacteriana, y que como ya se mencionó son semejantes molecularmente a algunas de las que se encuentran en los tejidos afectados. Esto genera una respuesta autoinmune local manifestada por carditis (pericarditis, miocarditis y endocarditis) afectando en orden de frecuencia a las válvulas mitral, aórtica, tricúspide y pulmonar. Es muy típica la aparición de los cuerpos de Aschoff (1866-1942), que son colecciones submiliares de células y leucocitos, en los tejidos intersticiales del corazón.

Los focos inflamatorios sobre todo en las válvulas, pueden progresar a necrosis fibrinoide comprometiendo también a las cuerdas tendinosas en las cuales se asientan pequeñas vegetaciones a lo largo de los bordes de las comisuras. Cuando estos focos se organizan se produce fibrosis lo que a su vez lleva a la deformidad por engrosamiento y fusión de las valvas, así como engrosamiento con acortamiento de las cuerdas tendinosas. A partir de ahí se inicia la evolución de la enfermedad reumática del corazón con las repercusiones hemodinámicas ya descritas anteriormente.

Endocarditis infecciosa.

Se trata de una infección extraordinariamente grave, que actualmente se presenta en dos contextos, uno el de naturaleza comunitaria en la que las bacterias predominantes son los *Streptococcus*, y otro de naturaleza nosocomial, relacionada con procedimientos médicos en donde se aíslan más frecuentemente *Stafilococcus*. También se han relacionado con hongos y otras bacterias, pero en algunas ocasiones no es posible aislar al responsable.

Tres de cada cuatro pacientes con endocarditis infecciosa, tienen como antecedente la presencia de malformaciones congénitas cianógenas, así como de corto circuitos construidos para aliviarles, y otras deformidades menos graves, lesiones reumáticas, prótesis valvulares y cirugía cardiaca previa. Sin embargo, esta infección actualmente nos muestra otra cara, relacionada con "los tiempos modernos" que tienen que ver con el empleo de circulación extracorpórea, cirugía a corazón abierto, "parches" en los septos intercavitarios, hemodiálisis, canulación venosa central a largo plazo, marcapasos, cateterismo cardiaco, etc., es decir la endocarditis hospitalaria, la de las unidades de terapia intensiva y coronarias, asi como de la radiología intervencionista intravascular. A ello se suma sin duda la de la tragedia social, que es el empleo endovenoso de drogas (con mayor afectación de las de las cavidades derechas) y la de una nueva realidad del desarrollo, que es una población más vieja, con cambios seniles de las estructuras endocardiacas.

Al invadir las bacterias al endocardio y a las válvulas cardiacas, se produce una infección muy virulenta que ocasiona necrosis y úlceras, que van seguidas de la aparición de *vegetaciones* de fibrina, bacterias, plaquetas y polimorfo nucleares, las que pueden es escasas o abundantes, y comprometiendo a una o más válvulas. El daño es progresivo y en casos graves destruye rápidamente a la misma válvula, llegando a la insuficiencia cardiaca y al colapso circulatorio. Todo el complejo valvular se ve afectado, la extensión de la infección a los tejidos vecinos produce celulitis y abscesos; el reblandecimiento tisular ocasiona pseudo aneurismas. La ruptura de los abscesos a más de vertir al torrente sanguíneo pus y material necrótico, con la consiguiente predisposición a generar abscesos metastáticos que pueden ser únicos o miliares, también dejan cavidades llenas de sangre. La destrucción de los anillos mitral y pulmonar, ocasiona un desprendimiento parcial o total ventrículo-aórtico o atrio—ventricular, y si un absceso pasa de una cámara cardiaca a otra se forma una fistula, también se pueden abrir hacia el pericardio lo que es catastrófico. En la endocarditis de la aórtica, la invasión perivalvular se inicia con alguna frecuencia por debajo de las comisuras, de ahí la destrucción anular que se disemina alrededor de la raíz por encima del septum interventricular, y debajo de la arteria pulmonar, lo que explica la relativa sencillez con que se forman abscesos perivalvulares.

Las vegetaciones se pueden desprender convirtiéndose en émbolos que hasta en un 50% afectan al SNC, particularmente en el territorio de la arteria cerebral media; si bien se da, la distribución en otras partes de la economía, puede pasar desapercibida clínicamente, aunque en se les encuentra hasta en el 65% de los casos casos de autopsia. No hay otro factor de predicción para que esto ocurra, que no sean los niveles séricos de proteína C reactiva elevados, y claro el que entre más grande sea la vegetación, mayor sea el riesgo de desprendimiento. Ahora sabemos que en drogadictos, las de origen fungoso y >2 cm, tienen muchas posibilidades de desprenderse.

Endocarditis trombótica no infecciosa.

Es el reflejo de una coagulopatía sistémica, que ocasiona la formación de vegetaciones *estériles* sobre las valvas y las comisuras, que estan constituidas principalmente por plaquetas y trombina. No es rara su aparición en enfermos con linfomas, carcinomas pulmonares y gastrointestinales mucinosos; en esos casos se han denominado "marásmicas" (Gr. *marasmos* = muriéndose + *maranikos* = debilitándose). No producen reacción inflamatoria, ni destruyen al aparato valvular. Pueden formar parte del síndrome para neoplásico trombo embolico, o ser un componente del síndrome de hipercoagulabilidad. Desgraciadamente también se desprenden y ocasionan embolias.

Endocarditis del Lupus Eritematoso Sistémico.

Hasta el 76% de los pacientes con lupus, presentan compromiso valvular caracterizado por engrosamiento, vegetaciones y regurgitación (insuficiencia). Parece ser que la mitral es la más afectada, pero la aórtica, aunque con cambios menos severos también se compromete, al igual que las otras dos, pero en menor proporción. Las vegetaciones llamadas *"verrugosas"* no son de naturaleza infecciosa, se pueden localizar en ambas superficies valvulares, pero en la mitral predominan en la auricular y en la aórtica en la vascular. Son inmóviles y aunque con mucho menos frecuencia, llegan a ocluir el orificio valvular generando estenosis; la retracción es más común, y como ya se mencionó acaba generando regurgitación. Las lesiones resultan del acúmulo de complejos inmunes, mononucleares, fibrina y plaquetas y pueden embolizar principalmente hacia el cerebro. La afectación valvular es parte de la endocarditis de Libman-Sacks.

Enfermedad cardiaca carcinoide.

Cuando se presenta insuficiencia cardiaca, sin ningún otro antecedente, en un sujeto con lesión de la tricúspide, debe tenerse en cuenta la posibilidad de que sea la manifestación local de una enfermedad sistémica, como es la enfermedad carcinoide. En este, el cuadro florido "típico", se caracteriza por eritema, diarrea, bronco espasmo e inestabilidad hemodinámica, que es ocasionado por la secreción de varias sustancias vaso activas. Dado que hasta el 85% de estos tumores se encuentran en el aparato gastrointestinal, el retorno venoso hacia la porta hace que se desactiven en el hígado, por lo que no se produce la sintomatología, a menos que existan metástasis hepáticas, y con ello las sustancias se "brinquen" la barrera metabólica de los hepatocitos. Otros se localizan en pulmones, piel y gónadas, y en ellos, el síndrome florido se presenta porque la sangre venosa de retorno, cargada con serotonina, histamina, prostaglandinas, kalicreina y bradiquinina no pasa por la glándula hepática.

Hasta el 56% de estos enfermos sintomáticos, tienen lesión cardiaca carcinoide, y las altas concentraciones de estos productos vaso activos en el corazón derecho explican las lesiones de la tricúspide (97%) y la pulmonar (49%). Las valvas están engrosadas, acortadas y funcionalmente con doble lesión, predominando la regurgitación sobre la estenosis. La válvula pulmonar engrosada, retraída e inmóvil igualmente presenta regurgitación y estenosis. Histológicamente se encuentran fibras de colágena, algo de músculo liso y depósitos de mucopolisacaridos.

Al pasar a través de la circulación pulmonar, las sustancias agresivas se inactivan, por lo que sólo llegan los metabolitos inocuos al corazón izquierdo, con menos posibilidad de lesionarlo, *a menos* que la concentración de las sustancias sea muy elevada en las venas pulmonares, como sucede en casos de tumor carcinoide pulmonar o que exista comunicación interauricular. La lesión en el corazón izquierdo se presenta en el 7% de los casos y de ellos el 95% se asocia a las dos excepciones mencionadas.

Parece ser que de todos los productos de los tumores carcinoides, la serotonina es la responsable de las lesiones cardiacas. Recientemente se ha demostrado la asociación de lesiones valvulares muy similares, en pacientes tratados con drogas derivadas de la ergotamina, particularmente para el manejo de migrañas y la enfermedad de Parkinson (1755-1824), así como con supresores del apetito como la fenilfluramina-fentermina y algunas yerbas chinas.

El manejo quirúrgico de la(s) válvula(s) dañadas, es una parte importante del abordaje integral a enfermos con síndrome carcinoide, en ocasiones es conveniente resolver primero el asunto hemodinámico y después atender el oncológico.

Pericardio.

Consiste de dos capas, una fibrosa, externa, parietal que es la primera que se observa cuando se abre el esternón, y una interna o visceral que está en íntimo contacto con el corazón, denominada epicardio el que tiene un espesor aproximado de entre 0.05 mm a 1 mm y está cubierto por células mesoteliales y lubricado normalmente por unos 20 a 25 ml de líquido aunque a veces pueden llegar hasta los 50 ml. Este líquido tiene la característica de que en condiciones nomales, es rico en linfocitos, con niveles elevados de deshidrogenasa láctica y bastantes proteínas, lo que inhabilita a los criterios de laboratorio habituales empleados para diferenciar entre exudado y transudado. Como una característica particular esta capa visceral es más dura que la externa y se distiende menos, en consecuencia cuando hay alguna colección intra pericárdica, la externa dada su elasticidad puede expandirse moderadamente hasta que llega a su máxima distensión, a partir de este momento la interna se ve sometida a presión y al no ser elástica, aumenta la presión dentro del saco pericárdico y con ello impide la diástole normal, de inicio al corazón derecho y después al ventrículo izquierdo (la aurícula izquierda casi es extrapericárdica), lo que ocasiona aumento en las presiones de llenado, disminución del gasto cardiaco y taponamiento o tamponade (Fr. *tamponner* detener, tapar, chocar).

Otra circunstancia íntimamente relacionada con la firmeza del saco pericárdico, es el hecho que el contenido, es decir el corazón, también puede crecer y toda proporción guardada al igual que el cerebro en la caja ósea craneal, se ve propenso en casos de dilatación súbita sobre todo del ventrículo derecho, a compresión extrínseca por esta membrana fibrosa, que como sucede en el infarto agudo del miocardio de ese ventrículo, cuyas paredes son normalmente más delgadas que su homólogo izquierdo, y no da más de sí, lo que genera desde el punto de vista hemodinámico, una situación similar al taponamiento o la pericarditis constrictiva.

Pericarditis y derrame pericárdico.

Es difícil separar a los procesos inflamatorios del pericardio de la colección de líquido dentro de su cavidad, porque aunque no necesariamente sinónimos, si se asocian en la mayoría de los casos ya que cualquier estímulo de alguna intensidad sobre esta estructura, desencadena una respuesta inflamatoria clásica ocasionando de acuerdo a su naturaleza, una colección serosa o purulenta (*pio pericardio*). Esto nos obliga a identificar dos problemas, uno que dió origen a la colección y otro, las consecuencias de su presencia sobre su contenido, cuya estructura que no tiene paredes de gran resistencia y que requieren de espacio a su alrededor para lograr un llenado adecuado durante la diástole. Como en el hemopericardio, si esto sucede lentamente, hay posibilidades de un pausado, aunque sostenido proceso de expansión que permite grandes volúmenes (hasta unos 500 ml), sin aumentar significativamente la presión en el interior, pero si es rápida como ya se señalo ocasiona taponamiento.

En muchas ocasiones no se puede explicar las causas de la pericarditis, y se le denomina idiopática (Gr. **idios** = por si misma, separada + **pathos** = enfermedad), pero si se agotan todos los recursos clínicos, serológicos y citológicos, quizás la cifra aproximada de esta solo sea del 20%. En el 80% si se busca (cosa que no siempre se hace), se encuentra al agente causal. Es conveniente recordar que la enfermedad pericárdica metastasica es una de las causas más comunes.

El efecto mecánico del derrame es idéntico sea una colección serosa, purulenta, sanguinolenta o francamente hemática, pero la evolución, sus secuelas e incluso el cuadro clínico varían de acuerdo a su naturaleza. A su vez, el derrame puede ser lobulado o localizado, en cuyo caso ocasiona taponamiento "regional".

La colección pericárdica es frecuente en enfermos con insuficiencia renal crónica, en la enfermedad mixta del tejido conectivo, en esclerodermia, en lupus eritematoso diseminado, polimiositis, en artritis reumatoide, en cáncer, tuberculosis, en traumatismo contuso de tórax, infecciones bacterianas, virales y por hongos, en carcinomatosis, linfoma, infarto del miocardio (síndrome de Dressler 1890-1969), posradiación, poscardiotomia, en miocarditis, etc., en fin se asocia a una gama muy amplia de procesos patológicos que habitualmente cursan con sintomatología propia, a veces con cierto tiempo de duración antes del compromiso pericárdico, el que o se complica al sumarse al cuadro las manifestaciones hemodinámicas del taponamiento, o puede pasar desapercibido clínicamente y ser detectado incidentalmente por medio de estudios de gabinete o autopsia. Algunas alteraciones contiguas como procesos supurativos del tórax se pueden abrir hacia el saco y ocasionar taponamiento súbito por material purulento.

En los casos de traumatismos penetrantes directos o no penetrantes con ruptura de alguna cavidad, o de entallamiento de aneurismas posinfarto, el derrame es hemático, de instalación súbita que ocasiona un taponamiento tan repentino que puede matar a un paciente en poco tiempo, debiéndose tomar de inmediato, las medidas terapéuticas aún sin la confirmación por otros medios del diagnóstico, debiéndose tener en mente a la llamada triada de Beck (1894-1971), que consiste en baja de la presión arterial con elevación de la venosa y ruidos cardiacos apagados. También ayuda la identificación del llamado "pulso arterial paradójico" que es fisiológico, y consiste en la baja de la presión arterial durante la inspiración, siempre y cuando no exceda los 10 mm. de Hg. ya que de bajar más obliga a pensar en restricción miocárdica. La elevación de la presión venosa durante la inspiración espontánea, es un verdadero "pulso paradójico venoso" (signo de Kussmaul 1822-1902) y se llega asociar a este problema.

La naturaleza del derrame determina en gran media la evolución.

En el seroso, el contenido de material fibrinoide es importante ya que este puede ser degradado o bien organizarse; de suceder esto último, los depósitos sobre las superficies del saco rozan entre si y ocasionan el signo del frotamiento pericardico perceptible por auscultación, pero si se licua, el líquido separa a las superficies tersas, elimina ese dato y puede apagar los ruidos cardiacos.

En casos de piopericardio, el material purulento puede ser más o menos espeso y las superficies parecen un empedrado semejante al interior de un absceso, por las granulaciones rojizas que sangran fácilmente. Este pus se puede organizar y terminar en una masa "constringente" del corazón. Sucede con mayor frecuencia cuando es de origen tuberculoso o por hongos, incluso cursa con calcificaciones, y aunque hoy en día son infecciones más raras (¡pero no inexistentes!) son de tomar en cuenta en casos de pericarditis.

En ocasiones cuando el proceso infeccioso ha desaparecido, queda como secuela la formación de adherencias entre el pericardio parietal y el visceral, las cuales al igual que en las cavidades pleurales y la peritoneal, pueden ser laxas y escasas o muy densas y firmes (pericarditis adhesiva), que llegan a comprometer por medio de una verdadera cota, al funcionamiento del corazón. Igualmente el proceso inflamatorio, además de obliterar el interior del saco, se puede extender a las estructuras circunvecinas incluso adherirse tanto al esternón y a las costillas, que en cada contracción, "jala" la pared torácica y a veces es literalmente imposible liberarlo, para lo que se requieren grandes esfuerzos y experiencia del cirujano, concientes del gran riesgo que corre el enfermo. En los casos de esta pericarditis constrictiva o enfermedad de Pick (1867-1926), se establece un patrón de *llenado restrictivo* semejante al que se presenta en la enfermedad amiloidea. ¡Atención!, un cuadro clínicamente idéntico, se genera en la cardiomiopatía restrictiva, en la cual el ventrículo izquierdo está dilatado y con zonas amplias de lesión que generan una alteración por *limitación miocárdica restrictiva* pero sin compromiso pericárdico, lo que evidentemente no se resuelve con drenaje.

En algunos casos, se forma un molde compresor de tejido fibroso que puede llegar a tener hasta un centímetro de espesor, con más o menos placas calcificadas llamado "concretio cordis" (L. *concretio* = concreción). Es la presentación más extrema de la pericarditis constrictiva e impide en extremo los movimientos cardiacos, por ello también se le ha denominado "global".

El manejo de la pericarditis depende sobre todo de su origen, el de la colección en todos los casos evidentemente es el drenaje, que se puede efectuar por punción directa, con la colocación de un catéter intra pericárdico, con la pericardiotomía quirúrgica convencional o con técnicas de invasión mínima, pericardiostomía subxifoidea y en ocasiones con intervenciones apoyadas con circulación extracorpórea e instrumentos especializados. El drenaje puede ser suficiente, e indudablemente en casos de urgencia es indispensable, aunque generalmente se prefiere de forma definitiva la fenestración del pericardio parietal, recordando que realmente el término pericardiotomía es incorrecto toda vez que es imposible resecar todo el saco.

En ocasiones aunque se reabsorbe gran parte del derrame, en algunas zonas queda enquistado. También puede suceder que haya áreas de fibrosis densa, aún con el resto de la cavidad libre, lo que ocasiona, como secuela tardía del derrame, la ya mencionada pericarditis constrictiva regional, cuyas manifestaciones hemodinámicas están relacionadas con la zona que se ve restringida. En ocasiones sucede que sobre las canaladuras aurículo-ventriculares se forma un anillo fibroso constrictivo, que ocasiona dilatación auricular y de las cavas con ventrículos normales.

Con el advenimiento de los estudios fetales ecocardiográficos, se han podido detectar derrames pericardicos, los cuales a menudo están asociados a insuficiencia cardiaca congestiva, anormalidades cromosómicas, malformaciones cardiacas, eritroblastosis fetal, y procesos infecciosos, aunque en algunas ocasiones no tiene significado patológico.

Quistes.

Son relativamente raros (1 en 100,000 individuos), la mayoría se originan en la embriogénesis a partir de células mesoteliales, pero muy ocasionalmente son adquiridos. Cursan sin manifestación clínica y son un hallazgo incidental. Se localizan principalmente (70%) en el ángulo cardio frenico derecho, el 20% en el izquierdo y los restantes en otras zonas; tienden a ser unilobulados.

Neoplasias primarias.

Muy raras, y pueden ser benignas como los lipomas, hemangiomas, teratomas y neurofibromas, o malignas como mesoteliomas (50%) o fibrosarcomas los cuales son muy graves.

Los mesoteliomas tienen a ser grandes, pueden llenar la cavidad pericárdica y con alguna frecuencia rodear al corazón aunque rara vez infiltran las profundidades del miocardio. Se parecen histológicamente mucho a los de la pleura, pueden ser epiteliales, mixtos y sarcomatosos y a diferencia de los pleurales, rara vez se les puede asociar a exposición con asbestos.

Neoplasias secundarias.

Son mucho más comunes y la mayoría se originan del pulmón, mama, melanomas, linfomas o leucemias.

Enfermedades autoinmunes.

Afectan frecuentemente al pericardio y además del derrame, pueden ocasionar dolor, fiebre y disnea y otras manifestaciones sistémicas. Los padecimientos que le originan más frecuentemente son la artritis reumatoide, el lupus eritematoso diseminado y la esclerodermia (esclerosis sistémica progresiva).

Misceláneos.

Algunos medicamentos como la isoniazida e hidralazina, producen inflamación pericárdica que tiende a cursar con derrame muy abundante. En el hipotiroidismo no es raro encontrar más líquido intra pericardico que lo normal, el rara vez da problemas, y desaparece con el tratamiento hormonal.

También, se han comunicado casos de equinococosis pericárdica por *E.multilocularis* (enfermedad hidatídica).

Rara vez llega a haber ausencia congénita de una parte del saco, cuando sucede casi siempre es de lado izquierdo, aunque también puede faltar a la derecha, se asocia a menudo con otras malformaciones cardiacas, y a través del defecto se puede herniar una parte del corazón u ocurrir torsión de los grandes vasos, desde luego no es difícil imaginar lo grave de esta situación.

Vasos coronarios.

Es evidente que no son unos simples vasos, su función primordial de perfusión cardiaca, establece una serie de características anatómicas y fisiológicas muy especiales y desde luego de vital importancia, por las catastróficas consecuencias de una súbita alteración en la perfusión al miocardio, la que aún sin llegar a la necrosis, es capaz de perder su potencial contráctil segundos después de que se inicia la privación de oxígeno.

Anomalías anatómicas.

Durante mucho tiempo, la arteriografía fue el único elemento de análisis morfológico de la vasculatura coronaria, y si bien es cierto sigue siendo el "estándar" de oro para su estudio, no deja de tener riesgos, por lo que no se debe efectuar de manera rutinaria. El advenimiento de la eco cardiografía transesofágica y otros recursos de imagen no invasivos, ha permitido identificar anomalías que antes pasaban desapercibidas y de las que se sabía poco, en relación a su impacto sobre la irrigación cardiaca dividiéndose por ello, entre las que causan isquemia y las que no lo hacen.

Las que causan isquemia, ocurren de entre el 0.2 % al 1.2% de la población en general. Se deben sospechar cuando no exista otro dato que explique la isquemia miocárdica, disfunción cardiaca, e insuficiencia cardiaca congestiva en niños y adolescentes, y no es un hallazgo fortuito en autopsias de sujetos de la misma edad que presentaron muerte súbita, ni en el 12% de los atletas que fallecen haciendo deporte.

La(s) *fístula(s) de las arterias coronarias* son relativamente raras, y comunican ya sea a una cámara cardiaca o alguna de las grandes estructuras vasculares, con alguna rama de este árbol arterial, predomina su apertura en orden decreciente al ventrículo derecho, a la aurícula de ese lado, a la arteria pulmonar y en mucho menor proporción al ventrículo izquierdo y a la cava superior. En algunas ocasiones se asocian a otras malformaciones cardiacas, pueden ser únicas o múltiples, llegan a presentar aneurismas los que se llegan a romper, además se asocian a endocarditis bacteriana y aunque muchas son asintomáticas, pueden causar isquemia aguda del miocardio y cortocircuito de izquierda a derecha. Su manejo ha sido quirúrgico, actualmente se pueden reparar mediante catéter.

Las *estenosis* o atresia de alguna rama, obliga a que se desarrolle circulación colateral que llega a ser suficiente para actividades normales, pero insuficiente durante el esfuerzo. No es un acontecer frecuente, y se le asocia entre otras, a varias enfermedades como la calcificación coronaria y la estenosis supravalvular aórtica.

El *origen anormal* de la coronaria izquierda desde el seno de Valsalva anterior (o derecho), le obliga a pasar entre los troncos aórtico y pulmonar para llegar al canal atrio ventricular. Es la anomalía más identificada entre deportistas jóvenes que fallecen súbitamente. Esto se explica porque la respuesta fisiológica al ejercicio ocasiona la expansión de los troncos de ambas arterias, lo que comprime tanto al ya de por si deforme ostium coronario que se presenta en estos casos como una hendidura estrecha, como al mismo vaso.

La disminución del aporte de oxígeno combinado con el incremento en la demanda durante el ejercicio puede ocasionar isquemia intensa que desencadena arritmia ventricular y muerte repentina. La mayoría de los portadores, son asintomáticos y rarísima vez tienen antecedentes de sincope, palpitaciones o disnea, sin embargo si se identifican deberá pensarse en la posibilidad de su corrección quirúrgica.

Es fácil entender porque el origen de la *coronaria izquierda* a partir de la *arteria pulmonar* es un asunto serio. Los portadores presentan insuficiencia cardiaca e isquemia miocárdica y entre el 75% y el 85% de ellos no llegan a la adolescencia y los que lo logran cursan con angina, arritmias, insuficiencia cardiaca y regurgitación mitral, ocasionada por el "remodelado" ventricular izquierdo, debido a la isquemia crónica. La revascularización corrige el problema de perfusión lo que basta para resolver la alteración valvular.

Las no isquemicas, en general son variantes del origen aórtico de los vasos coronarios, pero generalmente no cursan con hipo perfusión lo que les hace inocuas.

Aterotrombosis.

Aunque desde el punto de vista de su etiología, la ateroesclerosis y la trombosis sean diferentes entre si, son francamente interdependientes, por ello se emplea el término "aterotrombosis" que incluye desde el proceso inicial que da origen a la lesión ateromatosa hasta su consecuencia tardía y catastrófica que es la trombosis del vaso coronario.

Actualmente, se considera que la génesis de la placa de ateroma se debe a un proceso inflamatorio que no sólo compromete a las células endoteliales y de músculo liso intrínsecas de la pared arterial, sino a los leucocitos de la sangre es decir a células T y a los macrófagos, que son fundamentales para desencadenar la aterogénesis, y más tarde desestabilizar a la placa, participando en ello ambas vías de la respuesta inmune, la innata y la adquirida.

A la ateroesclerosis hay que considerarla como una enfermedad sistémica, a la que se trata de oponer el endotelio por medio de la producción de vaso dilatadores, como el óxido nítrico y vaso constrictores como la endotelina-1. Cuando algo no va bien con ese endotelio, quizá por alguna alteración genética, se desencadena el lento pero irreversible inicio de disfunción endotelial, que reduce la disponibilidad de las sustancias vaso activas mencionadas, activándose mecanismos como el regulado por el factor nuclear-kB que es fundamental en la transcripción de varios genes pro inflamatorios que ocasionan la expresión de citoquinas, moléculas de adhesión y enzimas, lo que en casos como la hiperlipidemia, favorece la adhesión de los monocitos y las plaquetas.

La ateroesclerosis, se caracteriza por engrosamiento de la íntima ocasionado por acúmulo de células y lípidos, esto último por una pérdida del balance entre el ingreso y el egreso. La lesión endotelial temprana que se llega a encontrar hasta en el 45% de los niños de 8 meses, es un acúmulo microscópico de macrófagos "espumosos" que contienen en su interior gotas minúsculas de lípidos. En la pubertad se identifica un patrón más organizado de capas de los mismos macrófagos espumosos, que además se acompañan de células musculares lisas y que igualmente contienen dentro de si gotitas de lípidos, las cuales también se hallan dispersas en la matriz extracelular. La lesión preateromatosa tiene acúmulos marcados de lípidos extracelulares entre las capas de músculo liso, y además de los macrófagos espumosos, se identifican otros que no lo son. Más adelante los depósitos de lípidos tienen a unirse y coexistir con alteraciones de la estructura de la íntima, seguidas de lesiones más avanzadas denominadas *fibroateromas.* en los que encuentran células de músculo liso, depósitos de colágena y calcio, además de macrófagos y linfocitos T. Esas lesiones tempranas no causan obstrucción al flujo sanguineo, porque hay remodelado compensatorio de la pared vascular. Curiosamente, el 60% de las lesiones culpables de síndromes coronarios, solo son moderadamente estenosantes, lo que hace que en ocasiones no se puedan detectar por angiografía.

A pesar de que todas las placas ateroescleróticas se forman siguiendo el mismo proceso fisiopatológico, realmente son heterogéneas en su comportamiento y la llamada placa de alto riesgo en cada lecho vascular es distinta, siendo más importante su composición y vulnerabilidad, que el tamaño de la lesión o el grado de estenosis, en relación a su probabilidad disruptiva, que es el detonador de la formación aguda de trombos, ya que este suceso es diferente, por ejemplo, en el árbol coronario que da inicio a un cuadro agudo, en comparación con las arterias carótidas en donde esto es menos importante. En casos de isquemia y gangrena en las extremidades inferiores, la trombogenicidad parece ser más importante que la ruptura de la placa. En el sistema coronario, las placas con más posibilidades de romperse, son las blanduzcas que contienen en su centro mayor cantidad de lípidos (>40%), además de una cubierta fibrosa y muchas células inflamatorias.

Los monocitos y los macrófagos realmente son la clave del desarrollo de las placas vulnerables. Los macrófagos producen varios factores como de crecimiento, mitogénico, pro inflamatorio y lítico, que hacen que evolucione desfavorablemente la lesión ateroesclerótica. Los elementos que intervienen en su vulnerabilidad, son la tensión (stress) a la que está sometida la capa fibrosa, sus características particulares como localización, tamaño y consistencia y desde luego, las peculiaridades del flujo sanguíneo.

Sin embargo la disrupción de la placa no obedece únicamente a un hecho mecánico. Como se ha señalado anteriormente, el factor determinante *es la inflamación*, cuyas células se aíslan de estas lesiones, y que se caracterizan porque son capaces de degradar la matriz extracelular, mediante las enzimas proteolíticas que secretan como las metalo proteinazas, con lo que se debilita la cubierta fibrosa, se inhibe la remodelación vascular y la migración de células musculares a través de la membrana basal.

Al romperse la placa, su centro rico en lípidos, que es altamente trombogénico y abundante en macrófagos y factor tisular, se pone en contacto con el flujo sanguíneo, lo que "dispara" la activación de la cascada de la coagulación, con generación de trombina y la formación de un trombo rico en plaquetas ya que existe mucho tromboxano A2 en el árbol coronario enfermo, lo que lleva al cuadro isquémico agudo cuya gravedad dependerá de su tamaño y estabilidad.

A diferencia de las placas coronarias que son muy trombóticas, las carotídeas son altamente estenosantes, ricas en tejido fibroso, y propensas a formar hematomas intramurales o disección de sus paredes. Las placas de la aorta torácica, contienen una proporción elevada de lípidos extracelulares, y se caracterizan por mayor cantidad de macrófagos que de células de músculo liso. Las de las arterias de los miembros inferiores, son además de estenosantes, muy fibrosas, sin embargo a diferencia de las aórticas, estas requieren de hipertrombogenicidad de la sangre para ocluirse, lo que explica el porque están muy propensos a este problema, los fumadores, diabéticos y portadores de dislipidemias, de quienes se sabe, cursan con un estado pro trombotico.

Hasta en una tercera parte de los enfermos con enfermedad cardiaca aguda, sobre todos los que presentan muerte súbita, no se identifica ruptura de la placa y lo único que se encuentra es una erosión superficial sobre una placa fibrosa y estenosante. En estos casos la formación del trombo se explica por un estado hipertrombogénico desencadenado por factores sistémicos como la elevación de las lipoproteínas de baja densidad, colesterol, hiperglicemia y el uso del tabaco.

De todo lo anterior, se puede desprender la siguiente ecuación: placa vulnerable+ sangre hipercoagulable = paciente potencialmente grave.

Desde hace más de 150 años, a partir de von Virchow(1821-1902) y Rokitansky (1804-1878) se ha tratado de explicar el porque de la lesión ateromatosa,;actualmente se cuenta con nuevas hipótesis sobre su origen, siendo indispensable entender que seguramente se trata de una patogénesis multifactorial en la que juegan un papel importantísimo, algunos códigos genéticos, la inflamación, la respuesta inmune protectora, los problemas del metabolismo de los lípidos y otros factores de riesgo como el tabaquismo, la diabetes y la insuficiencia renal.

Enfermedad isquémica del corazón.

Se presenta cuando se rompe el balance entre la perfusión y la demanda de oxígeno por el tejido muscular cardiaco. Desde luego la irrigación no sólo oxigena, también lleva hacia la célula miocárdica sustratos y remueve metabolitos, lo que le diferencia de otras circunstancias como la anemia extrema, la cianosis congénita o la enfermedad pulmonar grave, en las cuales, la perfusión es adecuada aunque la entrega de oxígeno se ve disminuida, de ahí que la gran mayoría de lesiones isquemicas se asocien a trombosis de algún segmento del árbol coronario, existiendo algunos otros factores que predisponen como la hipertrofia de las paredes ventriculares o hipotensión arterial severa que disminuye la perfusión, la cual debe recordarse, se da a diferencia del resto de las áreas corporales, durante la diástole.

No deja de ser una enfermedad aún con grandes secretos, como por ejemplo el hecho de que en algunas personas mayores totalmente asintomáticas se encuentra un sistema coronario literalmente estenosado, y hay jóvenes con lesiones casi imperceptibles que mueren súbitamente. Ya se discutió anteriormente el papel de la aterotrombosis, debiéndose recordar la interacción entre la inflamación, la estenosis coronaria, la ruptura de la placa y la presencia intraluminal de un trombo rico en fibrina y plaquetas.

Los llamados *síndromes coronarios* son variantes clínicas y anatomopatológicas del mismo problema, que se extiende desde la isquemia transitoria hasta la necrosis irreversible. Es muy conveniente recordar que la manifestación inicial en algunos enfermos es el infarto agudo, y que otros cursan muchos años con angina estable sin ningún problema necrótico. Aun está en el aire la pregunta ¿Qué determina esto?, desgraciadamente la respuesta definitiva, como el aire, aun se nos escapa.

La *angina estable* o angina pectoris clásica, obedece a una lesión estenosante que en condiciones de mayor demanda no permite el paso del flujo requerido para evitar la isquemia. (angustia, ejercicio, emociones). No hay lesión tisular miocárdica, ni existe correlación con lo extenso de la enfermedad coronaria, responde habitualmente al tratamiento vasodilatador (nitroglicerina).

Existe la llamada *angina variable* (Printzmetal 1908-¿?), que se presenta en reposo cursando, en algunas ocasiones, sin evidencia angiográfica de estenosis, pensándose que obedece a espasmo coronario. En estos pacientes, se han encontrado cifras elevadas de serotonina y de monocitos.

La *angina inestable* que se presenta aún en reposo y tiende a ser más prolongada que la anterior, se ocasiona por una marcada disminución de la irrigación miocárdica, ocasionada por estenosis coronaria acentuada por la formación de un trombo, que no ocluye totalmente la luz del vaso y que resulta de la ruptura de la placa. Las plaquetas liberan tromboxano A que al ser vasoconstrictor, influye también en el grado de isquemia, las concentraciones de factor tisular también están elevadas, sobre todo en el componente celular de la placa, pero curiosamente no en su núcleo, es posible que también exista embolismo distal. No se encuentra lesión necrótica demostrable, pero debe considerase como un problema que precede al infarto y como tal debe manejarse, recomendándose la angiografía y dependiendo de los hallazgos, la angioplastia.

El *infarto agudo* se caracteriza por la necrosis isquemica del miocardio. Se llama transmural cuando se extiende a todo, o a la mayor parte del espesor de la pared ventricular, irrigada por una arteria coronaria ocluida totalmente por un trombo permanente. Cuando la necrosis sólo abarca al subendocardio, que es la zona con menor irrigación y más profunda de la pared ventricular y en consecuencia una *zona de riesgo*, se le clasifica como no transmural, y parece ser que obedece a una oclusión coronaria súbita por un trombo, que desaparece rápidamente restituyéndose la circulación antes de que se comprometa el espesor total. Este tipo de lesión, también se encuentra cuando el infarto obedece a hipotensión severa y prolongada, pero en ellos, es más extenso y tiende a abarcar a más de un territorio coronario. El tejido muscular muerto, desencadena respuesta inflamatoria aguda, seguida de la remoción del tejido necrótico por los macrófagos, seguida de la aparición de tejido de granulación y posteriormente la presencia de tejido cicatrizal. Actualmente la mayoría de los pacientes que sobreviven a la fase aguda, se manejan con re perfusión con alguno de los recursos disponibles.

Después de un infarto, nada vuelve a ser igual. El paciente siempre tendrá presente esta desagradable experiencia, pero además hay complicaciones posteriores relacionadas con la zona y lo extenso de la lesión. Por ejemplo la necrosis en la cercanía del haz de His (1863-1934), desencadena bloqueo cardiaco, igualmente se presentan disfunción contráctil y arritmias que son las responsables de la mayoría de los decesos.

La zona de necrosis se puede romper hasta en el 4% de los caso,s entre el quinto y séptimo día pos infarto. Las zonas más susceptibles de esta complicación en orden decreciente son la pared libre del ventrículo izquierdo, el septum interventricular y el músculo papilar. Es relativamente sencillo imaginar lo que sucede; en el primero ocurre hemopericardio masivo y taponamiento mortal, en el segundo se establece de un corto circuito izquierda-derecha, y en el tercero hay regurgitación mitral importante. Curiosamente, el manejo trombolítico, ha predispuesto a la aparición de estos problemas varios días *antes* que la evolución natural, pero indudablemente se han abatido, en general, el número de pacientes que les llegan a padecer, siendo un factor determinante de ello, la reperfusión por medio de maniobras percutáneas, que ha reducido estas cifras drásticamente.

En algunas ocasiones, debido a que existen algunas adherencias, la ruptura del ventrículo no es explosiva, ya que evitan que esto suceda, dando lugar a una ruptura "controlada" que da origen a un *falso aneurisma,* llamado así porque su pared no tiene miocardio, solo epicardio que está adherido al pericardio parietal. Comunica libremente con la cavidad ventricular, a menudo contiene trombos, y claro muchos "explotan" lo que constituye un verdadero peligro de muerte. Otras veces, aunque más rara vez, se presenta una variedad llamada aneurisma *subepicárdico* que también comunica con la el ventrículo, pero en el cual su pared es epicardio y una fina capa de miocardio, existiendo un interrupción abruta del miocardio a su entrada, en donde se identifica la boca y al cuello generalmente estrecho de esta formación. Puede romperse tanto en la fase aguda como en la crónica y se asocian a insuficiencia cardiaca congestiva, regurgitación mitral y arritmias ventriculares lo que obliga al tratamiento quirúrgico temprano.

Ya se mencionó la pericarditis pos infarto, la cual también casi ha desaparecido con los tratamientos disponibles en la actualidad.

La *expansión del infarto*, se asocia a dilatación ventricular progresiva y disfunción contráctil, tiene un mal pronóstico. Está relacionada al remodelado miocárdico pos infart, y se encuentra asociado con expresión genética y cambios moleculares, celulares e intersticiales en los cuales se involucran los monocitos. El proceso afecta además del miocardio, al intersticio, los fibroblastos, la colágena y la vasculatura coronaria y es, sin importar los intentos de revascularización ni de prevención de otros infartos, literalmente inexorable una vez que comienza.

El aneurisma verdadero es una complicación tardía y sus pared está constituida por miocardio. Obviamente se dilata paradójicamente durante la sístole, rara vez se rompe y puede albergar trombos.

Arteritis coronaria.

Las coronarias al igual que otras arterias de la economía, se pueden ver afectadas por enfermedades inflamatorias sistémicas tales como la enfermedad de Kawasaki, los síndrome de Churg-Strauss y Behcet, la artritis reumatoide, la tuberculosis, la sífilis y hay casos de autoinmunidad a la proteína 65 del golpe de calor. La disección de las capas de estos vasos debe tenerse en consideración dentro de las causas de muerte súbita, particularmente en mujeres (85%) y entre ellas, las que se encuentran dentro de los tres meses posteriores al parto (35%).

La arteria más afectada es la coronaria izquierda principal o la izquierda anterior descendente. La infiltración eosinofílica, se ha descrito como componente de enfermedades que cursan con arteritis, y están asociadas a problemas alérgicos de larga evolución, como es el caso de la angitis granulomatosa alérgica (síndrome de Churg 1910-¿?—Strauss 1913-1985). En la panarteritis nodosa la vasculitis coronaria ha causado casos de angina y muertes por infarto del miocardio. Ocasionalmente las arterias presentan dilataciones aneurismáticas. La arteritis coronaria eosinofílica, se asocia frecuentemente, pero no siempre, a problemas de asma y alergia, y existe una alta posibilidad de disección arterial debido a la profusa infiltración por eosinófilos, que liberan metaloproteinazas y sustancias citotóxicas. La arteritis de Takayasu (1860-1938), la de la enfermedad reumática y la de células gigantes son otras variedades que afectan a este y a otros territorios arteriales.

Lesiones del miocardio

Tumores.

Como en otros sitios, pueden ser primarios y secundarios.

Los primarios son raros, en autopsias se les encuentra entre el 0.001% al 0.030%. Tres cuartas partes son benignos y la mayoría de estos son mixomas, seguidos de lipomas, fibroelastoma papilar y rabdomiomas. Los malignos ocupan la cuarta parte restante y predominan los sarcomas (95%) y linfomas (5%).

Lesiones benignas.

Casi todos los *mixomas* son intra auriculares, 75% en la izquierda y 20% en la derecha, por ello pueden obstruir el retorno venoso sistémico o pulmonar e impedir el funcionamiento adecuado de las válvulas. Así mismo embolizan periféricamente y a veces el paciente cursa con fiebre, perdida de peso, anemia y leucocitosis. Hay predisposición familiar, es mas frecuente en jóvenes y rara vez pueden coexistir con otras lesiones extracardiacas, constituyendo una alteración familiar de neoplasias múltiples que se asocian a pigmentación y mixomas cutáneos denominado complejo de Carney (1934-), que setransmite como autosómico dominante y es ocasionado por mutaciones del gene *PRKAR1A* que normalmente es supresor tumoral. Existen algunas variantes del fenotipo, y se han identificado otras alternativas genéticas de la génesis tumoral cardiaca, incluyendo mutaciones del gen *MYH8* que codifica la miosina perinatal. Puede ser una masa blanda y gelatinosa o firme con superficie turgente apelotonada. Al corte se identifican zonas mixoides con algunas regiones quísticas, algunos tienen calcificaciones y zonas de osificación.

El *fibroelastoma* papilar, se localiza sobre el endocardio valvular de la aórtica y la mitral, seguidos de la pulmonar y el endocardio. Al fragmentarse, originan émbolos, algunos de los cuales pueden entrar a las coronarias ocasionando muerte súbita, lo que también llega a ocurrir cuando se prolapsan al ostium coronario.

Los *rabdomiomas* son muy comunes en menores, y se caracterizan por masas múltiples murales, las que se identifican por ecocardiograma y a veces se asocian a la esclerosis tuberosa. Están compuestos de células que semejan miocitos alterados.

El *fibroma* cardiaco es una neoplasia congénita, por ello evidentemente es propio de niños, el 30% de ellos son menores de 1 año. Las lesiones son semejantes histológicamente a los de otras partes del cuerpo.

Los *hemangiomas* son tumores vasculares raros (2%). Se pueden originar del epicardio, del miocardio y también se hallan en el interior de las cavidades cardiacas. Afectan más frecuentemente a varones en la cuarta década de la vida. Existe una variedad con un patrón histológico uniforme con espacios vasculares cavernosos y un componente mixoide, y otra que es infiltrante en la cual las arterias displásicas infiltran al miocardio coexistiendo con zonas de hemangioma capilar e infiltración grasa.

La *hipertrofia lipomatosa* del septum interauricular, se caracteriza por hiperplasia de células adiposas, y se asocia al paso de los años y la obesidad, a menudo se diagnostica como lipoma, pero contiene una mezcla de tejido adiposo y músculo.

Los *lipomas* son relativamente frecuentes (8% al 12%). La mayoría son extramiocárdicos o subpericárdicos y pueden comprimir a una coronaria y cursar con angina, pero los hay subendocárdicos.

El *tumor quístico del nódulo atrioventricular*, es una rara lesión quística de 2 a 6 mm de diámetro, que se haya en en a base del septum auricular. Generalmente se le descubre a finales de a tercer década de la vida y es más frecuente en mujeres (3:1).

Puede ser congénita, y las paredes contienen tejido conectivo fibroso, que presenta focos de inflamación, y está cubierta por una capa de células epiteliales cuboides. El contenido es un material hialino eosinofílico. Se insiste en lo poco frecuente, pero son de temer porque pueden ocasionar muerte súbita de causa inexplicada, ya que genera trastornos del ritmo cardiaco. El mesotelioma epiteloide, una variedad maligna es extremadamente raro.

Lesiones malignas.

Los *sarcomas* cardiacos son excepcionales, pueden presentarse en cualquier parte del corazón y dentro de sus variedades se ecuentran angiosarcomas (37%), indiferenciados (24%), histiocitoma maligno 11%-24%, leiomiosarcoma (8%-9%) y osteosarcoma (3%-9%).

El *linfoma cardiaco* primario es aún más raro, aunque parece ir en aumento por la mayor frecuencia de problemas linfoproliferativos relacionados con el virus Epstein-Barr en pacientes con SIDA. Se presenta como una infiltración difusa del miocardio e histológicamente abarcan toda la gama de proliferación de las células B incluyendo los inmunoblásticos, foliculares, de células grandes y la variedad de Burkitt. Un hecho interesante, es el que los linfomas en cualquier parte del organismo, son mucho más frecuentes en sujetos sometidos a trasplante cardiaco y pulmonar que al renal.

Neoplasias secundarias

Las metástasis son entre 100 y 1000 veces más comunes que los primarios, y los tumores que las originan se pueden dividir en aquellos raros o poco frecuentes pero que tienden a dar con cierta frecuencia metástasis cardiacas, como lo hacen el melanoma maligno, los de células germinales y el timoma. Otros que si bien son frecuentes, rara vez se complican con estos implantes secundarios, entre los que se encuentran el cáncer de estómago, hígado, ovario, colon y recto. Además, hay algunos que siendo bastante comunes rara vez dan este tipo de lesiones, como es el caso del carcinoma de cérvix. Los tumores carcinoides también llegan a cursar con implantes cardiacos, sin embargo son poco frecuentes.

Las células malignas llegan al corazón por infiltración directa, por vía sanguínea o linfática y por extensión intra cavitaria a través de la vena cava inferior y algunas veces por las venas pulmonares.

Cardiomiopatias.

En este apartado se incluyen a las enfermedades intrínsecas del músculo cardiaco, excluyéndose las lesiones malignas o aquellas que han resultado de complicaciones por patología coronaria (70%), valvular e hipertensión arterial. Existen por lo menos otras 40 causas, en las cuales la etiología es diferente con pronóstico y tratamiento distintos. Un buen número se siguen considerando como *idiopaticas*, a pesar de contar con biopsia y estudio genético.

Clasificar a las cardiomiopatias ha resultado un tanto complicado, pero la Organización Mundial de la Salud y la Sociedad y Federación Internacional de Cardiología ha propuesto una clasificación basada en la fisiopatología dominante.

La *cardiomiopatía hipertrófica* cursa con hipertrofia del ventrículo izquierdo, a menudo con compromiso asimétrico del tabique interventricular, y con buena o incluso aumentada función contráctil, por lo menos hasta antes de que la enfermedad haya avanzado demasiado.

La *cardiomiopatía dilatada* constituye la mayoría de los casos y como su nombre lo dice, se caracteriza por dilatación ventricular, defunción contráctil y a menudo insuficiencia cardiaca congestiva.

Se denomina *cardiomiopatía restrictiva*, a la que cursa con problema de llenado diastólico e incluso en ocasiones con cicatrices ventriculares. Es la forma menos común.

Dado que ni así es posible incluir a todo los casos, se incluyen como *cardiomiopatía específica*, a los padecimientos que afectan al miocardio de una manera particular o que son componente de una enfermedad sistémica; antes se les denominaba *"enfermedades específicas del músculo cardiaco* y se mencionan en los apartados específicos de las mismas.

Cardiomiopatía hipertrófica.

La "hipertrofia asimétrica del corazón" descrita en 1958, introdujo uno de los temas más importantes de la cardiología moderna y le atañe hoy en día no sólo los clínicos y los cirujanos, sino que compromete a los biólogos moleculares y a los genetistas ya que tiene una clara etiología genética y hereditaria. Puede manifestarse clínicamente desde la infancia hasta la senectud (>90 años) y desgraciadamente es también una causa de muerte súbita, particularmente en jóvenes y atletas bien entrenados. Se presenta en 1 de 500 individuos de la población en general, si se considera por ejemplo que la China continental tiene 1.3 billones de ciudadanos, esta lesión es un verdadero problema de salud en ese país. Se hereda con un patrón autosómico dominante con expresión variable, y obedece a la mutación de cualquiera de los 10 o 12 genes que codifican a las proteínas de la sarcomera cardiaca, lo que explica porque es tan heterogénea en sus características feno y genotípicas. Sin embargo aún no se puede explicar porque esta enfermedad de la unidad contráctil de las mío fibrillas, causa hipertrofia ventricular izquierda, el porque en muchos casos es asimétrica afectando frecuentemente al tabique interventricular, porque en los orientales tiende a localizarse en el ápice cardiaco, porque a veces sólo afecta un segmento y para acentuar el problema *porque* solo pocos individuos presentan una variedad totalmente simétrica. (¿10%?).

La arquitectura del ventrículo en estos casos, está "desorganizada", con miocitos hipertrofiados, formas bizarras y múltiples conexiones intercelulares, lo que le da una apariencia caótica. Son varias las zonas afectadas del ventrículo izquierdo, y hasta en el 33% de los casos predomina en el septum. En algunas ocasiones existe obstrucción al vaciamiento del ventrículo por una zona de hipertrofia, pero en general esto no es muy frecuente. La arterias intra murales, tienen paredes gruesas con colágena en la media y la íntima, que recuerdan a las típicas de las enfermedades de "pequeños vasos", que seguramente explica los brotes de isquemia miocárdica que mata a los miocitos, y genera una respuesta cicatrizal diseminada, lo que apoya la idea de que la isquemia tiene mucho que ver con la insuficiencia cardiaca y los fallecimientos. Lo curioso, es que estos cambios no sólo se encuentran en las zonas hipertrofiadas, ya que se llegan a identificar en las aparentemente "normales" lo que seguramente contribuye a la isquemia y la función diastólica comprometida. Lo más seguro es que la tremenda desorganización celular, la gran cantidad de tejido cicatrizal en el miocardio y el acúmulo intersticial de colágena, actuan como sustratos "arritmogénicos", lo que predispone a la inestabilidad eléctrica que pone en peligro la vida, sobre todo si se asocian factores extrínsecos como hipotensión sistémica o ejercicio extremo entre otros.

La gran hipertrofia del ventrículo izquierdo ocasiona llenado diastólico insuficiente. También se asocia a crecimiento de la aurícula derecha explicado por varias razones, entre otras la elevación de la presión dentro del ventrículo por la disfunción diastólica, que ocasiona remodelación de la aurícula. Cuando esta fibrila se forma un trombo intracavitario embolígeno, y es responsable de la temible complicación que es la embolia cerebral.

En conveniente efectuar revisiones por lo menos cada 5 años, de los familiares en primer grado de los pacientes que le padecen. El método más efectivo para hacer el diagnóstico, es el análisis del ADN para identificar los genes mutantes, lo que desde el punto de vista técnico no es tan fácil de realizar. También se demuestra la zona afectada por medio de eco cardiografía bidimensional y resonancia nuclear magnética. (RNM)

Cuando la insuficiencia cardiaca es refractaria a tratamiento, y se trata de un caso con obstrucción, se puede recurrir a la miotomía—miomectomía, para resecar por lo menos unos 5 grs. del septum hipertrofiado, actualmente se ha introducido la alcoholización mediante catéter de la zona escogida, y en casos específicos trasplante cardiaco.

Cardiomiopatía dilatada.

Es dentro del grupo, la más común y origina hasta el 60% de los casos de insuficiencia cardiaca. Su morbimortalidad es aun hoy día elevada.

Se trata de un padecimiento genéticamente heterogéneo de patogénesis múltiple. En un número importante de casos se encuentran autoanticuerpos órgano-específicos y elaboración de citoquinas citotóxicas, lo que habla de un fenómeno autoinmunológico que contribuye al inicio o al progreso de la enfermedad. Más aún en hasta entre el 20% y el 30% de los casos se identifica ocurrencia familiar, habiéndose identificado autoanticuerpos y niveles anormales de citoquinas en parientes de primer grado, lo que sugiere el compromiso de las inmunidades humoral y celular que se alteran desde etapas tempranas del problema. En consecuencia, toda esta evidencia obliga a pensar que los factores genéticos juegan un papel importante como adyuvante al incrementar la susceptibilidad a factores ambientales o como determinantes de los cambios funcionales y estructurales que caracterizan a la expresión fenotípica de la enfermedad.

En muchas ocasiones no se sabe que ocasiona esto (idiopática), y en otros se asocia a causas bien definidas como miocarditis o la acción de sustancias toxicas.

Los corazones afectados están crecidos y son más pesados, caracterizándose por dilatación tanto de las aurículas como de los ventrículos, pero con espesor variable de las paredes y habitualmente sin compromiso valvular. Histológicamente a diferencia de la hipertrófica, no se identifica algo muy característico, si acaso algunos miocitos hipertrofiados y algo de fibrosis ocasional, pero ni con mucho están en relación con la gravedad clínica ya que sin explicación alguna, de insuficiencia cardiaca compensada, puede convertirse en mortal; ocasionalmente aparece arritmia. Dado a que es una enfermedad que predispone a la formación de trombos intra cardiacos (más en el ápex ventricular) siempre existe el peligro de embolismo. Además de manejo médico se ha empelado la ventriculectomia parcial izquierda y el trasplante cardiaco.

Una variante es la cardiomiopatía asociada al embarazo, se le denomina del *periparto* ya que se incluyen aquellas que aparecen durante el último mes del embarazo, o durante los cinco meses siguientes al parto sin que exista causa alguna que pueda explicar la insuficiencia cardiaca. No es muy frecuente, se presenta de entre 1 en 3,000 a 1 en 15,000 nacidos vivos. Tiende a afectar a parturientas mayores, obesas, multíparas y con embarazos gemelares. No se conoce la causa a pesar de que se ha tratado de explicar de múltiples formas. Un hecho curioso desde luego es el que en los embarazos subsecuentes se vuelve a presentar disfunción ventricular. En general el pronóstico es mejor, pero siempre existe el riego de muerte súbita.

Cardiomiopatía restrictiva.

Este es un problema que cursa con insuficiencia cardiaca congestiva y cavidades ventriculares normales o casi normales, lo que también se aplica a la sístole; existe dilatación biauricular y elevación en ambos ventrículos de la presión al final de la diástole, aunque más moderada en el derecho, lo que le diferencia de la pericarditis constrictiva en la cual las presiones diastólicas son iguales en ambos ventrículos. En los niños sin duda es mucho más grave que en los adultos y cursa con gran mortalidad. Generalmente es de naturaleza idiopática, aunque puede ser un componente de alteraciones bien definidas del miocardio como es la amiloidosis o las enfermedades que afectan al endocardio.

Las paredes ventriculares se vuelven poco elásticas, su rigidez impide un llenado adecuado, lo que también ocasiona la pericarditis constrictiva, con la que hay que hacer el diagnóstico diferencial. En la variedad idiopática en el miocardio se encuentra mucha infiltración fibrosa y en el endocardio bastante tejido cicatrizal; también hay hipertrofia de los miocitos.

Cuando es por causa definida, es posible identificar por ejemplo amiloide, u otros datos que permiten hacer una clasificación específica a través de la biopsia, o por medio de angiografía con isótopos, tomografía computada y ecocardiograma, lo que excluye a la pericarditis sin necesidad de toracotomía.

Es poco lo que se puede ofrecer para el manejo de la variedad idiopática, cuando es secundaria el tratamiento de la patología inicial puede mejorar la función cardiaca.

Se han descrito dos variantes de *enfermedad endomiocárdica* que producen restricción, una muy frecuente en el África ecuatoriana y en América del Sur, Asia y regiones tropicales de Norte América, y otra que se presenta preferentemente en regiones templadas. A la primera se le ha llamado fibrosis endomiocárdica y a la otra endocarditis de Löffler (1887-1972). Ha existido discusión sobre el papel en ambas del siempre enigmático eosinofilo. En la primera se afectan ambos ventrículos en el 50% de los casos, pero del 50% restante, el 40% afecta al izquierdo y sólo el 10% al derecho. En la segunda, además del corazón se comprometen otros órganos por lo que se ha llamado también síndrome hipereosinofílico. El compromiso es biventricular y existe inflamación eosinofilica en miocardio y endocardio, así como trombosis y cambios fibrinoides en las coronarias intra murales. Puede cursar con embolismo a distancia.

En los casos de fibrosis endomiocárdica se ha planteado la posibilidad de efectuar endocardiotomía ventricular.

Miocarditis.

La miocarditis es un síndrome de naturaleza infecciosa o inmunológica, no muy frecuente pero **grave**, que pone en peligro a las extremidades y puede ser letal.

Clínicamente, puede ser fulminante cursando con choque cardiogénico, o crónica con alteración funcional miocárdica variable, sin embargo en muchas autopsias se encuentran los cambios histológicos sin haber cursado con datos clínicos. Es una de las causas frecuentes de cardiomiopatía dilatada, sin embargo su verdadera frecuencia se desconoce, ya que sólo el 30% de los casos diagnosticados clínicamente, presentan confirmación histológica del síndrome. En el 40% de aquellos con cardiomiopatía dilatada, se encuentra evidencia microscópica de miocarditis y de estos, dos tercios concuerdan con datos de inflamación crónica. Se demuestra hasta en el 55% de las autopsias en los pacientes con SIDA.

La etiología es muy variada e incluye la acción de microbios, parásitos, medicamentos, químicos y causas reumatológicas y alérgicas. Para complicar las cosas hasta en el 53% no se encuentra causa y se consideran idiopaticas. A nivel mundial parece ser que la enfermedad de Chagas (1879-1934) si no la principal, es una de las causas más frecuentes del problema, aunque en los llamados paísesdesarrollados, las infecciones por virus llevan la delantera.

Dado que las alteraciones se presentan días y hasta semanas después de la infección viral aguda, se ha pensado que el daño resulta de un mecanismo inmunológico en el cual el mimetismo molecular juega un papel más importante, que la acción viral directa.

Histológicamente, se caracteriza por inflamación focal o difusa, con degeneración o muerte celular que se manifiesta por necrosis de los miocitos o vacuolización y alteración de sus membranas. A su alrededor existe infiltrado inflamatorio con neutrófilos y monocitos, seguido más tarde por la presencia de fibroblastos y tejido de granulación. Macroscópicamente se identifican áreas de hemorragia; las válvulas y el subendocardio no están comprometidos. Hay dilatación biventricular predominando la del lado izquierdo, lo que sugiere la posible etiología infecciosa viral de la cardiomiopatía dilatada. Como secuela de la inflamación aguda, queda tejido de cicatrización que disminuye la capacidad contráctil y el gasto cardiaco. La respuesta inflamatoria puede alterar el sistema de conducción lo que llega a generar bradi y taqui arritmias. Por la dilatación ventricular izquierda y la formación de trombos, existe riesgo de accidentes tromboembólicos. También puede ser causa de aneurisma ventricular.

Heridas no penetrantes de corazón.

En la vida moderna los accidentes sobre todo de vehículo son cotidianos y el corazón pede sufrir lesiones cerradas que van desde el magullón asintomático hasta la ruptura cardiaca y la muerte. Se identifican lesiones originadas por alguna de las causas mencionadas hasta en el 20% de los casos de muerte por accidente automotor, pero cuando existen lesiones torácicas graves o múltiples en otras partes del organismo, la frecuencia puede ser de hasta el 76%.

El impacto directo sobre el área precordial, la compresión del esternón hacia la columna vertebral, la desaceleración o torsión ocasionando arrancamiento del corazón de uno de sus puntos de fijación, como sucede entre la aurícula derecha y las cavas, o por una explosión, son mecanismos frecuentes de lesiones en las cuales no es raro encontrar también heridas penetrantes por fragmentos de esternón o de costilla.

Clínicamente de acuerdo a sus características, puede cursar con disrritmias transitorias o persistentes, infartos traumáticos, complicaciones mecánicas incluyendo daño valvular o perforación septal, lesión de las coronarias y ruptura con taponamiento.

En la práctica deportiva, sobre todo entre niños o jóvenes, no es extraño encontrar paro cardiaco inexplicable, habiéndose identificado como "agentes etiológicos" golpes por pelotas de baseball, softball, críquet, football soccer, tenis, rodillas, codos, pies, hombros, puños, cabeza, bats, bolas de nieve, etc. Este cuadro dramático, se ha denominado, *commotio* (L. disturbio) *cordis* que quiere decir sacudir o disturbar al corazón. En ocasiones, un golpe de castigo de mediana intensidad, es capaz de generar este problema, sobre todo en niños.

Para que se produzca paro cardiaco en esta circunstancia, el proyectil o agente casual, debe golpear sobre la región precordial con "suficiente" intensidad, además de ser una masa "adecuada" en proporción al tórax de la víctima, y hacerlo en el momento "vulnerable" del ciclo eléctrico del ventrículo, es decir, la ventana en la recuperación ventricular, en donde un estímulo puede producir fibrilación lo que coincide con la onda T del electrocardiograma.

En los casos de trauma evidente, se tiene una idea clara de lo que debe hacerse, pero en los casos de commotio cordis ha existido cierta confusión, sobre todo porque es tan súbito y desconcertante toda vez que se trata de sujetos en perfecto estado de salud que segundos antes del accidente estaban bien, que los espectadores soprendidos, no hacen nada. Debe tenerse claro que la atención primaria debe seguir el AVC de la vida, y que un puñetazo precordial, puede ayudar a restablecer el ritmo y ser de utilidad después del inicio de la fibrilación ventricular. Es conveniente recordar, que si se trata de una persona fornida, un golpe no muy fuerte puede no lograr el efecto que se quiere sobre el corazón, y en un niño con una pared elástica, puede producir fibrilación ventricular de darse justo cuando está el periodo de ventana, por ello en menores hay que ser muy cauto con esta maniobra.

Además del electrocardiograma seriado, la determinación de enzimas cardiacas, particularmente de troponina I, es muy útil para identificar la posibilidad de su existencia.

Los vasos arteriales, venosos y linfáticos.

¿Existirá diferencia entre la arteria radial y la tibial anterior?¿Entre la vena mamaria interna y la safena?

Si entrar en detalles, seguramente es evidente para el lector, la diferencia entre las arterias y las venas sistémicas. Lo que ya no es tanto, es el que exista entre ellas mismas diferencias regionales, funcionales y anatomo-fisiológicas; baste recordar y enfatizar nuevamente que las coronarias reciben sangre durante la diástole, que las venas pulmonares llevan sangre arterial, que la carótida recibe sangre contra la gravedad, que las femorales lo hacen a favor de ella y que las renales la reciben perpendicularmente.

Lo que definitivamente no es obvio a "simple vista", es el que tengan peculiaridades de origen que seguramente influye, no solo en su adaptación para la función, sino que determina y quizá explique en el futuro el porque de sus lesiones.

Las células endoteliales, se originan a partir de los angioblastos en las innumerables islas hemáticas de la periferia embrionaria, compartiendo su microambiente con los precursores del tejido hemático. Es fácil de entender que aunque provengan de una célula primitiva original, en cada sitio se ven sometidas a "señales" ambientales distintas.

Una vez que se formaron los "tubos" endoteliales, empiezan a llegar a su alrededor células para formar lo que será la capa de músculo liso o los pericitos de los capilares. Esto también es regional, porque provienen de mesodermos y neuroectodermos distintos de acuerdo a su sitio de localización; el de las coronarias lo hace desde el órgano PE (proepicárdico).

Actualmente sabemos que desde la embriogénesis temprana, las células endoteliales y de músculo liso ya tienen entre si de acuerdo a la región en que se originan, diferencias moleculares. Por ejemplo el gene promotor de músculo liso SM22alpha se expresa en las venas pero no en las arterias y el factor de transcripción dHAND lo hace en los tejidos derivados del mesénquima de los arcos faríngeos pero no en los caudales del feto. A nivel molecular, se requieren de algunos mecanismos para la expresión genética de las células musculares lisas, y en ello participan elementos promotores selectivos como CArG, que en el humano solo se encuentra en vasos arteriales pero no en venosos.

Es obvio, que la naturaleza no motivó estas diferencias solo para complicarnos la existencia, más bien lo realizó para prolongarla, ya que sin duda obedecen a condiciones fisiológicas locales muy específicas, que requieren de mecanismo protectores contra el enemigo primordial de estos que es la aterogénesis. Tal es el caso de los cojinetes de músculo liso y matriz extracelular ubicados en la bifurcación de la carótida primitiva, y en la porción proximal de la arteria descendente coronaria izquierda.

Las características de desarrollo regional, tienen como última razón de ser, la expresión fisiológica, y esto se puede demostrar por ejemplo cuando se emplean medicamentos que producen vaso dilatación en unos lechos pero en otros no, o la respuesta tan característica de los vasos endocraneales al bióxido de carbono (vasodilatación), o la respuesta vaso constrictora del árbol venoso a la hipoxia, en contraste con la vasodilatación sistémica, o la ya multicitada dilatación coronaria en la diástole.

Endotelio.

Con la explicación precedente, queda claro el concepto de que la estructura y por ende la función de las células endoteliales está regulada en el tiempo y el espacio. También es muy evidente, que a pesar de haber sido considerado un monopolio de células monótonas que únicamente revestían el interior de los vasos, de pronto han pasado a ser un activísimo "consorcio" de pequeñas empresas locales, con representación en todos los territorios vasculares, que están unidas con el propósito único, de que adaptándose a las demandas locales, contribuyan al bienestar colectivo. Si así funciona fisiológicamente, de la misma manera lo hace ante los estímulos fisio patológicos que tienen expresiones particulares en cada área del organismo.

Poniendo juntas a todas las células endoteliales, sólo obtendríamos un kilo de una masa amorfa de ellas, si tratáramos de colocarlas una junto a otra por cada extremo, tardaríamos un poco, ya que tendríamos de darle la vuelta cuatro la veces a la circunferencia del globo terráqueo, y si las colocamos como partes de un rompecabezas, necesitaríamos tan sólo de una superficie de 4000 a 7000 m² para armarles armónicamente.

En resumen se trata de un *órgano* muy activo, comprometido en funciones de síntesis y metabólicas, con acciones paracrinas, autocrinas y endócrinas, modulando las respuestas inmunes y los niveles de agentes hemostáticos vaso activos e inflamatorios, controlando el tono vasomotor, suministrando el flujo de nutrientes y manteniendo orden en el tremendo tránsito intra vascular de las células hemáticas y la fluidez de la sangre; en pocas palabras es un órgano clave metabólicamente activo, vital para el sostenimiento de la homeostasis corporal y con varios fenotipos.

Como otros órganos, puede enfermarse "intrínsecamente" o ser parte de un complejo patológico, y estas alteraciones manifestarse por activación, disfunción, daño, herida, necrosis, desajuste arquitectónico y denudación. Al envejecer, disminuye su capacidad de respuesta con la producción de óxido nítrico, alterándose la sobrevida celular, incrementándose la apoptosis y dañándose la producción de sustancias quimiotaxicas de las células de músculo liso.

Células musculares lisas de la pared arterial.

Son el componente celular más importante de la media vascular, y si bien el flujo sanguíneo se debe a la contracción y relajación características, esta no es su única función ya que son capaces de sintetizar colágena y secretar factor de crecimiento y citoquinas. Durante la respuesta de la pared vascular a la lesión, se desplazan hacia la íntima, y proliferan por la presencia de diversos factores como el de crecimiento plaquetario y de los fibroblastos. Precisamente en esa fase la reparación vascular, con capaces de *"des diferenciarse"*, es decir de perder su capacidad contráctil, dividirse, y sintetizar proteína, y cuando se ha logrado la reparación, vuelven a su lugar y readquieren sus funciones especializadas. Su actividad está íntimamente regulada, entre otros, por el sistema renina-angiotensina y las catecolaminas. Tienen sin duda un papel preponderante en la angiogénesis, y de ellas depende gracias a su acción vasomotora, la regulación de acuerdo a sus necesidades, de la perfusión tisular en las diferentes áreas del organismo. En casos que la respuesta reparadora sea exagerada, puede generase hiperplasia de la íntima que llega a terminar en estenosis de vasos de mediano y pequeño calibre. Actualmente se consideran los responsables de la formación de calcificaciones vasculares, y de la re estenosis pos angioplastía, la cual llega a ocurrir entre el 30% y el 50% de los enfermos durante los primeros 6 meses después del procedimiento.

Aparentemente hay varias subpoblaciones de estas células musculares lisas, entre las cuales hay distintos fenotipos lo que podría explicar la existencia de los que se des diferencian y los que conservan sus funciones contráctiles, incluso parece ser que existe un fenotipo "calcificador" en la pared vascular.

Vasos arteriales.

Aorta.

Si el lector decide calcular cuantos millones de litros habrán pasado por su aorta al cumplir 65 años, de edad, es seguro que se va a sorprender y estará de acuerdo en porque se trata de *la madre de todas las arterias*. Es una estructura cuya funcionalidad depende de sus características elásticas, las cuales van mermando con el envejecimiento, ocasionada por la fragmentación de la elastina parietal y el depósito de colágena, lo que hace que se endurezca, lo que a su vez obliga al corazón a consumir más oxígeno ya que tiene que suplir con más trabajo la falta de la elasticidad del vaso, lo que llevará a la insuficiencia cardiaca.

Síndrome agudo aórtico.

Hasta hace poco, era pensamiento corriente el que la principal causa de dolor de tórax, particularmente en el área precordial obligaba a *descartar* infarto agudo del miocardio, sin embargo cada día se encuentran con más frecuencia síndromes dolorosos ocasionados por problemas aórticos, sumándose a los ya conocidos aneurismas y disecciones, la úlcera penetrante y el hematoma intramural. Por ello así como en vez de infarto ahora preferimos emplear el calificativo de síndrome coronario agudo, se considera conveniente que en los casos con dolor intenso, lacerante, y migratorio en el pecho y la espalda, se emplee el adjetivo de posible *"síndrome aórtico agudo"* en vez de "a descartar disección aórtica".

Las *enfermedades agudas de la aorta*, son úlceras penetrantes, disección, hematoma intra mural, ruptura de un aneurisma y oclusión aguda. En realidad entre si se encuentran interrelacionadas, y algunas son estadios iniciales o finales de las mismas lesiones.

Úlceras penetrantes.

Las placas atero escleróticas avanzadas tienen tendencia a ulcerase superficialmente, pero generalmente no pasan de la íntima, sin embargo cuando penetran la lámina interna y la media, no son "simples lesiones ateromatosas", sino un componente muy de temer del síndrome aórtico agudo, que predomina en varones mayores e hipertensos, afectando más a la porción descendente de la aorta torácica, aunque se pueden encontrar a lo largo de todo el vaso. Cuando la excavación progresa es capaz de romperse hacia el mediastino, a los hemitórax, desencadenar la disección, originar un falso aneurisma o provocar taponamiento y en casos aislados abrirse al esófago.

Disección.

Con este término, se denomina a la introducción de sangre hacia la capa media arterial, creándose con ello un plano de disección, que debido a la presión pulsátil de la columna sanguínea, diseca alrededor de su circunferencia y progresa distalmente.

Es más frecuente en varones (2:1 o 3:1) y la de la aorta proximal tiende a aquejar a sujetos entre los 50 y 55 años, a diferencia de los distales que afligen más a personas entre 60 y 70 años, sin que por esto se deba excluir a los menores de 40 años.

Realmente no es tan fácil explicar que lo ocasiona, muy probablemente se deba en la mayoría de los casos, a una laceración de la intima localizada en la aorta ascendente o la proximal descendente, que actúa como puerta de entrada de la onda pulsátil del flujo sanguíneo que la separa rápida y progresivamente en dirección caudal.

En otros es posible que obedezca a hemorragia espontáneo de la pared aórtica por ruptura de los vasa vasorum, aunque también el sagrado se podría originar en una úlcera ateroesclerótica penetrante. En estos casos, la hemorragia intramural llega a veces a disecar sin abrirse y comportarse más como hematoma, es decir ser menos extenso e incluso formar trombos en su interior. No es raro, que este mecanismo explique más las disecciones de la aorta descendente en pacientes ancianos e hipertensos, ya que a ese nivel se localizan más estos hematomas. Sea lo que fuere, en ambas circunstancias existe el peligro de ruptura y exanguinación catastrófica a través de la adventicia, sin embargo es conveniente recordar que en casos de hematoma, la angiografía podría no permitir el diagnóstico, porque la masa se extiende hacia la adventicia no hacia la luz y carece de flujo demostrable mediante Doppler en el ecocardiograma. En ocasiones otra laceración más distal de la íntima puede generar su separación y con ello una segunda o falsa luz dentro de la propia aorta lo que le convierte en una disección clásica.

La disección genera obstrucción de las ramas que se desprenden de la aorta; se le suplica al lector, imaginarse progresivamente lo que sucedería, si a partir del inicio mismo de la aorta, se fuesen obstruyendo progresivamente desde los ostium coronarios hasta las femorales y con ello generando un síndrome de mala perfusión regional. Por favor imagine la insuficiencia coronaria y de la válvula aórtica, isquemia cerebral, dolor de la nalga y la pierna, pasando por los cuadros clínicos resultantes de compromiso del tronco celiaco, las renales, etc.

La hipertensión arterial y la senectud, predisponen a debilitar la cohesión e integridad de la media, particularmente la de la aorta ascendente, igualmente lo son la coartación, arteritis, hiperplasia del arco, estenosis anulo aórtica, los aneurismas y la válvula aórtica bivalva. Están en peligro de padecerle, pacientes con síndrome de Turner y de Noonan, y en menores de 40 años, los de Marfan, Ehlers-Danlos y curiosamente las embarazadas en las que seguramente, además del aumento en la frecuencia y el del gasto cardiaco, la elevación de los niveles de progesterona y estrógenos generan en la pared ciertos cambios predisponentes.

También se han asociado a descarga de catecolaminas, como sucede cuando se suprimen bruscamente los bloqueadores beta o se consume cocaína. No es raro encontrarles en padecimientos que cursan con fluctuación anormal de los niveles de cortisol.

Actualmente los torácicos se clasifican en dos tipos, el A y el B de Standford. El primero incluye a los de la aorta ascendente sin importar hasta donde llegue la disección y el B se refiere a todos aquellos que comprometen al vaso más allá del nacimiento de la subclavia izquierda. Como ya se mencionó, el diagnóstico clínico es casi imposible pero el médico, y particularmente el de urgencias, quien está obligado a sospecharlo, y apoyarse para su confirmación diagnostica, con la ecocardiografía transesofágica, ultrasonografia, tomografia helicoidal, etc. Se han introducido algunos marcadores serológicos, particularmente por investigadores japoneses, quienes han logrado la determinación de cadenas pesadas de la miosina de células musculares lisas, particularmente durante las primeras doce horas de inicio de los síntomas, con una sensibilidad del 90% y especificidad del 97%. De demostrarse fehacientemente su utilidad, permitirá solicitar con más certeza los estudios de imagen requeridos para su confirmación y planeación de manejo, para la cual por cierto no hay receta absoluta, recomendándose la evaluación cuidadosa caso por caso, particularmente de los del tipo A, en los cuales hay que tomar en cuenta la edad de los pacientes, su estado hemodinámico, patologías asociadas, etc. Parece ser que actualmente la sobrevida en las disecciones del arco, es mejor con manejo médico. Las del tipo B complicadas, se pueden manejar por vía per cutánea. Lo mismo se aplica para los hematomas.

Aneurismas.

Constituyen frecuentemente emergencias que requieren de un diagnóstico adecuado y rápido, ya que la mayoría de los enfermos se encuentra en peligro de muerte cuando la sintomatología se inicia súbitamente. Desgraciadamente a pesar de ser una patología conocida y endémica, aun se sigue ignorando y en consecuencia omitiendo el diagnóstico oportuno, desgraciadamente la mayoría cursan asintomáticos y cuando se manifiestan clínicamente, son una verdadera emergencia quirúrgica.

Es muy conveniente que el lector considere la presencia de alguno de estos, reiteradamente gravísimos problemas, principalmente en varones mayores de 65 años, hipertensos, con alteraciones del tejido conectivo, y antecedente de parientes en primer grado que hayan presentado un aneurisma aórtico. No es excepcional en varones también jóvenes, con problemas de tejido conectivo, adictos a la cocaína y/o con parientes muertos por lesiones vasculares semejantes.

Es vital el interrogatorio adecuado, particularmente las características del síndrome doloroso, identificando su *intensidad, localización, irradiación* y forma de *aparición*. En la exploración física, es inaceptable que no se mida en ambos brazos la presión arterial y se palpe el pulso, además de buscar soplos precordiales. De ello dependerá que el clínico se apoye para efectuar el diagnóstico preciso con la placa de tórax, TAC y ultrasonografía.

Se insiste en interrogar detalladamente sobre los antecedentes familiares, porque se han efectuado avances en la genética y la biología molecular, que demuestran en este grupo de pacientes, problemas en los genes 19q13 y 4q31, que se reflejan en trastornos inflamatorios, de reparación, remodelación y resistencia de la pared vascular. De hecho hasta el 35% de aquellos con antecedentes familiares los llegan a presentar incluso a una edad más temprana; hay casos de adolescentes con dilataciones de la aorta torácica en los cuales parece ser que el problema está en el locus *TAAD1*, del brazo largo del cromosoma 5q13-14.

Los aneurismas son dilataciones aórticas que se "apellidan" de acuerdo a su localización (torácica, toraco-abdominal, abdominal), también varían en tamaño y forma (saculares o fusiformes). En ocasiones toda la aorta presenta ectasia (Gr. *Ektasis* = dilatación), además de cursar con varios aneurismas desde su origen hasta la bifurcación. La pared aneurismática está constituida por intima, media y adventicia.

En ocasiones, la fractura de la media permite un hemorragia lento, literalmente en forma de escurrimiento o de "sudoración" sanguínea, lo que le da a la adventicia y al tejido conectivo perivascular el tiempo necesario para organizarse, contener el derrame y con ello formar un *pseudo aneurisma*, que en realidad no es una dilatación aórtica sino un hematoma con tejido conectivo totalmente extravascular.

Cuando se presenta una infección severa en cualquier pared arterial y la aorta no es excepción, se produce un aneurisma llamado *micótico*, que muy rara vez es ocasionado por hongos, pero que lo es frecuentemente a consecuencia de la infiltración de la media por bacterias (*Staphylococcus aureus* y *Salmonella*), mico bacterias o treponemas y constituyen menos del 3% de las dilataciones. La infección llega por vía hematógena o linfática (aortitis tuberculosa), o por extensión directa de un proceso infeccioso contiguo, como abscesos para espinales, nódulos linfáticos comprometidos, pericarditis purulenta, etc. La inmunosupresión de cualquier origen puede contribuir a su aparición al igual que el uso de drogas ilícitas por vía endovenosa. Son de rápida y fatal evolución si no se tratan, y siempre hay que tomar en cuenta que desde el inicio de la aortitis a la ruptura de aneurisma, en promedio sólo pasa una semana. La mayoría son únicos, pero pueden coexistir varios en el mismo enfermo. Más raros son aquellos ocasionados por inflamación de todas las capas del vaso, la que llega a extender hacia los tejidos circunvecinos. El manejo es quirúrgico con administración de antibióticos por largo tiempo.

Los aneurismas en términos generales, con algunas variaciones entre los aórticos y los torácicos, de cuatro centímetros o menos rara vez se rompen espontáneamente, pero cuando llegan a más de 5 cms. se expanden rápidamente, a razón de 0.5 cms. por año, lo que aumenta exponencialmente el riesgo de ruptura.

Es importante tener en mente que el desarrollo de un aneurisma aórtico, no es únicamente la etapa final de un proceso degenerativo, es decir no es simplemente el equivalente a "un chipote de neumático", el cual al inicio tiene una pared gruesa y cuando crece un poco más de repente se convierte en papiracea y estalla. Este no es el caso de la pared aneurismática, la que tiende a ser más gruesa que la normal, debido a un mecanismo complejo de remodelación que compromete a la síntesis y degradación de las proteínas.

La aorta tiene en su capa media, láminas de elastina y colágena, esta última también abundante en la adventicia perivascular. Con la presencia de un aneurisma, esta estructura se altera totalmente, y aunque ha sido enseñanza tradicional el que el "uso y abuso" del paso de los años la debilita, ahora se ha podio determinar, que la fortaleza parietal se podría perder a consecuencia de la degradación activa de las proteínas estructurales, por la acción de varias proteasas como las metalo proteinasas de la matriz, cuya acción por cierto, se puede inhibir por medio de la acción **NO antibacteriana** de las tetraciclinas, lo que de hecho, en el terreno clínico, parece haberse demostrado en grupos de pacientes bien controlados, su eficacia inhibiendo o por lo menos retardando la expansión de aneurismas pequeños. La participación de agentes infecciosos como los megalovirus y la *Chlamydia pneumonie* en el proceso inflamatorio parece ser también otro de los elementos que contribuyen al problema.

A la fecha, los científicos siguen armando pacientemente el rompecabezas cuyas piezas separadas comprenden factores genéticos, ambientales, hemodinámicos, inmunológicos y de hábitos, los cuales son igualmente importantes por *pequeños* que parezcan (¡como en el rompecabezas!).

Los aneurismas aórticos más frecuentes son los abdominales, y estos a su vez, predominan en varones (10:1) en los cuales después de los 65 años, se identifica hasta en el 9%. Se pueden localizar a los largo de todo el trayecto abdominal, y por su relación con la circulación renal, se clasifican en supra e infrarenales. Estos últimos son más frecuentes y es posible que intervenga en su aparición, el reflujo ocasionado por la división distal del vaso, contra la que rebotan los pulsos de presión de la columna sanguínea.

Suelen presentarse trombos en su interior, los que se convierten en fuente peligrosa de émbolos distales, que también pueden ser fragmentos ateromatosos (atero embolismo), generando un grave compromiso circulatorio distal, hasta en el 5% de los enfermos la primer manifestación clínica del problema es un "ortejo azul", igualmente puede afectar a las arterias mesentéricas y renales.

Son capaces de abrirse a estructuras venosas circunvecinas y originar una fístula arteriovenosa "aguda" con colapso circulatorio e insuficiencia cardiaca de alto gasto. Cuando se expanden o rompen, comprimen al uréter y a las raíces nerviosas retroperitoneales, siendo muy sensibles el nervio femoral y el obturador, la irritación de estas estructuras semeja un típico cólico renal, diverticulitis del colon, contracción músculo esquelética, etc., lo que obliga al médico de emergencias que atiende a un paciente mayor de 65 años, fumador, diabético, problemas arteriales y con antecedentes familiares de este padecimiento, a confirmar la existencia de una aorta normal, antes de proceder a otros diagnósticos diferenciales.

Los aneurismas de la aorta torácica, se presentan típicamente en sujetos seniles y se asocia a bronquitis crónica, consumo de tabaco, hipertensión y problemas coronarios. La mayoría desgraciadamente cursan asintomáticos, pero cuando se descubren incidentalmente y son grandes, hay que tomar en cuenta que si no se tratan generalmente se rompen súbitamente, en promedio durante los dos años posteriores a su identificación. Se pueden localizar en la porción ascendente (más del 50%), en el arco (10 %) y en la descendente (40%) variedad que cuando se extiende hacia el abdomen, origina los ya mencionados toraco abdominales.

En estos la lesión parietal parece estar más relacionada con la necrosis o degeneración quística de la media, disminución de las células de músculo liso, alteración de las fibras elásticas y material mucoide dentro de los microquistes. Estos cambios son más frecuentes en la porción ascendente, pero eso no quiere decir que sean exclusivos, ya que es posible encontrarles en todas las regiones. Sin embargo en la raíz, predisponen a la aparición de aneurismas fusiformes que semejan una pera y cursan con regurgitación aórtica. Así mismo no es infrecuente encontrar una válvula aórtica bivalva, lo que se considera un factor predisponente de dilatación a nivel de los senos o más arriba, y no por causas hemodinámicas, sino por su sola presencia, lo que sugiere un problema de embriogénesis en el cual se afecta la anatomía valvular y la resistencia parietal de esta zona, aunque esto no es universal ya que un buen numero de sujetos con válvula anormal (48%) no llegan a presentar dilatación alguna. Así mismo se sabe, que en muchos de estos sujetos, los cambios ateroescleróticos en el cayado, la porción descendente y la aorta abdominal son mucho menos frecuentes, a veces inexistentes, situación que se aplica también a las arterias femorales.

La degradación quística también se encuentra en las aortas de sujetos "en los veintes", es decir jóvenes, con síndromes de Marfan y de Ehlers-Danlos, pero no todos los que la presentan, tienen padecimientos del tejido conectivo, sin embargo hasta el 20% tienen antecedentes familiares de la misma patología, indicando una herencia primaria autosómica dominante, con penetración disminuida y expresión variable, pero que alparecer en ocasiones omite casos dentro de la familia durante una generación; se llega a presentar desde los 14 hasta los 76 años de edad, pero insistiendo sin problemas de tejido conectivo.

La mayoría de los aneurismas deben ser tratados quirúrgicamente, actualmente se empieza a tener experiencia con procedimientos endovasculares.

Los aneurismas traumáticos, en general se comportan se manera similar a los pseudo aneurismas mencionados anteriormente, la lesión lateral de la pared arterial genera hemorragia, el que es contenido por los tejidos circunvecinos, se forma una pared fibrótica y la masa pulsátil comunica a la luz arterial. En las fracturas de cráneo, se puede lesionar alguna zona del trayecto intra craneal de la carótida interna, la cual puede ocasionar además de la mencionada fístula arterio-venosa dentro de seno cavernoso (exoftalmos pulsátil), un aneurisma que ocupa el reducido interior del propio seno, resultando en la compresión de los pares craneales que pasan en su interior o en la pared.

Oclusión aórtica.

Puede ser crónica o aguda, la primera habitualmente obedece a problemas ateroescleróticos avanzados y en menor proporción a causas inflamatorias crónicas, rara vez es una emergencia ya que ha dado tiempo a la formación de circulación vicariante. La segunda, mas infrecuente se debe a embolismo o a trombosis sobre una lesión ateroesclerótica y debe diagnosticarse de inmediato para establecer el tratamiento urgente.

Ya se ha mencionado mucho acerca de los problemas ateroescleróticos; las vasculopatias crónicas mayoritariamente afectan a vasos arteriales de menor calibre, pero la *trombo aortopatía oclusiva*, conocida como arteritis de Takayasu, que es una vasculitis crónica de células gigantes de naturaleza desconocida, afecta tanto al vaso principal, como a las porciones proximales de sus ramas, con inflamación y fibrosis de la íntima y la adventicia, que ocasionan la oclusión progresiva terminando en isquemia distal. Afecta más a mujeres entre la segunda y la tercera década de la vida.

La oclusión aguda, habitualmente se debe a la presencia súbita de un embolo en la bifurcación a nivel de nacimiento de las femorales, por ello se llama también "en silla de montar"; la mayoría son a partir de trombos de origen cardiaco (inclusive de lado derecho, es decir paradójicos, y resultan de fibrilación auricular, enfermedad valvular o problemas de movimiento de la pared ventricular, habitualmente generados por síndrome coronario agudo o lesiones reumáticas. Otros sitios de origen son lesiones aórticas intrínsecas que originan trombos murales como placas atero escleróticas o lo ya mencionados hematomas y aneurismas, así como sitios de anastomosis de injertos, particularmente en sujetos con estados hipercoagulables. Rara vez se debe a fragmentos de tumores mixoides y fracciones de válvulas cardiacas artificiales.

La ausencia de pulsos distales permite sospechar el cuadro, sin embargo, no está por demás recordar que hasta el 10% de la población, cursa con ausencia congénita del pulso pedio, pero no así el de la tibial posterior, en la cual sólo está ausente en el 1%. Actualmente el empleo de Doppler facilita las cosas, se precisa el diagnóstico mediante tomografía computada helicoidal y ultra sonografía doble transabdominal. El manejo es muy individualizado, y va desde la extracción de los coágulos por sonda de balón hasta la colocación de injertos aorto-femorales.

La oclusión aórtica por arriba de las renales priva del flujo sanguíneo a la médula espinal por obstrucción de las arterias de Adamkiewicz (1850-1921) y con ello genera un cuadro de neuropatía isquémica.

Tumores malignos primarios de la aorta.

Son raros, sin embargo al poder contar con mejores posibilidades de estudio, parece ser que últimamente ha aumentado su frecuencia. Afectan a sujetos mayores de 60 años, y en igual proporción a la torácica y abdominal. La gran mayoría son sarcomas y de ellos, el más común es el de la variedad de histiocitoma fibroso, que generalmente se inicia en la íntima en donde se forma una masa polipoide que crece hacia la luz y se puede asociar (y confundir) con un trombo. Desde luego también pueden invadir a la pared. Su principal manifestación clínica resulta de los émbolos tumorales que se hacen acompañar de fragmentos del trombo. Sin embargo a veces ocluyen la luz vascular y sus síntomas en consecuencia se relacionan con el bloqueo de la misma. Ocasionalmente el primario se origina en la media o la adventicia, en cuyo caso rara vez se compromete la luz, no hay émbolos, pero si invasión a las estructuras adyacentes, también pueden dar metástasis óseas, cutáneas y pulmonares

Otras variedades histológicas son el angiosarcoma epiteloide y el sarcoma no clasificable.

Vasos arteriales periféricos.

Mecanismos de calcificación vascular.

La calcificación es una característica de la lesión ateromatosa de la íntima, y resulta del depósito de mineral de fosfato de calcio, generalmente hidroxiapatita. En los casos de que este se deposite en la media, se ocasiona la llamada esclerosis de Mönckeberg (1877-1925), que es común en pacientes diabéticos y con insuficiencia renal terminal, además de encontrarse asociada a problemas del metabolismo óseo como la osteoporosis. No son interdependientes ni se asocian necesariamente, ya que pueden concurrir o no y afectar sitios distintos.

Originalmente se pensó que la calcificación era el estadio terminal del proceso degenerativo de la enfermedad vascular, sin embargo, la presencia de proteínas morfo-genéticas del hueso como la osteonectina, osteocalcina y de la matriz proteica Gia, sugiere que se trata de un proceso organizado similar a la mineralización del tejido óseo. El hallazgo de estructuras vesiculares en la matriz de la placa ateromatosa, obliga a pensar en su semejanza con lo que sucede en el hueso y cartílago, en los que normalmente se les encuentran en la membrana de los condrocitos y osteoblastos, como focos de nucleación para el crecimiento de cristales de calcio.

El proceso se complementa con la acción de los *pericitos,* localizados normalmente en la microvasculatura, en donde comparten con las células endoteliales a la membrana basal y contribuyen a la selectividad de la permeabilidad capilar. No es de sorprender que participen en el proceso de calcificación, ya que también se les reconocen sus capacidades totipotenciales, y como toda célula progenitora también, es capaz de diferenciarse en osteoblastos, condrocitos, adipositos y células musculares lisas.

De lo anterior, se desprende la gran similitud entre el crecimiento de hueso y la calcificación de las paredes vasculares, mediante la acción de las células musculares lisas. A este interesante fenómeno, se añade la participación de las mismas células, que al entrar en fase de apoptosis, liberan deshechos membranosos ricos en fosfolípidos que sirven para "nuclear" apatita, a lo que se suma sin duda la actividad de los macrófagos y los linfocitos T, los que podrían modular los cambios del fenotipo de las propias células musculares lisas.

Los lípidos juegan también un papel importante en donde posiblemente a través de sus productos de oxidación favorecen calcificación ateroesclerótica.

Es posible que exista una relación entre la actividad ósea, que en ciertas condiciones como en la osteoporosis de la menopausia, podría liberar complejos que actúen como focos de nucleación.

También podrían influir algunos mecanismos "pasivos" como la elevación de los niveles séricos de calcio y fósforo, que con la presencia de algunos otros de los mecanismos ya mencionados, contribuyan activamente a la generación de las lesiones.

Ejemplo extremo de la combinación de varios factores es la *calcifilaxis,* a la que también se le ha denominado enfermedad urémica de pequeños vasos, arteriolopatía calcificante urémica, y síndrome gangrenoso urémico. Aunque existe controversia en su patogénesis, típicamente ocurre en pacientes con insuficiencia renal crónica e hiperparatiroidismo secundario, y es mucho más frecuente en mujeres (de 3:1 a 12:1). Cursa con calcificación de la media e hiperplasia de la íntima.

De todo lo anterior se desprende que la calcificación vascular es un proceso multifactorial que compromete a muchos tipos de células y proteínas emisoras de señales. No queda duda de que se trata de un fenómeno muy cercano a la formación de hueso, y que la elevación de lípidos y fósforo, contribuye al proceso que a nivel celular requiere de la interacción de los macrófagos, los pericitos y las células musculares lisas para promoverlo.

Arteritis.

Se caracteriza por la evidencia histológica de inflamación en estos vasos, que con el tiempo puede ocasionar adelgazamiento y/o ruptura de las paredes, con formación de aneurismas, estenosis o presentación de hemorragia. Se pueden clasificar como secundarias, es decir asociadas a otros padecimientos sistémicos, o primarias cuando son únicas y sin que se pueda identificar su origen. Así mismo, es posible agruparles en relación al tamaño de los vasos involucrados.

En la mayoría de los casos, su fisiopatología no se conoce, sin embargo se piensa que la inflamación necrosante obedece a mecanismos inmunológicos anormales, en los que intervienen cambios mediados por citoquinas con activación anormal de los leucocitos y las células endoteliales, jugando al parecer un papel determinante los *anticuerpos citoplasmáticos antineutrófilos* (ACA), pero existiendo algunas como la de Takayasu, la de células gigantes y la Behcet (1889-1948) en las que estos no parecen estar involucrados.

En la *arteritis granulomatosa de Takayasu,* se compromete además del tronco aórtico, sus ramas y las arterias pulmonares, y cursa además con síntomas sistémicos, como artralgias, pérdida de peso, fiebre, etc., las que pueden estar ausentes de entre el 13% al 80% de los casos. Afecta en orden de frecuencia a las subclavias (93%), la carótidas primitivas (58%), renales (38%), vertebrales (35%), tronco celiaco 18%), además de la aorta en su raíz y el cayado o en el abdomen, con sintomatología muy variada debida a los múltiples territorios comprometidos, con ausencia de pulsos, frotes, soplos, y dolor a la palpación. Es una enfermedad grave en la que hasta el 23% de las mujeres afectadas no mejoran a pesar de tratamiento con esteroides o citotóxicos. La isquemia cerebral, la hipertensión reno-vascular, la claudicación de las extremidades, los aneurismas y los problemas valvulares son los que más requieren de la intervención del cirujano.

La *arteritis de células gigantes,* es una de las más comunes (17.8 nuevos casos por 100,000 habitantes por año) y los cambios se localizan más a las ramas extracraneales de la carótidas, afecta casi exclusivamente a mayores de 50 años, mayoritariamente a descendientes de europeos y a más mujeres que hombres (2:1). Por la distribución de la ramas extracraneales, es fácil comprender porque además de las manifestaciones sistémicas, existe claudicación lingual y mandibular, cefaleas, la temida isquemia retiniana y el característico dolor sobre la arteria temporal. Histológicamente se identifica infiltrado inflamatorio "pan-mural", células gigantes y oclusión de la luz.

La *granulomatosis de Wegener (1907-1990)* es una vasculitis necrosante, que compromete a vasos pequeños y de mediano tamaño, afecta por igual a todas las edades y sexos. Es realmente una enfermedad multisistémica, afectando tanto a los vasos de la mucosa nasal generando y perforación del septum nasal por isquemia, como glomérulonefritis grave. Es sin duda un padecimiento tan serio que sin tratamiento, la sobrevida promedio es de no más de cinco meses. Histológicamente las lesiones vasculares, se caracterizan por inflamación granulomatosa con necrosis de las paredes.

En la *poliangitis microscópica*, se encuentra vasculitis necrosante en vasos de pequeño calibre, entre otros los del riñón (glomérulonefritis), pulmón (hemorragia) y nervios (mono-neuritis). En estos casos microscópicamente, **no** se encuentra inflamación granulomatosa. Son lesiones típicas la arteritis capilar y la hemorragia alveolar

La primera vasculitis sistémica descrita fue la *poliarteritis nodosa*, y afecta a los vasos nerviosos, gastrointestinales, cutáneos, cardiacos y a los renales extraglomerulares. La biopsia demuestra inflamación necrosante en vasos medianos y pequeños, con abundantes neutrófilos, cambios fibrinoides y lesión de la lámina interna. Por medio de la angiografía renal y visceral, se identifican microaneurismas, estenosis o un patrón irregular del contorno vascular caracterizado por áreas alternas de estreches y dilatación de las arterias.

La *vasculitis alérgica granulomatosa* también conocida como síndrome de Churg (1910-¿?)—Strauss (1913-1985), afecta a los vasos nerviosos, pulmonares, cardiacos, gastrointestinales y renales con vasculitis necrosante. Los pacientes cursan con asma y rinitis alérgica.

En la práctica clínica, la más frecuente es la *vasculitis cutánea leucocitoclastica*, que llega a semejar púrpura palpable, con inflamación de los vasos dérmicos pequeños, aunque en ocasiones se afectan algunos de calibre medio, no es raro que se asocie a otros padecimientos como infecciones, uso de algunos medicamentos, cáncer, etc., lo que le hace un buen ejemplo de una vasculitis secundaria.

En algunos padecimientos como neoplasias de células linfoides y plasmáticas, infecciones crónicas, o problemas inflamatorios, se llega a presentar vasculitis secundaria llamada *crioglobulinémica*, por su asociación a la presencia de inmunoglobulinas mono o policlonales precipitadas por frío (crio-globulinas). Para el cirujano es de suma importancia ya que ahora sabemos, que del más del 70% de los casos anteriormente considerados como idiopáticos, casi todos están asociados a infección por virus de la hepatitis C y ya casi no existen los de causa desconocida.

En los niños, no es raro encontrar una vasculitis leucocitoclástica con depósitos de IgA, en las paredes de pequeños vasos conocida con el nombre de púrpura de Henoch (1820-1910) Schönlein (1793-1864), que cursa con púrpura palpable, artritis, glomérulo nefritis y síntomas intestinales como dolor abdominal, vómitos y con frecuencia invaginación intestinal.

La *angitis primaria del sistema nervioso central* es rara, y cursa como su nombre lo dice, sin compromiso vascular sistémico. Existe una variedad granulomatosa y otra llamada benigna. La primera es de evolución lenta pero progresiva con déficit neurológico que afecta a la corteza y la médula espinal. La segunda de curso monofásico, se presenta en mujeres jóvenes y cursa con déficit focal y cambios angiográficos.

El llamado *síndrome de Cogan* (1908-1993), es un cuadro raro, caracterizado por keratitis intersticial y disfunción vestíbulo-auditiva, asociados a aortitis y/o compromiso de vasos gruesos.

La pared de las arterias secundarias, al igual que las de la aorta, pueden verse involucradas en procesos infecciosos por hongos (Mucor micosis y *Aspergillus*), y bacterias que ocasionan neumonía, o abscesos tuberculosos o meningitis, desde luego la contaminación secundaria debido a septicemia o a émbolos sépticos son de temer. Pueden ocluirse y generar daño secundario severo como infarto cerebral, o producir aneurismas micóticos.

La enfermedad de Buerger (1879-1943) o *trombo angitis obliterante* se presenta típicamente en fumadores jóvenes empedernidos, incluso a veces antes de los 20 años de edad, que cursan con el riesgo de tener lesiones que requerirán amputaciones, aunque más frecuente en varones, actualmente se nota un evidente aumento entre mujeres también jóvenes y fumadoras exageradas. No se sabe su causa, quizá exista algún factor genético, pero lo que si se conoce es que la nicotina juega un papel importante en su patogénesis, considerándose que probablemente desencadena un proceso inmunológico en el cual podría jugar un papel importante la endotelina-1 plasmática, la cual se encuentra más elevada en pacientes con necrosis de los ortejos en relación a los que no la presentan. No se han podido identificar anticuerpos antinicotina. Los cambios, segmentarios, con inflamación parietal de toda la circunferencia pero sin la menor señal de ateroesclerosis, se localizan más en las arterias distales de las extremidades inferiores, aunque también llega a afectar las superiores y ocasionalmente ramas viscerales. Se llegan a formar trombos intraluminales con microabscesos en su interior con tendencia a la recanalización. La inflamación, a diferencia de la mayoría de las otras vasculitis, puede comprometer a las venas y los nervios adyacentes (lo que genera mucho dolor aún en reposo), con un proceso fibroso. La isquemia resultante genera úlceras de los dedos, los ortejos, las manos y los pies e incluso ocasiona gangrena. La mayoría de las veces se afecta la otra extremidad, la cual curiosamente tiende a presentar cambios de evolución más rápida y más graves. El proceso inflamatorio venoso puede llegar a la tromboflebitis y presentarse como verdaderos cordones venosos superficiales muy dolorosos, y tiene como característica que es migratoria El único tratamiento real, es dejar de fumar.

Lesión arterial no traumática de las extremidades inferiores.

La mayoría de las veces se acompaña de lesiones en otros territorios arteriales, pero en las extremidades inferiores tienen características peculiares. La mayoría de las veces es bilateral, y afecta más a un lado que al otro, sus efectos se relacionan en parte por la obstrucción vascular y en parte por el sitio anatómico en donde se localiza. Habitualmente se tolera cierta disminución del flujo, hasta que llega el momento en el cual la estrechez alcanza el punto crítico, a partir del cual el daño aumenta rápidamente y casi siempre hay uno o más sitios ocluidos totalmente. Desde luego, un factor que precipita el inicio de la sintomatología es la trombosis sobre una placa, extendiéndose el coágulo distalmente casi sin restricción y proximalmente hasta la primera arteria colateral abierta, por ello, por ejemplo, la trombosis de la arteria femoral se extiende hasta la poplítea en dirección caudal y en sentido cefálico hasta el origen de la femoral profunda de donde no pasa por lo copioso del flujo. Es evidente, que la eficacia de la circulación colateral depende desde luego de las características anatómicas, que permiten la desviación en la zona bloqueada, así como el tiempo de adaptación que haya existido antes del cierre definitivo de la luz vascular. La dilatación de las colaterales seguramente obedece a los gradientes entre las presiones proximales y distales a la zona comprometida, ya que en estas últimas hay caída de la misma lo que al permitir el aumento en la velocidad del flujo sanguíneo, hay repercusión en el volumen y conlleva a la dilatación necesaria para establecer un punto de equilibrio.

Como resultado de la reducción al flujo, al caminar los pacientes experimentan un dolor muy característico denominado claudicación (L. *claudicatio* = cojear), también conocida como *angina cruris* y *síndrome de Charcot* (1825-1893), y en casos avanzados dolor en reposo y problemas nutricionales en la extremidad afectada.

La claudicación, resulta del acúmulo de metabolitos en los vasos y los espacios tisulares, cuando se llega al punto critico de la disminución del flujo sanguíneo que es de tal magnitud que no es capaz de satisfacer las demandas del músculo, particularmente durante el ejercicio. Generalmente es la primera manifestación del problema oclusivo, pero como ya se mencionó, cuando sucede esto, ya está muy avanzado. Con el tiempo puede desaparecer el dolor, pero esto no impide el que llegue a la gangrena, si es que las alteraciones oclusivas en otros territorios como el coronario, no liquidan antes al enfermo. Llega un momento que aun en reposo hay dolor, particularmente en la parte anterior del pie, que se alivia colgándolo o con la aplicación de un torniquete, cosa curiosa que seguramente se debe a que la congestión de sangre venosa diluye los metabolitos anormales acumulados. Parece ser que el asunto tiene que ver con la alteración en el fenotipo de las fibras del músculo estriado de las extremidades inferiores, en donde se encuentran conservadas las de tipo I, oxidativas, con perdida de las del tipo II glucolíticas, con menos capilares por fibra muscular (P >.05) y en las mismas, marcada disminución de la densidad óptica de glucógeno. El músculo distal a la oclusión, en vez de aerobio, cambia a metabolismo anaerobio al momento mismo del inicio de la deambulación, y persiste por un tiempo relativamente prolongado al inicio del descanso. Se encuentra aumento la liberación de lactato y hay una franca alteración del metabolismo oxidativo, al que se suman problemas de recuperación mitocondrial después del ejercicio. Sólo el 20% de los casos de claudicación desembocan en gangrena y requieren amputación.

Los cambios nutricionales se aprecian primero en los ortejos y avanza proximalmente. Si la isquemia se instala lentamente, hay atrofia progresiva de los tejidos blancos, los dedos se "marchitan" y la piel del ante pie se adelgaza, se pone brillante y blanquecina aunque en ocasiones está cianótica. Si se puede evitar la infección, la parte afectada pierde líquido por evaporación y se momifica (gangrena seca), estableciéndose una línea de demarcación entre la zona comprometida y la viable y con el tiempo incluso se llega a desprender espontáneamente.

En los casos de la diabetes mellitus, el problema infeccioso complica todo, las bacterias penetran por lesiones aparentemente sin importancia como abrasiones o problemas ungüeales, sin embargo son también muy peligrosas las ocasionadas por hongos. La celulitis resultante se difunde rápidamente, el pie se hincha, se pone rojizo y es doloroso, seguido del esfacelo de la piel con necrosis del tejido subcutáneo e incluso los tendones.

En algunas ocasiones, es un poco menos agresiva y afecta a uno o dos ortejos, y dada la rapidez del proceso, no hay resequedad tisular por evaporación lo que ocasiona gangrena húmeda. Las úlceras son también muy comunes, y se complican con osteomielitis. Es muy importante que el lector recuerde que el problema diabético no es sólo vascular, pero que las lesiones oclusivas además de involucrar al segmento femoro-poplíteo, típicamente afectan a las arterias por debajo de la rodilla, pero curiosamente, las pedias en general se respetan, por lo que actualmente se consideran como una excelente vía de reperfusión después de un procedimiento que permita el reestablecimiento del flujo distal. No se trata de un problema meramente de "enfermedad de pequeños vasos", si bien los problemas capilares y nerviosos participan en el proceso.

La úlcera por isquemia, es una frecuente complicación del bloqueo arterial, y es además de molesta, debilitante. Se identifica pérdida de pelo, atrofia, resequedad y piel fría al rededor de la lesión, y las uñas de los ortejos están engrosadas, coincidiendo con pulsos disminuidos, ausentes o incluso normales, aunque el llenado capilar está retardado. Generalmente se localizan en sitios de apoyo y las lesiones tienen bordes bien demarcados, con casi nada de tejido de granulación, y zonas de apariencia necrótica.

Actualmente ningún tratamiento de la patología arterial de la extremidad inferior, puede ser planeado adecuadamente si no se recurre a métodos de imagen, incluyendo de ser necesario a la arteriografía, aún con la presencia de infección y diabetes, ya que la revascularización, tanto quirúrgica y durante los últimos 15 años endovascular percutánea, han mostrado resultados sorprendentes y cada día existen más recursos tecnológicos para el manejo aun en casos complejos; la edad ya no debe ser pretexto para la evaluación adecuada y la oferta de manejos individualizados, sobre todo ante la posibilidad de evitar una amputación en sujetos con déficit visual, ancianos y muchas veces solitarios.

Es conveniente recordar que la revascularización puede ocasionar acidosis metabólica, hiperkalemia, mioglobinemia, mioglobinuria e insuficiencia renal (síndrome metabólico mionefropático) y habrá que estar preparado para identificarle y establecer el manejo adecuado, es muy probable que los radicales libres de oxígeno, tengan algo que ver con el problema.

Isquemia visceral.

Obstrucción de las arterias renales.

Puede contribuir a la insuficiencia renal, causa hipertensión refractaria e incrementa la mortalidad por complicaciones cardiovasculares. La estenosis por displasia fibro-muscular afecta principalmente a mujeres entre los 15 y los 50 años, sin embargo hay casos de hasta 70 años y ocasionalmente de niños con esclerosis tuberosa, constituye entre el 10% y 16% de las estenosis. La ocasionada por placa pasa desapercibida muchas veces sobre todo con su asociación con placa grave en la aorta torácica (19%) por lo que es muy aconsejable cuando ese sea el caso, descartar la relación por medio de imagenología no invasiva.

La oclusión de una arteria renal, ocasiona isquemia que a su vez origina liberación de renina, generando hipertensión arterial a través del sistema renina-angiotensina, en el cual se libera más renina en el riñón isquémico y aumenta la producción de angiotensina II mediante la acción de la enzima convertidora de angiotensina sobre la I; actualmente no queda duda que esta lesión es una causa bien reconocida de hipertensión arterial, que con el tiempo lleva al daño renal y la insuficiencia terminal. Empieza a considerarse que en la conversión de angiotensina I en II también participa una proteasa que se encuentra en los mastocitos, llamada *quimasa.*

Con frecuencia se omite el diagnóstico por la facilidad con la que se clasifica a la hipertensión arterial como esencial, pero cualquier acción que permita preservar la función renal, mejorar el control de la hipertensión (rara vez se llega a la normo tensión a pesar de una corrección exitosa) y evite la diálisis, son más que justificantes para considerarle en el diagnóstico diferencial particularmente en sujetos refractarios al control medicamentoso. Actualmente, antes de recurrir a la angiografía y sus problemas, es posible emplear tecnología de imagen muy confiable (ultrasonido intravascular, etc.), lo que permite por lo menos considerar la posibilidad de manejo endovascular de la estenosis, particularmente la ocasionada por displasia fibro-muscular. En las estenosis por ateroesclerosis, con el empleo de férulas intra vasculares (stents) también parece haber resultados halagüeños, lo peor que le puede pasar a un enfermo es que se evite el ofrecimiento de algo que podría facilitar su control.

Isquemia mesentérica.

A diferencia del riñón, la circulación mesentérica tiene múltiples colaterales e intercomunicaciones, baste con mencionar entre otras la circulación redundante ocasionada por la mesentérica superior e inferior a través del arco de Riojano (1580-1651), y de la arteria marginal de Drummond (1852-1932). Realmente en proporción a los casos de lesiones ateromatosas de la aorta abdominal, los de isquemia mesentérica son muy raros. Además de los resultantes de embolismo y problemas venosos, las trombosis ocurren como complicación de enfermedad ateroesclerótica de larga evolución, y casi siempre existe historia de dolor abdominal con la ingesta de alimentos sobre todo en pacientes mayores y fumadores. La *angina intestinal* desencadena en el paciente el miedo a la alimentación (dolor), desarrollan el síndrome "de la comida a poquitos" y no es raro que se asocie a lesiones ateromatosas en las coronarias u otras arterias periféricas, particularmente en mujeres. Dado lo rico de las anastomosis intestinales, se requieren por lo menos dos vasos ocluidos para dar sintomatología, sin embargo esto no es universal porque en autopsias se encuentran a veces lesiones múltiples severas asociadas a pocos o a ningún dato clínico de problemas intestinales.

En la actualidad el empleo de resonancia magnética y otras técnicas de imagen permiten el diagnóstico, sin embargo es conveniente recordar que la arteriografía sigue siendo el estándar de oro y que es útil en algunos casos para orientar los procedimientos de revascularización. En casos agudos, no hay muchos recursos diagnósticos además de la clínica, aunque parece ser que los niveles de lactato se encuentran elevados en el 90% de los pacientes con el problema, así como la elevación en orina de proteína fijadora de ácidos grasos intestinales. Una vez establecida la necrosis intestinal masiva, el pronóstico es francamente desalentador. Se recomienda ser más "agresivo" en el diagnóstico y mucho menos en las resecciones, cuando la situación es francamente irreversible sobre todo en sujetos mayores.

Isquemia cerebral.

Este problema en cuanto sucede, inicia una serie de situaciones patológicas en el SNC, entre las que se incluyen despolarización periinfarto, excitotoxicidad, inflamación y apoptosis así como ciertos mecanismos tardíos dentro de la zona periinfarto, la llamada zona de *"penumbra isquémica"* que influye en la fisiopatología del accidente vascular cerebral. La carencia de oxígeno y glucosa, ocasionan privación energética, la cual al prolongarse genera un respuesta neuronal anormal, conocida como "plasticidad sináptica", que de alargarse llega a la alteración de la homeostasis iónica resultando en despolarización irreversible de la membrana, con hinchamiento neuronal.

Se hace el comentario anterior porque llegar a este estadio es altamente indeseable, pero si el clínico es sagaz, puede prevenirse, ya que con gran frecuencia en los problemas ateromatosos asociados a las lesiones del arco aórtico y particularmente de las arterias que irrigan al encéfalo, existen datos que alertan sobre el peligro inminente bajo la forma de *ataques isquémicos transitorios*. Ya se ha mencionado el asunto de las placas carótideas que definitivamente son una fuente de tromboémbolos debido a la alteración de las células endoteliales, la turbulencia local y la disminución de la adhesión, lo que conlleva a una patrón cíclico de literalmente, "regaderazos" de microémbolos, que pueden ser microfragmentos de la placa, del trombo e incluso de cristales de colesterol.

Estos ataques isquémicos transitorios, constituyen un síndrome de inicio súbito, con trastornos neurológicos fugaces que desaparecen en 24 hs, y que son premonitorios de un accidente vascular cerebral isquémico en el territorio irrigado por las carótidas. El problema real, es que son breves y clínicamente (aunque no histológicamente) parece haber recuperación total aunque haya lesiones silenciosas, no solo neuronales sino de las otras células de la neuroglia. El 10% de quienes sufren un ataque de estos, está en gran riesgo de presentar otro grave e irreversible a las 48 horas y hasta 90 días después, sin embargo si llegan a ir al doctor, el comentario es de que "ya se sienten muy bien" y como si nada hubiese pasado. Esto obliga, como se sijo, a que el clínico sea ágil y perspicaz para identificarle, y considere efectuar los estudios de imagen pertinentes, para determinar el mejor manejo. Existe una variedad llamada "in crescendo" en la cual se repite el problema con más frecuencia pero igualmente con aparente solución espontánea. En resumen, los episodios breves de disfunción neurológica ocasionados por isquemia focal del cerebro o de la retina, con síntomas típicos y duración menor a una hora, sin evidencia de infarto agudo, deben ser considerados como una señal de alerta y son realmente una gran oportunidad para prevenir la catástrofe de los accidentes vasculares cerebrales isquémicos, ya que es posible el manejo médico preventivo y en su caso procedimientos quirúrgicos, incluyendo los endovasculares con posibilidades de éxito.

La endarterectomía ha sido el tratamiento de elección, sin embargo, aunque a largo plazo lleva a una franca disminución de accidentes isquémicos, en el postoperatorio inmediato, se reconoce la posibilidad de presentarlo, quizás porque en la zona arterial denudada se forma un trombo, el riesgo disminuye con el paso de los días.

El propio cirujano debe estar enterado de que en el afán de atender al problema, su tratamiento exitoso en lo que concierne a la irrigación, puede generar un "*síndrome de hiperperfusión cerebral*" caracterizado por cefalea ipsilateral, hipertensión, convulsiones y déficit neurológico focal, después de la revascularización que es grave e incluso llega a desembocar en edema cerebral, hemorragias subaracnoideas e intra cerebrales y muerte. Afecta hasta al 3% de los sometidos a revascularización, en particular a aquellos a los que se reperfunden las áreas comprometidas con flujos mayores al 100% o más de su basal preoperatorio. Se considera que su patogénesis obedece a disfunción endotelial mediada por la liberación de radicales libres de oxígeno.

Síndrome de secuestro braquiocefálico y/o subclavio.

Se trata de un problema sistémico, que se presenta cuando la arteria subclavia se ocluye, con lo que el flujo de la arteria vertebral ipsilateral se revierte y es desviado hacia la circulación braquial. Se considera que este secuestro es la causa de los síntomas de la insuficiencia vertebro-basilar y de isquemia carotídea o de la extremidad superior. La manifestación clínica depende de que las otras arterias craneales estén permeables, últimamente al emplearse más la arteria mamaria interna para revascularización coronaria, el síndrome se ha hecho más "importante". En casos de oclusión proximal de la subclavia, se puede revertir el flujo hacia la mamaria interna izquierda ocasionando isquemia coronaria. Un hecho interesante es que el diagnóstico se puede efectuar no sólo por médicos sino por optometristas ya que a menudo existen problemas visuales que buscan auxilio con estos técnicos que encuentran fragmentos de placa en la circulación de la retina a las que se les llama placas de Holenhorst (1913-)

Vasos venosos.

Venas varicosas.

La sangre venosa regresa al corazón debido principalmente a la acción de bomba resultante de la contracción muscular como el bostezo, a la fuerza residual en la columna sanguínea resultante de la contracción miocárdica y desde luego a la presión intra torácica negativa. Las válvulas, son muy importantes para mantener un flujo unidireccional centrípeto, por lo que cuando se alteran se produce reflujo con lo que aumenta la presión, dentro de un sistema vascular ya sea aisladamente o en combinación de los tres (superficial, perforante y profundo). En la extremidad superior es muy ocasional que suceda, pero en la inferior es frecuente sobre todo en la vena safena interna; hasta el momento no se reconoce una patología específica que ocasione esta insuficiencia, aunque más adelante se mencionan algunas causas que predisponen. Se ha llegado a proponer incluso alguna tendencia genética hacia la debilidad de la pared vascular venosa.

La dilataciones tortuosas superficiales, resultan de la combinación del aumento e la presión intraluminal y de la debilidad de la pared vascular, presentándose el problema principalmente en las venas de las extremidades inferiores, aunque es posible que sean más frecuentes en las hemorroidales, también se encuentran en varios sitios como el esófago, duodeno, los conductos biliares, en intestino delgado, la azigos, las órbitas, etc.

La estasis venosa ocasionada por la bipedestación o la posición habitual de sentado, con las piernas hacia abajo, es sin duda el factor que más influye en las extremidades inferiores, ya que la fuerza de la gravedad se aplica constantemente sobre la columna sanguínea. En las mujeres, el embarazo juega un papel preponderante, así como la obesidad, el envejecimiento y alguna predisposición familiar. En los casos raros de *aplasia valvular venosa congénita*, aparecen desde la infancia. La insuficiencia venosa crónica también resulta de insuficiencia primaria valvular o síndrome pos trombotico. Se aceptan actualmente seis categorías que van desde unas cuantas venas que parecen hilos hasta la que se presenta con edema, decoloración cutánea, induración y ulceración.

En las poblaciones occidentales, las varices en las extremidades inferiores son literalmente endémicas ya que hasta el 70% de las mujeres (lo que obliga a pensar en una predisposición hormonal) y el 40% de los varones, presentan problemas crónicos predominando la insuficiencia venosa que puede manifestarse en los vasos superficiales o profundos, y asociarse a insuficiencia valvular de las bien reconocidas venas perforantes de Hunter J. (1728-1793) y de Dodd (contemporáneo), así como las del arco posterior de la pierna, o al compromiso de pequeñas venas secundarias que tienden a agruparse en racimos de telangiactasias (Gr. *tēle* distante + *angio* + *ectasia*).

Las lesiones de las válvulas profundas se pueden asociar en entre el 20% y el 60% de los casos con insuficiencia superficial, y esta combinación tiene el alto riesgo de complicarse con la aparición de trombosis venosa profunda, hiperpigmentación cutánea, lipodermatoesclerosis y úlcera varicosa. Entre el 20% y el 50% de los pacientes con varices superficiales también llegan a complicarse con tromboflebitis externa, y es sorprendente en estos casos la en el 45% de ellos se demuestra trombosis profunda, mediante escáner con duplex en posición extrema de Trendelenburg (1844-1924).

Tradicionalmente, se había considerado que la insuficiencia venosa crónica obedecía más a problemas profundos y a síndrome pos trombótico, pero actualmente se piensa que predispone más a la aparición de úlceras, la insuficiencia primaria valvular con afectación de las venas superficiales, sin embargo aun existe controversia sobre el reflujo y el papel de las perforantes, lo que ha llevado a plantear con insistencia el manejo más agresivo de la enfermedad venosa superficial, no solo para prevenir sino para eliminar la insuficiencia profunda.

El advenimiento de técnicas menos invasivas, ha permitido el manejo temprano de las várices y seguramente con el tiempo se tendrán más datos estadísticos para justificarlo. Así mismo estos recursos con invasión mínima, han permitido el manejo de casos complejos incluyendo las lesiones relacionadas con insuficiencia valvular subfacial. Lógicamentem la evaluación de los resultados será más acertada cuando todo mundo emplee la "Terminología Anatómica" oficial, en relación a este sistema venoso.

Las *úlceras venosas* son heridas crónicas que afectan a muchísimas personas, y si bien rara vez requieren amputación, cursan con gran morbilidad, no se diga lo cosotos de un tratamiento tan a largo plazo, y en ocasiones casi permanente, por las recidibas. Estas úlceras sin duda caen dentro del concepto de *"heridas crónicas"*, las cuales coinciden con envejecimiento celular y sistémico, isquemia, o lesiones locales por isquemia-reperfusión y colonización bacteriana. No se sabe con certeza su fisiopatología, pero se acepta que la presión elevada dentro del sistema venoso superficial y las dilataciones varicosas, comprimen a los capilares cutáneos y subcutáneos lo que ocasiona daño microvascular. Así mismo se ha propuesto la teoría de "atrapamiento" mediante la cual, la hipertensión venosa fuerza al fibrinógeno y otras macromoléculas, a escaparse hacia la dermis en donde "atrapan" a los factores de crecimiento que en condiciones normales son indispensables para mantener la integridad tisular. Otra teoría, asegura que el fibrinógeno en la dermis se polimeriza anormalmente, lo que da origen a la formación de una capa que actúa como una barrera pericapilar, que impide la llegada de oxigeno y nutrientes a la zona de piel comprometida. Es posible que también existan alteraciones en la fibrinolisis que evitan la lisis de la fibrina y su remoción. También se ha llegado a pensar que una vez que se ha formado la úlcera, los fibroblastos dérmicos no responden a la acción de los factores de crecimiento, con lo que se hace imposible que los mecanismos de cicatrización respondan adecuadamente. Recomendamos al lector asegurarse de que el diagnóstico sea el adecuado, ya que algunas otras patologías como la acrodermatitis crónica atrófica, pueden presentar lesiones semejantes pero con pronostico y tratamiento totalmente diferente, como es el caso de la morfea (escleroderma localizado), una infección por la espiroqueta *Borrelia burgdorferi*, en la cual la piel presenta esclrosis, con abundante depócito de fibrina y atrofia de los apéndices cutáneos.

El problema es serio, no tanto en lo racionado con la longevidad de los pacientes sino con su calidad de vida. Las técnicas disponibles en la actualidad, cada día con menor invasión tanto de tipo diagnostico como terapéutico podrá, por un lado evaluar mejor a los pacientes y por otro de requerir menos agresión con lo que dismunye la incapacidad pos operatoria; y claro en espera de encontrar la solución definitiva de un problema no sólo muy común, sino lieralmetne endémico. Sin embargo, no vemos como el humano podrá dejar de pagar el costo del privilegio de ser bípedo, y claro, la dicha de vivir en un mundo azul. Es muy recomendable hacer ejercicio, evitar el sobre peso, disminuir el numero de embarazos de cada mujer, y emplear algún sistema de compresión extrínseca a la aparición de la primera dilatación venosa en las extremidades inferiores.

Síndrome de vena cava superior.

Se trata se del bloqueo de este importante vaso que drena a la cabeza, el cuello, las extremidades superiores y la porción superior del tórax. Es conveniente recordar que la vena ázigos, drena en ella justo por encima del bronquio derecho y que esto establece una demarcación en la vena, exisitiendo una porción venosa por arriba de la desembocadura de la azigos, y claro, otra por debajo de ella.

Obviamente, la oclusión puede deberse a compresión extrínseca, ya que al igual que todas las venas tienen pared delgada y baja presión en su luz, de tal manera que la ocasionada por ganglios metastáticos o con linfoma, es una causa frecuente, asi como lo puede ser el bloqueo intraluminal, ya sea por trombos o por infiltración-compresión neoplásica, lo que se encuentra actualmente en entre el 80%-85% de los casos; el compromiso *directo* por lesiones malignas también es una causa de temer, y entre ellas predominan cáncer pulmonar, linfoma y timomas. Sin embargo se debe tener presente que en estas épocas de grandes recursos tecnológicos, entre ellos las unidades de terapia intensiva, así como a la alimentación parenteral, hemodiálisis y derivaciones ventrículo-atriales, del 15% y el 22% obedecen a patología no maligna (¿iatrogénicas?), particularmente por la colocación dispositivos "venosos centrales", marcapasos y cirugía de malformaciones congénitas, a lo que se suman patologías que no han dejado de existir del todo, como son problemas inflamatorios como mediastinitis crónica por histoplasmosis, tuberculosis y *Nocardia*, aneurismas de la aorta (incluyendo los sifilíticos) y bocio intra toráxico entre otros. También puede originarse por ligadura quirúrgica del vaso, venulitis y compresión muscular.

Dado el amplio territorio que drena, es fácil comprender porque hay síntomas asociados a la estasis y la hipertensión craneal resultante que se manifiesta por mareos, ataxia, convulsiones, sincope, coma, plétora facial, dilatación de las venas del cuello y torácicas, edema de los miembros superiores, y cianosis en la porción superior del cuerpo. Los datos neurológicos, se acentúan al agacharse o en el decúbito, y pueden llegar a constituir una situación tan grave que algunos autores le han bautizado como una *emergencia neoplásica*. La disnea es un síntoma inicial y muy frecuente.

Cuando la obstrucción es alta, el desarrollo de la circulación colateral vicariante, implica dilatación de las venas que buscan una via de drenaje alterna, hacia el sistema de la azigos—hemiazigos para drenar al corazón vía el segmento de la cava superior aún permeable, formándose dilataciones venosas y hasta várices en los vasos torácicos, la mamaria interna y el plexo venoso del esófago cervical en donde aparecen várices esofágicas que van "bajando" a diferencia de las que resultan de oclusión portal que van "subiendo". Finalmente la sangre regresa por el sistema ácigos-hemiazigos, a la cava superior y de ahí al corazón. Cuando la oclusión es baja, entonces el drenaje debe hacerse hacia territorio que se abra colateralmente a la cava inferior, y entre otros se dilatan los plexos para esofágicos buscando a la vena porta y las varices resultantes se identifican más en los dos tercios superiores del esófago aunque se llegan a encontrar en toda su longitud.

Se trata de una patología seria que requiere de diagnostico etiológico y manejo de acuerdo a la causa. En neoplasias la radioterapia de urgencia puede ser un buen paliativo, en problemas trombóticos el retiro de los dispositivos intra vasculares y la trombolisis; también se ha recurrido a la colocación de férulas intra vasculares y en casos, de grandes bocios intra toráxicos, afortunadamente cada día más raros, la tiroidectomía puede ser la solución.

Síndrome de vena cava inferior.

La oclusión progresiva da lugar a la aparición de circulación colateral particularmente a través de los plexos paravertebrales y rara vez, cuando la luz llega a la obstrucción completa, se presenta edema o dilatación venosa superficial en la mitad inferior del abdomen.

Las neoplasias primarias de la cava como el leiomiosarcoma y otras como el tumor de Wilms de origen renal, que pueden llegar a cursar con varicocele derecho por bloqueo de la vena gonadal de ese lado, tienen una tendencia muy marcada a crecer dentro de la luz, algunos "pegados" a la pared y otros como proyección de la masa tumoral primaria, obviamente el tratamiento quirúrgico implica además de la resección en bloque de la neoplasia la del segmento venoso afectado. Algunos otros, como los pancreáticos y hepáticos o de vías biliares, pueden invadir la pared, afectar total o parcialmente su periferia y rodearla, lo que hace imposible su disección sin resecarle.

La mayor parte de los trombos que se encuentran en la porción distal, son proyecciones de los formados originalmente en las venas femorales o iliacas sin embargo, al igual que en la superior, cada día se "invade" más como sucede en menores y pacientes con trauma severo en los que se emplea con frecuencia la canulación de este vaso a través de las venas femorales.

El síndrome de Budd (1808-1882)-Chiari (1851-1916), resulta de la afectación al flujo venoso que puede ir desde la aurícula derecha hasta las pequeñas venas intra hepáticas, compartiendo clínicamente algunas características clínicas de la llamada *obstrucción membranosa* de la cava inferior, que algunos grupos consideran dentro de las causas del síndrome, y que otros lo catalogan como una entidad distinta llamándole "hepato-cavopatía obliterativa", la cual es predominante en Asia y África. El origen de la membrana se desconoce aunque algunos autores señalan que puede haber sido originad por trombos.

En la variedad occidental, el síndrome se asocia a problemas que cursan con estados hipercoagulables, como el síndrome antifosfolipido, enfermedad mieloproliferativa, mutaciones en los factores de la coagulación, policitemia rubra vera, tumores, infecciones y embarazo. En algunas ocasiones se considera idiopático. El bloqueo generalmente se encuentra en la desembocadura de las venas suprahepáticas hacia la cava, sin embargo pueden extenderse hasta el corazón derecho. Cursa con hepatomegalia, ascitis, dolor e insuficiencia hepática

En general se acepta que en procedimientos oncológicos, la resección circunferencial del vaso no requiere de reconstrucción, sobre todo si se tiene la precaución de no lesionar precisamente los vasos venosos vecinos a la columna vertebral, sin embargo existen grupos que la reparan con injertos basados en que ocasionalmente hay edema y algunos caso de trombosis venosa en los miembros inferiores, sin embargo su frecuencia y gravedad no se consideran tan serios como para considerar que deba efectuarse de rutina la restauración circulatoria.

Así mismo se ha considerado la posibilidad de que exista alteración en la función renal por la ligadura-resección de la vena por encima de las renales. La oclusión quirúrgica de la vena renal izquierda es relativamente inocua siempre y cuando se conserve la integridad de las venas gonadal y suprarrenal izquierdas, sin embargo la vena derecha tiene menos colaterales y por ello las posibilidades de alteración en su función son mayores, sin embargo todo depende de la circulación colateral existente.

La oclusión aguda de la cava inferior por compresión extrínseca benigna, como sucede en las embarazadas que cursan en su tercer trimestre, puede al disminuir bruscamente el retorno venoso hacia el corazón, ocasionar sincope severo a lo que se ha denominado "síndrome útero cava" o "síndrome de hipotensión supina", el que se previene recostando a estas pacientes sobre su costado izquierdo, y *nunca* en decúbito dorsal permanente. Desde luego hay que recordar que esta oclusión súbita, genera dicha respuesta en un ambiente con características hemodinámicas muy específicas y que son particulares de la mujer gestante, y no necesariamente sucede en sujetos en los que por ejemplo se liga el vaso por razones técnicas.

Flebitis (Gr. *phlebos* = *vena*).

Se trata de la inflamación de una vena, y existen varias clasificaciones en base a su etiología y el grado de compromiso de la luz vascular. Cuando es por trombo, como se ha mencionado con anterioridad, se llama tromboflebitis, si obedece a la administración de un medicamento se conoce como química, cuando la luz se obstruye se denomina plástica, proliferativa o adhesiva, de complicar a la trombosis venosa profunda se denomina azul o flegmasía (Gr. *phlegmasia* inflamación) cerúlea (L. *caeruleus* = azul) dolens. La flebitis purulenta o séptica se relaciona con procesos infecciosos severos como la erisipela, endometriosis o peritonitis y en estos casos siempre existe el peligro del desprendimiento de émbolos sépticos generando abscesos metastáticos.

Cuando Wren ((1632-1723) empezó a administrar diversas sustancias en las venas, se abrió una nueva era en la medicina, sin embargo desde el inicio mismo, no estuvo exenta de riesgos a juzgar lo que describió vividamente Clarck, su compañero de laboratorio, al señalar que *"El fenómeno venoso, ocurrió una y otra vez a tal grado, que nos llenó de tantas dudas que llegamos a pensar si alguna vez, este tipo de intervenciones podrían ser efectuadas sin riesgos"*

Claro ellos pretendieron administrar a sus animales de experimentación vino, leche, caldos y algunos otros líquidos, cosa que parece ha cambiado algo.

Actualmente la canulación venosa superficial, profunda o ambas son sin duda un pilar de la terapéutica médica, particularmente la intra hospitalaria, sin embargo la osadía de la invasión del sistema vascular no está exenta de riesgos, en estos momentos, la principal causa de las flebitis es infecciosa o química, precisamente por la introducción de cuerpos extraños tanto en las venas superficiales como las profundas, para la administración de medicamentos o toma de muestras sanguíneas.

Los microorganismos pueden provenir de la flora endógena cutánea, o ser extrínsecos procediendo de las manos del personal, de las soluciones desinfectantes o de las infusiones contaminadas, y en ocasiones por vía hematógena a partir de focos purulentos lejanos. El principal causante es el estafilococo coagulasa negativo, sin embargo el *S. aureus, P. aeruginosa, Cándida spp, Corynebacterium spp, Enterococcus spp,* los bacilos entéricos Gram—y algunos otros llamados misceláneos, también contribuyen a originar este serio problema.

Hay que tener en cuenta que la irritación, causada por el cuerpo extraño intravenoso o los líquidos transfundidos, ocasiona disminución de la función inmune del endotelio, lo que facilita que sea un sitio "agradable" para que se adhieren los microorganismos con prontitud, formando de inmediato una *"biopelícula"* con su matriz polimérica hidratada. Esta "lama" incluye polisacáridos, ácidos nucleicos y proteínas. También pareciera ser que las bacterias y los hongos, se comunican entre si para cooperar organizadamente al invadir a la superficie endotelial, y una vez que tienen "quórum" se inicia una cascada de expresión proteica que termina en la formación del fenotipo de dicha biopelícula, que le permite evadir las defensas del huésped y le hace resistente a la acción local o sistémica de los antibióticos. Para empeorar las cosas, parece ser que deliberadamente, puede liberar bacterias para formar otros focos infecciosos a distancia. Desde luego este mecanismo no es exclusivo de las venas ni es únicamente originado por la administración o canulación de las mismas, se trata de una invasión bacteriana universal, que tiene como objetivo hacer que los microorganismos cuenten con las defensas necesarias, para impedir que sus archi enemigos, las sustancias naturales que hoy llamamos antibióticos logren su objetivo primario de destruirles.

En algunos territorios, la flebitis tiene implicaciones particulares.

La *flebitis craneal supurativa,* es consecuencia de émbolos sépticos provenientes de focos infecciosos en la cabeza, que entran al sistema circulatorio endocraneal a través de las venas emisarias, particularmente hacia los senos de la duramadre, sobre todo los cavernosos, laterales y el sagital. Llegan a ocasionar edema e infarto hemorrágico cerebral, hidrocéfalo, cuadros cráneo hipertensivos y contribuye a la formación de abscesos intra parenquimatosos cerebrales, empiema subdural, abscesos epidurales y meningitis.

La contaminación de la vena umbilical llega a generar trombosis de la vena porta y es una de las causas de hipertensión portal extrahepática, también suele ocasionar abscesos hepáticos en el recién nacido.

Una causa rara pero no inusual en áreas endémicas, es la invasión endotelial por *Mycobacterium leprae*, ocasionando la llamada *flebitis lepromatosa* que afecta a los capilares terminales de los vasos superficiales de la piel y los órganos, así como a los medianos e incluso los grandes de los de las extremidades de algunos enfermos de lepra lepromatosa o con la variedad tuberculoide, aunque en estos últimos es mucho más rara la lesión venosa. En ellos, los vasos presentan granulomatosis epitelial focal en la íntima, con edema y reduplicación de la lámina basal que tiende a engrosarse y producir oclusión. En la variedad lepromatosa se encuentran bacilos en las lesiones endoteliales, cosa que no sucede en la tuberculoide en la cual son evidentes los granulomas. Se puede identificar fibrosis en la vena porta, las venas superficiales de las extremidades, e incluso otros vasos como la vena yugular externa. De hecho actualmente se piensa que la lesión de la *vasa nervorum* es la predisponerte de la invasión neural por el bacilo, ya que afecta primero a los vasos y los linfáticos del epineurio para de ahí diseminarse a vasos más pequeños ganando mediante ellos, acceso a perineurio y endoneurio.

Los usuarios de drogas intra venosas "ilícitas", constituyen un problema serio en relación a las infecciones vasculares. Simplemente para imaginarse lo colosal de la dificultad, baste recordar que emplean artículos contaminados para la aplicación de las drogas, la técnica de inyección es carente de toda asepsia y antisepsia, el uso frecuente de la saliva, para preparar la piel y las agujas, explica porque reiteradamente se aisla flora bacteriana característica de la boca, particularmente en abscesos perivasculares, se aplica en sitios con nula higiene, las drogas o sus diluyentes están contaminados, se comparten las agujas, y viven en promiscuidad sexual, a veces están en estado permanente de confusión mental, y algunos son portadores de alteración seria de su inmunidad mediada por células. A esto se suma, que con frecuencia los drogadictos tienen acceso a antibióticos que usan de manera empírica, lo que genera resistencia bacteriana y altera su flora normal. Después de varias aplicaciones presentan abscesos en los sitios de las veno punciones, los que son peligrosos porque cuando se aplican otra dosis a través de esos sitios, ocasionan bacteremia y microémbolos sépticos que se anidan en huesos y articulaciones, el espacio peridural espinal, el corazón e incluso al encéfalo y el bazo produciendo abscesos. No es raro encontrar además, fragmentos de agujas en la periferia de las venas lo que es un riesgo real para el personal médico al manejar a estos pacientes. Otros problemas infecciosos no necesariamente vasculares, pero adquiridos por el acceso vascular, o los intentos para hacerlo, son las hepatitis B y C, el SIDA, el botulismo y el tétanos.

Vasos y ganglios linfáticos.

El sistema linfático, constituye una red independiente para la circulación de líquido, a través de **casi todo** el cuerpo, siendo la excepción el cerebro y las meninges en donde no existen. Contribuye al reingreso al sistema vascular del líquido y las proteínas que se han filtrado a través del endotelio capilar, hacia el intersticio ylos tejidos circundantes, en donde además se encuentran macromoléculas y células, que paulatinamente son reabsorbidas hacia este sistema circulatorio paralelo, cuyo desarrollo está muy relacionado con el del sistema venoso, lo que explica que algunos de sus problemas como el higroma quistico, están relacionados con anomalías venosas, situación que el cirujano debe tener en mente antes de iniciar un intento de remoción quirúrgica.

Esta "linfa" (L. *lympha* = agua) se transporta por los *vasos linfáticos iniciales*, término que incluye los capilares linfáticos que no tienen válvulas y a los precolectores de doble válvula, además de otros más gruesos, colectores y con tantas válvulas que tienen apariencia de rosario, por los que la linfa llega a los ganglios linfáticos y que les atraviesa, para verterse finalmente, a la circulación venosa a través del conducto torácico. Se trata pues de recordar, que el sistema linfático en intimo contacto con la matriz extracelular, recolecciona de todo el territorio corporal su contenido, el cual lenta, permanente y a baja presión fluye incesantemente hacia el torrente sanguíneo venoso., gracias al bombeo por la delgada capa de músculo liso de los linfáticos de mayor calibre, así como de la presión ejercida sobre ellos por la contracción de los músculos estriados circundantes, la pulsación arterial, y la "succión" por la presión intra torácica negativa, todo ello fuerzas que determinan su flujo centrípeto. Como todos recordamos, los vasos linfáticos ayudan al sistema inmune con la vital función de transportar células blancas dentro de los llamados órganos linfáticos como las amígdalas, el timo, el bazo, las placas de Peyer y desde luego los ganglios linfáticos.

El "quilo" (L. *chylus* = jugo) que transporta el conducto toráccico, merece especial atención ya que, a diferencia de la linfa que transita por los linfáticos tradicionales, este es opalescente y si se deja en reposo se separa en tres capas, una superior cremosa rica en quilo micrones, una lechosa intermedia y una en el fondo celular. No es irritante, lo que explica porque no hay engrosamiento pleural en casos de quilo tórax, además es estéril ya que no desarrolla evidencia de contaminación bacteriana, aún después de varias semanas de mantenerle a temperatura ambiente. La concentración de electrolitos es similar a la del plasma, tiene más de 30 grs de proteínas por litro, y el componente celular es mayoritariamente de linfocitos T. Esto explica porque la perdida prolongada de quilo ocasiona desnutrición, deshidratación y alteración de electrolitos, además de hipo lipemia e inmunodeficiencia, por lo que ni las toracentesis frecuentes ni los drenajes pleurales prolongados, son una buena opción para su manejo

Linfangitis

La *linfangitis* es una inflamación habitualmente de los canales linfáticos superficiales, que puede ser aguda, ocasionada por bacterias y filarias, o crónica producida por hongos y Micobacterias. En la mayoría de los casos, los linfáticos inflamados se ven como tallos rojos rodeados de eritema y edema de la piel circundante. Frecuentemente, a pesar de que desaparezca la etapa aguda, persiste bloqueo de los vasos y se genera linfedema persistente. En algunas ocasiones como sucede con la esporotricosis cutánea, aparece una forma crónica que cursa con una respuesta mixta, supurativa y granulomatosa.

La mayoría de las veces las linfangitis agudas bacterianas se ocasionan por estreptococos del grupo A y en menor proporción de otros grupos, a veces participa el *S. aureus* y rara vez la *Pasteurella multocida*, que se encuentra en el 90% de las bocas felinas, pero que **no** produce la enfermedad por rasguño de gato.

Los "tallos rojos" o rayos, se orientan hacia donde se encuentran los ganglios linfáticos regionales los cuales son dolorosos y están crecidos. Los cambios cutáneos a veces aparecen después de un par de días de manifestaciones sistémicas (cefalea, fiebre, etc.). Los linfáticos comprometidos, están dilatados y con la presencia en su interior de un exudado de neutrofilos e histiocitos, que no es raro se extienda hacia la periferia llegando a comprometer a la piel y tejidos circundantes, apareciendo celulitis y abscesos focales. De no contenerse el proceso infeccioso en los ganglios regionales, la infección puede ocasionar bacteremia. En ocasiones el linfedema residual, predispone a la aparición esporádica de nuevos episodios infecciosos, y los casos repetidos de linfangitis producen obstrucción linfática progresiva que acaba por desarrollar la llamada *elefantiasis nostras* (de clima templado), en la que la filaria no tiene nada que ver, y que llega a un tamaño literalmente grotesco de la zona afectada que habitualmente son las extremidades inferiores, aunque también ocurre en otros sitios como el escroto y el abdomen, en donde el edema, fibrosis de la dermis y los tejidos subcutáneos y los cambios cutáneos hiperqueratósicos, le dan la apariencia de empedrado, de donde se desprende el nombre de *paquiderma verrugosa*; esta zona colonizada por múltiples bacterias y hongos, despide mal olor y presenta costras que al caerse dejan una superficie húmeda "llorosa" de linfa. Hay que tener claro que entre más infecciones recurrentes, hay más daño, por lo que es muy recomendable la prevención de los casos de linfangitis, y la aparición del edema mediante vendaje compresivo y tratamientos prolongados con antibióticos. En ocasiones se recure a derivaciones linfo-venosas, pero puede terminar en amputación.

En zonas infestadas por *Wuchereria bancrofti, Brugia Malayi* y *Brugia timori* se presenta linfangitis y/o linfadenitis aguda, ocasionada porque un mosquito libera las larvas de estas *filarias* a un huésped potencial, al momento de chupar sangre para alimentarse. Estas maduran en los canales linfáticos en donde llegan a sobrevivir hasta cinco años, reproduciéndose y liberando microfilarias hacia el torrente sanguíneo, en donde parece ser que son inocuas a pesar de ser muy abundantes, pero que infestan a otro mosquito al picar con lo que continua la cadena de transmisión hacia otro ser humano. Esta filariasis linfática, es la segunda enfermedad parasitaria más frecuente después del paludismo, y siempre se debe considerar como de posible aparición en sujetos que viven permanentemente en zonas de riesgo, o en sujetos que han residido temporalmente en las mismas como turistas, hombres de negocios o personal militar.

Las filarias adultas, secretan factores que causan dilatación de los canales, linfedema y finalmente elefantiasis, además de producir sin duda, algunas moléculas que evaden o inhiben las defensas inmunológicas del huésped, por lo que únicamente son capaces de formar granulomas alrededor del parásito adulto, con lo que se detiene la producción de microfilarias y explica porque algunos pacientes afectados, no constituyen un peligro de transmisión al no identificarse filarias circulantes, pero en donde las adultas siguen afectando a la circulación linfática.

Sin embargo hay muchos otros que si son *"microfilarémicos"* permanentes asintomáticos, quizá porque al vivir en áreas endémicas, estuvieron expuestos desde el periodo prenatal a los antígenos del parásito lo que ocasionó tolerancia inmunológica del huésped, sin embargo son "portadores sanos" y constituyen un riesgo muy serio para el resto de la población.

En algunos pacientes, llega a existir hipersensibilidad hacia las microfilarias mediada por IgE, ocasionando la llamada "eosinofilia pulmonar tropical" que desemboca en enfermedad pulmonar restrictiva.

En sujetos no residentes, con exposición temporal, generalmente el cuadro clínico es vago y realmente no característico, con síntomas como dolor e hinchazón de los genitales o linfangitis en los brazos y las piernas.

En la infestación crónica de los residentes en zonas endémicas, la obstrucción de los canales linfáticos, se caracteriza inicialmente por cuadros repetitivos de funiculitis, epididimitis y orquitis. En otros por linfedema del escroto, pene, vulva, piernas o brazos, existiendo hidrocele y crecimiento ganglionar. En casos muy graves y de larga evolución literalmente exuda linfa quilosa del escroto, y en las piernas hay fibrosis subcutánea e hiperqueratosis epitelial lo que en el seno hace pensar en cáncer. En esta elefantiasis además de los canales dérmicos dilatados, los infiltrados linfocíticos y los depósitos focales de colesterol, la piel del escroto está engrosada y en los linfáticos o nódulos se identifican filarias adultas, ya sea vivas, muertas o calcificadas, rodeadas de muy poca o nula inflamación y gran eosinofilia, con hemorragia y fibrina a lo que se ha llamado *funículo epididimitis filarial recurrente*, además de granulomas muy parecidos a los de las infecciones por Micobacterias. Es la causa más frecuente de quiluria y resulta de la apertura de los linfáticos dilatados hacia el aparato urinario.

El diagnóstico no es tan fácil, desde luego si se encuentran microfilarias en la sangre (las muestras se toman a media noche) el asunto es simple, pero si no las hay podría tener que recurrirse a ultrasonografia escrotal y a alguna de las pruebas comerciales para detectar antígenos específicos. A veces se tiene que llegar a la biopsia.

Actualmente hay una verdadera cruzada para eliminar este terrible problema llamada "Programa Global para la Eliminación de la Filariasis Linfática" coordinada por la OMS, basada en la aplicación de una o dos de las tres drogas seleccionadas que son dieticarbamazina, ivermectina y albeadazo, en dos dosis únicas anuales, a todos los habitantes de las zonas endémicas por un periodo de entre cuatro y seis años, que es el tiempo de vida reproductiva de la filaria adulta. Con ello se pretende terminar con la transmisión ya que al eliminarse el microfilariasis en todos los habitantes, el mosquito vector ya no se infestará (¡aunque siga chupando!). Dado que no es raro que se superpongan infecciones por estreptococo, la penicilina es un buen recurso para el manejo de las lesiones cutáneas. El manejo del problema linfático, requiere de cuidados físicos de las extremidades, y es siempre muy recomendable que se empleen los mosquiteros que por cierto en muchas comunidades se obsequian.

En raras ocasiones, el mixedema pretibial de la enfermedad de Graves (1797-1853) llega s ser tan importante que se asemeja a la elefantiasis nostras verrugosa, hay que tener esto presente en el diagnóstico diferencial y obviamente para el tratamiento.

A diferencia de las linfangitis mencionadas previamente, las *crónicas granulomatosas*, tienen un curso lento, con poco dolor y síntomas sistémicos mínimos. Ejemplo de ellas, es la esporotricosis, que es una micosis subcutánea de distribución mundial, con incidencia en los países tropicales y graves en sujetos inmunodeprimidos. Es la enfermedad de los jardineros, porque basta un arañón al cortar una rosa, para se pueda contaminar con un hongo de rápido crecimiento que se llama *Sporothrix schenckii*, el que al ser inoculado, se disemina hacia los canales linfáticos y a través de ellos a los ganglios regionales. Aunque hay diversas expresiones del problema, la más común es la variedad linfo cutánea generándose lesiones satélites a lo largo del trayecto linfático. Rara vez es diseminada, en cuyo caso cursa con pielonefritis, orquitis, sinovitis meningitis o infección ósea. Se manifiesta como un nódulo indurado en el sitio de la abrasión, el que tiende a ulcerarse a partir de un absceso central, la lesión se llama "chancro esporotricotico" y no es doloroso. Afecta más a la cara y a la extremidad superior y los linfáticos están indurados. El tratamiento es a base de itraconazol

Otras linfangitis nodulares son ocasionadas por varias micobacterias, como *M. marinum, M. kansaii, M. chelonae* así como *N. asteroides y N. basiliensis* y son más raras las debidas a leishmaniasis, estafilococo, botriomicosis y tularemia.

La linfangitis esclerosante del pene se caracteriza por una lesión que semeja una cuerda, translucida en el surco coronal con extensión ocasional hacia el cuerpo peniano, típicamente no presenta ulceración ni erosión. Se describe en hombres con vida sexual activa entre los 18 y los 66 años y se asocia muy enfáticamente como consecutiva a una sesión sexual prolongada y vigorosa. Además de este antecedente, no se ha podido asociar a algún otro y no existe una relación definitiva con enfermedades veneras o sistémicas aunque se ha especulado mucho al respecto. Tiende a remitir espontáneamente, pero no es infrecuente su recurrencia en sujetos que continúan con la misma actividad sexual.

En algunas ocasiones, el manejo de sustancias irritantes predispone al contacto con ellas, y puede ocasionar una irritación que se parezca a una linfangitis superficial, a esto se ha llamado *ppseudo linfangitis*, entre lo que también se incluyen las fitofotodermatitis, como la ocasionada por la cáscara y el zumo del limón.

Linfadenitis

Los ganglios linfáticos actúan como filtros recibiendo y removiendo los diversos agentes infecciosos que les llegan a través de los canales linfáticos. En ellos estos pueden ser destruidos mediante una respuesta rápida, o anidarse y ocasionar un problema de larga evolución. En consecuencia, la *linfadenitis* es una inflamación aguda o crónica de los nódulos linfáticos y puede afectar a uno solo, a varios, o a todo un grupo a donde drena un área anatómica, ocasionando la linfadenitis regional, y es factible que se presente el compromiso de muchos grupos ya sea al mismo tiempo o en diferentes etapas y entonces se denomina linfadenitis generalizada. Los ganglios afectados, pueden supurar, no hacerlo, presentar necrosis y cursar con infamación caseosa dependiendo del agente infeccioso.

Desde luego, la linfadenitis es un crecimiento de los ganglios, pero no todos los aumentos de volumen son inflamatorios, y es indispensable que la causa de la "adenopatía" se identifique ya que sería un terrible error considerar el problema como benigno, inflamatorio, infeccioso, pasajero y tratable con medicamentos antibacterianos, cuando en realidad se trata de un compromiso neoplásico. En este apartado se hará sólo énfasis en problemas infecciosos.

En los casos agudos, los agentes infecciosos ocasionan hiperplasia de las células que rodean a los sinusoides, existe infiltración por leucocitos y a la inflamación se puede agregar la formación de un absceso, no siendo inusual encontrar en un mismo grupo de ganglios, diferentes etapas del proceso. El *Staphylococcus aureus* es la bacteria que más participa en esto, aunque también lo hacen los estreptococos del grupo A, y en menor proporción otras bacterias, algunos virus como en la mononucleosis infecciosa y hongos.

Ciertos agentes infecciosos como *Mycobacterium tuberculosis*, *Hitoplasma capsulatum, Coccidioides inmitis*, y varias Micobacterias atípicas, ocasionan necrosis caseosa (L. *caseus* = queso).

En el linfogranuloma venéreo (serotipos L1, L2, L3 de *Chlamydia trachomatis*), enfermedad por rasguño de gato (*Bartonella henselae*), tularemia (*Francisella tularensis*), y yersiniosis (*Yersinia pestis*), se presentan abscesos ganglionares granulomatosos, semejantes a los que se presentan en las linfadenitis por hongos, o en la enfermedad granulomatosa crónica que se considera como una inmunodeficiencia primaria en la cual los fagocitos no pueden destruir algunas bacterias y hongos. (¿especie *Trichosporon*?).

El *Toxoplasma gondii* ocasiona hiperplasia folicular reactiva, con racimos de histiocitos epiteloides localizados en las zonas corticales y para corticales borrando los márgenes de los centros germinales.

La linfadenitis no granulomatosa (o histiocítica) necrosante, se ha asociado a algunos padecimientos probablemente de naturaleza infecciosa, pero en los cuales no ha sido posible identificar aún el agente causal como es la linfadenitis de Kikuchi-Fujimoto, la enfermedad de Kawasaki y el lupus eritematoso sistémico. Un tipo de linfadenitis necrosante viral, ha sido asociado a virus como el del herpes simple y al parvo virus B19.

En la linfadenitis crónica, la respuesta es histológicamente proliferativa con hiperplasia de las células reticulo endoteliales, y centros germinales grandes con dilatación de los senos linfáticos, que están llenos de células mononucleares. Realmente es un hallazgo muy inespecífico y lo peligroso es que se interprete como inflamatorio cuando es parte de un problema linfo proliferativo. La linfadenitis granulomatosa puede llegar a ser grave en casos no tratados de tuberculosis o infecciones por hongos.

Una variante de linfadenitis crónica, es la dermatopatica, asociada a problemas cutáneos, que cursan con prurito crónico y afectan a los ganglios regionales, los que presentan hiperplasia de las células reticulares en los folículos germinales y de las células de recubrimiento sinusoidal, así como acúmulo de lípidos y melanina en los macrófagos, por lo que también se ha llamado *retículo endoteliosis lipomelanotica*. Se llega a confundir con problemas linfoproliferativos, y a veces hay que recurrir como en casos en que se sospecha linfoma T cutáneo, a la determinación clonal de las células en los ganglios, para establecer la causa de la linfoadenopatia y excluir sobre todo linfoma primario de la piel.

Una forma de sospechar, y hasta establecer el diagnóstico diferencial en estos casos, es que el clínico las catalogue por ejemplo, como regionales sin o con ruptura ganglionar.

Esto hace posible que se piense que una inguinal con bubas es una posible manifestación de chancroide, plaga, melioidosis y linfo granuloma venéreo, o que una úlcera y linfoadenopatía regional sea un síndrome ulcero-glandular, que puede estar ocasionado por tularemia, fiebre por mordedura de rata, ántrax, o enfermedad por rasguño de gato.

La asociación de conjuntivitis no purulenta con linfo adenitis submandibular y preauricular, constituye el *síndrome óculoglandular* que puede ser ocasionado por tularemia, listerosis, enfermedad por rasguño de gato, y queratoconjuntivitis epidémica.

Las linfoadenitis regionales con supuración, pueden ser piogénicas u ocasionadas por varias Micobacterias, fiebre escarlatina, plaga, tularemia, meloidosis, y rasguño de gato.

En resumen, la linfadenitis debe ser cuidadosamente evaluada, el interrogatorio y la exploración física orientan mucho hacia el diagnóstico. Es conveniente recordar que muchas de las enfermedades mencionadas son raras y probablemente hasta desconocidas por el lector, pero en los tiempos actuales se debe tener presente que varios de los agentes mencionados, se han considerado como armas biológicas, y de ello desgraciadamente ya nadie está a salvo.

El cirujano es requerido con frecuencia para efectuar biopsias ganglionares, y nunca debe olvidar que en el momento mismo de la extracción, se deben tomar las muestras necesarias para cultivos (aerobios y anaerobios), improntas una de las cuales deberá ser teñida de inmediato con técnica de Gram, y el resto del ganglio manejado con máxima delicadeza, colocado en un medio de conservación adecuado y enviado a estudio histopatológico.

Linfedema

Así se denomina a la acumulación en el espacio intersticial del tejido celular subcutáneo, de la linfa rica en proteínas sin compromiso a las masas musculares. La capacidad de transportación de los linfáticos se puede ver reducida porque existan menos linfáticos de los requeridos (causa congénita, remoción quirúrgica), por función inadecuada (secuelas de linfangitis, posradiación) o por incremento en la cantidad de linfa que debe ser transportada, como sucede en casos como el edema hiperproteico, aumento de la presión osmótica, lesiones perilinfáticas, o excesivo deposito de grasa.

El aumento de la carga de linfa, incrementa la osmolaridad perilinfática, lo que invierte el equilibrio de Starling y hace que se acumule más líquido extravascular, generándose baja en la tensión de oxígeno, disminución de la función de los macrófagos y una respuesta inflamatoria crónica a la que sigue fibrosis paulatina, crecimiento de la extremidad, cambios de coloración y aparición de "piel de naranja". Las características del líquido extravasado, favorecen el crecimiento bacteriano, y las infecciones repetidas contribuyen al daño linfático adicional, lo que además de perpetuar, agrava el problema.

Puede ser **primario** producido quizá por alguna alteración genética como el síndrome de Turner o de origen desconocido, y **secundario** ocasionado por una causa bien identificada como la ya mencionada filariasis. Es factible que afecte a una o más extremidades y algunas otras áreas como la cara.

El primario obedece a un desarrollo anómalo del sistema linfático y constituye hasta el 10% de los casos. La llamada enfermedad de Nonne (1861-1959)-Milroy (1855-1942)-Meige (1866-1940) es el linfedema presente al nacimiento y constituye el 15% de los primarios, en todos ellos debe estudiarse el cariotipo. Se consideran hereditarios y en algunas ocasiones están asociados a hipoparatiroidismo, microencefalia, linfagiectasia intestinal, ptosis, síndrome de uñas amarillas y derrame pleural, anomalías arteriovenosas cerebrales y defectos congénitos del corazón. En varias familias se le ha ligado al cromosoma 5q34-q35 con mutación en FLT4 que codifica el receptor-3 del factor de crecimiento endotelial, y en otras a mutaciones de FOXC2. La clasificación actual de este grupo, se ha basado como se vera a continuación, en el criterio de la edad de inicio, pero aun falta un análisis sistemático de la penetración de la enfermedad, ya que no está claro si esto está determinado por modificadores genéticos o ambientales.

En ocasiones los signos se detectan hasta la segunda o tercera década de la vida, pero si lo hace durante la adolescencia se denomina *linfedema precoz* y si aparece después de los 35 se le llama *linfedema tardío*.

El precoz es el más frecuente de los primarios (94%) y predomina en mujeres (87%); casi siempre afecta las extremidades inferiores y de estas más a la izquierda, localizándose en el pie y la pantorrilla, en pocas ocasiones en las superiores y la cara.

El tardío es más raro (10%) la mayoría de las veces se asocia a trauma menor o a una celulitis que afecta a los pocos conductos funcionales.

El secundario, puede deberse a muchos factores. Las causas más identificadas son, cirugía, infección, trauma, tumores, radiaciones, enfermedad venosa y la filariasis la afecta a unos 80 millones de seres humanos. El pos traumático, ue se presenta alrededor de las heridas tanto agudas como crónicas y contribuye a serias alteraciones en la cicatrización, es un viejo y desagradable conocido de los cirujanos.

Habitualmente los enfermos no refieren dolor, pero si lo hacen, bligadamente hay que pensar que el origen puede ser una neoplasia maligna que está invadiendo a los nervios perivasculares.

Es conveniente recordar que en ocasiones se puede confundir con mixedema y lipedema. El primero obedece al acúmulo de sustancias mucinosas en la piel, y el segundo al depósito anormal de sustancias grasas en regiones subcutáneas, generalmente entre la pelvis y el tobillo. Habrá que hacer el diagnóstico diferencial con estas entidades.

El tratamiento es complejo y va orientado a reestablecer el balance entre la carga linfática y la capacidad de transportación de los canales, sin embargo aun hay un largo camino que recorrer antes de contar con recursos médicos y quirúrgicos universalmente satisfactorios.

Conducto torácico.

Mide aproximadamente 40 cms de longitud y es un sistema de drenaje linfático que se origina en la cisterna quilosa que se localiza a la altura de la segunda vértebra lumbar. Recibe a la linfa rica en quilo micrones formados en el intestino. Diariamente este tubo de entre 1 mm y 4 mm de diámetro, transporta en dirección caudal, y dependiendo de la dieta, de 1500 cc a 2500 cc de linfa proveniente del aparato digestivo y de las extremidades inferiores, para que se vacie en la base del cuello, justo en la unión de las venas subclavia y yugular interna izquierdas. Entra al tórax a través del hiato aórtico, por el lado derecho de la columna vertebral, entre la vena azigos y la aorta; en el mediastino posterior se mantiene extrapleural a la derecha de la cara anterior de los cuerpos vertebrales, sin embargo, al alcanzar la carina traqueal a la altura de la quinta vértebra dorsal, se desvía hacia la izquierda de la traquearteria, para pasar ya en el mediastino superior, entre el lado izquierdo esófago y la arteria subclavia del mismo lado, antes de su desembocadura venosa. En animales de experimentación, la remoción quirúrgica de la cisterna quilosa y la ligadura del conducto torácico, ocasionan la aparición de anastomosis linfovenosas las que indudablemente también existen sin "abrirse" en el humano, y permiten la desviación de la linfa a través de la vasculatura abdominal después de su ligadura.

El hecho de drenar el retroperitoneo, le identifica como una posible vía por medio de la cual llegan a la circulación sistémica, las citoquinas inflamatorias liberadas durante la pancreatitis aguda severa, que ocasionan el síndrome de insuficiencia respiratoria que les complica. También existe evidencia de que en casos de problemas intra abdominales infecciosos graves, transporta endotoxinas y lipopolisacaridos que son componentes importantes de la membrana externa de las bacterias Gram-.

Actualmente por medio de técnicas de ultrasonido, tomografía computada, resonancia magnética y linfografía, se ha vuelto más sencillo el estudio de este hasta hace poco desagüe inaccesible.

Puede presentar dilataciones quísticas, las que algunas veces son identificadas incidentalmente, pero que llegan a ocasionar fenómeno de masa cuando son voluminosos.

La dilatación no es muy común, sin embargo se han identificado conductos ectásicos, quizás de origen inflamatorio, sin síntomas específicos. También el aumento de diámetro se llega a asociar a hipertensión porta, sobre todo si existe ascitis a tensión y varices esofágicas, así como en casos de cirrosis hepática, por aumento de la producción de linfa.

La obstrucción puede ser secundaria a trauma, a ligadura quirúrgica, a cáncer o a radiación, y esto llega a ocasionar edema de las extremidades inferiores, ascitis quilosa o quilo tórax.

Se llama quilo tórax o *derrame pleural quiloso*, al acúmulo de linfa en el espacio pleural, linfa que generalmente es turbia y con mucha frecuencia lechosa. Es una patología grave y debilitante que llega a poner en peligro a la vida. Hay que tener en mente que un derrame pleural de larga evolución, con alguna frecuencia se puede "enturbiar" por depósitos de colesterol o lecitina, por lo que se llaman "ppseudo" quilo tórax o *derrame pleural quiliforme* los que son distintos y se manejan de diferente forma.

El 50% de los quilo tórax se deben a tumores mediastinales, mayoritariamente linfomas. También son consecuencia de trauma cerrado o penetrante de tórax, y no son raros como complicación de procedimientos quirúrgicos particularmente sobre el esófago y los grandes vasos, el corazón o los pulmones. A veces la lesión se da debido a que el conducto no se identifica con facilidad, por lo que algunos autores recomiendan que la noche anterior a la cirugía los pacientes ingieran crema de vaca para que la estructura resalte. Las heridas mediastinales ocasionan inicialmente "quilomas mediastinales" que después se abren hacia la pleura. En lesiones inferiores a la sexta vértebra dorsal, generalmente ocasionan quilo tórax derecho, y las superiores a ella izquierdo, en ocasiones es bilateral sobre todo después de intervenciones amplias y bilaterales en la base del cuello. Con menor frecuencia se debe a ascitis quilosa que pasa a través del diafragma hacia el espacio pleural. Puede ser congénito o fetal lo que a veces se llama quilo tórax primario, también se asocia al síndrome de uñas amarillas, fibrosis mediastinal y la linfangioleiomiomatosis pulmonar. Rara vez, pero sucede, se incrementa tan considerablemente la presión dentro del espacio pleural por el continuo paso de quilo, que llega a acodar a las estructuras mediastinales, ocasionando el llamado quilo tórax a tensión con repercusiones cardiodinámicas serias.

Para disminuir el flujo quiloso, es muy importante el manejo dietético o con alimentación parenteral; en ocasiones se establecen derivaciones pleuro peritoneales o pleuro venosas. Una forma tradicional de manejo es la pleurodesis para lo que se han empleado diferentes sustancias. La ligadura, es un recurso que se emplea cada vez más, sobre todo por medio de técnicas de invasión mínima, como laparoscopía y toracoscopia. La embolización también ha dado al parecer buenos resultados y en casos de neoplasia, el manejo oncológico adecuado habitualmente resuelve o aminora el problema. El drenaje constante mediante tubos de drenaje pleural externo continuo, como ya se mencionó no es una buena opción.

Ascitis quilosa

Es rara, puede ser congénita y seguramente obedece a la interrupción de flujo linfático por obstrucción o trauma. No es raro que el padecimiento de fondo sea linfangioleiomiomatosis, linfoma, hepato carcinoma y otras neoplasias incluso con invasión al retroperitoneo. El diagnostico se hace con el análisis químico, y el manejo dependiendo de la causa, es el tratamiento de la neoplasia, derivación peritoneo venosa, además de manejo dietético.

Quiluria.

Hipócrates la describió, y resulta de la ruptura de linfáticos hacia la pelvis renal, uréter, vejiga o uretra. Con mucha frecuencia se debe a filaria, pero la que no, se asocia a crecimiento de ganglios y a veces tumores; en algunas ocasiones es idiopática. La apariencia de la orina varia con la cantidad de linfa pudiendo ser desde clara hasta lechosa. En mujeres, hay que tener en mente la posible *ppseudo quiluria*, resultante del empleo de cremas vaginales.

Quiloptisis.

Es rara y no se asocia a síntomas respiratorios específicos. Lo que permite el diagnostico es el esputo quiloso. Resulta de la comunicación anormal de los canales linfáticos hacia el árbol bronquial, o de una fístula broncopleural en pacientes con quilo tórax. Las lesiones causantes del bloqueo linfático pueden obedecer a trauma, radiación y neoplasias, y deben considerarse otras enfermedades también relacionadas con el quilo tórax como el síndrome de uñas amarillas, linfangiectasias torácicas, etc., ya mencionados.

Tumores y malformaciones de los vasos.

De los tumores los hay benignos, intermedios y francamente malignos y se deben diferenciar de las malformaciones sobre las bases de sus características celulares, las peculiaridades clínicas y su historia natural. Los tumores como los hemangiomas a menudo o no se encuentran, o son muy pequeños al nacimiento y pueden crecer rápidamente en la infancia, al microscopio se identifica proliferación de células endoteliales gruesas. Las malformaciones como las capilares (manchas de vino) están presentes al nacer, crecen en proporción con la criatura y tienen células endoteliales aplanadas.

A partir de esa división se mencionaran los tumores vasculares y las malformaciones más comunes.

Tumores vasculares benignos.

Hemangiomas infantiles.

¿Por qué se presentan?, ¿Por qué desaparecen espontáneamente?, ¿Por qué unos son pequeños y otros grandes? ¿Por qué algunos niños tienen uno o dos y otros cientos? Para confundir más el asunto, la tradición ha empleando el término "hemangioma" para describir tumores y malformaciones, con lo que se ha complicado la cosa a grado tal que siempre se le tiene que poner un apellido, como en este "hemangioma **infantil**" para describir con ello a un tumor vascular y no una malformación vascular o venosa.

No se sabe que le origina, a pesar de que algunas madres lleguen aun hoy en día a culparse por algo ¡que hicieron o que no realizaron!, el único antecedente estadísticamente asociado con su presencia, es el antecedente de biopsia de vellosidades corionicas, pero en la gran mayoría de los casos no existe tal.

Curiosamente cuando se administran corticoides, se hace pequeño o deja de crecer, y actualmente hay evidencia que sugiere que no son simplemente vasos cutáneos que se comportan mal, sino que más bien son un fenotipo vascular único parecido a de los vasos placentarios, expresándose en ambos altas concentraciones de una proteína de tipo eritrocítica y transportadora de glucosa, que no se haya en otros tumores o malformaciones vasculares. También se han encontrado otros marcadores que comparten entre si las células endoteliales de los hemangiomas y de los vasos placentarios, tales como miosina, antígeno Y de Lewis y el receptor de baja afinidad Fc (FcYRII). Esta búsqueda de respuestas, ha generado más preguntas, como por ejemplo ¿Son producto de precursores aberrantes del endotelio vascular?, si lo son ¿estas células circulan antes de anidarse en un sitio en particular? ¿Son resultado de la embolización de células endoteliales placentarias? ¿Que señalamiento molecular hace que de estar proliferando entre en involución?, ¿existen factores externos que influyan?

Ocurren más en mujeres (3:1), en prematuros y de piel blanca. Generalmente están ausentes al nacimiento, o sólo se identifica una marca premonitoria, empezando a aparecer y crecer durante las primera semanas o meses de la vida extrauterina, para después involucionar gradualmente al paso de los años, aunque en esto hay gran heterogeneidad ya que aunque la gran mayoría sean pequeños e inocuos, algunos pocos son capaces de generar gran desfiguro y compromiso funcional, no se diga la alteración en la personalidad de quien le padece y el sufrimiento de sus padres.

Por su típica variabilidad clínica y su naturaleza "autoregresiva" hay controversia en su tratamiento, pero recurrir a procedimientos radicales por lo menos de entrada, actualmente es inaceptable y es preferible recomendar el ¡manos fuera! en la mayoría de los casos, aunque en los menos como los que ocasionan gran deformidad, la base del manejo es la aplicación de esteroides ya sea tópica, intra lesión o sistémica, cualquier otra alternativa debe ser considerada para cada caso en particular y recomendada con gran precaución. Los que se encuentran en la nariz, labios, y frente deben ser seguidos cuidadosamente porque son lo que pueden ocasionar deformidades más graves.

Hemangiomas cavernosos.

La historia natural de estos hemangiomas, no se comprende del todo. La mayoría de las comunicaciones señalan que permanecen estables, sin embargo algunos otros mencionan que pueden crecer mucho, a grado tal que requieren de tratamiento quirúrgico por compromiso funcional. Pueden ser esporádicos o parte de un síndrome, por ejemplo los retinianos en el contexto de un problema autosómico dominante con alta penetrancia y expresividad variable, se asocian a malformaciones cavernosas cerebrales. Es sésil (Lat. *sessilis* apto para sentarse), es decir sin pedículo, está compuesto de muchos canales de paredes delgadas con revestimiento endotelial no fenestrado. Parece ser más frecuente en mujeres y generalmente son menores de 5 cms, pero pueden crecer mucho, a pesar de no tener una cápsula bien definida algunos como el localizado en el hígado se pueden enuclear con poca hemorragia. Las "cavernas" están llenas de sangre con frecuencia trombosada, y si son muy grandes llegan a atrapar tantas plaquetas que se puede producir coagulación intravascular diseminada. Se llegan a romper, pero en general son estables y si dan alguna manifestación obedece más a un efecto de masa, como por ejemplo cuando es una de las causas del síndrome de Budd-Chiari, en los que un hemangioma hepático comprime a la cava retrohepática. El manejo es conservador, y en ocasiones quirúrgico.

Granuloma piógeno.

También se les conoce como hemangiomas capilares lobulares, y son tumores vasculares que se localizan en piel y membranas mucosas, sobre todo en niños y jóvenes. Realmente no se conoce su causa, de ahí que el adjetivo "piógeno" este equivocado porque no existe causa infecciosa demostrable, sin embargo parece ser que entre quienes le padecen, prevalece la sero positividad a *Bartonella*, lo que no sucede entre los que no los han tenido. Aparecen en sitios previamente traumatizados por lo que se argumenta a favor de que más que neoplasias sean considerados como inflamatorios e hiperplásicos. Se caracterizan por la proliferación de tejido endotelial y contiene muchos capilares y vénulas en un patrón lobular, con edema e infiltrado inflamatorio semejándose mucho al tejido de granulación En varones se encuentran más en la piel y las mujeres les tienden a presentar más en las mucosas. Es relativamente común en embarazadas (5%) y en ellas se llama épulis (Gr. *Epoulis* = divieso) gingival o *granuloma gradividarum*. Se les encuentra en la cabeza, cuello y extremidades sobre todo en los dedos y como ya se mencionó en las mucosas. Ocasionalmente son subcutáneos, intravenosos o gastrointestinales. Inician como pápulas o pólipos rojos o amarillos, muy friables que sangran fácilmente. Generalmente son de entre uno a dos centímetros de diámetro, pero rara vez llegan a ser gigantes y requerir de manejo multidisciplinario. Pueden ser solitarios o múltiples, y cuando aparecen en forma de erupción, podría tratarse de una manifestación para neoplásica de la enfermedad de Hodgkin. Se manejan con curretage, electro desecación y extirpación. Si no se remueve todo el tejido, puede haber recurrencia.

Glomangiomas.

Glomus proviene de la palabra latina *glom'era*, que significa bola y glomangioma es una palabra compuesta que incluye glomus y *angioma* derivada del griego *angeion* que significa vaso.

En este tenor, es conveniente que el lector recuerde que existen paragangliomas, derivados de células paraganglionicas de la cresta neural, que también se han llamado glomus, como el yugular o el vagal, los que a su vez son parientes cercanos del llamado tumor carotideo.

Entre si la única similitud que tienen es que ambos son "bolas" y en el contexto de este apartado, únicamente nos referiremos a "bolas vasculares", es decir a glomangiomas.

Se trata de lesiones azul obscuras, que parecen pápulas vasculares y varían en tamaño, algunas son doloras y otras no, pueden ser solitarias, múltiples y nodulares o multifocales, con apariencia de placas a lo que se llama *glomangiomatosis*. Algunas como las congénitas, son gruesas, pueden ir del rosado al azul profundo de los nódulos y llegan a empeorar al paso de los años. Otros aparecen tardíamente, incluso en la edad adulta y cuando son solitarios se le llama tumor glomoso, localizándose más frecuentemente en las extremidades, sobre todo en el lecho ungüeal, como un nódulo firme, doloroso, púrpura y habitualmente de menos de 1 cm de diámetro, sin embargo en raras ocasiones llega hasta los 5 cm e incluso a comprometer toda la punta del dedo y a erosionar la falange. Se ha comunicado la posibilidad de que haya una variante hereditaria autosómica dominante, caracterizada por múltiples glomangiomas que se diseminan por todo el cuerpo, pero curiosamente algunos miembros de la misma familia tienen distribución segmentaria, lo que sugiere una mutación poszigoto. Constituyen un problema diagnóstico que sólo se resuelve con la biopsia. En raras ocasiones se ha reportado algunos viscerales.

Se acepta que el más típico, crece a partir de una anastomosis arteriovenosa normal, por ejemplo el glomo cutáneo, que es un órgano especializado de la piel que ayuda a regular su temperatura El glomangioma, presenta canales vasculares arteriales entre los que se encuentra tejido conectivo y se identifica la presencia de células que pueden contraerse, como son las que normalmente están en las arteriolas precapilares y las vénulas poscapilares, además tienen una rica inervación y se identifican unas células cuboidales muy típicas. Aunque rara vez, pero se han descrito modalidades malignas.

Hemangioendotelioma kaposiforme.

Se trata de una lesión solitaria, presente al nacimiento o que aparece a edad temprana y que afecta por igual a ambos sexos. Se localiza preferentemente en el tronco, las extremidades y el retroperitoneo, aunque ocasiones se encuentra en la cabeza y el cuello; son masas de tejido blando, cubiertas de piel la cual puede estar normal, eritematosa o violácea. Generalmente tienen menos de 8 cm. de diámetro y evidentemente **No** se parece al hemangioma infantil. Histológicamente está compuesto de nódulos infiltrantes, con vasos de apariencia hendida o en media luna, pobremente canalizados y cubiertos de células endoteliales fusiformes. Se aprecia atrapamiento plaquetario y depósitos de hemosiderina. En algunas ocasiones se llama linfangiomatosis porque hay abundantes canales linfáticos hiperplásicos. Abarcan varias capas tisulares alojándose en el tejido celular subcutáneo, con ramificaciones que implican compromiso de la grasa por el tumor, con edema e irrigación vascular. Algunos se asocian con plaquetopenia que llega a ser severa y cursar con coagulopatía, fenómeno conocido como de Kasabach (1898-1943)—Merritt (1886-?).

Cuando cursan sin coagulopatía, el tratamiento origina controversia. En general se considera que si están limitados, no existe compromiso visceral y no hay coagulopatía, sólo se debe observar, algunos incluso involucionan espontáneamente, pero la decisión debe ser específica para cada caso. En los casos en que se opta por manejo, este actualmente consiste en el empleo de interferón alfa combinado con infiltración de prednisona o administración oral de corticoesteroides. En algunos casos se recurre a la vincristina.

Hemangioma copetudo.

Es una neoplasia benigna que se caracteriza por una placa rosada, rojiza o púrpura, de bordes poco definidos, generalmente localizada en el cuello, la espalda o los hombros de algunos niños aunque también aparecen adultos. El examen histopatológico, muestra una colección subcutánea y dérmica a manera de lóbulos, los que son unos verdaderos "copetes" de capilares, localizados en la dermis media y reticular, que se asemejan a bolas de cañón. En ciertas ocasiones, se identifican algunas células parecidas a las encontradas en el hemangioma kaposiforme, y al igual que el este, también tiene el potencial de secuestrar plaquetas en gran cantidad llevando a trombocitopenia severa, aunque la mayoría no son coagulopaticos. Se ha llegado a pensar de que son parte del mismo espectro neoplásico, y a veces cuesta trabajo diferenciarles microscópicamente, sobre todo si las muestras son pequeñas. Algunos no cursan con secuestro plaquetario.

Linfagioma.

Son tumores blandos benignos de origen linfático que pueden aparecer en todo el organismo excepto el cerebro. Constituyen el 4% de todos los tumores vasculares y aproximadamente el 26% de los que se presentan en niños.

La mayoría de las veces afecta a la piel (94%) sobre todo de la cabeza cuello y axilas, el 5% en el mediastino y el 1% en el abdomen. Se detectan durante los dos primeros años de vida, aunque algunos aparecen tardíamente pero no más allá de la primera década lo que les hace raros en adultos, excepto los intestinales, que se manifiestan entre los 22 años y los 76 años localizados más en el mesenterio y el ileon terminal. No se sabe que les ocasiona, aunque parece ser que se deben a una malformación o secuestro de tejido linfático que no llega a comunicarse con los canales de drenaje.

El llamado *circunscrito*, se caracteriza por cisternas linfáticas subcutáneas que comunican a través de canales dilatados con pequeñas vesículas superficiales de paredes delgadas, las cuales contienen típicamente linfa, pero en ocasiones también eritrocitos. Las vesículas, se pueden romper, infectarse, sangrar o ser dolorosas.

Histológicamente se caracterizan por vasos linfáticos dilatados de paredes delgadas y diversos tamaños que con frecuencia están rodeados de agregados linfocíticos. Los espacios vasculares están cubiertos de células endoteliales planas, aunque en ocasiones se identifican proyecciones papilares. También a veces se identifica una discreta capa de músculo liso, fibrosis intersticial e inflamación del estroma, sobre todo en los de larga evolución. Como ya se mencionó, deben descartarse malformaciones venosas asociadas. Se maneja por medio de esclerosis.

El *higroma* quistico, una variedad "cavernosa" del linfagioma, llega a tener un tamaño tan considerable que ocupa toda la axila, o produce deformidades importantes del cuello como sucede en el síndrome de Turner. Es fácil de entender porque, debido a la gran dilatación, los linfáticos parecen grutas, sin embargo, las paredes tienen la misma característica que en las dilataciones más pequeñas. Por el tamaño, lo friable, el literalmente inexistente plano de disección y las posibles malformaciones venosas, el manejo quirúrgico debe ser bien planeado y no deja de ser engorroso.

Angiomatosis bacilar.

Ocurre en sujetos inmunodeprimidos, sobre todos aquellos con SIDA, con inmunosupresión terapéutica por trasplante, así como en parias sin hogar, que viven en la calle en pobreza extrema, nula higiene personal y exposición a piojos.

Es ocasionada por dos especies de bartonella, la ya citada *B.henselae* responsable de la enfermedad por rasguño de gato, y *B.quintana* que ocasiona la llamada fiebre de las trincheras, cuyo reservorio aún no ha sido identificado, aunque parece ser que el piojo del cuerpo humano tiene algo que ver. En los pacientes con SIDA, se presenta cuando la cuenta de células CD4 es menor a 100 células/mm3, los sitios más afectados son la piel, el cerebro, los aparatos digestivo y respiratorio, médula ósea, huesos, así como el hígado y bazo en donde se le conoce como peliosis (Gr. *peliõsis* = extravasación de sangre). En la piel, se presenta como pápulas, verrugas, nódulos pedunculados subcutáneos (algunas veces ulcerados y sangrantes), o placas hiperqueratósicas. Pueden ser únicas o tan numerosas que llegan a afectar toda la superficie cutánea. La pápula rojiza es en promedio de 1 cm de diámetro. Microscópicamente se demuestra proliferación lobular de los vasos sanguíneos, y afecta a la dermis superior, rara vez hay granulomatosis. La proliferación de capilares llegan a presentar células endoteliales epiteloides con atipia nuclear y mitosis, las bacterias se distinguen como un material granular purpurino. Las lesiones óseas son líticas, con destrucción de la cortical y periostitis, a menudo afectando la piel sobre el hueso lesionado con una placa de celulitis. El pulmón, la pleura y la traquea pueden estar afectados y en la broncoscopía se ven lesiones papiloides, que también se observan en boca, nariz, conjuntiva, ano y peritoneo. En la peliosis hepática y esplénica, se forman lagos venosos en el parénquima, los que a veces preceden al SIDA; no es excepcional que también se asocie a tuberculosis, carcinomas y el empleo de anabólicos. Para hacer el diagnóstico se requiere de serología, patología y cultivo. Las bartonelas se tiñen con la coloración de Warthin-Starry. Se maneja con antibióticos como las tetraciclinas y la eritromicina.

Angiomatosis cutáneas reactivas.

Se trata de padecimientos vasculares benignos de la piel, caracterizados histológicamente, por hiperplasia intra y extravascular de las células endoteliales y de los pericitos. De estas se conocen mejor la angioendoteliomatosis y la acroangiodermatitis, aunque en los últimos años se han descrito muchas variantes, y obviamente la nomenclatura se ha vuelto compleja ya que incluye a las angiomatosis dérmicas, histiocitosis intravascular, angioendoteliomatosis glromeruloide y angiopericitomatosis. Se caracterizan por múltiples lesiones eritomatosas o purpúricas, que algunas veces cursan con necrosis y ulceración, y están ampliamente distribuidas aunque con alguna predilección por las extremidades.

Su patogénesis no se ha podido explicar con claridad, pero en todas las variantes, se encuentra la asociación con problemas sistémicos en los cuales se llega presentar un proceso oclusivo o inflamatorio en el árbol vascular, probablemente por microtrombos de fibrina o por tromboflebitis superficial. Entre estas enfermedades se encuentran infecciones, enfermedades valvulares, ateroesclerosis severa, insuficiencia vascular, cúmulos de colesterol, fístulas arterio venosas, crioglobulinemias, artritis reumatoide, tumores sólidos, enfermedad hepática y enfermedad renal.

Al proceso oclusivo inicial, sigue la llegada de histiocitos e hiperplasia de la las células endoteliales y los pericitos. Los primeros trabajan en la reabsorción de los microtrombos y su proliferación ocasiona la imagen histológica de histiocitosis intravascular. Las células endoteliales que generalmente están en descanso y con pocas mitosis, se comprometen en el proceso de recanalización del vaso afectado o en la formación de nuevos canales para restaurar el flujo adecuado, trabajando a marchas forzadas bajo el estímulo de la isquemia, que ocasiona liberación del factor de crecimiento endotelial y es lo que precisamente origina el patrón de crecimiento vascular. A esto, sigue la aparición de hiperplasia endotelial extravascular, con la aparición de pequeñas asas capilares y los pericitos que se ven implicados en el intento de restaurar la integridad de las paredes vasculares, por lo que aparece gran hiperplasia de los mismos.

La descripción de los cambios histológicos, se asemeja mucho a la que se haría en caso de tratarse un tumor vascular, y esta similitud es precisamente es lo que le hace interesante y sumamente importante, ya que estamos hablando de dos entidades, unas benignas y otras malignas, las que evidentemente tienen un pronóstico totalmente diferente.

Afortunadamente las manifestaciones clínicas son distintas y ello establece la diferencia. Esta patología recuerda que en toda circunstancia, la correlación clínico patológica es esencial para el manejo de los enfermos, y obliga como en este caso, a descartar enfermedades sistémicas que le pueden ocasionar. Un hecho francamente interesante es el que una vez que la hipoxia desaparece, cesa la hiperplasia.

Tumores vasculares de baja malignidad o intermedios.

Hemangiendotelioma epiteloide.

Se pensó inicialmente que se trataba de una forma muy agresiva de carcinoma de células bronco alveolares, que al invadir prematuramente a los vasos adyacentes, hizo que se calificara como un tumor intravascular broncoalveolar.

Actualmente, sabemos que se trata de un tumor de baja malignidad que puede presentarse en cualquier órgano incluyendo hígado, hueso, corazón, cerebro y tejidos blandos, ya sea secuencial o simultáneamente, en cuyo caso cuesta trabajo saber si es una presentación multicéntrica, o se trata de diseminación metastasica. Es cuatro veces más común en mujeres que en hombres y afecta a pacientes entre 12 y 60 años, apareciendo en promedio a los 35 años aunque hay casos en bebés. Los portadores pueden vivir entre 15 y 27 años, sin embargo hay algunos son por demás agresivos. La variedad pulmonar, se confunde de inicio con enfermedad maligna con metástasis pulmonares. Es el prototipo de un tumor vascular caracterizado por cambios epiteloides o histiocitoides de las células endoteliales.

Habitualmente aparecen como un tumor solitario, discretamente doloroso en los tejidos blandos, aunque se ha descrito en la piel. La mayoría están o muy unidos a un vaso o se desprenden de el, generalmente venoso por lo que la mayoría de las veces los síntomas que genera obedecen al tipo de oclusión vascular (edema y tromboflebitis). Se caracteriza histológicamente, por la proliferación de cordones y nidos de células epiteloides embebidas en estroma fribromixoide o esclerótico. Muchas de las células tienen vacuolas citoplasmáticas lo que indica la formación de una luz primitiva. Se observa pleomorfismo celular y algunas figuras mitóticas; ocasionalmente se aprecian canales vasculares a excepción de la periferia del tumor. Las que se originan directamente del vaso, crecen centrífugamente de la luz hacia los tejidos periféricos. Las células de estos tumores, expresan inmunoreactividad al antígeno relacionado con el factor VIII y a la lecitina del *Ulex europaeus*, una planta también conocida como aulaga. Se llegan a confundir con las formas epiteloides de los angiosarcomas superficiales. El manejo es la extirpación con seguimiento de los ganglios regionales ya que hasta el 30% están o estarán comprometidos en cuyo caso también deben ser removidos. Más del 35% recurren y un 20% muere por esta causa.

Sarcoma de Kaposi.

Se reconocen cuatro variedades de la enfermedad. La clásica frecuente en grupos de judíos Asquenazí, así como personas originarias del Mediterráneo o sus descendientes; es de evolución crónica y afecta las extremidades inferiores. La variante endémica en África ecuatorial, se subdivide en el grupo nodular generalmente benigno, que daña a adultos jóvenes, y la linfoadenopática fulminante, que aqueja más a niños a los que puede matar en dos o tres años. La forma iatrogénica asociada a casos de inmunosupresión por drogas y frecuente entre los receptores de órganos transplantados, tiende a ser crónica, aunque es más agresiva que la forma clásica. Por último, la relacionada con el SIDA, generalmente de transmisión sexua, y que hizo su aparición epidémica afectando a hombres homosexuales, pero que actualmente involucra también a un gran número de mujeres.

Clínicamente varían entre si. La clásica se presenta en personas mayores, con máculas azul-rojizas, inicialmente aisladas pero que tienden a fusionarse para formar placas grandes, crece en forma centrípeta y se llega a asociar con edema de la pierna afectada. Más adelante las lesiones se hacen nodulares y entonces tienen una superficie verrugosa hiperqueratósica que con el paso del tiempo puede ulcerarse y colonizarse por bacterias anaerobias. Igualmente en estadios más avanzados existen lesiones mucosas y viscerales, pero la mayoría de las veces son asintomáticas.

La variante nodular africana, se comporta igual que la forma clásica, sin embargo las lesiones comprometen a los ganglios linfáticos y rara vez a la piel y las mucosas, es como ya se mencionó muy agresiva y fatal en pocos años.

La relacionada con inmunosupresión es muy semejante a la clásica, pero las lesiones desaparecen en cuanto se suspende la administración el tratamiento, sin embargo si su empleo es prolongado, puede actuar tan agresivamente como la relacionada con el SIDA y muchos enfermos mueren con diseminación tumoral.

La variedad asociada al SIDA, se presenta en cualquier estadio de la infección por HIV. En general se detectan casi en cuanto aparecen porque los pacientes saben que algo anda mal, encontrándose maculas rosadas o violáceas en las líneas de clivage cutáneas, las que evolucionan a pápulas y nódulos alargados, distribuyéndose en el pecho y la cara sin que tengan tendencia a afectar a las extremidades inferiores; en algunas ocasiones aparecen por primera vez en el paladar óseo y las conjuntivas. Tienden a diseminarse rápidamente sobre la cara, la cabeza y el tronco, se fusionan entre si pero no es tan frecuente que se ulceren o presenten erosiones. El compromiso extracutáneo, se manifiesta a través de linfoadenopatía, y lesiones en el aparato digestivo y los pulmones lo que ocasiona hasta un 20% de los decesos.

Realmente no existen diferencias histopatológicas entre las diferentes variantes clínicas mencionadas. Las lesiones iniciales se ven inocuas, dan la impresión de ser de naturaleza inflamatoria, encontrándose un infiltrado mononuclear escaso superficial y perivascular profundo, con un aumento de espacios vasculares irregulares cubiertos de células endoteliales, sobre todo en la dermis superficial. Esos vasos de paredes delgadas, tienen la tendencia a rodear los anexos y los vasos sanguíneos, dando origen al llamado "signo del promontorio". Los linfocitos y las células plasmáticas, son predominantes y la presencia de células plasmáticas alrededor de los vasos irregulares de aparición reciente, orientan mucho al diagnostico. En algunos casos los vasos de neoformación y sus ramificaciones, se infiltran entre los haces de colágena de la dermis dando la impresión de que están disecando al estroma, en algunos otros, estos vasos neo formados se aglutinan semejando con ello pequeños hemangiomas. La presencia de células endoteliales necróticas diseminadas es muy característica. Lo curioso, y quizá dramático, es que aún en piel de apariencia normal es posible identificar estos cambios microscópicos, lo que habla de que se trata desde el inicio de un problema generalizado. La dermis se va afectando en su totalidad llegando el daño hasta el tejido graso subcutáneo, aparecen células en huso que forman fascículos entre la colágena y alrededor de los canales vasculares de reciente aparición, cuando las lesiones son muchas se vuelven nodulares. Es posible identificar atípia nuclear, pleomorfismo y escasas figuras mitóticas, sin embargo en algunos casos de la variedad africana estas pueden ser numerosas.

No es raro identificar glóbulos hialinos, que **no son** patognomónicos de la enfermedad ya que encuentran también en tejido de granulación, granuloma piogenico y angiosarcomas. Están formados por esferitas eosinofílicas muy pequeñas, de localización intra y extracelular y probablemente representan eritrocitos degenerados que han sido fagocitados, estando dentro de los fago lisosomas de las células neoplásicas.

En algunas ocasiones, las lesiones cutáneas pueden semejar linfagioma con canales vasculares irregulares, cubiertos con una capa única de células endoteliales y sin eritrocitos, la apariencia linfoangiomatosa se debe a la ausencia de depósitos de hemosiderina y a las pocas células en huso; estos hallazgos coexisten con las lesiones típicas.

En conclusión, lo que sabemos de este tumor es que se trata de una proliferación vascular a partir de una diferenciación endotelial, aunque podría existir controversia si es de origen linfático o sanguíneo.

El tratamiento es tanto local como sistémico y depende de la variedad epidemiológica del caso, el número de lesiones y el estado inmunológico del enfermo. Localmente se ha empleado crioterapia con nitrógeno líquido, radiaciones, láser y la administración dérmica de interferón o drogas citotóxicas. Cada caso debe valorase por separado y los esquemas de manejo sistémico, deben individualizarse.

Tumores malignos.

La mayoría de estos son pobremente diferenciados y letales.

Angiosarcomas.

Son tumores derivados del endotelio que afectan a personas mayores de ambos sexos; se presentan en diferentes áreas anatómicas incluyendo la piel, en donde se llegan a encontrar hasta el 60% o en los tejidos blandos superficiales. Tienden a dar metástasis y a recurrir, a pesar de tratamientos agresivos la sobre vida a cinco años no es de más de 10% al 35%. Parece existir una posible asociación causal con linfedema y zonas radiadas como sucede después de la mastectomia por cáncer, así como en zonas con malformaciones vasculares previas. Realmente se sabe muy poco sobre los posibles agentes causales. Que el arsénico sea una causa de angiosarcoma hepático, no ha sido probado concluyentemente, aunque si se encuentran más casos en las plantas industriales en donde hay exposición al cloruro de vinilo, aunque al parecer, la exposición debe darse por muchos años.

Con mucha frecuencia son muy indiferenciados y es difícil distinguirlos de otros tumores anaplásicos. Algunos son bastante vascularizados, con canales cubiertos con células endoteliales poco diferenciadas pero que se pueden identificar, sin embargo otros son tan primitivos que no existe algo que oriente al origen vascular, a menos que se recurra a tinciones inmunohistoquímicas para demostrar la inmunoreactividad de los tejidos vasculares, como son DC31, DC34 o el factor de Von Willebrand.

Hemangiopericitomas.

Son tumores raros de tejidos blandos y se cree que su origen son los pericitos de Zimmerman (1861-1935). Pueden encontrarse en cualquier parte del cuerpo, pero afecta más a las extremidades, pelvis, cabeza, cuello y al retroperitoneo, en donde llegan a ser de hasta unos 20 cms de diámetro. Se debe hacer el diagnóstico diferencial con tumores fibrosos solitarios y sarcomas sinoviales. Afectan más a mujeres entre los 35 y los 50 años de edad. Están rodeados de vasos grandes lo que se aprovecha para efectuar embolización preoperatoria, y permitir con ello una resección con menos hemorragia. En general son benignos pero algunos llegan a presentar gran pleomorfismo nuclear, necrosis y actividad mitótica, lo que les hace muy peligrosos. Tienen un patrón vascular y pueden ser esponjosos o carnosos. El empleo de inmunotinciones ayuda a diferenciarles, siendo inmunoreactivos a CD34 y a vimetin.

Malformaciones vasculares.

Constituyen un grupo de diversos defectos congénitos, resultantes de la detención en diferentes etapas de la embriogénesis de los componentes del sistema vascular. Actualmente se emplea la clasificación de Hamburgo lo que ayuda a clasificarles por etiología, localización y fisiopatología. Así se denominan de acuerdo a el componente predominante (arterial, venoso, linfático, fístulas arterio-venoso, combinado siendo casi siempre hemo-linfático, y capilar. A su vez, dependiendo el momento de la vida embrionaria en que se suspende su desarrollo, se subdividen en dos grupos. Cuando el proceso de maduración se detiene muy temprano, se llama *extratroncular*, en cuyo caso la malformación vascular conserva las características embrionarias originarias de las células mesenquimatosas, por lo que tiene el potencial de crecer rápidamente cuando se estimula, ya sea por trauma, hormonas, embarazo, o cirugía. Cuando el desarrollo se para tardíamente, se le llama *troncular* y si bien, no tiene características embrionarias, es susceptible de presentar alteraciones hemodinámicas más serias. El manejo adecuado depende desde luego de esta clasificación.

Durante algún tiempo se consideró que eran raras, sin embargo no son menos frecuentes que las malformaciones cardiacas. A menudo se han visto con alguna displicencia por los cirujanos y esto puede ser catastrófico, sobre todo por las posibilidades de que se "provoque" a remanentes embrionarios primarios, que están relacionados a defectos genéticos, y que de no ser manejados adecuadamente y en equipo, pueden llevar a recurrencias o a un gran deterioro del problema original.

Actualmente, se debe pensar con cuidado cuando intervenir o bien echar mano de recursos no quirúrgicos. Esto obliga, al empleo de técnicas de imagen no invasivas o de invasión mínima como varias modalidades de cintigrafía, ultrasonografía y resonancia nuclear magnética, con el objeto de tener una evaluación vascular precisa que permita, en su caso la cateterización súper selectiva para el empleo de recursos de radiología intervencionista, lo que permite de ser necesario, además de la confirmación diagnóstica por medio de angiografía, la aplicación de algunas modalidades de embolo/escleroterapia.

En base a esto, hay una marcada tendencia a una actitud expectante, siendo la excepción, aquellas lesiones que se encuentran localizadas en la cercanía de una estructura vital que comprometen funciones esenciales como el comer, respirar, ver u oír.

Malformaciones capilares.

El nevo simple, también llamado "piquete de cigüeña", "placas de salmón" o "beso de ángel" se llegan a identificar hasta en el 70% de los neonatos en la nuca, los párpados, la frente y menos en el labio superior; es la malformación capilar más común. La mayoría de ellos, desaparecen antes del primer año de vida, siendo más persistentes las del cuello. En ocasiones también se localizan algunas en y al rededor de la línea media en la región sacra o la espalda, en donde se les ha denominado "marca de mariposa" o "nevo medio vascular telangiactásico".

Las "manchas de oporto" de color púrpura, son malformaciones capilares superficiales y se consideran defectos estables del desarrollo. Pueden ser muy pequeños o afectar un área extensa. No proliferan después del nacimiento, si por alguna razón se ven más grandes, es debido al crecimiento del niño. La mayoría de las veces son problemas aislados y no implican problemas sistémicos. Si bien afectan a cualquier parte del cuerpo, son más frecuentes en la cara, distribuyéndose sobre las divisiones oftálmica y maxilar del trigémino, y en ellos, se debe efectuar evaluación oftalmológica porque tienen riesgo de presentar glaucoma. Igualmente es conveniente pensar en la posibilidad de que estén asociados a síndrome de Sturge (1850-1919)—Webe r (1863-1962) o angiomatosis encéfalo facial, que también incluye malformaciones venosas de las leptomeninges, retraso mental, hemiparesis contra lateral a las lesiones faciales, y calcificaciones corticales ipsilaterales.

Cuando existe una de estas "manchas" en las extremidades y esta se encuentra hipertrofiada, hay que pensar en la posible coexistencia del síndrome de Klippel (1858-1942)-Trénaunay (1875-)-Weber (1863-1962), y buscar una alteración arteriovenosa o fístula en la extremidad afectada. Si la lesión cruza la línea media debe descartarse anomalía del sistema nervioso central o de la columna espinal.

Estas manchas tienden a desfigurar, se obscurecen con la edad, la superficie se hace pedregosa y moderadamente engrosada. No hay duda en que deben ser tratadas, el problema sigue siendo cuando, de ahí el manejo multidisciplinario. Actualmente se recomienda el tratamiento a base de láser.

Malformaciones venosas.
Son de las malformaciones vasculares más comunes encontradas por el cirujano. Generalmente se presentan como una placa compresible, blanda, y nodular en la superficie cutánea. Se identifican al nacimiento, y crecen lentamente debido a la ingurgitación de los vasos anormales, algunas son muy pequeñas y no preocupan, pero otras llegan a ser muy grandes y se complican por infección, trombosis o edema de los tejidos circunvecinos. Son comunes en los tejidos subcutáneos de la cabeza y cuello, pero se encuentran también en el músculo esquelético, como por ejemplo en los maseteros, la mandíbula, la vulva, etc. Crecen proporcionalmente con el niño y se expanden después de la pubertad, habitualmente por trauma o un fallido intento de extirpación. Dado el paso lento de la sangre, se pueden trombosar lo que se manifiesta con dolor, así mismo aparecen flebolitos incluso antes de los dos años de edad los que además de verse con rayos X, se pueden palpar. Las lesiones llegan a comprometer además de las masas musculares, a nervios, e incluso a rodear a otros vasos normales, por lo que la extirpación no cuidadosa puede ocasionar alteraciones motoras, daño neural y problemas serios de hemorragia.

Otra lesión, relativamente común que afecta tanto a la piel como a las vísceras, es un *nevo azul*, que es semejante a una ampulosidad de consistencia ahulada, la que desaparece a la presión, pero que se va llenando paulatinamente. El tamaño es variable y puede ir desde una pápula puntiforme, hasta una masa deformante que llega a obstruir las vías áreas; **no** se trata de un hemangioma a pesar de que la costumbre haga que se le describa como nevo. Se encuentran al nacimiento o durante los primeros dos años de vida, y se debe realizar un estudio completo de todo paciente que presente una de estas lesiones, ya que su amplia distribución visceral hace posible que llegue a dar manifestaciones como hemorragia de tubo digestivo, hematuria, epistaxis, hemotórax, hemopericardio, etc.

Se caracteriza histológicamente, al igual que otras malformaciones venosas, por apelotonamiento de espacios capilares dilatados, cubiertos por una capa delgada de células endoteliales, ubicados en la dermis o la grasa subcutánea. La pared vascular está formada por tejido fibroso del estroma y células aisladas de músculo liso, pudiendo ser gruesa y fibrosa o muy delicada. En raras ocasiones se llega a identificar proliferación de glándulas sudoríparas alrededor de la lesión.

La *fleboectasia* es una dilatación venosa congénita fusiforme relativamente frecuente en el cuello, las malformaciones venosas de la vulva son errores del desarrollo, y al igual que en otros lados son vasos dismórficos que estan presentes al nacimiento, pudiendo ocasionar dolor, además de crecimiento y trombosis; se presentan como masas azules, compresibles y no pulsatiles.

Actualmente, estas malformaciones deben ser estudiadas cuidadosamente, mediante resonancia magnética, ultrasonografía Doppler, venografía, etc., antes de proponer algún manejo. De acuerdo con los hallazgos, decidir cuidadosamente la mejor opción de manejo.

Malformaciones linfáticas.
Se presentan en cualquier parte de la economía, pero con alguna predilección por el cuello y la cabeza. Aunque las más se identifican al nacimiento, en algunos

casos son de manifestación un poco más tardía. Se componen de espacios vasculares llenos de líquido eosinofilico rico en proteínas. Pueden ser micro y macroquísticos o combinados.

Malformaciones arterio-venosas.

Afecta más a varones (2:1) y generalmente se detectan entre los 10 y los 30 años de edad, predominando dentro del cráneo (20:1). Son literalmente, un manojo de vasos anormales, con un conglomerado vascular denominado "nido", sin que exista una cama capilar intermedia, por lo que las arterias drenan directamente hacia las venas, es decir existe un corto circuito arteriovenoso.

Histológicamente, en todos los sitios en donde se asientan, se encuentran vasos con una capa elástica muscular irregular, con islas de tejido esclerótico, engrosamiento endotelial e hipertrofia de la media en el sitio del nido, lo que impide que se puedan diferenciar con facilidad las arterias de las venas. No se encuentra en su interior tejido autóctono de la estructura en donde se localiza (cerebro, intestino, riñón, músculo, etc.), es decir, la malformación lo desplaza por efecto de masa hacia la periferia, y no lo invade. Esta angio-arquitectura es tan específica, que permite además de diferenciarle de las fístulas arterio-venosas adquiridas por trauma o edad, confirmar su origen fetal. Algunas, tienden a crecer, otras permaneces estáticas y alguna al parecer llegan a involucionar.

Por medio de estudios de angiografía por sustracción, y monografía, ha sido posible demostrar algunas características hemodinámicas, como el que se trata de una estructura que de manera característica, es de poca resistencia y alto o bajo flujo, lo que puede ocasionar "robo" de la propia corriente, ocasionando hipotensión arterial y bajo flujo en la zona perilesional, así como en la arterias que le alimentan, las cuales llegan a ser bastante grandes, en comparación con lo pequeño de las circunvecinas normales, y claro con un torrente sanguíneo de paso rápido a través de la lesión. Cuando se eleva la presión dentro de la arteria alimentadora, y se combina con una estenosis en el lado venoso, las posibilidades de ruptura y hemorragia se incrementan considerablemente.

Sus manifestaciones clínicas dependen de circunstancias especiales relacionadas con su localización. Por ejemplo de la hipertensión venosa dentro de la médula, por ingurgitación de los plexos llega a ocasionar problemas con la deambulación, así como disfunción urinaria y colonica, como sucede en otra mielopatías asociadas a estos problemas. Otros obedecen más a la ruptura y hemorragia, con déficit neurológico, melena, hematuria, etc., pareciendo ser que el tamaño en si no es un dato que permita diferenciar el riesgo de rotura. Las localizadas en el pulmón generan una situación muy particular, ya que se establece un shunt de derecha a izquierda debido que la sangre de los vasos arteriales pulmonares, al no pasar por la red capilar, entran a la circulación de la vena pulmonar sin oxigenarse, lo que ocasiona hipoxemia, además de impedir el filtrado de micropartículas que normalmente hacen los capilares, por lo que entran a la circulación sistémica y en consecuenica impactándose en otros territorios capilares, incluyendo el cerebro, en donde además de ocasionar accidentes vasculares, pueden generar abscesos.

Otros, se manifiestan por un efecto de masa, y algunos más pasan desapercibidos identificándose sólo de manera accidental, con lo que generan un dilema de no fácil solución, ya que no existen datos claros para poder determinar con exactitud cuales tienen alto riesgo de hemorragia.

Su manejo puede ser quirúrgico, aunque existen técnicas endovasculares disponibles, dependiendo de su localización.

REFERENCIAS

1.   Acarturk E, oZeren A, Koc M, Yaliniz H, Bicakci S, Demir M. Left ventricular hydatid cyst presenting with acute ischemic stroke: case report. J Am Soc Echocardiogr 2004; 17(9):1009-1010.

2.   Achneck H, Modi B, Shaw C et al. Ascending thoracic aneurysms are associated with decreased systemic atherosclerosis. Chest 2005; 128(3):1580-1586.

3.   Adamopoulos S, Kokkinou S, Parissis JT, Kremastinos DT. New insight into "heart-hand" syndromes: a newly discovered chromosomal abnormality in a family with "heart-hand" syndrome. Int J Cardiol 2004; 97(1):129-132.

4.   Agricola E, Bombardini T, Oppizzi M et al. Usefulness of latent left ventricular dysfunction assessed by Bowditch Treppe to predict stress-induced pulmonary hypertension in minimally symptomatic severe mitral regurgitation secondary to mitral valve prolapse. Am J Cardiol 2005; 95(3):414-417.

5.   Ahmad I, Ahmad W, Dingui M. Prevention or reversal of deep venous insufficiency by aggressive treatment of superficial venous disease. Am J Surg 2006; 191(1):33-38.

6.   Aird WC. Endothelial cell heterogeneity. Crit Care Med 2003; 31(4 Suppl):S221-S230.

7.   Aird WC. Endothelium as an organ system. Crit Care Med 2004; 32(5 Suppl):S271-S279.

8.   Al-Sarraf N, Doddakula K, Moore D, McGovern E. Idiopathic chronic constrictive pericarditis secondary to calcified pericardial haematoma. Intern Med 2007; 46(14):1113-1115.

9.   Al-Shraim M, Mahboub B, Neligan PC, Chamberlain D, Ghazarian D. Primary pleural epithelioid haemangioendothelioma with metastases to the skin. A case report and literature review. J Clin Pathol 2005; 58(1):107-109.

10. Al AJ, Ko HH, Owen D, Steinbrecher UP. Epithelioid angiosarcoma of the small bowel. Gastrointest Endosc 2006; 64(6):1018-1021.

11. Alam R, Busse WW. The eosinophil—quo vadis? J Allergy Clin Immunol 2004; 113(1):38-42.

12. Albrich WC, Kraft C, Fisk T, Albrecht H. A mechanic with a bad valve: blood-culture-negative endocarditis. Lancet Infect Dis 2004; 4(12):777-784.

13. Albright JT, Pransky SM. Nontuberculous mycobacterial infections of the head and neck. Pediatr Clin North Am 2003; 50(2):503-514.

14. Almoosa KF, McCormack FX, Sahn SA. Pleural disease in lymphangioleiomyomatosis. Clin Chest Med 2006; 27(2):355-368.

15. Anderson PD, Mehta NN, Wolfe ML et al. Innate immunity modulates adipokines in humans. J Clin Endócrinol Metab 2007; 92(6):2272-2279.

16. Ardehali H, Qasim A, Cappola T et al. Endomyocardial biopsy plays a role in diagnosing patients with unexplained cardiomyopathy. Am Heart J 2004; 147(5):919-923.

17. Ardehali H, Kasper EK, Baughman KL. Diagnostic approach to the patient with cardiomyopathy: whom to biopsy. Am Heart J 2005; 149(1):7-12.

18. Artama M, Auvinen A, Raudaskoski T, Isojarvi I, Isojarvi J. Antiepileptic drug use of women with epilepsy and congenital malformations in offspring. Neurology 2005; 64(11):1874-1878.

19. Askew CD, Green S, Walker PJ et al. Skeletal muscle phenotype is associated with exercise tolerance in patients with peripheral arterial disease. J Vasc Surg 2005; 41(5):802-807.

20. Assaf C, Hummel M, Steinhoff M et al. Early TCR-beta and TCR-gamma PCR detection of T-cell clonality indicates minimal tumor disease in lymph nodes of cutaneous T-cell lymphoma: diagnostic and prognostic implications. Blood 2005; 105(2):503-510.

21. Ayala TH, Schulman SP. Pathogenesis and early management of non-ST-segment elevation acute coronary syndromes. Cardiol Clin 2006; 24(1):19-35.

22. Bachmeyer C, Henni MA, Blanc AS, Langman B, Kazerouni F, Cadranel JF. [Chylous ascites revealing a non-Hodgkin lymphoma]. Presse Med 2004; 33(3):167-169.

23. Bahado-Singh RO, Wapner R, Thom E et al. Elevated first-trimester nuchal translucency increases the risk of congenital heart defects. Am J Obstet Gynecol 2005; 192(5):1357-1361.

24. Bamberger DM, Boyd SE. Management of Staphylococcus aureus infections. Am Fam Physician 2005; 72(12):2474-2481.

25. Baron MG, Book WM. Congenital heart disease in the adult: 2004. Radiol Clin North Am 2004; 42(3):675-90, vii.

26. Baxter BT. Could medical intervention work for aortic aneurysms? Am J Surg 2004; 188(6):628-632.

27. Beauchesne LM, Veinot JP, Brais MP, Burwash IG, Chan KL. Acute aortic intimal tear without a mobile flap mimicking an intramural hematoma. J Am Soc Echocardiogr 2003; 16(3):285-288.

28. Beck SD, Lalka SG. Long-term results after inferior vena caval resection during retroperitoneal lymphadenectomy for metastatic germ cell cancer. J Vasc Surg 1998; 28(5):808-814.

29. Ben-Horin S, Shinfeld A, Kachel E, Chetrit A, Livneh A. The composition of normal pericardial fluid and its implications for diagnosing pericardial effusions. Am J Med 2005; 118(6):636-640.

30. Bendjelid K, Pugin J. Is Dressler syndrome dead? Chest 2004; 126(5):1680-1682.

31. Bengmark S. Bioecologic control of inflammation and infection in critical illness. Anesthesiol Clin 2006; 24(2):299-323, vi.

32. Bernheim AM, Connolly HM, Pellikka PA. Carcinoid heart disease in patients without hepatic metastases. Am J Cardiol 2007; 99(2):292-294.

33. Bernier FP, Spaetgens R. The geneticist's role in adult congenital heart disease. Cardiol Clin 2006; 24(4):557-5vi.

34. Beus KS, Stack BC, Jr. Calciphylaxis. Otolaryngol Clin North Am 2004; 37(4):941-8, xii.
35. Bikowski JB, Dumont AM. Lymphangioma circumscriptum: treatment with hypertonic saline sclerotherapy. J Am Acad Dermatol 2005; 53(3):442-444.
36. Binder G, Neuer K, Ranke MB, Wittekindt NE. PTPN11 mutations are associated with mild growth hormone resistance in individuals with Noonan syndrome. J Clin Endócrinol Metab 2005; 90(9):5377-5381.
37. Bland KL, Perczyk R, Du W et al. Can a practicing surgeon detect early lymphedema reliably? Am J Surg 2003; 186(5):509-513.
38. Bloom RD, Goldberg LR, Wang AY, Faust TW, Kotloff RM. An overview of solid organ transplantation. Clin Chest Med 2005; 26(4):529-43, v.
39. Bohner H, Luther B, Braunstein S, Beer S, Sandmann W. Primary malignant tumors of the aorta: clinical presentation, treatment, and course of different entities. J Vasc Surg 2003; 38(6):1430-1433.
40. Bosi G, Garani G, Scorrano M, Calzolari E. Temporal variability in birth prevalence of congenital heart defects as recorded by a general birth defects registry. J Pediatr 2003; 142(6):690-698.
41. Boyd J, Sloan S, Meffert J. Elephantiasis nostrum verrucosa of the abdomen: clinical results with tazarotene. J Drugs Dermatol 2004; 3(4):446-448.
42. Brady WJ, Ferguson JD, Ullman EA, Perron AD. Myocarditis: emergency department recognition and management. Emerg Med Clin North Am 2004; 22(4):865-885.
43. Brem H, Kirsner RS, Falanga V. Protocol for the successful treatment of venous ulcers. Am J Surg 2004; 188(1A Suppl):1-8.
44. Brescia A, Pinto F, Gardi M, Maria VF, Bassi PF. Renal hemangiopericytoma: case report and review of the literature. Urology 2008; 71(4):755-12.
45. Brogan TV, Alfieris GM. Has the time come to rename the Blalock-Taussig shunt? Pediatr Crit Care Med 2003; 4(4):450-453.
46. Brown DL, Frank JE. Diagnosis and management of syphilis. Am Fam Physician 2003; 68(2):283-290.
47. Bruckner AL, Frieden IJ. Hemangiomas of infancy. J Am Acad Dermatol 2003; 48(4):477-493.
48. Bunch TJ, Oh JK, Click RL. Subepicardial aneurysm of the left ventricle. J Am Soc Echocardiogr 2003; 16(12):1318-1321.
49. Burke AP, Virmani R. Sarcomas of the great vessels. A clinicopathologic study. Cancer 1993; 71(5):1761-1773.
50. Burke AP, Virmani R. Pathophysiology of acute myocardial infarction. Med Clin North Am 2007; 91(4):553-572.
51. Butany J, Nair V, Naseemuddin A, Nair GM, Catton C, Yau T. Cardiac tumours: diagnosis and management. Lancet Oncol 2005; 6(4):219-228.
52. Caggiati A, Bergan JJ, Gloviczki P, Eklof B, Allegra C, Partsch H. Nomenclature of the veins of the lower limb: extensions, refinements, and clinical application. J Vasc Surg 2005; 41(4):719-724.
53. Calabresi P, Centonze D, Pisani A, Cupini L, Bernardi G. Synaptic plasticity in the ischaemic brain. Lancet Neurol 2003; 2(10):622-629.

54. Calder KK, Severyn FA. Surgical emergencies in the intravenous drug user. Emerg Med Clin North Am 2003; 21(4):1089-1116.
55. Caletti GC, Brocchi E, Labriola E, Gasbarrini G, Barbara L. Pericarditis: a probably overlooked complication of endoscopic variceal sclerotherapy. Endoscopy 1990; 22(3):144-145.
56. Camoglio FS, Dipaola G, Cervellione RM et al. Treatment of neonatal chylous ascites using a modified Denver peritoneovenous shunt: a case report. Pediatr Med Chir 2003; 25(2):145-147.
57. Cancarini GC, Pola A, Pezzotti G, Tardanico R, Cozzoli A, Cunico SC. Recovery of renal function after right nephrectomy, cavectomy and left renal vein ligation. J Nephrol 2002; 15(2):186-190.
58. Cantalejo C, Fernandez-Crehuet JL, Marcos A, Rodriguez-Pichardo A, Camacho F. [Nonvenereal sclerosing lymphangitis of the penis: presentation of a clinical case]. Actas Dermosifiliogr 2005; 96(6):395-397.
59. Caputo S, Capozzi G, Santoro G et al. Multiple right coronary artery fistulae in a patient with diffuse hypertrophic cardiomyopathy: a case report. J Am Soc Echocardiogr 2005; 18(8):884.
60. Carapetis JR, Steer AC, Mulholland EK, Weber M. The global burden of group A streptococcal diseases. Lancet Infect Dis 2005; 5(11):685-694.
61. Chang YL, Lien R, Wang CJ, Chang SD, Soong YK. Congenital chylothorax in three siblings. Am J Obstet Gynecol 2005; 192(6):2065-2066.
62. Chaoui R, Heling KS, Sarioglu N, Schwabe M, Dankof A, Bollmann R. Aberrant right subclavian artery as a new cardiac sign in second—and third-trimester fetuses with Down syndrome. Am J Obstet Gynecol 2005; 192(1):257-263.
63. Chaowalit N, Connolly HM, Schaff HV, Webb MJ, Pellikka PA. Carcinoid heart disease associated with primary ovarian carcinoid tumor. Am J Cardiol 2004; 93(10):1314-1315.
64. Chen GP, Goldberg SL, Gill EA, Jr. Patent foramen ovale and the platypnea-orthodeoxia syndrome. Cardiol Clin 2005; 23(1):85-89.
65. Chen JM, Glickstein JS, Margossian R et al. Superior outcomes for repair in infants and neonates with tetralogy of Fallot with absent pulmonary valve syndrome. J Thorac Cardiovasc Surg 2006; 132(5):1099-1104.
66. Chen MC, Chang HW, Wu CJ et al. Percutaneous transluminal mitral valvuloplasty reduces circulating soluble CD40 ligand in rheumatic mitral stenosis. Chest 2005; 128(1):36-41.
67. Cheng TO, Xie MX, Wang XF, Wang Y, Lu Q. Real-time 3-dimensional echocardiography in assessing atrial and ventricular septal defects: an echocardiographic-surgical correlative study. Am Heart J 2004; 148(6):1091-1095.
68. Chockalingam A, Venkatesan S, Dorairajan S et al. Safety and efficacy of enalapril in multivalvular heart disease with significant mitral stenosis—SCOPE-MS. Angiology 2005; 56(2):151-158.
69. Choi JH, Mohr JP. Brain arteriovenous malformations in adults. Lancet Neurol 2005; 4(5):299-308.

70.   Choudhary S, MacKinnon CA, Morrissey GP, Tan ST. A case of giant nasal pyogenic granuloma gravidarum. J Craniofac Surg 2005; 16(2):319-321.
71.   Chuang CH, Yan DC, Chiu CH et al. Clinical and laboratory manifestations of Kikuchi's disease in children and differences between patients with and without prolonged fever. Pediatr Infect Dis J 2005; 24(6):551-554.
72.   Chugh R, Perloff JK, Fishbein M, Child JS. Extramural coronary arteries in adults with cyanotic congenital heart disease. Am J Cardiol 2004; 94(10):1355-1357.
73.   Chun ML, Buekers TE, Sood AK, Sorosky JI. Postoperative wound infection with Pasteurella multocida from a pet cat. Am J Obstet Gynecol 2003; 188(4):1115-1116.
74.   Clark EB. Pathogenetic mechanisms of congenital cardiovascular malformations revisited. Semin Perinatol 1996; 20(6):465-472.
75.   Clark EB. Evolution, genetics, and the etiology of congenital cardiovascular malformations. J Pediatr 2004; 144(4):416-417.
76.   Collins N, Bellamy G, Hayes P. Intrapericardial carcinoid metastasis. J Am Soc Echocardiogr 2004; 17(6):675-676.
77.   Collins N, Bellamy G, Hayes P. Intrapericardial carcinoid metastasis. J Am Soc Echocardiogr 2004; 17(6):675-676.
78.   Conlon JD, Drolet BA. Skin lesions in the neonate. Pediatr Clin North Am 2004; 51(4):863-viii.
79.   Corretti M. Brachial artery reactivity: clinical tool or research toy? J Am Soc Echocardiogr 2004; 17(6):693-696.
80.   Costerton JW, Stewart PS, Greenberg EP. Bacterial biofilms: a common cause of persistent infections. Science 1999; 284(5418):1318-1322.
81.   Crespo G, Jacobs LE, Maraj S, Garcia F, Zaeri N, Kotler MN. Penetrating aortic atherosclerotic ulcer complicated by periesophageal hematoma. J Am Soc Echocardiogr 2003; 16(2):182-184.
82.   Cronin P, Arenberg D. Pulmonary epithelioid hemangioendothelioma: an unusual case and a review of the literature. Chest 2004; 125(2):789-793.
83.   Cronquist SD. Tularemia: the disease and the weapon. Dermatol Clin 2004; 22(3):313-vii.
84.   Cubillos-Garzon LA, Casas JP, Morillo CA, Bautista LE. Congestive heart failure in Latin America: the next epidemic. Am Heart J 2004; 147(3):412-417.
85.   Cury RC, Ferencik M, Hoffmann U et al. Epidemiology and association of vascular and valvular calcium quantified by multidetector computed tomography in elderly asymptomatic subjects. Am J Cardiol 2004; 94(3):348-351.
86.   Czarnacki M, Gacka M, Adamiec R. [A role of endothelin 1 in the pathogenesis of thromboangiitis obliterans (initital news)]. Przegl Lek 2004; 61(12):1346-1350.
87.   Daya M, Nakamura Y. Pulmonary disease from biological agents: anthrax, plague, Q fever, and tularemia. Crit Care Clin 2005; 21(4):747-63, vii.

88. de Jonge RC, Polderman KH, Gemke RJ. Central venous catheter use in the pediatric patient: mechanical and infectious complications. Pediatr Crit Care Med 2005; 6(3):329-339.

89. Dedeoglu F, Sundel RP. Vasculitis in children. Pediatr Clin North Am 2005; 52(2):547-75, vii.

90. Dedeoglu F, Sundel RP. Vasculitis in children. Pediatr Clin North Am 2005; 52(2):547-75, vii.

91. del Zoppo GJ. TIAs and the pathology of cerebral ischemia. Neurology 2004; 62(8 Suppl 6):S15-S19.

92. Dellegrottaglie S, Saran R, Rajagopalan S. Vascular calcification in patients with renal failure: culprit or innocent bystander? Cardiol Clin 2005; 23(3):373-384.

93. Divakaramenon SM, Krishnan MN, Venugopal K. Calcific constrictive pericarditis (concretio cordis). Heart 2005; 91(1):18.

94. Dombeck TA, Satonik RC. The porphyrias. Emerg Med Clin North Am 2005; 23(3):885-99, x.

95. Dosios T, Theakos N, Chatziantoniou C. Cervical mediastinoscopy and anterior mediastinotomy in superior vena cava obstruction. Chest 2005; 128(3):1551-1556.

96. Doyle NM, Monga M. Thromboembolic disease in pregnancy. Obstet Gynecol Clin North Am 2004; 31(2):319-44, vi.

97. Dunder K, Lind L, Lagerqvist B, Zethelius B, Vessby B, Lithell H. Cardiovascular risk factors for stable angina pectoris versus unheralded myocardial infarction. Am Heart J 2004; 147(3):502-508.

98. Duwe BV, Sterman DH, Musani AI. Tumors of the mediastinum. Chest 2005; 128(4):2893-2909.

99. Earing MG, Cetta F, Driscoll DJ et al. Long-term results of the Fontan operation for double-inlet left ventricle. Am J Cardiol 2005; 96(2):291-298.

100. Edouard AR, Felten ML, Hebert JL, Cosson C, Martin L, Benhamou D. Incidence and significance of cardiac troponin I release in severe trauma patients. Anesthesiology 2004; 101(6):1262-1268.

101. Engelen MA, Bruch C, Buerger H, Weckesser M, Hoffmeier A. Pericarditis constrictiva and high-degree atrioventricular block as a first manifestation of a cardiac B-cell lymphoma. J Am Soc Echocardiogr 2005; 18(6):694.

102. Eralp I, Lie-Venema H, DeRuiter MC et al. Coronary artery and orifice development is associated with proper timing of epicardial outgrowth and correlated Fas-ligand-associated apoptosis patterns. Circ Res 2005; 96(5):526-534.

103. Erickson QL, Kobayashi T, Vogel PS. Photo quiz. Woody edema of the legs. Am Fam Physician 2003; 67(3):583-584.

104. Euathrongchit J, Thoongsuwan N, Stern EJ. Nonvascular mediastinal trauma. Radiol Clin North Am 2006; 44(2):251-8, viii.

105. Farnsworth RH, Achen MG, Stacker SA. Lymphatic endothelium: an important interactive surface for malignant cells. Pulm Pharmacol Ther 2006; 19(1):51-60.

106. Favilli S, Lapi E, Pollini I, Calabri GB, Bini RM. Prenatal diagnosis and postnatal outcome in patients with absent pulmonary valve syndrome not associated with tetralogy of Fallot: report of one case and review of the literature. J Cardiovasc Med (Hagerstown) 2008; 9(11):1127-1129.
107. Figueras J, Domingo E, Cortadellas J et al. Comparison of plasma serotonin levels in patients with variant angina pectoris versus healed myocardial infarction. Am J Cardiol 2005; 96(2):204-207.
108. Fink JN, Caplan LR. Cerebrovascular cases. Med Clin North Am 2003; 87(4):755-70, vii.
109. Flynn PA, da Graca RL, Auld PA, Nesin M, Kleinman CS. The use of a bedside assay for plasma B-type natriuretic peptide as a biomarker in the management of patent ductus arteriosus in premature neonates. J Pediatr 2005; 147(1):38-42.
110. Fontan F, Baudet E. Surgical repair of tricuspid atresia. Thorax 1971; 26(3):240-248.
111. Forleo C, Resta N, Sorrentino S et al. Association of beta-adrenergic receptor polymorphisms and progression to heart failure in patients with idiopathic dilated cardiomyopathy. Am J Med 2004; 117(7):451-458.
112. Fox E, Harkins D, Taylor H et al. Epidemiology of mitral annular calcification and its predictive value for coronary events in African Americans: the Jackson Cohort of the Atherosclerotic Risk in Communities Study. Am Heart J 2004; 148(6):979-984.
113. Friedewald VE, Maron BJ, Roberts WC. The editor's roundtable: sudden cardiac death in athletes. Am J Cardiol 2007; 100(9):1451-1459.
114. Frommelt PC, Frommelt MA. Congenital coronary artery anomalies. Pediatr Clin North Am 2004; 51(5):1273-1288.
115. Frykberg RG. An evidence-based approach to diabetic foot infections. Am J Surg 2003; 186(5A):44S-54S.
116. Fujitani S, Baldisseri MR. Hemodynamic assessment in a pregnant and peripartum patient. Crit Care Med 2005; 33(10 Suppl):S354-S361.
117. Garcia MA, Ramonet M, Ciocca M et al. Alagille syndrome: cutaneous manifestations in 38 children. Pediatr Dermatol 2005; 22(1):11-14.
118. Garcia RE, Friedman WF, Kaback MM, Rowe RD. Idiopathic hypercalcemia and supravalvular aortic stenosis. Documentation of a new syndrome. N Engl J Med 1964; 271:117-120.
119. Garzon MC, Huang JT, Enjolras O, Frieden IJ. Vascular malformations: Part I. J Am Acad Dermatol 2007; 56(3):353-370.
120. Geddes LA, Roeder RA. Evolution of our knowledge of sudden death due to commotio cordis. Am J Emerg Med 2005; 23(1):67-75.
121. George RE, Lipshultz SE, Lipsitz SR, Colan SD, Diller L. Association between congenital cardiovascular malformations and neuroblastoma. J Pediatr 2004; 144(4):444-448.
122. Germonpre P, Hastir F, Dendale P, Marroni A, Nguyen AF, Balestra C. Evidence for increasing patency of the foramen ovale in divers. Am J Cardiol 2005; 95(7):912-915.

123. Germonpre P. Patent foramen ovale and diving. Cardiol Clin 2005; 23(1):97-104.
124. Giachelli CM. Vascular calcification mechanisms. J Am Soc Nephrol 2004; 15(12):2959-2964.
125. Gill DS, Yong QW, Wong TW, Tan LK, Ng KS. Vegetation and bilateral congenital coronary artery fistulas. J Am Soc Echocardiogr 2005; 18(5):492-493.
126. Gill EA, Jr. Definitions and pathophysiology of the patent foramen ovale: broad overview. Cardiol Clin 2005; 23(1):1-6.
127. Gill EA, Jr., Quaife RA, Goldberg SL. The echocardiographer's role during the placement of patent foramen ovale closure devices. Cardiol Clin 2005; 23(1):53-64.
128. Gill JM, Quisel AM, Rocca PV, Walters DT. Diagnosis of systemic lupus erythematosus. Am Fam Physician 2003; 68(11):2179-2186.
129. Goldberg SR, Halvorsen RA, Neifeld JP. Vascular tumors of the abdominal wall. Am J Surg 2004; 187(4):553-556.
130. Golden MP, Vikram HR. Extrapulmonary tuberculosis: an overview. Am Fam Physician 2005; 72(9):1761-1768.
131. Goldenberg RL, Culhane JF, Johnson DC. Maternal infection and adverse fetal and neonatal outcomes. Clin Perinatol 2005; 32(3):523-559.
132. Goldmuntz E. The genetic contribution to congenital heart disease. Pediatr Clin North Am 2004; 51(6):1721-37, x.
133. Gorman RC, Jackson BM, Gorman JH. The potential role of ventricular compressive therapy. Surg Clin North Am 2004; 84(1):45-59.
134. Gowda RM, Misra D, Tranbaugh RF, Ohki T, Khan IA. Endovascular stent grafting of descending thoracic aortic aneurysms. Chest 2003; 124(2):714-719.
135. Gowda RM, Boxt LM. Calcifications of the heart. Radiol Clin North Am 2004; 42(3):603-vii.
136. Graham RM, Owens WA. Pathogenesis of inherited forms of dilated cardiomyopathy. N Engl J Med 1999; 341(23):1759-1762.
137. Grecula MJ, Caban ME. Common orthopaedic problems in the elderly patient. J Am Coll Surg 2005; 200(5):774-783.
138. Grizzard JD, Ang GB. Magnetic resonance imaging of pericardial disease and cardiac masses. Cardiol Clin 2007; 25(1):111-40, vi.
139. Gruman A, Liang MG, Mulliken JB et al. Kaposiform hemangioendothelioma without Kasabach-Merritt phenomenon. J Am Acad Dermatol 2005; 52(4):616-622.
140. Guntupalli SR, Steingrub J. Hepatic disease and pregnancy: an overview of diagnosis and management. Crit Care Med 2005; 33(10 Suppl):S332-S339.
141. Ha JW, Ommen SR, Tajik AJ et al. Differentiation of constrictive pericarditis from restrictive cardiomyopathy using mitral annular velocity by tissue Doppler echocardiography. Am J Cardiol 2004; 94(3):316-319.
142. Hager A, Kaemmerer H, Leppert A et al. Follow-up of adults with coarctation of the aorta: comparison of helical CT and MRI, and impact on assessing diameter changes. Chest 2004; 126(4):1169-1176.

143. Haggstrom AN, Frieden IJ. Hemangiomas: past, present, and future. J Am Acad Dermatol 2004; 51(1 Suppl):S50-S52.
144. Hahn RG, Knox LM, Forman TA. Evaluation of poststreptococcal illness. Am Fam Physician 2005; 71(10):1949-1954.
145. Hannoush H, Fawzy ME, Stefadouros M, Moursi M, Chaudhary MA, Dunn B. Regression of significant tricuspid regurgitation after mitral balloon valvotomy for severe mitral stenosis. Am Heart J 2004; 148(5):865-870.
146. Hardwigsen J, Balandraud P, Ananian P, Saisse J, Le Treut YP. Leiomyosarcoma of the retrohepatic portion of the inferior vena cava: clinical presentation and surgical management in five patients. J Am Coll Surg 2005; 200(1):57-63.
147. Haro LH, Krajicek M, Lobl JK. Challenges, controversies, and advances in aortic catastrophes. Emerg Med Clin North Am 2005; 23(4):1159-1177.
148. Harpaz D, Rozenman Y, Medalion B, Geva Y. Anomalous origin of the left coronary artery from the pulmonary artery accompanied by mitral valve prolapse and regurgitation: Surgical implication of dobutamine stress echocardiography. J Am Soc Echocardiogr 2004; 17(1):73-77.
149. Hasham SN, Lewin MR, Tran VT et al. Nonsyndromic genetic predisposition to aortic dissection: a newly recognized, diagnosable, and preventable occurrence in families. Ann Emerg Med 2004; 43(1):79-82.
150. Hassell KL. Hematologic ramifications of patent foramen ovale—role of hypercoagulable state. Cardiol Clin 2005; 23(1):65-71.
151. Heazell A, Thorneycroft J, Walton V, Etherington I. Acupressure for the in-patient treatment of nausea and vomiting in early pregnancy: a randomized control trial. Am J Obstet Gynecol 2006; 194(3):815-820.
152. Herdman AV, Steele JC, Jr. The new mycobacterial species—emerging or newly distinguished pathogens. Clin Lab Med 2004; 24(3):651-90, vi.
153. Herman AR, Morello F, Strickland JL. Vulvar venous malformations in an 11-year-old girl: a case report. J Pediatr Adolesc Gynecol 2004; 17(3):179-181.
154. Hirai S, Hamanaka Y, Mitsui N, Morifuji K, Sutoh M. Surgical treatment of chronic constrictive pericarditis using an ultrasonic scalpel. Ann Thorac Cardiovasc Surg 2005; 11(3):204-207.
155. Hirschmann JV, Raugi GJ. Blue (or purple) toe syndrome. J Am Acad Dermatol 2009; 60(1):1-20.
156. Ho E, Foley DP, Brown A. Aortic hypoplasia and right ventricular outflow tract obstruction in a young man with uncontrolled hypertension. J Am Soc Echocardiogr 2005; 18(8):883.
157. Ho HH, Lee KL, Lau CP, Tse HF. Clinical characteristics of and long-term outcome in Chinese patients with hypertrophic cardiomyopathy. Am J Med 2004; 116(1):19-23.
158. Ho HH, Lee KL, Lau CP, Tse HF. Clinical characteristics of and long-term outcome in Chinese patients with hypertrophic cardiomyopathy. Am J Med 2004; 116(1):19-23.
159. Hoeft D, Kroger K, Grabbe S, Dissemond J. [Thromboangiitis obliterans: an overview]. J Dtsch Dermatol Ges 2004; 2(10):827-832.

160. Hoffman JI, Kaplan S, Liberthson RR. Prevalence of congenital heart disease. Am Heart J 2004; 147(3):425-439.
161. Hogan MT. Cutaneous infections associated with HIV/AIDS. Dermatol Clin 2006; 24(4):473-95, vi.
162. Hollenbeck ST, Grobmyer SR, Kent KC, Brennan MF. Surgical treatment and outcomes of patients with primary inferior vena cava leiomyosarcoma. J Am Coll Surg 2003; 197(4):575-579.
163. Hopsu E, Pitkaranta A. Jugular vein aneurysm or phlebectasia. Am J Surg 2004; 188(5):622.
164. Horvath J, Fross RD, Kleiner-Fisman G et al. Severe multivalvular heart disease: a new complication of the ergot derivative dopamine agonists. Mov Disord 2004; 19(6):656-662.
165. Hung MJ, Kuo LT, Cheng CW, Chang CP, Cherng WJ. Comparison of peripheral monocyte counts in patients with and without coronary spasm and without fixed coronary narrowing. Am J Cardiol 2004; 93(5):620-624.
166. Imazio M, Demichelis B, Parrini I et al. Recurrent pain without objective evidence of disease in patients with previous idiopathic or viral acute pericarditis. Am J Cardiol 2004; 94(7):973-975.
167. Imazio M, Demichelis B, Parrini I et al. Relation of acute pericardial disease to malignancy. Am J Cardiol 2005; 95(11):1393-1394.
168. Iqbal A, Cormack GC, Scerri G. Hereditary multiple glomangiomas. Br J Plast Surg 1998; 51(1):32-37.
169. Iwao F, Sato-Matsumura KC, Sawamura D, Shimizu H. Elephantiasis nostras verrucosa successfully treated by surgical debridement. Dermatol Surg 2004; 30(6):939-941.
170. Iwashita A, Yao T, Schlemper RJ et al. Mesenteric phlebosclerosis: a new disease entity causing ischemic colitis. Dis Colon Rectum 2003; 46(2):209-220.
171. Jacobs BR. Central venous catheter occlusion and thrombosis. Crit Care Clin 2003; 19(3):489-514, ix.
172. Jensenius M, Fournier PE, Vene S et al. African tick bite fever in travelers to rural sub-Equatorial Africa. Clin Infect Dis 2003; 36(11):1411-1417.
173. Jiang M, Mezentsev A, Kemp R et al. Smooth muscle—specific expression of CYP4A1 induces endothelial sprouting in renal arterial microvessels. Circ Res 2004; 94(2):167-174.
174. Johnson LB, Pasumarthy A, Saravolatz LD. Parvovirus B19 infection presenting with necrotizing lymphadenitis. Am J Med 2003; 114(4):340-341.
175. Johnston DC, Hill MD. The patient with transient cerebral ischemia: a golden opportunity for stroke prevention. CMAJ 2004; 170(7):1134-1137.
176. Jones JH, Weir WB. Cocaine-associated chest pain. Med Clin North Am 2005; 89(6):1323-1342.
177. Jones RH, Carek PJ. Management of varicose veins. Am Fam Physician 2008; 78(11):1289-1294.
178. Joshi R, Abraham S, Kumar AS. New approach for complete endocardiectomy in left ventricular endomyocardial fibrosis. J Thorac Cardiovasc Surg 2003; 125(1):40-42.

179. Kabukcu M, Demircioglu F, Yanik E, Basarici I, Ersel F. Pericardial tamponade and large pericardial effusions: causal factors and efficacy of percutaneous catheter drainage in 50 patients. Tex Heart Inst J 2004; 31(4):398-403.
180. Kajbaf S, Veinot JP, Ha A, Zimmerman D. Comparison of surgically removed cardiac valves of patients with ESRD with those of the general population. Am J Kidney Dis 2005; 46(1):86-93.
181. Kakati S, Doley B, Pal S, Deka UJ. Elephantiasis Nostras Verrucosa: a rare thyroid dermopathy in Graves' disease. J Assoc Physicians India 2005; 53:571-572.
182. Kalra M, Gloviczki P. Surgical treatment of venous ulcers: role of subfascial endoscopic perforator vein ligation. Surg Clin North Am 2003; 83(3):671-705.
183. Kamath BM, Piccoli DA. Heritable disorders of the bile ducts. Gastroenterol Clin North Am 2003; 32(3):857-75, vi.
184. Kano K, Arisaka O. Chyluria due to retroperitoneal lymphangioma producing nephrotic syndrome. J Pediatr 2003; 143(5):685.
185. Kapadia SR. Patent foramen ovale closure: historical perspective. Cardiol Clin 2005; 23(1):73-83.
186. Kasravi B, Reid CL, Allen BJ. Coronary artery fistula presenting as bacterial endocarditis. J Am Soc Echocardiogr 2004; 17(12):1315-1316.
187. Kaufman BA. Neural tube defects. Pediatr Clin North Am 2004; 51(2):389-419.
188. Kaymaz C, Ozdemir N, Erentug V, Sismanoglu M, Yakut C, Ozkan M. Location, size, and morphologic characteristics of left atrial thrombi as assessed by transesophageal echocardiography in relation to systemic embolism in patients with rheumatic mitral valve disease. Am J Cardiol 2003; 91(6):765-769.
189. Keaney CM, Springate JE. Cancer and the kidney. Adolesc Med Clin 2005; 16(1):121-148.
190. Kerketta AS, Babu BV, Rath K, Jangid PK, Nayak AN, Kar SK. A randomized clinical trial to compare the efficacy of three treatment regimens along with footcare in the morbidity management of filarial lymphoedema. Trop Med Int Health 2005; 10(7):698-705.
191. Kertai MD, Bountioukos M, Boersma E et al. Aortic stenosis: an underestimated risk factor for perioperative complications in patients undergoing noncardiac surgery. Am J Med 2004; 116(1):8-13.
192. Khorana AA, Fine RL. Pancreatic cancer and thromboembolic disease. Lancet Oncol 2004; 5(11):655-663.
193. Kieffer E, Alaoui M, Piette JC, Cacoub P, Chiche L. Leiomyosarcoma of the inferior vena cava: experience in 22 cases. Ann Surg 2006; 244(2):289-295.
194. Kim DY, Pantelic MV, Yoshida A, Jerius J, Abouljoud MS. Cavernous hemangioma presenting as Budd-Chiari syndrome. J Am Coll Surg 2005; 200(3):470-471.
195. Kinsara A, Chan KL. Noninvasive imaging modalities in coarctation of the aorta. Chest 2004; 126(4):1016-1018.

196. Kismoune N, Eicher JC, Jazayeri S et al. ["Spontaneous" rupture of the left iliac vein complicating Cockett's syndrome]. Arch Mal Coeur Vaiss 2003; 96(4):347-350.

197. Knaut AL, Cleveland JC, Jr. Aortic emergencies. Emerg Med Clin North Am 2003; 21(4):817-845.

198. Knirsch W, Haas NA, Uhlemann F, Dietz K, Lange PE. Clinical course and complications of infective endocarditis in patients growing up with congenital heart disease. Int J Cardiol 2005; 101(2):285-291.

199. Koch CG, Milas BL, Savino JS. What does transesophageal echocardiography add to valvular heart surgery? Anesthesiol Clin North America 2003; 21(3):587-611.

200. Komodromos T, Lieb D, Baraboutis J. Unusual presentation of a pericardial cyst. Heart Vessels 2004; 19(1):49-51.

201. Konen E, Merchant N, Gutierrez C et al. True versus false left ventricular aneurysm: differentiation with MR imaging—initial experience. Radiology 2005; 236(1):65-70.

202. Koss T, Lanatra N, Stiller MJ, Grossman ME. An unusual combination: lipedema with myiasis. J Am Acad Dermatol 2004; 50(6):969-972.

203. Kovacs AH, Sears SF, Saidi AS. Biopsychosocial experiences of adults with congenital heart disease: review of the literature. Am Heart J 2005; 150(2):193-201.

204. Krantz MJ, Lee JK, Spodick DH. Repetitive yawning associated with cardiac tamponade. Am J Cardiol 2004; 94(5):701-702.

205. Kudo FA, Warycha B, Juran PJ et al. Differential responsiveness of early—and late-passage endothelial cells to shear stress. Am J Surg 2005; 190(5):763-769.

206. Kung GC, Gao H, Wong PC, Sklansky MS, Uzunyan MY, Wood JC. Total anomalous pulmonary venous return involving drainage above, below, and to the heart: a mixed bag. J Am Soc Echocardiogr 2004; 17(10):1084-1085.

207. Kunz LH, Gilbert WM, Towner DR. Increased incidence of cardiac anomalies in pregnancies complicated by gastroschisis. Am J Obstet Gynecol 2005; 193(3 Pt 2):1248-1252.

208. Kurup V, Haddadin AS. Valvular heart diseases. Anesthesiol Clin 2006; 24(3):487-508, vi.

209. Lamparter S, Schoppet M, Christ M, Pankuweit S, Maisch B. Matrix metalloproteinases and their inhibitors in malignant and autoreactive pericardial effusion. Am J Cardiol 2005; 95(9):1065-1069.

210. Langford CA. Vasculitis in the geriatric population. Clin Geriatr Med 2005; 21(3):631-47, viii.

211. Langiulli M, Salomon P, Aronow WS, McClung JA, Belkin RN. Comparison of outcomes in patients with active infective endocarditis with versus without paravalvular abscess and with and without valve replacement. Am J Cardiol 2004; 94(1):136-137.

212. Lanza GA, Bencardino G, Sestito A et al. Association of endothelin-1 with transient myocardial ischemia in patients with unstable angina pectoris. Am J Cardiol 2005; 95(4):492-494.

213. Lavine SJ. Genesis of the restrictive filling pattern: pericardial constraint or myocardial restraint. J Am Soc Echocardiogr 2004; 17(2):152-160.
214. Le DA, Traynor EN, Ghazvini A. Aortic occlusion causing ischemic neuropathy and paraparesis. Neurology 2004; 63(10):1984.
215. Le MN, Goldenberg A, Michel-Adde C et al. Molecular characterization of a 14q deletion in a boy with features of Holt-Oram syndrome. Am J Med Genet A 2005; 134(4):439-442.
216. Lee BB. Vascular malformations. J Am Coll Surg 2005; 200(4):638-639.
217. Lee SJ, Kavanaugh A. 4. Autoimmunity, vasculitis, and autoantibodies. J Allergy Clin Immunol 2006; 117(2 Suppl Mini-Primer):S445-S450.
218. Lee SY, Kuo HT, Peng MJ et al. Azygos vein varix mimicking mediastinal mass in a patient with liver cirrhosis: a case report. Chest 2005; 127(2):661-664.
219. Leggat PA, Melrose W. Lymphatic filariasis: disease outbreaks in military deployments from World War II. Mil Med 2005; 170(7):585-589.
220. Legiehn GM, Heran MK. Classification, diagnosis, and interventional radiologic management of vascular malformations. Orthop Clin North Am 2006; 37(3):435-viii.
221. Leiferman KM, Gleich GJ. Hypereosinophilic syndrome: case presentation and update. J Allergy Clin Immunol 2004; 113(1):50-58.
222. Lemaire LC, van Lanschot JB, Stoutenbeek CP et al. Thoracic duct in patients with multiple organ failure: no major route of bacterial translocation. Ann Surg 1999; 229(1):128-136.
223. Lepper PM, Koenig W, Moller P, Perner S. A case of sudden cardiac death due to isolated eosinophilic coronary arteritis. Chest 2005; 128(2):1047-1050.
224. Levinson KL, Feingold E, Ferrell RE, Glover TW, Traboulsi EI, Finegold DN. Age of onset in hereditary lymphedema. J Pediatr 2003; 142(6):704-708.
225. Levy I, Rolain JM, Lepidi H et al. Is pyogenic granuloma associated with Bartonella infection? J Am Acad Dermatol 2005; 53(6):1065-1066.
226. Levy RM, Prince JM, Billiar TR. Nitric oxide: a clinical primer. Crit Care Med 2005; 33(12 Suppl):S492-S495.
227. Lewis AB. Clinical profile and outcome of restrictive cardiomyopathy in children. Am Heart J 1992; 123(6):1589-1593.
228. Lidove O, Chauveheid MP, Papo T et al. Echinococcus multilocularis massive pericardial infection: late and dramatic improvement under albendazole therapy. Am J Med 2005; 118(2):195-197.
229. Lill MC, Perloff JK, Child JS. Pathogenesis of thrombocytopenia in cyanotic congenital heart disease. Am J Cardiol 2006; 98(2):254-258.
230. Lim KG, Rosenow EC, III, Staats B, Couture C, Morgenthaler TI. Chyloptysis in adults: presentation, recognition, and differential diagnosis. Chest 2004; 125(1):336-340.
231. Limas CJ, Iakovis P, Anyfantakis A, Kroupis C, Cokkinos DV. Familial clustering of autoimmune diseases in patients with dilated cardiomyopathy. Am J Cardiol 2004; 93(9):1189-1191.
232. Lin A, Ardinger HH, Pierpont ME. Classification of cardiovascular malformations associated with neuroblastoma. J Pediatr 2005; 146(3):439-441.

233. Liuzzo JP, Shin YT, Lucariello R et al. Triple valve repair for rheumatic heart disease. J Card Surg 2005; 20(4):358-363.
234. Lowenstein EJ, Kim KH, Glick SA. Turner's syndrome in dermatology. J Am Acad Dermatol 2004; 50(5):767-776.
235. Lowenstein R. Deadly viral syndrome mimics. Emerg Med Clin North Am 2004; 22(4):1051-105x.
236. Lu SN, Chow NH, Wu WC et al. Characteristics of hepatocellular carcinoma in a high arsenicism area in Taiwan: a case-control study. J Occup Environ Med 2004; 46(5):437-441.
237. Luckstead EF, Sr. Cardiovascular disorders in the college student. Pediatr Clin North Am 2005; 52(1):243-78, xi.
238. Lum CF, Ilsen PF, Kawasaki B. Subclavian steal syndrome. Optometry 2004; 75(3):147-160.
239. Lupi O, Tyring SK, McGinnis MR. Tropical dermatology: fungal tropical diseases. J Am Acad Dermatol 2005; 53(6):931-51, quiz.
240. Maari C, Frieden IJ. Klippel-Trenaunay syndrome: the importance of "geographic stains" in identifying lymphatic disease and risk of complications. J Am Acad Dermatol 2004; 51(3):391-398.
241. Maarouf M, Runge M, Kocher M, Zahringer M, Treuer H, Sturm V. Radiosurgery for cerebral arteriovenous malformations in hereditary hemorrhagic telangiectasia. Neurology 2004; 63(2):367-369.
242. Macchiarini P, Ostertag H. Uncommon primary mediastinal tumours. Lancet Oncol 2004; 5(2):107-118.
243. Macdonald JM, Sims N, Mayrovitz HN. Lymphedema, lipedema, and the open wound: the role of compression therapy. Surg Clin North Am 2003; 83(3):639-658.
244. Makrydimas G, Sotiriadis A, Huggon IC et al. Nuchal translucency and fetal cardiac defects: a pooled analysis of major fetal echocardiography centers. Am J Obstet Gynecol 2005; 192(1):89-95.
245. Maksimowicz-McKinnon K, Hoffman GS. Takayasu arteritis: what is the long-term prognosis? Rheum Dis Clin North Am 2007; 33(4):777-86, vi.
246. Malouf JF, Chandrasekaran K, Orszulak TA. Mycotic aneurysms of the thoracic aorta: a diagnostic challenge. Am J Med 2003; 115(6):489-496.
247. Mansencal N, Mitry E, Forissier JF et al. Assessment of patent foramen ovale in carcinoid heart disease. Am Heart J 2006; 151(5):1129-6.
248. Maron BJ. Hypertrophic cardiomyopathy: an important global disease. Am J Med 2004; 116(1):63-65.
249. Maron BJ. Hypertrophic cardiomyopathy in childhood. Pediatr Clin North Am 2004; 51(5):1305-1346.
250. Maron MS, Olivotto I, Betocchi S et al. Effect of left ventricular outflow tract obstruction on clinical outcome in hypertrophic cardiomyopathy. N Engl J Med 2003; 348(4):295-303.
251. Martin-Davila P, Fortun J, Navas E et al. Nosocomial endocarditis in a tertiary hospital: an increasing trend in native valve cases. Chest 2005; 128(2):772-779.

252. Martin-Davila P, Navas E, Fortun J et al. Analysis of mortality and risk factors associated with native valve endocarditis in drug users: the importance of vegetation size. Am Heart J 2005; 150(5):1099-1106.
253. Martinez JP, Hogan GJ. Mesenteric ischemia. Emerg Med Clin North Am 2004; 22(4):909-928.
254. Massei F, Gori L, Macchia P, Maggiore G. The expanded spectrum of bartonellosis in children. Infect Dis Clin North Am 2005; 19(3):691-711.
255. McDonald JR. Acute infective endocarditis. Infect Dis Clin North Am 2009; 23(3):643-664.
256. McDonald M, Currie BJ, Carapetis JR. Acute rheumatic fever: a chink in the chain that links the heart to the throat? Lancet Infect Dis 2004; 4(4):240-245.
257. McKenzie ED, Andropoulos DB, DiBardino D, Fraser CD, Jr. Congenital heart surgery 2005: the brain: it's the heart of the matter. Am J Surg 2005; 190(2):289-294.
258. McLaughlin P, Benson L, Horlick E. The role of cardiac catheterization in adult congenital heart disease. Cardiol Clin 2006; 24(4):531-56, v.
259. Meberg A, Brugmann-Pieper S, Due R, Jr. et al. First day of life pulse oximetry screening to detect congenital heart defects. J Pediatr 2008; 152(6):761-765.
260. Mehta SB, Wu WC. Management of coronary heart disease: stable angina, acute coronary syndrome, myocardial infarction. Prim Care 2005; 32(4):1057-1081.
261. Merrigan BA, Winter DC, O'Sullivan GC. Chylothorax. Br J Surg 1997; 84(1):15-20.
262. Meuwissen M, van der Wal AC, Koch KT et al. Association between complex coronary artery stenosis and unstable angina and the extent of plaque inflammation. Am J Med 2003; 114(7):521-527.
263. Michael E, Malecela-Lazaro MN, Simonsen PE et al. Mathematical modelling and the control of lymphatic filariasis. Lancet Infect Dis 2004; 4(4):223-234.
264. Michels VV, Olson TM, Miller FA, Ballman KV, Rosales AG, Driscoll DJ. Frequency of development of idiopathic dilated cardiomyopathy among relatives of patients with idiopathic dilated cardiomyopathy. Am J Cardiol 2003; 91(11):1389-1392.
265. Mills WR, Barber JE, Ratliff NB, Cosgrove DM, III, Vesely I, Griffin BP. Biomechanical and echocardiographic characterization of flail mitral leaflet due to myxomatous disease: further evidence for early surgical intervention. Am Heart J 2004; 148(1):144-150.
266. Misra A, Edelsten C. Orbital varices diagnosed as episcleritis in a child with juvenile idiopathic arthritis. J Pediatr 2005; 146(4):574.
267. Modesto KM, Pellikka PA, Malouf JF, Daly RC, Chandrasekaran K. Mycotic aneurysm of the left ventricle: echocardiographic diagnosis. J Am Soc Echocardiogr 2003; 16(2):191-193.
268. Mohan UR, Kleinman CS, Kern JH. Fetal echocardiography and its evolving impact 1992 to 2002. Am J Cardiol 2005; 96(1):134-136.

269. Montoya JG, Rosso F. Diagnosis and management of toxoplasmosis. Clin Perinatol 2005; 32(3):705-726.

270. Montravers P, Chollet-Martin S, Marmuse JP, Gougerot-Pocidalo MA, Desmonts JM. Lymphatic release of cytokines during acute lung injury complicating severe pancreatitis. Am J Respir Crit Care Med 1995; 152(5 Pt 1):1527-1533.

271. Morgan MB, Swann M, Somach S, Eng W, Smoller B. Cutaneous angiosarcoma: a case series with prognostic correlation. J Am Acad Dermatol 2004; 50(6):867-874.

272. Morikawa T, Imanishi M, Suzuki H et al. Mast cell chymase in the ischemic kidney of severe unilateral renovascular hypertension. Am J Kidney Dis 2005; 45(3):e45-e50.

273. Morsey H, Aslam M, Standfield N. Patients with critical ischemia of the lower limb are at risk of developing kidney dysfunction. Am J Surg 2003; 185(4):360-363.

274. Moses FM, Hwang I. Transient thoracic duct obstruction: evaluation by EUS. Gastrointest Endosc 2005; 62(3):457-459.

275. Movahed MR, Saito Y, hmadi-Kashani M, Kasravi B. Relation of pericardial effusion to degree of fractional shortening. Am J Cardiol 2006; 97(6):910-911.

276. Moylett EH, Chinen J, Shearer WT. Trichosporon pullulans infection in 2 patients with chronic granulomatous disease: an emerging pathogen and review of the literature. J Allergy Clin Immunol 2003; 111(6):1370-1374.

277. Murali S, Baldisseri MR. Peripartum cardiomyopathy. Crit Care Med 2005; 33(10 Suppl):S340-S346.

278. Mustafa S, Stein PD, Patel KC, Otten TR, Holmes R, Silbergleit A. Upper extremity deep venous thrombosis. Chest 2003; 123(6):1953-1956.

279. Mustoe T. Understanding chronic wounds: a unifying hypothesis on their pathogenesis and implications for therapy. Am J Surg 2004; 187(5A):65S-70S.

280. Myers RS, Lo AK, Pawel BR. The glomangioma in the differential diagnosis of vascular malformations. Ann Plast Surg 2006; 57(4):443-446.

281. Nahm WK, Moise S, Eichenfield LF et al. Venous malformations in blue rubber bleb nevus syndrome: variable onset of presentation. J Am Acad Dermatol 2004; 50(5 Suppl):S101-S106.

282. Natanzon A, Goldman ME. Patent foramen ovale: anatomy versus pathophysiology—which determines stroke risk? J Am Soc Echocardiogr 2003; 16(1):71-76.

283. Neben-Wittich MA, Wittich CM, Mueller PS, Larson DR, Gertz MA, Edwards WD. Obstructive intramural coronary amyloidosis and myocardial ischemia are common in primary amyloidosis. Am J Med 2005; 118(11):1287.

284. Niwa K, Nakazawa M, Tateno S, Yoshinaga M, Terai M. Infective endocarditis in congenital heart disease: Japanese national collaboration study. Heart 2005; 91(6):795-800.

285. Nordmann AJ, Woo K, Parkes R, Logan AG. Balloon angioplasty or medical therapy for hypertensive patients with atherosclerotic renal artery

stenosis? A meta-analysis of randomized controlled trials. Am J Med 2003; 114(1):44-50.

286. Nunes MC, Barbosa MM, Rocha MO. Peculiar aspects of cardiogenic embolism in patients with Chagas' cardiomyopathy: a transthoracic and transesophageal echocardiographic study. J Am Soc Echocardiogr 2005; 18(7):761-767.

287. O'Connor NR, McLaughlin MR, Ham P. Newborn skin: Part I. Common rashes. Am Fam Physician 2008; 77(1):47-52.

288. Ogbogu PU, Rosing DR, Horne MK, III. Cardiovascular manifestations of hypereosinophilic syndromes. Immunol Allergy Clin North Am 2007; 27(3):457-475.

289. Okada Y, Shinohara M, Kobayashi T et al. Effect of corticosteroids in addition to intravenous gamma globulin therapy on serum cytokine levels in the acute phase of Kawasaki disease in children. J Pediatr 2003; 143(3):363-367.

290. Olejarova M, Campr V, Pavelka K. [Kikuchi-Fujimoto disease (histiocytic necrotizing lymphadenitis). Case study and a literature review]. Vnitr Lek 2004; 50(10):786-792.

291. Olson TM, Keating MT. Mapping a cardiomyopathy locus to chromosome 3p22-p25. J Clin Invest 1996; 97(2):528-532.

292. Ozaslan C, Kuru B. Lymphedema after treatment of breast cancer. Am J Surg 2004; 187(1):69-72.

293. Padberg FT, Jr. CEAP classification for chronic venous disease. Dis Mon 2005; 51(2-3):176-182.

294. Paleri V, Gopalakrishnan S. Jugular phlebectasia: theory of pathogenesis and review of literature. Int J Pediatr Otorhinolaryngol 2001; 57(2):155-159.

295. Palmer JN. Bacterial biofilms: do they play a role in chronic sinusitis? Otolaryngol Clin North Am 2005; 38(6):1193-201, viii.

296. Panuccio V, Tripepi R, Tripepi G et al. Heart valve calcifications, survival, and cardiovascular risk in hemodialysis patients. Am J Kidney Dis 2004; 43(3):479-484.

297. Pascual A, Bush HS, Copley JB. Renal fibromuscular dysplasia in elderly persons. Am J Kidney Dis 2005; 45(4):e63-e66.

298. Pavey DA, Craig PI. Endoscopic therapy for upper-GI vascular ectasias. Gastrointest Endosc 2004; 59(2):233-238.

299. Pearl JM, Manning PB, Franklin C, Beekman R, Cripe L. Risk of recoarctation should not be a deciding factor in the timing of coarctation repair. Am J Cardiol 2004; 93(6):803-805.

300. Pegram BL, Kardon MB, Bishop VS. Changes in left ventricular internal diameter with increasing pericardial pressure. Cardiovasc Res 1975; 9(6):707-714.

301. Pelech AN, Neish SR. Sudden death in congenital heart disease. Pediatr Clin North Am 2004; 51(5):1257-1271.

302. Pereira AM, van Thiel SW, Lindner JR et al. Increased prevalence of regurgitant valvular heart disease in acromegaly. J Clin Endócrinol Metab 2004; 89(1):71-75.

303. Piraccini BM, Antonucci A, Rech G et al. Congenital ppseudoclubbing of a fingernail caused by subungual hemangioma. J Am Acad Dermatol 2005; 53(2 Suppl 1):S123-S126.

304. Pitkanen OM, Hornberger LK, Miner SE et al. Borderline left ventricles in prenatally diagnosed atrioventricular septal defect or double outlet right ventricle: echocardiographic predictors of biventricular repair. Am Heart J 2006; 152(1):163-167.

305. Plautz CU, Perron AD, Brady WJ. Electrocardiographic ST-segment elevation in the trauma patient: acute myocardial infarction vs myocardial contusion. Am J Emerg Med 2005; 23(4):510-516.

306. Pocock R, Ahringer J, Mitsch M, Maxwell S, Woollard A. A regulatory network of T-box genes and the even-skipped homologue vab-7 controls patterning and morphogenesis in C. elegans. Development 2004; 131(10):2373-2385.

307. Pomeranz A. Anomalies, abnormalities, and care of the umbilicus. Pediatr Clin North Am 2004; 51(3):819-27, xii.

308. Pope JE. Other manifestations of mixed connective tissue disease. Rheum Dis Clin North Am 2005; 31(3):519-33, vii.

309. Post MC, Budts W. The relationship between migraine and right-to-left shunt: Fact or fiction? Chest 2006; 130(3):896-901.

310. Pulerwitz TC, Cappola TP, Felker GM, Hare JM, Baughman KL, Kasper EK. Mortality in primary and secondary myocarditis. Am Heart J 2004; 147(4):746-750.

311. Queiroz-Telles F, McGinnis MR, Salkin I, Graybill JR. Subcutaneous mycoses. Infect Dis Clin North Am 2003; 17(1):59-85, viii.

312. Rabinowitz YS. The genetics of keratoconus. Ophthalmol Clin North Am 2003; 16(4):607-20, vii.

313. Raja R, Johnston JK, Fitts JA, Bailey LL, Chinnock RE, Ashwal S. Post-transplant seizures in infants with hypoplastic left heart syndrome. Pediatr Neurol 2003; 28(5):370-378.

314. Ramasubbu K, Wheeler TM, Reardon MJ, Dokainish H. Visceral pericardial hemangioma: unusual location for a rare cardiac tumor. J Am Soc Echocardiogr 2005; 18(9):981.

315. Rassam S, Mathieson E, Gemmell L. Atrial septal defect: an important risk factor after trauma. Am J Emerg Med 2005; 23(2):223-224.

316. Reitz BA. What's new in cardiac surgery. J Am Coll Surg 2004; 198(5):784-797.

317. Requena L, Sangueza OP. Cutaneous vascular proliferations. Part III. Malignant neoplasms, other cutaneous neoplasms with significant vascular component, and disorders erroneously considered as vascular neoplasms. J Am Acad Dermatol 1998; 38(2 Pt 1):143-175.

318. Reynolds HR, Tunick PA, Benenstein RJ et al. Frequency of severe renal artery stenosis in patients with severe thoracic aortic plaque. Am J Cardiol 2004; 94(6):844-846.

319. Riel-Romero RM, Mattingly M. Developmental venous anomaly in association with neuromigrational anomalies. Pediatr Neurol 2005; 32(1):53-55.

320. Rienmuller R, Groll R, Lipton MJ. CT and MR imaging of pericardial disease. Radiol Clin North Am 2004; 42(3):587-601, vi.
321. Rizvi AZ, Kaufman JA, Smith P, Silen ML. Solitary arteriovenous malformation of the small intestine. J Am Coll Surg 2005; 200(5):808-809.
322. Robin NH, Shprintzen RJ. Defining the clinical spectrum of deletion 22q11.2. J Pediatr 2005; 147(1):90-96.
323. Roger VL. Epidemiology of myocardial infarction. Med Clin North Am 2007; 91(4):537-552.
324. Rogers LR. Cerebrovascular complications in cancer patients. Neurol Clin 2003; 21(1):167-192.
325. Rogers RL, McCormack R. Aortic disasters. Emerg Med Clin North Am 2004; 22(4):887-908.
326. Roldan CA, Shively BK, Crawford MH. An echocardiographic study of valvular heart disease associated with systemic lupus erythematosus. N Engl J Med 1996; 335(19):1424-1430.
327. Roldan CA, Gelgand EA, Qualls CR, Sibbitt WL, Jr. Valvular heart disease as a cause of cerebrovascular disease in patients with systemic lupus erythematosus. Am J Cardiol 2005; 95(12):1441-1447.
328. Rome JJ, Kreutzer J. Pediatric interventional catheterization: reasonable expectations and outcomes. Pediatr Clin North Am 2004; 51(6):1589-610, viii.
329. Rongioletti F, Rebora A. Cutaneous reactive angiomatoses: patterns and classification of reactive vascular proliferation. J Am Acad Dermatol 2003; 49(5):887-896.
330. Rosen T, Hwong H. Sclerosing lymphangitis of the penis. J Am Acad Dermatol 2003; 49(5):916-918.
331. Rosovsky RP, Kuter DJ. Catheter-related thrombosis in cancer patients: pathophysiology, diagnosis, and management. Hematol Oncol Clin North Am 2005; 19(1):183-202, vii.
332. Ryan K, Chin AJ. T-box genes and cardiac development. Birth Defects Res C Embryo Today 2003; 69(1):25-37.
333. Saers T, Parusel M, Brockmann M, Krakamp B. Lymphangioma of the esophagus. Gastrointest Endosc 2005; 62(1):181-184.
334. Saers T, Parusel M, Brockmann M, Krakamp B. Lymphangioma of the esophagus. Gastrointest Endosc 2005; 62(1):181-184.
335. Sahn SA. Pleural effusions of extravascular origin. Clin Chest Med 2006; 27(2):285-308.
336. Salinger MH, Feldman TE. Patent foramen ovale: the missing link between deep venous thrombotic disease and embolic stroke. Dis Mon 2005; 51(2-3):94-103.
337. Sander TL, Klinkner DB, Tomita-Mitchell A, Mitchell ME. Molecular and cellular basis of congenital heart disease. Pediatr Clin North Am 2006; 53(5):989-1009, x.
338. Sandhu BS, Sanyal AJ. Management of ascites in cirrhosis. Clin Liver Dis 2005; 9(4):715-32, viii.

339. Sandrasegaran K, Hawes DR, Matthew G. Hepatic peliosis (bacillary angiomatosis) in AIDS: CT findings. Abdom Imaging 2005; 30(6):738-740.
340. Santoro G, Bigazzi MC, Palladino MT, Russo MG, Carrozza M, Calabro R. Comparison of percutaneous closure of large patent ductus arteriosus by multiple coils versus the Amplatzer duct occluder device. Am J Cardiol 2004; 94(2):252-255.
341. Sarazin M, Caumes E, Cohen A, Amarenco P. Multiple microembolic borderzone brain infarctions and endomyocardial fibrosis in idiopathic hypereosinophilic syndrome and in Schistosoma mansoni infestation. J Neurol Neurosurg Psychiatry 2004; 75(2):305-307.
342. Sasidharan P. An approach to diagnosis and management of cyanosis and tachypnea in term infants. Pediatr Clin North Am 2004; 51(4):999-1021, ix.
343. Satterthwaite G, Francis SE, Suvarna K et al. Differential gene expression in coronary arteries from patients presenting with ischemic heart disease: further evidence for the inflammatory basis of atherosclerosis. Am Heart J 2005; 150(3):488-499.
344. Schmidt B, Roberts RS, Fanaroff A et al. Indomethacin prophylaxis, patent ductus arteriosus, and the risk of bronchopulmonary dysplasia: further analyses from the Trial of Indomethacin Prophylaxis in Preterms (TIPP). J Pediatr 2006; 148(6):730-734.
345. Schocken DD, Arrieta MI, Leaverton PE, Ross EA. Prevalence and mortality rate of congestive heart failure in the United States. J Am Coll Cardiol 1992; 20(2):301-306.
346. Schultz JM, Trunkey DD. Blunt cardiac injury. Crit Care Clin 2004; 20(1):57-70.
347. Schulze-Neick I, Gilbert N, Ewert R et al. Adult patients with congenital heart disease and pulmonary arterial hypertension: first open prospective multicenter study of bosentan therapy. Am Heart J 2005; 150(4):716.
348. Semochkin DV, Kolesnikova EA, Dement'eva II. [Epitheliod mesothelioma of the atrioventricular node]. Arkh Patol 2004; 66(5):49-51.
349. Shillingford AJ, Wernovsky G. Academic performance and behavioral difficulties after neonatal and infant heart surgery. Pediatr Clin North Am 2004; 51(6):1625-39, ix.
350. Shim HS, Choi YD, Cho NH. Malignant glomus tumor of the urinary bladder. Arch Pathol Lab Med 2005; 129(7):940-942.
351. Sicard GK, Waller KR, McAnulty JF. The effect of cisterna chyli ablation combined with thoracic duct ligation on abdominal lymphatic drainage. Vet Surg 2005; 34(1):64-70.
352. Sideris EB, Macuil B, Varvarenko V, Toumanides S. Transcatheter patch occlusion of perimembranous ventricular septal defects. Am J Cardiol 2005; 95(12):1518-1521.
353. Singh AD, Rundle PA, Rennie I. Retinal vascular tumors. Ophthalmol Clin North Am 2005; 18(1):167-76, x.
354. Singh SK, Ranjan P, Sakhuja V, Jha V. The Case: Milky urine. Chyluria. Kidney Int 2008; 74(8):1100-1101.

355. Slesnick TC, Ayres NA, Altman CA et al. Characteristics and outcomes of fetuses with pericardial effusions. Am J Cardiol 2005; 96(4):599-601.
356. Smedema JP, Snoep G, van Kroonenburgh MP et al. Cardiac involvement in patients with pulmonary sarcoidosis assessed at two university medical centers in the Netherlands. Chest 2005; 128(1):30-35.
357. Smith SW. T/QRS ratio best distinguishes ventricular aneurysm from anterior myocardial infarction. Am J Emerg Med 2005; 23(3):279-287.
358. Smith SW, Whitwam W. Acute coronary syndromes. Emerg Med Clin North Am 2006; 24(1):53-89, vi.
359. Sobrinho G, Salcher J. Partial anomalous pulmonary vein drainage of the left lower lobe: incidental diagnostic after central venous cannulation. Crit Care Med 2003; 31(4):1271-1272.
360. Srivastava D. Building a heart: implications for congenital heart disease. J Nucl Cardiol 2003; 10(1):63-70.
361. Steffen C. Frederic Woringer: Pautrier-Woringer disease (lipomelanotic reticulosis/dermatopathic lymphadenitis). Am J Dermatopathol 2004; 26(6):499-503.
362. Steib-Furno S, Bensoussan L, Parrado-Azulay J, Lafforgue P. Inflammatory joint disease and severe ischemia of the extremities revealing thromboangiitis obliterans in a female. Joint Bone Spine 2005; 72(1):69-72.
363. Strom RG, Derdeyn CP, Moran CJ et al. Frequency of spinal arteriovenous malformations in patients with unexplained myelopathy. Neurology 2006; 66(6):928-931.
364. Suzuki T, Yoshidome H, Kimura F et al. Renal function is well maintained after use of left renal vein graft for vascular reconstruction in hepatobiliary-pancreatic surgery. J Am Coll Surg 2006; 202(1):87-92.
365. Szekanecz Z, Koch AE. Vascular endothelium and immune responses: implications for inflammation and angiogenesis. Rheum Dis Clin North Am 2004; 30(1):97-114.
366. Tada H, Takanashi J, Barkovich AJ, Kohno Y. Intracranial dural venous anomalies in familial cervical cystic hygroma. Pediatr Neurol 2005; 32(1):50-52.
367. Takahashi H, Kuboyama S, Abe H, Aoki T, Miyazaki M, Nakata H. Clinical feasibility of noncontrast-enhanced magnetic resonance lymphography of the thoracic duct. Chest 2003; 124(6):2136-2142.
368. Tanaka E, Matsumoto K, Shindo T, Taguchi Y. Implantation of a pleurovenous shunt for massive chylothorax in a patient with yellow nail syndrome. Thorax 2005; 60(3):254-255.
369. Tang SJ, Faughnan ME, Marcon NE. Bilateral nevoid telangiectasia syndrome. Gastrointest Endosc 2004; 60(3):468-471.
370. Tansel T, Aydogan U, Yilmazbayhan D, Bilgic B, Demiryont M, Onursal E. Epitheloid hemangioendothelioma of the heart in infancy. Ann Thorac Surg 2005; 79(4):1402-1405.

371. Tenedios F, Erkan D, Lockshin MD. Cardiac manifestations in the antiphospholipid syndrome. Rheum Dis Clin North Am 2006; 32(3):491-507.

372. Teruya TH, Ballard JL. New approaches for the treatment of varicose veins. Surg Clin North Am 2004; 84(5):1397-13ix.

373. Therrien J, Marx GR, Gatzoulis MA. Late problems in tetralogy of Fallot—recognition, management, and prevention. Cardiol Clin 2002; 20(3):395-404.

374. Thompson AM, Lynn AA, Robson K, Joyce MP, Fivenson DP, Scollard D. Lepromatous phlebitis of the external jugular vein. J Am Acad Dermatol 2003; 49(6):1180-1182.

375. Ting AC, Cheng SW, Ho P, Poon JT, Tsu JH. Surgical treatment of infected aneurysms and ppseudoaneurysms of the thoracic and abdominal aorta. Am J Surg 2005; 189(2):150-154.

376. Tiong AY, Brieger D. Inflammation and coronary artery disease. Am Heart J 2005; 150(1):11-18.

377. Tofil NM, Winkler MK, Watts RG, Noonan J. The use of recombinant factor VIIa in a patient with Noonan syndrome and life-threatening bleeding. Pediatr Crit Care Med 2005; 6(3):352-354.

378. Tomar M, Radhakrishnan S, Shrivastava S. Partial or total anomalous pulmonary venous drainage caused by malposition of septum primum: echocardiographic description of a rare variant of anomalous pulmonary venous drainage. J Am Soc Echocardiogr 2005; 18(8):884.

379. Toth-Fejel S, Pommier RF. Relationships among delay of diagnosis, extent of disease, and survival in patients with abdominal carcinoid tumors. Am J Surg 2004; 187(5):575-579.

380. Towbin JA. Molecular genetic basis of sudden cardiac death. Pediatr Clin North Am 2004; 51(5):1229-1255.

381. Towne JB. Endovascular treatment of abdominal aortic aneurysms. Am J Surg 2005; 189(2):140-149.

382. Trabelsi I, Rekik S, Znazen A et al. Native valve infective endocarditis in a tertiary care center in a developing country (Tunisia). Am J Cardiol 2008; 102(9):1247-1251.

383. Trion A, van der LA. Vascular smooth muscle cells and calcification in atherosclerosis. Am Heart J 2004; 147(5):808-814.

384. Tuluc M, Horn A, Inniss S, Thomas R, Zhang PJ, Khurana JS. Case report: glomus tumor of the colon. Ann Clin Lab Sci 2005; 35(1):97-99.

385. Turner CG, Tworetzky W, Wilkins-Haug LE, Jennings RW. Cardiac anomalies in the fetus. Clin Perinatol 2009; 36(2):439-49, xi.

386. Twede JV, Turner JT, Biesecker LG, Darling TN. Evolution of skin lesions in Proteus syndrome. J Am Acad Dermatol 2005; 52(5):834-838.

387. Tworetzky W, Marshall AC. Fetal interventions for cardiac defects. Pediatr Clin North Am 2004; 51(6):1503-13, vii.

388. Uzun O, Akpolat T, Erkan L. Pulmonary vasculitis in behcet disease: a cumulative analysis. Chest 2005; 127(6):2243-2253.

389. Vallet B. Bench-to-bedside review: endothelial cell dysfunction in severe sepsis: a role in organ dysfunction? Crit Care 2003; 7(2):130-138.
390. Van Den Bosch AE, Roos-Hesselink JW, Van DR, Bogers AJ, Simoons ML, Meijboom FJ. Long-term outcome and quality of life in adult patients after the Fontan operation. Am J Cardiol 2004; 93(9):1141-1145.
391. van Mook WN, Rennenberg RJ, Schurink GW et al. Cerebral hyperperfusion syndrome. Lancet Neurol 2005; 4(12):877-888.
392. Veasy LG. Rheumatic fever. Lancet Infect Dis 2004; 4(11):661.
393. Vegas A. Assisting the failing heart. Anesthesiol Clin 2008; 26(3):539-564.
394. Viles-Gonzalez JF, Fuster V, Badimon JJ. Thrombin/inflammation paradigms: a closer look at arterial and venous thrombosis. Am Heart J 2005; 149(1 Suppl):S19-S31.
395. von KY, Franzen O, Lund GK, Koschyk DH, Ito WD, Meinertz T. Coronary artery anomalies Part II: recent insights from clinical investigations. Z Kardiol 2005; 94(1):1-13.
396. Wacker A, Kaemmerer H, Hollweck R et al. Outcome of operated and unoperated adults with congenital cardiac disease lost to follow-up for more than five years. Am J Cardiol 2005; 95(6):776-779.
397. Wald R, Veldtman G, Golding F, Kirsh J, McCrindle B, Benson L. Determinants of outcome in isolated ventricular noncompaction in childhood. Am J Cardiol 2004; 94(12):1581-1584.
398. Walker RE, Moran AM, Gauvreau K, Colan SD. Evidence of adverse ventricular interdependence in patients with atrial septal defects. Am J Cardiol 2004; 93(11):1374-7, A6.
399. Walmsley R, Hishitani T, Sandor GG et al. Diagnosis and outcome of dextrocardia diagnosed in the fetus. Am J Cardiol 2004; 94(1):141-143.
400. Walsh JC, Bergan JJ, Beeman S, Comer TP. Femoral venous reflux abolished by greater saphenous vein stripping. Ann Vasc Surg 1994; 8(6):566-570.
401. Wasson S, Bedi A, Singh A. Determining functional significance of subclavian artery stenosis using exercise thallium-201 stress imaging. South Med J 2005; 98(5):559-560.
402. Weiner M, Richards J. Skin mass on neck. Am Fam Physician 2004; 69(9):2185-2186.
403. Weiss SW, Ishak KG, Dail DH, Sweet DE, Enzinger FM. Epithelioid hemangioendothelioma and related lesions. Semin Diagn Pathol 1986; 3(4):259-287.
404. Wenner KA, Kenner JR. Anthrax. Dermatol Clin 2004; 22(3):247-56, v.
405. Westaby S. Surgical restoration of the failing left ventricle. Med Clin North Am 2003; 87(2):523-52, xiii.
406. Whelan AJ, Ball S, Best L et al. Genetic red flags: clues to thinking genetically in primary care practice. Prim Care 2004; 31(3):497-508, viii.
407. Wilkes D, McDermott DA, Basson CT. Clinical phenotypes and molecular genetic mechanisms of Carney complex. Lancet Oncol 2005; 6(7):501-508.
408. Wisler J, Khoury PR, Kimball TR. The effect of left ventricular size on right ventricular hemodynamics in pediatric survivors with hypoplastic left heart syndrome. J Am Soc Echocardiogr 2008; 21(5):464-469.

409. Wiviott SD, Braunwald E. Unstable angina and non-ST-segment elevation myocardial infarction: part I. Initial evaluation and management, and hospital care. Am Fam Physician 2004; 70(3):525-532.

410. Wyszynski DF, Nambisan M, Surve T, Alsdorf RM, Smith CR, Holmes LB. Increased rate of major malformations in offspring exposed to valproate during pregnancy. Neurology 2005; 64(6):961-965.

411. Yahalom J, Portlock CS. Long-term cardiac and pulmonary complications of cancer therapy. Hematol Oncol Clin North Am 2008; 22(2):305-18, vii.

412. Yamamoto M, Uesugi T, Nakayama T. Dopamine agonists and cardiac valvulopathy in Parkinson disease: a case-control study. Neurology 2006; 67(7):1225-1229.

413. Yang H, Woo A, Monakier D et al. Enlarged left atrial volume in hypertrophic cardiomyopathy: a marker for disease severity. J Am Soc Echocardiogr 2005; 18(10):1074-1082.

414. Yee L. Cardiac emergencies in the first year of life. Emerg Med Clin North Am 2007; 25(4):981-1008, vi.

415. Yi ES. Tumors of the pulmonary vasculature. Cardiol Clin 2004; 22(3):431-vii.

416. Yip HK, Wu CJ, Chang HW et al. Cardiac rupture complicating acute myocardial infarction in the direct percutaneous coronary intervention reperfusion era. Chest 2003; 124(2):565-571.

417. Yoon JW, Koo JR, Baik GH, Kim JB, Kim DJ, Kim HK. Erosion of embolization coils and guidewires from the kidney to the colon: delayed complication from coil and guidewire occlusion of renal arteriovenous malformation. Am J Kidney Dis 2004; 43(6):1109-1112.

418. Yoshidome H, Takeuchi D, Ito H et al. Should the inferior vena cava be reconstructed after resection for malignant tumors? Am J Surg 2005; 189(4):419-424.

419. Zalaudek I, Leinweber B, Kerl H, Mullegger RR. Acrodermatitis chronica atrophicans in a 15-year-old girl misdiagnosed as venous insufficiency for 6 years. J Am Acad Dermatol 2005; 52(6):1091-1094.

420. Zalzstein E, Hamilton R, Zucker N, Levitas A, Gross GJ. Presentation, natural history, and outcome in children and adolescents with double orifice mitral valve. Am J Cardiol 2004; 93(8):1067-1069.

421. Zanchetta M, Rigatelli G, Ho SY. A mystery featuring right-to-left shunting despite normal intracardiac pressure. Chest 2005; 128(2):998-1002.

CAPÍTULO 9

SISTEMA ENDÓCRINO.

"La ciencia sólo tiene un lenguaje, el de la cantidad,
y un único argumento, el del experimento"
Starling EH. (1866-1927)

Aunque desde hace siglos a través de la observación, se conocía el hecho de que algo excepcional ocurría en ciertos individuos, como por ejemplo los cretinos o los gigantes, no fue sino hasta sólo hace unas cuantas décadas, que se empezó a entender que esto sucedía por la alteración de un mecanismo de *intercomunicación corporal*. Los estudios de Starling y Bayliss (1860-1924), que les permitieron identificar a la *secretina* en la mucosa duodenal, y asociar su síntesis a la producción de bilis y jugo pancreático, describieron la primera evidencia de que una sustancia producida en un sitio del cuerpo, determina la producción de una distinta, habitualmente en otra parte de la economía.

Starling seleccionó acertadamente la palabra "hormona" (Gr. *hormaein* = poner en movimiento, acicatear), y dio con ello inicio a la identificación de un fascinante mecanismo de señalización entre las células, e incluso entre las estructuras de los organismos unicelulares.

Al principio, se conoció la interrelación de varias glándulas endócrinas entre si, como la hipófisis (Gr. *Hypo* = debajo + Gr. *phyein* = crecer) y el tiroides (Gr. *thyreoeides* = en forma de escudo). Más adelante, a la pituitaria (L. *pituita* = flema) se le elevó al puesto de directora de una hipotética orquesta endócrina, basados en que una hormona se producía en una glándula, sin ninguna otra función, que la de activar a otras células para producir una respuesta fisiológica. Actualmente sabemos que la hipófisis no es tal dirigente de la fanfarria fisiológica, aunque que sin duda si merece el calificativo de pieza vital dentro de un grupo fisiológico, el cual además de ser sumamente importante, es indispensable para la convivencia orgánica.

Con el tiempo, al entender la interrelación entre los mecanismos de retroalimentación, se ha podido explicar el control homeostático de las glándulas, y lo indispensable del sistema endócrino para integrar varias actividades metabólicas corporales.

Se descubrieron muchas hormonas, y se supo que aunque algunas se parecen entre si, como las derivadas del colesterol producidas en la corteza suprarrenal y las gónadas, otras son proteínas, aminas o polipéptidos, la mayoría de las cuales son producidas por células especializadas que vierten su producto al torrente sanguíneo, para que puedan actuar a distancia sobre su órgano(s) o células blanco, que responden específicamente a ella. Precisamente, por el desarrollo de las técnicas de radio-inmuno-ensayo con las que actualmente se miden, determinaron que se otorgara el premio Nobel en 1977 a los doctores Yalow, Guillemin y Schally.

Unas hormonas actúan universalmente, es decir tienen que ver con prácticamente todo el organismo, como sucede con la insulina y la tiroxina; otras son relativamente restringidas en su acción, como es el caso de la parato hormona, otras son francamente locales como las gastro-intestinales. Varias más, *sólo* son capaces de estimular a otras células muy específicas, para que estas a su vez produzcan a su vez otra hormona como es el caso de las llamadas "tropas".

Después se comprendió, que los mecanismos de coordinación de la secreción son variados, por ejemplo, algunos dependen de la secreción de una hormona en base a sus niveles en la circulación, como es el caso de la hipófisis, la que dependiendo de la concentración de tiroxina existente en la sangre secretará más o menos tirotropa. También se supo que algunas aunque con diferente función, pueden producirse por la influencia de otra de su mismo grupo, como sucede con la cortisona que actúan sobre todas las células de la corteza suprarrenal. Otras responden a una sustancia química, que dispara o inhibe su descarga, como son los niveles séricos de glucosa en relación a la insulina, y que unas más están sujetas a otros estímulos, como son los cambios de las características físicas de la sangre, con variaciones de la osmolaridad que actúan sobre la pituitaria posterior.

Actualmente, sabemos un poco más de los intrincados mecanismos de secreción y acción de las hormonas, así como lo complejo de sus enfermedades. Así mismo se entiende que **no** son el único mecanismo que "acicatea" a las células ya que existe una "comunicación intercelular", igualmente importante que se da a nivel molecular.

El concepto de señalización debe entenderse por un lado como la producción de un agente *"estimulador"*, habitualmente una molécula pequeña, que es capaz de "ligarse" (L. *ligare* = amarrarse, unirse) a otra molécula casi siempre más grande, que actúa como *"receptor"*. Entre estos "ligadores" se encuentran además de las hormonas, neurotransmisores, antígenos o sustratos que se unen a una enzima.

No es absurdo insistir en recordar que las células tienen, habitualmente receptores en sus membranas, citoplasma, y núcleo; tampoco es aberrante pensar que seguramente estos se compartieron genéticamente, desde el inicio de los tiempos, con un ancestro común.

Esto ha permitido dividir a las hormonas en dos grupos, el primero en el que no tiene la necesidad de pasar al interior de la célula, ya que le basta actuar sobre receptores ubicados en la superficie celular, sitio en donde se generan mensajeros secundarios; las del otro grupo, si penetran a través de la membrana, en búsqueda de receptores intra celulares.

Más aún, algunos receptores responden a "ligadores" como las hormonas producidas a distancia, o a las sustancias generadas por la célula vecina, mecanismo que para diferenciarle del "endócrino" de la sangre, se ha denominado "paracrino", y que como se recordará sólo interactúa entre células contiguas o cuando más, sobre las muy cercanas; esto establece una diferencia sustancial entre ambos sistemas a pesar de que les unifica el compartir los mismos receptores. Para hacer más interesantes las cosas, se conoce de la capacidad de ciertas hormonas que se "ligan" a receptores en la propia célula que le originó, y con ello determina su función, tratándose por ende de un mecanismo "autocrino".

Las hormonas producidas por células especializadas en las glándulas endócrinas se vierten en cantidades suficientes al torrente sanguíneo, para llegar con suficiente fuerza o capacidad fisiológica, hasta los más recónditos sitios corporales. Deben abandonar el espacio intra vascular para difundirse hacia el espacio extracelular en concentraciones tales, que le permitan "sobrevivir" a las actividades metabólicas de tejidos como el hepático, de tal manera que aunque se disminuyan sean suficientes para cumplir con sus funciones, las cuales por otro lado deberán cesar casi de inmediato, al detenerse la producción o se agoten las reservas de la glándula de origen.

La mayoría de los receptores celulares empleados por las hormonas son variados, encontrándose entre ellos los acoplados a la proteína G, además de los tirosin-quinasa, serina/treonina quinasa, canales iónicos, y citoquinas nucleares; varios de ellos por cierto y curiosamente, también son receptores de factores paracrinos, de los que hay muchísimos más que hormonas, y por ende los más nunca se someten a la influencia de estas.

Quizá, para complicar un poco más las cosas, ahora sabemos también de la existencia de receptores que al parecer o no tienen un "ligador" específico, o de los que no se sabe su función, por lo que han sido denominados *"receptores huérfanos"*. Su estudio ha permitido entender un poco más de la señalización y por ende empezar a modificar el concepto de hormona. Baste citar el ejemplo del colesterol, el que transformado por las células en derivados oxigenados, al "ligarse" a un receptor huérfano en el hígado denominado receptor hepático X, aumenta la secreción de sales biliares, empleando una típica estrategia hormonal, en un proceso muy íntimo de su propio metabolismo.

Esta identificación de receptores, ha facilitado la explicación de varios procesos fisiológicos y patológicos, lo que a su vez ha repercutido en la industria farmacológica, ya que muchos medicamentos actualmente están diseñados precisamente para actuar sobre ellos, como es el caso en la práctica de la anestesiología, dentro de los que la mayoría se acoplan a la proteína G.

Las hormonas se pueden producir por células específicas en las glándulas endócrinas, o en células que tienen otras actividades.

Ejemplo de la producción por células específicas, es la síntesis de la mayoría de las hormonas proteicas como prolactina, hormona paratiroidea, insulina, glucagon, u hormona de crecimiento. La producción puede darse todo el tiempo, ya sea por descarga intermitente a manera de pulsos o continua; en ocasiones es a intervalos de hasta un día y en algunos cuantos de varias semanas o meses. Algunas de estas células almacenan poco y sus reservas se agotan rápido, otras acumulan gránulos que llegan a ser suficientes para cumplir sus responsabilidades hasta por varios días, o como en el caso de la tiroides, que sigue secretando después de suspendida su síntesis por falta de yodo, por varios meses.

Ejemplo de la producción hormonal, por células que no son únicamente endócrinas, es la *leptina* producida por los adipositos y que está involucrada en varios sistemas biológicos, como es la regulación del peso corporal, además de la modulación de la hematopoyesis, angiogénesis y algunas respuestas inmunes.

Algunas hormonas son solubles en agua, otras francamente no lo son. Las primeras se transporta sin problema en el plasma, las segundas requieren de algún medio para su acarreo, lo que se resuelve uniéndose a la albúmina o a alguna globulina transportadora; sin embargo esto, si bien les protege e impide que sean inactivadas rápidamente, limita su acción ya que los receptores sólo aceptan la forma libre, de tal manera que esa separación debe hacerse en la vecindad de las células blanco. Igualmente, los niveles sanguíneos de la fracción libre, es la única que es tomada en cuenta para regular la secreción por las células que las producen, estableciéndose con ello la llamada "retroalimentación inhibitoria".

En fin, como se ha visto, la concepción de una "orquesta" no fue del todo equivocada, diríamos más bien que en realidad la idea se quedó corta, ya que se trata de un maravilloso mecanismo diseñado para mantener armónicamente la estabilidad corporal, es decir la homeostasis (Gr. *homeios* = como, parecido).

La cadencia del mecanismo, se puede perder por exceso de producción como en el hiperpituitarismo o el hipertiroidismo, etc., o por falla de ella, lo que resulta entre otros en hipogonadismo o hipotiroidismo; también los tejidos pueden ser refractarios a la acción hormonal, lo que impide una respuesta adecuada. Además al igual que otras células, las endócrinas pueden degenerar en neoplasias benignas o malignas y producir efectos de masa como la hemianopsia bitemporal de los adenomas hipofisiarios; también pueden llegar a ser "funcionales" y producir independientemente y en grandes cantidades, sin restricción alguna, sustancias hormonales idénticas o parecidas a ellas.

En algunas ocasiones el problema no es de cantidad, sino del proceso de comunicación, en el cual la función de los receptores puede estar alterada genéticamente, o dañada por un proceso autoinmune.

Habiendo quedado resumido el hecho de que el estudio de la información intercelular con propósitos homeostáticos, es muy compleja, en este capítulo se incluirá únicamente la fisiopatología relacionada con el llamado sistema de las glándulas endócrinas o de secreción interna.

Hipotálamo.

¿Por qué mencionar al hipotálamo (Gr. *hypos* + *thalamos* cámara interna), que es una estructura francamente nerviosa, en relación al sistema endócrino? Sin entrar en detalles, basta simplemente con tener en mente que ni uno ni otro pueden funcionar adecuadamente sin su amplia colaboración, muchas de las hormonas se producen por estimulo nervioso y demasiadas acciones del sistema nervioso central (SNC) dependen de ellas.

El SNC, se interrelaciona con el endócrino a través de sus funciones neuroendócrinas intrínsecas, las que básicamente son la liberación de las neuronas productoras a través de sus axones, de vasopresina y oxitócina, sustancias que a través del tallo hipotálamo-pituitaria llegan al lóbulo posterior. Igualmente importante es la secreción de parte de las neuronas *hipofisiotrópicas* las que también por medio de sus axones, liberan en la eminencia media, justo en donde se encuentran los capilares distales del sistema de irrigación de la adenohipófisis, a las hormonas liberadoras de tirotropina (HLT), gonadotropina (HLG), corticotropina (HLC), hormona liberadora del factor de crecimiento (HLHC), así como factores de liberación e inhibición (dopamina) de la prolactina, y péptidos opioides endógenos. Con ello se integra el eje llamado *hipotálamo-hipófisis-glándulas endócrinas*.

Es evidente que las neuronas de otras partes del SNC, interactúan con las del hipotálamo y participan en el proceso, sin embargo aún existen algunas lagunas (quizá mares), que impiden una explicación definitiva de estos intrincados mecanismos. Varias de estas hormonas hipofisiotrópicas se pueden identificar en otras áreas del organismo, en donde parecen funcionar como neurotransmisores.

El hipotálamo tiene un mecanismo generador de pulsos o descargas de estos productos hipofisiotrópicos, que sigue un *ritmo*, el cual puede ser con variantes que se dan en menos 24 horas en lo que se denomina ritmo *ultradiano*, en ciclos de 24 horas, conocidos como *circadianos* e incluso de más de un día y a veces en meses o estaciones, a los que les califica como *infradianos*. Debe señalarse desde luego, que estos términos incluyen las oscilaciones entre hechos fisiológicos y /o de comportamiento.

Un ejemplo de ritmo ultradiano es el que sigue la acción periférica de la insulina mediada por el cortisol, el que también se ve involucrado en un ritmo circadiano, en el que evidentemente la luz y la oscuridad, juegan un papel importante a partir de impulsos generados en la retina, en una interrelación sueño-vigilia y luz-oscuridad. El mal llamado ciclo menstrual, es un magnífico ejemplo de ritmo infradiano. Estos ritmos no son un mero capricho de la naturaleza, lo que el clínico debe tener en cuenta, para que en un tratamiento efectivo, no se sustituya a un compuesto hormonal simplemente por su análogo terapéutico, sino que se debe considerarse también sus ritmos y la naturaleza de sus pulsos.

Las lesiones del hipotálamo, pueden ser localizadas o parte de un problema del SNC, incluyendo los relacionados con la circulación del LCR. Así mismo pueden obedecer a problemas genéticos, inmunes, tumorales (craneofaringioma, gliomas, disgerminomas, hamartomas, metástasis, etc. También se llega a dar en enfermedades infiltrantes del SNC, como leucemia, exposición a radiaciones ionizantes y a ciertos medicamentos, trauma, infecciones y enfermedades sistémicas crónicas como tuberculosis y sarcoidosis entre muchos más. También son frecuentes en casos de problemas vasculares como infartos, hemorragias subaracnoideas, aneurismas, etc.

Estas lesiones, pueden cursar con diabetes insípida y/o hipopituitarismo, generados por falta de producción de todas o de algunas de las hormonas sintetizadas en la adenohipófisis, a excepción de la prolactina, la cual tiende a estar elevada porque deja de inhibirse su producción por la falta de la dopamina.

Mención especial, son las lesiones tumorales cuyas células se originan de células germinales primitivas como los disgerminomas, los cuales son capaces de producir hipopituitarismo y alteraciones visuales e incluso diabetes insípida por compresión, y al mismo tiempo, secretar gonadotropina coriónica en cuyo caso la determinación de la misma en LCR permite el diagnóstico. Los coristomas (Gr. *chõristos* = separado) son masas de tejido normal histológicamente, que se encuentran distantes de sus sitios habituales en el organismo, por lo que también se llama "nido aberrante" o heterotropia, y en esta localización anómala, algunos pueden producir hormona liberadora de gonadotropina.

Particular consideración debe hacerse a la posibilidad de que un aneurisma sea el que produce el efecto de masa, ya que es evidente que su manejo es diferente al de las lesiones sólidas; es fácil entender porque el clínico tiene un verdadero problema de decisión terapéutica cuando ambos coexisten.

Los tumores que más producen daño del hipotálamo, son los adenomas pituitarios que se dirigen hacia arriba de la silla turca por medio de su extensión supradiafragmática, pudiéndose afectar el tallo o el encéfalo, además desde luego del daño directo de la lesión intrínseca a la propia hipófisis, en cuyo caso existe **hipo**prolactinemia, a diferencia de los que nos ocupan que como ya se ha insistido, ocasionan hiperprolactinemia por falta de secreción de factor de inhibición de la prolactina.

Desde hace poco más de medio siglo, se conocen los *defectos congénitos del sistema hipotálamo-hipófisis*, sin embargo hasta hace poco tiempo, se han podido empezar a comprender con más detalle. Ya se pueden clasificar mejor, y no simplemente a considerarles como resultado de traumatismo al nacer, sin embargo aún se llegan a ignorar y en consecuencia a retardarse el diagnóstico. Indudablemente, la introducción de muestreos poblacionales como perfil tiroideo neonatal, ha permitido identificar los casos de hipotiroidismo congénito, lo que obliga a un estudio adecuado en pacientes con el problema, para diferenciarle de aquellos que obedecen a dificultades con la hormona estimuladora del tiroides.

Hormona liberadora de factor de crecimiento (HLHC).

Se trata de una neurohormona que específicamente estimula la proliferación de células somatotropas, que a su vez liberan hormona del crecimiento (HC).

Actualmente, a partir de la descripción de los enanos de Sindh, como se llama una remota provincia en Pakistán, se ha reconocido no la falta de producción de la HLHC sino la ausencia congénita de sus *receptores hipofisiarios*, lo que ocasiona la ausencia exclusiva de HC y da lugar a enanismo en individuos los que no alcanzan más de 130 cms. de altura, pero con proporciones corporales y fertilidad normal, sin dimorfismo, microfalo o antecedentes de hipoglucemias.

Este hallazgo, demuestra la indispensable presencia de la HLHC para que la hipófisis secrete HC, y a su vez manifiesta la poca importancia biológica que tiene su presencia en otros sitios extrapituitarios. Actualmente se piensa que esta es también una causa de la llamada "estatura baja idiopática". Ocasionalmente, niños en desarrollo sometidos a gran presión psicológica, padecen de un "enanismo psicosocial" probablemente por alteraciones en el balance de neurotransmisores para producir suficiente HLHC.

El paso de los años, hace que los individuos tengan cambios en el control de los neurotransmisores lo que lleva a la hipoactividad de la HLHC. La senectud se asocia a cambios corporales y funcionales que conllevan disminución de las masas óseas y musculares con aumento de la grasa, alteraciones similares a las que presentan los pacientes jóvenes con deficiencia de HC.

Algunas sustancias neuroactivas como el propanolol, hacen que la secreción pituitaria de HC, se haga más intensa.

Hormona liberadora de gonadotropina (HLG).

También se le llama liberadora de hormona luteinizante (HLHL) y actúa sobre la hipófisis anterior para que esta produzca HL y HFE. Es sin duda la pieza más importante en el llamado hipogonadismo secundario, ya que la liberación pulsátil por las neuronas hipotalámicas, inicia la cascada de acontecimientos neuroendócrinos que llevan a la diferenciación sexual, reproducción, desarrollo físico y su intervención indispensable para que aparezca la pubertad.

Hipogonadismo hipotalámico.

Algunas causas congénitas obedecen por ejemplo, a ausencia de la expresión de genes activos en el cromosoma 15q1 1.2-q13 en el síndrome de Prader (1919-¿?)-Willi (1900-1971), lo que ocasiona en el embrión el desarrollo anormal del hipotálamo.

Otras, se deben a daños neurológicos por toxinas ambientales, radiación, enfermedades crónicas, tumores, trauma e infecciones, al igual que con otros problemas de secreción insuficiente de hormonas hipotalámicas.

La amenorrea hipotalámica es una de las formas más frecuentes de anovulación, ocasionada por una muy lenta o ausente descarga de pulsos de HLG lo que a su vez repercute en la producción de HL. Existe cierto hiperestrogenismo en estas pacientes, las que cursan con niveles bajos o normales de gonadotropina sérica. Entre sus causas se encuentran el ejercicio intenso, anorexia nerviosa, y un choque emocional el que ocasiona amenorrea psicogénica.

La amenorrea pos "píldora" (anticonceptivos orales), podría obedecer a deficiencia hipotalámica en ausencia de otra causa que le explique.

Otros factores que se han considerado como responsables de esta alteración son la ingesta de alcohol, tabaquismo, drogadicción y las demás causas ya comentadas en relación a daño neural. Parecen existir ciertas mutaciones en los receptores pituitarios de la HLG. En ocasiones, particularmente en problemas funcionales, es imposible establecer la causa.

El manejo se hace en términos generales, eliminando la causa si es posible y con administración de pulsos de HLG. Lo que dará resultado siempre y cuando funcione bien la hipófisis, sin embargo, ocasionalmente se llega a encontrar casos con resistencia a estos análogos hormonales, por lo que se debe recurrir a gonadotropina exógena.

Pubertad precoz.
"Cada hombre es una historia distinta
de todas las demás"
                    Carrel A.

La pubertad (L. ***pubertas***), se ha definido como el momento en el que el ser humano empieza a presentar los cambios sexuales secundarios y adquiere la capacidad de reproducirse.

Inicialmente, se consideró que esto se relacionaba únicamente con la edad, considerando como que la edad promedio "normal" de la menstruación sería de 12.6 años para niñas blancas y 12.0 años para las negras. Después aduciendo cambios en el desarrollo (¿?) se bajo a partir de 1997, a las edades aceptadas actualmente de ocho años para las niñas y 9 años para los varones. En estos grupos de edad, ya se considera normal la andrenarquia, (aparición de vello pubiano en mujeres, crecimiento peniano en varones) y la telarca (desarrollo de las mamas en mujeres).

El asunto es confuso, y la pregunta de si ¿son los cambios puberales normales en niñas menores de ocho años? sigue en al aire; actualmente algunos grupos consideran una edad aceptable de siete años para niñas blancas y de seis años para niñas negras

El problema práctico, es diferenciar cuando es anormal y cuando se trata simplemente de una pubertad precoz "constitucional", que se presenta en menores con antecedentes familiares de la aparición temprana de estos cambios estructurales, a través de generaciones y en varios parientes consanguíneos, situación que al parecer puede estar mediado por un patrón autosómico dominante. En términos generales, de no existir el antecedente es muy conveniente considerar la posibilidad de algo inusual, y considerar el diagnóstico de precocidad sospechosa, pero aunados a la evaluación de su crecimiento y edad ósea.

La *pseudo* pubertad precoz, resulta de exceso de hormonas producidas o en las gónadas o en las suprarrenales. La **central o verdadera** que se encuentra en 1 de 5000 niños es dependiente de HLG. Hasta el 90% puede ser ocasionada por lesión intracraneal oculta, (hamartoma hipotalámico o astrocitoma), y es común en lesiones de la hipófisis, pudiendo ser secuela de trauma CEF, hidrocefalia, y atrofia cerebral. No es excepcional su aparición en niños mal nutridos por abandono, cuando inician su alimentación adecuada. En algunas ocasiones no se identifica algo específico y se le denomina *idiopática*. Afecta más a mujeres que hombres, pero en ellos es más grave y frecuentemente se acompaña de lesiones tumorales, las cuales también se llegan a encontrar en niñas, pero con menor frecuencia. Cuando se presenta en pacientes portadores de manchas café con leche, y displasia fibrosa ósea, se debe pensar en el síndrome de McCune-Albright ocasionado por mutaciones en el gene *GNAS1* involucrado en la cascada de señalización del adenosin monofosfato cíclico.

La adecuada evaluación endócrinológica, así como el empleo de técnicas de imagenología intracraneal, permiten el diagnóstico, además de identificar otras patologías aunque el problema en estudio no se compruebe. El manejo tiene como objetivo, de ser el caso, detener el crecimiento de la tumoración intracraneal, disminuir la expresión precoz de los caracteres sexuales secundarios, lograr una estatura adecuada, cuidar el aspecto psicológico, proteger contra abuso sexual, prevenir embarazos y conservar la fertilidad.

Los fármacos empleados tanto para la de origen idiopático como el neurológico, han sido el acetato de medroxiprogesterona, el acetato de ciproterona y los agonista súper activos de HLG (HLHL). Las dos primeras detienen o revierten las características sexuales secundarias prematuras, pero tienen algunos efectos secundarios. Esto hace que de elección sean los agonistas de la HLG, que bloquean el efecto endógeno de la HLG y detiene la producción únicamente de hormona gonadotropa por la pituitaria.

Prolactina.

Hiperprolactinemia.

Como la mayoría de las hormonas pituitarias, la producción de prolactina está regulada por el hipotálamo, cuya función es **inhibitoria** y mediada por medio del *factor de inhibición de la prolactina*, el que como ya se mencionó es el neurotransmisor dopamina. La señal estimuladora está dada por la HLT, y el balance entre ambas señales es lo que determina la cantidad de prolactina liberada por la adenohipófisis.

Por ello, las lesiones intrínsecas del hipotálamo como las ya descritas, pueden disminuir la cantidad de dopamina lo que libera la secreción de prolactina. Otro mecanismo, es el llamado "efecto tallo" que se debe simplemente a la compresión extrínseca por un adenoma, del tallo de la hipófisis o la lesión directa al mismo, lo que impide que pase la dopamina. Una causa farmacológica es el empleo de bloqueadores de receptores de dopamina, así como de sustancias que disminuyen su concentración o inhiben su liberación.

En el hipotiroidismo, se genera un incremento en la liberación de HLT, la que estimula la producción de prolactina pituitaria.

La estimulación neurógena, puede reprimir la secreción hipotalámica de dopamina, generando galactorrea por hiperprolactinemia. Ejemplo de ello, es la estimulación intensa, oral o manual del pezón, durante la actividad sexual y se le ha encontrado en vírgenes, mujeres posmenopáusicas e incluso varones. También, se llega a relacionar con lesiones de la pared del tórax como son quemaduras, toracotomías o herpes zoster, casos en los que se piensa que el estímulo pasa por los nervios intercostales hacia la columna posterior de la medula, y de ahí al mesencéfalo para llegar al hipotálamo en donde se reduce la producción del factor inhibitorio de prolactina. El mismo mecanismo se ha explicado para la galactorrea que se presenta en algunos cuadros de compresión medular. La mastitis no puerperal llega a producir hiperprolactinemia transitoria. En ocasiones al agotar los recursos diagnósticos disponibles, no queda otra alternativa que clasificarla como idiopática.

El exceso de prolactina puede producir amenorrea, galactorrea, impotencia, infertilidad y pérdida de la libido.

El manejo médico de las causas orgánicas relacionadas con el hipotálamo, es a base de agonistas de la dopamina como la bromocriptina. En tumores que compriman el tallo, la cirugía es útil.

Hormona liberadora de tirotropina (HLT).

Existe evidencia de que la alteración hipotalámica que conlleva el cese de producción de HLT, ocasiona hipotiroidismo lo que también sucede en otros casos sin daño neural evidente, como es el ayuno prolongado. Se trata de un hipotiroidismo con glándula tiroides normal, y además de lesiones demostrables del hipotálamo, puede estar asociada a problemas con factores de trascripción, generalmente heredados como una variante autosómica recesiva. También se le conoce como hipotiroidismo terciario o central y se estima que puede llegar a afectar de 1 de 110,000 a 1 en 29,000 nacidos vivos, en cuyo caso se denomina *hipotiroidismo congénito de origen central*. En algunas ocasiones, el hipotálamo está bien anatómicamente, pero son los receptores en las células tirotropas los dañados por lo que falla la estimulación hipofisiaria correcta de la glándula, sin embargo habría que preguntarse si ¿es la síntesis de la HLT la equivocada en relación a su afinidad con los receptores?, es decir ¿se trata de una HLT inadecuada?

Hormona liberadora de corticotropina (HLC).

La HLC es uno de los principales integradores de las respuestas al stress endócrinas, autonómicas e inmunes, y desde luego es la reguladora hipotalámica de la secreción de HACT, la que sin duda juega un papel muy importante en las actividades antiinflamatorias centrales. La integridad de este eje hipotálamo-pituitaria-corteza adrenal, es muy importante para el estado alerta-sueño, que está íntimamente relacionado con el ritmo circadiano de la producción del cortisol.

Al llegar a la adenohipófisis, estimula a las células corticotropas ligándose a los receptores específicos HLCR1, los que curiosamente también se encuentran fuera del encéfalo, en los pulmones, sangre, leucocitos, nódulos linfáticos y timo. En los tejidos estimula la desgranulación de los mastocitos, proliferación de linfocitos T, producción de anticuerpos y demás respuestas antiinflamatorias.

Se ha descrito insuficiencia suprarrenal en pacientes con lesiones tumorales del hipotálamo, así como entre los que han recibido radiaciones intracraneales por diversas causas, y sujetos con trauma del CEF. Sin embargo la insuficiencia central por insuficiencia "pura" de HLC, hipotalámica es rara.

Cuando en estos casos se administra HLC, se produce una respuesta de HACT muy enérgica y prolongada. Se maneja con glucocorticoides.

Vasopresina.

Se sintetiza en las neuronas parvas y magnas celulares, dentro de los núcleos supraópticos y paraventriculares del hipotálamo cuyos axones la llevan a la neurohipófisis. Una vez que llega a la circulación, contribuye a la homeostasis mediante la activación de los receptores renales V2, e induce vasoconstricción vascular a través de los receptores V1. Las lesiones de estos núcleos o en las fibras neurales antes de llegar a la hipófisis posterior, ocasionan un síndrome de secreción inapropiada de vasopresina (hormona antidiurética).

Respuesta neuroendócrina en la enfermedad grave.

El efecto de los traumatismos, enfermedades, infecciones y cirugía, demandan del organismo respuestas enérgicas para sobrevivir, las cuales de inicio buscan conservar energía para los órganos vitales, modular el sistema inmune y retardar el anabolismo. En algunas ocasiones el padecimiento es crónico y esto exige también de cambios neuroendócrinos aparentemente semejantes, pero con la gran diferencia de que la respuesta debe ser mucho más prolongada en un ambiente con marcado catabolismo, acompañado con frecuencia por hiperglicemia y resistencia a la insulina. Basados en esto, es indispensable que se tenga en mente que son dos momentos diferentes y que por ello no es correcto, extrapolar las alteraciones de la fase aguda para explicar lo que sucede en la crónica.

Eje hipotálamo-células somatotropas.

La secreción normal de HC es estimulada por HLHC hipotalámica e inhibida por la somatostatina. En condiciones normales, se secreta por medio de pulsos particularmente diurnos, y con la interacción con otros péptidos, ocasiona lipólisis, estimula el depósito de amino ácidos musculares, favorece el crecimiento así como el anabolismo proteico y tiene un efecto antiinsulina.

Después del inicio de un problema agudo, sus niveles séricos se elevan por medio de pulsos más frecuentes y más enérgicos, lo que seguramente sucede porque se altera la retroalimentación negativa inhibitoria, sin embargo contra lo lógico, sus efectos periféricos se bloquean, generándose un estado de resistencia quizá ocasionado por citoquinas.

La razón fisiológica de esta respuesta se explica porque ese bloqueo periférico, ocasiona aumento de la lipólisis, sus efectos antiinsulina resultan en elevación de los niveles séricos de glucosa, y hay incremento de ácidos grasos y aminoácidos. Esto integra un mecanismo de sobre vivencia, deteniéndose el anabolismo y generando sustancias catabólicas.

En la fase crónica, los niveles de la HC son mucho más bajos que en la fase aguda, y tienden hacia la normalidad. La resistencia periférica a su acción se tiende a corregir, sin embargo el efecto neto es de *deficiencia negativa*, lo que contribuye al marasmo de esta etapa que es típico en las unidades de cuidados intensivos, en el cual las proteínas se siguen degradando. La administración de HC en esta etapa, que pareciera lógica, ha resultado en incremento de la mortalidad, seguramente porque no se trata de una intervención fisiológica, porque entre otras cosas no hay descarga por pulsos y el hiposomato tropismo, no sólo es un efecto de falta de una hormona, sino de cómo se secreta y aparece el estímulo liberador. Esto resalta la importancia del hipotálamo, ya que no se trata de un mero asunto de niveles séricos, sino de una acción regulada e intermitente del hipotálamo y su HLHC.

Eje hipotálamo-células tirotropas-tejidos periféricos.

El hipotálamo secreta la HLT la que a su vez estimula a las células tirotropas para que produzcan hormona estimulante del tiroides (HET) con una marcada predisposición nocturna. Esta a su vez controla la secreción de tiroxina (T4), que sólo se produce en la glándula y es convertida periféricamente por medio de de-yodinasas en T3, aunque hasta el 20% de esta también se llega a producir en el tiroides. T3 y T4 son reguladoras de la actividad metabólica celular, e indispensables para mantener un ritmo cardiaco normal así como las funciones pulmonares y nerviosas. Las dos juegan un papel determinante en el gasto energético, y son además esenciales para el crecimiento normal y el desarrollo. La liberación de HLT y de HET se regula por un mecanismo de retroalimentación negativa por T4 y T3.

Casi de inmediato, entre los 30 y 120 minutos posteriores a la agresión, los niveles de T3 de abaten, seguramente porque cesa su conversión a partir de T4, esto se prolonga por algún tiempo y su caída se correlaciona con la evolución, de manera que a menor T3 en el plasma mayor mortalidad. La HET y T4 se elevan transitoriamente, regresando con cierta rapidez a valores normales aunque T3 sigue deprimida, lo que ocasiona el llamado *"síndrome de T3 baja"*.

La HET permanece normal o incluso baja, lo que llama la atención porque la disminución de T3/T4 debería, por retroalimentación negativa, ocasionar estimulación de su producción. Esto se explica, quizá sin mucha certeza, por un reajuste a los niveles de disparo para su secreción, o porque se genera un mecanismo homeostático que tiene el propósito de disminuir la acción de T3, y con ello conservar energía como también sucede en el ayuno prolongado. En la fase crónica, T3 permanece baja, y HET aunque normal, pierde su producción fisiológica pulsátil. Si recordamos que T3 contribuye a la síntesis proteica, al empleo de grasas y otros sustratos energéticos, y que además apoya a la HC para que esta realice sus funciones, entonces esta baja contribuye al marasmo de estos casos. La administración de sustitutos hormonales no ha dado resultado, sin embargo el empleo de HLT en estas circunstancias, parece que reactiva este eje y podría ser una buena alternativa de tratamiento.

Eje hipotálamo-pituitario-adrenal.

El cortisol es el principal glucocorticoide que se secreta en la corteza suprarrenal. En la circulación, el 90% se encuentra unido a una globulina y algo a albúmina, pero solo el libre tiene acción biológica. Esto es importante tenerlo en mente, porque las cifras de globulina transportadora se reducen sustancialmente en el trauma, por la acción de la elastasa, lo que aumenta el nivel de cortisol libre aunque el total no se incremente tanto.

En casos de estrés el hipotálamo secreta HLC, lo que a su vez desencadena la descarga de HACT. Normalmente, esto sucede con un patrón diurno, existiendo niveles bajos a las 2 a.m. y un pico de cortisol circulante a las 8 de la mañana. Se considera que este corticoide, en condiciones normales entre otras cosas mantiene el tono y la permeabilidad vascular, contribuye a la distribución del agua corporal y acentúa la vaso constricción de las catecolaminas.

En casos de trauma, anestesia, cirugía, etc., se genera un estado de hipercortisolemia por aumento de la HLC y HACT ya sea directamente, o por resistencia a la inhibición negativa del mecanismo de retroalimentación del propio cortisol. Este exceso del corticoide, tiende a la producción de energía requerida para responder a la agresión, ya sea "peleando" o "huyendo" y desde luego, se pierde la variación diurna.

Los sustratos energéticos llegan selectivamente a los órganos vitales del cuerpo, y quizás limita la propia respuesta inflamatoria para que esta no se de en exceso. Al mismo tiempo, se producen catecolaminas las cuales juegan muchos papeles en la respuesta al estrés, y entre otros producen taquicardia, aumentan la contractilidad cardiaca, y generan vasoconstricción de ciertos lechos vasculares como el intestino, la piel y el músculo estriado, lo que redistribuye el flujo sanguíneo hacia órganos más importantes en condiciones de hipovolemia, sepsis o falla cardiaca, Como ya se mencionó, este efecto vasoconstrictor se refuerza por el cortisol, el cual también probablemente se requiera para la propia secreción de la epinefrina y la norepinefrina. Así mismo en la fase aguda, se estimula al sistema renina-angiotensina y se produce aldosterona, lo que conlleva retención de líquido, vasoconstricción y mejoría hemodinámica. Esta respuesta de exceso al cortisol, como se puede deducir de los cambios generados, es vital para sobre llevar la etapa inicial, pero tanto los niveles altos como los muy bajos, cursan con incremento de la mortalidad, ya que los altos hablan de una agresión muy grave, y los bajos de la inhabilidad para anteponer una respuesta adecuada existiendo una respuesta adrenal relativamente insuficiente.

En los casos de enfermedad crónica, lo niveles de cortisol permanecen elevados, la producción no vuelve a su ritmo, y a medida que avanza el problema, bajan los niveles de HACT a pesar del cortisol alto, siempre y cuando funcione el eje hipotálamo-hipófisis. Teóricamente, este hipercorticalismo, puede aumentar la inmunosupresión lo que está fuera de balance con los mecanismos inmunoestimuladores, que tratan de combatir el cuadro séptico. Da la impresión de que esto no es benéfico desde luego, y quizá sea señal de peligro más que un cambio fisiológico, porque la insuficiencia suprarrenal relativa que en esta fase también está aumentada, definitivamente predispone a un resultado negativo.

Eje hipotálamo-pituitario-gonadal y lactotrópico.

El hipotálamo produce a la HLG liberándola en pulsos, y hace que las células gonadotropas de la pituitaria liberen HL y HFE. En el hombre HL estimula la producción de andrógenos por las células de Leydig (1821-1907) testiculares, y la acción combinada de la HFE y testosterona sostiene la espermatogénesis. La testosterona, tiene también un potencial anabólico muy bien definido e incrementa la síntesis muscular. En las mujeres, la HL estimula a los ovarios para que estos generen andrógenos y la HFE desencadena la aromatización de los andrógenos y estrógenos. Los esteroides sexuales, ejercen retroalimentación negativa sobre la HLG y la secreción de gonadotropinas. Es bien conocida la liberación de la prolactina producida por el lóbulo anterior de la hipófisis a manera de pulsos diurnos, y se incrementa durante el estrés. Seguramente tiene propiedades inmunoestimuladoras, ya que se identifican muchos receptores para ella en los linfocitos T y B, además los T dependen de la misma prolactina para mantener su suficiencia inmunológica linfoquina-dependiente, con la que activan a los macrófagos.

En las etapas iniciales de la agresión, los niveles de testosterona bajan a pesar de los HL está elevada, lo que sugiere una supresión inmediata de las células de Leydig, y la eliminación corporal de lo andrógenos anabólicos, que puede ser explicada por la necesidad de reducir el consumo energético, y la conservación de sustratos para otras funciones más vitales. Igualmente se incrementan los niveles de prolactina, así como de ciertos péptidos vasos activos de origen intestinal, oxitócina y algunos mecanismos dopaminérgicos, en los que las citoquinas o algún factor aun no identificado, juegan un papel importante. Así mismo es posible que desde el inicio, los niveles altos de prolactina contribuyan a la activación del sistema inmune, aunque esto no ha sido probado.

El eje hipotálamo-pituitario-gonadal, muestra cambios más dramáticos en los varones que en las mujeres, particularmente cuando se prolonga el cuadro. Los niveles de testosterona bajan considerablemente, tanto que en ocasiones no se pueden detectar ya que llega a suprimirse, quizá por una respuesta compensatoria inadecuada, la presencia de HL y su liberación pulsátil, como es de esperarse ante esas cifras de testosterona. Los niveles de estradiol también bajan, pero su bio disponibilidad persiste porque la globulina trasportadora de hormonas sexuales se incrementa. La administración de HLG solo corrige estas anomalías parcialmente y aún así muy transitoriamente; es muy posible que estos cambios repercutan en el estado catabólico de los varones con enfermedad crítica y prolongada.

A medida que se retarda el inicio de la recuperación, la secreción de prolactina se reduce, llegando a niveles mucho más bajos que en la etapa aguda, lo que podría resultar en inmunosupresión. Cuando en las unidades de terapia intensiva, se emplea a la dopamina exógena como agente inotropico, se prolonga la ausencia de producción de prolactina, lo que agrava concomitantemente la disfunción de los linfocitos T y la ya muy alterada quimo taxis neutrofila.

Consideraciones terapéuticas hormonales.

Es extraordinariamente importante que se diferencie, entre lo que son respuestas benéficas y lo que son situaciones dañinas de la respuesta neuroendócrina a la agresión. En la fase aguda, estas como se ha señalado, se orientan a disminuir el consumo de energía y de sustratos, para que estos lleguen a tejidos vitales, con el objeto de protegerles contra el anabolismo costoso; además modulan las respuestas inmunes para mejorar la posibilidad de sobrevivir. Hay que entender que esta reacción hipercatabólica es beneficiosa, y que no es conveniente manipular la respuesta endócrina en este momento. Cosa diferente es la fase crónica, en la cual el hipercatabolismo lleva a la pérdida de grandes cantidades de masa muscular, infiltración grasa de órganos vitales con alteración de sus funciones, debilidad extrema e imposibilidad de recuperación. En esta etapa, quizá, además del apoyo nutricional, el manejo con algunas hormonas podría resultar lógico.

Se ha intentado, aunque sin gran éxito, el empleo de derivados de las hormonas de la adenohipófisis. En vista de que existe una marcada hipoactividad del eje hipotálamo-hipófisis, su reactivación con factores estimulantes de diferentes células tropas, resulta una propuesta lógica, quizá más efectiva y sobre todo más benéfica que el uso de hormonas periféricas.

Empieza a existir alguna evidencia de que, mediante infusiones de las hormonas producidas por las neuronas hipofisiotrópicas, se obtienen mejores resultados. Por ejemplo, la administración de HLG y HLT, reactiva sus ejes hipotalámicos específicos, con elevación de sus hormonas periféricas y la puesta en marcha de sus mecanismos de retroalimentación, evita los efectos secundarios de la sobre producción. Falta aún un largo camino por recorrer, entre otros, el poder llegar a la administración de acuerdo a los ritmos de su secreción. Finalmente ¡no es un capricho fisiológico, que circulen más esteroides a las ocho de la mañana que a las 2 AM!

Por otro lado, actualmente tiene a quedar claro que la "diabetes del stress" o la "hiperglicemia de la agresión" probablemente no es del todo positiva y ya existe evidencia sólida de que su manejo con insulina, incrementa la sobrevida, sobre todo de pacientes con larga estadía en les unidades de terapia intensiva.

Pituitaria.

Rathke (1793-1860) le describió con gran detalle en 1838, y vale la pena resaltar alguna de sus características anatómicas.

Tiene dos lóbulos, que aunque unidos, son de orígenes embrionarios y actividades fisiológicas muy distintas, sin embargo comparten al tallo hipotalámico el cual pasa hacia la hipófisis a través de un pequeño orificio en el diafragma de la silla, estructura que es muy importante para protegerla ya que impide que le compriman los cambios de presión dentro del encéfalo.

El anterior que es francamente celular, constituye entre el 75% y el 85% de la glándula y es conocido tradicionalmente como adenohipófisis. Se deriva de la bolsa descrita por Rathke y está comunicado con el hipotálamo por el "sistema portal" que como se ha insistido, es de extrema importancia ya que permite además de una profusa irrigación, el arribo de hormonas hipotalámicas estimuladoras de sus células. Este mecanismo de perfusión, altamente especializado, se inicia en el extremo superior del tallo, en una red de capilares que rodean a un conjunto de arteriolas terminales cortas de las arterias hipofisiales superiores llamado **gomitoli**, para llevar sangre a través del mencionado sistema portal hacia la adenohipófisis. Debe insistirse en lo especial de esta irrigación, ya que su flujo sanguíneo total le llega por esta vía, y es fácil comprender lo grave que es su interrupción ya que además de perfundirle es hormono regulador.

La intima relación del desarrollo embrionario glandular con el de las estructuras orales y de la faringe, explica el porque pueden existir restos tisulares que llegan a producir tumores funcionales ectópicos localizados en la línea media de la nasofaringe, los cuales también pueden ser malignos y dar metástasis intracraneales.

Al microscopio se perciben tres tipos de células, unas cromófobas con citoplasma claro, otras que contienen gránulos algunos basofilicos y otras más eosinofílicos; sin embargo está claro que por lo menos debe contener cinco tipos de células con capacidad endócrina, que responden permanentemente no sólo a señales hormonales, sino a estímulos intraglandulares paracrinos es decir de célula a célula mediante, citoquinas y factores de crecimiento. De inmediato resalta el hecho que una célula totipotencial precursora, deberá estar influida a nivel local por estímulos específicos que le trasformaran en las altamente especializadas requeridas para producir alguna hormona específica. En los últimos años se han identificado no menos de ocho factores de trascripción, todos ellos proteínas nucleares, que actuando en conjunto con algunos otros más, controlan la diferenciación y el desarrollo de cada unos de los linajes celulares. La alteración de los genes que les codifican puede ocasionar estados de deficiencia esporádicos o familiares.

En contraste, el lóbulo posterior, llamado neurohipófisis, es mucho más pequeño. Originado del diencéfalo ventral, está formado por axones distales de las neuronas del hipotálamo que contienen gránulos neurosecretores. Es más fibrosa, y su irrigación proviene de las *arterias* hipotalámicas inferiores derivadas a su vez de las ramas comunicantes posteriores de las carótidas internas. Microscópicamente, se identifican fibras nerviosas desmielinizadas, cuyos cuerpos neuronales se localizan en el hipotálamo. Diseminadas entre estas fibras y la neuroglia se hallan los pituicitos, que últimamente se tienden a considerar como células especializadas de la glia glandular, escribiéndose hasta 4 subtipos diferentes, de acuerdo a sus características de tinción con plata.

La sangre venosa de la hipófisis en su conjunto, drena hacia las anastomosis ínter cavernoso, aunque existe evidencia que el sistema portal del lóbulo anterior, sea quizás una autopista de doble carril, ya que se requiere de un flujo retrógrado hacia el hipotálamo, para asegurar una satisfactoria relación funcional en el eje hipotálamo-hipófisis.

Los *factores liberadores de hormonas hipotalámicas*, llegan a través del multicitado sistema portal y se "ligan" a los receptores específicos de cada grupo celular, lo que resulta en la descarga controlada de las hormonas "tropas" (Gr. **Tropos** = retorno, reacción, cambio). Las células *somatotropas,* generan hormona del crecimiento (HC), las *lactotropas*, producen prolactina (PL), las *corticotropas* elaboran las hormonas adrenocorticotropa (HACT) además de pro-opiomelanocortina (POMC), la estimulante de los melanocitos (HEM), endorfinas y una lipotropina. Las *tirotropas* fabrican hormona estimulante del tiroides (HET), y las *gonadotropas* hacen hormona folículo estimulante (HFE) y luteinizante (HL).

Durante el embarazo, aumenta de volumen, por la hiperplasia generada por estimulación estrogenica y por hipertrofia de las células productoras de PL o lacto tropas, las que durante la gestación incrementan gradualmente la producción de PL y preparan a las mamas para la lactación. Llega al máximo crecimiento durante los primeros tres días pos parto, a partir de los cuales se inicia una marcada involución para regresar, seis meses después, al tamaño normal.

Para entender las alteraciones de esta glándula, se requiere algo más que la interpretación adecuada de las definiciones, ya que esta juega una parte muy importante dentro del sistema endócrino, pero además junto con el hipotálamo, su accionar participa en el sostenimiento de la homeostasis corporal. Por otro lado, dada la cantidad de hormonas que almacena o produce, sus alteraciones pueden ser difíciles de entender, sin embargo si se recurre a clasificar estos problemas entre los que cursan con hiposecreción y los que lo hacen con hipersecreción, las cosas se simplifican relativamente. Por otro lado, la presencia de masas, es una patología en si misma que también será incluida en la discusión.

Estados hiposecretores.

La deficiencia de cada hormona, puede ser aislada o en combinación con otras, pudiendo llegar a la falla total o pan-hipo-pituitarismo.

Las malformaciones congénitas que ocasionan anormalidades cerebrales en la línea media son capaces de generar la falla estructural de la glándula, pero rara vez llega a la agenesia. Ya se mencionó anteriormente el papel de los factores de trascripción, entre los cuales el más conocidos son los llamados PROP-1 y Pit-1 que se asocian a deficiencias hormonales pituitarias combinadas (DHPC) debiéndose resaltar también la importancia de los receptores que están comprometidos en el desarrollo hipotálamo-pituitaria.

Apoplejía pituitaria.

El título, describe un síndrome potencialmente mortal, que resulta del infarto o hemorragia glandular. Típicamente es precedida por adenomas, aunque en ocasiones esta emergencia es la que lleva al diagnóstico de la masa tumoral; sin embargo, también se da en glándulas aparentemente normales.

No se conoce con certeza cual es la presión dentro de la silla turca, pero es lógico pensar que sea menos que la intracraneal que es de 7 a 15 mm de Hg. Lo que si se sabe es que cuando se incrementa en presencia de un tumor, se desencadena la apoplejía al alcanzar en promedio los 47 mm de Hg, lo que es más que suficiente para impedir el flujo sanguíneo a través del sistema portal, además de favorecer la hiperprolactinemia por que no llegan los factores inhibidores hipotalámicos.

Inicia con cefalea y síndrome meníngeo, sobre todo si hay extravasación de sangre hacia el espacio subaracnoideo. La gravedad depende de lo extenso de la hemorragia, el edema o la zona de infarto y está en proporción directa al grado de expansión, pero a veces, casi sin aviso, llega al coma o al colapso circulatorio.

Los datos clínicos, se correlacionan con la expansión hacia arriba de la silla, con lo que ocasiona compresión del quiasma óptico y de los nervios ópticos, lo que se manifiesta por déficit en los campos visuales o ceguera completa. La compresión del hipotálamo ocasiona termorregulación anormal, caracterizada por fiebre, respiración alterada, hipertensión y arritmias cardiacas malignas. El compromiso del seno cavernoso llega a dañar a la carótida interna y a los nervios craneales de la vecindad (III, V1, V2, y VI, ocasionando oftalmoplegia, diplopía, ptosis, defectos pupilares y dolor facial. En ocasiones el primer par también se afecta. Cuando la expansión es hacia abajo (seno esfenoidal), puede existir epistaxis o rinorrea de LCR.

El resultado endócrino, hasta en dos terceras partes de los casos, es hipogonadismo, deficiencia de HC y alteraciones en la PL y es fácil de comprender que ninguno es de peligro inminente. Sin embargo entre esas dos terceras partes, también puede presentarse insuficiencia de la secreción de HACT y esta si lo es, y lo es tanto que incluso debe ser manejada como una emergencia, empíricamente y sin confirmación inicial. 45% de los casos llegan al hipotiroidismo, sin embargo este es de impacto retardado. La diabetes insípida sólo se presenta en 4% de los casos y como es fácil de comprender resulta del compromiso de la neurohipófisis.

Cuando se sospecha, además de exámenes de rutina, se debe efectuar determinación de cortisol basal y pruebas de función tiroidea. Dado el cuadro de meningismo, muchos clínicos efectúan punción lumbar y estudio del LCR, lo que no permite el diagnóstico, ya que lo que realmente lo hace además de cuadro clínico, son los estudios de imagen en los cuales la tomografía computada es de gran utilidad en la fase aguda.

El manejo inicial se hace a base de corticoesteroides (hidrocortisona 100mg. IV cada 6 a 8 horas o dexametasona 4 mg. IV cada 8 horas u otro en dosis equivalentes) y consulta neuroquirúrgica, habrá que estar pendiente del manejo de la posible diabetes insípida.

Si hay pérdida de la conciencia, coma, ceguera y deterioro clínico rápido, existe indicación para descompresión quirúrgica transesfenoidal de emergencia.

Hay situaciones menos graves, sin compromiso visual y con estado mental estable, considerados subagudos y menos peligrosos, que podrían ser manejados conservadoramente, sin embargo si se descomprimen oportunamente, rara vez llegan a requerir tratamiento sustitutivo prolongado.

Síndrome de Sheehan (1900-1988).

Se trata de la necrosis posparto de la pituitaria, y habitualmente es secundaria a hipotensión y choque relacionados con una hemorragia obstétrica. La glándula, en condiciones normales crece durante el embarazo, lo que podría predisponer a daño isquémico ya sea por insuficiencia anatómica relativa, genérandose irrigación comprometida, la que al momento de bajar la presión, se vuelve al menor espasmo de los vasos tanto del lóbulo anterior como del tallo, francamente insuficiente. Realmente lo que determina la evolución es la severidad de la hipovolemia, su duración y repercusión isquémica sobre la glándula. Actualmente es cada día más raro encontrarle, ya que han mejorado mucho los recursos para la prevención y el manejo de la hemorragia posparto.

Se debe sospechar, si después de una hemorragia controlada de esta naturaleza, la puérpera persiste con hipotensión y taquicardia a pesar de haberse repuesto adecuadamente el volumen perdido. A esto se suma la falta de lactación e hipoglucemia. Ante la menor sospecha, hay que efectuar determinaciones de HACT, cortisol, PL y tiroxina libre. Las pruebas de estimulación con HACT, deben ser normales porque el problema no es suprarrenal. Los niveles de tiroxina de inicio son normales, pero decaerán después de varias semanas. Los niveles de PL, son muy bajos a pesar de que son de esperarse de 5 a 10 veces más altos que lo normal. También se llega a presentar diabetes insípida aunque esto es más raro, porque la irrigación del lóbulo posterior es más arterial y profusa, sin embargo, siempre hay que considerar su posible daño.

El cuadro en ocasiones no es tan severo, y basta con reposición de volumen con solución salina y dosis de corticoesteroides semejantes a las mencionadas para la apoplejía. En ocasiones se recuperen aparentemente, lo que a veces hace que el diagnóstico se retrace hasta por años, y sólo se considera cuando las mujeres se quejan de amenorrea, disminución de la libido, atrofia mamaria, pérdida del vello axilar y pubiano, fatiga y datos compatibles con insuficiencia adrenal secundaria, como nausea, vómitos, diarrea, dolor abdominal; todo ello asociado al recuerdo de un último parto tormentoso. Algunas solo tienen una deficiencia parcial, llegando a reglar y ser fértiles. Pueden igualmente referir episodios de polidipsia y poliuria transitorios, con concentración urinaria anormal por déficit de vasopresina. Presentan una palidez característica, y no es de extrañar ya que también se encuentra ausente la hormona estimulante de melanocitos (HEM).

Los estudios de imagen permiten identificar una silla vacía o parcialmente ocupada, lo que no es raro porque la zona isquémica se convierte e un pequeño remanente de tejido fibroso. El manejo con sustitutos específicos es de por vida.

Silla turca vacía.

Se caracteriza por la herniación del espacio subaracnoideo hacia el interior de la silla esfenoidal, lo que ocasiona aplanamiento total o parcial de la glándula, de la que sólo se encuentra un remanente fibroso. Puede ser primaria y secundaria.

Para la primaria se ha propuesto como mecanismo de lesión, la existencia de un diafragma de incompleto la silla asociado a otros factores intracraneales como aumento sostenido o intermitente de la presión, así como a cambios volumétricos de la hipófisis como sucede en el embarazo.

La secundaria puede ser ocasionada por adenomas pituitarios que presentan necrosis espontánea (isquemia o hemorragia), problemas infecciosos, autoinmunes, traumáticos, y por tratamientos con radioterapia, drogas o cirugía.

La primaria es más común en mujeres que en varones (4:1), se detecta con frecuencia en pacientes entre los 30 y los 40 años de edad la mayoría de las mujeres han tenido por lo menos un embarazo y hasta el 73 % tienen sobre peso. No todos cursan con síntomas neurológicos, pero si lo hacen casi el 50%, refiriendo cefaleas de presentación variable, aunque la mayoría manifiestan focalización temporal, persistente y de larga evolución (años). Algunos llegan a presentar datos de hipertensión intracraneal y pocos rinorrea de LCR. Otros más refieren aisladamente mareos, sincopes, convulsiones, depresión o déficit de pares craneales.

Con alguna frecuencia, el primer contacto médico de estos enfermos es un oftalmólogo, a quien acuden por referir diplopía o pérdida de la agudeza visual, y en menor proporción defectos del nervio oculomotor, neuritis óptica y como hallazgo papiledema moderado.

Coincidiendo con el cuadro neurooftalmológico, se refiere amenorrea en mujeres y disfunción sexual en varones. La evaluación endócrina apunta hacia prolactinemia, encontrándose más elevados en mujeres, los valores de HL y HFE, que en hombres los que llegan a referir disfunción eréctil y presentar ginecomastia. Se piensa que la causa de la elevación de la PL obedece a compresión del tallo pituitario por remodelación de la región hipotálamo-hipófisis.

El déficit endócrino generalmente es selectivo; la mayoría de las veces está relacionado con HC, lo que hace pensar en que son más vulnerables en estos casos las células somatotropas. Le sigue, la insuficiencia de gonadotropinas tanto de origen hipotalámico como pituitario. Con menor frecuencia hay déficit de HACT y de HET y rara vez es total (2%). Algunos (1%) llegan a cursar con diabetes insípida, lo que sugiere compromiso del tallo o compresión del lóbulo posterior.

Por medio de tomografía computada y resonancia magnética, se puede encontrar la silla vacía o identificar un pequeño remanente pituitario, sin embargo da la impresión que el grado del vaciamiento no corresponde a la severidad o la naturaleza del cuadro clínico, sobre todo por ejemplo, cuando cursa con problemas de hipertensión intracraneal que es la causa de estudio, más que las manifestaciones endócrinas u oftalmológicas, las que dicho sea de paso, se dan por dislocación posterior del nervio y del quiasma ópticos, por su estiramiento o por compresión del propio nervio entre el agujero óptico y la porción anterior de la fosa pituitaria.

A los pacientes con este problema, hay que categorizarlos bien antes de establecer tratamiento, ya que no hay un esquema único. Baste mencionar la diferencia abismal entre una paciente a la que se le encuentra accidentalmente al estudiarle por cefalea una bolsa de aracnoides en la silla turca, con otra de edad y complexión idénticas, que se atiende por un problema cráneo hipertensivo severo asociado a rinorrea. Igualmente el perfil hormonal determinara un tratamiento muy diferente, como diferentes son el pan hipopituitarismo y falta de una sola hormona, incluyendo la HC.

El primer paso indudablemente es la evaluación individual de cada paciente desde el punto de vista endócrino, neurológico y oftalmológico.

Los pacientes con hipertensión craneal requieren un manejo específico, ya sea médico o quirúrgico como derivación de LCR, descompresión del nervio óptico, etc. La hiperprolactinemia siempre mejora con agonistas de la dopamina. En algunas ocasiones se trata de cuadros estables sin alteraciones, que de inicio no requieren tratamiento, pero si seguimiento de por vida para resolver adecuadamente, y a tiempo, los problemas que se vayan presentando.

En los casos secundarios, el hipopituitarismo es más frecuente por la remoción quirúrgica y la radiación de la glándula.

Causas genéticas.

El desarrollo normal de la pituitaria anterior, depende de una precisa expresión temporal y espacial de moléculas señaladoras, en combinación con una cascada de factores de trascripción, entre otros *Hedx1* y *POUF1 (Pit1)*. Este último por cierto "solamente" es responsable del desarrollo de las células somatotropas, lactotropas y tirotropas por lo que se asocia a algunas DHPC ocasionadas por mutaciones dentro sus genes codificadores. Las deficiencias generalmente son completas para HC y PL y variables para HET.

En la mayoría, el hipotiroidismo es temprano y grave, requiriendo la administración de T4 desde el inicio, en otros aparece tardíamente, entre los 9 y los 15 años de edad.

Aquellos con compromiso de la HC fallan en su desarrollo desde el inicio cursando con enanismo pituitario. Se les asocia a presentación de nalgas, sufrimiento perinatal y a malformación del tallo pituitario, demostrado por resonancia magnética.

Las lesiones tumorales primarias o secundarias, habitualmente cursan son hiperfunción de la glándula, pero por efecto de masa llegan a ocasionar atrofia del parénquima normal y generar un estado de insuficiencia aún sin presentarse apoplejía.

Otras causas.

Son variadas, como la administración de algunos medicamentos (interferón), a consecuencia de infecciones como la tuberculosis e incluso inmunológicas manifestadas como *hipófisitis linfocítica*, que incluso son un poco más frecuentes de lo que hasta la fecha se ha considerado, ya que tienden a ser más identificables a partir del advenimiento de tecnología para detectar anticuerpos antipituitaria.

La invasión por metástasis, generalmente de cánceres primarios en pulmón y mama, son frecuentes en pacientes mayores, manifestándose muchas veces por diabetes insípida aunque su curso indolente y la ausencia de datos de imagen específicos, retardan el diagnóstico ya que la atención se centra más alrededor del comportamiento del primario.

En resumen, las causas más frecuentes del hipopituitarismo son infecciones, iatrogénias, lesiones invasoras e infiltrativas, infartos, e idiopáticas; ¡Ah! faltan las traumáticas, pero si se acuerda de seis "i" ya tendrá en mente a la mayoría. Evidentemente también puede fallar una sola y manifestarse como una carencia aislada.

Estados hipersecretores.

La producción excesiva de las hormonas hipofisiarias, se puede dar ya sea porque deje de funcionar el mecanismo de retroalimentación hacia el hipotálamo o a la glándula, por la producción *ectópica* de la misma, o bien por la causa más frecuente, que son las tumoraciones de la propia adenohipófisis.

Lesiones tumorales.

Los tumores de la hipófisis representan entre el 10% y el 15% de las masas intracraneales; se les encuentra hasta en el 20% de autopsias, muchos de ellos son silenciosos, y solo entre 2 y 8 de cada 100,000 habitantes buscarán atención médica, específicamente por problemas endócrinos relacionados con tumores en la silla turca. Entre ellos, hay lesiones benignas como los adenomas, malignas primarias y secundarias, y masas quísticas como los originados en la hendidura de Rathke. Algunas lesiones son hipersecretoras, otras solo cursan con efecto de masa, pero la compresión sostenida de las misma sobre las células normales alrededor de ella, acaban por lesionarlas, con lo que se elimina su capacidad funcional. También llegan a comprometer a las estructuras vecinas.

Adenomas

Los adenomas que al parecer son de origen monoclonal, se clasifican de acuerdo a la hormona que producen o a las características de sus células, en relación a la tinción inmunocitoquímica. Los que secretan PL, HACT, HC, HET se manifiestan por incremento de las hormonas periféricas respectivas, y clínicamente el cuadro obedece a estos excesos. Curiosamente los que producen HGT (HL y HFE) rara vez son hiperfuncionantes, precisamente se les llaman adenomas no secretantes, aunque las inmunotinciones de sus células muestren grandes cantidades de HFE y de HL o sólo de sus subunidades alfa o beta. En ocasiones se encuentran tumores no secretantes cuyas células no muestran tinción específica, por lo que se les llama de adenomas de *células nulas o cero.*

Una de las características funcionales de estas masas, es el que se distinguen por una secreción paradójica, en la cual se secreta una determinada hormona, como respuesta a una hormona estimulante hipotalámica que **no** corresponde específicamente a la que debería ser. Ejemplo de ellos es la HC que es inducida por la HLT.

Los adenomas, de acuerdo a su tamaño, se clasifican en *micro*adenomas si son < de 1 cm y en *macro*adenomas si son > de 1 cm de diámetro. Ocasionalmente hay carcinomas.

Ya se ha señalado anteriormente el efecto de masa, los no secretantes se manifiestan sólo por eso, y los secretantes, pueden cursar con las manifestaciones del exceso hormonal y claro, dependiendo del tamaño, con efecto de masa o no.

Los prolactinomas son los más frecuentes (40-45%) seguidos en orden decreciente de los secretores de HC o somatotropos (20%), los gonadotropos (15%), los adrenocorticotropos (10-12%), los de células nulas (5-10%) y los tirotropos (< 3%).

Los **prolactinomas** son frecuentísimos en mujeres (10:1) entre la tercer y cuarta década de la vida, pero a partir de la quinta es igual para ambos sexos. Sus manifestaciones son la amenorrea, galactorrea, impotencia, disminución de la libido y efecto de masa. La evaluación inicial debe hacerse determinando los niveles de PL y de HET en sangre. En mujeres en edad fértil y vida sexual activa, debe descartarse embarazo. La mayoría de las veces los niveles de PL son >200 ng/ml y la lesión se podrá identificar por resonancia magnética; a veces están solo entre 100 ng/ml y 200 ng/ml y aunque estas cifras la más de las veces corresponden a prolactinoma, no siempre lo son sobre todo si la HET y la gonadotropina coriónica (HGC) son normales, en cuyo caso se deben considerar otras causas, en especial el consumo de medicamentos cuyo efecto secundario sea galactorrea; obviamente, estos deberán suspenderse de inmediato y al menos por tres o cuatro días, antes de pensar en hacer algo más. De volver a estar elevadas las cifras, es conveniente efectuar resonancia con gadolinio, lo que permite identificar microadenomas. En caso de no poderse efectuar, la TAC es útil, sólo que tiene la limitante de que únicamente permite ver macroadenomas, los que de identificarse, obligan a buscar insuficiencia pituitaria mediante determinación de niveles séricos de tiroxina, pruebas de estimulación de secreción de cortisol adrenal y evaluación de la reserva de HC, mediante el factor de crecimiento semejante a insulina. Si un macroadenoma, cursa con niveles <200 ng/ml. es poco probable que sea prolactinoma y si no se asocia a datos clínicos compatibles con hipersecreción de HACT y HC, la mayoría de las veces se está en presencia de un adenoma secretor de gonadotropinas o uno no funcionante, aunque también puede ser un tumor del SNC no relacionado con la hipófisis o bien una metástasis. Como dogma, siempre que en esta situación la lesión sea > 1 cm. es muy posible que se requiera de tratamiento quirúrgico para diagnóstico y tratamiento. ¡Por favor, nunca olvide la evaluación oftalmológica!

Estas lesiones se tratan generalmente con agonistas de la dopamina. La cirugía se reserva sólo para el 5% o el 10% que no responden a ella; se hace por vía transesfenoidal o craneotomía. Existe una tendencia a intervenir a los microadenomas, con el argumento de que esto es preferible, a la administración de los medicamentos de por vida.

Los *"somatotropos"* afectan por igual a hombres y mujeres y se encuentran entre la cuarta y la quinta década. Cursan con acromegalia, protuberancia frontal y/o gigantismo, edema de tejidos blandos, prognatismo, voz profunda, sudoración excesiva, piel grasa, acné, síndrome del túnel del carpo, diabetes mellitus o alteración en la tolerancia a la glucosa, cardiomegalia, hipertensión arterial y efecto de masa por lo que en ocasiones también presentan galactorrea y otros síntomas. La mayoría de los pacientes que desarrollan el cuadro clásico, han tenido 10 años o más de hipersecreción de HC. Es realmente difícil sospechar el cuadro en sus etapas tempranas. Cuando la producción exagerada de HC se da antes de la pubertad, el crecimiento linear llega a ser excesivo y prematuro. Por incremento de la colágena dérmica, la piel se engruesa palpándose rugosa o ahulada, lo aceitoso y la sudorosa obedecen, a la estimulación directa de la HC sobre las glándulas cutáneas; además se presentan pliegues y arrugas, el 50% tienen hirsutismo y el 40% hiperpigmentación.

La cifra de factor de crecimiento de insulina 1 (FCI-1) siempre está elevada, sin embargo hay que recordar que normalmente están altos en la pubertad y que disminuyen con los años, situación que no contemplan muchos laboratorios, por lo que desafortunadamente no informan cuales son los valores normales para los distintos grupos de edad. Desde luego influyen también otros factores sobre los niveles de FCI-1 como el estado nutricional, la función hepática, los niveles de insulina y la existencia de enfermedades. La secreción de HC es por episodios, tanto fisiológicos como en los sujetos acromegálicos; por lo que los niveles matutinos y los demás medidos al azar durante el día, estarán elevados, sin embargo la prueba de "oro" para detectar niveles anormales, es la determinación **después** de la supresión inducida por glucosa, prueba muy semejante a la oral de tolerancia a la glucosa, haciendo determinaciones a los 0, 30, 60, 90 y 120 minutos; en condiciones normales, se deben suprimir los niveles de HC a < 1 ng/ml después de la ingesta del azúcar. La mayoría, al momento del diagnóstico, ya son macroadenomas y se demuestran por RNM. Actualmente, los criterios para considerar como adecuado al manejo, son aquellos que llevan a los niveles basales normales de HC < 2.0 ng/ml. y con supresión a <1.0 ng/ml además de FCI-1 normales. En la mayoría de los casos, el quirúrgico es el mejor manejo, lográndose remisiones de entre el 61% y el 75%, lo que depende del tamaño del tumor. De cualquier forma, el simple hecho de disminuir la masa tumoral es útil, ya que se requieren de menos dosis de radiación, y en su caso de medicamentos, los cuales por cierto son análogos de la somatostatina (octreótido), los que son útiles, pero verdaderamente caros; actualmente algunos son de larga acción. En ocasiones se emplean agonistas de la dopamina, y ya se están desarrollando antagonistas de la HC, pero de antemano se percibe el inconveniente de que no detendrán el crecimiento del adenoma. También deben tratarse las consecuencias del problema, como es el control de la diabetes y la hipertensión, las complicaciones cardiovasculares, etc. Es conveniente recordar que estos enfermos tienen propensión a presentar pólipos y cáncer de colon por lo que hay que realizar colonoscopias por lo menos cada tres años.

El gigantismo se presenta cuando existe exceso de HC, pero sólo en sujetos en los cuales las epífisis óseas no se han cerrado. Crece la cabeza, los pies y las manos, algunos tienen cefalea, problemas visuales y desde luego "se estiran" longitudinalmente, lo que sucede generalmente en la pubertad, sin embargo se ha detectado en bebés.

Los *"gonadotropos"* son un poco menos frecuentes en mujeres que en hombres (1:1.5), aparecen después de la quinta década y son el tumor pituitario más comúnmente diagnosticado después de los 65 años de edad, son muy semejantes, en todos los aspectos, a los no secretantes. Generalmente sólo se manifiestan por efecto de masa y por hipopituitarismo secundario. Son un grupo muy heterogéneo de tumores, la mayoría de las veces no funcionantes, aunque en ocasiones los varones cursan con aumento testicular y niveles elevados de testosterona. En todos los casos, se debe efectuar un perfil hormonal completo, por un lado para identificar insuficiencias, pero dado que algunos secretan niveles altos de subunidades alfa de HL y HFE, su seguimiento permite evaluar los resultados terapéuticos. La galactorrea por efecto de masa complica el diagnóstico diferencial. Los estudios de imagen deben efectuarse para poder descartar otras de las muchas lesiones ya mencionadas en la patología de la silla turca. La mayoría requieren cirugía para reducirles, habitualmente se hace por vía transesfenoidal. Los "micro" pueden observarse. La radioterapia es útil en casos de compromiso de las vías visuales. No hay un tratamiento médico efectivo.

Los *"corticotropos"* también predominan en mujeres (8:1) y son frecuentes entre la tercera y la cuarta década de la vida. Ocasionan hipercorticalismo caracterizado por obesidad central, diabetes mellitus o alteración en la tolerancia a la glucosa, hipertensión arterial, depresión o ansiedad, hirsutismo, piel frágil y osteopenia, cuadro que tradicionalmente ha sido conocido como enfermedad de Cushing (1869-1939). La HACT de producción ectópica es más frecuente en varones que en mujeres (3:1), se asocia a carcinoma pulmonar y a otros más; a diferencia de los ocasionados por los adenomas hipofisiarios, son cuadros verdaderamente fulminantes, debiéndose establecer entre ambos el diagnóstico diferencial. Estos adenomas producen hiperplasia adrenal y la mayoría de las veces, de acuerdo a la clasificación ya señalada, son pequeños. Además de los síntomas, el diagnóstico se efectúa cuando el cortisol sérico se encuentra elevado a media noche, y con la administración de dosis bajas de dexametasona, no hay supresión a menos de 1.8 ng/ml. La determinación sérica de HACT está elevada fluctuando entre los 50 nh/ml. y los 175 nh/ml. En los que tienen tumores adrenales, invariablemente estos están por debajo de los 50 nh/ml. Actualmente, en algunos centros se está empleando la determinación de cortisol en saliva a la media noche.

Los macroadenomas de este tipo, se pueden identificar a través de tomografía y resonancia, sin embargo, los pequeños son más difíciles de visualizar. En estos, la RNM es sólo un recurso limitado, y con frecuencia hay que recurrir al muestreo bilateral de niveles séricos de HACT, en la sangre de los senos petrosos, lo cual también tiene sus dificultades.

El manejo es quirúrgico con abordaje transesfenoidal. El cirujano debe tener presente que, a diferencia de los enfermos que han recibido esteroides exógenos por otra causa, y que requieren de suplementos preoperatorios para compensar por la ausencia de HACT, en estos lo que les sobra es precisamente esa hormona, y lo que se requiere es *inhibir la producción* de cortisol **antes** del procedimiento. Para ello se ha empleado el ketoconazol que inhibe la biosíntesis de esteroides en la corteza. Para bloquear la HACT se recurre a ciproheptadina, bromocriptina y octreótido. Con el manejo quirúrgico efectivo, los niveles de cortisol deben volverse indetectables o ser muy bajos, algunos grupos sugieren que de no ser el caso, los pacientes deben ser reintervenidos lo más pronto posible, incluso unos cuantos días después del primer procedimiento.

Los de *"células nulas"*, predominan moderadamente en mujeres (1.7:1), y se manifiestan por efecto de masa y posiblemente hipopituitarismo.

Los *tirotropos*, se presentan por igual entre mujeres y hombres, son más frecuentes entre la tercera y la cuarta década de la vida, cursan con hipertiroidismo moderado además de ocasionar fenómeno de masa. Los pacientes refieren nerviosismo, intolerancia al calor, sudoración, pérdida de peso, temblor, palpitaciones y la mayoría tienen un bocio difuso, lo que a veces hace que no se pueda diferenciar de la enfermedad de Graves, sin embargo la cefalea y las alteraciones de los campos visuales, u otras deficiencias por ausencia de otras hormonas pituitarias, hacen sospechar el origen del cuadro, lo que se refuerza por la ausencia de exoftalmos o problemas cutáneos. El 22% llegan a manifestar datos de acromegalia y el 10% refieren galactorrea y amenorrea. El laboratorio permite la exclusión de enfermedad de Graves, ya que los pacientes tendrán niveles altos de hormona tiroidea (HT) con niveles altos de HET, sin embargo hay que considerar la posibilidad de que esto se deba a resistencia a la HT, lo que se descarta con la imagen de la resonancia. Para su manejo se requiere una combinación de cirugía, radioterapia y manejo médico. Este último con análogos de la somatostatina, siguiendo el mismo esquema que para los somatotropos. El empleo de beta bloqueadores y medicamentos antitiroideos es obligatorio antes del inicio de cualquiera de los tratamientos.

Con mucha frecuencia se emplea la RNM del cráneo para evaluar diversos problemas del CNS. En ocasiones, sin síntomas o hallazgos clínicos que hagan pensar en ello, se descubre un *incidentaloma*, que es una pequeña lesión tumoral <10mm en cuyo caso es conveniente efectuar determinación de PL sérica. Si es normal, habrá que esperar un par de años para repetir el estudio de imagen, si está igual, no habrá más que hacer. Si la lesión de inicio es >10mm, además de un perfil hormonal completo, la evaluación oftalmológica es obligatoria y habrá que repetirla a los dos años en caso se ser normal. Los incidentalomas sin duda cada día serán más frecuentes.

Carcinomas

Son bastante raros (0.5% de todas las masas pituitarias), se definen como tumores de la adenohipófisis que suelen dar metástasis subaracnoideas, cerebrales o sistémicas, y se deben sospechar cuando por medio de la RNM, se demuestra invasión esfenoidal y de los senos cavernosos; sin embargo, esto no significa necesariamente malignidad, por lo menos desde le punto de vista histológico. Afecta por igual a ambos sexos, generalmente con edad promedio de 44 años. Su origen celular es similar al de los adenomas, y no siempre se encuentra la evidencia microscópica de malignidad, por lo que no hay un criterio histológico universal, pero la proliferación celular y la diseminación si lo es. De acuerdo al comportamiento, hay dos subgrupos, uno relativamente benigno, semejante al de los adenomas, pero con tendencia a la recurrencia y a dar metástasis tardíamente. El otro, agresivo de inicio con invasión temprana y metástasis, con recurrencias rápidas y literalmente incontrolables. El promedio de sobrevida una vez que hay metástasis no es mayor de cuatro años. Su comportamiento clínico es semejante a los adenomas, con actividad hormonal y efecto de masa. El manejo es similar al de los tumores benignos.

Insuficiencia pituitaria después de cirugía y radioterapia.

El manejo de las masas pituitaria, puede desencadenar estados de carencia hormonal, debiéndose considerar su manejo y estabilización **antes** de dejar el hospital, como es el caso de la pérdida de HACT. Otras como las hormonas tiroideas o gonadales pueden esperar al manejo posterior, dependiendo de los exámenes de laboratorio. Excepto en casos de acromegalia, también hay que incluir en el esquema HC. Aunque la diabetes insípida no es una secuela frecuente, es conveniente tenerla en mente y ante la referencia de poliuria y polidipsia, se debe checar la osmolaridad urinaria. Una vez que se llegó a las dosis de estabilización, hay que asegurarse cada año, por medio de perfiles hormonales, que el paciente está en un estado de "eupituitarismo".

Enfermedades de las glándulas endócrinas periféricas.

Tiroides.

Esta "mariposa glandular", colocada en el triangulo anterior del cuello, pesa en el adulto aproximadamente entre 15 grs. y 20 grs. siendo la glándula endócrina más grande del cuerpo. Los dos lóbulos en forma de pera, se unen en la línea media por el istmo que está adherido a los anillos traqueales segundo, tercero y cuarto.

Está irrigada por las arterias tiroideas, las superiores ramas de la carótida externa y las inferiores provenientes del tronco tiro cervical. El drenaje venoso, se hace a través de dos o tres pares de venas contiguas a las arterias y la vena tiroidea media que llega directamente a la yugular profunda, los linfáticos siguen al trayecto de las arterias. Recordarlo esto es importante, porque las metástasis de los carcinomas tiroideos comprometen a los niveles 3 y 4 de los yugulares profundos, así como a los para y pretraqueales.

Desde luego todo cirujano debe recordar la vecindad con los nervios recurrentes desde luego temerles; también andan por ahí los nervios laríngeos superiores y desde luego las paratiroides.

Un remanente del origen faríngeo de la glándula, es el lóbulo piramidal, que se proyecta desde el istmo hacia arriba en dirección al hioides por varios centímetros, a cuyo borde inferior está unido por una banda de tejido fibroso que cuando contiene fibras musculares recibe el nombre de "músculo elevador del tiroides". Precisamente, este lóbulo es un vestigio de la porción caudal del conducto tirogloso, que se originó en el agujero ciego lingual, para descender hacia la posición anatómica habitual de la glándula. Esto explica porque puede encontrarse tejido tiroideo en la base de la lengua y en la vecindad del hioides. Ocasionalmente, en vez de quedarse alto, baja en exceso, llegando al mediastino superior considerándose como una variante rara, pero normal. A ocasiones hay nidos aislados debajo del e sternocleidomastoideo, en el propio mediastino superior y dentro del corazón. Lo importante de esto, estriba en poder diferenciar una localización anatómicamente posible por el desarrollo embrionario de las estructuras, de tumores malignos primarios en tejido ectópico, o metástasis de lesiones provenientes de la glándula a la que por cierto, engloba la fascia pretraqueal, lo que aunado a la íntima relación del istmo con los anillos traqueales, hace que el tiroides, y claro sus lesiones intrínsecas, se muevan durante la deglución.

Esta glándula es la primera en aparecer en el embrión, y sus células tienen dos orígenes. Las "C" o para foliculares provenientes de la cresta neural a la altura del cuerpo ultimo branquial, y las foliculares cuyo origen es el endodermo de la faringe primitiva, y son su verdadera unidad funcional. El primordio tiroideo desciende a lo largo de la línea media desde su origen faríngeo, junto con el corazón, y esa es la explicación del porque llega a existir tejido tiroideo intracardiaco; la huella de su paso, queda en el ya mencionado conducto tirogloso y el lóbulo piramidal. Ambos grupos celulares se fusionan en el cuello, en donde empieza a crecer, quedándose las células C únicamente en los dos tercios superiores de los lóbulos, lo que explica porque el carcinoma medular sólo crece en esa zona. La íntima relación con las bolsas branquiales, explica porque en algunas ocasiones, dentro de la propia glándula, se llega a encontrar restos de timo y alguna paratiroides.

De entrada, del origen embriológico, se infieren disgenesias en entre las que se encuentra, la ausencia total del tejido o atiroidosis, hipoplasia de la glándula y ectopia. Estas son causas importantes de hipotiroidismo congénito, estando asociadas a mutaciones en factores de trascripción tiroides-específicos, relacionados con su desarrollo, incluyendo la familia de los TTF (1 y 2) y los genes PAX-8 y FOXE1

A veces no se localizan los lóbulos en la posición normal, sin embargo aun ahí se identifican algunas lesiones quísticas. El hallazgo de remanente tiroideo en la base la lengua es raro (1 en 100,000 individuos) y como se entiende, se trata de un falla en el descenso. Es más frecuente en mujeres (4:1) y se detecta como una masa tisular rosada. No es raro que sea el *único* tejido tiroideo funcional, y a pesar de buscar más por medio del ultrasonido y gamagrafía, generalmente los pacientes son eutiroideos, aunque pueden evolucionar al hipotiroidismo. De no existir molestias, no hay que tocarlo. Claro, si llega a acrecer, hay que suprimirlos con HET, y si existe peligro hemorragia recurrente, disfagia, u obstrucción ventilatoria habrá que recurrir a la cirugía. Se puede manejar con dosis destructivas de yodo radiactivo, pero tiene los mismos riesgos que cuando se emplea en otras patologías tiroideas y desde luego el paciente quedará hipotiroideo requiriendo tratamiento sustitutivo. Ocasionalmente se reporta algún caso de hemiagenesia, es decir falta un lóbulo, (¿más frecuentemente el izquierdo?) cursando posiblemente con hipertrofia compensatoria del que si se encuentra. A veces no hay istmo y los lóbulos están aislados, pero esto es muy raro.

Ya comentamos que el conducto tirogloso, se transforma en un cordón fibroso, sin embargo no es excepcional que quede un quiste, la mayoría en la línea media, o cuando más un par de centímetros por fuera de ella, ubicada por arriba del cartílago tiroides; constituyen el 70% de las masas congénitas del cuello. Si se infecta y drenan espontáneamente, se forma una fístula. Nunca deberá drenarse quirúrgicamente si no hay infección, ni extirparse sin incluir en el procedimiento (), la resección del cuerpo del hioides y la ligadura del extremo cefálico prácticamente en la base de la lengua, de no hacerlo es posible que hasta el 38% recidiven. El 1% puede contener células cancerosas de origen tiroideo a excepción de las C, de ahí el que se recomiende su extracción temprana y claro, el envío del espécimen a estudio histopatológico

La glándula fetal, compite con la de la madre por el yodo disponible, y lo empieza a concentrar por ahí de la décima semana de gestación. La placenta, es impermeable a la HET materna, pero el feto inicia la producción de sus propias hormonas a las 20 semanas de vida, cuando ya se han formado no sólo el hipotálamo y la pituitaria, sino también el sistema portal que ya funciona a plenitud. Al aproximarse el término, se producen cada día más cantidades de T4, T3 y HET y ya se cuenta con la capacidad periférica de transformar a T 4 en T3. Los niveles de HET, quizá por el brusco cambio de temperatura ambiental, se elevan al nacimiento, y permanecen altos la primera semana de la vida; precisamente, como consecuencia de ese pico posparto, los niveles de T4 y T3 se incrementan de una manera muy importante desde los primeros minutos de vida extrauterina, llegando a los niveles más elevados entre 24 y 36 horas, para después declinar paulatinamente durante las siguientes cinco semanas.

El principal regulador del crecimiento, diferenciación y función de las células foliculares del tiroides es la HET, que ejerce sus funciones a través de un receptor específico acoplado a la proteína G, activando una cascada de AMFc.

La resistencia a la HET, es una alteración congénita y es otra de las causas de hipotiroidismo congénito, y en los bebés, se encuentran niveles bajos de hormonas tiroideas libres, elevación de HET, y la presencia de una glándula tiroidea de tamaño normal o hipoplásica, si bien en el sitio anatómico normal, a pesar de los niveles altos de HET. En casos de elevación de HET con niveles normales de HT libre, habrá que sospechar un problema autoinmune en evolución, particularmente si se encuentran la glándula normal o un poco crecida y existen anticuerpos antitiroideos. El control ejercido por la HET es "férreo" pero a veces se le escapa, y entonces la glándula se hace autónoma y tiende a generar sus hormonas en exceso.

La tirotropina si cruza la placenta, por lo tanto de administrarse durante el embarazo, puede estimular la liberación de T4. Otras sustancias que pueden pasar a través de ella, son el yodo, las tionamidas, los bloqueadores beta, la somatostatina y anticuerpos e inmunoglobulinas tiro-estimulantes.

Las enfermedades tiroideas, son extremadamente frecuentes en mujeres jóvenes en edad reproductiva, y aunque en muchas áreas del mundo el principal problema es por carencia de yodo, en los países occidentales se relaciones más con problemas autoinmunes. Excluyendo el déficit carencial, que por cierto se subsana con la ingesta de sal yodatada, el asunto se explica porque evidentemente existe una marcada diferencia anatómica y fisiológica entre ambos géneros, y además del endócrino, los sistemas nervioso central e inmunológico están influenciados por ello.

La glándula puede presentar problemas, además de los de su desarrollo embrionario, de hipersecreción o hipertiroidismo, de hiposecreción o hipotiroidismo, y como tumores que pueden ser benignos, malignos y metastáticos. Con alguna frecuencia el cuadro inicial es de hiperfunción, seguidos después de hipofunción ya sea por la evolución misma de la enfermedad o a consecuencia del tratamiento

Es conveniente tener presente que muchas de las enfermedades tiroideas son causadas por múltiples factores, genéticos y ambientales. Los genes involucrados en la respuesta inmune y la fisiología tiroidea, seguramente influencian en la susceptibilidad a estas patologías, como sucede por ejemplo con el gene PDS (7q31) que codifica una proteína transmembrana llamada *pendrina*, la que transporta yodo hacia el folículo y cuyas mutaciones causan un cuadro caracterizado, por pérdida auditiva congénita de naturaleza sensoneural, asociada a bocio, lo que se conoce como síndrome de Pendred (1869-1946).

Hipotiroidismo.
Este puede ser congénito o adquirido.

Congénito.
En 1975 se introdujo el tamiz para la detección del hipotiroidismo congénito; actualmente se hace cada año a más de 30 millones de recién nacidos, detectándose entre 7000 y 8000 de ellos, de ahí que la prevalencia sea de 1 por cada 4000 recién nacidos vivos. A más de las disgenesias, ya mencionadas (85% de los casos) que son más frecuentes en mujeres (2:1), existen dishormonogenesias, deficiencia de HET y problemas transitorios por consumo materno de medicamentos antitiroideos, o más serios como el resultante de la exposición, durante el primer trimestre del embarazo a yodo radiactivo, de ahí el porque a toda mujer en edad gestacional, deberá efectuarse una prueba de embarazo antes del empleo de radioisótopos. Se ha descrito un problema transitorio en bebés expuestos a antisépticos a base de yodo, como los que se emplean para la preparación cutánea o limpieza del cérvix.

La estimulación de los receptores de HET de la membrana de la célula folicular, en la hormono-génesis tiroidea normal, hace que se concentre el yodo sanguíneo en ella, siendo oxidado de inmediato para unirlo, ya en su forma orgánica, a la tiro globulina y producir mono yodotironina (MYT) y di yodotironina (DYT), las que a través del proceso llamado *organificación,* en el que interviene la peroxidasa tiroidea, se puede unir la DYT con otra igual para producir tetra yodotironina o T4, o hacerlo con una MYT y generar tri yodotironina o T3. La hormona tiroidea se libera a la circulación, y las yodotirosinas residuales se reciclan dentro del tirocito.

De lo anterior se desprende, que las dishormonogenesias pueden resultar por fallar los receptores, existir problemas con el transporte de yodo, dificultades con las tiro globulinas y defectos en la organificación incluyendo mutaciones genéticas de la peroxidasa tiroidea. Todos cursan con bocio, con la excepción de los que tienen defectos en los receptores a HET.

La deficiencia de HET pueden ser por causas terciarias, es decir de origen hipotalámico y secundarias de origen hipofisiario. Son raras y habitualmente se asocian a otros problemas hormonales de la pituitaria, habitualmente heredados con características autosómicas recesivas.

Hasta un 10% de los recién nacidos pueden presentar alteraciones de la pruebas tiroideas de manera temporal, por varios problemas entre los que se incluyen los de origen materno como la transmisión al feto de anticuerpos bloqueadores de los receptores a HET, deficiencia de yodo que es la causa más común en países con bajo consumo de productos yodatados, y la ingesta por la madre de metimazol o propiltiouracilo. Excepto aquellos bebés expuestos a los anticuerpos bloqueadores, los demás presentan bocio.

La hormona tiroidea es indispensable para el desarrollo cerebral, tanto durante la vida fetal como en la vida posnatal. El hipotiroidismo congénito, se caracteriza por deficiencias muy marcadas en el desarrollo motor y cognoscitivo de los niños, y se sabe que el daño se produce desde antes del nacimiento, pero también es evidente que si este se empieza a manejar a partir de ese momento, el problema es mucho menor. Sin embargo en la mayoría de los casos, se identifica algún daño residual en las etapas tempranas de desarrollo, lo que también se ha demostrado en los adultos con insuficiencia congénita de HC, a pesar de haber sido tratados desde el nacimiento, por ello es inaceptable que se no se detecte en un recién nacido, ya que el no iniciar su manejo de inmediato, ocasiona perder la única oportunidad que se tiene para asegurar un futuro más promisorio para estos niños.

El manejo es a base de tiroxina, teniendo cuidado de no mezclarla con formulas que contengan proteína de soya o hierro, porque estas pueden inhibir su absorción.

Hipotiroidismo adquirido primario.

Es sin duda es la causa más común de la insuficiencia tiroidea (99%), y obedece a problemas intrínsecos de la glándula, los que pueden ser carenciales, por deficiencia de ingesta de yodo, autoinmunes como en los casos de tiroiditis, ablación del parénquima funcional ya sea quirúrgica o por radiación endógena (yodo radiactivo) o exógena (exposición céfalo-cervical a radiación ionizante), o debidos a la ingesta de drogas (ácido p-amino salicílico, litio, etc.)

Esta insuficiencia ocasiona un estado *hipo*metabólico, caracterizado por fatiga, aletargamiento, intolerancia al frío, dicción lenta, reflejos disminuidos, edema pretibial y engrosamiento con resequedad de la piel, sin embargo puede manifestarse de manera vaga con fatiga, artralgias, mialgias, espasmos musculares, cefaleas, o simplemente un "no sentirse bien". En mujeres, se manifiesta con alteraciones menstruales, amenorrea e infertilidad anovulatoria y se llegan a encontrar anormalidades de las pruebas funcionales tiroideas hasta en el 5.1% de la población estudiada por infertilidad. No es raro que curse con galactorrea y se asocie a abortos, óbitos, partos prematuros y malformaciones congénitas.

El término **mixedema** describe un cuadro clínico caracterizado por piel pastosa, cara abotagada, macroglosia y cambios en la textura de la piel ocasionada por el acúmulo de muco polisacáridos hidrofílicos. El depósito de muco proteínas por debajo del endotelio vascular, ocasiona alteraciones en las paredes capilares, permitiéndose el escape de proteínas plasmáticas. Dado el compromiso de los linfáticos, se presenta edema de manos, cara y párpados.

Las manifestaciones hematológicas, son variadas, llegando a presentarse un cuadro hemorrágico parecido a la enfermedad de Von Willebrand, también hay disminución de los factores VII, VIII, IX y X.

En casos de larga duración, se puede llegar al llamado *"coma mixedematoso"* (Gr. **myxa** = moco), el que se presenta en sujetos con hipotiroidismo crónico no tratado. El nombre es realmente erróneo, ya que no todos los pacientes con hipotiroidismo severo están el coma. Clínicamente se caracteriza principalmente por alteraciones del estado mental como psicosis, ataxia, coma y convulsiones, pudiendo llegar a la llamada "locura mixedematosa, que agrupa síntomas cognoscitivos y sicóticos, con cuadros paranoides y alucinaciones auditivas. Algunas otras manifestaciones son hipotermia, bradicardia, hipotensión, hipo glucemia, hipoxia con hipercapnia, piel reseca, galactorrea y antecedente de constipación crónica. Se puede desencadenar por infecciones, trauma quirúrgico, hipotermia, algunos medicamentos como la difenilhidantoina teniendo cuidado al manejar pacientes con crisis convulsivas que puedan ser hipotiroideos subclínicos, y la rifampicina. Llega a ser mortal hasta en el 80% de los casos, aunque el manejo oportuno y enérgico logra disminuir estas cifras. Este se hace específicamente a base de la administración de T4 o T3 por vía endovenosa, además de las medidas de apoyo y el uso de glucocorticoides para prevenir una crisis adrenal por la administración de T4 y T3. Dado que, hasta en el 35% de los casos el factor predisponente son las infecciones, los antibióticos son indispensables.

Debido a la retroalimentación negativa entre la hormona tiroidea (principalmente T3) y el eje hipotálamo-hipófisis, se eleva la HET, por lo que su determinación sérica por técnica de radio-inmuno-ensayo debe ser la primera prueba en la evaluación de un paciente con hipotiroidismo clínico. Si los niveles de esta resultan altos aún moderadamente, lo siguiente es determinar los niveles de T4 libre que no está unido a la proteína. Si la HET está alta con niveles de T4 libre normales o bajos, puede tratarse de un hipotiroidismo de poca duración, o ser subclínico, ocasionado por falla moderada de la glándula. Desde luego los antecedentes ya mencionados de cirugía, yodo radiactivo, tiroiditis, etc., son muy importantes, sobre todo ante cuadros de coma mixedematoso, en los cuales también se encuentra linfopenia, anemia normocítica normocrómica, hiponatremia, así como elevación de las transaminasas séricas, colesterol, deshidrogenasa láctica, y acidosis respiratoria con hipoxemia e hipercapnia.

Deficiencia de ingesta de yodo.

La deficiencia en la ingesta de yodo, sobre todo la ocasionada por residir en sitios en donde se consume agua y sal sin él, o en la que se tienen hábitos alimenticios que predisponen a la deficiencia, como el comer habitualmente derivados del arbusto conocido como casabe o yuca; particularmente de la variedad amarga como es el caso de Brasil, Bolivia, India, Indonesia, etc., ya que contiene tiocianato. Esto, ocasiona un estado de insuficiencia crónica que con lleva al llamado *bocio endémico*, del cual existe una variedad del embarazo de mujeres con ingesta marginal, y que existen mayores requerimientos de yodo durante la gestación, entre otras causas por la elevada excreta urinaria, que en este estado es hasta tres veces más de lo normal.

En estos casos de deficiencias "marginales", particularmente durante el primer trimestre, los productos llegan a presentar problemas de atención y de hiperactividad, quizá por la carencia en la disponibilidad de T3 intracelular durante el desarrollo del cerebro fetal. También se sabe que el coeficiente de inteligencia puede resultar alterado; esto hace pensar desde luego que el cretinismo y el propio bocio son únicamente la punta del iceberg. En algunas regiones con compromiso extremo de la ingesta de yodo, se encuentran cuadros del llamado *cretinismo endémico*, en los que no es infrecuente que ambos padres también tengan bocio carencial.

De todo lo anterior, se hace evidente que se deben elaborar programas que logren la "obligada, imperceptible y permanente" presencia de este elemento halogenado en las fuentes de abasto de las comunidades, particularmente agua potable, sal y harina. También se puede mejorar la situación con la aplicación de una dosis anual, por vía intramuscular, aunque esto logísticamente es un poco más problemático.

Tiroiditis autiinmune.

El struma (L. *bocio*) linfomatoso de Hashimoto (18881-1934), también conocido como tiroiditis *autoinmune crónica progresiva*, es la causa más común de hipotiroidismo primario, en áreas y países desarrollados con ingesta adecuada de yodo. Se caracteriza por la infiltración linfocítica crónica, el acúmulo de células plasmáticas, así como la presencia de células gigantes eosinofílicas y ricas en mitocondrias, llamadas de Askanazy (1865-1940) o de Hürthle (1860-1945). Se considera, como su nombre lo indica, que es una respuesta inmune dirigida contra el parénquima tiroideo, el cual aumenta de volumen (struma), y representa uno de los dos extremos del espectro de la enfermedad tiroidea autoinmune, siendo el otro el hipertiroidismo de la enfermedad de Graves (1797-1853); ambos problemas se presentan cuando el sistema inmune falla en su tolerancia hacia los autoantígenos.

Ya se ha mencionado con anterioridad, que desde el punto de vista de la inmunidad, la *tolerancia* es regulada por mecanismos centrales y periféricos. Los centrales dependen del timo, el cual elimina la mayoría de las células T autoreactivas. Las pocas que escapan a ello son neutralizadas periféricamente por la anergia, la supresión activa de células T y la ignorancia clonal, por la cual no son eficaces las señales que emiten los antígenos propios. Al fallar ambos mecanismos aparece el fenómeno autoinmune.

La tiroiditis de Hashimoto, afecta predominante a mujeres (7:1) entre los 40 y los 60 años, y parece presentarse en poblaciones susceptibles genéticamente. En la fisiopatología de esta enfermedad tiroidea, las células T juegan un papel muy importante, interactuando con las células foliculares tiroideas y la matriz extracelular. Estas células T, destruyen al tejido tiroideo directamente por cito toxicidad e indirectamente por la secreción de citoquinas. Algunas de las enfermas presentan anticuerpos a la tiroglobulina (20%-50%) y la mayoría a la peroxidasa tiroidea (90%-95%); en ocasiones también a los receptores de la HET.

La evolución de la enfermedad es variada, algunas pacientes pueden estar eutiroideas, otras con hipotiroidismo subclínico, con niveles normales de T4 y elevados de HET, pero la mayoría se presentan con un cuadro franco de insuficiencia con niveles bajos de T4 y altos de HET.

El 90% de las enfermas presentan crecimiento tiroideo simétrico, de consistencia firme, guijarrosa; en el 10% restante hay atrofia. Generalmente es indolora, pero en casos esporádicos puede ser molesta. Las indicaciones de tratamiento son el hipotiroidismo y el bocio, aunque podría haber controversia cuando los niveles de HET no son muy altos, sin embargo en estos casos, si la mujer está embarazada o desea hacerlo, siempre debe administrase sustitución hormonal.

Se sabe que las pacientes con este problema tienen hasta 80 veces más propensión a presentar linfoma tiroideo, por lo que la presencia de un nódulo obliga a su estudio cuidadoso. También puede coexistir con enfermedad de Graves, y ser un componente del *síndrome poliglandular autoinmune*.

Tiroiditis posparto.

Del 5% al 7% de las puérperas llegan a presentar entre los dos y los seis meses después del parto, bocio moderado, no doloroso y firme. En cerca de la mitad de las que le padecen, se encuentra algún antecedente familiar de enfermedad tiroidea autoinmune, y parece existir alguna asociación con los antígenos leucocíticos HLA-DRB, HLA-DR4 y HLA-DR5. El 43 % de las pacientes presentan, hipotiroidismo antes de su recuperación, 32 % hipertiroidismo, y el 25% hiperfunción seguida de hipotiroidismo.

En el 80% de las enfermas elevan, se elevan los niveles de anticuerpos antiperoxidasa tiroidea, pero típicamente la velocidad de sedimentación está normal. El clínico debe resistir la tentación de efectuar gama grama tiroideo mientras la mujer este amamantando. Rutinariamente, en todas las pacientes con antecedentes familiares de padecimientos tiroideos, con diabetes tipo I o depresión postparto previa, deberán buscarse anticuerpos antiperoxidasa, ya que hasta en el 70% de ellas estos están presentes. Tiende a recidivar en otros embarazos.

El manejo, en casos de hipotiroidismo, se hace base de levo tiroxina. En cuadros con hiperfunción se emplean bloqueadores beta, debiéndose eliminar la lactación.

Tiroiditis Subaguda.

Se considera como un problema viral autoinmune, y se manifiesta por una glándula dolorosa y aumentada de tamaño. También se le ha llamado tiroiditis granulomatosa, de células gigantes o de Quervain (1868-1940) y tiene a presentarse más durante el verano, coincidiendo con el aumento de infecciones por virus Coxsackie y eco virus. Generalmente inicia con manifestaciones generales prodrómicas como artralgias, mialgias, faringitis febrícula y astenia, seguido de bocio difuso, doloroso y migratorio que tiende a irradiarse al los oídos y a medida que progresa, se refieren sitios más doloroso de la glándula, en donde previamente no había molestia, disminuyendo por donde empezó. El dolor dura hasta cinco semanas, y para su manejo se requiere de la administración de antiinflamatorios no esteroideos, aunque en ocasiones, si no hay mejoría se debe recurrir a la administración de prednisona hasta por cuatro semanas. La mitad de las pacientes, presentan hipertiroidismo ocasionado por la liberación de la hormona preformada, por el daño que ocasionan las células T sobre los folículos, seguido de hipotiroidismo, también transitorio, que habitualmente se resuelve en unas cuantas semanas, sin embargo en entre el 10% y el 15% de los casos persiste requiriendo de la sustitución prolongada con levo tiroxina. Tiende a recurrir hasta en el 2% de los casos.

En pacientes con hepatitis C crónica, no es raro encontrar hipotiroidismo por anticuerpos antitiroideos, aún en ausencia de cirrosis, carcinoma hepatocelular o manejo con interferón, cosa que no sucede en sujetos infectados por virus de la hepatitis B.

Tiroiditis linfocítica subaguda.

También se le conoce como tiroiditis esporádica silenciosa o indolora. Tiene cierta semejanza por la puerperal, pero obviamente no se asocia al embarazo. También parece ser de origen autoinmune, y el infiltrado de linfocitos le da cierto parecido morfológico a la enfermedad de Hashimoto, pero sin llegar a la fibrosis, con ausencia de células de Hürthle y sin aparición de folículos linfoides grandes. Es cuatro veces más frecuentes en mujeres que hombres, y tienen más riesgo los residentes de áreas con insuficiencia de yodo. La mitad de los enfermos presentan bocio pequeño, y hasta el 20% de inicio tienen hipertiroidismo ocasionado por la liberación de T4 y T3 preformadas, seguida de hipotiroidismo, el que tiende a resolverse en la mayoría de los pacientes, generalmente a más tardar un año después de su inicio. Se diferencia de la anterior, como su nombre lo indica, porque no hay dolor y de la enfermedad de Graves, porque no presenta exoftalmos, mixedema, inmunoglobulinas estimulantes de tiroides ni thrill sobre la glándula. Su manejo es igual que la tiroiditis posparto.

Tiroiditis supurada.

La glándula tiroides, es rica en irrigación sanguínea y en drenaje linfático; contiene niveles altos de yodo y de peróxido de hidrógeno y además está encapsulada, todo lo cual le hace resistente a infecciones. Sin embargo, la presencia del conducto tirogloso, de una fístula piriforme, la senectud y la inmunosupresión, le hacen susceptible de infectarse ya sea por contigüidad, por vía hematógena o linfática. Principalmente se ve afectada por *Streptococcus pyogenes*, *Staphylococcus aureus*, hongos, *Micobacterias* e incluso parásitos. Aunque la mayoría de las veces la función endócrina es normal, puede cursar con hiper e hipotiroidismo, este último sobre todo como secuela del proceso destructivo. Es muy rara.

Tiroiditis inducida por radiaciones.

La principal complicación del empleo de radioterapia en cabeza y cuello en general, o para el manejo de patología tiroidea en particular, es el hipotiroidismo primario que afecta a entre el 20% y el 30% de los así tratados, apareciendo durante los primeros cinco años después de su aplicación. La rápida destrucción del parénquima tiroideo produce dolor, y a veces exacerbación del hiper tiroidismo si esta fue la causa del tratamiento, que es ocasionado por la súbita liberación de las reservas de T4 y T3 llegando a requerirse manejo con beta bloqueadores. La naturaleza de la lesión obedece a daño vascular, parenquimatoso e incluso autoinmune, y termina con fibrosis extensa entre la sexta y la décimo octava semanas. Los factores que determinan este daño, están relacionados con la dosis total de radiación, el volumen de la glándula y en su caso la cantidad de tiroides resecado, así como la edad siendo más grave en jóvenes, el sexo ya que son más frecuentes en mujeres, e hipotiroidismo preexistente. Es indispensable efectuar perfil tiroideo antes de cualquier tratamiento dentro de esta modalidad, y se debe revalorar a los enfermos por lo menos una vez al año, con medición de las hormonas tiroideas y la HET. El manejo se realiza a base de sustitución hormonal.

No hay que olvidar que la frecuencia de cáncer tiroideo tardío en este grupo, es de 15 a 53 veces más alta que entre la población no radiada.

Tiroiditis fibrosa.

El struma de Riedel (1846-1916) es bastante raro, y se caracteriza por fibrosis extensa de la glándula tiroides de causa desconocida, abarcando incluso a las estructuras circunvecinas, asociándose a veces con otras zonas de fibrosis en diversas áreas del organismo, constituyendo con ello la llamada *fibro esclerosis idiopática multifocal.* Puede ser unilateral o difusa, es más frecuente en mujeres (4:1) entre los 30 y los 60 años de edad, en las que se encuentra bocio no doloroso, pétreo, acompañado con mucha frecuencia de síntomas esofágicos y traqueales por compresión como es el caso del estridor, disnea, disfagia y ronquera. Hasta un tercio, ocasionado por la severidad de la fibrosis que semeja a tejido cicatrizal, cursan con hipotiroidismo. En dos terceras partes de los enfermos, se detectan anticuerpos antiperoxidasa tiroidea. El diagnostico se efectúa mediante biopsia abierta, y la cirugía es el manejo de elección aunque se han empleado metrotexate, esteroides y tamoxifen, este último con algún éxito, quizá por su efecto inhibidor del crecimiento de los fibroblastos.

Hipotiroidismo por medicamentos.

Los pacientes con alguna modalidad de tiroiditis son particularmente susceptibles a ello, aunque se presenta también sin ningún antecedente. Los medicamentos más asociados al problema, son litio, amiodarona, y antiepilépticos.

El *litio* se emplea con mucha frecuencia en psiquiatría, y ocasiona hipotiroidismo clínico o subclínico en el 14.9 % de las mujeres que lo reciben, a diferencia de los varones que sólo lo hacen en el 3.4%. Pueden llegar incluso al coma mixedematoso, ocasionado porque se afecta la síntesis y la secreción de la hormona tiroidea. Antes de prescribirse, dentro de la evaluación general, se debe incluir el perfil tiroideo.

La *amiodarona*, que se emplea para el manejo de arritmias ventriculares, sin embargo una tableta de 100 mgs contiene hasta 250 veces más la dosis de yodo recomendada para la ingesta diaria normal. Ocasiona alteraciones en las pruebas de función tiroidea, y la disfunción ocurre tanto por el contenido de yodo, como por los efectos directos de la droga sobre el parénquima tiroideo. En las áreas con déficit de ingesta de yodo, ocasiona hipertiroidismo, en contraste; en aquellas con suficiencia genera hipotiroidismo. Es más común en mujeres, particularmente aquellas con la presencia de anticuerpos antitiroideos. Se maneja con T4.

Desde luego, la ingesta crónica de grandes cantidades de yodo, ya sea a través de alimentos o medicamentos, ocasiona el mismo fenómeno, y deben evitarse dosis altas en mujeres embarazadas ante el peligro potencial ocasionar en el feto, hipotiroidismo y bocio.

El empleo de *medios de contraste* con yodo puede ocasionar disminución en la producción de T4 y T3, por el llamado efecto de Wolff (¿-?)—Chaikoff (1902-¿?) es decir de la conversión del yoduro a yodo. En general los pacientes con glándulas normales, se "escapan" del efecto inhibitorio, pero algunos como los portadores de tiroiditis de Hashimoto o que previamente han recibido I 131, tienden al hipotiroidismo. Este problema es mayor en las zonas de baja ingesta de yodo ya que tienden a existir alteraciones asintomáticas, las que se agudizan con la carga súbita del yodo.

Los *medicamentos antiepilépticos* como la difenilhidantoina, carbamazepina, y fenobarbital, tienden a aumentar el metabolismo de T4 y T3 y con ello generan hipofunción en casos de enfermedad preexistente. Lo mismo sucede con la rifampicina. Otros más como el hidróxido de aluminio, la colestiramina, y el sucralfato que disminuyen la absorción intestinal, igualmente inducen hipotiroidismo.

Los *interferones* son una familia de moléculas proteicas pequeñas, con pesos entre 15,000-21,000 Da. Se producen y secretan por las células, en respuesta a infecciones virales o a inductores sintéticos o biológicos. Además de sus acciones antivirales, juegan un papel importante para reducir el crecimiento de tumores malignos, y son capaces de modular ciertas respuestas inmunes. Precisamente por estas virtudes, se les emplea en el tratamiento de enfermedades neoplásicas, virales y autoinmunes. Ahora sabemos que la activación inmune que ocasionan, puede contribuir al desarrollo de enfermedad tiroidea, y además producir efectos directos inhibitorios de la síntesis, liberación y metabolismo de las propias hormonas. La prevalencia de la alteración tiroidea durante en manejo con estas sustancias varía entre el 1% y el 35% y parece ser que las mujeres tienen más riego de presentar el problema (3-7 veces más que los varones). El daño se puede manifestar como tirotoxicosis destructiva, tirotoxicosis de Graves e hipotiroidismo, todas se llegan a presentar en el mismo paciente, pero la hipofunción, incluso tardía, es mucho más frecuente. Existe evidencia de que cuando se discontinua el tratamiento, la función tiroidea tiende a regresar a la normalidad, sin embargo una vez que aparecen los anticuerpos antitiroides, estos persisten de por vida en hasta el 50% de los casos, lo que explica porque en muchos enfermos el hipotiroidismo aparece hasta varios años después de que finalizó el tratamiento. El clínico debe tener presente esta situación, y efectuar una adecuada evaluación de la función tiroidea, antes de iniciar el manejo con algún interferón y periódicamente durante y después del mismo.

La *cirugía* y la *radioterapia* para tratamiento de ciertas enfermedades del tiroides, pueden desencadenar hipo tiroidismo, al que en ocasiones se le ha denominado *iatrogénico*, sin embargo, debe tenerse en mente por un lado que la patología glandular puede seguir su curso hacia la hipofunción en el tejido remanente, o que el propio parénquima se reseca a propósito en su totalidad para evitar la aparición de recidivas tumorales, o se destruye por radiaciones ante la gravedad del hipertiroidismo, o la necesidad de poder administrar tratamientos específicos, como sucede en el caso de ciertas arritmias ventriculares, que se deben tratar con amiodarona. El estado hipotiroideo, no es raro después de la cirugía de tiroides, particularmente después de la resección total, en que se presenta entre 25 y 30 días después del procedimiento, ya que la vida media de la tiroxina es de 7 días y que sólo hasta después de 5 vidas medias, se agotan sus reservas circulantes unidas a la globulina. En casos de resección subtotal por enfermedad de Graves puede aparecer hasta 10 años después. No deja de ser sorprendente que, aún después de hemi tiroidectomía por diferentes causas, la cifra probablemente llegue a ser del 40% al 60%, dependiendo del grado de infiltración linfocítica en lóbulo remanente. Es recomendable el seguimiento de por vida de los pacientes para detectar oportunamente la aparición del problema, de inicio con determinaciones de HET.

Las *metástasis* al tiroides son raras apareciendo entre el 0.5% al 2% y proviniendo en orden de frecuencia de primarios mamarios, pulmonares y renales, la mayoría de las veces están asociadas a carcinomatosis, pero aunque rara vez sucede, llegan a ser la primera manifestación de un problema maligno subyacente, y no es raro que cursen con hipotiroidismo.

Hipotiroidismo por consumo.

Se sabe que los hemangiomas infantiles hepáticos y cutáneos, expresan altas concentraciones de una deiodinasa tipo 3 de la yodotironina, lo que lleva a la degradación de la hormona tiroidea y puede ser causa de un *hipotiroidismo por consumo*, casi siempre subclínico, pero particularmente en los menores portadores de estos tumores, puede llegar a ser muy severo.

Hipertiroidismo y tirotoxicosis.

El término *tirotoxicosis*, se refiere al estado hipermetabólico ocasionado por la presencia de altas concentraciones en los tejidos periféricos, de **T3 y T4 libres,** sin importar de donde provenga el exceso hormonal. La mayoría de estos pacientes tienen baja captación de yodo radiactivo (CYR) en 24 hs. El cuadro resulta o de la ingesta de hormona exógena o por la liberación de hormona preformada y almacenada, a consecuencia de la destrucción folicular consecutiva a diversas causas,

El *hipertiroidismo* primario es una de las causas de la tirotoxicosis, y se define como un incremento no fisiológico de la **síntesis endógena** de hormona tiroidea y su liberación descontrolada. La mayoría de estos enfermos tienen muy aumentada la CYR en 24 hs.

Es evidente lo importante de esta diferenciación, ya que ello es lo que permite tratar la etiología de la enfermedad. Sus manifestaciones clínicas son múltiples, varían de acuerdo a la edad, duración, magnitud del exceso hormonal y la asociación a otras enfermedades. Los síntomas obedecen básicamente a un incremento en el catabolismo, y al incremento en la sensibilidad hacia las catecolaminas por actividad beta adrenérgica. Se trata pues de un *estado hipermetabólico* que aunque se debe generalmente al exceso de síntesis y liberación de la hormona tiroidea, también se llega a generar con medicamentos empleados para el manejo sustitutivo en casos de hipofunción.

El espectro clínico es muy amplio, y va desde un cuadro subclínico hasta la *tormenta tiroidea* que llega a ser mortal. El primero es sólo un diagnóstico de laboratorio, el cual la HET está baja con T4 y T3 libres normales, que ahora sabemos no es tan infrecuente. La segunda, generalmente se desencadena por algún problema que le dispara, como por ejemplo un procedimiento quirúrgico.

Algunos de los síntomas, se llegan a confundir con problemas psiquiátricos, como son fatiga, nerviosismo y ansiedad. Otros como la pérdida de peso excesiva, se llega a atribuir a una neoplasia oculta. Existe intolerancia al calor y sudoración, lo que obedece a un aumento en el metabolismo basal y a la lipogénesis. No son raras las palpitaciones, disnea y ortopnea. Quienes tienen problemas cardiovasculares refieren angina, pero aún en ausencia de estos, se llega a presentar dolor precordial quizá por espasmo coronario. Frecuentemente se refiere nausea, vómito y diarrea.

En las mujeres, la infertilidad es muy común, y puede existir anovulación, oligomenorrea, meno metrorragias o amenorrea. En los varones, llama la atención la elevada frecuencia de *ginecomastia* (8.3%), además de angiomas en patas de araña y disminución de la libido.

Más de la mitad de los enfermos presentan miopatia caracterizada por debilidad muscular particularmente del hombro y la cadera, lo que llega a dificultar hasta el peinarse o subir escaleras.

Algo que a veces se omite, pero que todo clínico debe considerar, son los trastornos de conducta, incluyendo la pérdida de la memoria y de la atención, irritabilidad, mal aprovechamiento escolar y la imposibilidad se estarse quieto, acompañado de episodios de ansiedad que probablemente el enfermo no perciba, pero si sus familiares. Se llega a temer a los sueños, a las pesadillas, y al insomnio. Particularmente en el viejo, hay trastornos mentales serios.

La piel está caliente y tersa, puede existir alopecia difusa y llega a identificarse hiperpigmentación, localizada o muy amplia, la cual probablemente es ocasionada por la liberación exagerada de HACT, que intenta compensar la gran degradación de cortisol. Por la infiltración dérmica de muco polisacáridos, existe mixedema pretibial, y se llegan a separar las uñas del lecho ungüeal particularmente, del cuarto y quinto dedo de las manos, lo que conoce como signo de Plummer (1874-1936).

Casi todos los enfermos cursan con bocio, de mayor o menor tamaño, y dependiendo de la etiología, puede ser doloroso o no. El *soplo* sobre la glándula es un dato patognomónico de tirotoxicosis, y está ocasionado por el flujo sanguíneo tan aumentado.

La mayoría (90%) tiene taquicardia de reposo, los sonidos cardiacos están acentuados, en ocasiones hay soplo sistólico debido al incremento del flujo sanguíneo sobre la aorta. El 10% cursan con arritmias auriculares, particularmente los ancianos, y puede ser causa de insuficiencia cardiaca.

El aumento del metabolismo basal acrecenta la demanda de oxígeno, y en consecuencia la producción de bióxido de carbono. Incrementa la frecuencia respiratoria lo que acentúa, en caso de existir, cualquier patología pulmonar.

Cuando el problema ha sido de larga evolución, se presenta atrofia muscular que característicamente se manifiesta en las eminencias tenar e hipotenar, y llega a comprometer la funcionalidad de los músculos respiratorios incluyendo al diafragma.

Entre varones asiáticos hipertiroideos, se identifica un tipo de *parálisis tiro tóxica periódica,* principalmente de las extremidades inferiores, que es relativamente frecuente pero no exclusiva de ellos y se asocia a *hipopotasemia.* En ese grupo étnico, la parálisis está precedida de la tirotoxicosis, pero en otros esta sucede primero, y puede hacer su primera presentación asociada a un procedimiento anestésico. Se trata de un problema de músculos estriados, no nerviosa o de la unión neuromuscular.

Un signo típico del problema, es el temblor fino de las manos, particularmente cuando se extienden los brazos y se separan los dedos, pero que también se manifiesta en la lengua, los pies y los músculos faciales. Se identifica en ocasiones durante el reposo. Los reflejos están acentuados y peculiarmente existe una fase de relajación muy rápida. Hay hiperactividad y la dicción llega a ser muy atropellada.

En hipertiroidismo no relacionado a la enfermedad de Graves, debido a hiper actividad simpática, existe algún compromiso del músculo elevador del párpado superior, lo que se llega a reflejar como una proptosis moderada. La fibrosis de los músculos extraoculares y la proptosis, llegan a cursar con diplopia, e imposibilidad de ocluir los párpados, lo que puede llevar a la ulceración corneal, y en casos extremos, a la pérdida de la visión.

No sólo es una enfermedad de jóvenes, hasta el 15% de los casos se dan en mayores de 60 años.

Tormenta tiroidea.

Algo de temer, es la *tormenta tiroidea,* que puede ser la primera manifestación de un estado de hipertiroidismo subclínico, desencadenada por una enfermedad concomitante, o un procedimiento quirúrgico, y sobre todo presentarse en el posoperatorio de pacientes inadecuadamente preparados para la manipulación quirúrgica de la glándula. Se caracteriza por fiebre, taquicardia, deliro, colapso circulatorio y muerte. Ante un cuadro así, aún sin confirmación por laboratorio, debe iniciarse tratamiento, ya que de hecho es un *diagnóstico clínico* y si no se atiende pronto y efectivamente, la mortalidad oscila entre el 15% y el 75%.

Los objetivos del manejo deben ser bloquear a la glándula hiperactiva, neutralizar los efectos periféricos de la hormona, proveer manejo de soporte, identificar y tratar la causa que precipitó la urgencia, y recurrir de ser necesario a medidas extremas para remover el exceso de hormona circulante.

Las tionamidas son excelentes para *prevenir* la síntesis de nueva hormona. No se cuenta con presentaciones para uso intravenoso, pero se pueden administrar por vía oral, a través de sonda nasogástrica o incluso por vía rectal. El propiltiouracilo (PTU) con una dosis inicial de 800 mgs seguida de 200 mgs. cada 4 horas y el metamiazole (MTI) a razón de 20 mgs. cada 4 hs, recomendándose aquel con el que el clínico este más familiarizado. Dado que estos no inhiben la *liberación* de la hormona preformada, hay que recurrir a sus inhibidores, como son las preparaciones con yodo, que se deben dar por lo menos una hora después de la tionamida seleccionada, porque en condiciones normales estos aumentan las reservas de hormona. Se puede emplear el ácido iopanico (1 g cada 8 hs. el primer día y después 500 mg. cada doce horas), la tintura de Lugol (1786-1851) o la solución saturada de ioduro de potasio, a razón de 4 a 8 gotas cada 8 horas. Con este esquema se reducen rápidamente los niveles de hormona tiroidea y en 4 o 5 días se normalizan. Si se trata de un caso por anafilaxis inducida por yodo, es útil el carbonato de litio, a razón de 300 mg. cada 6 horas por vía oral (o sonda).

Para anular los efectos de la sobre estimulación simpática, se emplean los *beta bloqueadores*, siendo el propanolol el más empleado a dosis de 60 mgs cada 4 horas por vía oral, sin embargo hay que tomar en cuenta que tarda hasta una hora en empezar su actividad, por lo que si el caso es muy serio, podría ser conveniente una dosis de carga rápida de 0.5 mgs a 1 mg por vía endovenosa, que puede repetirse cada 15 minutos de acuerdo a los resultados. Otro bloqueador es el esmolol, pero requiere de un monitoreo muy preciso. Estas sustancias están contra indicadas en casos de insuficiencia cardiaca y en pacientes asmáticos, en los que se puede recurrir a la guanetidina (30 a 40 mg por vía oral cada 6 horas) o a la reserpina intramuscular a razón de 2.5 a 5 mgs cada 4 horas, aunque están contraindicados en casos de hipotensión. En ocasiones, para intentar acelerar la remoción del exceso hormonal, es indispensable recurrir a la plasmaféresis, hemoperfusión o hemodiálisis

La fiebre se maneja con antipiréticos, pero nunca con **salicilatos** porque interfieren con la unión proteica de T4 y T3, e incrementan las formas libres. Son muy útiles los medios físicos como bolsas de hielo, sabanas mojadas con agua helada y vaporizadores con agua fría, Dado que la deshidratación es frecuente, se administran entre 3 y 5 litros de soluciones endovenosas, siendo conveniente, para resarcir las pérdidas de glucógeno hepático, que contengan glucosa al 5% o al 10% más electrolitos, sin embargo en el anciano habrá que estar atentos para evitar la sobrecarga circulatoria.

Por último, se busca la causa desencadenante si es de otra naturaleza que no sea quirúrgica. Aunque las infecciones le pueden ocasionar, no se recomienda el empleo empírico de antibióticos. En muchas ocasiones no es posible establecer la etiología.

Como se comprende, es un cuadro para manejo en unidades de terapia intensiva.

Enfermedad de Graves (1797-1853) *Basedow* (1799-1854).

Esta enfermedad de naturaleza autoinmune que afecta de 15 a 50 por cada 100,000 individuos, mayoritariamente mujeres. En los países desarrollados, es la principal causa de hipertiroidismo, y se caracteriza por que un anticuerpo conocido como la *inmunoglobulina estimulante de tiroides* (IET), se une y estimula a los receptores de la HET de los tirocitos, lo que resulta en una activación tiroidea sin oposición, que se traduce en una mayor síntesis y liberación de hormona tiroidea, en una glándula aumentada de tamaño, simétrica y no dolorosa, que histológicamente muestra infiltrado leucocitario. Cerca del 1% de los pacientes, llegan a presentar miastenia gravis, lo que indica la coexistencia de autoinmunidad hacia varios órganos.

Es más común en las zonas con mayor ingesta de yodo y muy frecuente en mujeres entre los 30 y los 40 años de edad. Existe la mayoría de las veces un componente genético, ya que casi todos los enfermos tienen antecedentes familiares de hipertiroidismo, o alguna otra enfermedad de tipo autoinmune, como la diabetes mellitus tipo1.

En mujeres embarazadas, la IET, pasa la barrera placentaria, lo que afecta al feto sobre todo en el tercer trimestre, y predispone al neonato a presentar la enfermedad, aunque una vez que esta se elimina, vuelve a la normalidad. Podría darse el caso de que la madre este bajo tratamiento, y el cuadro estar "enmascarado" en el feto y no hacerse evidente hasta que elimine los medicamentos, lo que lleva varios días. Si no se detecta adecuadamente, la resultante puede ser retardo mental y del crecimiento.

Se ha identificado una triada característica de la enfermedad, constituida por oftalmopatía, mixedema pretibial y acropaquia, aunque no es muy frecuente que se llegue a presentar con sus tres componentes.

La oftalmopatia, es la manifestación más típica de la enfermedad de Graves, está presente entre el 30% y el 50% de los casos, y caracterizada por exoftalmos aparente, y una mirada fija muy peculiar. Este fenómeno incluye, retracción palpebral, proptosis, edema tisular, estrabismo y neuropatía óptica compresiva. Su patogénesis no se entiende del todo, aunque en general se acepta que es de naturaleza autoinmune, y participan algunos anticuerpos aún indefinidos que comprometen al tiroides y a los tejidos orbítales. Cerca del 80% de estas enfermas, tienen retracción del párpado superior, y se cree que esto obedece a la actividad simpática, que estimula la contractilidad aumentada del músculo de Müller. (1820-1864). También coexiste aumento del tejido adiposo orbital, quizás por expresión aumentada de un inductor andipogénico llamado CYR61. Se ha considerado que los mismos antígenos tiroideos se concentran en la órbita. Las alternativas terapéuticas son el empleo de dosis altas de glucocorticoides, radioterapia y descompresión quirúrgica; se han iniciado estudios clínicos empleando octreotide, pero sin resultados alentadores.

Las manifestaciones cutáneas se caracterizan por placas de piel engrosada, generalmente en las extremidades inferiores. El mixedema pretibial es muy característico, e igualmente lo es el de volumen de los tejidos blandos de las manos y pies, con dedos en palillo de tambor, a lo que se denomina acropaquia.

La sintomatología es tan característica, que clínicamente es relativamente fácil hacer el diagnóstico, sin embargo, la prueba determinante que permite su identificación, es el aumento de la captación de yodo radiactivo en 24 hs, con una distribución difusa en toda la glándula demostrada por el gama grama.

Aún sin tratamiento a veces llega a remitir, pero también tiende a recurrir.

El manejo puede hacerse médicamente a base de drogas antitiroideas, beta bloqueadores, yodo radioactivo, o cirugía. Actualmente se tiende más al tratamiento médico, por lo menos de inicio, ya que muchos casos se resuelven entre los 12 y los 18 meses. Se emplea el PTU o metimazol, *tionamidas* que llegan a la glándula y reducen la síntesis hormonal, el PTU también inhibe la conversión periférica de T4 a T3. Son de uso habitual los beta bloqueadores, en ocasiones dexametasona, y si está disponible, el ácido iopanoico, que es un potente agente inhibidor de la desiodonización. Sin embargo no todos los pacientes aceptan tomar médicamente por tanto tiempo, o llegan a presentar reacciones secundarias.

El yodo radiactivo es muy empleado por algunos grupos, pero tiene el problema del hipotiroidismo tardío (hasta 50% después de 10 años), además desde luego, del potencial carcinogénico.

La cirugía fue durante años, el manejo preferido con tiroidectomía subtotal o total, sin embargo ha pasado a segundo término, pero sigue siendo un excelente recurso en manos expertas. Sus indicaciones son la falla de los medicamentos, la no aceptación del yodo radiactivo, casos de bocio de gran tamaño, nódulo tiroideo y oftalmopatia severa, ya que se sabe que esta se agrava más después de la administración de yodo radiactivo, que de la cirugía, después de la cual no sólo existe estabilización del problema, sino pruebas de reversión, ya que se abaten los niveles de la inmunoglobulina tiro estimulante.

En resumen, el decidirse por el empleo del yodo radiactivo, medicación antitiroidea, o cirugía, no debe ser una preferencia del grupo tratante, sino las características del paciente, analizando la severidad de la enfermedad, la edad, el tamaño del bocio y el impacto sistémico de la misma.

Es conveniente recordar que pueden estar hipertiroideos, los bebés nacidos de madres con enfermedad de Graves.

Bocio Tóxico Multinodular:

Ocasiona el 5% de los casos de hipertiroidismo, es 10 veces más frecuente en áreas con carencia de yodo, se presenta generalmente en pacientes mayores de 40 años y predomina en mujeres.

Se trata del crecimiento irregular de la glándula, llegan a ser muy grandes y se pueden confundir con cáncer. Es difícil explicar que es lo que le produce, pero seguramente es una mezcla de factores, entre otros el que algunos nódulos se vuelven autónomos. Un lóbulo generalmente está más afectado que el otro, pero ambos tienen lesiones, aunque a veces una de estas crece tanto que se llega a considerar como única. Los folículos están llenos de coloide, e incluso cuando durante la manipulación transoperatoria se abre un nódulo, este resuma un material gelatinoso. Alcanzan tal tamaño que se llegan a extender hasta el mediastino superior (bocio intratorácico) y pueden comprimir las estructuras cervicales. Además del efecto estético, y el gran peligro de obstrucción de la vía aérea, pueden cursar con tirotoxicosis.

Un elemento de preocupación, es el hecho de que puede enmascarar la presencia de una lesión maligna, incluyendo el cáncer medular que llega a ser de hasta el

0.4%. El ultrasonido y la biopsia con aguja fina, coadyuvan a afinar el diagnóstico o incluso indicar ante cualquier duda, la resección.

El manejo definitivo es quirúrgico particularmente ante la inminencia de problemas obstructivos, tirotoxicosis, crecimiento acelerado y biopsia por aspiración sospechosa de malignidad. Otra poderosa indicación es el deseo del enfermo por deshacerse de la malformación (estética). La tiroidectomía total es sin duda el manejo de elección, sin embargo hay quienes recomiendan tiroidectomía subtotal, lo que quizá sólo sea aceptable en pacientes mayores de 70 años, ya que en menores, el tejido remanente puede volver a crecer y tiene tiempo suficiente para volverse a ver, sin embargo en casos en los que el daño durante la exploración quirúrgica se encuentre limitado a un solo lóbulo, podría ser aceptable la hemi tiroidectomía.

Adenoma tóxico.

Parece que algunas mutaciones en el oncogene *GSP* (Gs Alfa gene) están involucrados con varias enfermedades endócrinas, entre otras del tiroides, creando una activación constitutiva de receptores de HET en ausencia de HET, lo que daría origen a la presencia de un *nódulo solitario hiperfuncionante*, al que también se le llama nódulo tiro tóxico, y el cual histológicamente está constituido por folículos llenos de coloide, uniformes y que se distingue con facilidad del tejido circunvecino normal.

Se llega a presentar en personas entre los 30 y los 40 años de edad, en promedio una década antes qu e el bocio multinodular, y también es más frecuente en mujeres. Al igual que en otras patologías tiroideas, hay más casos en áreas con deficiencia de yodo. La producción de hormona es autónoma, sin mediación de la HET y son la tercera causa de hipertiroidismo. A veces coinciden hasta tres nódulos en un paciente. Ya sea con uno o varios, es posible que haya un periodo asintomático o de hipertiroidismo subclínico, y que gradualmente se vayan haciendo autónomos. En general se acepta que estos producen tirotoxicosis cuando tienen entre 2.5 y 3 centímetros de diámetro. No cursan con los estigmas de la enfermedad de Graves, ni presentan anticuerpos antitiroideos, mostrándose en el gamagrama un nódulo único hiperfuncionante, con supresión del resto de la glándula (*nódulo caliente*), la captación de yodo radioactivo es normal o moderadamente elevada. En casos de más de un nódulo, se distinguen zonas "calientes" con algunas de menor captación. En ciertas ocasiones, el hipertiroidismo puede ser el resultado del infarto de un adenoma no funcionante.

En general la tirotoxicosis es más moderada, y la lesión se distingue bien a la palpación, es de contornos regulares, no pétrea, se desplaza con la deglución y no tiene soplo. El resto de la glándula no se siente.

En ocasiones de manera espontánea, quizá por necrosis, deja de funcionar y la glándula vuelve a la captación normal, identificándose entonces como un nódulo frío, lo que hace pensar que se trata de una lesión maligna. En otras hay hemorragia y entonces además de ya no estar activo, puede presentar calcificaciones en el ultrasonido, pero que no se parecen en nada a las de los cuerpos de psamoma de las lesiones cancerosas.

De inicio no hay alteraciones de las pruebas de laboratorio, sólo a medida que la hormona tiroidea aumenta, se empieza a percibir disminución de la HET sérica pero solo hasta que esta se ha suprimido totalmente, el nódulo se vuelve caliente. De seguir creciendo se llega al hipertiroidismo con elevación de las hormonas, aunque a veces T4 está normal y sólo T3 se aumenta, produciendo tirotoxicosis T3.

Muchos adenomas hiperfuncionantes, llegan al hipertiroidismo, pero muchos no, lo que genera la pregunta ¿que hacer en estas circunstancias? La respuesta más salomónica es analizar caso por caso. Si la supresión de HET se incrementa, es evidente que el nódulo se está haciendo autónomo y si llega a valores por debajo de lo normal, hay que hacer algo. Para ello se dispone del yodo radiactivo y de cirugía. Si está "estable" hay que mantener una actitud vigilante.

De acuerdo a las características de hiperfunción y la consecuente supresión del resto del parénquima, todo el *yodo radiactivo* debería irse directamente a la lesión, y bastaría con ello para resolver el problema. En realidad esto no sucede, y muchas veces el tejido sano si lo capta, por lo que con el tiempo se vuelve insuficiente. Es una buena opción si la lesión no es muy grande (menos de 3 centímetros) y si no se trata de un adolescente, sin embargo hay que seguirles de por vida.

Las características de la tumoración que está encapsulada y comprime al parénquima circunvecino, en ocasiones tienta al cirujano a efectuar solamente "enucleación" del nódulo, lo que es incorrecto, siempre debe efectuarse hemi tiroidectomía. Existen riesgos quirúrgicos indudablemente por lo que la técnica debe ser depurada, y siempre hay que asegurarse que antes del procedimiento el paciente este eutiroideo. En general no requiere de mayor seguimiento después de la recuperación.

Hipertiroidismo por yodo.

Es menos frecuente y muchos pacientes, pero no todos, radican en zonas de bocio endémico y deficiencia de yodo. También se generan por el uso de medicamentos y los medios radiológicos con yodo (fenómeno de Basedow). La hiperfunción se debe a que algunas áreas de la glándula con bocio multinodular, se vuelven autónomas. Cursan con captación baja de yodo radiactivo, ya que hay una carga previa de yodo. El problema se resuelve al suspender el aporte exógeno.

Ya se mencionó el efecto hipotiroideo de la amiodarona. Particularmente en áreas con carencia, hasta el 23% de los enfermos que la reciben, presentan tirotoxicosis. Existen dos tipos de efectos tiroideos indeseables. El tipo I se debe a una *excesiva síntesis* y liberación de hormona, y son más susceptibles aquellos portadores de algún problema tiroideo, particularmente bocio multinodular. Actualmente es la primera causa de hipertiroidismo en países desarrollados ya que el medicamento se emplea mucho en cardiología. El tipo II es una *tiroiditis destructiva*, que libera mucha hormona preformada y dentro de estas, también se suman las ocasionadas por interferones e interleucina 2.

La ingesta excesiva de hormona tiroidea es causa de un cuadro de *falso hipertiroidismo*, y puede ser por error, a propósito (baja de peso) o iatrogénico. No es raro y llega a ser la causa hasta en el 16% de sujetos mayores de 55 años.

Evidentemente remite en cuanto se suspende el medicamento, o al reajustar las dosis de los suplementos hormonales necesarios.

Algunas tiroiditis, por lo menos de inicio y debido a la liberación de hormona preformada, cursan con tirotoxicosis, incluso se ha acuñado el término *Hashitoxicosis*, para describir cuadros agudos de hipertiroidismo, en niños en las etapas incipientes de la tiroiditis autoinmune crónica progresiva. La tiroiditis por administración de radioterapia cervical, o el empleo de radioisótopos para el manejo de enfermedad tiroidea, también ocasionan liberación de hormona preformada, lo que está en relación con la dosis administrada, no hay que olvidar, como ya se mencionó, que casi siempre después llegan a la hipofunción. La administración de quimioterapia coadyuvante no tiene efecto, pero si el que se haya efectuado linfoangiografía, se trate de mujeres jóvenes, o que previamente los niveles del HET estuvieran elevados.

La fracción beta de la gonadotrofina coriónica humana (betaGCH) al parecer activa los receptores de HET. Eso a su vez resulta en varias posibilidades, que van desde aquellas en las que se detecta un pequeño descenso en la concentración de HET (18% de mujeres embarazadas asintomáticas), hasta la *tirotoxicosis transitoria gestacional* en cual existe elevación de T4 libre y supresión de HET.

El 60% de las mujeres con hiperémesis gravídica tienen niveles subnormales de HET (<0.4 mU/L) y el 50% tienen elevación de T4 libre, considerándose que muchos de los síntomas están asociados a los niveles de ella aunque no dependen de la misma, considerándose al estradiol como el posible responsable. Sea lo que sea, habitualmente la tirotoxicosis gestacional se resuelve por ahí de las 20 semanas de gestación. De continuar, deberán buscarse otras causas.

En casos de *enfermedad trofoblastica gestacional* con niveles muy altos de la betaGCH, se llegan a presentar también cuadros de tirotoxicosis, razón por lo que se llama *tirotoxicosis mediada por betaGCH).*

Cuando el tejido tiroideo es el principal componente de un quiste dermoide (>50%) de ovario, se le llama *struma (bocio) ovárico* y es otra causa, no muy frecuente, de tirotoxicosis.

Tirotoxicosis preoperatoria.

La tirotoxicosis preoperatoria **siempre** debe ser tratada antes de cualquier intervención, el que un paciente posoperado presente tormenta tiroidea, sin duda significa una falla de manejo. Esto se aplica también a sujetos que requieren operaciones urgentes no relacionadas con la glándula. El tipo de manejo dependerá del tiempo disponible para efectuar la preparación preoperatoria, la gravedad de la tirotoxicosis y el tratamiento previo. En general, lo que se persigue es influir en las rutas de síntesis, secreción y acción periférica de las hormonas tiroideas, para con ello corregir, hasta donde sea posible, los mecanismos homeostáticos descompensados. El manejo preferido es a base de tionamidas, pero se requieren varias semanas para volver eutiroideos a los pacientes. Siempre se emplean los bloqueadores beta, a menos que haya una contraindicación formal para su uso, ya que es muy útil su efecto, particularmente sobre el sistema cardiovascular. El yodo y otros inhibidores de la desiodinización de T4 a T3, como el ácido iopanoico y los esteroides, son de utilidad en casos en que se requiera una preparación rápida, o que la tirotoxicosis sea muy seria. Cuando estas reglas se siguen, la cirugía (y administración de yodo radioactivo) tendrán una morbi mortalidad baja.

Enfermedad tiroidea subclínica.

El advenimiento de los "baterías" de exámenes de laboratorio, han llevado al detección por este medio de alteraciones en las cuales existe disminución o aumento de HET, T4 libre y T3libre, de acuerdo únicamente a los parámetros de laboratorio, pero sin signos y síntomas que hagan pensar en algún problema de esta naturaleza.

El *hipotiroidismo subclínico*, se define como aquel en el que los valores séricos de la HET, se encuentran "estadísticamente" **por encima** de sus valores normales de referencia, cuando T4 libre y T3 están dentro de los límites habituales. Esto, es difícil interpretar, a menos que exista historia de enfermedad tiroidea previa, como tiroiditis de Hashimoto y sobre todo en mujeres con antecedentes familiares o personales de bocio, diabetes mellitus tipo I, o enfermedades autoinmunes, sobre todo si están embarazadas o desean estarlo.

Existe alguna evidencia, pero aún es temprano para asegurarlo, que las mujeres con hipotiroidismo subclínico tienen una frecuencia mayor de hipertensión arterial, hipertrigliceridemia y aumento de colesterol total, También se ha considerado que es probable que en personas mayores de ambos sexos, con hipotiroidismo subclínico sea más frecuente la enfermedad coronaria, las dislipidemias y la enfermedad arterial periférica.

Hasta el momento no hay mucho consenso sobre que hacer, lo lógico es seguir de cerca de los enfermos y en caso de sospecha clínica, quizás iniciar un tratamiento temporal con levo tiroxina, y sólo continuarla si existe un beneficio palpable.

El *hipertiroidismo subclínico* se define como aquel en el que los valores de HET **son bajos** a pesar de que los de T4 y T3 estén bien.

Se ha asociado con enfermedad de Graves en remisión, en menor proporción con bocio multinodular, y a sobredosis de hormona tiroidea (levo tiroxina). Los niveles de HET también podrían estar bajos por recuperación tardía de la hipófisis después de hipertiroidismo tratado, embarazo o la administración de dopamina o dobutamina. Curiosamente parece ser menos frecuente que el hipotiroidismo subclínico y sólo unas cuantas personas evolucionan a un cuadro florido.

Desde luego, la importancia de su interpretación adecuada, radica en que podría ser causa de problemas de osteoporosis y cardiacos como taquicardia supraventricular y taquiarritmias, particularmente fibrilación auricular. La principal preocupación es que evolucione a un cuadro florido. Un complemento para la evaluación adecuada es la CYR con gamagrama, ya que pueden ayudar a identificar hipertiroidismo endógeno.

Podría darse el caso de que la HET este baja, y que T4 este bien pero este elevada la T3 libre, de ser así, entonces se está ante un caso de toxicosis T3 y debe ser manejada como los demás casos de tirotoxicosis. En casos de que sólo los niveles de HET estén bajos, habrá que seguir al sujeto de cerca y repetir las mediciones periódicamente. Cada paciente debe ser manejado individualmente, ya que aunque existen algunas recomendaciones por grupos de expertos, aún falta información para establecer guías específicas.

Nódulos tiroideos y cáncer.

Nódulos.

Constituyen un problema clínico con una prevalencia de los palpables de 4% a 7% en la población en general, siendo más comunes en áreas con deficiencia de yodo. En los últimos años, la frecuencia se ha incrementado considerablemente, porque ahora a través de las técnicas modernas de imagen y el ultrasonido, es factible encontrarlos "incidentalmente", lo que en algunos grupos ha incrementado la prevalencia hasta el 27%. Al igual que otras patologías, también son más frecuentes en mujeres (6.4%) que en hombres (1.6%). Otra asociación perfectamente identificada, es el antecedente de radiaciones aplicadas a la cabeza y cuello, en cuyos grupos la frecuencia es del 10% al 40%, y su aparición se da entre cinco y treinta años después del tratamiento.

La gran mayoría de los nódulos que se encuentran en la cara anterior del cuello, son de origen tiroideo y entre ellos se incluyen lesiones benignas, carcinomas, metástasis, o masas de origen inflamatorio. También pueden ser aumentos de tamaño "compensadores", como sucede con la hipertrofia, por cierto no muy común de un lóbulo después de hemi tiroidectomía, o en casos de hemiagenesia.

La *evaluación clínica* de estas lesiones es primordial, y evidentemente requiere de un interrogatorio cuidadoso, con énfasis en antecedentes familiares, características de la voz y conocimiento del área geográfica de donde proceden los enfermos. La exploración física, *debe* incluir palpación muy cuidadosa de la glándula, tomando nota de la consistencia, tamaño y grado de fijación nodular. Es conveniente pedir al paciente que degluta para juzgar el desplazamiento, y después de ello, con igual detenimiento explorar las zonas de drenaje linfático en búsqueda de linfadenopatía.

Los nódulos, pueden ser palpables o no, solitarios o múltiples, sintomáticos o asintomáticos, difusos o localizados, lisos o nodulares, doloroso o indoloros, blandos o duros, fijos o movibles y de crecimiento lento o rápido. Rara vez dan síntomas, y en su inmensa mayoría son detectados por el enfermo, o alguien que le hace la observación al paciente de que tiene "un tumor" en el cuello. A veces los encuentra un *buen* médico, cuando atiende al enfermo por otra causa. Ya se mencionó, el incremento que ha ocasionado el ultrasonido empleado para el estudio de otras estructuras cervicales. Algunos pacientes están roncos e hipo o hipertiroideos. En relación a los malignos, hay que tener presente que entre 2% y el 10% de los enfermos, ya tienen metástasis a distancia cuando se efectúa el diagnóstico (2/3 al pulmón y ¼ a los huesos). El 50% de los niños tienen metástasis linfáticas.

La *evaluación por laboratorio* es indispensable. Aunque la mayoría de los nódulos cursan con eutiroidismo, el primer paso debe ser la determinación de HET, la cual de ser normal confirma ese estado, si está suprimida, se sugiere que puede ser funcionante y autónomo, y se debe proceder a la evaluación integral, incluyendo el gamagrama que permite confirmar su "temperatura gamagráfica". Cuando la HET está alta, se debe pensar en hipotiroidismo subclínico. Por lo menos de inicio, no son necesarias determinaciones de tiro globulina o anticuerpos tiroideos. En casos de sospecha por el antecedente familiar de tumores medulares, o de la asociación del nódulo con otro componente de síndrome de *neoplasia endócrina múltiple tipo 2* (NEM2), es conveniente cuantificar *calcitonina*, aunque hay que recordar que puede estar elevada en la tiroiditis de Hashimoto.

La *aspiración con aguja fina* (AAF) definitivamente ha revolucionado el manejo de este problema, y desde luego es el mejor recurso para distinguir entre patología benigna y maligna para disminuir el número de exploraciones de cuello, pero garantizando que la mayoría de las piezas quirúrgicas serán positivas a cáncer. El hecho de que no haya experiencia en la toma y la interpretación en algunos grupos, no justifica que se haya pospuesto su empleo, y se sigan manejados de manera "agresiva", a muchas lesiones benignas que por cierto son la mayoría (entre 74% y 69% contra el 4% de malignas). El patólogo debe reportar la suficiencia de la muestra, celularidad, atipias y artefactos, considerándose adecuado el espécimen, cuando existen por lo menos 6 grupos de células bien preservadas de por lo menos 10 células cada uno. En casos de que una segunda muestra sea insuficiente, habrá que recurrir a la biopsia guiada por ultrasonido (BGU). En caso de una masa quística, la citología desde luego es indispensable, pero si recurre, no se colapsa totalmente y/o el ultrasonido revela zonas sólidas, la BGU es fundamental. Se considera que la certeza del procedimiento es de entre el 92% y el 95% con una gran sensibilidad y especificidad (93%-96%) con un promedio de 0.8% al 9% de falsas positivas y falsas negativas de menos del 5%.

Los resultados se reportan como benignos, sospechosos o malignos, efectuándose cirugía en base a los dos últimos. Para los casos reportados como benignos, se pueden o no suprimir con tiroxina y repetir la biopsia entre 6 meses y 3 años.

El ultrasonido se ha vuelto muy popular, y además los equipos modernos de alta frecuencia, son tan eficaces que permiten detectar lesiones nodulares de 2mm. Hacen posible, además de la detección, valorar su tamaño y composición (sólido, quístico o mixto). Su empleo ha abierto terrenos antes no conocidos, como por ejemplo el hallazgo circunstancial cuando se efectúa evaluación de las carótidas con Doppler (16%), o cuando se encuentra otro pequeño al estudiar uno palpable. Así mismo, ha permitido identificar datos "preocupantes por ultrasonido", como la marcada hipoecogenicidad, vascularidad intranodular, halo incompleto periférico, márgenes irregulares, microcalcificación central y adenopatía cervical. Sin embargo su empleo rutinario aún no es universalmente aceptado, pero indudablemente el clínico debe recurrir a el como guía para la toma de biopsia con aguja fina, o en su caso aspiración de nódulos y quistes pequeños. También es muy útil para darle seguimiento al tamaño después de iniciar supresión con tiroxina, así como a los casos sometidos a tiroidectomía por cáncer y aquellos con incidentalomas.

La tomografía computada y la resonancia magnética, tienen una alta sensibilidad para la detección, y son particularmente útiles para identificar tejido tiroideo, en el mediastino o detrás de la traquea, así como tener una idea de la extensión de la invasión extraglandular incluyendo compromiso vascular. Habrá que tener en cuenta que el material de contraste para la tomografía contiene yodo, lo que obligaría a tener que esperar varias semanas para emplear radioisótopos.

El empleo de *radioisótopos* era rutinario antes de que se contara con la AAF, utilizando yodo 123 y 131 o tecnecio. El yodo 123 se prefiere por la baja radiación y lo corto de su vida media, sin embargo el tecnecio requiere de menos tiempo para efectuar el rastreo. La diferencia entre la captación de la lesión en relación al resto del parénquima, han sido la base de esta técnica, de tal manera que el "caliente" o autónomo es aquel en el que se concentra más isótopo en relación al tejido circundante. Entre el 5% y el 10% lo hacen, son calientes y rara vez son malignos. Entre el 10% y el 15% son "tibios" porque captan el radioisótopo con la misma intensidad que el resto del parénquima, el riesgo de que sean malignos es de menos del 10%. Los "fríos" son de nula captación o en su caso muy disminuidos en relación al resto de la glándula. De ellos entre el 10% y el 20% pueden ser malignos. Se recomienda recurrir a estos métodos de imagen, cuando por ejemplo la biopsia muestra patrón microfolicular, que de ser "caliente" no requiere cirugía. También se puede evaluar el bocio multinodular y un nódulo suprimido por HET. Es útil cuando ocasionalmente no haya quien tome la biopsia, o para evaluar a un paciente con bocio multinodular en el que se requiere descartar áreas autónomas. Resulta de gran apoyo para detectar remanentes tiroideos después de la cirugía, así como recurrencias o metástasis a distancia después de la misma.

Actualmente es difícil que un nódulo detectado no sea objeto de estudio, eso ha permitido seguirles a algunos grupos, los que han encontrado que la mayoría disminuyen de tamaño o dejan de palparse, y sólo el 13% aumenta de tamaño, particularmente aquellos sólidos desde el inicio, que por cierto tienen tendencia a hacerlo más durante el embarazo. Muchos quistes o se hacen pequeños o desaparecen. ¡Atención! Cuando crece rápidamente *sin* dolor muy probablemente es cancerosa, si duele, podría deberse a hemorragia dentro de la lesión. En ocasiones, los adenomas progresan a carcinoma, sobre todo en el bocio asociado a hipotiroidismo congénito, sin embargo la mayoría permanecen benignos desde el inicio.

Los *nódulos fríos*, se consideran como una zona del parénquima tiroideo incapaz de introducir yodo hacia su interior, lo que sugiere la posibilidad de que se trate de un defecto de transportación. Algunos no tienen peroxidasa, y en otros podrían existir mutaciones de algunas enzimas relacionadas con el metabolismo del yodo.

En los *nódulos calientes* y en los autónomos, podría haber activación de mutaciones genéticas que codifican las dos proteínas de la cascada de estimulación de la HET, particularmente sobre la proteína G de sus receptores.

Los estudios moleculares en los casos de *bocio multinodular* tanto de su variante endémica como no endémica, han encontrado que son poli o monoclonales, en los cuales existe un crecimiento no uniforme de ciertos grupos celulares en donde interviene la HET, IGF1, la HC, otros factores de crecimiento, así como la deficiencia de yodo y la acción de sustancias bocígenas.

En los *carcinomas* y los *adenomas*, se han identificado mutaciones en los proto oncogenes H-RAS, K-RAS, N-RAS

Los *quistes simples* tienen una cubierta interior de células epiteliales benignas, algunos sin embargo son mixtos, coexistiendo elementos quísticos y sólidos, seguramente como resultado de la degeneración de un adenoma. Se considera que entre el 2% y el 4% pueden ser malignos, y en ellos el carcinoma papilar es el más frecuente. Si el contenido es hemorrágico o rosado hay que sospechar malignidad. Cuando la muestra es negra o café oscuro, probablemente se deba a hemorragia antigua, cuando es clara y acuosa, debe sospecharse de origen paratiroideo, la de color paja deriva de adenomas benignos, y cuando es café amarillenta y espesa seguramente se trata de coloide.

Como se señaló, el 50% desaparecen con la aspiración, si recurren varias veces, deben extirparse. En algunos sitios, se esclerosan con etanol, aunque esto puede ocasionar dolor local o lesión del recurrente.

El *embarazo* se ha relacionado con la aparición de nódulos nuevos y aumento del tamaño de los existentes. También tienden a ser más frecuentes a medida que las mujeres envejecen así como con el incremento de la paridad. Las pacientes entre los 36 y los 50 años de edad que no se embarazaron, tienen una prevalencia de 9.4%, en contraste con aquellas que tuvieron una o más gestaciones, que la tienen de 25%.

Cáncer.

Su frecuencia varia de entre 1.2 a 10 por 10,000 pacientes, dependiendo del área geográfica, grupo étnico y antecedente de exposición a radiación. En autopsias se ha demostrado una prevalencia de 0.01% a 2.7%, encontrándose focos microscópicos de neoplasia maligna en el 8% de las necropsias en adultos, sin embargo en general la mortalidad es baja siendo en promedio de 6 por millón. Se presenta más en mujeres con una proporción de 2.5 contra 1 en varones, y es la octava neoplasia en ese género.

Es posible que existan algunas causas genéticas que condicionan su aparición. La activación de los receptores de la tirosina quinasa (RET/PTC) transforma, quizá por ampliación genética, a las células foliculares en cáncer papilar. El oncogene MET está sobre expresado en el 70% de los papilares y los pobremente diferenciados. El medular tiene las variedades esporádicas, y la asociada a los tipos 2A y 2B de la neoplasia endócrina múltiple (NEM). Otro factor que puede explicar porque es más frecuente en mujeres, es la expresión de receptores estrogénicos en el epitelio tiroideo. Es posible que en un futuro cercano, sea posible afinar diagnósticos difíciles, estudiando miles de genes y su expresión, ya sea empleando muestras pequeñas de tejidos o de células, para con ellos poder detectar la progresión de un tumor e identificar posibles blancos, para orientar el tratamiento.

Actualmente es posible detectar la expresión de genes específicos del tiroides, como los de la tirotropina y la tiro globulina. En sujetos con nódulos tiroideos, de encontrarse células circulantes en la sangre que les expresen, podrían ser considerados como portadores sospechosos de cáncer, de no hacerlo el nódulo probablemente sea benigno. Igualmente esto, podría permitir identificar recurrencias o bien ser un complemento a la AAF, particularmente en esos casos en donde estas sean indeterminadas, por ejemplo debido a que algunos canceres foliculares o variantes foliculares de una neoplasia papilar, son a veces muy difíciles de distinguir, únicamente por citología, de adenomas foliculares.

Las variedades papilar y folicular son las más frecuentes y las que tienen mejor sobrevida a 10 años (98% y 92% respectivamente. El anaplástico es menos común y la sobre vida es de sólo 13% a 10 años. El medular, en esencia "no es tiroideo", ya que las células de donde provienen son las C que secretan calcitonina, y que como ya se mencionó solo se encuentran en el tercio superior de los lóbulos, este tumor constituye sólo el 5% de todos los carcinomas de la glándula.

Las manifestaciones clínicas son variadas, y van desde un nódulo asintomático, a la invasión de los tejidos locales ocasionando disfagia y disfonía, adenopatía cervical o metástasis pulmonares u óseas. Siempre se debe sospechar, si un solo nódulo frío aparece en un hombre menor de 15 o mayor de 45 años, eutiroideo que ha recibido radioterapia céfalo cervical en la adolescencia, y con parientes consanguíneos con problemas semejantes, o tiroideos en general. El término "microcarcinoma tiroideo" se emplea para designar a las lesiones menores de un centímetro de diámetro y sin metástasis.

Se debe insistir, en que la mayoría (98%) de los pacientes sometidos a cirugía, deben tener el diagnóstico histológico preoperatorio, así como conocerse tipo y grado de diferenciación. A todos se debe efectuar ultrasonido cervical para planear la extensión del procedimiento, ya que al permitir localizar metástasis, orienta a su remoción, evitando que se detecten después de la cirugía y/o sean interpretadas como recurrencias tumorales.

El objetivo del manejo es aplicar aquel con el que obtengan mejores resultados, que proporcionen mejor calidad de vida y tengan menos complicaciones.

La cirugía es sin duda el mejor recurso terapéutico de los bien diferenciados, sin embargo quizá exista alguna controversia entre la magnitud de la tiroidectomía, la cual puede ser siempre "total" o "menos que total" asociada, de existir compromiso linfático, a disección regional de cuello. Los que apoyan la parcial, recomiendan, si la lesión es menor de un centímetro, lobectomía y resección del istmo, y aceptan la total únicamente para casos de tumores grandes (<4 cms) y/o extensión extraglandular. De cualquier forma si algún tejido queda, este debe ser destruido con yodo radiactivo.

Cuatro a seis semanas después, habrá que efectuar rastreo corporal entre 48 y 72 horas después de la administración de yodo 131, el cual de demostrar tejido residual o metástasis, obliga a repetir el yodo radioactivo en cantidades suficientes para su eliminación. Se continúa con supresión médica de HET, precisamente para eliminar toda posibilidad de que esta estimule nuevamente crecimiento tumoral y para controlar el hipotiroidismo resultante del manejo. A largo plazo, particularmente durante los primeros tres años es obligada la determinación de tiro globulina, ultrasonido cervical y gamagrafía. Si los niveles de tiro globulina están bajos, lo más seguro es que no haya metástasis o actividad tumoral. Igualmente es conveniente determinar rutinariamente anticuerpos antitiroglobulina. Hay que recordar que el escaneo tiroideo se hace después de la suspensión de la tiroxina. El advenimiento de la HET recombinante abre un campo promisorio. En algunos casos de metástasis a distancia, se puede recurrir a "metastectomía" o al empleo de radiaciones externas. El ultrasonido de cuello también ayuda para la evaluación a largo plazo, ya que además de identificar las recurrencias, orienta a la biopsia con aguja fina.

Para tumores invasores se requiere manejo oncológico individualizado, aunque en general existen dos principios, básicos, el primero que es el de liberar estructuras vitales comprometidas como la traquea y el esófago, y el segundo que es el de extirpar tanto tumor como se pueda y los linfáticos que sean accesibles.

Sólo el 0.22% de los *niños* entre 9 y 16 años presentan nódulos, sin embargo la frecuencia de malignidad en ellos es bastante alta (18% al 21%) lo que obliga a un manejo agresivo. Son más frecuentes los papilares (85% al 90%) los que también se llegan a detectar en quistes tiroglosos. Los medulares siguen en frecuencia (5%) y los foliculares son casi inexistentes. En muchos de estos infantiles, cuando se diagnostican, ya presentan adenopatía cervical y metástasis pulmonares. Se deben manejar con historia clínica completa, pruebas de función tiroidea, AAF fina, ultrasonido, placas de tórax, etc. El manejo quirúrgico es semejante al de los adultos.

Sólo entre el 3% y el 5% de los tumores tiroideos son *medulares*, y se originan como ya se mencionó de las células T de la cresta neural. Son tumores que secretan varias proteínas además de la calcitonina, entre las que se encuentran corticotropina, antígeno carcinoembriónico, histamina y péptidos vaso activos. La calcitonina es la más importante, de hecho sirve como marcador tumoral, y sus niveles en sangre están íntimamente relacionados con el tamaño de estas lesiones, particularmente en los casos familiares, sin embargo el clínico debe trabajar estrechamente con el laboratorio, ya que existen algunas limitaciones técnicas para garantizar la certeza de los resultados, sobre todo en pacientes en los que existe duda si existe tumor residual o metástasis. Igualmente es conveniente recordar que sus niveles pueden estar alterados en pacientes en hemodiálisis crónica, además de ser secretada "ectópicamente" por insulinomas, VIPomas, tumores pulmonares y estar elevada en sujetos con quemaduras, síndrome tóxico y quemaduras por inhalación.

Si bien es cierto que la calcitonina baja los niveles de calcio, estos no se encuentran disminuidos, porque la hipocalcemia resultante ocasiona incremento en la secreción de paratohormona.

Existen dos variedades de carcinoma medular, una en la cual este tumor es componente del síndrome de NEM tipo 2ª, y la esporádica en donde este es la única lesión.

La forma esporádica, tiende a presentarse típicamente en pacientes cercanos a los 55 años de edad, cuando se les descubre están más avanzados, el 80% ya dieron metástasis linfáticas y el 20% más allá del cuello, principalmente a huesos, hígado y pulmón.

Se presentan como nódulos blanco-grisáceos firmes, ocasionalmente rosados, de consistencia arenosa debido a calcificaciones. Básicamente contienen células plasmacitoides y en huso y tienen un estroma amiloideo. Generalmente son bien circunscritos pero no encapsulados.

El diagnóstico se hace con la AAF y algunos grupos también determinan niveles séricos de calcitonina, pero esto no es universal por la rareza del problema.

La evolución es difícil de prever, algunos pacientes viven mucho tiempo aún con metástasis a distancia, otros fallecen a los pocos años del diagnóstico. La mortalidad está relacionada con la edad del enfermo al momento de descubrirle, así como con los hallazgos quirúrgicos incluyendo tamaño, invasión local, compromiso linfático, metástasis distantes y tipo de cirugía requerida. En general la mortalidad es del 75% a los 10 años, pero el 33% muere a los cinco años, cuando se asocia a diarrea, dolor óseo, bochornos y metástasis múltiples.

El único tratamiento es la cirugía, siendo la tiroidectomía total lo mínimo que se debe hacer, asociada a disección central del cuello, la cual si se han identificado ganglios, se debe extender al lado comprometido, ya que la disección radical modificada, en general ha dado buenos resultados. Ya mencionamos que la determinación de calcitonina sérica es de utilidad pero que es posible que haya errores, sobre todo porque sus niveles bajos no descartan la presencia de metástasis. La radiación puede ser de utilidad para erradicar pequeños focos residuales y lograr remisión de las metástasis ganglionares ipsilaterales. La quimioterapia ha sido por demás desilusionante.

El *carcinoma anaplástico* representa menos del 2% de los tumores malignos del tiroides. Algunos estudios le han asociado a mutación del gen p53 y a alteraciones en el número de receptores al factor de crecimiento B, pero esto aún no es concluyente. Característicamente es muy agresivo, de crecimiento rápido e invasión local grave, los pacientes sucumben en promedio, dentro de los primeros seis meses consecutivos al diagnóstico. Es más común en el anciano, en quienes se presentan con datos clínicos de invasión periférica como es ronquera, disfagia y a veces disnea. La mayoría en ese momento, ya tienen metástasis pulmonares y óseas. El tejido tiroideo normal, está literalmente reemplazado por células malignas. Realmente es poco lo que se puede hacer por los enfermos, en general se recurre a una combinación de cirugía, radiaciones y quimioterapia pero con poco éxito.

El *carcinoma escamo celular primario* es raro, (<1%) y se debe diferenciar de las metástasis provenientes de las vías áreas o el tubo digestivo. Podría originarse a partir de la metaplasia de células foliculares o papilares del tiroides. En ellos son muy característicos la presencia de queratina y los nidos de células pleomorficas. También son muy agresivos y se comportan como el anaplástico, los pacientes mueren antes de un año.

El *linfoma primario*, es menos raro (1% al 6%); constituyen el 1% de todos los linfomas. Desde luego llama mucho la atención que exista en esta localización ya que la glándula no tiene tejido linfoide, de tal manera que este debe llegar ahí por alteraciones patológicas como la tiroiditis autoinmune de Hashimoto, la cual por cierto antecede hasta el 85% de los casos de linfoma tiroideo. Es preponderante en las mujeres entre la sexta y séptima década de la vida; en ellas se presenta una masa de crecimiento lento, aunque en ocasiones llega a hacerlo rápidamente, con datos compresivos sobre las estructuras cervicales. Pueden estar eutiroideas, pero al igual que la tiroiditis, llega a ser hipo o hipertiroideos; muchos tienen anticuerpos antitiroideos. La gran mayoría son de células B, aunque quizá exista alguno de T. Histológicamente hay tres variedades, el difuso de células B, el de tejido linfoide asociado a mucosas (TJAM), y el de células foliculares. Para hacer el diagnóstico adecuado se requiere de biopsia con aguja (no aspiración) o cirugía abierta. Sólo el 80% de las AAF son de certeza, aunque si una paciente previamente había sido diagnosticada por este método como portadora de tiroiditis, entonces la correlación es servible. La tomografía computada es muy útil para la estadificación y la resonancia nuclear lo es para detectar invasión muscular. En las lesiones localizadas, la cirugía puede ser la solución, sin embargo en general se recomienda la radiación y quimioterapia.

Los *sarcomas* son bastante raros y se llegan a confundir con el carcinoma anaplástico. Se han descrito liposarcomas, angiosarcomas, leiomiosarcomas y sarcomas dendríticos. Su manejo es primordialmente quirúrgico, removiendo todo el tejido posible asociado a resección de cuello. De acuerdo con el resultado histológico, basado en la diseminación extracapsular, mitosis abundantes, pleomorfismo nuclear importante, o imposibilidad de resección satisfactoria, se recomienda radioterapia y a veces quimioterapia.

Las *metástasis intratiroideas* de cánceres extratiroideos, representan entre el 1.4% y el 2.5% de los tumores clínicos de la glándula, excluyendo a aquellos provenientes de lesiones primarias contiguas de la cabeza y el cuello. En autopsias, hasta el 24% de los sujetos muertos por cáncer diseminado tienen lesiones en este sitio, siendo las más comunes las secundarias al carcinoma de células claras del riñón, seguidas de las de bronquio y de la mama, y en menor proporción los provenientes del aparato digestivo, de los músculos estriados y de la piel (melanoma). La mayoría son eutiroideos, aunque se llegan a encontrar cuadros de "tirotoxicosis destructiva". Hay que manejarles de acuerdo a cada caso en particular, sin embargo el abordaje diagnóstico es igual que el de cualquier nódulo.

Paratiroides.

"La lucha por saber, es uno de los dramas más excitantes de la historia, todo aquel que ha tratado de aprender algo, ha sido en cierta medida actor del mismo"
RR. Powel

Owen (1804-1892) describió en 1850 la presencia de, *"un cuerpo glandular, pequeño, compacto que está unido a la tiroides donde salen sus venas"* en un . . . . ¡rinoceronte! Años después en 1880 Sandström (1852-1889), les denominó "glándulas paratiroides" describiéndolas en varios mamíferos, incluyendo los cadáveres de humanos. Actualmente sabemos que existen en la mayoría de las especies; habitualmente son cuatro, aunque la rata y el ratón sólo tienen dos.

Se originan en las terceras (inferiores) bolsas faríngeas embrionarias, de cuyo endodermo también se deriva el timo y de la cuartas (superiores), de cuyo endodermo también se derivan las células C tiroideas (productoras de calcitonina). Las superiores (cuartas) emigran a la cara posterior del tiroides, colocándose a la altura de la articulación crico-tiroidea, y son las que respetan más su localización anatómica (80%), a un centímetro más arriba de la intersección del nervio recurrente con la arteria tiroidea inferior. Las inferiores (terceras), son más variables en ubicación debido a su larga migración, junto con el timo y la porción inferior del tiroides. Entre el 45% y el 61% se localizan por fuera o atrás del polo inferior del lóbulo, por debajo del cruzamiento de la arteria tiroidea inferior y el recurrente.

Hasta el 16% de los sujetos sometidos a exploración de cuello tienen glándulas ectópicas. Las *inferiores*, son las más afectadas (62%); el 30% son intratímicas, 22% se ubican en el mediastino antero superior, 22% están intratiroideas, 17% dentro del ligamento tirotímico y 9% submandibulares. Las *superiores* varían menos (38%), 43% son retroesofágicas, 22% están en el mediastino postero superior, 14% son intratiroideas, 7% se hallan dentro de la vaina carotídea y 7% son paraesofágicas. Algunos pacientes, carecen de dos y a veces hasta tres. Su irrigación depende principalmente de la tiroidea inferior aunque la superior participa en más o menos medida.

La apariencia y peso pueden variar dentro de los límites normales, y esto tiene una muy particular importancia en el abordaje quirúrgico para el manejo del hiperparatiroidismo, ya que durante la intervención se deben distinguir las glándulas sin patología, de las que tienen hiperplasia y de los adenomas. Se aprecian como cuatro "frijolitos" amarillentos o café caramelo, y el cirujano debe familiarizarse viendo muchos especimenes. El peso de cada una oscila entre los 18mgs hasta los 100mgs aunque en general se acepta que en promedio es de unos 40mgs.

Las células predominantes son las llamadas *principales*, las que contienen glucógeno y gránulos que secretan *hormona paratiroidea* (HPT), siendo extraordinariamente abundantes en la niñez. Otras un poco más grandes pero menos abundantes que las anteriores, son las *oxifílicas*, y casi no tienen gránulos. Con los años, en las glándulas, se incrementa la presencia de grasa, la que es más abundante en obesos.

Tienen como función mantener la homeostasis del calcio extracelular lo cual se hace mediante su variedad iónica (CaI) a través del *receptor sensible a Ca* (RSCa) o proteína-G transmembrana, que responde en segundos a la disminución de los niveles séricos, estimulando la secreción de HPT la que moviliza desde los huesos, por estimulación osteoclastica, al Ca requerido para reestablecer el balance. La HPT es un péptido de 84 amino ácidos, con una vida media de tres a cinco minutos, que se metaboliza rápidamente en el hígado y los riñones. El RSCa, también se expresa en los túbulos renales en donde regula la excreción del Ca.

El calcio se controla con gran eficacia, y sin grandes variaciones en su concentración, por medio de la HPT, no sólo movilizándose del hueso e incrementándose la reabsorción renal (con lo que se conserva Ca libre), sino por la transformación de la 25-hidroxivitamina D 3 producida en el hígado a 1,25 dihidroxivitamina D3, que estimula la absorción intestinal de Ca y fosfato, proceso en el que también interviene la HPT. Es conveniente recordar que el Ca, circula en tres formas, una unido a la proteína, otra en forma iónica y otra a manera de fracciones queladas (Gr. *chele* = garra).

Otras causas comunes de hipercalcemia, además del hiperparatiroidismo, son cáncer, enfermedades granulomatosas, tirotoxicosis, hipervitaminosis D y A, inmovilización prolongada y la variedad familiar hipocalciúrica que es alteración hereditaria, autosómica dominante benigna, que cursa con baja excreción urinaria de Ca y niveles de HPT ligeramente elevados.

La mayor parte de los enfermos con hipercalcemia, presentan datos como nefrolitiasis, poliuria y sed, debilidad, constipación, anorexia, nausea, vómitos, arritmias, hipertensión, depresión, sicosis y obnubilación.

Las alteraciones funcionales de las paratiroides, se manifiestan por exceso (hiperparatiroidismo) y carencia (hipoparatiroidismo), a lo que se suman las lesiones tumorales benignas y malignas las que generalmente, a diferencia de las tiroideas, cursan con hiperfunción.

Hiperparatiroidismo. (HP)

Existen las formas denominadas *primaria* por excesiva producción de HPT, *secundaria* en un ambiente de hipocalcemia o deficiencia de vitamina D que "disparan" la secreción de HPT, y *terciaria* descrita en 1963, como característica de la insuficiencia renal, en donde las glándulas hipersecretan HPT autónomamente en pacientes con hiperparatiroidismo secundario de larga evolución.

Hiperparatiroidismo primario. (HPp)

Es la causa más frecuente de hipercalcemia en pacientes ambulatorios. Es ocasionada por secreción inadecuada de HPT, pudiendo ser de variedad esporádica o familiar. Actualmente se acepta una frecuencia de 2 a 8 por 10,000 habitantes.

Se debe a una alteración en la retroalimentación entre los niveles de calcio y la secreción de HPT, y sigue siendo un enigma el porque las células paratiroideas pierden su sensibilidad al calcio, sin embargo existe alguna evidencia del aumento de los niveles de la proteína ciclina D1en el 20% de los adenomas, así como la pérdida de la función de un gene supresor de tumor, sobre todo en el síndrome de neoplasia endócrina múltiple 1 (NEM 1). Otra causa sería la mutación del gen del receptor del calcio de las células principales, y los casos de hiperparatiroidismo neonatal grave, probablemente sean consecuencia de algunas mutaciones homocigotas que inactivan a este gen, lo que lleva a un cuadro gravísimo de hipercalcemia descontrolada.

El 85% de los casos son consecuencia de un solo adenoma en alguna de las glándulas, el 15 % restante es ocasionado por hiperplasia de todas las glándulas, la que puede ser esporádica, o asociada a los síndromes tipo uno y dos de neoplasia endócrina múltiple (NEM), Ocasionalmente se debe a adenomas localizados en algunas o en todas ellas. Sólo entre el0.5% a 1% se asocia a malignidad. A veces, existe el antecedente de radiaciones cervicales y manejo con litio, aunque este último ya se haya suspendido.

A partir de 1970, al empezarse a popularizar los autoanalizadores multicanal, que permiten efectuar perfiles de laboratorios con gran facilidad, se pudieron detectar pacientes con hiperparatiroidismo asintomáticos, incrementándose entre cuatro y cinco veces más el número de casos totales. Actualmente se sabe con bastante certeza que es un problema que afecta más a sujetos de 50 años y sobre todo mayores de 65 años. Uno para cada mil pacientes son varones y tres de cada mil son mujeres, la mayoría posmenopáusicas. Desde luego esto no elimina la posibilidad que se encuentren en pacientes de todas las edades, incluyendo mujeres embarazadas.

El cuadro clínico florido de las complicaciones de la osteítis fibrosa quística, la nefrolitiasis y la nefrocalcinosis, cada día es más raro ya que el diagnóstico como se señaló se hace en etapas iniciales. En consecuencia, actualmente se consideran dos tipos de HPp, uno *asintomático (HPpA)* y otro *sintomático (HPpS)*

Hiperparatiroidismo asintomático. (HPpA)

La definición de **asintomático** aún ocasiona cierta controversia, ya que podrían coexistir algunas manifestaciones clínicas como hipertensión, hipertrofia ventricular izquierda, calcificación valvular o miocárdica, úlcera péptica, pancreatitis, gota o pseudo gota, anemia normocítica normocrómica, debilidad, astenia, adinamia, alteraciones cognoscitivas e incluso depresión, ninguno de los cuales son típicos de hipercalcemia, pero que sin embargo obligan a pensar si realmente se trata de sujetos asintomáticos. Actualmente, sólo en ausencia de compromiso óseo, renal o neuromuscular los pacientes con el perfil bioquímico, son catalogados como portadores de esta variedad.

En la mayoría de estos casos, los niveles séricos están habitualmente, hasta un mg/dl más altos que los normales (12 mg/dl), siendo los que más se detectan en los países desarrollados, en los cuales además de los recursos tecnológicos para diagnóstico, son raros los casos de deficiencia de vitamina D. Se empiezan a identificar más y más pacientes con el problema, no sólo asintomáticos, sino **normo calcémicos**, pero con niveles elevados de HPT, como es el caso de los que asisten para evaluación de osteopenia y osteoporosis, en los que convincentemente se ha excluido toda posibilidad de hiperparatiroidismo secundario. Si se detectan en este estadio, literalmente se está en presencia de una variedad llamada *inicial* o *incipiente*.

Evidentemente es un diagnóstico de laboratorio, con las características bioquímicas de elevación de HPT e hipercalcemia discreta. Existen las variedades de HPT baja con Ca elevado y la de Ca bajo con HPT alta. El fósforo está cercano a los niveles bajos, y hasta el 30% son francamente inferiores. La fosfatasa alcalina llega a estar elevada. Entre el 25% y el 35% de los pacientes presentan elevación en la excreción de Ca urinario.

La mayoría no tienen alteraciones óseas a los rayos X, aunque la **densitometría** es muy útil para detectar cambios en la masa ósea y la desmineralización de la corteza, sobre todo en el antebrazo en donde el cubito y el radio son ricos en hueso cortical, a diferencia de las vértebras en donde el hueso esponjoso está más o menos bien preservado. En los huesos de la cadera los cambios son intermedios en relación a los encontrados en el antebrazo y la columna vertebral, ya que su composición normal es una mezcla equivalente de elementos óseos compactos y esponjosos.

La forma definitiva de establecer el diagnóstico es la determinación de HPT: *"Hipercalcemia+niveles altos de HPT=hiperparatiroidismo"*. Lo mismo se aplica para la hipercalcemia con niveles intermedios o altos de HPT pero aún dentro de los límites normales, ya que en condiciones habituales, la hipercalcemia debe suprimir los niveles de HPT.

El laboratorio es contundente, sobre todo con los recursos actuales de análisis inmunoradiométricos (IRMA), por medio de los cuales se detecta la molécula completa de HPT (1-84), sin embargo hay que tener en cuenta que debe excluirse que la elevación de HPT y la hipercalcemia, no se deba al empleo de litio, tiazidas (diuréticos) o vitamina D. Para descartarlo, basta con suspender los medicamentos y repetir lo exámenes dos o tres meses después. Algunas otras alteraciones que deben hacer pensar en el diagnóstico, son niveles bajos de fósforo sérico, cifras elevadas o en niveles altos normales de excreción de Ca urinario, cifras normales de 25-hidroxivitamina D y la elevación discreta de la 1,25-dihidroxivitamina D.

Es importante establecer el diagnóstico diferencial, con la hipercalcemia hipocalciurica familiar benigna, una alteración autosómica dominante de los receptores de Ca.

Aunque como se verá más adelante, para considerar HPpS se requieren cambios anatomopatológicos específicos, actualmente se sabe con certeza que los pacientes con las alteraciones bioquímicas ya señaladas, pero que además presentan datos neurosiquiátricos como fatiga, debilidad, flojera, modificaciones del carácter, irritabilidad, ansiedad, depresión, falta de concentración, pérdida de la memoria y gran necesidad de dormir, mejoran sustancialmente con el tratamiento quirúrgico ya que después de todo no están asintomáticos.

Variedad sintomática.

Se considera como *sintomática* aquella, que independientemente de que curse o no con datos clínicos inespecíficos, presenta lesiones óseas, nefrocalcinosis y litiasis renal.

La lesión del tejido óseo, detectada por medio de Rayos X, denominada "osteítis fibrosa quística", resulta de la reabsorción osteoclastica subperióstica con gran actividad osteoblastica, la que se encuentra en las falanges distales, así como lesiones en el extremo distal de las clavículas que se ven literalmente como agujeros, así como las que generan un moteado llamado de "sal y pimienta" en los huesos del cráneo, y los tumores cafés de los huesos largos. Es posible que estas alteraciones disminuyan la resistencia estructural del hueso y quizá predisponga a fracturas. Como el nombre lo dice, existen quistes óseos en los huesos afectados (sobre todo los metacarpianos y algunos huesos planos como las costillas y en menor proporción los de la cadera). La gran actividad osteoclastica permite la identificación de los acúmulos de osteoclastos que son células grandes con múltiples nódulos, que se asemejan a las que se hallan en los tumores de células gigantes del hueso. Estos "osteoclastomas" o tumores cafés afectan a los huesos largos y a la mandíbula y quizá predispongan a la fractura patológica. Las radiografías dentales llegan a demostrar desaparición de la lámina dura debida a reabsorción del periostio.

En ocasiones la placa simple de abdomen, permite identificar *nefrocalcinosis* como se le llama a la presencia de múltiples calcificaciones pequeñas localizadas principalmente en la zona de la medula y las pirámides renales. Se ocasionan por la precipitación de fosfato de calcio, presentándose aún en ausencia de litiasis renal, aunque habitualmente coinciden hasta en el 30% de los casos.

La litiasis renal, es habitualmente recurrente, y la mayoría de las piedras son de fosfato de calcio. **No** son la causa más común de nefrolitiasis, pero si complican hasta al 80% de los casos de HPpS, siendo conveniente recordar que en menos del 5% de los pacientes con urolitiasis, se diagnostica HPp.

Tratamiento.

El asunto queda claro para el HPpS, ya que en caso de lesiones óseas, nefrolitiasis y problemas neuromusculares, el manejo es quirúrgico por medio de la resección de la(s) glándula(s) anormales. Valdría la pena también tener en cuenta a la cirugía para controlar los problemas neurosiquiátricos, en relación a los cuales existe evidencia de gran mejoría cuando son manejados quirúrgicamente, aunque no se les consideren como manifestaciones "típicas" de HPpS.

La mayoría de los criterios aceptados para el mismo manejo quirúrgico de casos de HPpA, se basan en cifras de laboratorio: Ca sérico >1.0 mg/dl por arriba del límite normal (habiendo tomado la muestra en ayunas y con técnica de oclusión venosa mínima), >400mg de Ca en la orina de 24 hs, disminución del 30% de la depuración de creatinina de acuerdo a los límites según la edad, disminución de la densidad mineral ósea con una cuenta T de <2.5 en el antebrazo de sujetos <de 50 años. Como ya se señaló anteriormente, habrá que suspender los diuréticos tiazídicos por lo menos dos semanas antes de efectuar los estudios, y las concentraciones de Ca deberán ser "corregidas" de acuerdo a las de albúmina sérica.

La cirugía es el tratamiento, y su objetivo no sólo es lograr la eucalcemia postoperatoria, sino consolidar una cura sostenida y con poca morbilidad, para lo cual se deben remover todas las glándulas hiperfuncionantes preservando aquellas cuya función es normal.

El manejo quirúrgico tradicional ha sido la exploración bilateral de cuello con identificación de las cuatro glándulas. Actualmente es posible efectuar el procedimiento con técnica de invasión mínima, la cual requiere de la identificación preoperatoria por medio de imagen, que permite localizar el adenoma y la medición transoperatoria de HPT, antes y después del procedimiento para evaluar el efecto inmediato de la cirugía. El adenoma se identifica por medio del gamagrama empleando Tc99m-Sestamibi, cuya sensibilidad es de entre el 80% y el 90 % para localizar la glándula anormal lo que, cuando se combina con tomografía computada emisora de fotones, se incrementa al 91% con una especificidad del 98.8%. En conveniente tener presente que el Sestamibi también se capta por los nódulos tiroideos, pero en estos se "lava" rápidamente.

También se emplea el ultrasonido, la tomografía computada y la resonancia nuclear magnética. Una forma de detectar de que lado está la lesión, es muestreando la sangre de las venas yugulares internas para determina HPT antes de la incisión cutánea.

Es factible, y muy útil, el efectuar una prueba transoperatoria rápida para detectar HPT y de acuerdo a los resultados buscar otra glándula anormal remanente. Si los niveles de la hormona caen más del 50% de los valores originales antes de la cirugía, se puede dar por concluido el procedimiento, si es inferior al 50% se debe ampliar el procedimiento para buscar otra glándula(s) hiperactiva(s), sin olvidar que estas pueden estar lejos del sitio anatómico "habitual" y ser intratiroideas, retroesofágicas o mediastinales.

En el pos operatorio se debe estar alerta ante la posibilidad de hipocalcemia, hemorragia, parálisis vocal y laringoespasmo.

Los niveles de Ca típicamente llegar a su nadir entre 24 y 36 horas, y los de HPT bajan a lo normal antes de 30 horas. Las cifras bajas de Ca deben persistir por lo menos seis meses después del tratamiento quirúrgico, de volver a incrementarse pasado ese tiempo, se estará en presencia de *hiperparatiroidismo recurrente*.

La persistencia posquirúrgica de hipercalcemia, y los niveles altos de HPT, se deben habitualmente a un adenoma que no se identificó o a la resección incompleta de una glándula con hiperplasia, cuadro que se denomina "falla operatoria". Otra causa de ello puede ser el no reconocer y tratar adecuadamente una lesión maligna. Desde luego también el diagnóstico preoperatorio puede haber sido equivocado. La posibilidad de recurrencia entre de los casos manejados correctamente es de entre el 0.4 % y el 5%

Los casos con HPpA que pueden ser candidatos únicamente a seguimiento medico en vez de manejo quirúrgico, son aquellos que cursan con Ca sérico moderadamente elevado, sin antecedentes de episodios de hipercalcemia grave, función renal normal con depuración de creatinina > de 70%, sin nefrocalcionosis o litiasis renal, esqueleto normal y desde luego que estén asintomáticos. Desgraciadamente hasta el 25% de estos enfermos requerirán cirugía durante la observación. En ellos es prudente limitar la ingesta de calcio (1000 a 2000 mgs por día) y de vitamina D (400 a 600 IU), sin olvidar que teóricamente la baja ingesta puede estimular la producción de HPT. No existe en este momento ningún tratamiento médico efectivo, aunque los estrógenos podrían reducir la reabsorción de hueso, sin embargo las dosis empleadas a veces tienen que ser muy elevadas. Existen algunos bisfosfatos nuevos, así como calcio-miméticos y raloxifeno que están siendo estudiados y que podrían ser útiles en aquellos con gran riesgo quirúrgico.

Hiperparatiroidismo secundario (HPs).

Este resulta de la respuesta fisiológica o patológica de las paratiroides a la hipocalcemia, es su intento de mantener con ello de la homeostasis del calcio.

La mayoría de los pacientes con insuficiencia renal crónica (ISR), presentan algún grado de HPs sobre todo si llegan a cursar con hiperfosfatemia no controlada, o a presentar deficiencia de vitamina D por descuido en su reemplazo. Otras causas son las que ocasionan hipocalcemia o deficiencia de la propia vitamina D.

El número de casos ha disminuido considerablemente, gracias al manejo más eficaz de los pacientes con IRC, aceptándose una incidencia de 5.28 por mil pacientes-año. Hasta el 30.8% de pacientes mayores de 65 años, particularmente pobres, abandonados y residentes en regiones no soleadas, presentan este problema por deficiencia en vitamina D.

En la IRC, la disminución paulatina de la 1,25-dihidroxi vitamina D, se inicia cuando la velocidad de filtración glomerular (VFG) llega a 60 cm^3/min. Al llegar a 30 cm^3/min, los niveles de HPT se incrementan notablemente agregándose cierta resistencia a la acción de la poca vitamina D aún presente por el ambiente urémico, lo que a su vez estimula la generación de más HPT. Los niveles de fosfato se incrementan cuando la VFG llega a niveles de 20cm^3/min, lo que también estimula la generación de HPT, sumándose además los bajos niveles de 1,25 hidroxivitamina D y la función anormal de los propios receptores de Vitamina D

Los especimenes anatomopatológicos de las glándulas, demuestran hiperplasia difusa y nodular, en ambos casos hay baja expresión de RSCa aunque quizá sea un poco más acentuada en la nodular. En general se acepta que a mayor crecimiento glandular, mayor secreción de HPT.

A todo esto desde luego se suma la escasa ingesta de vitamina D, poca exposición al sol, mala absorción intestinal y todo aquello que afecte los niveles de vitamina D.

Realmente no existe alguna prueba específica para hacer eldiagnóstico, sin embargo los niveles altos de HPT e hipocalcemia son un dato diagnóstico. Si el fósforo está alto, la causa más probable es la IRC, si está bajo, entonces hay que pensar en deficiencia de vitamina D.

El tratamiento, principalmente se debe basar en los intentos de corregir tanto la patología primaria como los niveles de calcio, ya sea con suplementos de vitamina D o del propio calcio, debiéndose recurrir a los fijadores de fosfatos en casos de hiperfosfatemia.

Hiperparatiroidismo terciario (HPt).

Es difícil de diferenciar del primario, aunque este casi siempre ocurre en casos de IRC y trasplante renal, y está particularmente asociado a la hipocalcemia prolongada lo que genera hiperplasia glandular. Llegan a presentar enfermedad ósea tan importante que sólo se controla con paratiroidectomía.

Carcinoma paratiroideo.

Es muy raro, se han descrito en la literatura menos de mil casos los que tienden a ser más frecuentes en Japón; y son causa del 1% de los casos de hipercalcemia la cual se presenta en sujetos entre los 40 y los 50 años de edad, es decir un poco menores que los portadores de adenomas. Puede ser esporádico o componente de un síndrome como el HP-tumor de mandíbula, ambos tipos de neoplasia endócrina múltiple (NEM) e hipercalcemia familiar hipocalciúrica. Los niveles de HPT que produce, son de tres a diez veces más altos que los normales, cuando en los adenomas generalmente sólo se duplican. Quizá por ello mismo existe mayor degradación ósea la que se refleja también en las altas cifras de fosfatasa alcalina. Las lesiones renales son más frecuentes y graves, y en ellos, en relación a los adenomas, se encuentran también más casos de pancreatitis, úlcera péptica y anemia. Si bien es cierto que ninguno de los síntomas y signos mencionados son patognomónicos de esta neoplasia, si por lo menos deben alertar al cirujano.

Las lesiones glandulares suelen ser duras, lobuladas, fibrosas, frecuentemente adheridas a estructuras circunvecinas, aunque en ocasiones esto no se da y es sólo hasta el estudio histopatológico que se establece la naturaleza de la masa.

El patólogo tampoco la "tiene fácil" para emitir un juicio, sin embargo el patrón trabecular, bandas fibrosas gruesas, así como la invasión muscular, vascular y capsular son elementos que obligan a considerarle. Las tinciones inmunohistoquímicas demuestran más proteínas celulares que en los adenomas, pero ninguna es específica.

En caso de sospechar el diagnóstico transoperatorio (lo que no siempre sucede) es conveniente retirar la glándula en bloque con el lóbulo tiroideo ipsilateral, ya que esta es realmente la única oportunidad de curación. Aún así las recurrencias son elevadas llegando a presentarse hasta 20 años después, sin embargo habitualmente se presentan entre los cuatro y cinco años después del manejo quirúrgico. Aún es sin duda un problema muy grave

Hipoparatiroidismo.

Se caracteriza por hipo calcemia, hiperfosfatemia y ausencia o niveles muy bajos de HPT. Sus causas son de distinto origen.

La *ausencia congénita* de paratiroides es rara y está asociada a otras malformaciones como la aplasia de timo y algunos defectos cardiacos (síndrome 22q11.2). Los niveles bajos de Ca conllevan a epilepsia, catarata lenticular e hipoplasia del esmalte dental.

Existe una variedad en la cual no se conoce con certeza el origen de este problema por lo que se le ha llamado *idiopático*, y se le asocia a la participación de autoanticuerpos contra el RSCa hasta en el 49% de los casos, lo que quizá sea indicativo de un problema de autoinmunidad órgano-específica, sin embargo en el resto no se detectan, y siguen siendo verdaderamente de "causa desconocida".

La variedad *familiar*, habitualmente se acompaña de otros problemas de insuficiencia endócrina por lo que se le conoce como un componente del síndrome endócrino autoinmune.

El más temido de estos cuadros es sin duda el *quirúrgico*, que se presenta asociado a procedimientos sobre las glándulas tiroides y paratiroides. La hipocalcemia resultante afecta por lo menos temporalmente a entre el 6.9% y el 25% de los pacientes y el riesgo es mayor entre más extensa sea la exploración del cuello y la remoción de tejido endócrino, o menor el cuidado del cirujano.

La hipocalcemia ocasiona excitación neuronal en los nervios motores y sensoriales a lo que se denomina *tetania* (Gr. **tetanus** de **tenein** = estirarse). Típicamente el paciente refiere hormigueo y adormecimiento perioral, nerviosismo, parestesias en las extremidades y espasmos musculares. Es extraordinariamente característico el llamado signo de Chvostek (1835-1884), que consiste en espasmos hemi faciales, disparados por la percusión sobre el trayecto del nervio facial. No siempre, pero si en los casos más severos, la oclusión de la arteria braquial ocasiona el llamado signo de Trousseau, (1801-1867), como se le llama al espasmo carpo pedal, a veces muy doloroso, que aparece de entre tres a cinco minutos después de inflar el manguito del baumanómetro. En condiciones extremas se llega a las convulsiones, laringo espasmo, estridor laríngeo y disfunción cardiaca.

Los casos poco severos pueden ser manejados con carbonato de Ca a razón de 1250 mgs por vía oral tres veces al día. Los graves requieren de un bolo inicial de 10 ml de gluconato de Ca por vía IV administrado lentamente, seguido de una infusión no rápida, pero continua hasta que se regularicen los niveles séricos, seguido de la administración por vía oral del carbonato. De ser necesario, en casos permanentes habrá que recurrir además del Ca por vía oral, a la vitamina D y al hidróxido de aluminio.

El manejo crónico debe ser estricto. El clínico tiene que tomar en cuenta que a largo plazo este problema del hipoparatiroidismo, sea quirúrgico o debido a otra causa, ocasiona calcificaciones intracraneales y problemas cognoscitivos.

Una situación semejante, después de la administración de yodo radiactivo para el manejo del hipertiroidismo, se presenta ocasionalmente.

Cuando se corrige el exceso de HPT, la recalcificación de las zonas "devastadas" del hueso por la reabsorción osteoclastica, genera un cuadro bioquímico caracterizado por **hipocalcemia**, hipocalciuria e hipofosfatemia llamado *"síndrome del hueso hambriento"*.

Por último, es conveniente, recordar que existe un cambio bioquímico típico de hipoparatiroidismo, no generado por problemas glandulares sino por resistencia renal a la acción de la HPT, al que se le conoce como pseudo hipoparatiroidismo.

Las glándulas adrenales

Eustacchio (1524-1574) describió en 1563, a las "glandulae Renibus incumentes", pero no fue hasta 1863 cuando Addison les asoció con el cuadró clínico gravísimo que se origina por su mal funcionamiento. Como su nombre lo indica, se encuentran encima de los polos superiores de los riñones a los cuales **no** se encuentran adheridas. Es una glándula relativamente grande en el periodo neonatal debido a que la corteza fetal llega a constituir en esta edad, hasta el 80% de la glándula. Aunque en promedio cada una pesa cuatro gramos, es factible que fluctúen como respuesta al estrés. El 80% de ese peso está dado por la corteza, el resto por la médula.

La irrigación proviene de vasos arteriales muy delgados que se desprenden de las arterias frenicas inferiores y de la aorta abdominal. El drenaje venoso de la glándula derecha se hace directamente a la cava inferior, el de la izquierda hacia la vena renal de ese lado.

Se componen de dos variedades de tejido endócrino.

La *médula* que se origina del neuroectodermo, rica en tejido cromafín, en donde se secretan las llamadas aminas presoras o catecolaminas (80% de adrenalina o epinefrina y 20% de noradrenalina o norepinefrina) que actúan en las terminaciones nerviosas simpáticas.

La *corteza* que se origina el mesodermo, formada por tres capas o zonas de células grandes y claras. La capa externa delgada llamada también zona glomerulosa secreta mineralocorticoides (aldosterona, deoxicorticoesterona). La capa intermedia más gruesa que la anterior, llamada fascicular produce el glucocorticoide conocido como **cortisol**, a quien Kendall llamó Compuesto F, además de y la corticoesterona. La capa interna, también denominada reticular, secreta los andrógenos dehidroepiandroesterona (DHEA), su sulfato (DHEAS) y la androstenodiona.

El *control pituitario* se aplica en la corteza para la secreción de cortisol y de los andrógenos, a través de la HACT.

Para la producción de aldosterona, este solo es parcial, dependiendo mayoritariamente (85%) del sistema renina-angiotensina (SRA), y de la concentración de K+.

Se tiene cada vez más evidencia que además de los factores humorales, algunos neuropéptidos y neurotransmisores, incluyendo la vasopresina-arginina (VAG), participan en la regulación de la esteroidogenesis, a través de un mecanismo paracrino.

Todas las hormonas son esteroides derivadas del colesterol, y actúan sobre receptores en el núcleo celular, interviniendo también algunos cofactores. Por ello la estructura química es similar, sin embargo algunas variaciones muy "insignificantes" desde el punto de vista químico, determinan grandes diferencias en sus acciones.

Así por ejemplo, las células de la zona glomerulosa no pueden producir cortisol, porque no expresan la enzima necesaria (*CYP17*) en sus mitocondrias y sólo producen aldosterona porque son las únicas en expresar *CYP11B2*. Estas enzimas llegan a ser homólogas hasta en un 95%, sin embargo la pequeña variación en la secuencia de algún promotor, hace una diferencia total.

Aldosterona (Electrocortina).

Este *mineralocorticoide* se deriva de la progesterona, y al igual que el cortisol, favorece la retención de sodio y claro por lo tanto de agua, además de la excreción de potasio. Su función es regular el balance hidro-electrolítico, conservar el volumen circulante y la presión arterial. El principal efecto lo realiza sobre el túbulo contorneado distal, y sólo retiene del 10% al 15% del sodio que llega a esa parte del nefrón, ya que la reabsorción en el tubulo proximal es totalmente independiente de su acción, la cual por cierto también se extiende con el mismo mecanismo a la saliva, el sudor y el jugo intestinal; en todos estos sitios su antagonista es la espironolactona. Algunos factores como son la somatostatina, heparina, y el natriurético atrial, llegan a inhibir su producción. Su secreción está confinada a la zona glomerulosa, como ya se mencionó por la expresión zonal de *CYP11B2*. La corticosterona y la deoxicorticosterona, son sintetizadas tanto en la zona fascicular como en la glomerular y llegan a actuar como mineralocorticoides, manifestándose patológicamente en ciertos problemas clínicos como la hiperplasia adrenal congénita y tumores adrenales. El cortisol también puede actuar como mineralocorticoide.

La renina actúa sobre el angiotensinógeno, que es una globulina sintetizada por el hígado, originándose la angiotensina I, la cual a su vez, por la acción de la enzima convertidora de angiotensina (ECA), se convierte en el pulmón y en algunos otros tejidos periféricos, en angiotensina II, la cual además de estimular la producción de aldosterona, es un potente vasoconstrictor. Quien marca el paso del sistema SRA es precisamente la secreción de la renina la cual a su vez es controlada por un sistema de retroalimentación negativa porque su producción en el epitelio yuxtaglomerular, dentro de la mácula densa, es una respuesta a la baja de las presiones arteriolar renal y oncótica, además de un impulso simpático lo que sucede por ejemplo en casos de hemorragia, estenosis de la arteria renal, deshidratación o pérdida de sal.

En sentido contrario, se inhibe cuando se ingiere mucha sal o se eleva la presión arterial, lo que explica porque es un sistema autoregulado, ya que la producción de aldosterona aumenta el volumen, la presión arterial y la retención de sodio, con lo que cesa la producción de renina. El SRA también se ve afectado por el potasio. En hipokalemia se aumenta la secreción de renina, y en hiperkalemia disminuye, a lo que se suma la acción del potasio sobre la corteza para aumentar la secreción de aldosterona.

Tanto la angiotensina II como el K+ logran su función por el aumento de trascripción de la *CYP11B2* en la zona glomerular.

La participación de la HACT, es francamente modesta, y difiere en condiciones agudas y crónicas. Un bolo de HACT aumenta la secreción de aldosterona, pero no se incrementan más del 10% al 20% de los niveles originales y no tiene efecto sobre *CYP11B2*. La estimulación continua, no afecta la producción del mineralocorticoide.

Cortisol (hidrocortisona).

Este *glucocorticoide* es esencial para la vida, y juega un papel determinante en el metabolismo intermedio lo que se empezó a entender gracias a los estudios de Kendall (1886-1972, premio Nóbel en 1950).

Inhibe la secreción de HLC en el hipotálamo y de HACT por la hipófisis respectivamente. Sus funciones son muy variadas secretándose de 15 a 30 mgs/d.

El 90% del cortisol circula unido a una proteína de alta afinidad, llamada globulina fijadora de colesterol (GFC) que tiene una concentración aproximada de 700 nmol/L, la que aumenta con la administración de estrógenos, lo que se debe tomar en cuanta al solicitar determinaciones de sus valores en mujeres embarazadas. Existen casos de poca o nula síntesis de GFC, o defectos de la misma, lo que se manifiesta por poca afinidad al cortisol. El cortisol libre es el único con actividad biológica y cuando se excreta en la orina, se denomina cortisol urinario libre (CUL).

La vida media del compuesto F de Kendall (cortisol) circulante varía entre 70 y 120 minutos, y por la actividad de la 11β-hidroxiesteroide deshidrogenasa (11β-HED), se transforma en cortisona (Compuesto E), cuyos metabolitos se excretan por la orina. Existen dos izo enzimas de la 11β-HED y recientemente se ha demostrado que cuando una de ellas (11β-HED2) falla, el cortisol puede actuar como mineralocorticoide.

Acciones de los glucocorticoides.

Moviliza las proteínas musculares, aunque también lo hace sobre las de la piel y el tejido conectivo, con lo que libera aminoácidos y coadyuva al mantenimiento del glucógeno hepático, y de los niveles de glucosa en sangre. La atrofia muscular resultante, se expresa por marcada debilidad.

Sobre la grasa, el cortisol tiene un efecto muy peculiar, que genera una redistribución de los depósitos, aumentando los viscerales y del tronco, disminuyendo los de las extremidades, ya que, seguramente por algunas características de las izo enzimas locales, estimula la diferenciación de los adipositos y con ello de la adipogenesis.

Bajo su influencia, los electrolitos se comportan de una manera relativamente semejante a la que ocasiona la aldosterona, aunque con menor potencia, es decir, promueve la reabsorción tubular de agua y sodio con excreción de potasio. Cuando se emplean dosis terapéuticas por insuficiencia suprarrenal, incrementa la filtración glomerular. Aumenta la producción de angiotensinógeno, lo que con su acción vasoconstrictora sobre el músculo liso vascular, y el incremento a la sensibilidad de las catecolaminas, ocasiona elevación de la presión arterial. En estados hipersecretores, se genera alcalosis hipokalemica, lo que es más común en sujetos con producción ectópica de HACT.

Suprime a las respuestas inmunológicas, por lo que se han sintetizado algunos compuestos, con el objeto específico de tratar problemas inflamatorios y autoinmunes. En la sangre periférica se reducen las cuentas de linfocitos por redistribución de estos hacia el bazo, los ganglios linfáticos y la médula ósea. Los neutrófilos aumentan, pero los eosinófilos se abaten rápidamente. Inhiben la síntesis de inmunoglobulinas de los linfocitos T y B, y la producción de citoquinas, estimulando la apoptosis de ambos. También se ve alterada la diferenciación de los monocitos en macrófagos, y sobre estos inhibe su actividad fagocítica y citotóxica. Al impedir la acción de la histamina y la actividad citotóxica, se reduce la respuesta local inflamatoria. Igualmente está comprometida la síntesis de prostaglandinas, a través de la inducción de lipocortinas que inhiben la actividad de la fosfolipasa A2.

Las infecciones son más frecuentes en pacientes con hipersecreción y se deben a la supresión de la respuesta inflamatoria, encontrándose casos de reactivación de tuberculosis.

Inhibe la actividad fibroblastica, afecta la producción de colágena y en grandes dosis, llega a impedir la cicatrización, incluso se presentan más perforaciones intestinales espontáneas que en la población en general, y las heridas quirúrgicas se infectan con más frecuencia. En los huesos, se inhibe la actividad osteoblastica lo que ocasiona osteopenia y osteoporosis, que se acentúa por el bloqueo que ocasionan a la absorción del calcio intestinal y el incremento de su excreción renal, lo que puede ocasionar aumento de HPT. Las radiografías de pacientes con hipersecreción y fracturas, característicamente muestran la formación de un cayo exuberante en el sitio de la reparación, y no es raro encontrar colapso de cuerpos vertebrales, y necrosis aséptica de la cabeza del humero y el fémur.

El cerebro es un importante "órgano blanco" de la acción glucocorticoide., y en exceso se manifiesta depresión, euforia, psicosis, apatía y hasta letargo. Ocasionan muerte neuronal, muy particularmente en el hipocampo, lo que ha generado interés en su posible relación con la función cognitiva y de la memoria, en enfermedades degenerativas como la enfermedad de Alzheimer (1864-1915) en la cual se ha demostrado, en algunas neuronas, una importante disminución en la expresión de *CYP7B*.

Hasta el 50% de los pacientes con síndrome de Cushing presentan anormalidades psiquiátricas como las ya descritas, sumándose paranoia e insomnio con disminución tanto de los movimientos rápidos del ojo, como de las ondas delta de los patrones del sueño; al disminuirse los niveles de cortisol mediante tratamiento médico o quirúrgico, estas manifestaciones mejoran. También aumenta la presión intraocular, por incremento de la producción del humor acuoso y bloqueo del drenaje por depósitos de matriz. En el epitelio ciliar se detecta expresión de 11β-HSD1. Un tercio de los enfermos también llegan a presentar exoftalmos por depósito retroocular de grasa. El manejo crónico con corticoesteroides tiene como efecto secundario la aparición de cataratas y la quemosis no es rara.

La administración crónica (pero no la aguda), aumenta el riesgo de presentar úlcera péptica, y se considera dentro de las causas probables de pancreatitis con necrosis grasa.

Quizá por acción directa sobre la secreción de tirotropina, los glucocorticoides suprimen al eje tiroideo. También se reduce la secreción de hormona del crecimiento y centralmente inhiben la de la HLG y la liberación de HFE y HL, efectos que explican la supresión del los ejes pituitario-tiroideo y pituitario-gonadal. El cortisol también ocasiona un característico hipogonadismo hipogonadotrópico que reversible, además inhibe el funcionamiento de las células de Leydig. Es reconocida la disfunción gonadal en el síndrome de Cushing, ocasionando irregularidades menstruales, e incluso el hirsutismo y acné en las mujeres, en ambos sexos existe pérdida de la libido.

Andrógenos.

La corteza adrenal del adulto secreta aproximadamente 4 mgs/d de DHEA, 7 a 15 mgs/d de DHEAS y 1.5 mgs/d de androestenodiona. La DHEA es un precursor esencial de los esteroides sexuales y sólo tiene actividad androgénica o estrogenica, después de su conversión por la actividad de 3β-HSD, la superfamilia de las izo enzimas 17β-HSD y las aromatasas expresadas en los tejidos periféricos blanco, lo que es de gran importancia clínica en muchas enfermedades que afectan a mujeres, ya que más del 50% de los andrógenos activos se generan por la conversión periférica de DHEA. En los hombres, dado que existe la producción testicular, su participación es menos importante, pero aún en ellos no es irrelevante sobre todo en los portadores de hiperplasia adrenal congénita. La secreción de DHEAS tiene un patrón de secreción muy característico durante el ciclo de vida. Se excreta en grandes cantidades en la corteza adrenal del feto por lo que se nace con niveles bastante elevados. En el posparto se abaten y cursan casi imperceptibles hasta entre los seis y diez años, cuando aumenta la producción de DHEA por el fenómeno llamado "andronarquia". A partir de ahí se elevan hasta la tercer década de la vida, seguida de una declinación paulatina, pero persistente, para sólo ser de un 10% a un 20% de los de la edad adulta temprana, entre la octava y novena década. A este declinar se le ha llamado "andropausia". La HACT estimula la secreción adrenal de DHEA y androestenodiona, lo que podría explicar un ritmo diurno semejante al del cortisol. Sin embargo la DHEAS no varía durante el día, porque tiene una vida media más larga. Al paso de los años, la respuesta a los pulsos de HACT siguen generando secreción de cortisol en niveles iguales o aún mayores que años anteriores, pero no los de DHEA. Esto muestra más un patrón de producción regulado por la edad, lo que evidentemente evidencia la existencia de discrepancias entre la producción de cortisol y andrógenos. Esto ha llegado a sugerir la posibilidad de que exista una hormona cortico-andrógeno estimulante (HCAE), la cual aún no ha sido identificada.

Las enfermedades de las suprarrenales, al igual que en todas las demás glándulas, pueden ser de por fallas en el desarrollo embrionario, por hipo e hipersecreción y por lesiones malignas primarias o metastasicas.

En el *recién nacido*, las anomalías suelen ser de contorno, tamaño, ecogenicidad, o de sus características de superficie.

La *hipoplasia fetal adrenocortical*, es rara ya que ocurre en 1 de 12.500 nacimientos, y se asocian a anencefalia o problemas pituitarios; existen dos variantes, una llamada *"en miniatura"* de la forma adulta, y otra citomegálica.

La *hiperplasia adrenal congénita* (HAC), es la causa más frecuente de genitales ambiguos, así como de insuficiencia adrenal afectando a 1 de cada 15,000 recién nacidos. Es una emergencia del periodo neonatal y además de los genitales anormales se presentan crisis por pérdida de sal. Obedece a deficiencias enzimáticas de carácter autonómico recesivo, y la más afectada es la *CYP21*. El diagnóstico se hace por medio de la determinación de 17-hidroxyprogesterona, y el tratamiento es a base de glucocorticoides, los cuales de ser posible, se deben administrar a la madre desde *antes* del nacimiento para prevenir el desarrollo de la hiperplasia. El muestreo de las vellosidades coriónicas y su estudio genético permite identificar la deficiencia de *CYP21*. Si el feto es femenino et tratamiento se sigue hasta el final de embarazo, si se trata de un varón, se puede descontinuar. Después del nacimiento, además de glucocorticoides es conveniente remplazar mineralocorticoides, por aquello de las *crisis de pérdida de sal*, las cuales no fueron problema en el embarazo porque los riñones maternos mantienen a los electrolitos y los líquidos.

Actualmente, los avances moleculares han incrementado sustancialmente la posibilidad de otros diagnósticos además de los inmunológicos, en los que se encuentran problemas de compromiso de la esteroidogénesis, destrucción adrenal y disgenesias. Es conveniente contar con la opinión genética, para establecer hasta donde sea posible, el diagnóstico exacto.

Hiposecreción de la corteza. (Hipoadrenalismo).

La *insuficiencia adrenal* resulta de alguna alteración en el eje hipotálamo-hipófisis-suprarrenales (EHHS). Ya se ha mencionado con anterioridad el componente hipofisiario y pituitario así como su patología, sin embargo es conveniente resaltar la importancia del eje mencionado para asegurar una respuesta adecuada en condiciones de estrés como cirugía, trauma, quemaduras, ejercicio y presiones psicológicas. La intensidad de la descarga de cortisol, es proporcional a la demanda, y puede llegar a ser de entre 60 a 100mg/m² por día. Es conveniente volver a recordar que "facilitan" el accionar de las catecolaminas sobre el tono vascular y sus efectos inotropicos, además de que inhiben la producción endotelial de prostaciclinas (PG12), por lo que cuando existe una insuficiencia, aunque sea relativa, se incrementa la PG12 ocasionando un efecto vasodilatador. Igualmente, no hay que olvidar que el EHHS aumenta en estos casos, la producción de cortisol y con ello refuerza la disponibilidad de sustratos, e incrementa el gasto cardiaco, para compensar la demanda de energía que se requiere para que sobreviva el organismo.

Se ha clasificado en primaria, secundaria y terciaria.

La secundaria y la terciaria obedecen a niveles bajos de HACT y por patología hipotalámica respectivamente y ya han sido mencionadas anteriormente.

Dentro de la terciarias, también se incluye la ocasionada por la administración iatrogénica de corticoides exógenos que es por cierto la que más afecta a la población en general. Es conveniente recordar que en ambas no existen alteraciones electrolíticas porque la secreción de aldosterona no depende de HACT, por lo que no es de esperarse hipoaldosteronemia.

En aquellos casos con SC ocasionado por adenoma, la remoción quirúrgica de este, **sin** tocar a la glándula contra lateral, puede ocasionar una crisis grave o incluso mortal, si el cirujano olvida que la glándula "normal" ha permanecido suprimida por el exceso de cortisol por mucho tiempo, y que tardará varios meses en volver a la normalidad. Igualmente, podría haber una desagradable sorpresa si por ejemplo, en el manejo de un paciente con un adenoma, pasa desapercibida la posibilidad de que la otra glándula haya sido removida previamente, por ejemplo durante una nefrectomía realizada muchos años antes. Finalmente, en algunos casos por ejemplo de hiperplasia adrenal congénita, algunos grupos han propuesto la adrenalectomía bilateral para su manejo, es evidente que en ellos existirá el riesgo permanente de una crisis "adisoniana" de suspenderse los corticoides exógenos.

Enfermedad de Addison (1793-1860)

La *insuficiencia adrenal primaria* (IAP), por definición cursa con niveles elevados de HACT y se considera que actualmente afecta a 1 en 8000 individuos. Se origina cuando se compromete el 90% de la corteza, ya sea por destrucción o alteraciones en su función.

La causa más común, en países desarrollados, es de naturaleza autoinmune, la cual es responsable de entre el 68% al 94% de los casos. El marcador de la enfermedad que a soportado el paso de los desarrollos tecnológicos, es la presencia de anticuerpos contra la corteza adrenal que se han detectado desde 1957, y que se identifican por inmunofluorescencia indirecta, desde 1963. Actualmente es factible determinar anticuerpos específicos contra enzimas como la 21-esteroide-deshidroxilasa (21EDAc) los cuales permiten identificar a aquellos sujetos que padecen un proceso autoinmune, por el que están en gran riesgo de llegar a la IAP, ya que aparecen en etapas tempranas en el 90% de los pacientes. Sin embargo, la identificación de niveles muy bajos de autoanticuerpos adrenales circulantes, no es patognomónico de insuficiencia autoinmune, ya que se les detecta también en algunos casos de adrenalitis postuberculosa. Es más la detección de los mismos, no necesariamente orienta a que el enfermo llegará a desarrollar el problema clínico, porque estos anticuerpos algunas veces desaparecen, coincidiendo precisamente con la remisión de los datos bioquímicos de la disfunción adrenal.

La mayor asociación de la IAP con el sistema HLA, es con HLA B8 y DR3. Hay incremento en la frecuencia de transmisión del haplotipo HAL-DR4, de padres a hijos afectados por IAP, independientemente de las presencia o ausencia de diabetes tipo 1A o anticuerpos antiislotes pancreáticos, de tal manera que si en la población en general se da en 1 de cada 8000 individuos, con DR3, DQ2/DR4 y DQ8, la frecuencia en estos casos es de 1 en 500 o incluso 1 en 200. En estos sujetos de alto riesgo, hay que efectuar determinaciones anuales de 21EDAc, y si se detectan, es conveniente para valorar la función cortical, realizar mediciones anuales de cortisol después de la administración de HACT.

Se considera la posibilidad de que antes de llegar al cuadro típico, se pasa por diferentes etapas subclínicas de la enfermedad, en las cuales existen cambios bioquímicos detectables. De inicio los sujetos cursan con la presencia de anticuerpos con respuesta adecuada a la administración de HACT. Más adelante se detecta aumento de renina, seguida de una etapa con respuesta ya disminuida al bolo de HACT, para continuar a un estadio que se caracteriza por cifras altas y sostenidas de HACT, después de lo cual se llega al cuadro florido con niveles de cortisol bajos.

Entre el 50% y el 80% de los enfermos con IAP autoinmune llegan a presentar otra problema inmunológico, así por ejemplo, se puede citar que el 10% de estos enfermos desarrollan diabetes tipo 1A. También es un componente de los síndromes de poliendócrinopatía múltiple I y II.

Histológicamente, se encuentra tejido fibroso con infiltración mononuclear y células plasmáticas escasas. La progresión de los cambios está de la mano con los episodios subclínicos de insuficiencia funcional.

Los niveles plasmáticos elevados de ácidos grasos de cadena muy larga, se encuentran de manera patognomónica, asociados a la adrenoleucodistrofia ligada al cromosoma X, que es la causa genética más frecuente de IAP y que afecta entre el 20% y el 35% de los casos en varones. Otras causas, también genéticas como la hipoplasia congénita, la deficiencia familiar de glucocorticoides, o el síndrome triple A, no cursan con marcadores, requiriéndose del estudio genético para el diagnóstico

En países en vías de desarrollo, la etiología más frecuente es la tuberculosis (TB), siendo la causa más común la adrenalitis infiltrativa resultante. La mayoría de los casos, se presentan entre 10 y 15 años después de la infección primaria, y cursan con calcificaciones bilaterales que se identifican en las placas de abdomen.

En años recientes, se han incrementado los casos relacionados al SIDA, siendo las suprarrenales las glándulas endócrinas más afectadas. Esto se puede deber a compromiso por el propio VIH, infecciones oportunistas como la ocasionada por citomegalovirus, *Mycobacterium avium-intracellulare*, tuberculosis, histoplasmosis, toxoplasmosis y neumocistosis carini. También se han asociado al problema, algunas neoplasias como el sarcoma de Kaposi y el linfoma no-Hodgkin, así como la acción de ciertos medicamentos entre los que se incluyen ketoconazol, rifampicina y difenilhidantoina. Es conveniente la evaluación periódica de la función adrenal en estos enfermos, particularmente los gravemente enfermos, y considerar su posible manejo con hidrocortisona, sobre todo ante una agresión traumática o quirúrgica.

Otras más son, el carcinoma metastático, sobre todo de pulmón y mama, y de manera aguda la hemorragia adrenal asociada a sepsis, trombosis, trauma y el empleo de cumarínicos.

Generalmente, la enfermedad de Addison empieza después de una temporada, más o menos larga, de síntomas vagos como fatiga, debilidad generalizada o depresión. Ocasionalmente predominan algunas manifestaciones gastrointestinales como nausea, vómito y diarrea, pero en algunos casos el diagnostico sólo se efectúa cuando durante una enfermedad interrecurrente, se presenta una crisis aguda. Existe además pérdida de peso, anorexia, hiponatremia, hipoglucemia, anemia normocítica moderada y eosinofilia.

La deficiencia de glucocorticoides y mineralocorticoides le da características muy específicas, como son hiperpigmentación, hiperkalemia, vitíligo y enfermedad tiroidea autoinmune, que se asocian a las otras dos variedades. La hiperpigmentación generalmente se nota más en las zonas expuestas al sol, aunque también se distingue en las axilas, las palmas y las membranas mucosas, atribuyéndose a un aumento en la estimulación por la HACT a receptores en los melanocitos. Se incrementa el deseo por la sal y coexiste con hiponatremia.

Es indispensable, que se tenga en mente siempre la posibilidad de que un paciente que será sometido a cirugía, pueda ser portador de supresión del EHHA, sobre todo si han recibido corticoesteroides el año previo, particularmente aquellos a los que se ha prescrito más de 20 mg por día y por más de cinco días, así quienes los que han recibido tratamiento por IAP.

Se considera como de alto riego, a un enfermo a quien se le ha tratado exitosamente de una causa endógena de hipercorticalismo o ha recibido compuestos exógenos. No hay que olvidar que puede tardar hasta 9 meses o más en recuperarse el funcionamiento del EHHA.

El manejo de la IAP, se hace a base de 20 a 30 mg diarios de hidrocortisona con la dosis mayor durante la mañana, sin embargo hay que tener presente que aunque estén controlados, es posible que en circunstancias de estrés, dada su incapacidad a incrementar el cortisol requerido, puedan llegar a una crisis sería.

La *insuficiencia aguda* o crisis suprarrenal, se manifiesta por nausea, vómito e hipotensión que suele llegar a colapso cardiovascular. El choque se caracteriza por abatimiento de las resistencias periféricas, y a menudo no responde a las catecolaminas ni a la reposición de volumen, pudiendo confundirse con choque séptico. A veces no es tan fácil hacer el diagnóstico, y el clínico debe ser astuto y profundizar en el análisis de la historia clínica

En ocasiones, es mejor iniciar un manejo empírico en pacientes en los que se sospecha esta posibilidad (100 mg de hidrocortisona), pero si ya se conoce el problema, entonces la administración de hidrocortisona o su equivalente, se debe dosificar individualmente de acuerdo a la magnitud del trauma esperado, y no caer en el exceso ya que puede predisponer a hiperglucemia, mala cicatrización, aumento de catabolismo y sicosis. El laboratorio no es muy útil de inicio, pero si es posible debe determinarse cortisol sérico el cual debería estar elevado normalmente en cualquier situación de estrés. De hecho, se acepta que si el nivel de cortisol es inferior a 18μg/dL en estas condiciones, lo que se debe interpretar como una producción deficiente, pudiendo recurrirse a una prueba provocadora, con el empleo de un análogo sintético de la HACT llamado cosintropina, considerándose como normal la función adrenal si después de la inyección, los niveles plasmáticos de cortisol son de por lo menos 20μg/dL.

La meningitis meningocócica, llega a cursar con hipotensión severa y falla orgánica múltiple pudiendo desencadenarse insuficiencia adrenal bilateral masiva, es el cuadro descrito independientemente por Waterhouse (1873-1958) y Friderichsen (1886-1979), que se acompaña de púrpura (púrpura fulminans), e infarto hemorrágico masivo de ambas glándulas. También llegan a producir este problema, otras infecciones graves como las ocasionadas por *Streptococcus pneumoniae, Streptococcus hemolítico* del grupo A, *Ppseudomonas aueriginosa* y *Escherichia coli.*

La mayoría de las veces se trata de un cuadro con choque séptico severo y alta mortalidad, pero existen otras causas de hemorragia adrenal como la asociada a trauma, manejo con anticoagulantes, enfermedad metastática, trombocitopenia generada por heparina, y el síndrome de anticuerpos antifosfolípido, que tienen un periodo de latencia desde el momento de la hemorragia hasta el colapso por insuficiencia adrenal, que si se tienen en cuenta, presentan al clínico una ventana oportuna de tratamiento, lo que puede mejorar la sobrevida.

Nunca será suficiente insistir en que actualmente, toda la población en general está literalmente expuesta a la administración de corticoides sintéticos empleados en el manejo de un gran número de patologías. Siempre existe el riesgo, que la supresión súbita genere un cuadro de "abstinencia" glucocorticoide. Algunas veces los síntomas hacen pensar que se trata de una crisis adrenal, pero en realidad es un *síndrome de supresión*, ya que la función cortical es normal por las pruebas de laboratorio. Este síndrome incluye artralgias, mareos, debilidad, y fatiga y se considera que es ocasionado por elevación en la interleuquina 6 y otros mediadores de la inflamación. Nunca hay que olvidar que la suspensión de la administración crónica de esteroides, debe hacerse paulatinamente.

El cirujano, con mucha frecuencia tiene que atender pacientes en los cuales existe el antecedente de la administración prolongada de esteroides, desde luego es conveniente que este informado sobre las dosis, modalidades de prescripción, y las razones por las que se indicaron. La protección previa a un procedimiento, no se puede englobar dentro de una rutina de administración, ya que dependerá del grado de estrés al que se someterá al enfermo, el cual varía de acuerdo a sus condiciones generales y al procedimiento. Sin embargo como una orientación general, se recomienda que para una plastia inguinal se indique la dosis única de 25 mg de hidrocortisona (5 mg de metilprednisolona) el día de la cirugía, para una colecistectomía abierta, 50-70 mg de hidrocortisona (10-15 mg metilprednisolona) el día del procedimiento y disminución de la dosis en dos días; para una hepatectomía de 100-150 mg de hidrocortisona (25-30 mg metilprednisolona) el día del procedimiento y disminución rápida en uno o dos días. Habitualmente se administran por vía endovenosa. Es muy recomendable que se conozcan las equivalencias de los diferentes compuestos disponibles, tomando como base a la hidrocortisona (equivalente a cortisol). En conclusión, la cobertura posoperatoria, debe tratar de suministrar **sólo** lo que cubra el equivalente de la respuesta fisiológica al estrés, ya que el riesgo sólo perdura durante el procedimiento anestésico, la intervención misma y las primeras horas del pos-operatorio. Las dosis de hidrocortisona, por arriba de 100 mg tienen acción mineralocorticoide, pero en casos de sujetos que han recibido glucocorticoides exógenos, no hay problema de aldosterona, por ello se pueden presentar efectos colaterales indeseables como edema, e hipokalemia, por lo que si se considera que se van a requerir más de 150 mg de hidrocortisona, es preferible recurrir a la metilprednisolona que no tiene dicha propiedad, de los cuales 4 mg son equivalentes a 20 mg de hidrocortisona.

En cuanto se sospecha una crisis aguda, de inmediato debe asegurarse el acceso vascular, tomar muestras sanguíneas para análisis generales, y particularmente cortisol y HACT, iniciar la administración de 2 a 3 litros de solución salina (0.9%) con las precauciones necesarias para no sobrecargar al sistema vascular, y un bolo de 100 mg de hidrocortisona dosis que se repite cada seis horas. En caso de hipoglucemia, se recurre a solución glucosada al 5%. Se proporcionan medidas generales de soporte básico y si la causa desencadenante es infecciosa debe manejarse con antibióticos. Una vez lograda la estabilización, es conveniente efectuar una prueba de estimulación corta con HACT para confirmar el diagnóstico de insuficiencia adrenal, y de ser posible su origen. Después de controlado el factor desencadenante, habrá que iniciar la disminución de las dosis del glucocorticoide hacia las dosis de mantenimiento, e iniciar de ser necesario como en casos de destrucción de las glándulas, fludrocortisona por su acción mineralocorticoide, a razón de 0.1 mg cada 24 hs. De ser el caso tratar con HACT.

Hipersecreción de la corteza. (Hiperadrenalismo)

Ya se mencionaron las capas corticales y la producción endócrina de cada una. Cuando la hipersecreción resulta de una lesión intrínseca de la glándula, se reconoce como una enfermedad *primaria* y el exceso de actividad hormonal se denomina *endógeno*. Si se trata de una iatrogenia, resultante de la administración de fármacos con actividad similar a la hormona original, se denomina *exógena,* y si esta es producida por metástasis o en tejidos ajenos a la glándula, entonces debe considerarse como *ectópica*.

Hiperaldosteronismo.

El exceso de aldosterona ocasiona complicaciones cardiovasculares tales como miopatia cardiaca, llegando a hipertrofia ventricular más marcada que en otros pacientes hipertensos, estimula a los fibroblastos del corazón y con ello genera fibrosis del miocardio, también ocasiona necrosis vascular fibrinoide, así como disfunción endotelial y renal.

Existen dos variedades, el primario en el cual está suprimida la actividad plasmática de la renina.

En el secundario, la renina está elevada y no es un problema relacionado con patología glandular. Hay que recordar que el aparato yuxtaglomerular, es muy sensible a la disminución de la perfusión renal, o a la baja ingesta de sodio, lo que genera secreción de renina y por ende la producción de aldosterona, de tal forma que en el hiperaldosteronismo secundario, como en casos de estenosis de la arteria renal o hipertensión maligna, la generación de aldosterona, es el resultado del incremento de la producción de renina.

Hiperaldosteronismo primario.

Resulta de la secreción autónoma de aldosterona.

Conn (1907-1994) describió un síndrome caracterizado por hipertensión, **hipokalemia**, hipernatremia, alcalosis metabólica y parálisis periódica, en un paciente con un adenoma secretor de aldosterona. Estos "aldosteronomas" afectan a dos de cada tres pacientes portadores de esta patología, con una discreta predilección por la glándula izquierda y en promedio son <2cm. A veces se trata de una lesión multinodular, existe más de un adenoma o es de naturaleza maligna en la corteza, siendo la masa secretora "predominantemente" de aldosterona, >6 cm y con capacidad para invadir localmente, o dar metástasis

El cuadro es un problema *metabólico* con hipertensión arterial, en el cual la renina plasmática está ***suprimida*** a pesar de la restricción de sodio y niveles elevados de aldosterona en la orina y el plasma, después de la reposición de sodio.

Si bien la hipokalemia e hipertensión son los datos más importantes, otras combinaciones de la presión arterial elevada, como la resistente a medicamentos, la asociada a incidentaloma adrenal, la que afecta a niños o jóvenes o la que cursa con hipertrofia ventricular izquierda, obligan a pensar en esta posibilidad, más aún si los enfermos refieren calambres, parestesias, poliuria o parálisis. No hay que olvidar que este problema podría ser la causa de la hipertensión entre el 5% y el 10% de los pacientes.

Algunos se quejan de debilidad después de ingerir sodio, por lo que le disminuyen espontáneamente, y la normalización de los niveles de K+ llega a confundir la sospecha diagnóstica. La prueba de elección para orientar a profundizar en el estudio de estos enfermos es la proporción de la concentración de la aldosterona plasmática (CAP), en relación a la actividad plasmática de la renina (APR) es decir la proporción CAP/APR.

Para ello, se recurre a la carga oral de sal, que consiste en colectar la orina de 24 horas, habiendo sometido al paciente, durante los tres días previos, a una dieta rica en sodio (200 mEq diarios). Si se encuentra la excreción de aldosterona mayor de 39 nmol/día, en la presencia de excreción urinaria de sodio mayor de 200 mmol 24 hs, en el 96% de los casos, se debe a hiperaldosteronismo.

La prueba crucial, es la medición de la actividad de la renina plasmática, precisamente en el momento en el que el paciente se encuentra con una dieta baja en sodio, o se le da un bolo de diurético. Si es portador de hiperaldosteronismo, la actividad de la renina permanece muy baja, a pesar de la pérdida del sodio. Dado que el K+ también es un estímulo a la secreción de aldosterona, deberá haberse restituido el déficit del mismo, *antes* de la medición de aldosterona en orina de 24 horas así como en el plasma; en caso de tratarse de ese problema, ambos valores deberán estar elevados.

La siguiente pregunta, es si el paciente tiene un adenoma unilateral, hiperplasia bilateral, o es un problema idiopático. Se recurre a la tomografía computada con cortes "delgados" de 3 a 5 mm. Los adenomas se presentan como lesiones hipodensas >1-2 cm con glándula contra lateral normal, lo que permite que el 93% de los casos se detecten por este medio. Si embargo el problema se presenta cuando se identifican anomalías en ambas glándulas, las dos son normales o ambas son multinodulares, y lógicamente la pregunta que el clínico debe hacerse, es si el enfermo tiene aldosteronoma o aldosteronismo idiopático. Desde luego, no hay que olvidar que el hecho de detectar una lesión, no quiere decir que sea hipersecretora.

El "estándar de oro", es la determinación de aldosterona en la sangre venosa de ambas glándulas; es y se ha considerado como una prueba tradicional, aunque exista cierta dificultad para recolectar la del lado derecho. Es una prueba invasora y hasta el 10% de los casos no son exitosos por variaciones anatómicas. Se toman muestras de la cava y de ambas venas adrenales, se tiene que determinar cortisol también para poder establecer la proporción aldosterona-cortisol, dividiendo las cifras de la primera entre las del segundo, ya que con esto se elimina el efecto de dilución, por la localización de la punta del catéter. Si se divide la cifra resultante de un lado con la del otro y el resultado es mayor de 4, se incrementan las posibilidades de que se trate de un aldosteronoma, localizado del lado en donde la proporción aldosterona/cortisol sea más alta. Si la cifra está por debajo de tres, entonces habrá que pensar en un problema idiopático.

Actualmente, la recomendación sería que de detectarse una lesión adrenal por medio de la tomografía axial computada (TAC), con la glándula contra lateral normal se efectué la adrenalectomía unilateral en aquellos con los datos clínicos y resultados de laboratorio compatibles, aún sin contar con la canulación venosa. El procedimiento será curativo o sustancialmente paliativo hasta en el 95% de los casos, por lo que actualmente, se tiende a dejar el muestro venoso, sólo para aquellos casos en los que la TAC no demostró lesión unilateral.

En los casos en que la TAC no muestre lesión, algunos autores han recomendado el gama grama empleando 131 I-iodo-metil-norcolesterol después de supresión con dexametasona. Los aldosteronomas se muestran como una captación unilateral mientras que la enfermedad difusa le muestra ya sea como captación o ausencia bilaterales, sin embargo puede no ser demostrativa de lesiones pequeñas.

El tratamiento de las lesiones demostradas es la adrenalectomía ipsilateral, de preferencia con técnica de invasión mínima. En el preoperatorio, se recomienda el manejo de acuerdo a cada caso, con espironolactona, antihipertensores y potasio para hacer más fácil el control de la hipertensión, permitir restaurar los niveles de K+. Favorecer la recuperación a la glándula contra lateral. Es conveniente advertir a los enfermos que quizá permanezcan hipertensos, pero que requerirán mucho menos medicamentos después del procedimiento. De hecho en todos los casos es muy importante vigilar las dosis para no ocasionar hipotensión iatrogénica.

En aquellos pacientes sin lesión demostrable, el manejo debe ser médico a base de antagonistas de los receptores a mineralocorticoides. La espironolactona se prescribe a razón de 50 a 400 mg por día en dos dosis. La esplerónona A es un antagonista que no se fija a los receptores androgénicos, y por ello tiene menos efectos colaterales que la espironolactona. La dieta debe ser hiposódica estricta (menos de 100mEq/día), habrá que eliminar el tabaquismo, el consumo de alcohol, combatir la obesidad y favorecer el ejercicio.

Hipercortisolismo.

Es conveniente tener en cuenta que la causa más común de hipercortisolismo, es la administración de glucocorticoides exógenos. La mayoría de las veces los corticoides endógenos en cantidades mayores a las fisiológicas, se originan por hipersecreción de HACT (enfermedad de Cushing) y son los responsables de entre el 70% y el 80% de los casos, 10% son debidos a tumores no endócrinos, productores de HACT ectópica y los restantes (10%-20%), se deben a problemas propios de la corteza suprarrenal, en la cual el cortisol se produce en la capa fascicular y la hipersecreción se puede deber a adenoma, hiperplasia nodular, o carcinoma. Las manifestaciones clínicas de las alteraciones mencionadas, constituyen el habitualmente llamado síndrome de Cushing (SC). El SC espontáneo, es raro con una incidencia de dos casos por un millón de habitantes por año.

Obviamente, el diagnóstico diferencial inicial, debe tener como propósito descartar que sea por administración exógena (iatrogénica), y esto depende básicamente de la historia clínica.

A continuación, hay que demostrar si realmente hay exceso de cortisol, lo que se hace directamente a través de su determinación en orina de 24 horas, recomendándose que se repita por dos o tres días consecutivos.

Si se demuestra el exceso, es necesario establecer o eliminar su dependencia de la HACT. Esto lo permite la determinación en una muestra sanguínea vespertina, o preferiblemente de media noche para determinar los niveles de HACT y cortisol. Si la concentración de este último está por arriba de 50μ/dL y la de HACT es de 5μ/g/mL o menos, la producción de cortisol es independiente de la hipófisis, y el problema se debe catalogar como SC primario. En contraste, si la concentración de HACT es mayor de 50μg/mL, entonces el exceso de cortisol, podría depender del exceso pituitario, o bien de que el paciente sea portador de un tumor productor de HACT ectópica, o curse con un problema hipotalámico con exceso de liberación de HLC. Las mismas determinaciones, pero en saliva en dos noches distintas antes de acostarse (11pm), es igualmente segura, con especificidad y sensibilidad del 95%, y evidentemente más cómoda que haciéndolo en sangre por veno punción a media noche; actualmente tiende a ser la prueba de elección.

Ambas, han desplazado a la que se consideró tradicional, y que se efectuaba a base de la prueba de supresión mediante una dosis alta de dexametasona, en la cual a los pacientes sospechosos, se les administran 2 mg cada seis horas por dos días y después midiendo los niveles de cortisol plasmático y urinario. El razonamiento es que estas dosis elevadas, deben suprimir las cifras de cortisol (50% o más) si este es producido por problemas de la hipófisis. En sujetos con adenomas, neoplasias malignas suprarrenales y producción ectópica, esto no sucede. Aún se emplea en sitios en los que la tecnología moderna no ha sido implementada.

Una vez que se ha establecido el diagnóstico de SC, es conveniente determinar la causa del mismo. Actualmente los estudios de imagen como el US, TAC y la RNM han literalmente revolucionado su estudio. En particular con las lesiones adrenales, la TAC permite mejor resolución espacial, aunque la evaluación completa de una lesión posiblemente maligna, debe incluir una RNM, recordando que estas lesiones pueden ser irregulares, grandes y que a menudo cuando se identifican ya tienen metástasis. Los estudios de imagen de estas glándulas **sin** evidencia bioquímica de posible enfermedad, pueden generarle al clínico, al cirujano y al paciente un gran problema de encontrarse una lesión no funcional, lo cual llega a suceder hasta en el 5% de las glándulas normales (incidentaloma).

Adenomas.

Los adenomas se encuentran del 2% al 8% de la población general y además de la TAC, la gamagrafía con 6β-iodometil-19-norcolesterol marcado con I 131 puede identificarles, aunque su principal utilidad es en algunos casos de hiperplasia macronodular adrenocortical, en pacientes en los que otras pruebas de imagen no son concluyentes. Se manejan con adrenalectomía.

Carcinoma adrenocortical.

Los carcinomas de la corteza son muy raros (1 por millón).

La hormona que generalmente produce es el cortisol, es una lesión rara que afecta por igual a hombres y mujeres entre la cuarta y la quinta década de la vida. Cuando se detectan generalmente son >5 cm y pueden tener hemorragia, necrosis y a menudo depósitos de calcio. Llegan a crecer mucho, e invadir las estructuras vecinas incluyendo el riñón, hígado, bazo páncreas y diafragma a grado tal que a veces es difícil determinar de donde provienen. Tienen cierta predilección a invadir las venas adrenales y renales, y de ahí seguir a la cava inferior, creciendo en dirección al corazón.

En los sujetos con síndrome de secreción ectópica de HACT, hay que recurrir a los estudios de imagen, con cortes cada 0.5cm de tórax, abdomen y pelvis.

Hiperplasia macronodular bilateral.

Entre el 10% y el 40% de los pacientes con SC, tienen hiperplasia adrenocortical bilateral, asociadas con uno o más nódulos, los cuales llegan a ser hasta de 4 cm de diámetro, el peso glandular puede alcanzar de los 60 gr hasta los 200gr, constituyen menos del 1% de los casos de SC endógeno y se han descrito como parte del la NEM1. Afecta más frecuentemente a sujetos entre la quinta y sexta década de la vida. Algunos autores les consideran como resultado de una hipersecreción de HACT que escapó a ella convirtiéndose en autónoma. Evidentemente ante esta sospecha habrá que estudiar detenidamente a la hipófisis.

Tienen la característica de que al administrarse HACT, se incrementa la producción de cortisol debido a que son una masa de tejido funcionante, a diferencia de lo que sucede en casos de enfermedades infiltrantes o lesiones metastasicas, en las cuales no hay respuesta por la disminución de las células nativas. Con mucha frecuencia son hallazgos incidentales.

Se ha manejado con adrenalectomía unilateral de entrada, para que al disminuir la masa funcional, se disminuya el impacto de la hipersecreción, quedando siempre con la posibilidad de una segunda intervención, para remover a la otra glándula de ser necesario.

Hasta ahora se ha considerado que el SC adrenal, se origina porque el tejido previamente sujeto a estimulación de la HACT se vuelve autónomo. Sin embargo cada día se cuenta con más información sobre la posibilidad de que estas lesiones nodulares o hiperplasias, no son tan autónomas, sino que sus receptores específicos de membrana se volvieron "aberrantes", y obedecen a otros compuestos que evidentemente están fuera del control de la retroalimentación del cortisol. Los receptores aberrantes identificados son de origen diverso, entre ellos se incluyen los que responden al péptido gastrointestinal (PGI), a la vasopresina, los -adrenérgicos, a HL, etc. Esto ha ocasionado a que ahora se trabaje intensamente, para poder establecer con más precisión no sólo este mecanismo, sino diseñar las pruebas específicas que permitan identificar a estos receptores aberrantes, para así poder bloquearles específicamente, con recursos farmacológicos.

Enfermedad nodular primaria pigmentada.

Unas cuantas decenas de casos de SC, se atribuyen a nódulos bilaterales, pigmentados y pequeños, a lo que se ha llamado enfermedad nodular primaria pigmentada, en el cual las lesiones son de 2 mm a 4 mm, los cuales al corte son negros o café oscuros. Se presentan clínicamente como SC, pero los pacientes son bastante más jóvenes que en la macronodular (50% antes de los 15 años de edad y el resto antes de los 30 años). Se han descrito algunos casos de SC cíclico, o con recaídas que coinciden con estas lesiones, las que cuando se asocian a tumores mesenquimatosos, pigmentación cutánea, tumores de nervios periféricos y lesiones mamarias o testiculares, integran el llamado complejo de Carney (1934-). Se maneja con adrenalectomía bilateral.

Es evidente que el SC adrenal, debe ser tratado básicamente con medidas quirúrgicas, sin embargo en algunas ocasiones se requiere de manejo médico debido a los riesgos quirúrgicos de algunos enfermos. Este se hace a base de antagonistas de los receptores de glucocorticoides y de aquellos que regulan la esteroidogénesis. El ketoconazol es eficaz y tiene pocos efectos colaterales. Existen otros medicamentos como el mitotano (del que se dispone con más facilidad y hay más experiencia en su manejo), metirapona, etomidato y la aminoglutetimida, las cuales son de empleo restringido, y a veces difíciles de obtener. Se emplean con más frecuencia en sujetos portadores de SC por secreción ectópica de HACT.

Hipoandrogenismo.

Hipoplasia adrenal congénita asociada a cromosoma X.

Es una anomalía rara, recesiva y ligada al cromosoma X, en la cual la órgano génesis adrenocortical se ve afectada por el borramiento o la mutación del gen DAX1, Desde luego, existe déficit de cortisol y aldosterona lo que se manifiesta por hiponatremia, hiperkalemia, acidosis e hipoglicemia.

En la capa reticular, existe un claro déficit de la síntesis de de DHEA y DHEAS, lo que en la pubertad se manifiesta como deficiencia de andrógenos corticales, aunque esta no sea muy evidente, como es el caso de algunos niños en los que no descienden los testículos o tienen micropene, presentando lesiones urogenitales y sordera. Sin embargo como su actividad se nota con los cambios sexuales secundarios, estos se manifiestan en la pubertad como ausencia de vello pubiano y axilar o crecimiento testicular. En otros el déficit se nota hasta la edad adulta.

Hiperandrogenismo.

La secreción precoz de andrógenos en la hiperplasia adrenal congénita, se origina por la deficiencia de una de las cinco enzimas que se requieren para la síntesis de cortisol en la corteza suprarrenal, siendo la más comúnmente afectada la 21-hidroxilasa ((21-OH). Si la falla es muy severa, se genera la modalidad *perdedora de sal*, la cual además del problema mineralocorticoide, se manifiesta como virilización en las recién nacidas, pero sin gran cambio en los varones. Si la deficiencia es parcial, se da la variedad *virilizante simple* la que ocasiona amenorrea anovulatoria en mujeres y oligoespermia, en hombres.

Se maneja a base de esteroides, con el problema concomitante de su administración crónica, por lo que algunos grupos han recomendado la adrenalectomía bilateral laparoscópica, particularmente en casos muy severos que requieren de dosis altas supresoras de hidrocortisona.

Carcinomas adrenales.

En ocasiones secretan andrógenos o en combinación con el cortisol. En la mujer la producción anormal de andrógenos, se manifiesta por hirsutismo, virilización, cambio de voz, calvicie tipo masculina y oligomenorrea. En los varones llega a ocasionar ginecomastia y atrofia testicular (tumores feminizantes), se asocian a pérdida de la libido e impotencia y secretan androestenodiona que en los tejidos periféricos se convierte en estrógeno.

Tienden a dar metástasis óseas, por lo que además de los rastreos en tórax, abdomen y pelvis, de referirse sintomatología ósea, habrá que incluir gamagrafía y estudios radiográficos.

La propuesta de clasificación de este tipo de neoplasias propuesta por la OMS en 2004, considera estadio I y II a tumores <5 cm o >de 5 cm respectivamente. Como estadio III a los invasores locales o con compromiso de los ganglios linfáticos regionales, el IV se refiere a las lesiones que invaden a los órganos adyacentes o tienen metástasis a distancia. Actualmente hay una marcada tendencia a encontrar más tumores en estadio II, sin duda por la disponibilidad de metodología de imagen. El tratamiento de elección para los estadios de I a III es la adrenalectomía abierta y en bloque, **sin** abrir la cápsula tumoral, aun si hay crecimiento hacia la cava, con apoyo con técnicas de circulación extracorpórea, se tienen buenos resultados. La resección laparoscópica **no** es el manejo de elección, ya que se acompaña de un altísimo número de recurrencias locales.

El mitotano se ha empleado para el tratamiento médico, pero los resultados no son muy buenos, sin embargo hay algunos reportes esporádicos de sobrevida razonable. Para combatir los efectos del exceso de cortisol, se pueden emplear los adrenostaticos como el ketoconazol.

Masas adrenales identificadas accidentalmente.

Estos son tumores "que ocurren" o "que pasan" (L. *incidere*) y que actualmente se llaman i*ncidentalomas*, se diagnostican en el 0.35% al 4.38% de los enfermos, que por causas no endócrinas son sometidos a TAC. La edad media de estos sujetos es de 64 años (18-84 años), el tamaño promedio de la lesión es de 3 cm (1-20 cm) y entre el 6.9% y el 15% son bilaterales. La gran mayoría son adenomas corticales no funcionantes, y tienden a ser más frecuentes en sujetos con diabetes mellitus, hipertensión arterial y obesidad.

Es evidente que en cuanto se efectúa el diagnóstico, el radiólogo se sorprende, el cirujano se preocupa y el paciente se angustia, por lo que de inmediato, habrá de establecerse una ruta a seguir, sin olvidar que lo más importante de inicio es establecer si son hiperfuncionantes, aunque el exceso hormonal no haya dado datos "floridos", es decir se trata de un problema bioquímico que es "subclínico" (aunque a veces si se buscan con más detenimiento, quizá algo se encuentre). Para ello habrá que someter a **todos** los portadores, a estudio cuidadoso de los perfiles endócrinos y bioquímicos, los que son idénticos a los ya descritos con anterioridad, aunque habrá que tener cuidado no tanto el los excesos o las carencias, sino en variaciones fisiológicas como puede pasar con el ritmo del cortisol. En conclusión si finalmente se determina que es funcionante deberá removerse.

Si la masa finalmente no es funcionante, habrá que detenerse a observar el tamaño y sus características. Si es quística podría intentarse la aspiración, aunque no todos los grupos lo aconsejan, pudiendo bastar con darle seguimiento cada seis meses, de permanecer estable esta deberá ser la conducta. Pero si empieza a crecer, sea o no funcionante, habrá que extirparle. Una lesión sólida y >5 cm, hay que removerla, si es <5 cm basta con observarle y repetir periódicamente los perfiles de laboratorio.

El 5% de estas lesiones inesperadas, pueden ser feocromocitomas clínicamente no muy floridos. Todos deben ser sometidos al estudio bioquímico, y es una buena precaución es el manejo preoperatorio considerando esta posibilidad.

Hasta el momento, se sigue teniendo reserva acerca de las biopsias con aguja, y quizá sólo tenga aceptación dentro de grupos de estudio. La interpretación de las muestras de aspiración, requiere de patólogos con experiencia y desde luego personal experimentado en la toma. ¡NUNCA! deben intentarse sin haber descartado antes la posibilidad de feocromocitoma.

Feocromocitomas. (Gr. **phaios** = pardo, oscuro + Gr. **Cromo** = color)

La mayor concentración de células cromafines está en la médula suprarrenal, pero claro, no es el único sitio ya que se les encuentra también en los ganglios simpáticos del cuello, mediastino, abdomen y pelvis.

Son lesiones productoras de adrenalina, noradrenalina y dopamina, pudiendo al crecer, dar origen a tumores funcionantes hipersecretores de dichas catecolaminas. Si bien la mayoría se localiza en las suprarrenales, entre el 9% y 23% de ellos lo hacen en los sitios extraadrenales mencionados, a donde con frecuencia se les denomina paragangliomas. Es conveniente recordar que la mayoría de las veces, el diagnóstico y manejo se orienta hacia el las glándulas, y se llega a ignorar el hecho de la posibilidad extraglandular y que las variedades hereditarias son multifocales, pudiendo cursar con lesiones en varios sitios.

Son raros, constituyen el 0.3% de los enfermos con hipertensión secundaria, y se considera un tumor potencialmente letal si no se diagnostica oportunamente omo se señaló, los más se localizan en la médula suprarrenal, el 10% afectan a ambas glándulas, poco menos del 10% son malignos. La mayoría son esporádicos, pero también pueden ser de índole familiar, heredándose como autosómicos dominantes, en algunas ocasiones se asocian al síndrome de von Hippel Lindau; el 16% se relaciones con otras enfermedades endócrinas, como carcinoma medular del tiroides e hiperplasia paratiroidea (NEM2), y hay que tener presente que, los pacientes con neurofibromatosis tipo I, tienen propensión a padecerlo (0.1%-5.7%), asociación que es más frecuente en mujeres.

Los enfermos padecen hipertensión arterial, que a menudo se presenta con crisis paroxísticas, con cefalea, sudoración, palpitaciones y a veces pánico y ansiedad. En ocasiones son hipertensos "estables" que cursan con crisis súbitas que agravan el problema presentándose en forma paroxística, a veces una vez a la semana, con duración menor a una hora. No existe un estímulo desencadenante bien definido, pero a veces lo genera el ejercicio, trauma o cambios de postura. Aunque no siempre, pero si como una complicación grave, se identifica una miocardiomiopatía inducida por catecolaminas, con función cardiaca comprometida que mejora considerablemente después del tratamiento quirúrgico. También en ocasiones se presentan crisis multisistémicas con grandes variaciones en la presión arterial, fiebre, acidosis metabólica, insuficiencia renal y respiratoria, edema pulmonar así como trastornos mentales. Este cuadro con alguna frecuencia, pero no siempre, se presenta también cuando hay necrosis de un tumor voluminoso.

El diagnóstico inicialmente debe ser por medio del laboratorio, y se basa en la medición en plasma de las catecolaminas y los productos de su degradación, lo que actualmente se logra con gran precisión. Algunos grupos piensan que la medición de las catecolaminas en orina, son la prueba de elección determinándose las totales y las metanefrinas, ya que el 95% de los enfermos las tiene elevadas. Ambas son muy confiables, la primera tiene sensibilidad de 99% y la segunda del 97%. Por ello, se considera que la primera prueba ante la sospecha, debe ser la medición de las metanefrinas libres en plasma, lo que de resultar negativa, prácticamente descarta al feocromocitoma como causa de la hipertensión o de los otros datos clínicos ya mencionados. Desde luego podrían existir algunos falsos positivos, particularmente en consumidores de grandes cantidades de café, o pacientes bajo tratamiento con anti depresivos tricíclicos y fenoxibenzamina.

Una vez establecido el diagnóstico es muy importante identificar a la lesión, descartar o confirmar la bilateralidad, y conocer el tamaño y relaciones con tejidos circunvecinos. Esto se hace con técnicas de imagen como la TAC y la RNM o con gamagrafía con metaiodobenzil guanidina. La TAC es muy útil para evaluar lesiones adrenales, y la RNM para las extrasuprarrenales, ambas son muy específicas. El gamagrama, quizás sea útil cuando las anteriores no son muy claras, pero además puede orientar a más estudios como por ejemplo la demostración, de captación, en otros sitios extraadrenales, lo que obligaría a descartar NEM2.

Las pruebas de estimulación o supresión casi, no se emplean, aunque suelen ser de alguna utilidad en casos marginales de hipertensión arterial con cifras en los limites normales altos de catecolaminas, para ello se emplea más comúnmente, la de supresión con clonidina o estimulación con glucagon.

La mayoría de estas lesiones son benignas, sin embargo la cirugía es la única forma de curarles, lo que se logra en el 90% de los casos. La morbilidad del procedimiento es actualmente muy baja (<6.5%) con una morbilidad de entre el 3% y el 36%. En 1992 se efectuó la primera resección con técnica laparoscópica, y actualmente debe considerarse como la de elección, quizá eso es lo que ha abatido la mortalidad que en 1951 era >20%. Desde luego la técnica abierta tiene indicación si la lesión es >6 cm, existe localización extraglandular, o se considera por medio de las técnicas de imagen, que no va a ser posible resecarlo totalmente con este recurso, o porque existen muchas posibilidades de malignidad.

Al igual que para otros problemas endócrinos, el manejo preoperatorio es esencial. Los bloqueadores alfa y beta son indispensables. La fenoxibenzamina, vieja conocida antagonista alfa adrenérgica, se debe iniciar mínimamente una semana antes de la cirugía, aunque es preferible administrarle por unas 4 semanas. Los bloqueadores beta, se empiezan tres días antes del procedimiento, en aquellos con arritmias o taquicardia persistente o refleja, asociada al efecto alfa de la fenoxibenzamina. Esta preparación tiene como objeto el bloqueo preoperatorio de la acción de las catecolaminas, así como evitar variaciones considerables en la presión arterial durante el abordaje y la manipulación de la glándula, así mismo ayuda a que el corazón se recupere de la cardiomiopatía ya referida. La alfa-metil-para-tirosina, abate en el preoperatorio a las catecolaminas que están en la glándula, con lo que se controla mejor la presión arterial y hay menos hemorragia en el lecho quirúrgico. Bajo ninguna circunstancia hay que prescribir antidepresivos tricíclicos, metoclopramida, droperidol y naloxona.

En casos bilaterales, tradicionalmente se han resecado ambas glándulas, con lo que el paciente vivirá siempre dependiendo de la sustitución hormonal. Actualmente hay una tendencia a la resección parcial de las glándulas dejando un remanente de corteza.

El manejo anestésico cuidadoso es esencial, básicamente controlando la hipertensión al inicio y durante la manipulación de la lesión, y la hipotensión una vez que se reseca. El nitro prusiato, se emplea de inicio, otros recomiendan el fenoldopan. El sulfato de magnesio es muy útil, se administra a manera de bolo antes de la intubación, seguida con goteo durante el procedimiento, con lo que se inhibe la liberación de catecolaminas, además de ser antiarrítmico y tener propiedades vasodilatadoras.

En el posoperatorio deben ser manejados en la unidad de cuidados intensivos. Los que tienen variedades hereditarias, deberán ser seguidos de por vida.

Feocromocitoma hereditario.

30% de los casos, se asocian a NEM, síndrome de von Hippel-Lindau, neurofibromatosis tipo 1, o son resultado de las mutaciones en los genes de la succinato deshidrogenasa, lo que resulta en el *síndrome de paragangliomatosis familiar*. Todos están asociados a una herencia con patrón autosómico dominante y penetración variable. Precisamente a medida que se han entendido las alteraciones genéticas, y la exactitud de los recursos de laboratorio actuales, ha sido posible la identificación de los individuos y las familias que están en alto riesgo de padecerlo. Parece ser que su historia natural es única, en el sentido de que tienden a ser bilaterales y que rara vez son malignos lo que podría justificar como el mejor recurso quirúrgico para su tratamiento, a la ya mencionada adrenalectomía bilateral parcial laparoscópica.

Neoplasias Endócrinas Múltiples. (NEM)

Se trata de un grupo de síndromes en los que como su nombre lo indica, están afectadas por lesiones tumorales (hiperplasia, adenomas y carcinomas), varias glándulas de secreción interna u órganos, con una o más funciones endócrinas como el páncreas, y que por afectar a familiares, se le considera un trastorno genético. Los tumores pueden concurrir es decir ser sincrónicos, o bien hacerlo en diferentes momentos, siendo metacrónicos. Como otros problemas hereditarios, en general afectan a pacientes más jóvenes y tienden a ser más agresivos. Las glándulas afectadas habitualmente son hipófisis, tiroides, paratiroides, adrenales y el páncreas endócrino. Algunas asociaciones son más frecuentes que otras, y con alguna repetición, pueden comportarse de inicio como hiperplasias benignas para transformarse más adelante en francos carcinomas.

El término incluye la secreción de hormonas de origen péptido y la participación de múltiples "sitios" secretores, que van apareciendo a medida que avanza la enfermedad (metacrónicos). Las neoplasias aunque mayoritariamente benignas, tienden a tener potencial maligno y no es raro que más que únicas, se localicen en varios sitios.

Se clasifican en NEM tipo I y NEM tipo 2. La NEM 2 a su vez ha sido subdividida en NEM 2A y NEM 2B y cáncer medular de tiroides (CMT) variedad familiar. Ambas a su vez cursan como se verá más adelante con "variantes".

Aunque algo raro, alguna vez podrían coexistir las alteraciones genéticas que caracterizan a ambas NEM.

NEM 1

Se trata de una alteración autosómica dominante, con casi el 100% de penetrancia del gen NEM I que se localiza en el cromosoma 11q13. Cursa con tumores endócrinos y no endócrinos. Su predominancia oscila entre 0.01 a 2.5 por mil.

Entre el 83% y el 97% de los casos, se manifiesta con adenomas de paratiroides, del 38% al 84% con tumores endócrinos gastro-entero-pancreáticos (42% son gastrinomas) y del 16% al 65% con tumores de la hipófisis anterior (22% son prolactinomas). A esta patología, descrita por primera vez en 1954, también se le ha conocido como síndrome de Wermer (1900-1975).

Generalmente el diagnóstico se hace en la cuarta década de la vida, pero en algunos hasta la quinta. Es evidente la importancia de su sospecha, porque esto permite el manejo de todas las endócrinopatías existentes, la detección de lesiones malignas, la identificación oportuna de familiares con el consecuente tratamiento temprano y en su caso la consejería genética adecuada.

Hiperparatiroidismo primario.

El HPp es la manifestación más común del NEM I (82%-95%), se ocasiona por hiperplasia o adenomas múltiples e inicia tempranamente en personas entre los 20 y los 25 años de edad. En esta variedad, son más frecuentes las glándulas súper numerarias y heterotópicas Parece ser que en estos casos existe una gran tendencia a la proliferación de células paratiroideas, ya que la frecuencia de HPr después de una paratiroidectomía aparentemente exitosa, es de más del 50% a los 12 años. Por ello, no existe manejo quirúrgico ideal, y algunos grupos recomiendan la paratiroidectomía total con remoción del timo y autotrasplante heterotópico de un fragmento glandular, la otra técnica es semejante a la anterior sólo que dejando un fragmento glandular "in situ", con una grapa para poder identificarle en caso de recurrencia y facilitar su remoción de considerarse necesario.

Tumores endócrinos pancreáticos. (TEP)

El TEP que se asocia más frecuentemente es el *gastrinoma*, por lo que cursa con el llamado síndrome de Zollinger (1903-1992)-Ellison (1918-1970) que hasta en un 40% de los casos de NEM I es la primera manifestación clínica, no siendo rara su localización duodenal, de hecho en algunas series se comunica como la más frecuente. Le sigue, el *insulinoma,* que no siempre, pero a veces (10%) es multifocal y maligno, afectando a entre el 7.2% y el 12% de los casos de NEM I.

El *VIP-oma*, más raro (9%), es multifocal (4%) y con tanto potencial maligno, que cuando se diagnóstica, hasta el 50% ya tienen metástasis hepáticas o en ganglios linfáticos. El *glucagonoma* (5%-17%) se localiza frecuentemente en la cola del páncreas, y al momento del diagnóstico llega a tener hasta 6 cm de diámetro, es por demás agresivo. Los *somatostinomas* menos frecuentes, cursan con lesiones intra y extrapancreáticas, y son bastante malignos. Los tumores *liberadores de polipéptido* son más raros.

Tumores de la hipófisis anterior.

Los prolactinomas o adenomas lactotropos son los más frecuentes, pero los hay somatotropos, corticotropos, tirotropos y en mucho menor proporción gonadotropos. Se llegan a presentar incluso como no funcionantes pero si con efecto de masa.

Otros tumores endócrinos en NEM I.

Entre estos se encuentran los *carcinoides* (timo, bronquios, estómago), *adrenales* (feocromocitoma, aldosteronoma), *tiroideos* (bocio, adenomas).

Lesiones cutáneas.

Como es de comprender, estas lesiones son con frecuencia una de las causas por las que los pacientes buscan espontáneamente atención médica, y desde luego están a la vista del clínico experimentado. El 85% de los enfermos presentan *angiofibromas*, y se insiste en recordar que la presencia de múltiples angiofibromas faciales, es relativamente específica de esta NEM, siendo también común en la esclerosis tuberosa. El 70% de los portadores de NEM I tienen *colagenomas*. Igualmente se identifican *lipomas* y *manchas cafés con leche.*

Otros tumores.

Se ha descrito la presencia de *melanomas, leiomiomas* y *ependimomas.*

NEM 2.

En esta variedad, se afecta las glándulas tiroides, médula adrenal y paratiroides y a diferencia de NEM 1, es de una franca evolución de hiperplasia a adenomas y de ahí a carcinoma. Como ya se señaló se clasifica en dos variedades la 2A y la

2B. También se incluye en este grupo al llamado carcinoma *familiar* medular del tiroides (CFMT) en la que el CMT es la única manifestación. Todos se heredan como síndromes autosómico dominantes, y resultan de mutaciones del proto-oncogén RET, descubierto en 1985 y localizado en el cromosoma 10q11.2, que codifica a un receptor de la tirosin-quinasa, que es vital para la transducción intracelular y que está ampliamente expresado en las células de la cresta neural, incluyendo los nervios periféricos, el sistema nervioso enteral, las células C del tiroides, del aparato urogenital y las cromafines de la médula adrenal. Aproximadamente el 50% de los casos con alguna de las dos variedades, cursan con feocromocitoma. La evidente ventaja que permite la información genética, es que facilita normar las decisiones terapéuticas, como por ejemplo la tiroidectomía profiláctica, en aquellos pacientes susceptibles antes de que el tumor de metástasis. En 98% de los casos con NEM 2, tienen mutaciones RET, pero si se identifican a familiares sin RET por el estudio genético, ya no se requerirán todos las demás pruebas para excluirles.

NEM 2A.

Constituyen el 75% de los síndromes NEM 2

Entre el 95% y el 100% de los pacientes cursan con carcinoma medular del tiroides (CMT), 50 % con feocromocitoma y el 20% con hiperparatiroidismo. También se le conoce como síndrome de Sipple (1930-).

Las mutaciones RET son las responsables de la aparición de este tumor, que llega a tener una expresión variable, puede aparecer en diferentes edades y tienen algunas variantes de crecimiento, dependiendo de la mutación, sin embargo su penetración es tan alta, que el 90% de los portadores desarrollarán una masa palpable o niveles de calcitonina en sangre anormales, pudiendo aparecer antes o al mismo tiempo que el feocromocitoma y el HPTp.

Así mismo, presenta variables en los cuales puede coexistir amiloidosis cutánea tipo liquen, y enfermedad de Hirschsprung (1830-1916).

Precisamente los estudios de esta patología, han permitido a partir de muestreo genético, el nacimiento de la era novedosa de la *cirugía profiláctica*, ya que la identificación mutaciones en el proto-oncogén RET, permiten detectar a los portadores y permiten con ello la cirugía preventiva o "preclínica", literalmente planeada a la medida, para eliminar una posible causa de muerte por cáncer.

El HPp se caracteriza por hipercalcemia moderada y a menudo cae dentro de la clasificación de HPpA. Se encuentra tumores paratiroideos entre el 20% y el 30% de los miembros de la familia afectada, y rara vez es la primera manifestación de este síndrome; habitualmente se encuentran cuando los pacientes tienen en promedio 38 años de edad, y sólo el 12% presentan recurrencia después del tratamiento quirúrgico.

NEM 2B.

Es la más característica y agresiva de los síndromes NEM2; el pronóstico es grave. Las personas afectadas son niños o jóvenes, y tienen anormalidades del tejido conectivo que se manifiesta con el crecimiento desproporcionado de los huesos largos, las costillas y el cráneo lo que les da una apariencia "marfanoide", con alteraciones en los labios y mayor laxitud de los ligamentos de las articulaciones. También tienen engrosamiento de los nervios córneales, neuromas mucosos y ganglio neuromas en el tubo digestivo, la conjuntiva, los labios y la lengua. Así mismo se encuentran ganglio neuromas en las glándulas salivales, páncreas vesícula biliar, aparato respiratorio alto y en la vejiga. La mitad de los portadores presentan feocromocitoma y la mitad no, y ninguno tiene HPTp.

Las asociaciones que incrementan la morbilidad de este síndrome, es el CMT y la ganglioneuromatosis intestinal, esta última ocasiona diarrea tan grave, que reduce considerablemente la calidad de vida y llega a ocasionar la muerte.

El CMT es muy agresivo, de hecho aún en niños recién nacidos se detectan focos microscópicos de la neoplasia, y antes del primer año de vida dan metástasis por lo que sólo sobreviven aquellos a los que se les efectúa tiroidectomía temprana.

El CFMT no se asocia con feocromocitoma ni a HPTp, y además de aparecer más tardíamente, su comportamiento es más indolente que el de los tumores originales, o los asociados a los verdaderos síndromes NEM2. Se explica este comportamiento porque resulta de una sola mutación que afecta nada más a un aminoácido del proto-oncogén RET.

Complejo de Carney (1934-)

Se trata de un síndrome de NEM, que bioquímicamente se caracteriza por hipersecreción crónica de somatotropina y sus respuestas paradójicas en la producción de cortisol, asociadas al compromiso de varios tejidos. Se hereda como una enfermedad autosómico dominante, habiéndose logrado codificar el gen para la quinasa proteínica A (QPA) localizándola en cromosoma 17q22-24. Se caracteriza por un compromiso cortico-adrenal nodular que cursa con pigmentación anormal de la piel y las mucosas, mixomas cutáneos y cardiacos, así como adenomas pituitarios, tumores testiculares, adenomas o carcinomas tiroideos y quistes del ovario. Evidentemente se origina por el compromiso de varios sistemas de señalización celular.

Síndromes PoliGlandulares autoinmunes (SPGA).

Los SPGA son endócrinopatías raras, de etiología autoinmune caracterizadas por la coexistencia de por lo menos insuficiencia de dos glándulas endócrinas, pudiendo estar asociados a otros problemas no glandulares de la misma naturaleza. Se han identificado dos subtipos aunque a veces cuando no existe compromiso adrenal se considera como un tercero. El diagnóstico se hace básicamente con el análisis funcional de los casos y ocasionalmente con pruebas sexológicas y genéticas.

SPGA 1

Generalmente se presenta en la infancia o inicio de la adolescencia, por lo que también se la llamado *poliendócrinopatía autoinmune juvenil*. Se le describe como el cuadro persistente de infección por candida (candidiasis muco cutánea crónica) hipoparatiroidismo adquirido, enfermedad de Addison y distrofias ectodérmicas. Cuando se asocia a gastritis autoinmune se presenta anemia perniciosa. A pesar de que las manifestaciones clínicas se detectan tempranamente, los principales componentes se van presentando en los primeros 20 años de vida, e incluso algunos más pueden aparecer hasta la quinta década o más tarde. Son relativamente frecuentes en niños (1:600 a 1:25,000), con antecedentes de consanguinidad o descendientes de poblaciones de "pocos fundadores", como sucede con algunos grupos de judíos iraníes y pequeños asentamientos en Finlandia y Sardina. En la población en general son más raros (<1:100,000/año) Se trasmite con autosómicos recesivos y afecta al gen regulador autoinmune del cromosoma 21.

SPGA 2

Es más común en adultos entre la tercera y la cuarta década, y es un poco más frecuente que la tipo 1 (1-2:100,000/año) Se caracteriza por falla de la corteza suprarrenal (40%-50%), asociada a enfermedad tiroidea (70%-75%), también se le conoce como síndrome de Schmidt (1863-1949) y se llega a asociar con diabetes tipo 1 (50%-60%). Ocasionalmente existe vitíligo, alopecia areata, falla gonadal, anemia perniciosa e incluso miastenia gravis. Se asocia a herencia poligenética dominante, y afecta genes del cromosoma 6. En esta no hay candidiasis pero algunas veces cursa con hipoparatiroidismo (0%-5%). Realmente es una constelación de alteraciones multiendócrinas y no endócrinas.

Efectos endócrinos tardíos del manejo de neoplasias malignas.

Con la actual detección oportuna y tratamientos eficaces, se ha logrado abatir considerablemente la mortalidad temprana de neoplasias como los que afectan al CNS de niños, así como a la leucemia linfoblástica y la enfermedad de Hodgkin en adolescentes. Actualmente se considera que en global esta sobrevida excede el 70% a más de cinco años.

Se acepta que del 20% y el 50% de los sobrevivientes tienen alteraciones hormonales ya sea como resultado del comportamiento de la neoplasia original, por el efecto citotóxico acumulado de la quimioterapia (QT) o por la dosis total de radiación. En este apartado exclusivamente se hará referencia a los efectos colaterales del manejo oncológico.

Eje hipotálamo hipófisis.

La radioterapia (RT) al SNC, órbita, cara o nasofaringe puede ocasionar disfunción hipotálamo-hipófisis, con falta de producción de hormonas liberadoras. Todo dependerá de la dosis total de radiación, el tiempo en el que se administró, la edad de tratamiento y el tiempo transcurrido después de la última dosis.

La liberación de HC, es la más comprometida, seguida del hipogonadismo hipogonadotrópico, el hipotiroidismo y la insuficiencia adrenal centrales así como hiperprolactinemia. A veces ocasionan pubertad precoz en ambos sexos.

Muchos niños tienen problemas de crecimiento, y esto obedece a varios factores, aunque los endócrinos son la falta de producción de HLHC de manera directa, o indirectamente por hipotiroidismo o deficiencia de esteroides sexuales. Otros son de índole músculo esquelético.

Tiroides.

Esta glándula es muy sensible a la radiación. Puede presentarse hipotiroidismo primario, con niveles bajos de T4 y elevación de HET y la variante compensada con T4 normal y elevación de HET. Entre mayor sea la dosis de radiación, más pronto se presenta el problema. Existe controversia sobre el potencial de la quimioterapia para dañar a esta glándula, pero de lo que no cabe duda, es en el que resulta cuando se asocia a RT. Cuando se recurre a la administración de anticuerpos monoclonales marcados con yodo radioactivo, se ocasiona daño tiroideo si no se administran profilácticamente, dosis altas de ioduro de potasio (yodo estable), y aún con ello, hasta en el 50% de los casos se llega a detectar alguna disfunción.

En entre el 2% y el 65% de los sobrevivientes a la enfermedad de Hodgkin, se identifican nódulos, dependiendo del tiempo de seguimiento, llegándose a detectar lesiones malignas entre los 5 y hasta los 20 años posteriores a las dosis de radiación, encontrándose habitualmente carcinoma papilar bien diferenciado, y aunque en menor proporción, también folicular. Esta información, obliga a que se considere permanentemente a estos enfermos como de alto riesgo y en consecuencia se les atiendan integralmente, incluso mucho tiempo después de que los médicos tratantes de la neoplasia hayan dejado de verlos.

Falla gonadal primaria.

Tanto la RT como la QT pueden ocasionar disfunción gonadal.

En relación a la RT algo se puede hacer para tratar de reducir el daño colateral. A los testículos se les puede proteger contra la radiación, y la ooforopexia, permite colocar a los ovarios relativamente lejos de los sitios de RT pélvica, sin embargo es imposible protegerles totalmente. Los varones jóvenes, pueden guardar semen en un banco, y actualmente aunque aún sin gran evidencia de utilidad es factible la crío preservación de oocitos o de tejido ovárico. Algunos grupos han empleado análogos de HLG para proteger a estos tejidos durante el tratamiento.

La QT ocasiona algún daño a las células de Leydig productoras de testosterona, cursando con niveles altos de HL, sin embargo la mayoría tienen una pubertad y adolescencia normales. Por otro lado la lesión del epitelio germinal testicular, se manifiesta con oligoespermia o azoespermia, con niveles altos de HFE.

A diferencia de los varones, en las mujeres la QT produce infertilidad y pérdida de la producción hormonal. Parece ser que los ovarios prepuberales son más resistentes que los pospuberales, quizá porque estos tienen más folículos. Los esquemas actuales frecuentemente permiten la recuperación al cesar el tratamiento, pero puede presentarse menopausia prematura. La combinación de QT y RT es particularmente agresiva para estas mujeres.

REFERENCIAS

1.   Agarwal C, Seigle R, Agarwal S, Bilezikian JP, Hyman JE, Oberfield SE. Ppseudohypoparathyroidism: a rare cause of bilateral slipped capital femoral epiphysis. J Pediatr 2006; 149(3):406-408.

2.   Agha A, Rogers B, Sherlock M et al. Anterior pituitary dysfunction in survivors of traumatic brain injury. J Clin Endócrinol Metab 2004; 89(10):4929-4936.

3.   Agha A, Phillips J, O'Kelly P, Tormey W, Thompson CJ. The natural history of post-traumatic hypopituitarism: implications for assessment and treatment. Am J Med 2005; 118(12):1416.

4.   Ahmad R, Hammond JM. Primary, secondary, and tertiary hyperparathyroidism. Otolaryngol Clin North Am 2004; 37(4):701-viii.

5.   Aho CJ, Liu C, Zelman V, Couldwell WT, Weiss MH. Surgical outcomes in 118 patients with Rathke cleft cysts. J Neurosurg 2005; 102(2):189-193.

6.   Al FM, Duh QY. Clinical manifestation of aldosteronoma. Surg Clin North Am 2004; 84(3):887-905.

7.   Alkemade A, Friesema EC, Unmehopa UA et al. Neuroanatomical pathways for thyroid hormone feedback in the human hypothalamus. J Clin Endócrinol Metab 2005; 90(7):4322-4334.

8.   Allolio B, Fassnacht M. Clinical review: Adrenocortical carcinoma: clinical update. J Clin Endócrinol Metab 2006; 91(6):2027-2037.

9.   Almeida MQ, Villares MC, Mendonca BB. [Carney complex: a case report and literature review]. Arq Bras Endócrinol Metabol 2004; 48(4):544-554.

10. Antonelli A, Ferri C, Pampana A et al. Thyroid disorders in chronic hepatitis C. Am J Med 2004; 117(1):10-13.

11. Ariyan CE, Sosa JA. Assessment and management of patients with abnormal calcium. Crit Care Med 2004; 32(4 Suppl):S146-S154.

12. Arlt W, Stewart PM. Adrenal corticosteroid biosynthesis, metabolism, and action. Endócrinol Metab Clin North Am 2005; 34(2):293-313, viii.

13. Aron DC. Cushing's syndrome from bedside to bench and back: a historical perspective. Endócrinol Metab Clin North Am 2005; 34(2):257-69, vii.

14. Asgharian B, Turner ML, Gibril F, Entsuah LK, Serrano J, Jensen RT. Cutaneous tumors in patients with multiple endocrine neoplasm type 1 (MEN1) and gastrinomas: prospective study of frequency and development of criteria with high sensitivity and specificity for MEN1. J Clin Endócrinol Metab 2004; 89(11):5328-5336.

15. Baloch ZW, LiVolsi VA. Unusual tumors of the thyroid gland. Endócrinol Metab Clin North Am 2008; 37(2):297-310, vii.

16. Basaria S, Cooper DS. Amiodarone and the thyroid. Am J Med 2005; 118(7):706-714.

17. Batista D, Courkoutsakis NA, Oldfield EH et al. Detection of adrenocorticotropin-secreting pituitary adenomas by magnetic resonance

imaging in children and adolescents with cushing disease. J Clin Endócrinol Metab 2005; 90(9):5134-5140.

18. Batista D, Gennari M, Riar J et al. An assessment of petrosal sinus sampling for localization of pituitary microadenomas in children with Cushing disease. J Clin Endócrinol Metab 2006; 91(1):221-224.

19. Benito M, Asa SL, LiVolsi VA, West VA, Snyder PJ. Gonadotroph tumor associated with multiple endocrine neoplasia type 1. J Clin Endócrinol Metab 2005; 90(1):570-574.

20. Bergant D, Hocevar M, Besic N, Glavac D, Korosec B, Caserman S. Hereditary medullary thyroid cancer in Slovenia—genotype-phenotype correlations. Wien Klin Wochenschr 2006; 118(13-14):411-416.

21. Bertolino P, Deckers M, Lebrin F, ten DP. Transforming growth factor-beta signal transduction in angiogenesis and vascular disorders. Chest 2005; 128(6 Suppl):585S-590S.

22. Beus KS, Stack BC, Jr. Parathyroid carcinoma. Otolaryngol Clin North Am 2004; 37(4):845-54, x.

23. Bhalla K, Ennis DM, Ennis ED. Hypercalcemia caused by iatrogenic hypervitaminosis A. J Am Diet Assoc 2005; 105(1):119-121.

24. Biertho LD, Kim C, Wu HS, Unger P, Inabnet WB. Relationship between sestamibi uptake, parathyroid hormone assay, and nuclear morphology in primary hyperparathyroidism. J Am Coll Surg 2004; 199(2):229-233.

25. Bigozzi M, Melchionda S, Casano R, Palladino T, Gitti G. Pendred syndrome: study of three families. Acta Otorhinolaryngol Ital 2005; 25(4):233-239.

26. Bindra A, Braunstein GD. Thyroiditis. Am Fam Physician 2006; 73(10):1769-1776.

27. Binning MJ, Gottfried ON, Osborn AG, Couldwell WT. Rathke cleft cyst intracystic nodule: a characteristic magnetic resonance imaging finding. J Neurosurg 2005; 103(5):837-840.

28. Blanes A, Sanchez-Carrillo JJ, az-Cano SJ. Topographic molecular profile of pheochromocytomas: role of somatic down-regulation of mismatch repair. J Clin Endócrinol Metab 2006; 91(3):1150-1158.

29. Boikos SA, Stratakis CA. Carney complex: pathology and molecular genetics. Neuroendócrinology 2006; 83(3-4):189-199.

30. Bouillon R. Acute adrenal insufficiency. Endócrinol Metab Clin North Am 2006; 35(4):767-75, ix.

31. Buckley TM, Schatzberg AF. On the interactions of the hypothalamic-pituitary-adrenal (HPA) axis and sleep: normal HPA axis activity and circadian rhythm, exemplary sleep disorders. J Clin Endócrinol Metab 2005; 90(5):3106-3114.

32. Carella C, Mazziotti G, Amato G, Braverman LE, Roti E. Clinical review 169: Interferon-alpha-related thyroid disease: pathophysiological, epidemiological, and clinical aspects. J Clin Endócrinol Metab 2004; 89(8):3656-3661.

33. Carneiro DM, Solorzano CC, Irvin GL, III. Recurrent disease after limited parathyroidectomy for sporadic primary hyperparathyroidism. J Am Coll Surg 2004; 199(6):849-853.

34. Chalumeau M, Hadjiathanasiou CG, Ng SM et al. Selecting girls with precocious puberty for brain imaging: validation of European evidence-based diagnosis rule. J Pediatr 2003; 143(4):445-450.

35. Chan MR, Ziebert M, Maas DL, Chan PS. "My rings won't fit anymore". Ectopic growth hormone-secreting tumor. Am Fam Physician 2005; 71(9):1766-1767.

36. Chandler WF, Barkan AL. Treatment of pituitary tumors: a surgical perspective. Endócrinol Metab Clin North Am 2008; 37(1):51-66, viii.

37. Chiniwala NU, Woolf PD, Bruno CP, Kaur S, Spector H, Yacono K. Thyroid storm caused by a partial hydatidiform mole. Thyroid 2008; 18(4):479-481.

38. Coco G, Dal PC, Presotto F et al. Estimated risk for developing autoimmune Addison's disease in patients with adrenal cortex autoantibodies. J Clin Endócrinol Metab 2006; 91(5):1637-1645.

39. Cohen LE. Endocrine late effects of cancer treatment. Endócrinol Metab Clin North Am 2005; 34(3):769-89, xi.

40. Colao A, Attanasio R, Pivonello R et al. Partial surgical removal of growth hormone-secreting pituitary tumors enhances the response to somatostatin analogs in acromegaly. J Clin Endócrinol Metab 2006; 91(1):85-92.

41. Conn PM, Crowley WF, Jr. Gonadotropin-releasing hormone and its analogs. Annu Rev Med 1994; 45:391-405.

42. Connery LE, Coursin DB. Assessment and therapy of selected endocrine disorders. Anesthesiol Clin North America 2004; 22(1):93-123.

43. Conus S, Bruno A, Simon HU. Leptin is an eosinophil survival factor. J Allergy Clin Immunol 2005; 116(6):1228-1234.

44. Coyle PK. Gender issues. Neurol Clin 2005; 23(1):39-vi.

45. Daneman D, Daneman A. Diagnostic imaging of the thyroid and adrenal glands in childhood. Endócrinol Metab Clin North Am 2005; 34(3):745-68, xi.

46. De Groot LJ. Non-thyroidal illness syndrome is a manifestation of hypothalamic-pituitary dysfunction, and in view of current evidence, should be treated with appropriate replacement therapies. Crit Care Clin 2006; 22(1):57-86, vi.

47. de Herder WW. [Giantism. A historical and medical view]. Ned Tijdschr Geneeskd 2004; 148(52):2585-2590.

48. De ML, Bonadonna S, Bianchi A, Maira G, Giustina A. Primary empty sella. J Clin Endócrinol Metab 2005; 90(9):5471-5477.

49. de VL, Kauschansky A, Shohat M, Phillip M. Familial central precocious puberty suggests autosomal dominant inheritance. J Clin Endócrinol Metab 2004; 89(4):1794-1800.

50. de VL, Phillip M. Children referred for signs of early puberty warrant endocrine evaluation and follow-up. J Clin Endócrinol Metab 2005; 90(1):593-594.

51. Demers LM. Thyroid disease: pathophysiology and diagnosis. Clin Lab Med 2004; 24(1):19-28.

52. Desai N, Kapoor A, Singh BK, Liu J. Bilateral adrenal adenomas and persistent leukocytosis: a unique case of Cushing's syndrome. Am J Med 2006; 119(3):e3-e5.

53. Devendra D, Yu L, Eisenbarth GS. Endocrine autoantibodies. Clin Lab Med 2004; 24(1):275-303.
54. Diedrich DA, Wedel DJ. Thyrotoxic periodic paralysis and anesthesia report of a case and literature review. J Clin Anesth 2006; 18(4):286-292.
55. Diez JJ, Iglesias P. Spontaneous subclinical hypothyroidism in patients older than 55 years: an analysis of natural course and risk factors for the development of overt thyroid failure. J Clin Endócrinol Metab 2004; 89(10):4890-4897.
56. Duh QY. What's new in general surgery: endocrine surgery. J Am Coll Surg 2005; 201(5):746-753.
57. Duquia RP, de AH, Jr., Traesel M, Jannke HA. Cutaneous metastasis of pheochromocytoma in multiple endocrine neoplasia IIB. J Am Acad Dermatol 2006; 55(2):341-344.
58. Durairaj VD. Clinical perspectives of thyroid eye disease. Am J Med 2006; 119(12):1027-1028.
59. Ebeling T, Vierimaa O, Kytola S, Leisti J, Salmela PI. Effect of multiple endocrine neoplasia type 1 (MEN1) gene mutations on premature mortality in familial MEN1 syndrome with founder mutations. J Clin Endócrinol Metab 2004; 89(7):3392-3396.
60. Eiholzer U, l'Allemand D, Rousson V et al. Hypothalamic and gonadal components of hypogonadism in boys with Prader-Labhart—Willi syndrome. J Clin Endócrinol Metab 2006; 91(3):892-898.
61. Emmett M. Cardiac aldosterone synthesis? Am J Cardiol 2006; 97(7):1107-1108.
62. Eng TY, Boersma MK, Fuller CD et al. The role of radiation therapy in benign diseases. Hematol Oncol Clin North Am 2006; 20(2):523-557.
63. Eszlinger M, Wiench M, Jarzab B et al. Meta—and reanalysis of gene expression profiles of hot and cold thyroid nodules and papillary thyroid carcinoma for gene groups. J Clin Endócrinol Metab 2006; 91(5):1934-1942.
64. Eugster EA, LeMay D, Zerin JM, Pescovitz OH. Definitive diagnosis in children with congenital hypothyroidism. J Pediatr 2004; 144(5):643-647.
65. Fallat ME, Ignacio RC, Jr. Breast disorders in children and adolescents. J Pediatr Adolesc Gynecol 2008; 21(6):311-316.
66. Falorni A, Laureti S, De BA et al. Italian addison network study: update of diagnostic criteria for the etiological classification of primary adrenal insufficiency. J Clin Endócrinol Metab 2004; 89(4):1598-1604.
67. Fewins J, Simpson CB, Miller FR. Complications of thyroid and parathyroid surgery. Otolaryngol Clin North Am 2003; 36(1):189-206, x.
68. Findling JW, Raff H. Screening and diagnosis of Cushing's syndrome. Endócrinol Metab Clin North Am 2005; 34(2):385-38x.
69. Frank-Raue K, Rondot S, Hoeppner W, Goretzki P, Raue F, Meng W. Coincidence of multiple endocrine neoplasia types 1 and 2: mutations in the RET protooncogene and MEN1 tumor suppressor gene in a family presenting with recurrent primary hyperparathyroidism. J Clin Endócrinol Metab 2005; 90(7):4063-4067.

70.   Freeman MP, Freeman SA. Lithium: clinical considerations in internal medicine. Am J Med 2006; 119(6):478-481.
71.   Fuleihan G, Rubeiz N. Dermatologic manifestations of parathyroid-related disorders. Clin Dermatol 2006; 24(4):281-288.
72.   Galland F, Kamenicky P, Affres H et al. McCune-Albright syndrome and acromegaly: effects of hypothalamopituitary radiotherapy and/or pegvisomant in somatostatin analog-resistant patients. J Clin Endócrinol Metab 2006; 91(12):4957-4961.
73.   Gaujoux S, Leenhardt L, Tresallet C et al. Extensive thyroidectomy in Graves' disease. J Am Coll Surg 2006; 202(6):868-873.
74.   Gavrila A, Peng CK, Chan JL, Mietus JE, Goldberger AL, Mantzoros CS. Diurnal and ultradian dynamics of serum adiponectin in healthy men: comparison with leptin, circulating soluble leptin receptor, and cortisol patterns. J Clin Endócrinol Metab 2003; 88(6):2838-2843.
75.   Gibson SC, Hartman DA, Schenck JM. The endocrine response to critical illness: update and implications for emergency medicine. Emerg Med Clin North Am 2005; 23(3):909-29, xi.
76.   Giordano R, Aimaretti G, Lanfranco F et al. Testing pituitary function in aging individuals. Endócrinol Metab Clin North Am 2005; 34(4):895-8ix.
77.   Gohh RY, Warren G. The preoperative evaluation of the trasplanted patient for nontransplant surgery. Surg Clin North Am 2006; 86(5):1147-66, vi.
78.   Gonzalez H, Nardi O, Annane D. Relative adrenal failure in the ICU: an identifiable problem requiring treatment. Crit Care Clin 2006; 22(1):105-18, vii.
79.   Gosnell JE, Sywak MS, Sidhu SB et al. New era: prophylactic surgery for patients with multiple endocrine neoplasia-2a. ANZ J Surg 2006; 76(7):586-590.
80.   Grasberger H, Mimouni-Bloch A, Vantyghem MC et al. Autosomal dominant resistance to thyrotropin as a distinct entity in five multigenerational kindreds: clinical characterization and exclusion of candidate loci. J Clin Endócrinol Metab 2005; 90(7):4025-4034.
81.   Greydanus DE, Matytsina L, Gains M. Breast disorders in children and adolescents. Prim Care 2006; 33(2):455-502.
82.   Gross E, Sichel JY. Congenital neck lesions. Surg Clin North Am 2006; 86(2):383-92, ix.
83.   Gunther DF, Bourdeau I, Matyakhina L et al. Cyclical Cushing syndrome presenting in infancy: an early form of primary pigmented nodular adrenocortical disease, or a new entity? J Clin Endócrinol Metab 2004; 89(7):3173-3182.
84.   Habib T, Nelson A, Kaushansky K. IL-21: a novel IL-2-family lymphokine that modulates B, T, and natural killer cell responses. J Allergy Clin Immunol 2003; 112(6):1033-1045.
85.   Hackett DA, Kauffman GL, Jr. Historical perspective of parathyroid disease. Otolaryngol Clin North Am 2004; 37(4):689-700, vii.

86. Halac I, Zimmerman D. Thyroid nodules and cancers in children. Endócrinol Metab Clin North Am 2005; 34(3):725-44, x.

87. Hamilton TE, Davis S, Onstad L, Kopecky KJ. Hyperparathyroidism in persons exposed to iodine-131 from the Hanford Nuclear Site. J Clin Endócrinol Metab 2005; 90(12):6545-6548.

88. Hammer GD, Tyrrell JB, Lamborn KR et al. Transsphenoidal microsurgery for Cushing's disease: initial outcome and long-term results. J Clin Endócrinol Metab 2004; 89(12):6348-6357.

89. Hanberg A. Common disorders of the pituitary gland: hyposecretion versus hypersecretion. J Infus Nurs 2005; 28(1):36-44.

90. Hao W, Skarulis MC, Simonds WF et al. Multiple endocrine neoplasia type 1 variant with frequent prolactinoma and rare gastrinoma. J Clin Endócrinol Metab 2004; 89(8):3776-3784.

91. Ho JT, Al-Musalhi H, Chapman MJ et al. Septic shock and sepsis: a comparison of total and free plasma cortisol levels. J Clin Endócrinol Metab 2006; 91(1):105-114.

92. Hollmann MW, Strumper D, Herroeder S, Durieux ME. Receptors, G proteins, and their interactions. Anesthesiology 2005; 103(5):1066-1078.

93. Huang CL. The transient receptor potential superfamily of ion channels. J Am Soc Nephrol 2004; 15(7):1690-1699.

94. Hutchins GF, Gollan JL. Recent developments in the pathophysiology of cholestasis. Clin Liver Dis 2004; 8(1):1-26, v.

95. Igaz P, Igaz I, Racz K, Tulassay Z. [Hereditary tumours of the endocrine pancreas]. Orv Hetil 2006; 147(5):195-200.

96. Ilias I, Pacak K. Current approaches and recommended algorithm for the diagnostic localization of pheochromocytoma. J Clin Endócrinol Metab 2004; 89(2):479-491.

97. Ilias I, Torpy DJ, Pacak K, Mullen N, Wesley RA, Nieman LK. Cushing's syndrome due to ectopic corticotropin secretion: twenty years' experience at the National Institutes of Health. J Clin Endócrinol Metab 2005; 90(8):4955-4962.

98. Israel GM, Krinsky GA. MR imaging of the kidneys and adrenal glands. Radiol Clin North Am 2003; 41(1):145-159.

99. Izikson L, English JC, III, Zirwas MJ. The flushing patient: differential diagnosis, workup, and treatment. J Am Acad Dermatol 2006; 55(2):193-208.

100. Jacobi J. Corticosteroid replacement in critically ill patients. Crit Care Clin 2006; 22(2):245-53, vi.

101. Jacobs TP, Bilezikian JP. Clinical review: Rare causes of hypercalcemia. J Clin Endócrinol Metab 2005; 90(11):6316-6322.

102. Jacobson L. Hypothalamic-pituitary-adrenocortical axis regulation. Endócrinol Metab Clin North Am 2005; 34(2):271-92, vii.

103. Jereczek-Fossa BA, Alterio D, Jassem J, Gibelli B, Tradati N, Orecchia R. Radiotherapy-induced thyroid disorders. Cancer Treat Rev 2004; 30(4):369-384.

104. Jimenez C, Habra MA, Huang SC et al. Pheochromocytoma and medullary thyroid carcinoma: a new genotype-phenotype correlation of the RET protooncogene 891 germline mutation. J Clin Endócrinol Metab 2004; 89(8):4142-4145.
105. Jobe AH. Thyroid replacement for congenital hypothyroidism: Optimizing outcomes. J Pediatr 2005; 147 (6):A2.
106. Kahaly GJ, Pitz S, Hommel G, Dittmar M. Randomized, single blind trial of intravenous versus oral steroid monotherapy in Graves' orbitopathy. J Clin Endócrinol Metab 2005; 90(9):5234-5240.
107. Kahaly GJ. Polyglandular autoimmune syndromes. Eur J Endócrinol 2009; 161(1):11-20.
108. Kalechman Y, Sredni B, Weinstein T et al. Production of the novel mesangial autocrine growth factors GDNF and IL-10 is regulated by the immunomodulator AS101. J Am Soc Nephrol 2003; 14(3):620-630.
109. Kallen CB. Steroid hormone synthesis in pregnancy. Obstet Gynecol Clin North Am 2004; 31(4):795-816, x.
110. Kalro BN. Impaired fertility caused by endocrine dysfunction in women. Endócrinol Metab Clin North Am 2003; 32(3):573-592.
111. Kaltsas GA, Nomikos P, Kontogeorgos G, Buchfelder M, Grossman AB. Clinical review: Diagnosis and management of pituitary carcinomas. J Clin Endócrinol Metab 2005; 90(5):3089-3099.
112. Kaplowitz P. Clinical characteristics of 104 children referred for evaluation of precocious puberty. J Clin Endócrinol Metab 2004; 89(8):3644-3650.
113. Karavitaki N, Wass JA. Craniopharyngiomas. Endócrinol Metab Clin North Am 2008; 37(1):173-17x.
114. Katayama M, Nakase H, Kanaji K, Matsumura T, Chiba T, Tanaka A. Metastatic thyroid lymphoma. Gastrointest Endosc 2004; 60(4):605-606.
115. Kaya H, Barbaros U, Erbil Y et al. Metastatic thyroid carcinoma. N Z Med J 2005; 118(1224):U1705.
116. Kempers MJ, van dS, V, Nijhuis-van der Sanden MW et al. Intellectual and motor development of young adults with congenital hypothyroidism diagnosed by neonatal screening. J Clin Endócrinol Metab 2006; 91(2):418-424.
117. Khandwala HM, Chibbar R. An unusual cause of goitre and hypothyroidism. CMAJ 2004; 171(4):329.
118. Kim JW, Havelock JC, Carr BR, Attia GR. The orphan nuclear receptor, liver receptor homolog-1, regulates cholesterol side-chain cleavage cytochrome p450 enzyme in human granulosa cells. J Clin Endócrinol Metab 2005; 90(3):1678-1685.
119. King JA, Wisniewski AB, Bankowski BJ, Carson KA, Zacur HA, Migeon CJ. Long-term corticosteroid replacement and bone mineral density in adult women with classical congenital adrenal hyperplasia. J Clin Endócrinol Metab 2006; 91(3):865-869.
120. Kohl BA, Schwartz S. Surgery in the patient with endocrine dysfunction. Med Clin North Am 2009; 93(5):1031-1047.

121. Komninos J, Vlassopoulou V, Protopapa D et al. Tumors metastatic to the pituitary gland: case report and literature review. J Clin Endócrinol Metab 2004; 89(2):574-580.

122. Kowdley KV, Coull BM, Orwoll ES. Cognitive impairment and intracranial calcification in chronic hypoparathyroidism. Am J Med Sci 1999; 317(5):273-277.

123. Krebs LJ, Shattuck TM, Arnold A. HRPT2 mutational analysis of typical sporadic parathyroid adenomas. J Clin Endócrinol Metab 2005; 90(9):5015-5017.

124. Kumar S, Coenen MJ, Scherer PE, Bahn RS. Evidence for enhanced adipogenesis in the orbits of patients with Graves' ophthalmopathy. J Clin Endócrinol Metab 2004; 89(2):930-935.

125. Lacroix A, Bourdeau I. Bilateral adrenal Cushing's syndrome: macronodular adrenal hyperplasia and primary pigmented nodular adrenocortical disease. Endócrinol Metab Clin North Am 2005; 34(2):441-58, x.

126. Lang BH, Lo CY. Total thyroidectomy for multinodular goiter in the elderly. Am J Surg 2005; 190(3):418-423.

127. Langouche L, Van den BG. The dynamic neuroendocrine response to critical illness. Endócrinol Metab Clin North Am 2006; 35(4):777-91, ix.

128. Lankisch TO, Jaeckel E, Strassburg CP, Manns MP. [Autoimmune polyglandular syndromes]. Internist (Berl) 2005; 46(7):750-758.

129. Lantz M, Vondrichova T, Parikh H et al. Overexpression of immediate early genes in active Graves' ophthalmopathy. J Clin Endócrinol Metab 2005; 90(8):4784-4791.

130. Laron Z. Laron syndrome (primary growth hormone resistance or insensitivity): the personal experience 1958-2003. J Clin Endócrinol Metab 2004; 89(3):1031-1044.

131. LeBeau SO, Mandel SJ. Thyroid disorders during pregnancy. Endócrinol Metab Clin North Am 2006; 35(1):117-36, vii.

132. Leboeuf R, Langlois MF, Martin M, Ahnadi CE, Fink GD. "Hook effect" in calcitonin immunoradiometric assay in patients with metastatic medullary thyroid carcinoma: case report and review of the literature. J Clin Endócrinol Metab 2006; 91(2):361-364.

133. Lechan RM, Fekete C. Feedback regulation of thyrotropin-releasing hormone (TRH): mechanisms for the non-thyroidal illness syndrome. J Endócrinol Invest 2004; 27(6 Suppl):105-119.

134. Lendel I, Horwith M. An update from the latest workshop on asymptomatic primary hyperparathyroidism. Otolaryngol Clin North Am 2004; 37(4):737-49, viii.

135. Lesueur F, Cebrian A, Cranston A et al. Germline homozygous mutations at codon 804 in the RET protooncogene in medullary thyroid carcinoma/multiple endocrine neoplasia type 2A patients. J Clin Endócrinol Metab 2005; 90(6):3454-3457.

136. Leung AK, Pacaud D. Diagnosis and management of galactorrhea. Am Fam Physician 2004; 70(3):543-550.

137. Lew JI, Jacome FJ, Solorzano CC. Neurofibromatosis-associated pheochromocytoma. J Am Coll Surg 2006; 202(3):550-551.
138. Locatelli M, Vance ML, Laws ER. Clinical review: the strategy of immediate reoperation for transsphenoidal surgery for Cushing's disease. J Clin Endócrinol Metab 2005; 90(9):5478-5482.
139. Lodha R, Vivekanandhan S, Sarthi M, Kabra SK. Serial circulating vasopressin levels in children with septic shock. Pediatr Crit Care Med 2006; 7(3):220-224.
140. Lora MS, Waguespack SG, Moley JF, Walvoord EC. Adrenal ganglioneuromas in children with multiple endocrine neoplasia type 2: a report of two cases. J Clin Endócrinol Metab 2005; 90(7):4383-4387.
141. Machens A, Schneyer U, Holzhausen HJ, Dralle H. Prospects of remission in medullary thyroid carcinoma according to basal calcitonin level. J Clin Endócrinol Metab 2005; 90(4):2029-2034.
142. Mack LA, Pasieka JL. Asymptomatic primary hyperparathyroidism: a surgical perspective. Surg Clin North Am 2004; 84(3):803-816.
143. Maghnie M, Ambrosini L, Cappa M et al. Adult height in patients with permanent growth hormone deficiency with and without multiple pituitary hormone deficiencies. J Clin Endócrinol Metab 2006; 91(8):2900-2905.
144. Maheshwari HG, Silverman BL, Dupuis J, Baumann G. Phenotype and genetic analysis of a syndrome caused by an inactivating mutation in the growth hormone-releasing hormone receptor: Dwarfism of Sindh. J Clin Endócrinol Metab 1998; 83(11):4065-4074.
145. Maheshwari HG, Bouillon R, Nijs J, Oganov VS, Bakulin AV, Baumann G. The Impact of congenital, severe, untreated growth hormone (GH) deficiency on bone size and density in young adults: insights from genetic GH-releasing hormone receptor deficiency. J Clin Endócrinol Metab 2003; 88(6):2614-2618.
146. Majnik J, Patocs A, Balogh K et al. Overrepresentation of the N363S variant of the glucocorticoid receptor gene in patients with bilateral adrenal incidentalomas. J Clin Endócrinol Metab 2006; 91(7):2796-2799.
147. Malchoff CD, Malchoff DM. Glucocorticoid resistance and hypersensitivity. Endócrinol Metab Clin North Am 2005; 34(2):315-26, viii.
148. Manji N, Carr-Smith JD, Boelaert K et al. Influences of age, gender, smoking, and family history on autoimmune thyroid disease phenotype. J Clin Endócrinol Metab 2006; 91(12):4873-4880.
149. Mantovani G, Bondioni S, Lania AG et al. Parental origin of Gsalpha mutations in the McCune-Albright syndrome and in isolated endocrine tumors. J Clin Endócrinol Metab 2004; 89(6):3007-3009.
150. Marazuela M, Garcia-Lopez MA, Figueroa-Vega N et al. Regulatory T cells in human autoimmune thyroid disease. J Clin Endócrinol Metab 2006; 91(9):3639-3646.
151. Marx SJ. Molecular genetics of multiple endocrine neoplasia types 1 and 2. Nat Rev Cancer 2005; 5(5):367-375.

152. Massoll N, Mazzaferri EL. Diagnosis and management of medullary thyroid carcinoma. Clin Lab Med 2004; 24(1):49-83.

153. Mayer A, Ploix C, Orgiazzi J et al. Calcium-sensing receptor autoantibodies are relevant markers of acquired hypoparathyroidism. J Clin Endócrinol Metab 2004; 89(9):4484-4488.

154. McKeown NJ, Tews MC, Gossain VV, Shah SM. Hyperthyroidism. Emerg Med Clin North Am 2005; 23(3):669-85, viii.

155. Melmed S. Update in pituitary disease. J Clin Endócrinol Metab 2008; 93(2):331-338.

156. Miller FR. Surgical anatomy of the thyroid and parathyroid glands. Otolaryngol Clin North Am 2003; 36(1):1-7, vii.

157. Mirallie E, Rigaud J, Mathonnet M et al. Management and prognosis of metastases to the thyroid gland. J Am Coll Surg 2005; 200(2):203-207.

158. Mitsiades CS, Kotoula V, Poulaki V et al. Epidermal growth factor receptor as a therapeutic target in human thyroid carcinoma: mutational and functional analysis. J Clin Endócrinol Metab 2006; 91(9):3662-3666.

159. Mittendorf EA, Liu YC, McHenry CR. Giant insulinoma: case report and review of the literature. J Clin Endócrinol Metab 2005; 90(1):575-580.

160. Molitch ME. Pituitary disorders during pregnancy. Endócrinol Metab Clin North Am 2006; 35(1):99-116, vi.

161. Moore RY. Circadian rhythms: basic neurobiology and clinical applications. Annu Rev Med 1997; 48:253-266.

162. Mulatero P, Milan A, Fallo F et al. Comparison of confirmatory tests for the diagnosis of primary aldosteronism. J Clin Endócrinol Metab 2006; 91(7):2618-2623.

163. Muller HL, Emser A, Faldum A et al. Longitudinal study on growth and body mass index before and after diagnosis of childhood craniopharyngioma. J Clin Endócrinol Metab 2004; 89(7):3298-3305.

164. Murray RD, Adams JE, Shalet SM. A densitometric and morphometric analysis of the skeleton in adults with varying degrees of growth hormone deficiency. J Clin Endócrinol Metab 2006; 91(2):432-438.

165. Nabhan ZM, Kreher NC, Eugster EA. Hashitoxicosis in children: clinical features and natural history. J Pediatr 2005; 146(4):533-536.

166. Nader S. Thyroid disease and other endocrine disorders in pregnancy. Obstet Gynecol Clin North Am 2004; 31(2):257-2vi.

167. Napiontek U, Borck G, Muller-Forell W et al. Intrafamilial variability of the deafness and goiter phenotype in Pendred syndrome caused by a T416P mutation in the SLC26A4 gene. J Clin Endócrinol Metab 2004; 89(11):5347-5351.

168. Neale D, Burrow G. Thyroid disease in pregnancy. Obstet Gynecol Clin North Am 2004; 31(4):893-905, xi.

169. Niederle BE, Schmidt G, Organ CH, Niederle B. Albert J and his surgeon: a historical reevaluation of the first parathyroidectomy. J Am Coll Surg 2006; 202(1):181-190.

170. Nieman LK, Ilias I. Evaluation and treatment of Cushing's syndrome. Am J Med 2005; 118(12):1340-1346.
171. O'Brien RF, Kifuji K, Summergrad P. Medical conditions with psychiatric manifestations. Adolesc Med Clin 2006; 17(1):49-77.
172. Oberg K, Eriksson B. Endocrine tumours of the pancreas. Best Pract Res Clin Gastroenterol 2005; 19(5):753-781.
173. Oliva-Hemker M, Berkenblit GV, Anhalt GJ, Yardley JH. Pernicious anemia and widespread absence of gastrointestinal endocrine cells in a patient with autoimmune polyglandular syndrome type I and malabsorption. J Clin Endócrinol Metab 2006; 91(8):2833-2838.
174. Ollila DW, Caudle AS, Cance WG et al. Successful minimally invasive parathyroidectomy for primary hyperparathyroidism without using intraoperative parathyroid hormone assays. Am J Surg 2006; 191(1):52-56.
175. Palma Sisto PA. Endocrine disorders in the neonate. Pediatr Clin North Am 2004; 51(4):1141-68, xi.
176. Panzer C, Beazley R, Braverman L. Rapid preoperative preparation for severe hyperthyroid Graves' disease. J Clin Endócrinol Metab 2004; 89(5):2142-2144.
177. Pasieka JL. What's new in general surgery: endocrine surgery. J Am Coll Surg 2004; 199(3):437-445.
178. Pearce EN, Pino S, He X, Bazrafshan HR, Lee SL, Braverman LE. Sources of dietary iodine: bread, cows' milk, and infant formula in the Boston area. J Clin Endócrinol Metab 2004; 89(7):3421-3424.
179. Pearce EN, Braverman LE. Hyperthyroidism: advantages and disadvantages of medical therapy. Surg Clin North Am 2004; 84(3):833-847.
180. Peeters RP, Debaveye Y, Fliers E, Visser TJ. Changes within the thyroid axis during critical illness. Crit Care Clin 2006; 22(1):41-55, vi.
181. Perheentupa J. Autoimmune polyendócrinopathy-candidiasis-ectodermal dystrophy. J Clin Endócrinol Metab 2006; 91(8):2843-2850.
182. Perraudin V, Delarue C, Lefebvre H, Do Rego JL, Vaudry H, Kuhn JM. Evidence for a role of vasopressin in the control of aldosterone secretion in primary aldosteronism: in vitro and in vivo studies. J Clin Endócrinol Metab 2006; 91(4):1566-1572.
183. Perry R, Kecha O, Paquette J, Huot C, van VG, Deal C. Primary adrenal insufficiency in children: twenty years experience at the Sainte-Justine Hospital, Montreal. J Clin Endócrinol Metab 2005; 90(6):3243-3250.
184. Phelps CJ, Romero MI, Hurley DL. Growth hormone-releasing hormone-producing and dopaminergic neurones in the mouse arcuate nucleus are independently regulated populations. J Neuroendócrinol 2003; 15(3):280-288.
185. Phitayakorn R, McHenry CR. Incidence and location of ectopic abnormal parathyroid glands. Am J Surg 2006; 191(3):418-423.
186. Pivonello R, Ferone D, de Herder WW et al. Dopamine receptor expression and function in human normal adrenal gland and adrenal tumors. J Clin Endócrinol Metab 2004; 89(9):4493-4502.

187. Rafferty MA, Goldstein DP, Rotstein L et al. Completion thyroidectomy versus total thyroidectomy: is there a difference in complication rates? An analysis of 350 patients. J Am Coll Surg 2007; 205(4):602-607.
188. Rainey WE, Rehman KS, Carr BR. Fetal and maternal adrenals in human pregnancy. Obstet Gynecol Clin North Am 2004; 31(4):817-35, x.
189. Reid JR, Wheeler SF. Hyperthyroidism: diagnosis and treatment. Am Fam Physician 2005; 72(4):623-630.
190. Reynaud R, Chadli-Chaieb M, Vallette-Kasic S et al. A familial form of congenital hypopituitarism due to a PROP1 mutation in a large kindred: phenotypic and in vitro functional studies. J Clin Endócrinol Metab 2004; 89(11):5779-5786.
191. Reynaud R, Gueydan M, Saveanu A et al. Genetic screening of combined pituitary hormone deficiency: experience in 195 patients. J Clin Endócrinol Metab 2006; 91(9):3329-3336.
192. Rivkees SA. Emergence and influences of circadian rhythmicity in infants. Clin Perinatol 2004; 31(2):217-2vi.
193. Roti E, Rossi R, Trasforini G et al. Clinical and histological characteristics of papillary thyroid microcarcinoma: results of a retrospective study in 243 patients. J Clin Endócrinol Metab 2006; 91(6):2171-2178.
194. Ruan QG, She JX. Autoimmune polyglandular syndrome type 1 and the autoimmune regulator. Clin Lab Med 2004; 24(1):305-317.
195. Ruberg FL, McDonnell ME, Trabb J et al. An intracardiac accessory thyroid gland. Am J Cardiol 2006; 97(6):926-928.
196. Rutland BM, Edgar MA, Horenstein MG. Hypomelanosis of Ito associated with precocious puberty. Pediatr Neurol 2006; 34(1):51-54.
197. Sam S, Frohman LA. Normal physiology of hypothalamic pituitary regulation. Endócrinol Metab Clin North Am 2008; 37(1):1-22, vii.
198. Sandeep TC, Strachan MW, Reynolds RM et al. Second primary cancers in thyroid cancer patients: a multinational record linkage study. J Clin Endócrinol Metab 2006; 91(5):1819-1825.
199. Santiago-Fernandez P, Torres-Barahona R, Muela-Martinez JA et al. Intelligence quotient and iodine intake: a cross-sectional study in children. J Clin Endócrinol Metab 2004; 89(8):3851-3857.
200. Scillitani A, Guarnieri V, De GS et al. Blood ionized calcium is associated with clustered polymorphisms in the carboxyl-terminal tail of the calcium-sensing receptor. J Clin Endócrinol Metab 2004; 89(11):5634-5638.
201. Senovilla L, Nunez L, de Campos JM et al. Multifunctional cells in human pituitary adenomas: implications for paradoxical secretion and tumorigenesis. J Clin Endócrinol Metab 2004; 89(9):4545-4552.
202. Serri O, Chik CL, Ur E, Ezzat S. Diagnosis and management of hyperprolactinemia. CMAJ 2003; 169(6):575-581.
203. Shih MJ, Liao SL, Kuo KT, Smith TJ, Chuang LM. Molecular pathology of Muller's muscle in Graves' ophthalmopathy. J Clin Endócrinol Metab 2006; 91(3):1159-1167.

204. Silverberg SJ, Bilezikian JP. Asymptomatic primary hyperparathyroidism: a medical perspective. Surg Clin North Am 2004; 84(3):787-801.
205. Silverman ES, Breault DT, Vallone J et al. Corticotropin-releasing hormone deficiency increases allergen-induced airway inflammation in a mouse model of asthma. J Allergy Clin Immunol 2004; 114(4):747-754.
206. Silverstein RL, Ram CV. Resistant hypertension. Prim Care 2008; 35(3):501-13, vii.
207. Singh RJ. Advances in metanephrine testing for the diagnosis of pheochromocytoma. Clin Lab Med 2004; 24(1):85-103.
208. Sippel RS, Chen H. Subclinical Cushing's syndrome in adrenal incidentalomas. Surg Clin North Am 2004; 84(3):875-885.
209. Smith HO, Kohorn E, Cole LA. Choriocarcinoma and gestational trophoblastic disease. Obstet Gynecol Clin North Am 2005; 32(4):661-684.
210. Sriram U, Patacsil LM. Thyroid nodules. Dis Mon 2004; 50(9):486-526.
211. Stepanian M, Cohn DE. Gynecologic malignancies in adolescents. Adolesc Med Clin 2004; 15(3):549-568.
212. Stiller JW, Postolache TT. Sleep-wake and other biological rhythms: functional neuroanatomy. Clin Sports Med 2005; 24(2):205-35, vii.
213. Stricker T, Navratil F, Forster I, Hurlimann R, Sennhauser FH. Nonpuerperal mastitis in adolescents. J Pediatr 2006; 148(2):278-281.
214. Sturgeon C, Corvera C, Clark OH. The missing thyroid. J Am Coll Surg 2005; 201(6):841-846.
215. Szyper-Kravitz M, Zandman-Goddard G, Lahita RG, Shoenfeld Y. The neuroendocrine-immune interactions in systemic lupus erythematosus: a basis for understanding disease pathogenesis and complexity. Rheum Dis Clin North Am 2005; 31(1):161-75, x.
216. Taniegra ED. Hyperparathyroidism. Am Fam Physician 2004; 69(2):333-339.
217. Terzi A, Altundag K, Saglam A et al. Isolated metastasis of malignant melanoma into follicular carcinoma of the thyroid gland. J Endócrinol Invest 2004; 27(10):967-968.
218. Tews MC, Shah SM, Gossain VV. Hypothyroidism: mimicker of common complaints. Emerg Med Clin North Am 2005; 23(3):649-67, vii.
219. Toogood AA, Stewart PM. Hypopituitarism: clinical features, diagnosis, and management. Endócrinol Metab Clin North Am 2008; 37(1):235-61, x.
220. Torrey SP. Recognition and management of adrenal emergencies. Emerg Med Clin North Am 2005; 23(3):687-702, viii.
221. Trastour C, Rahili A, Chevallier A et al. Isolated bilateral adrenal choriocarcinoma. Lancet Oncol 2005; 6(11):905-907.
222. Trueba SS, Auge J, Mattei G et al. PAX8, TITF1, and FOXE1 gene expression patterns during human development: new insights into human thyroid development and thyroid dysgenesis-associated malformations. J Clin Endócrinol Metab 2005; 90(1):455-462.
223. Tsang CC, Ko GT, Wong KK, Chan HS, Yu AW. Autoimmune polyendócrinopathy type II in a Chinese patient. Hong Kong Med J 2006; 12(5):385-387.

224. Turcotte RE. Giant cell tumor of bone. Orthop Clin North Am 2006; 37(1):35-51.
225. Turton JP, Reynaud R, Mehta A et al. Novel mutations within the POU1F1 gene associated with variable combined pituitary hormone deficiency. J Clin Endócrinol Metab 2005; 90(8):4762-4770.
226. Udelsman R, Shaha AR. Is total thyroidectomy the best possible surgical management for well-differentiated thyroid cancer? Lancet Oncol 2005; 6(7):529-531.
227. Utz AL, Swearingen B, Biller BM. Pituitary surgery and postoperative management in Cushing's disease. Endócrinol Metab Clin North Am 2005; 34(2):459-78, xi.
228. van Tijn DA, de Vijlder JJ, Verbeeten B, Jr., Verkerk PH, Vulsma T. Neonatal detection of congenital hypothyroidism of central origin. J Clin Endócrinol Metab 2005; 90(6):3350-3359.
229. van Tijn DA, de Vijlder JJ, Verbeeten B, Jr., Verkerk PH, Vulsma T. Neonatal detection of congenital hypothyroidism of central origin. J Clin Endócrinol Metab 2005; 90(6):3350-3359.
230. Van Wyk JJ, Ritzen EM. The role of bilateral adrenalectomy in the treatment of congenital adrenal hyperplasia. J Clin Endócrinol Metab 2003; 88(7):2993-2998.
231. Vanhorebeek I, Van den BG. The neuroendocrine response to critical illness is a dynamic process. Crit Care Clin 2006; 22(1):1-15, v.
232. VanHouten JN, Yu N, Rimm D et al. Hypercalcemia of malignancy due to ectopic transactivation of the parathyroid hormone gene. J Clin Endócrinol Metab 2006; 91(2):580-583.
233. Vaughan ED, Jr. Diseases of the adrenal gland. Med Clin North Am 2004; 88(2):443-466.
234. Vermiglio F, Lo P, V, Moleti M et al. Attention deficit and hyperactivity disorders in the offspring of mothers exposed to mild-moderate iodine deficiency: a possible novel iodine deficiency disorder in developed countries. J Clin Endócrinol Metab 2004; 89(12):6054-6060.
235. Vortmeyer AO, Huang S, Lubensky I, Zhuang Z. Non-islet origin of pancreatic islet cell tumors. J Clin Endócrinol Metab 2004; 89(4):1934-1938.
236. Walz MK. Extent of adrenalectomy for adrenal neoplasm: cortical sparing (subtotal) versus total adrenalectomy. Surg Clin North Am 2004; 84(3):743-753.
237. Weber KJ, Solorzano CC, Lee JK, Gaffud MJ, Prinz RA. Thyroidectomy remains an effective treatment option for Graves' disease. Am J Surg 2006; 191(3):400-405.
238. Wein RO, Weber RS. Contemporary management of differentiated thyroid carcinoma. Otolaryngol Clin North Am 2005; 38(1):161-78, x.
239. Wemeau JL, Caron P, Beckers A et al. Octreotide (long-acting release formulation) treatment in patients with graves' orbitopathy: clinical results of a four-month, randomized, placebo-controlled, double-blind study. J Clin Endócrinol Metab 2005; 90(2):841-848.

240. Wilson GR, Curry RW, Jr. Subclinical thyroid disease. Am Fam Physician 2005; 72(8):1517-1524.

241. Woo YS, Isidori AM, Wat WZ et al. Clinical and biochemical characteristics of adrenocorticotropin-secreting macroadenomas. J Clin Endócrinol Metab 2005; 90(8):4963-4969.

242. Yaneva M, Mosnier-Pudar H, Dugue MA, Grabar S, Fulla Y, Bertagna X. Midnight salivary cortisol for the initial diagnosis of Cushing's syndrome of various causes. J Clin Endócrinol Metab 2004; 89(7):3345-3351.

243. Yao K, Singer FR, Roth SI, Sassoon A, Ye C, Giuliano AE. Weight of normal parathyroid glands in patients with parathyroid adenomas. J Clin Endócrinol Metab 2004; 89(7):3208-3213.

244. Yeh MW, Lisewski D, Campbell P. Virilizing adrenocortical carcinoma with cavoatrial extension. Am J Surg 2006; 192(2):209-210.

245. Yip L, Lee JE, Shapiro SE et al. Surgical management of hereditary pheochromocytoma. J Am Coll Surg 2004; 198(4):525-534.

246. Zayour DH, Selman WR, Arafah BM. Extreme elevation of intrasellar pressure in patients with pituitary tumor apoplexy: relation to pituitary function. J Clin Endócrinol Metab 2004; 89(11):5649-5654.

247. Zhou W, Liu Z, Wu J et al. Identification and characterization of two novel splicing isoforms of human estrogen-related receptor beta. J Clin Endócrinol Metab 2006; 91(2):569-579.

CAPÍTULO 10

LA PIEL

"Ella lo dijo, todo sucede en sábado; el nacimiento, la muerte,
la boda en el aire de los hijos, tu piel, mi piel llegó en sábado,
somos los dos la aurora, la sombra de ese día"
Arridáis H.

Consideraciones generales.

También se le conoce como integumento (L. *integumentum* = envoltura, cobertura, disfraz) o cutis, es el órgano más grande del organismo y va de 0.25m² en el recién nacido hasta más de 2 m² en el adulto. Actúa como una cubierta flexible, que se amolda sobre el contorno corporal (¡aunque algunas veces también pende!). Regula la temperatura, permite la diaforesis, previene la pérdida no regulada de líquidos, proteínas y electrolitos y es un excelente órgano de relación. Protege al organismo de la influencia negativa del medio ambiente y agresiones físicas como la radiación solar, infecciones, cambios extremos de temperaturas y deshidratación. También posee funciones inmunes, endócrinas y nerviosas.

La epidermis y los apéndices cutáneos como son las uñas, folículos pilosos, así como las glándulas sudoríparas y sebáceas, se originan del ectodermo; las fibras elásticas de la dermis, lo hacen del mesodermo. Es decir, dos orígenes distintos, una función íntimamente relacionada. La epidermis en si, no es la verdadera piel.

La dermis mesodérmica, está sujeta a traumatismos (accidentales o quirúrgicos), quemaduras, frío y a exposición a substancias y radiaciones carcinógenas, que le hacen susceptible a lesiones muy graves.

Con mucha frecuencia se confunde con la capa superficial, sin embargo, la verdadera cubierta cutánea es la *dermis* (también conocida como corium (L. *hide* = pellejo, cuero, corambre), la que a su vez requiere para funcionar adecuadamente de su "cáscara" epidérmica, ya que su pérdida ocasiona el escape de linfa y quizá sangre, predisponiéndole a la infección y a la aparición de úlceras. Como ya se señaló, la dermis se origina del mesenquima y la epidermis del ectodermo, uniéndose ambas por medio de la lámina o membrana basal, estableciendo con ello una verdadera unión funcional.

La *epidermis*, está formada por varias capas celulares las que a medida que se exteriorizan se aplanan, formando el epitelio escamoso estratificado, llegando a la superficie para formar una capa de células escamosas muertas, que son las que se desprenden cuando nos rascamos. Este epitelio es más ostensible en las zonas de rozamiento, se reblandece por la acción de la secreción grasosa de las glándulas sebáceas, y a veces se humedece por la de las glándulas sudoríparas. El empleo de jabones y emulsiones hace que se ponga dura y áspera, y el constante contacto con el agua la "arruga", como lo puede atestiguar cualquiera que . . . ¡Lave mucha ropa!

El espesor de la piel depende del grosor de la epidermis (¿callos?) y de la dermis. En las plantas y palmas de los pies y manos respectivamente, la primera es gruesa, incluso a veces muy áspera, y su función bien lo justifica al igual que la ausencia de vello, pero la segunda, es curiosamente muy delgada. En los dorsos es al revés, la capa cornea es delgada y la dermis tiende a ser más gruesa. Imagínese, el "cuero" de los lomos es el que sirve para hacer suela de zapatos, el de la "panza" es útil para confeccionar guantes.

El color de la piel.

Se trata de un tema verdaderamente complejo, y la realidad es que no existe una definición estándar de lo que es su color normal. Lo que si se entiende es que varias sustancias químicas contribuyen a su tonalidad. Desde luego entre ellas, una de las más influyentes es la cantidad, tipo, distribución y localización de la *melanina*, tanto en la epidermis como en la dermis. Otros factores que inciden en ello son la hemoglobina, el flujo capilar, algunos cromóforos como el caroteno y el licopeno así como el colágeno dérmico. Otros causantes son de naturaleza física, como el espectro de la luz que le llega y su reflexión, refracción y absorción, además de la transparencia del estrato corneo y la propia epidermis. Existen poblaciones con diferentes colores de piel, que puede variar desde muy tenue con pelo rojo (celtas) o rubio (escandinavos), hasta muy obscura (africanos) o casi negra (aborígenes australianos). Entre ambos extremos hay múltiples variaciones.

Como se señaló la melanina es muy importante, y ella influye a través de su cantidad, tipo y distribución cutánea. Se han identificado dos tipos, la *eumelanina* que es café o negra y proviene en su totalidad del aminoácido tirosina, y la *pro melanina,* derivada además de la tirosina, de la cisteína que es rojiza o anaranjada. La síntesis de ambas se debe a un proceso catalizador complejo en el que interviene la enzima tirosinaza. Esto es importante porque empieza a descubrirse evidencia de que las efélides o pecas, resultan de una mutación del receptor de la hormona estimulante de los melanocitos, que estimula preferentemente la producción de eumelanina. La única diferencia entre la piel de las diversas razas, es el tipo y la cantidad de melanina, ya que la población de melanocitos ¡**es idéntica en todas**!

Los ***melanocitos,*** se originan de la cresta neural y en su mayoría emigran hacia la unión epidermo-dérmica. En todos nosotros, existen unos 1500 melanocitos por mm^2, lo que varia de piel a piel es la actividad de ellos. La melanina es un polímero derivado de la tirosina, al igual que la adrenalina. Absorbe la radiación ultravioleta (RUV) y el espectro visible de la luz, convirtiéndose en la principal protección contra el efecto de la luz solar. La melanización evidentemente es un proceso genético y ambiental, por demás complejo.

Otros tipos celulares.

Las células de Langerhans (CLs) localizadas en la epidermis, son las células *dendríticas* presentadoras de antígeno. Contienen a los llamados gránulos de Birbeck, que son subestructuras del compartimiento endosómico reciclable. Las CLs migran de la epidermis, para la presentación de los antígenos péptidos a las células T a los ganglios linfáticos regionales, pudiendo iniciar un proceso temprano de respuesta inmunológica o inducir una tolerancia antígeno específica. Obviamente se requiere de un mecanismo constante de repoblación, para lo cual los queratinocitos epidérmicos y los fibroblastos dérmicos producen quimotaxinas, que guían a las células precursoras de las CLs desde el endotelio de las venulas dérmicas, a través del subendotelio y la dermis, hasta su sito habitual epidérmico, requiriéndose para poder facilitar su desplazamiento, la participación de endopeptidasas proteolíticas (métalo proteinazas)

Las células de *Merkel* (1845-1919) probablemente sean mecano-receptores lentos, y están localizadas en la membrana basal de la epidermis; se encargan de proporcionar información sobre el tacto y el movimiento de los pelos. Son de origen neuroendócrino, y migran desde la cresta neural hacia la piel, en donde maduran y expresan varios marcadores neuronales y epiteliales. También contienen en su interior gránulos densos, demostrados con microscopia electrónica, que contienen catecolaminas.

Dado que es avascular, la epidermis recibe sus nutrientes y oxígeno de la dermis, lo que permite que los queratocitos tengan un proceso continuo de proliferación, maduración y muerte celular

La unión *dermo-epidérmica*, es la zona de transición en donde la capa profunda o basal de la epidermis, se pone en contacto con los anclajes de colágena que se originan de dermis papilar y constituye el punto más débil de la piel; precisamente ahí es donde se forman las ampollas por frío, calor o problemas médicos. En la membrana basal se encuentran las uniones proteicas llamadas *hemidesmosomas*, que ayudan a estabilizar dicha unión.

La *dermis* es más o menos gruesa en diferentes partes del cuerpo. Por medio de la capa papilar se ancla a la epidermis, y le da su espesor la cubierta reticular rica en tejido conectivo. Es la capa con más actividad fisiológica, y desde luego la principal en el proceso de reparación tisular. En ella se encuentran fibroblastos, fibrocitos, macrófagos, leucocitos y células plasmáticas. Para su irrigación, le llegan arterias pequeñas desde el tejido celular subcutáneo y forman un plexo profundo; la sangre asciende a través de las que siguen a las papilas y retorna por plexos venosos. A partir de la porción poscapilar de estas venas, los leucocitos salen hacia los tejidos. Entre el 4% y el 6% del volumen sanguíneo se encuentra en el sistema vascular cutáneo, y por ese hecho juega un papel fundamental en la termorregulación; su flujo está regulado por fibras nerviosas simpáticas. La inervación es muy rica, se hace a base de fibras mielinizadas y desmielinizadas, además contiene los corpúsculos de Pacini (1812-1883) y de Meissner (1829-1905), por cierto muy abundantes en las palmas de las manos y plantas de los pies.

Anexos.

Las **glándulas sebáceas**, están distribuidas por toda la dermis a excepción de las palmas de las manos y la planta de los pies (para evitar que se nos resbalen las cosas o patinemos al andar descalzos). Sería presuntuoso señalar una función específica de las mismas, pero son muy activas al inicio de nuestras vidas, ya que se requiere de una excelente lubricación para el deslizamiento por el canal del parto, sobre todo de la cabeza, frente, nariz, mandíbula, hombros, etc., de hecho la *vérnix caseosa* es el enemigo de quien atiende el nacimiento, ya que los bebés son muy ¡resbalosos! Estas glándulas, son particularmente hiperactivas justo antes del parto, quizá por la gran cantidad de progesterona que entra a la circulación fetal, y la estimulación por el lactógeno placentario (somato-mamotropina), cuyas moléculas tienen como objetivo incitar a las glándulas sebáceas fetales y a las mamarias maternas, en este momento crucial para el nuevo ser. Años después, otra somatotropina, la HC, nos molesta al actuar sinérgicamente con otros andrógenos, que al volver a estimularlas nos produce el acné. El esmegma se produce en las glándulas sebáceas de la cara interna del prepucio. Este producto que "parece queso" es un emoliente natural que facilita la erección, la eversión del prepucio y la penetración durante el coito.

Las glándulas sebáceas *son tan vitales*, que hasta el momento no se ha descrito caso alguno de fetos con "asebia total congénita" No estan inervadas por fibras autonómicas, su control es evidentemente endócrino. También se ha especulado que tienen un importante papel termorregulador. A diferencia de las sudoríparas, estas semejan un racimo de uvas; la mayoría drenan a un folículo piloso, sin embargo algunas abren directamente a la piel, y precisamente son las que cuando se bloquean, ocasionan puntos negros (en el pene pueden ocasionar hasta una tumoración), y cuando se infectan ocasionan acné.

En el humano, existen unos 4 millones de **glándulas sudoríparas**, de las cuales 3 millones son de secreción ecrina (Gr. *Krinein* = separar) es decir drenan a través de un conducto, las restantes son apocrinas (Gr. *apokrinesthai* = ser secretado) y vierten el producto celular directamente a través de su membrana.

Las *ecrinas*, estan inervadas por fibras colinergicas del sistema nervioso autónomo; su principal función es la producción de sudor, un líquido cristalino, sin olor que regula la temperatura corporal, Se encuentran distribuidos por casi toda la superficie cutánea, pero su densidad es más notoria en las plantas de los pies y en la frente, seguidas de las palmas y las mejillas. En la cara, el sudor es producido por acción del parasimpático, y puede darse al comer o mascar un chile, las fibras viajan por el VII par por lo que se comprometen durante la parálisis de Bell. Es de hacer notar que estan por debajo de la epidermis en contacto con el tejido celular subcutáneo, lo que es de gran ventaja en aquellos casos en los que se pierde la dermis totalmente, ya que mientras estas no se lesionen, a partir de ellas se puede regenerar un nuevo epitelio, pero si desaparecen entonces es necesario el injerto.

Las *apócrinas* son glándulas "olorosas" y se localizan en las axilas y la región urogenital. Participan en la hiperhidrosis focal y su función está regulada por hormonas, lo que explica porque son pequeñas durante la infancia y crecen en la pubertad, momento en que empiezan a secretar, particularmente por miedo, excitación sexual y algunas otras causas que generan tensión en el sujeto. En el oído producen cerumen y las localizadas en los párpados de denomina de Moll (1832-1914).

Las *glándulas mixtas*, son una variedad a las que se les designa como *apo-ecrinas*, y están localizadas en las axilas y la región perianal.

La *innervación cutánea*, es abundante y permite varias funciones. Por ejemplo, los vasos sanguíneos estan inervados simultáneamente por axones sensoriales, simpáticos y parasimpáticos. En relación a la sensación, las neuronas sensoriales tienen transductores especializados para funciones muy específicas, y la cantidad y distribución de algunos tipos particulares de terminaciones nerviosas, varían de región en región y más aún, en diferentes partes de la piel de una misma zona. A pesar de que cada día se entiende un poco más las funciones eferentes y trópicas de las neuronas sensoriales, aún existen muchas interrogantes.

Cada tipo de receptor sensorial, transduce formas particulares de energía hacia potenciales de acción que notifican al SNC sobre los cambios ambientales. Para entender lo complejo del mecanismo, basta con que el lector analice en estos momentos los estímulos que le estan rodeando, como los capta, como los distingue, como se entera que zona cutánea está más o menos estimulada, como llega toda esa información hacia su corteza somato sensorial y de ahí como se procesa y concluye que lo usted está sintiendo en este instante, es normal, placentero, aceptable o sin deseárselo, francamente dañino.

Cada área corporal tiene terminaciones nerviosas especiales, Por ejemplo las puntas de los dedos, los labios y los genitales tienen muchísimas.

Durante el desarrollo embrionario, en los cuerpos neuronales en los ganglios sensoriales craneales y somáticos, cercanos al cerebro o la medula, extienden dos axones, uno distal hacia la piel y otro proximal hacia el SNC. El crecimiento y mantenimiento de ellos, depende del transporte retrógrado de varias moléculas neurotropicas que se sintetizan en la piel y en otros órganos blanco. Para las neuronas el *factor de crecimiento nervioso* y la *neurotropina 3* son muy importantes, particularmente para las neuronas nociceptivas (L. *noc re* = lesionar) que contienen péptidos. Las neuronas no pépticas, requieren de células gliales que producen otro factor neurotropico.

Morfológicamente los axones sensoriales se clasifican en mielinizados (fibras A) y desmielinizados (fibras C), y en general las terminaciones nerviosas cutáneas se pueden clasificar en péptido-génicas y no péptido-génicas. En las primeras siempre está presente el gene relacionado con la calcitonina.

Las neuronas nociceptivas están en contacto con otras células de la piel como las de Langerhans y los mastocitos, sobre las que evidentemente influyen. Falta por determinar que papel juegan sobre los queratocitos.

El contacto que deforma a la piel, estimula a los mecano-receptores y dado que el tacto es tan importante, existen terminaciones nerviosas altamente especializadas para las diferentes variedades que se conocen, es más algunas sólo se encuentran en áreas determinadas de la piel, algunos se disparan por estímulos inocuos y codifican información que permite distinguir la textura, forma y movimiento de algo. Los que inervan a los folículos pilosos son tan particulares, que detectan la brisa o avisan de la cercanía de algún objeto. Imaginar la discriminación entre dos puntas es sorprendente, no se diga el tacto de los dedos.

El descubrimiento de la súper familia de receptores de la temperatura, ha permitido entender más de la integración de estas señales que son muy semejantes a los mecanos receptores. Obviamente, los hay para detectar temperaturas tolerables tanto calientes como frías.

Los quimoreceptores detectan, bradiquininas, prostaglandinas, leucotrienos, serotonina, histamina protones, sustancia P, tromboxanos, factor activador de plaquetas, radicales libres, citoquinas, etc., lo que se traduce en dolor y prurito.

Particularmente esa asociación dolor-prurito, se había considerado tradicionalmente como común, pero la evidencia de que ambas despiertan respuestas concientes y reflejas totalmente diferentes, obligan a pensar que tiene distinta señalización. El dolor ocasiona retiro del estímulo mientras que la comezón genera rasquidos. Es posible que existan dos sensaciones nocidefensivas, una que trata de proteger del daño probable y otra que señala que es mejor desestabilizar al estímulo, más que retirándose del mismo. Ejemplo del primero, sería lo que usted haría al tocar el tallo de una rosa y del segundo, ¿que haría con un mosquito o parásito pequeño?

Las funciones eferentes en general, están mediadas por la distensión de las minúsculas vesículas que se encuentran en los pequeñísimos axones intracutáneos. Esto influencia a las células de la piel, que tienen función inmune y a otras con axones. Muchos neurotransmisores son también efectores, y se incluyen monoaminas, purinas, amino ácidos, algunos péptidos, oxido nítrico, sustancia P, neuroquina A, péptido intestinal vaso activo, histamina, serotonina y somatostatina. El término "efecto trófico", se refiere a la liberación de moléculas que ayudan a sostener la función de las células no neuronales. Las neuronas interconectan a muchas células, para coordinar sus funciones reguladoras y la homeostasis. Si un nervio se secciona, la piel sufre cambios tróficos, como se puede apreciar en aquellas áreas denervadas por accidentes, en las cuales se adelgaza, se torna brillosa y atrófica, además del compromiso del crecimiento ungüeal y del pelo.

El sistema nervioso autónomo también participa, regulando funciones sobre las que no se tiene control voluntario. La mayoría de las fibras son simpáticas y emplean norepinefrina como su principal neurotransmisor.

Los músculos erectores del pelo están densamente inervados por axones simpáticos noradrenérgicos.

Las **uñas**, son parte integral de la punta de los dedos que ¡es un instrumento de lo más versátil y el órgano sensorial más importante! Están formadas por la *raíz*, que es el epitelio germinal proximal, el *cuerpo* que es un producto de queratina, el *lecho* o *matriz*, epitelio especializado subungüeal también denominado *estéril*, y que está adherido a la cara profunda del cuerpo, además de un asa de piel al que se denomina *pliegue* de la uña, y el *borde libre*. La *lúnula* es una mancha opaca en forma de semi luna y que resulta de una colección gruesa de células germinales, la que es blanquecina porque en esa zona la dermis está menos vascularizada. Las uñas de las manos crecen a razón de 0.5 a 1.5 mm por semana, las de los pies lo hacen más lentamente.

El *pelo* es una columna de queratina pigmentada por melanocitos que crece en folículos de los cuales, los hay vellosos, como la mayoría de los que tenemos en el cuerpo, terminales como los de la barba, el cuero cabelludo, las axilas y las ingles y los sebáceos que se distribuyen entre los anteriores, además de localizarse en la espalda, los que por cierto tienen un pelo corto y glándulas sebáceas hipertrofiadas. Los de las pestañas y las cejas tienen algunas características determinadas por factores mesenquimatosos locales. El crecimiento del pelo depende de la dermis, la que responde a estímulos de los andrógenos a través del receptor de andrógenos tipo II.

Hay que comprender dada la composición del pelo, que el folículo es una proyección subcutánea de la epidermis. Los folículos se encuentran oblicuos, penetran la dermis y a veces casi llagan al tejido subcutáneo. El extremo profundo es bulbar, está en relación con la papila vascular, y tiene una rica inervación, ya que literalmente podemos sentir con los pelos; además hay un *músculo piloso* de naturaleza lisa, que está unido a cada folículo e inervado por fibras simpáticas, el que cuando se contrae "pone los pelos de punta", es decir los trata de llevar hacia la vertical con lo que se aparece la *carne de gallina* (¡desplumada obviamente!)., claro si UD. desea ver como funciona, salga al frío sin cubrirse. Por el hecho de que los folículos atraviesan la dermis, se ha considerado como un buen marcador de profundidad de las quemaduras, y permite valorar las posibilidades de tratamiento, ya que las células epiteliales perifoliculares son indispensables para la reparación de esas heridas.

Es evidente que la piel tiene un ***sistema inmunitario propio***; de hecho debemos conceptuarlo como la barrera de defensa más superficial, en la que para impedir que los agentes agresores del exterior penetren a través de esta línea de defensa, trabajan incansablemente elementos de los sistemas inmunes innatos y adquiridos. Imagínese, ¿cuantas bacterias, parásitos y virus se ponen en contacto con ella, digamos en un minuto? Para contrarrestarlos el sistema innato echa mano de los macrófagos, las células dendríticas y los neutrofilos. El sistema inmune adquirido cuenta con las CLs. Recientemente se ha descubierto los llamados receptores Toll, cuyas funciones empiezan a entenderse, sobre todo las relacionadas con la coordinación entre estos dos sistemas.

La piel se está unida hasta cierto punto, a estructuras subyacentes, pero es una unión variable, por ejemplo la piel del dorso de la mano y el pie se puede "pellizcar" sin problema, sin embargo la de la palma o la planta, es casi imposible ya que ahí la dermis está adherida firmemente a la aponeurosis, dado que sin este arreglo evidentemente, sería imposible poder tomar las cosas o caminar sin problemas. Los pliegues cutáneos son líneas de flexión sobre las articulaciones, y la piel siempre se dobla en el mismo sitio, en donde por cierto es más delgada y también está más anclada a la aponeurosis o alguna otra estructura. Es muy importante recordar que el sitio de flexión, no corresponde exactamente con la topografía de las mismas articulaciones, por ejemplo la línea de flexión en la ingle está por debajo del ligamento inguinal, y el pliegue posterior de la nalga no depende del borde inferior del glúteo mayor.

La patología cutánea es frecuente, una de cada tres personas tienen algún problema, aunque no todos se tratan quirúrgicamente, sin embargo este es el primer órgano que, en la gran mayoría de sus procedimientos el cirujano aborda y lesiona, por ello además de conocerla, debe aprender a respetarla y cuidarla ¡¡¡Con afecto!!!

Tejido celular subcutáneo.

Aunque no es parte de la piel, si es su vecino permanente, y además por medio de una capa de tejido areolar, que es o más o menos densa en diferentes animales, le ayuda a conectarse a la fascia profunda o a los huesos subyacentes,. Por ejemplo quitarle la piel a un conejo es muy fácil, pero en otros como el hombre, que contiene mucha grasa y en consecuencia, está más unida a la fascia profunda, sería más complicado "pelarlo", ya que esa cobija subcutánea llamada *panículo adiposo*, sostiene a la cubierta con alguna fuerza, además que a través de el, transitan sus nervios, vasos y linfáticos. En este panículo adiposo, se encuentran fibras de tejido muscular a lo que se llama *panículo carnoso*, que está más o menos desarrollado de acuerdo a la especie, y es precisamente el que se ve en los pedazos de chicharrón con grasa. Lo interesante de este panículo es que por un extremo, el músculo se une a la piel y por el otro a la fascia profunda o a hueso. En el ser humano, este panículo está tan extraordinariamente bien diferenciado, que le da la posibilidad de expresar su alegría, sufrimiento, dolor o enojo a través de los músculos del cuero cabelludo, de la cara y del cuello. Otras expresiones menos vistas de este panículo carnoso, son las de los músculos palmar menor, cutáneo del ano, dartos del escroto y el subareolar del pezón.

Se considera que existen poco más de 3000 variedades de enfermedades de la piel, en este apartado sólo se mencionarán aquellas susceptibles de requerir la participación de un cirujano.

Quemaduras.

Son una patología endémica, miles de seres humanos se ven afectados por ellas, y el costo de su atención es exorbitante. La mortalidad es elevada en los extremos de la vida, los niños y los ancianos, sucumben a ellas por las complicaciones que presentan.

A diferencia de otros traumatismos, las quemaduras lesionan a uno de los **órganos** con más circulación sanguínea de la economía, siendo el daño más extenso que profundo, de tal manera que la zona más vascularizada habitualmente permanece intacta, lo que ocasiona una respuesta inflamatoria muy intensa, que por la pérdida de la epidermis permite un abundante escape de líquido, y además favorece la infección, lo que se agrava por la presencia de tejido necrótico en su superficie.

Las quemaduras se clasifican tanto por la extensión de piel comprometida como por su profundidad.

La **extensión** se refiere al % de la *superficie corporal total* que está afectada y para hacer un cálculo rápido, en los adultos la *"Regla de los Nueves"* ha aguantado el paso del tiempo. Consiste básicamente en dar un 9% o múltiplos del 9%, a varias zonas anatómicas. Así, la cabeza y el cuello representan el 9%, la cara anterior del tronco el 18%, la cara posterior del mismo 18%, cada una de las extremidades superiores el 9%, en donde el 4.5% es de la superficie anterior y el 4.5% es de la posterior. Cada una de las inferiores el 18% en donde la cara anterior da el 9% y la posterior el 9% restante. El total suma 99%, el 1% faltante lo dan el periné y los genitales externos.

En los niños, esto no se puede aplicar ya que en ellos, la cabeza y el tronco son proporcionalmente más grandes y por ello se le dan varios valores de acuerdo a la edad, ya que a medida que pasa el tiempo y la proporción corporal se acerca a la del adulto, los porcentajes lógicamente tienden a cambiar. Por ello se ha recomendado una tabla muy detallada, que se llama de Lund (1895-1972)-Brower (contemporáneo), la cual por sus variaciones obligadamente debe tenerse en las salas de urgencias, cosa que no siempre se hace. En esta, entre el nacimiento y el primer año de vida, a la cabeza se le da el 19% y al cuello el 2% lo que en el adulto sería el 9% con ambos, sin embargo al tronco en el mismo grupo de edad se le da el 26% mientras que en el adulto se otorga el 36%, a las extremidades inferiores se le da 14% y en el adulto 18%. En contraste, a un niño de 10 años se considera que el % de superficie corporal total de la cabeza es el 12%, y el cuello 2% o sea 7% menos que en el recién nacido.

La **profundidad** indica la severidad de la agresión, y refleja la temperatura de la fuente de calor y el tiempo de exposición. Aunque existen algunas técnicas sofisticadas para determinarla, en realidad lo más valioso es la experiencia del cirujano encargado, quien deberá tomar en cuenta el mecanismo de la lesión y la forma como se observa la quemadura. Tradicionalmente se han denominado por grados. Las de **primer grado** son las típicas quemaduras de la exposición al sol, en las cuales hay eritema, dolor moderado sin ampollas. Las de **segundo grado** son rojas o moteadas, hay edema y se forman ampollas, la superficie está húmeda y es muy dolorosa. Las de **tercer grado** habitualmente se ven negras o café oscuras como la piel curtida, también se llega a apreciar blanquizca, cerosa, translúcida y moteada. Está seca y **no** duele, ya que en ella están afectadas todas las capas de la piel y en ocasiones hasta el tejido subcutáneo. Algunos autores han considerado esta clasificación como poco precisa, y recomiendan otra en la cual se habla de superficial, superficial parcial, profunda parcial, total y total profunda. En ambas además de la apariencia, lo importante es la presencia o ausencia de ampollas y el que sean o no dolorosas. De hecho, a medida que menos duelen son más profundas, y seguramente las indoloras además de cuidados tópicos, requerirán para su manejo de injertos. En el cálculo del porcentaje de superficie afectada, no deben incluirse las zonas con lesiones consideradas como de primer grado.

Aunque pueden coincidir distintos grados, habitualmente uno es el que predomina. Sin embargo, la primera apariencia no es del todo adecuada para el tratamiento definitivo, ya que la magnitud de la profundidad afectada a veces se percibe hasta varios días después de la agresión, por lo que se requiere de la adecuada descripción inicial y desde luego de las subsiguientes, sobre todo cuando el paciente es referido a otro centro de atención.

La evaluación de las características mismas de la lesión, no es suficiente para planear el tratamiento ni menos para tener idea del pronóstico, ya que hay que tomar en cuenta también las variables que pueden influir en la capacidad de cicatrización y sobrevivir, como son el área anatómica afectada, cantidad de apéndices cutáneos intactos, edad de la víctima, además de los requerimientos para su manejo inicial y la eficacia con que se administren.

Respuesta corporal a las quemaduras.

"La victoria no se gana en millas sino en pulgadas.
Gana un poco ahora, retén lo ganado y luego gana
un poco más"
                              L´Amour L.

Sin la piel no podríamos vivir. Sus alteraciones ocasionan cambios fisiopatológicos directamente proporcionales a la extensión y la severidad de la agresión. Desde luego el daño local genera una respuesta inflamatoria que libera citoquinas hacia la circulación con lo que dispara una respuesta sistémica, caracterizada primero, por un estado inicial de choque seguido de otro de naturaleza *hipermetabólica*, a lo que se suma evidentemente, el lastre biológico de las otras lesiones ocasionadas por la dinámica del accidente.

Una quemadura grave, digamos de más del 15% en adultos y el 10% en niños, compromete la función inmunológica de la piel, su habilidad de regular la temperatura corporal y la capacidad de retener líquidos. A ello se suma la colonización bacteriana, seguida de infección al encontrar un huésped con disfunción local y sistémica, y con ello convertirse en la principal causa de muerte en sujetos con quemaduras extensas.

El sitio de la quemadura tiene tres zonas, una de coagulación, otra de estancamiento sanguíneo y una tercera de hiperemia.

La *zona de coagulación*, es la porción central o de máximo contacto con la fuente de calor. Las células están irremediablemente dañadas (necróticas), no serán capaces de regenerarse y requerirá de desbridamiento. La zona, de *estancamiento sanguíneo*, es periférica a la anterior; en ella la microcirculación deja de fluir existiendo "encharcamiento", lo que a su vez contribuye a isquemia celular, que solo se logra corregir, con la restitución inmediata del volumen circulante buscando lograr que sobrevivan las células en peligro. Esta medida habrá de sostenerla de ser necesario hasta por 48 horas, porque de no hacerlo, de ser una superficie rescatable pasará a ser una mera extensión de la zona de necrosis. Por ello hay que tener siempre presente, que uno de los propósitos de las medidas de resucitación es el de *limitar* la extensión y profundidad de la superficie afectada. La zona *periférica*, se caracteriza por hiperemia, y en ella las células, aunque lesionadas, tienen un daño transitorio, que tardará entre 7 y 10 días, para recuperarse. La lesión de los vasos en las dos zonas periféricas, ocasiona vaso dilatación e incremento de la permeabilidad capilar, lo que se traduce en aumento de la presión hidrostática. Esto ocasiona que la microcirculación permita el escape hacia la herida de agua, proteínas y electrolitos, incrementándose la pérdida de agua de entre cinco a diez veces más que la normal. El edema se acumula rápidamente y alcanza su máximo a las 48 horas. A su vez la salida de agua se incrementa por que hay disminución de la presión oncotica ya que las proteínas se escapan hacia el espacio intersticial. Queda claro que en esta etapa, la sobrecarga de líquidos puede contribuir al edema, por lo que hay que tomar esto en cuenta al establecer su manejo. El edema moderado, generalmente no es problema, pero si es excesivo al llegar a una presión de 25-30 mm Hg. puede ocasionar síndrome de compartimiento, que es ocasionado por compromiso del llenado capilar en una extremidad *aún sin lesión*, situación que llega a presentarse en los primeros días de iniciado el tratamiento. Evidentemente la omisión diagnóstica puede llegar a ocasionar una tragedia, la cual se evita con la fasciotomía. La valoración clínica permanente de la circulación distal, vigilando pulso, llenado capilar, cianosis o deterioro neurológico, son muy importantes; el empleo de recursos técnicos como el Doppler permiten la toma de decisiones.

También es posible que se presente síndrome de compartimiento abdominal *secundario*, cuando la presión intraabdominal se eleva a >20 mmHg. Se calcula que afecta hasta el 1 % de estos enfermos, sin embargo puede ser mayor la cifra, ya que es algo en lo que no se piensa frecuentemente. Se puede detectar a través de un catéter urinario de tres vías. Clínicamente se caracteriza por distensión abdominal, oliguria, hipotensión y mala función pulmonar.

El síndrome de compartimiento, también se llega a presentar como consecuencia de una escara, como se llama al material no elástico formado cuando el calor sella a la piel lesionada, es evidente que en heridas circulares esto es verdaderamente serio. La escarotomía, es el manejo de elección y se puede hacer con relativa sencillez, sobre todo si se recuerda que esa zona no duele. En el tórax, la escara llega a comprometer a tal grado la movilidad de la pared torácica, que pone en peligro la vida requiriéndose, para re establecer la expansión torácica y con ello la oxigenación y ventilación, de escarotomía urgente,.

Ya se mencionó, que toda quemadura seria que afecte a más del 15% de la superficie corporal, debe considerarse como grave porque los mediadores vaso activos que se vierten al torrente sanguíneo, la hipoproteinemia por el catabolismo y la propensión a la infección, constituyen una triada temible que ocasiona disfunción sistémica.

El "choque de los quemados" se origina por la pérdida de líquido y vaso-dilatación, se trata pues de un choque hipovolémico y celular. Los movimientos de los fluidos abaten el volumen intersticial e intravascular lo que acaba por disminuir el retorno venoso al corazón, caída de su descarga e hipotensión. La incorrecta reposición ocasiona hipoperfusión tisular, falla orgánica progresiva, colapso circulatorio y muerte.

Todos los órganos se ven afectados, pero el riñón es el más vulnerable. La perfusion inadecuada genera vasoconstricción renal, disminución del flujo y en consecuencia de la filtración glomerular, de no restituirse rápida y adecuadamente, evoluciona a insuficiencia renal con alteración del equilibro ácido base y los electrolitos. La rabdomiolisis (destrucción de células musculares) en quemaduras de tercer grado (espesor total), y particularmente las eléctricas. son muy peligrosas para la función renal ya que la *mioglobina* liberada ocluye los túbulos renales. Se requiere además de la administración de líquidos, de la alcalinización de la orina para ayudar a la remoción de la globina muscular. En esta situación se requiere de la administración de líquido suficiente para lograr una micción de 100 ml por hora, pero si aún así no se elimina, entonces habrá que recurrir al manitol (25 grs. de inicio, y 12.5 por cada litro de solución extra que se utilice).

En estas circunstancias también se conoce con certeza la translocación bacteriana intestinal, por lo que las bacterias se desplazan a los ganglios linfáticos mesentéricos, hígado y bazo, lo que está en proporción directa con la gravedad de la quemadura, por ejemplo las que comprometen más del 35% de la superficie corporal inducen tan sólo 24 horas después del accidente, una gran permeabilidad intestinal,.

A pesar del buen manejo en la etapa inicial y resultados satisfactorios en cuanto a perfusión, volumen y oxigenación, los problemas aún persisten ya que entre las 24 y 72 horas posteriores al accidente, se presenta la llamada *respuesta hipermetabólica,* con lo que se incrementa el consumo exagerado de energía en reposo, y aumenta el gasto cardiaco. Esto produce gluconeogenesis, resistencia a la insulina y catabolismo proteico, traduciéndose en pérdida de peso, balance nitrogenado negativo, y abatimiento de las reservas energéticas. Los cambios endócrinos son típicos de la respuesta a la agresión, o sea incremento en la secreción de cortisol, glucagón y catecolaminas. Al disminuir la función inmunológica, la barrera intestinal ya de por si comprometida desde el inicio, aumenta su potencial de translocación de la flora y predispone más a la sepsis. La zona lesionada es una vía de escape al calor corporal así como a los líquidos. Se requiere desde luego de reforzamiento nutricional adecuado en esta etapa.

Manejo inicial del paciente quemado.

Antes de pensar en la valoración de la quemadura, es indispensable evaluar el estado fisiológico, y tratar de inmediato cualquier herida que ponga en peligro la vida del paciente, cosa que no es raro por ejemplo en casos de explosiones. Entre esas heridas se encuentra las de las vías aéreas superiores, ya que la faringe lesionada por el calor se edematiza. Las lesiones por inhalación a veces no son tan evidentes de inicio, pero la mecánica del accidente debe hacer sospechar este problema, siendo indispensable el aseguramiento de la vía aérea, cuando el edema aún no lo impide y con ello evitar la traqueotomía o cricotiroidectomía, lo que es evidentemente difícil en un cuello quemado. Entre las características de este tipo de quemaduras se encuentra la dificultad respiratoria, hipoxemia, ronquera, estridor, resuello, ampollas faríngeas, edema lingual, esputo carbonáceo y achicharramiento de las cejas y pestañas. Insistimos que ante cualquier duda sobre la posibilidad de la coexistencia de este problema habrá que intubar a los pacientes. La situación es sin duda muy seria; la quemadura por inhalación por si misma incrementa las complicaciones pulmonares infecciosas cuya mortalidad es del 20%, y si se asocia, a neumonía llega hasta el 40%.

Siempre hay que tener en mente, la probable inhalación de monóxido de carbono, sobre todo si el accidente sucedió en un sitio cerrado. En cualquier paciente con confusión debe sospecharse la intoxicación por este gas, el que es extraordinariamente peligroso por su gran afinidad con la hemoglobina (250 veces más que el oxígeno). La oximetría de pulso y la determinación de gases arteriales **no** son confiables para definir el grado de intoxicación, ya que estos miden Hb unida pero no diferencian entre la carboxi y la oxihemoglobina, en consecuencia es conveniente solicitar "niveles de carboxihemoglobina en sangre", pero sin perder tiempo, aún antes de tener el resultado, hay que proporcionar altas concentraciones de oxígeno (100%) para con ello lograr eliminar el peligro, lo que lleva unos 40 minutos.

Una vez asegurada la vía aérea y el acceso vascular, y si la mecánica del traumatismo lo sugiere, el enfermo debe ser sometido a una TAC helicoidal para evaluar posibles heridas cerradas de la cabeza, cuello, tórax, abdomen y pelvis, para lo cual existen protocolos específicos. Si a esto se asocia la administración programada de medio de contraste, se obtienen angiogramas que ayudan a la valoración visceral. Todo esto no debe tomar más de tres minutos.

La reposición de volumen es esencial, ya que es la forma más rápida de contrarrestar la hipovolemia. Cuando la quemadura es pequeña (menor al 10%) y si no hay contra indicación, la vía oral puede ser suficiente aunque en ocasiones hay íleo. Aquellas >del 15% requieren por lo menos de un catéter endovenoso pero, si se sospecha de la necesidad de una urgente y abundante reposición, entonces se requieren dos o tres cortos y gruesos. Es preferible no hacerlo en extremidades con quemaduras circulares o sobre áreas quemadas, aunque en relación a estas últimas, si es necesario se puede efectuar.

Existen varias fórmulas de reposición basadas en peso y porcentaje de superficie afectada, como la Parkland y el sistema Brooke, ambas apoyadas en el empleo de solución de Ringer (1835-1910). La primera recomienda 4mL/Kg. por % de superficie quemada y la segunda 2 mL/Kg% superficie dañada. La cantidad total, se calcula para proporcionar la durante las primeras 24 horas a *¡partir del momento del accidente!*, es muy importante recordar que **no** es a partir de su llegada al hospital. La mitad se tiene que pasar durante las primeras 8 horas, en consecuencia, si un paciente llega, digamos seis horas después de la quemadura, sin habérsele proporcionado nada durante el traslado, en las primeras dos horas de su estancia hospitalaria la cantidad a transfundir deberá ser del 50% de lo calculado, es decir bastante rápido, el restante durante las siguientes 16 horas.

Por lo menos de inicio, cuesta trabajo saber si se estan alcanzado las cifras necesarias. La manera más sencilla de valorarlo es revisando el llenado capilar, la frecuencia cardiaca, la presión arterial, pero sobre todo midiendo la *descarga urinaria*, lo que obliga a la colocación de una sonda vesical, previo tacto rectal si es que existe la posibilidad de lesión pélvica. La recolección de entre 30 cc y 60 cc por hora de orina en adultos, habla de buena perfusión renal y en consecuencia de correcto manejo de volumen y velocidad de reposición. En el caso de los infantes de hasta unos 30 Kg. de peso, un ml por hora por kilo de peso de orina es un buen indicador; por ejemplo el que pese 20 Kg., con 20 ml por hora estará dentro de lo aceptable.

Siempre hay que tener presente que aún la mejor de las reposiciones de volumen, se puede ver complicada por el edema "obligatorio" de estos lesionados, ocasionado por el enorme desplazamiento transvascular de líquido, que es muy característico de las quemaduras graves. Este movimiento por cierto, aún no se puede explicar del todo, aunque sin duda cursa con aumento de la permeabilidad vascular y los cambios microcirculatorios. En base a estos, se han considerado para la estabilización hemodinámica algunas fórmulas coloideas, con dextrán o a base de solución salina hipertónica. Cuando hay varias, la lógica indica que aún no se ha encontrado la mejor.

Si existe infección, las cosas se complican, y parece haber alguna evidencia, en animales de experimentación, que la administración de soluciones salinas hipertónicas podrían disminuir la translocación bacteriana.

Cuidados generales.

El paciente inquieto, agitado y que se queja, particularmente con quemaduras de tercer grado, lo hace no por dolor sino por hipoxia y/o hipovolemia, el manejo se hace a base de oxigenación y la administración de líquidos. Las heridas de segundo grado con ampollas, las que no hay que romper, son dolorosas, pero basta con cubrirlas con una gasa, compresas secas o sábanas para que este disminuya considerablemente o incluso desaparezca. Se deberá a toda costa tratar de mantenerles con una temperatura agradable, y evitar que se enfríen, desde luego los baños o compresas con agua fría estan totalmente contraindicados. Si alguna sustancia química es la que ocasionó la quemadura, se debe remover tanto como sea posible, por medio de un cepillado suave, seguido de un baño con agua tibia, recurso indispensable para quitar los remanentes, pero tiene que hacerse con regadera o mediante una manguera. Si se considera, se pueden administrar por vía endovenosa, dosis bajas y repetidas de sedantes de metabolismo rápido y quizá esporádicamente, analgésicos.

En caso de distensión abdominal o sospecha de síndrome abdominal de compartimiento secundario, la sonda naso gástrica es de utilidad.

No se requieren antibióticos sistémicos de inicio, las lesiones de primer grado no necesitan manejo y los ungüentos o pomadas con antibióticos, se reservan, para evitar la colonización y la subsiguiente infección, para aquellas superficiales con desepitelización, o las que han sido desbridadas.

Dado que al manejo inicial, sigue un periodo de hipermetabolismo, el apoyo nutricional es esencial y la mayoría de los esquemas pretenden la administración de 2 a 3 grs. de proteínas por Kg. de peso y por día, con metas calóricas de 1.5 veces la cifra metabólica basal calculada. Así mismo se han considerado indispensables la administración de micronutrientes y vitaminas. Lo ideal, es el empleo de la vía enteral, debiéndose reservar la endovenosa para aquellos momentos de íleo, lo que sucede sobre todo cuando hay sepsis. Se han considerado como útiles a la arginina y la glutamina, amino ácidos no esenciales, a los que se suman otros elementos dietéticos con propiedades "inmunoestimulantes", como son los ácidos grasos omega-3 y antioxidantes como las vitaminas C y E6.

Dado a que existe un incremento de las catecolaminas y las hormonas catabólicas, se ha propuesto el empleo de beta-bloqueadores para atenuar el hipermetabolismo, así como para disminuir la demanda de oxígeno y el gasto energético.

El empleo de una hormona anabólica como la oxandrolona, parece ser que puede mejorar la síntesis de proteínas, disminuir la pérdida de peso y favorecer la cicatrización.

En realidad aún no se conoce muchos de los procesos biológicos a nivel celular y subcelular, y por ende la posibilidad de modificarles con fines terapéuticos.

Cirugía de las quemaduras.

A finales del siglo pasado, ya se había avanzado mucho en lograr la sobrevida inicial de los pacientes con quemaduras graves, gracias a las técnicas de manejo agudo y subsecuente de las llamadas "complicaciones fisiológicas, anatómicas, inmunometabólicas y bacterianas de las quemaduras", sin embargo la mortalidad tardía seguía siendo elevada. Obviamente la enfermedad, o sea la destrucción de una parte importante del **órgano afectado primariamente,** seguía sin atención específica.

La *ventana de seguridad* lograda con todo el manejo agudo, ofreció una oportunidad de oro para atacar el problema de base, y evidentemente el paso más importante se dio con la *extirpación rutinaria de las partes quemadas* o con daño irreversible, seguida del cierre "fisiológico" de la herida, y la restauración de la función cutánea. Con ello se logró lo que a principios del siglo 20, se había aprendido en relación al manejo de otras heridas quirúrgicas, es decir *desbridamiento y cierre temprano*. Ahora se ha entendido que lo ideal no es el manejo extraordinario de las complicaciones, sino curar a la piel, y con ello no tener que enfrentarlas. Ya se cuenta con la tecnología para poder cerrar heridas de más del 50%, a través de la ingeniería de tejidos y la obtención de un reemplazo "propio" tanto de la dermis como de la epidermis.

Las posibilidades actuales han dado nacimiento a una subespecialidad quirúrgica con componentes de la cirugía general, plástica, de trauma y pediátrica.

Las intervenciones, son de descompresión (escarotomías, faciotomías), de remoción, cierre, y reconstrucción, además de las de soporte (traqueotomía, gastrostomía, broncoscopía, acceso vascular, estabilización de fracturas, colecistectomía, etc.).

En conclusión, en un quemado grave, toda la cubierta cutánea y los tejidos desvitalizados deben ser extirpados tempranamente, y reemplazados por material injertable que asemeje las propiedades de la piel normal, tanto en función como textura, sensación y apariencia.

Mucho se ha logrado, pero el cirujano general debe saber todo lo que tiene que hacer en el manejo inicial, y estar aún más informado de lo que **no** debe realizar. Es conveniente trasladar al paciente a un sitio en donde se pueda manejar de manera integral. En estos momentos, a principios del siglo XXI, si bien este complejo problema no está resuelto totalmente, por lo menos ya no parece ser una condena al gasto infructuoso y al fracaso irremediable.

Lesiones por frío.

La hipotermia accidental y las lesiones localizadas por frío, también son un problema de salud pública.

El cuerpo, normalmente necesita estar entre los 34° C y los 40° C para mantener su función normal, y el hipotálamo es el principal centro termorregulador. Al bajar la temperatura, se activan diferentes mecanismos, como los temblores, que aumentan la producción de calor y la frecuencia metabólica basal hasta cinco veces lo normal, también se logra algo por aumento de tiroxina y epinefrina. La vasoconstricción, mantiene a la sangre cerca del centro corporal y desde luego el frío, despierta el reflejo instintivo de cubrirse.

Se considera *hipotermia* cuando la temperatura corporal central (esofágica) baja a 35° C o menos, sin embargo, es mejor describirla como la disminución de temperatura, que ocasiona incapacidad del cuerpo para generar el suficiente calor necesario para que continúen las funciones metabólicas; lógicamente, se da cuando el cuerpo pierde más calor del que es capaz de generar.

Los humanos, al igual que otros animales de sangre caliente, sólo nos adaptamos a cambios muy moderados de la temperatura ambiente y la hipotermia se ocasiona cuando esa adaptación se ve rebasada.

La temperatura esofágica entre 32° C y 35° C, se considera hipotermia discreta, entre 28° C y 32° C es denomina moderada, y por debajo de 28° C se considera grave o severa. Los sobrevivientes registrados con la más bajas temperaturas, son un bebé de 23 días con 15.2° C y un adulto con 16° C, ambos por exposición ambiental.

Se pierde temperatura por radiación (60%), conducción y difusión (10%-15%) y evaporación a través de la piel o la respiración (25%-30%), también se pierde calor a través de las heces y la orina. Las pérdidas calóricas se acentúan en el frío, la humedad o el viento, predisponiendo a la gravedad los extremos de edad.

La vasoconstricción periférica aumenta el flujo renal, lo que resulta en aumento de la diuresis y baja del volumen circulante, progresando a disminución del gasto cardiaco con vasoconstricción generalizada, lo que origina hipoperfusión renal, disminución de la filtración glomerular y finalmente falla renal aguda. En temperaturas por debajo de 30° C, el flujo renal se disminuye hasta en un 50%.

Inicialmente la vasoconstricción periférica incrementa la frecuencia cardiaca, la presión arterial y el gasto cardiaco, a lo que se suma la acción de las catecolaminas. Después de una etapa de meseta, en temperaturas por debajo de 28° C, aparece bradicardia debida a la disminución en la despolarización y a una muy lenta propagación a través del sistema de conducción. En estas circunstancias la atropina no actúa. El miocardio se vuelve irritable y predispone a arritmias. Un tercio llega a presentar un cambio en el trazo electrocardiográfico muy característico, llamado "onda J", que aunque no es patognomónica de baja temperatura, se encuentra en el 80% de sujetos por debajo de los 33° C. Existe prolongación de los intervalos PR, QRS y QT con anormalidades de repolarización en los segmentos ST y en la onda T. Al llegar a unos 25° C, la fibrilación auricular precede a la ventricular seguida de asistolia.

Se disminuye el flujo cerebral, y con ello el metabolismo neuronal lo que explica porque durante el enfriamiento, el cerebro está relativamente protegido del daño isquémico. Mengua el nivel de conciencia, se pierden habilidades motoras, aparece disartria, ataxia y pérdida de habilidades gruesas. Se tiene dificultad en la toma de decisiones, lo que lleva a conductas extrañas como el "desvestido paradójico" cuando el sujeto se quita la ropa que le protege, lo que quizá es una respuesta preterminal antes del colapso termorregulador.

Los cambios en el hematocrito son peculiares. A medida que baja la temperatura, la cifra *aumenta* a razón de 2% por cada grado que desciende, esto hay que tenerle en cuanta porque si *antes* de reiniciar el calentamiento el hematocrito está normal, se debe considerar como un indicativo de anemia preexistente. El potasio está bajo, no por pérdida urinaria, sino porque se desplaza al interior de las células.

Tratamiento de la hipotermia.

Evidentemente se requiere de un termómetro para uso clínico que lea temperaturas bajas (<32° C). Se puede colocar en el esófago o en el recto, debiéndose introducir no menos de 10 cm.

El manejo inicial, es a veces complejo porque los primeros que se tiene que proteger del medio ambiente, son los integrantes del equipo de rescate, además de obligar a una evaluación inicial muy peculiar, porque entre otras cosas los pacientes no pueden ser descubiertos. Desde luego se debe asegurar la vía aérea, pero hay que estar concientes que el frío ocasiona taquipnea y esta a su vez alcalosis respiratoria, la intubación es casi siempre indispensable ya que además de la broncorrea por la exposición, que incluso llega a requerir aspiración, puede existir rigidez torácica y disminución de la movilidad diafragmática. La intubación llega a ser compleja por la tiesura de la mandíbula, lo que obliga a la intubación trasnasal a ciegas. Sin embargo, el procedimiento puede ocasionar bradicardia refleja y exacerbar la inestabilidad cardiaca, por lo que debe ser una decisión meditada cuidadosamente de acuerdo a la evaluación inicial.

Dado que la baja temperatura desvía hacia la izquierda a la curva de la disociación de la Hb, se hace necesaria la administración de altas concentraciones de oxígeno *tibio*.

La gran vasoconstricción periférica, hace difícil valorar el estado circulatorio por lo que la administración de líquidos, a diferencia de las quemaduras por calor, debe ser muy cauta ya que en estos casos **no** hay pérdida de volumen, y al recalentarles puede haber sobrecarga intravascular. Los líquidos deben estar a 40° C. Si el paciente está conciente y puede deglutir, se proporcionan líquidos calientes y endulzados, pero *nunca* alcohol.

Aunque sea repetitivo, se recuerda que hay que tener presente que estos enfermos tienen gran inestabilidad cardiaca, por lo que no deben moverse bruscamente, ni más de lo necesario particularmente en casos muy severos, en los cuales la fibrilación ventricular además de grave por si misma, lo es más por ser refractaria al manejo médico o con cardioversión eléctrica, durante la hipotermia profunda,.

El manejo definitivo, evidentemente es el recalentamiento.

El *externo pasivo,* se hace por medio de cobijas aislantes, después de remover la ropa mojada, ya que está incrementa la pérdida por evaporación y difusión; en casos en los que esto no se pueda hacer, hay que meter al paciente en una bolsa de plástico desde el cuello hasta los pies, la cabeza siempre debe cubrirse. Este se considera el método más seguro, aunque lento y es el único que puede efectuarse en el exterior. Es más que suficiente en pacientes hasta con 32° C. La temperatura sube por si sola a razón de entre 0.5° C a 2° C por hora.

El *externo activo,* implica la aplicación de fuentes de calor directamente a la piel, y es apropiado para casos muy moderados, pero puede ser peligroso en casos extremos ya que llega a presentarse una caída más acentuada, por el retorno de sangre fría a la circulación. En esta categoría se encuentra la inmersión del torso en agua, sábanas con circulación de agua caliente, sistemas de aire, lámparas y bolsas, todas ellas consideradas como fuentes externas de calor, por lo que hay que tener cuidado de no lesionar a la piel.

El calentamiento *interno activo* es el más eficaz, pero debe hacerse en unidades de terapia intensiva. Se efectúa por medio del puenteo femoral cardiovascular, con el que podría subir la temperatura a razón de 1° C a 2° C cada cinco minutos, sin embargo es conveniente hacerlo lentamente a no más de 2° C por hora debido a la posibilidad de fibrilación ventricular y choque hipovolémico. Está indicada en pacientes con paro cardiaco, inestabilidad hemodinámica, nula respuesta a otras técnicas, extremidades completamente congeladas y rabdomiolisis con hiperpotasemia severa. Con esto se ha logrado la sobrevida de hasta el 47% en sujetos jóvenes y sanos.

Otro método también muy efectivo es la hemodiálisis, que además tiene la ventaja de tratar la hiperkalemia y la insuficiencia renal, sin embargo, para ello se requiere de una fístula arterio-venosa o catéteres veno-venosos, siendo obligada la administración de soluciones parenterales calientes (40° C) y oxígeno tibio. También son de utilidad, las irrigaciones mediastinal, peritoneal y los lavados gástricos, colonicos y vesicales con soluciones calientes. Las primeras mediante tubos de toracostomía, las segundas por medio de catéteres de diálisis y las demás por sondas. Es evidente la necesidad de monitoreo continuo. Los antibióticos no son necesarios a menos que haya infección o infiltrados pulmonares. No deben administrarse corticoesteroides a menos que exista la posibilidad de una deficiencia preexistente. El manejo juicioso del laboratorio es indispensable ante la posibilidad del retorno a la periferia de ácido láctico acumulado y anormalidades electrolíticas.

Lesiones cutáneas ocasionadas por frío.

En general se acepta, que las lesiones localizadas van de daño mínimo tisular a destrucción grave con pérdida de tejido, y se han clasificado de acuerdo a la mecánica y el agente causal. Existen lesiones que se producen por un ambiente frío pero no congelante y húmedo, otras por frío intenso y seco, otras más con daño severo pero sin necrosis y finalmente las que cursan con daño irreversible.

Las partes más susceptibles son las más lejanas del centro corporal como las manos, los pies, los lóbulos de las orejas, la nariz y los genitales masculinos. Estas estructuras, tienen en común el ser ricas en anastomosis arteriovenosas, las que desvían de ser necesario, a la sangre de los tejidos periféricos.

Lesiones por frío y congelación.

Ya se mencionó que durante la exposición al frío, existe una redistribución del flujo sanguíneo que deja casi exangües a los tejidos periféricos, los que pueden alcanzar temperaturas subcero y por ello congelarse; los nervios y los músculos son más susceptibles que el tejido conectivo (ligamentos y tendones). Los mecanismos fisiopatológicos básicamente son la toxicidad celular directa y la trombosis microvascular progresiva.

La exposición a 15° C ocasiona gran vasoconstricción e interrupción del flujo sanguíneo, lo que se acentúa si existe deshidratación. El enfriamiento progresivo a 10° C produce vaso dilatación paradójica intermitente, que dura entre 5 y 10 minutos y sirve para proteger al tejido expuesto contra la isquemia continua. Lo curioso es que se sabe que esta es más frecuente entre los esquimales, los lapones y los nórdicos, que entre habitantes de otras latitudes cuando se exponen al frío, también se le conoce como "respuesta del cazador". Debajo de los 10° C esta respuesta deja de producirse, y la formación de cristales extracelulares de hielo causa la vasoconstricción permanente, primero de vénulas y después de las arteriolas. La circulación capilar se hace lenta debido al vaso espasmo y la mayor viscosidad de la sangre. El agua sale de las células, y en el espacio extracelular favorece la formación de más cristales de hielo. La congelación altera la integridad endotelial ya que estas células son muy susceptibles al frío. El interior celular se hace más hipertónico, y favorece la pérdida de la integridad celular con descubrimiento de la membrana basal de las células endoteliales y más estasis circulatoria. De ahí sigue una trombosis microvascular progresiva con embolización e hipoxia tisular con la consecuente herida de la dermis. Parece ser que mientras la lesión por frío es reversible, el daño tisular se produce durante el recalentamiento, en el cual los vasos viables pueden desarrollar trombosis microvascular progresiva, y permanecer susceptibles a la agregación de plaquetas y eritrocitos. La interfase entre los tejidos sanos y los dañados, permanece susceptible a la vasoconstricción y a la desviación arteriovenosa después del recalentamiento (deshielo). El edema tisular se presenta entre el segundo y tercer día del recalentamiento seguido por trombosis, infiltración de leucocitos y datos tempranos de gangrena y necrosis. La situación más grave, se da cuando existen periodos de deshielo y recongelamiento, ya que esto ocasiona un daño muy severo con trombosis y daño vascular. La proliferación de la intima vascular y la degeneración de la túnica media, ocasiona vasculitis en los tejidos dañados.

Inicialmente la piel se ve muy bien, hasta que se pone blanquecina y el paciente refiere una sensación de quemadura o picazón. La coloración puede variar de blanco o amarillo pálido, a moteada y con tinte purpurino. A media que se enfría más el tejido expuesto se vuelve insensible, y se puede perder la coordinación de la extremidad afectada. El grado de anestesia inicial es una indicación de la gravedad de la lesión, ya que esto es ocasionado por isquemia y neuropraxia. La piel más dañada se siente cerosa y no se desplaza sobre las eminencias óseas o las articulaciones.

Recientemente se ha aceptado una clasificación basada sobre todo en la probabilidad de pérdida tisular.

Así la congelación *superficial* limitada a la piel y el tejido celular subcutáneo. La piel expuesta está pálida y edematosa y aparecen ampollas claras en las primeras 24 o 48 horas.

La *profunda* compromete a los músculos, huesos y articulaciones y los tejidos se sienten pétreos o como de madera. Suelen aparecer ampollas hemorrágicas entre una y tres semanas después de la exposición. Durante el recalentamiento se presenta edema y se siente mucho dolor, y puede progresar a gangrena y ulceración. A diferencia de otras formas de gangrena, las congeladuras ocasionan una escara superficial de espesor parcial que tarda en demarcarse entre tres y cuatro semanas seguidas de la amputación espontánea del tejido no viable. Cuando todo termina, el tejido lastimado se sustituye por una piel de apariencia normal aunque hipersensible.

El manejo se inicia con la protección contra el frío, y tratar de recalentar con el calor de las axilas o el abdomen pero *nunca,* con fuentes de calor secas temporales, cuando exista peligro de *recongelamiento*. Una vez que se llega a una sitio para tratamiento definitivo, lo mejor es el recalentamiento rápido sumergiendo el área afectada en agua circulante de 40° C a 42° C durante 15 o 30 minutos, o hasta que el llenado capilar sea adecuado. La sensación normal puede tardar en regresar varias semanas por lo que esto no debe emplearse como un parámetro de recalentamiento. Las ampollas habrán de dejarse como estan, no hay que aspirarles y menos romperlas. Durante el recalentamiento hay dolor, por lo que se requieren analgésicos, además, dado la diuresis inducida por el frío y la disminución de la ingesta de líquidos, situación que no rara en estos enfermos, es indispensable mantener un buen estado de hidratación. Los tejidos deben ser manejados con mucho cuidado, cubiertos, con gasas estériles, flojas, no compresivas ni adherentes. Las manos y los pies deben elevarse para reducir el edema y los dedos deben ser separados con algodón estéril. Hay que tener en cuenta la posibilidad de la aparición de un síndrome de compartimiento, tanto en dedos, como el las propias extremidades, sin embargo la fasciotomía rara vez se requiere en las fases agudas. Los baños en agua circulante ayudan a la remoción de la piel lesionada irremediablemente, pero pueden pasar hasta tres o cuatro semanas antes de que se conozca la magnitud del daño, por ello el desbridamiento temprano no es muy útil.

Hasta el momento no existe algún recurso terapéutico farmacológico que haya demostrado alguna utilidad práctica.

Las secuelas tardías incluyen la hipersensibilidad al frío, adormecimiento, disminución táctil e incapacidad para trabajar. La piel puede cambiar de color, presentar hiperqueratosis, hiperhidrosis, úlceras, hiperestesia o dolor en reposo.

En resumen, las lesiones por frío, pasan por diferentes estadios, desde la exposición a temperaturas arriba de cero hasta las francamente congelantes. La exposición crónica a temperaturas medianamente frías ocasiona placas rojas en la cara, las manos y los pies. Son típicas en personas que viven en sitios con temperaturas promedio de 12° C a 15° C permanentemente.

La exposición a agua fría ya sea a través de calzado (pie de trinchera), o en las manos (manos de pescador, de manejador de alimentos congelados, etc.), ocasiona lesiones púrpuras y prurito. Finalmente la congelación, termina en daño severo y a menudo irreversible, que no puede ser determinado de inicio, requiriéndose del manejo adecuado y la observación por hasta cuatro semanas antes de poder identificar cual será el daño definitivo.

Aparato folículo-piloso.

Acné. (Gr *¿akme?* = un punto, *¿achne?* = desperdicio, broza).

"El exhibe la rosa de la juventud sobre si mismo"
Shakespeare W.

¿Quién de nosotros no ha tenido "barros"? (L. *varus* = grano en la cara) durante la adolescencia?

Es uno de los problemas más frecuentes por lo que se consulta a los pediatras y dermatólogos. A pesar de que se considera una enfermedad de la adolescencia, el 40% de los hombres y el 54% de las mujeres mayores de 20 años, presentan brotes ocasionales y el 25% tendrán cicatrices toda su vida, como un triste y desagradable recordatorio de su "despertar hormonal".

En encuestas periódicas, la gran mayoría de adultos, recuerda haber padecido como consecuencia del acné, problemas sico-sociales, emocionales y de cambio de vida tan intensos, como aquellos que refieren sus vivencias sobre el asma, la diabetes o la epilepsia.

Se trata básicamente de un problema de las glándulas sebáceas, que inicia en la pubertad por el incremento de la producción de andrógenos, sin embargo debe existir algo especial en las glándulas de la frente, nariz y mentón porque esas son las más afectadas y en las que inicia el problema. Los andrógenos, son sólo una parte de la historia y desde luego el aumento de la producción de sebo es el factor importante, al que se suma hiperproliferación epidérmica con descamación anormal que bloquea el canal pilo sebáceo, por donde drena el aparato folículo-sebáceo, lo que sumado al aumento del sebo, se proporciona un ambiente ideal para que prolifere la bacteria *Propionibacterium acnes*, y se elaboren los mediadores pro inflamatorios que ocasionan la inflamación característica del acné. Le ocasiona el empleo de esteroides anabólicos, corticoides, antiepilépticos y algunos anticonceptivos, y por ello lo padecen pacientes con síndromes de ovario poliquístico y de Cushing, portadores de tumores adrenales o de ovario e hiperplasia adrenal, en los cuales se presentan los casos más severos, quizás por las irregularidades hormonales o hipersensibilidad a los andrógenos. Otros elementos como la dieta, el consumo de leche, estrés, etc., han sido considerados como causantes, pero no existe evidencia absoluta de que realmente sean de importancia.

A las zonas centro faciales afectadas ("zona T") inicialmente, se llegan a sumar en mayor o menor proporción otras, como el resto de la cara, los oídos, cuello, tórax y hasta el cuero cabelludo.

Cuando se tapa el conducto se crea el comedón, la lesión básica visible del acné, que se forma por el acúmulo de sebo y se ve como una pápula que puede estar cerrada con puntos blancos, o en caso de abrirse como puntos negros por la oxidación aérea del comedían. El sebo se desdobla al proliferar la propionibacteria, produciéndose ácidos grasos libres y los derivados péptidos pro inflamatorios (lipasas, proteasas, hialuronidasas y factores quimiotacticos), lo que desencadena la quimotaxis de los neutrofilos y la activación de sus lisozimas y del complemento, creándose con ello las típicas pápulas y pústulas, que de formar lesiones nódulo-quísticas dejaran cicatrices permanentes. Es decir se desencadena la inmunidad humoral y celular así como la cascada del complemento. A medida que el paciente tiene niveles más elevados de inmunidad contra las propionibacteria, existe mayor riesgo de desarrollar acné inflamatorio, condicionado por la compleja interacción entre *P. acnes* y las respuestas del sistema inmune *nativo*, que es el responsable de esa inflamación.

El acné se la intentado catalogar de diversas formas, pero quizá lo lógico sea clasificarlo en leve, moderado y severo. En el leve es básicamente el que presenta comedones; en el moderado, además de muchos comedones existe respuesta inflamatoria que se traduce en la concurrencia de pápulas y pústulas. En el severo, existen lesiones nodulares y quisticas, además de todas las anteriores, puede ser francamente agresivo, e incluso el componente de un síndrome.

El *acné conglobata* es una forma crónica muy seria, que cursa con comedones, pústulas, quistes mal olientes, senos y trayectos, con atrofia de la piel y formación de queloides. Los pacientes, tienden a desarrollar hidradenitis supurativa y celulitis disecante del cuero cabelludo, componentes de la triada de oclusión folicular.

En el *acné fulminante* la respuesta inmune contra la propionibacteria es literalmente "exuberante". Las lesiones aparecen súbitamente, y pueden ser parte de un síndrome en el que se incluye sinovitis, acné, pustulosis, hiperostosis y osteítis (SAPHO). En otros debido a una alteración autosómica dominante, se presenta artritis piógena estéril, pioderma gangrenosa y acné grave (APA).

El *acné queloide de la nuca*, afecta principalmente a varones jóvenes negros, pero ocasionalmente también a mujeres. Su apariencia es dramática por los nódulos queloides localizados en el cuello y el cuero cabelludo, en donde ocasiona alopecia cicatrizal.

El manejo del acné es complejo, sobre todo porque el paciente (o sus padres) espera resultados inmediatos. La mayoría de los esquemas de manejo, recurren después de la aplicación de pomadas y al empleo sistémico de antibióticos, hormonales y retinoides.

Las pomadas más populares son las que contienen retinoides, antibióticos y peróxido de benzoilo existiendo varias combinaciones.

Los antibióticos preferidos son la tetraciclina, doxicilina, y minociclina y los de segunda elección son la eritromicina, trimetoprim-sulfametoxazol y la ampicilina.

Entre los hormonales, los anticonceptivos con acción antagónica a los andrógenos son bastante efectivos, así como la espironolactona, diurético con acción antiandrogénica.

La isotretinoina es un retinoide muy efectivo para el manejo del acné nódulo quístico, aunque no está libre de riesgos potencialmente serios, entre otros la foliculitis Gram-.

Hidradenitis supurativa. ¿Acné inverso?

Se ha definido como una erupción acneiforme andrógeno-dependiente que afecta principalmente áreas con folículos pilosos apocrinos. Afecta más a las mujeres, excepcionalmente menores de 11 años y rara vez después de los 20 años, aunque hay casos congénitos y tardíos, asociados a hiperplasia adrenal o tumores suprarrenales.

También se le conoce como enfermedad de Verneuil (1823-1895) o *acné inverso*. Aunque tradicionalmente se le ha considerado como un problema de las glándulas sudoríparas (de ahí lo de hidro) "olorosas" o apocrinas; actualmente se ha empezado a dudar de que el problema sea de ahí precisamente y que todo se debe a un error en la interpretación de su patogénesis. De hecho su nombre se ha acuñado, basado principalmente en el hecho de su tendencia a localizarse en áreas en donde predominan ese tipo de glándulas. La razón por la que se tiende a llamarle acné inverso, se debe a que se han encontrado evidencias de que la glándula ocluida es en realidad una sebácea lo que le asemeja al acné vulgar, distinguiéndose de el, precisamente porque el problema está en zonas en donde esas glándulas sudoríparas abundan, y el término *inverso* se emplea porque se encuentra en sitios que habitualmente no son afectados por el acné. En este tenor, la patogénesis del problema se debe a *hiperqueratosis folicular, oclusión* y *ruptura*. La inflamación resultante ocasiona eritema, abscesos, fístulas, senos y cicatrices en regiones como las axilares, mamarias, genitales, perianales o periumbilicales. Se presenta también durante la pubertad, existe una forma familiar heredada como autosómica dominante, que parece afectar más a las mujeres. Algunos factores predisponen a ello, como la obesidad y el hirsutismo con agudización durante la menstruación. Algunas veces se asocia a artritis, enfermedad de Crohn, síndrome de Down (1828-1896), enfermedad de Graves, tiroiditis de Hashimoto, herpes simple y síndrome de Sjögren. Cuando la zona afectada es un pliegue inguinal, siempre existe el riesgo de que el proceso se extienda a los labios mayores o al pene, creando gran desfiguramiento.

No existe una bacteria "típica" en estos casos, aislándose, dependiendo de la zona afectada, *S. aureus, S.viridians, S. milleri, S. epidermidis, S. hominis, E. coli, P. mirabili,* y varios anaerobios.

En cuanto al manejo, lo primero es recomendar mejorar las condiciones de higiene y bajar de peso. En casos de infección severa, hay que drenarle para diminuir la inflamación, haciendo las incisiones paralelas a los pliegues cutáneos. En caso de existir celulitis, fiebre y ataque al estado general se requieren antibióticos sistémicos. También se ha empleado la aplicación tópica de clindamicina, tetraciclinas y retinoides, así como inyecciones intralesionales de antiandrógenos. Desgraciadamente, la mayoría de los casos son refractarios a estas medidas, comportándose como recurrentes y crónicos. Quirúrgicamente, se pueden abrir los trayectos fistulosos cuando el problema no es muy profundo, sin embargo, la alternativa quirúrgica en la mayoría de los casos es la extirpación hasta la fascia profunda del tejido subcutáneo afectado, pudiéndose dejar que la herida cicatrice por segunda intención, o cubrirla con un injerto libre o con un colgajo músculo-cutáneo. En lesiones graves de la región perianal se ha empleado láser de dióxido de carbono. A pesar de las técnicas mencionadas, hasta el 90% de los pacientes persisten con alguna sintomatología, incluso muchos años después del manejo inicial, y hasta el 3% de los pacientes con una lesión perianal de larga evolución, llegan a presentar carcinoma de células escamosas.

Perifoliculitis abscedens* et suffodiens**

(*L. **abscedo** = alejarse. **L. **suffodio** = socavar)

Se trata de una celulitis disecante del cuero cabelludo, que típicamente inicia como foliculitis simple en el occipucio y el vértice craneal, con racimos de pústulas perifoliculares que progresan a la formación de abscesos y senos, para desarrollar más adelante, alopecia por cicatrización. Los nódulos pueden ser firmes o fluctuantes y drenar a la presión líquido sero-sanguinolento.

Se piensa que se debe a la retención de queratina, y a la inflamación consecutiva por la dilatación folicular y su ruptura. Estas lesiones tienden a permanecer por años, son resistentes al tratamiento y progresivas, llegando a tal cicatrización del cuero cabelludo, que tiende a ser hipertrófica y queloide. La realidad es que ni su etiología ni la patogénesis se pueden explicar fácilmente. Es una enfermedad rara, de difícil manejo, frecuente entre los 18 y los 40 años de edad y principalmente a sujetos de raza negra.

Tríada de oclusión folicular.

La asociación de hidradenitis supurativa, acne grave y celulitis disecante del cuero cabelludo, constituye esta tríada, que en ocasiones al asociarse a quite pilonidal, forma una cuádrupla.

Algunos estudios genéticos han demostrado mutaciones en genes de la *conexina* 26, ocasionando "síndromes dermatológicos" los cuales a veces se asocian a sordera. Esta conexina está restringida a los folículos pilosos y glándulas sudoríparas ecrinas, y sus mutaciones también se asocia a sordera sensoneural y a alteraciones hiperqueratósicas de la piel.

Enfermedad pilonidal.

"He descubierto al paso de los años que si mis pelos
están bien, entonces en general yo también"
                    Lipman.

El término pilonidal (L. *pilus* = pelo + *nidus* = nido) se emplea para describir trayectos fistulosos, quistes abscesos y senos relacionados con pelos, habitualmente localizado en la región sacrococcígea del pliegue interglúteo, pero descrito también en espacios interdigitales, el ombligo, la pared torácica y el cuero cabelludo.

Región sacrococcígea.

Durante la segunda guerra mundial se encontraron muchos casos de estos en chóferes, por lo que se le ha llegado a conocer como la "enfermedad del jeep" (vehículo de *general purpose*, "GP" en inglés). Se presenta más en hombres que en mujeres (2-4:1) generalmente menores de 40 años, frecuentemente, pero no siempre son sujetos obesos, con vida sedentaria, que pasan muchas horas sentados, hirsutos, con facilidad a la sudoración, y poco aseados.

En ocasiones sólo se distinguen algunos hoyos o poros en la porción superior del pliegue ínter glúteo. Se refiere inicialmente dolor ocasional en la zona después del ejercicio o estar sentado mucho tiempo. En otras ocasiones la primera manifestación es un absceso, que se presenta como una masa roja, caliente, dolorosa y que resuma algo de pus por un poro. A veces existe aparente resolución, sobre todo después de la administración de antibióticos sistémicos, pero hasta el 80% de las veces recurre volviéndose crónico. En algunas ocasiones hay ataque al estado general con fiebre, malestar y leucocitosis.

Se trata de una enfermedad adquirida, que sólo se presenta cuando el aparato pilo sebáceo está maduro, e intervienen los andrógenos ocasionando secreción muy espesa y distensión con queratina, de la glándula pilo sebácea. A partir de ahí probablemente las bacterias ingresan al folículo piloso que es habitualmente estéril, lo que da origen a inflamación y edema con lo que ocluye la comunicación al exterior. Todo se acumula dentro del folículo, el cual se expande hasta que se rompe derramándose el contenido al tejido graso subcutáneo lo que origina una reacción a cuerpo extraño y la formación de un absceso, este paso parece ser muy importante, ya que, se ha demostrado estadísticamente, que el problema es más serio entre mayor es el espesor de este panículo adiposo. Esta colección purulenta se dirige a la superficie a donde se abre, formándose al paso del tiempo un trayecto fistuloso cubierto de epitelio. A medida que hay más recurrencias, aumenta el número de trayectos los cuales se palpan o se ven, y dentro de los senos hay pelos y detritus celulares, teniendo una apariencia de suciedad permanente. Otra posibilidad, es que el problema original sea una invaginación cutánea sobre el sacro, que contiene un manojo de pelos el que crece por la fricción repetida, lo que ocasiona la penetración pilosa en la piel vecina. Los casos de enfermedad pilonidal ocupacional, seguramente se producen por un mecanismo similar.

Durante la presentación aguda, el cirujano se ve obligado a drenar el absceso, lo que hay que hacer a través de una incisión por fuera de la línea media seguido de curretage del pelo y del tejido de granulación, dejándose cerrar por segunda intención y con muchos cuidados de limpieza sobre la herida. Una vez que todo el proceso inflamatorio ha desparecido, es posible efectuar la resección del seno.

Nunca debe intentarse un procedimiento radical mientras exista infección. Una vez drenado, es indispensable el aseo diario y el rasurado frecuente, con lo que se llega a tener una enfermedad "controlada" que ocasionalmente da algunos signos y síntomas de infección, pero que no son incapacitantes.

Si el paciente es capaz de llevar cuidadosamente un régimen de limpieza y rasurados permanentes, lavados con agua corriente y el empleo de algunas pomadas con antibióticos, es posible que algunas lesiones crónicas cierren en sólo algunas semanas, todo ello ocasionado porque se logra el abatimiento de la cuenta bacteriana. Esto aunado a la pérdida de peso, eliminación del tabaco y el alcohol, evitar estar sentado sobre la herida y cuidados generales, puede ser una alternativa razonable para algunos enfermos.

Cuando el asunto se vuelve intolerable y crónico, entonces el manejo quirúrgico radical es indispensable.

Desgraciadamente existen varias técnicas y ninguna asegura el 100% de curación. Sea cual sea lo que un cirujano proponga, debe tratarse de un procedimiento simple, que no requiera estancia hospitalaria prolongada, no ser muy costoso, tener pocas recidivas, ocasionar el menor dolor posible, con poco tiempo de incapacidad y no requerir cuidados posoperatorios excesivos. Además como resultado de la técnica que proponga, no debe existir tensión excesiva sobre la línea de sutura que predisponga al dolor exagerado ni a la dehiscencia tardía, las consecuencias de ello se las puede imaginar en un paciente posoperado sentando en la taza del baño.

Se ha sugerido la depilación con láser por periodos prolongados después de la cirugía, con el objeto de disminuir la posibilidad de recidiva

Todas las técnicas, siguen el principio de la extirpación en bloque de todos los senos y fístulas, hasta el periostio sacro coccígeo. La reconstrucción se puede efectuar por medio del avance de colgajos, marsupialización, injertos y z-plastías. Las recurrencias van del 1.3% al 9%.

Es importante tener en mente que las lesiones crónicas llegan a presentar cambios malignos como carcinomas verrugosos y escamosos (<1%).

Región umbilical.

En el ombligo también se llega a encontrar este problema. Igualmente es mucho más frecuente en varones que en mujeres y la edad promedio es de 22 años. Entre los factores predisponentes además del sexo y la edad está el hirsutismo, la profundidad del ombligo, y la pobre higiene personal. La evolución y manifestaciones clínicas son semejantes a las descritas anteriormente, y son causa en ocasiones, de onfalitis de repetición. El tratamiento conservador bien llevado da buenos resultados, pero el definitivo es la resección de la cicatriz umbilical sin reconstrucción. Los cuidados posoperatorios de higiene deben continuar para evitar las recidivas.

Enfermedad pilonidal en las manos.

La localización de este problema en las manos, se ha considerado como una enfermedad ocupacional, ya que se presenta en peluqueros, vaqueros, entrenadores de perros, etc. La mayoría de las veces se localizan en algún espacio interdigital, aunque a veces son subungüeales, llegando incluso a ocasionar osteomielitis de la falange distal. Se ocasiona porque los pelos cortos penetran la piel, evidentemente en estos casos no hay lesión previa al folículo, lo que debe obligar a pensar se trata de algo intrínseco en el pelo, lo que es seguramente un factor muy importante en la patogénesis de ese delicado problema, cuando se asocia a bacterias. El manejo igualmente es la extirpación con la reconstrucción del defecto. Es conveniente recomendar el empleo de guantes en sujetos de riesgo.

Anormalidades de las uñas.

Las uñas no son un apéndice trivial, y para algunos incluso son un medio de expresión corporal. Como un dato curioso, actualmente existe una industria para su atención estética que sólo en la Unión Americana, significó un gasto entre el 2004 y el 2005 de unos 6.8 *billones* de dólares por parte de las mujeres y >6% de los varones que visitaron los salones de belleza; obviamente, no es raro que sus lesiones preocupen a los enfermos no sólo por las alteraciones funcionales sino por las estéticas que estas ocasionan. La variación en características tales como el color o la textura, pueden ser manifestaciones de muchas patologías que van desde trauma externo hasta el efecto colateral de algunos medicamentos, infecciones por hongos y bacterias o enfermedades sistémicas. El cirujano a menudo tiene que tomar decisiones para establecer el diagnóstico adecuado y desde el luego decidir el mejor tratamiento.

Lesiones pigmentadas.

Obedecen a la presencia de melanina en la placa de la uña. La presencia de otros pigmentos como el hierro, se denomina discromías, y no se mencionarán.

Melanoquia longitudinal (ML).

La melanina en la mayoría de las ocasiones, se concentra a lo largo de una banda longitudinal pigmentada llamada ML, término que únicamente se refiere a las que aparecen en la región de la matriz y se extienden hasta la punta. La melanoquia total y la transversal son raras, y a excepción de la subungüeal linear queratótica, las lesiones pigmentadas del lecho no causan este tipo de lesión, y sólo se aprecian a través de la uña como manchas negras o cafés.

La melanina de la uña proviene de la matriz, en donde se encuentran alrededor de 200 melanocitos por mm^2 en contraste con la epidermis, en donde son 1500/mm^2. En la matriz proximal, la mayoría de los melanocitos están inactivos, mientras que en la distal hay dos compartimentos igualmente importantes, uno en donde si hay síntesis de melanina y otro en la que esto no sucede, lo que explica porque porqué la ML, se encuentra más frecuentemente en la matriz distal. En el lecho de la uña también hay melanocitos normalmente, aunque aquí su concentración es de tan sólo 45/mm^2. Además del numero y la actividad, estos melanocitos de distinguen de su contraparte en el resto de la piel, porque en la matriz proximal estan situados entre la segunda y la cuarta capa germinativa, mientras que en la distal que es más delgada, lo hacen entre la primera y la segunda. Cuando se activan los melanosomas ricos en melanina, se transfieren por medio de las dendritas, a las células en vías de diferenciación de la matriz, las que emigran distalmente a medida que se transforman en los onicocitos de la uña y son precisamente los que se ven en la ML. Dado que esta lesión puede estan avisando de la presencia de melanoma en el aparato ugüeal, observarles es fundamental. Estas lesiones pueden encontrarse en uno o más dedos, variar de café claro a negro, ser de apariencia homogénea o heterogénea, variar en su anchura y los bordes que pueden ser definidos o desvanecidos. Si la pigmentación se extiende hasta la piel adyacente o a la placa, comprometiendo los pliegues o las puntas de los dedos, se produce el llamado signo de Hutchinson (1828-1913), lo que obliga a considerar la posibilidad de melanoma de la uña, aunque dado a que no es patognomónico del problema, cuando se trata de un problema benigno, se denomina *"pseudo"* Hutchinson.

La patología que se presenta con pseudo Hutchinson, son desde luego la melanoquia racial, algunos síndromes, iatrogénias por la administración de radioterapia y medicamentos, desnutrición, SIDA, nevus congénitos, trauma crónico, etc. Algunas veces pueden ser aparentes y originarse por pigmentación del lecho y rara vez por hematoma que se extiende hacia la periferia.

La ML, puede deberse a la activación de los melanocitos o a la hiperplasia de los mismos.

ML por activación de melanocitos.

La activación o estimulación se conoce como *melanoquia funcional,* y la hiperpigmentación **no** se debe a aumento en el número de melanocitos. En el 73% de los casos la ML en adultos es funcional, y entre sus causas se encuentran cambios fisiológicos como sucede en las personas de color, causas locales tal como sucede en trauma repetido por calzado inadecuado, enfermedades dermatológicas benignas como la soriasis y la esclerodermia, o malignas como tumores no melanocíticos de la unidad ungüeal. En algunas enfermedades sistémicas también se estimulan los melanocitos como sucede en la enfermedad de Addison o el síndrome de Cushing.

En ocasiones es iatrogénica, como cuando aparece después de foto terapia o exposición a los rayos X, o a varias drogas tales como agentes antineoplásicos, cloroquina, ibuprofen, ketoconazol, difenilhidantoina entre muchos más. Se afectan varios dedos de las manos y los pies, y son más frecuentes en sujetos con piel obscura que en blancos.

En algunos casos, es un componente de un síndrome que además cursa con manchas muco-cutáneas ya sea sin o con compromiso sistémico. Ejemplo del primero es el llamado de Laugier-Hunziker en el que hay máculas periorales pigmentadas, y del segundo el de Peutz-Jeghers que cursa con pólipos intestinales. Evidentemente en todos los enfermos con melanoquia ¡*nunca hay que omitir revisar la cavidad oral*¡

ML por hiperplasia de los melanocitos.

Como ya se señalo en estos casos hay en la matriz de la uña, más melanocitos de los normales.

Hiperplasia benigna.

Se subdivide en dos, el *"lentigo"* (L *lentigo* peca, lunar) cuando **no** existen nidos y se encuentra en el 9% de los adultos y en el30% de los casos pediátricos, y el *"nevus"* (L *"naevus"* ¿nevo?) en el cual **existe** por lo menos un nido, que puede ser congénito o adquirido y representan el 12% de la ML en adultos y casi el 50% en niños.

Son más frecuentes en los dedos de la mano (particularmente el pulgar) que en los ortejos. En la mitad de los casos la lesión es de 3 mm o más.

Hiperplasia maligna.

Se llama ***melanoma de la uña*** y es raro en sujetos de raza blanca ya que sólo se presenta entre el 0.18% y 2.8%; sin embargo hasta el 23% se presentan en japoneses y el 25% en negros. La mayoría de las lesiones estan en el pulgar, índice y primer ortejo y la edad promedio va de los 60 a los 70 años. Desgraciadamente, con frecuencia el diagnóstico no se hace pronto lo que explica su mal pronóstico, a pesar de que entre el 38% y el 75% de los pacientes cursan con lesiones pigmentadas que se ¡están viendo! por mucho tiempo. En general, debe ser sometido a biopsia de inmediato, todo sujeto mayor de 60 años con ML del pulgar, índice, primer ortejo, con antecedente de melanoma en otra parte de la economía, y lesión con pigmentación obscura, heterogénea, de bordes indefinidos, pigmentación periungüeal, distrofia de la uña, tumor subungüeal, o ulceración.

Es claro, que el signo de Hutchinson con la extensión de la pigmentación hacia los tejidos vecinos proveniente de la matriz o el lecho, obliga a la remoción de toda la parte afectada aún sin biopsia incisional; con ello además de proporcionar al patólogo una muestra adecuada, evita la diseminación, sin embargo hay que estar atento a la posibilidad de un pseudo Hutchinson, y ante la duda una segunda opinión siempre es recomendable. Este tumor tiene más mal pronóstico que otros melanomas, quizá por el retraso en el diagnóstico, además es conveniente recordar que, aunque raro en niños, también en ellos se llega a presentar.

Los dos tipos de ML, pueden ser diagnosticados por *dermatoscopía* y la toma de muestras de la uña, ya sea por sacabocado o corte, para su estudio microscópico y cultivo. Histológicamente se trata de identificar melanina, pero también es posible identificar, mediante una tira reactiva de las que se emplean para exámenes de orina, sangre (hematoma subungüeal), lo que de ser positivo, permite mayor observación, y claro, de ser negativa, ayudan a que el paciente comprenda porque son necesarios otros estudios más complejos. Sin embargo la única forma de poder confirmar la causa de ML es la biopsia de la matriz, la cual permite identificar activación de los melanocitos, hiperplasia benigna, hiperplasia atípica intraepitelial y melanoma in situ o invasivo. Sin embargo es conveniente recordar que al igual que la clínica, la histología *no es una ciencia infalible*, por lo que se hace indispensable la intercomunicación entre el cirujano y el histopatólogo, así como contar con una muy cuidadosa historia clínica. Es recomendable, tener en mente que la biopsia puede ocasionar daño cosmético, por ello el paciente debe estar bien informado de ello.

Tumores comunes de la uña.

Son numerosos, de distinta naturaleza y ya que algunos son graves, es indispensable establecer el diagnóstico de inmediato

Verrugas.

Las comunes son ocasionadas por virus del papiloma con distintos tipos de ADN. La mayoría de las veces se les encuentra en el pliegue de la uña llegándose a extender a través de el. Las hay subungüeales y pueden crecer hacia el lecho elevando al cuerpo, además son dolorosas y llegan a confundirse con un glomus. Se encuentran en pacientes con antecedentes de morderse, arrancarse y romperse las uñas. Se ha llegado a observar erosión ósea por estas verrugas, aunque algunos de estos casos en realidad obedecen a querato acantomas o carcinomas epidermoides, ya que clínicamente es imposible diferenciarles, lo que obliga a que en casos de lesiones de larga evolución, se efectúe estudio histopatológico.

El manejo a veces es frustrante, particularmente las ocasionadas por el HPV-42 que se asocia al SIDA. Se han reportado éxitos empleando bleomicina intralesional y con láser. El cirujano debe resistir la tentación de resecarles.

Queratoacantoma digital distal.

Pueden existir, debajo de la uña o cercanas a ella, como lesiones únicas o múltiples. Son raros, benignos, y de crecimiento rápido lo que les hace aparecer como muy agresivos. Rara vez son lesiones únicas y se asocian a otras semejantes en diferentes partes del cuerpo. La tumoración suele iniciar como un nódulo queratósico, pequeño, y doloroso debajo de la borde libre de la uña en donde crece hasta alcanzar uno o dos centímetros, en tan sólo cuatro a ocho semanas. El nódulo presenta en el centro un tapón de material córneo. En ocasiones, erosiona hacia el hueso apareciendo como una lesión lítica cercana al lecho de la uña, pudiendo ser bien valorada por medio de resonancia nuclear magnética (RNM) con administración de gadolinio. A veces aún histológicamente, no se puede diferenciar con facilidad del carcinoma escamoso.

El tratamiento, va desde la extirpación local conservadora hasta la amputación del dedo, sin embargo esto último puede ser el resultado de haberle confundido con un lesión maligna. Por ello el tratamiento de elección, es la extirpación de la lesión con márgenes amplios y seguimiento cuidadoso, por lo menos durante dos años, ya que se conoce de recidivas hasta 22 meses después del manejo inicial. Parece ser que los retinoides tienen alguna utilidad, por ello en ocasiones se les emplea como adyuvantes del manejo quirúrgico. Otros grupos han empleado 5-fluorouracilo intralesional o como ungüento, así como bleomicina y metotrexate.

Onicomatricoma.

Se le conoce desde hace relativamente poco tiempo (25 años), y se trata de una banda longitudinal amarilla de anchura variable, alrededor de la uña normal. En la zona amarilla se aprecian algunas hemorragias en forma de astillas. La zona afectada se va curveando a medida que avanza la zona amarilla, y cuando se retira la uña se encuentra un tumor velloso proveniente de la raíz, y la uña se muestra engrosada, tubular y con digitaciones filamentosas. Las proyecciones vellosas están tan acentuadas, que el corte de la uña ocasiona hemorragia. La RNM proporciona una imagen típica. El manejo es quirúrgico asegurándose de remover toda la lesión.

Fibromas periungüeales.

Se presenta en el 50% de los casos de esclerosis tuberosa, la que una enfermedad multisistémica, heredada como autosómica dominante, que afecta al SNC, ojos, piel, apéndices cutáneos, riñones, corazón, vasos sanguíneos y huesos. Los fibromas aparecen entre los 12 y 14 años, aumentando de tamaño y de número al avanzar la edad, en esta localización, tienden a ser más frecuentes en los ortejos que en los dedos de las manos. Los tumores individuales son pequeños, redondos, color carne, asintomáticos, de superficie tersa, aunque a veces tienen algo de queratina en la punta, lo que hace que se confunda con fibroqueratoma. Nacen en el pliegue, de donde crecen hacia el lecho y destruyen a la uña. Generalmente se curan con resección simple.

Fibroqueratoma adquirido.

Son lesiones benignas, asintomáticas, con una punta hiperqueratótica de base angosta; pareciera ser que suelen ser que algunas son de origen traumático. Llegan a crecer bastante, la mayoría se originan del pliegue y ocasionan una depresión distal. Algunas crecen del lecho, pero esto no es frecuente. La RNM proporciona una imagen típica, y el manejo es quirúrgico, debiéndose extraer hasta el plano profundo ya que tienden a recidivar.

Exostosis y osteocondroma.

Las exostosis subungüeales, no son tumores verdaderos sino más bien un crecimiento anormal de hueso, y de algunos remanentes cartilaginosos calcificados. Afectan más a jóvenes; son dolorosos, elevan a la uña, y se presentan con frecuencia en el borde interno y la punta del primer ortejo, aunque también se les llega a localizar en otros ortejos, y rara vez en el índice y el pulgar.

Inicia como una pequeña elevación de la falange distal, que llega a proyectarse por debajo de la placa y a salir por debajo del borde. Si se pierde la uña, la superficie se erosiona e infecta, confundiéndose a veces con uña enterrada o incluso melanoma. Los cambios radiológicos son muy característicos, por lo que la triada de dolor, deformación de la uña y características radiológicas, hacen un diagnóstico de certeza. Los osteocondromas son muy semejantes, pero en estos casos, histológicamente se demuestra una capa de cartílago hialino.

El manejo es el raspado quirúrgico con técnica meticulosa o la remoción con cinceles finos.

Granuloma piógeno.

Se trata de un hemangioma eruptivo benigno, ocasionado por una punción traumática de la piel. Inicia alrededor de la uña como una pápula rojiza pequeña, que crece rápidamente llegando al tamaño de una cereza; la superficie se erosionan y la presencia de costras hacen pensar en melanoma maligno. Característicamente duele y sangra con facilidad. Hay una lesión semejante que se llega a presentar en las uñas enterradas, que se llama granuloma biogénico periungüeal. En ocasiones, aparecen como una complicación de manejo médico anticanceroso, ya que los agentes empleados impiden, por inhibición de su receptor o alteración en su transducción, la acción del factor de crecimiento epidérmico.

El manejo debe ser simple para evitar cicatrices y deformaciones de la uña. Se pueden remover con extirpación de su base. Se han tenido éxitos con argón, CO^2 y láser.

Glomus.

Cerca del 75% de estos tumores se presentan en la mano, particularmente en las puntas de los dedos, y característicamente en la zona subungüeal afectando más a mujeres entre los 30 y los 50 años de edad.

Se caracterizan por dolor intenso, pulsante, de aparición espontánea o por estímulos muy simples, como es el roce de una prenda, o tocar un cubo de hielo, ya que los cambios de temperatura particularmente de caliente a frío lo generan de forma tan intensa, que llega a irradiarse al hombro; en ocasiones es peor durante la noche. Si se coloca un torniquete en la base del dedo afectado, desaparece el dolor al igual que si el manguito de baumanómetro de infla a 300 mm Hg.

El tumor se ve a través de la uña, como una pequeña mancha azul rojiza de varios milímetros de diámetro, la que rara vez excede un centímetro. Si una mancha rojiza, no se "blanquea" a la presión y es muy dolorosa, sin duda se trata de un tumor glomoso. En la presentación clásica, una eritroniquia (línea rojiza) longitudinal) termina en una fisura distal. Algunos tumores ocasionan deformidad de la uña como fisuras y cabalgamiento. Por medio de los rayos X, se demuestra depresión de la cara dorsal de la falange distal y a veces un quiste. La RNM es particularmente útil para hacer el diagnóstico, y a desplazado a la arteriografía, que en alguna época permitía identificar una muy característica lesión estrellada. Con frecuencia existe el antecedente de trauma sobre el dedo afectado.

Histológicamente, se identifica un tumor organoide muy diferenciado, que consiste de una arteriola aferente y canales vasculares cubiertos de endotelio, rodeados por células cuboides de disposición irregular, con núcleo oscuro redondo y citoplasma claro.

El único manejo para este problema es quirúrgico, teniendo como objetivo la extirpación total de la lesión. El dolor tarda en desaparecer hasta varias semanas pero generalmente la remoción total, es curativa.

Tumor de células gigantes.

Es una tumoración que se origina de la vaina tendinosa o de la sinovial de la articulación, y es el segundo tumor más frecuente de la mano, siendo también más común en mujeres. En los dedos, se presenta con más frecuencia en el dorso de la articulación distal interfalángica, y se manifiesta como una lesión solitaria, a menudo lobulada, de crecimiento lento, sin alteración de la coloración de la piel, con superficie lisa y de consistencia firme y ahulada. Puede llegar a crecer hasta el tamaño de una ciruela y duele a la flexión del dedo. Rara vez llega a afectar al aparato ungüeal, sin embargo cuando lo hace, es generalmente sobre el pliegue externo, llegando en esas condiciones a interferir con el crecimiento de la uña. A diferencia del sinovioma maligno, no tiene calcificaciones radiológicas. La RNM sugiere el diagnóstico. El tumor está compuesto de células histiocíticas y fibroblásticas, con un número variable de células gigantes, y algunas células espumosas, dentro de un estroma hialino, con algunos siderofagos ocasionales, lo que le da un color café. El manejo es la extirpación cuidadosa y total, ya que puede haber recurrencia de no hacerse así.

Enfermedad de Bowen (1857-1941)

Se trata de una enfermedad maligna "no agresiva" y fue la primera lesión reconocida como "*carcinoma in situ*".

La localización del tumor en el aparato ungüeal, es una manifestación particular del carcinoma escamoso, y de hecho, algunos autores prefieren no emplear el epónimo en esta localización, ya que no siempre es fácil diferenciar ahí un carcinoma invasor de uno in situ. La lesión maligna puede aparecer en el epitelio de la región periungüeal, así como en los tejidos subungüeales y más comúnmente en los pliegues. Se han comunicado casos de pacientes desde los 13 hasta los 90 años, aunque la mayor incidencia se da entre los 50 y los 69 años.

En esta localización, se distingue como una proliferación verrugosa hiperqueratósica o papilomatosa, edema periungüeal por proliferación tumoral profunda, paroniquia con eritema por infección secundaria y fisura, o ulceración del pliegue externo con la ocasional presencia de un tejido semejante al de granulación debajo de la costra.

La invasión subungüeal, es la más frecuente y cursa con onicolisis, perdiéndose la porción no adherente de la uña o hiperqueratosis importante del lecho. Frecuentemente tiene una erosión húmeda por exudado o a veces ulceración con costra. Se refiere dolor localizado, y la uña de vuelve distrófica o se entierra, los que son datos compatibles con invasión. Si bien se pierde la uña, sólo en el 20% de los casos existe invasión ósea y rara vez dan metástasis a ganglios regionales. Crecen lentamente y desde su aparición, hasta que el paciente busca auxilio, pasan habitualmente varios meses, incluso anecdóticamente hasta 30 años, ya sea por la poca importancia que le da el paciente o el propio médico. Se afectan más los dedos de la mano que los ortejos, pero no por mucho, y de hecho la enfermedad se debe considerar como con *"potencial polidactílico"*, llegando a afectar al mismo tiempo varios dedos de las manos y los pies, por lo que a los enfermos ya diagnosticados, habrá que observarles por una larga temporada. Actualmente se ha sugerido que la ML puede ser también un dato clínico relacionado con este problema.

El diagnóstico es histológico, y desde luego lo que más importa es averiguar la integridad de la membrana basal.

El manejo es quirúrgico, y se recomienda el empleo de la técnica quirúrgica micrográfica de Mohs (1910-¿?) (TQMM), la que permite remover todas las raíces tumorales, requiriéndose la confirmación transoperatoria de los bordes quirúrgicos libres de tumor, pero al mismo tiempo creando un defecto mínimo de fácil reparación, con pocas secuelas cosméticas y funcionales, ya que se con ella se evita la resección innecesaria de tejido sano, pero al mismo tiempo minimiza las recurrencias.

En casos avanzados, se requiere de la remoción del todo el aparto ungüeal, con cierre por segunda intención o el empleo de colgajos o injertos. Cuando se compromete el hueso, se debe amputar la falange distal o más proximal de ser necesario. No es infrecuente que haya ganglios regionales palpables ocasionados por inflamación crónica, pero de persistir más de cuatro semanas después de la resección, es conveniente planear su remoción quirúrgica.

Otras alternativas de tratamiento son el empleo tópico de imiquimod, la inyección intraarterial de metotrexate y la radiación en casos inminentes de amputación, y quizá de lesiones no resecables.

Paroniquia.

Se trata de una inflamación de los tejidos blandos que rodean a la uña, y con frecuencia se encuentra asociada a infección con bacterias u hongos. Los tejidos circundantes estan edematosos, muy dolorosos y se llega a expulsar pus con la palpación ¡lo que es tremendamente molesto! Cuando el proceso de prolonga por más de ocho semanas, se le denomina paroniquia crónica, y ésta a menudo es secundaria a problemas cutáneos como la soriasis, o a enfermedades sistémicas como el lupus eritematoso.

Habitualmente la aguda es consecuencia de trauma mecánico, reacción alérgica a productos cosméticos, acción de sustancias químicas, etc. El dolor es tal, que en ocasiones se requiere de tratamiento quirúrgico de urgencia, y se origina por la colección purulenta, la cual a su vez comprime a la matriz, con lo que de romperse puede resultar en daño de la misma e imposibilidad para el crecimiento tardío de la placa ungüeal. Se administran antibióticos sistémicos y se procede a la avulsión del segmento de la uña en el sitio en donde se encuentra el absceso. No hay que olvidar enviar a cultivo una muestra del pus.

Onicocriptosis.

La onicocriptosis (Gr. **onych** = uña + **kryptos** = escondido) o *"uña enterrada"* es un verdadero dolor de cabeza. Afecta más a los varones (3:1). Parece ser que la causa principal es el mal corte de las uñas, particularmente del primer ortejo, y sobre todo en el borde externo, a donde se "entierra" una espícula de uña en la piel, ocasionando infección. La paroniquia resultante genera drenaje purulento y formación de tejido de granulación; es una lesión muy molesta. Se han ideado diversas formas de manejo empezando con la recomendación del uso de zapatos amplios y corte de la uña sin redondear el extremo distal. La elevación de la uña, que va creciendo da buenos resultados, y se hace después de meter el pie en agua tibia por varios minutos, para ello se recurre tradicionalmente al algodón. Siguiendo los mismos principios, se han introducido algunas innovaciones, como son el empleo de hilo dental y férulas de plástico. Bajo anestesia local, se puede hacer la remoción parcial de la uña, con la avulsión del borde cutáneo y del tejido de granulación, seguido de la aplicación de fenol y en caso de falla, la matricectomía.

Glándulas sudoríparas ecrinas.

Ampollas del coma.

Estas aunque raras, no son del todo desconocidas en las unidades de terapia intensiva, y se originan por la necrosis de las glándulas sudoríparas, localizándose en los sitios de mayor presión cutánea. No sólo se deben a este efecto mecánico, sino a la excreción por esa vía de metabolitos derivados de medicamentos. También se ha descrito en otras situaciones con pérdida prolongada de los sentidos, como sucede con la ingesta de grandes cantidades de alcohol.

Calcificaciones cutáneas.

Se les describe en diferentes circunstancias y aún no es posible explicar del todo su origen, pero en la mayoría de los casos se deben a depósitos de calcio en los conductos de las glándulas ecrinas, habiéndose llegando a considerar que dado que la piel es una ruta importante de su eliminación a través ellas, al absorberse agua se forman los depósitos. Otras causas probables son procesos inflamatorios crónicos, lesiones superficiales, y presión exagerada.

La *calcinosis escrotal* se ha clasificado por algunos autores como una alteración de las glándulas ecrinas de la zona aunque esto no ha sido demostrado.

Tumores.

Representan el 1% de todas las lesiones primarias de la piel, y tienden a localizarse en las regiones en donde la concentración de estas glándulas es más elevada, como lo es la planta de los pies, sin embargo también se les encuentra en las extremidades, tronco, cabeza y cuello. Los cambios inmunológicos, metabólicos, endócrinos y vasculares característicos del embarazo, modifican todas las dermatosis y los tumores ecrinos no son la excepción.

Entre ellos se encuentran siringomas, espiradenomas, poromas, siringocistoadenomas cilindromas y tumores mixtos. Ante la duda, la biopsia debe ser preferentemente excisional, la comunicación con el patólogo es esencial y de ser consideradas como malignas, se deben manejar con criterios oncológicos.

Neoplasias de la piel.

Evidentemente, se trata de las localizadas en la epidermis y la dermis, pero dada la íntima relación entre en la piel y el tejido adiposo subcutáneo, también se consideran en este apartado.

Lesiones epiteliales.

Quiste sebáceo.

También se les conoce como quistes de inclusión. Son bastante comunes y su tamaño es variable, llegando a ser, en pacientes desidiosos, literalmente gigantes. Tienen una consistencia ahulada, y cuando son de evolución prolongada la piel que les cubre se adelgaza considerablemente, en ocasiones es posible distinguir algún poro cutáneo dando la impresión que le cubre un comedón. Habitualmente son móviles, con excepción de los localizados en la cabeza, los cuales se comportan como un expansor de tejido. Algunos se localizan en zonas sin vello, como son las palmas de las manos y las plantas de los pies, en donde frecuentemente se deben a un trauma previo por lo que se consideran como típicos quistes de inclusión. Lo más habitual es que sean únicos, pero característicamente en el 51% sujetos con síndrome de Gardner, son múltiples. La cápsula está cubierta por epitelio escamoso aplanado que asemeja a la epidermis, y contienen en su interior queratina, detritus y sebo lo que en ocasiones le da un olor a "rancio". No es raro que la cápsula se fracture por un traumatismo, drenándose no hacia el exterior sino a los tejidos vecinos, en donde la queratina ocasiona reacción a cuerpo extraño e inflamación severa.

Cuando en la dermis se implantan células epidérmicas, se ocasionan los llamados quistes de inclusión, pudiéndose igualmente suceder lo mismo en áreas más profundas, como el espacio subdural, hueso, cartílago, mamas y órganos abdominales, a donde pueden se acarreadas por punciones, traumatismos, hojas de bisturí, etc. En la gran mayoría de los casos existe el antecedente de trauma, o ocurrido en algunos casos, hasta una década antes de su aparición.

Estos *quistes de inclusión epidérmica*, se manejan quirúrgicamente por medio de la extirpación total, evitando que quede algún remanente de la cápsula ya que por ello recidivan. En ocasiones la localización o el tamaño, exigen, para no ocasionar cicatrices estéticamente indeseables o tener problemas para el recubrimiento cutáneo, de la imaginación de parte del cirujano,

Papilomatosis.

Los VPH son una familia de virus no cubiertos con doble hebra de ADN, que infectan a diversos huéspedes habiéndose reconocido por lo menos unos 90 *tipos* diferentes aunque, algunos autores mencionan más de 100, identificados por su secuencia genómica, siendo posible clasificarles de manera burda, entre los que afectan a la piel sin compromiso de los genitales y aquellos que originan lesiones genitales y mucosas.

Verrugas.

Las verrugas de la piel, son lesiones epiteliales benignas que se caracterizan por ser pequeñas tumoraciones gruesas hiperqueratósicas, ocasionadas por VPH cuyas partículas se asientan en la capa basal del epitelio, pero que sólo se replican en la capa superficial bien diferenciada, en donde generan gran proliferación celular, que es lo que ocasiona su típica morfología. En base a su apariencia o localización se les denomina como la verruga vulgar o común, plantar y aplanada.

Afectan hasta el 10% de los niños y los adultos jóvenes y la frecuencia parece mayor entre los 12 y los 16 años, presentándose más en mujeres que en varones, aunque afecta desde luego a todas las edades y muy particularmente a sujetos con algún grado de compromiso inmunitario, como sucede con los portadores de VIH y los transplantados tratados con inmunosupresión.

El virus, se pasa indirectamente a través del contacto con la piel de otro sujeto infectado, o por la transmisión del virus que sobrevive en ambientes tibios y húmedos como sucede por ejemplo en arbustos espinosos. El propio paciente les puede transferir de un sitio a otro de su cuerpo, ya sea por autoinoculación por rascado o mordeduras. Se desconoce el tiempo de incubación, pero se supone que puede durar de meses hasta varios años. Así por ejemplo los tipos 1, 2 y 4 se asocian más con las verrugas plantares, el 3 y 10 ocasiona las planas, el 7 se relaciona con las de los manejadores de carne, y la epidermo displasia verruciforme se relaciona con los tipos 5 y 6.

Verrugas comunes.

El 70% de los casos son de esta variedad. Los tipos de VPH que les ocasionan más frecuentemente son 2 y 4, aunque podrían estar implicados otros más (1-27). Pueden ser escasas o muy abundantes, y se presentan como una lesión lisa, bien circunscrita e indolora, que a medida que crece se vuelve nodular, de color café grisáceo e hiperqueratósica, en la cual se comprometen los capilares lo que ocasiona puntilleo hemorrágico, siendo precisamente estos vasos, lo que permite diferenciarles de los callos los cuales son avasculares, y del molusco contagioso que tiene una depresión central. Pueden presentarse en cualquier parte de la piel pero afectan más a las manos particularmente la región periungüeal. También se llegan a localizar en las palmas, las plantas, la cara, el cuello y los labios. Histológicamente, se demuestran las proyecciones regulares de la epidermis hacia arriba, que es precisamente a lo que se llama papilomatosis, encontrándose en la punta paraqueratosis. Una variante clínica, se presenta en personas entre los 10 y los 30 años, con larga evolución, falla de los tratamientos convencionales y asociación con enfermedad atópica, es decir hipersensibilidad a antígenos ambientales. Cuando se está ante el caso de verrugas extensas y recalcitrantes, que duran >18 meses a pesar de su buen manejo, es conveniente pensar que la lesión está asociada el tipo 57 del VPH.

Una variedad de estas son las llamadas *filiformes* que se caracterizan por su proyección alargada y delgada y por su localización alrededor de la boca, los ojos y las fosas nasales. Otra son las *periungüeales*, que afectan a niños y a los adultos que se muerden las uñas. Llegan a dañar al lecho ungüeal, ocasionando distrofia dolorosa de la uña con tendencia a infectarse. A veces, no es tan sencillo diagnosticarles ya que en ocasiones estan cubiertas de piel y por otras lesiones que se localizan en la zona, con las que se pueden confundir, como la paroniquia, reacción a cuerpo extraño, quiste mucoso digital, carcinoma escamo celular, melanoma maligno, carcinoma baso celular, fibroma, granuloma piógeno, enfermedad de Bowen, callosidades y queloides.

Verrugas plantares.

Son más comunes en adolescentes y adultos jóvenes, quizás relacionadas con cierta inmadurez del sistema inmune, el trauma repetitivo por la práctica deportiva, el uso de baños públicos, o la sudoración excesiva. Tienen tendencia en aparecer en zonas de apoyo como son el talón y la cabeza de los metatarsianos a donde también aparecen abrasiones y callos. En ocasiones llegan a confluir en placas grandes, a veces son profundas y dolorosas extendiéndose por debajo de la superficie. El diagnóstico diferencial se hace con fracturas de estrés, callos, reacción a cuerpos extraños, liquen plano, sífilis secundaria y el carcinoma verrugoso (epitelioma cunicular). Los tipos de VPH involucrados son el 1, 2 y 4. Se reconoce su potencial para desaparecer espontáneamente por lo que su tratamiento se reserva sólo en los casos en que son muy dolorosas o están en las zonas de apoyo, con gran impedimento de la función. En los diabéticos hay que extremar el manejo ya que llegan a presentar complicaciones serias por manipulación inadecuada.

Verrugas planas.

Son las más raras, y solo ocasiona el 4% de estas lesiones. Se originan por VPH tipos 3 y 10, siendo más comunes en niños en los que se aprecian con una superficie plana, discretamente elevada que la mayoría de las veces mide menos de 5 mm, afectando más a la cara y al dorso de las manos. En los adultos se tienden a localizar en áreas de rasurado, como las piernas en las mujeres y la barba en los varones. La rascazón puede diseminarles en cordones sobre las superficies escoriadas.

Epidermodisplasia verruciforme.

Es una infección por VPH tipo 5, rara y crónica en sujetos con alteraciones en la inmunidad mediada por células, apareciendo desde la niñez como lesiones aplanadas, muy parecidas a las verrugas, con máculas eritematosas, hiper o hipopigmentadas que se asemejan a la pitiriasis versicolor, localizadas en la cara, cuello, tronco y extremidades. Una tercera parte de quienes le padecen, llegan a desarrollar queratosis actínicas y lesiones malignas en zonas expuestas al sol, por ello hay que hacer biopsia de las lesiones sospechosas.

Tratamiento.

A menudo es un gran reto ya que no existe un tratamiento que sea eficaz y permanente en todos los enfermos, por lo existen muchas modalidades, combinaciones y preferencias y si tomamos en cuanta que hasta el 30% involucionan por si solas o con un placebo, el asunto se complica un poco más.

Se deben considerar diversos factores como la edad, duración, localización, extensión, necesidad de tratamiento, dolor, cicatrización y costo. Los métodos más empleados, son la crioterapia con nitrógeno líquido y la autoaplicación local de ácido salicílico.

Otros son la quimioterapia también local a base de ácido láctico, formalina, cantaridita, podofilina, retinoides, y 5-fluorouracilo. Igualmente se ha recurrido a la bleomicina intralesional.

La cirugía permite, la remoción, también se emplea, el curretage, la electro fulguración y el láser.

La inmunoterapia es a base de cimetidina e interferón.

En ocasiones ha sido de gran utilidad el "olvido benigno", es decir, no hacer algo además de revisar la lesión de vez en cuando, la que solamente se ocluye con . . . ¡un curita!

Enfermedad genital.

La mayoría de la gente con infección genital por VPH, no sabe que está contaminada, ya que el virus vive en la piel o las membranas mucosas sin causar síntomas. Millones de personas adquieren las infecciones año con año, y dado a que son silenciosas, existe una gran transmisión. Son tan frecuentes, que es comúnmente aceptado que hasta el 50% de las personas con vida sexual activa, tendrán en algún momento de su existencia infección por VPH, y la padecerán el 80% las mujeres a los 50 años de edad. La transmisión se da por contacto piel-piel y aunque el condón puede prevenirles, el juego amoroso, el coito no penetrante, el contacto oro-genital y la autoinoculación juegan un papel muy importante. Más aún, la infección no se correlaciona con la presencia de lesiones evidentes y una vez que se ha producido, el periodo de incubación va de semanas a años, dependiendo del estado inmunológico del huésped. Más aún, actualmente se acepta que la mayoría de estas infecciones desaparecen espontáneamente por acción de las defensas corporales, se ha demostrado la regresión en más del 60% de los casos de lesiones intraepiteliales escamosas de bajo grado durante el primer año de su identificación, así como la resolución espontánea, sin tratamiento, de hasta el 30% de las verrugas genitales un promedio de sólo tres meses, seguramente por la intervención de la inmunidad mediada por células.

A pesar de que se han asociado más de 20 tipos de VPH a las lesiones ano-genitales, se acepta que los tipos predominantes (70% de los casos) son el 16 y 18, ambos ricos en proteínas E 6 y E 7. En menor proporción participan algunos más entre los que se incluyen el 31, 33 y 45 habiéndose también considerado ocasionalmente el 11, 30 y algunos otros.

Se han encontrado infecciones por VPH hasta en el 54% de las mujeres a los cuatro años de haber iniciado su vida sexual activa. El factor de riesgo más claramente identificado es el haber tenido múltiples parejas sexuales, pero también se ha considerado al tabaquismo como un factor importante aunque no está del todo documentado. Se presentan principalmente en mujeres entre los 15 y los 25 años de edad (42%), seguidas del grupo entre los 25 y 35 años (23%) y 13% entre los 35 y 45 años de edad.

La infección sigue a la inoculación de las capas epiteliales, penetrando a ellas seguramente a través de microdefectos, los recién nacidos se contaminan en el canal del parto.

Otro hecho importante, es la "habilidad" que el VPH ha desarrollado para evadir la detección inmunológica y su ataque, lo que obviamente es un factor clave para explicar porque progresa hacia la malignidad. Entre estos métodos de *evasión* se encuentra el que induce un proceso inflamatorio muy moderado, haciendo menos la acción de citoquinas claves, colocando al sistema inmune en un ambiente propicio para el virus, seguramente por la acción de las proteínas E 6 y E7, que se expresan mucho en los tipos considerados como altamente oncogénicos, contribuyendo a evitar a las inmunidades innata y adquirida, lo que favorece la persistencia del virus y su progresión a la neoplasia, seguramente por interferencia con el ciclo celular de los genes supresores de tumor p53 y Rb. La acumulación de mutaciones ocasiona la inmortalización celular que, con la interacción de otras alteraciones genéticas inespecíficas, ocasiona la transformación neoplásica. Vale la pena resaltar nuevamente que aunque el VPH es un componente clave en el proceso oncogénico, se requieren otros acontecimientos a nivel celular para hacer que la célula inmortalizada e inestable genéticamente, adquiera un fenotipo invasor y es ahí en donde podrían intervenir negativamente, la dieta, el tabaco y otros factores aún no identificados.

Lo que es un hecho es que la tremenda afinidad por los epitelios tiene implicaciones importantes para el tratamiento y el desarrollo de vacunas.

Las lesiones que habitualmente se presentan van de las verrugas genitales benignas denominadas *"condilomas acuminados"* hasta el cáncer cervical invasor.

Condilomas.

Su incidencia es de 2.4 casos por 1000 por año afectando al 1.2% de los sujetos entre los 20 y los 24 años de edad. La mayoría son lesiones benignas atribuidas a infección por los tipos 6 y 11, se presentan como verrugas pequeñas, papulosas, sésiles, multifocales, que llegan a confluir llegando a ser grandes y exofíticas semejando una coliflor, de color carne, rosado o café rojizo. Pueden visualizarse en el pene, vulva, escroto, periné, región perianal, cuello uterino, vagina, ano, recto, uretra y boca. El diagnóstico diferencial en primera instancia debe hacerse con el llamado *condiloma lata* de la sífilis (técnica de campo oscuro o serología), seguido del molusco contagioso, y el carcinoma verrugoso. En el cérvix uterino, a veces se requiere su visualización mediante la aplicación de ácido acético al 5%. En la biopsia lo que se observa es papilomatosis, acantosis e hiperqueratosis, encontrándose muchos queratinocitos vacuolados, grandes y gránulos de queratohialina. No vale la pena efectuar detección del ADN viral en todos los casos, y dado la inconsistencia de las posibles respuestas inmunológicas a la generación de anticuerpos contra las proteínas virales, la serología es inútil. Ya que el VPH no crece en la mayoría de los cultivos, hacerlo, tampoco es una alternativa diagnóstica o de confirmación.

En vista de que las lesiones involucionan espontáneamente hasta en dos terceras partes de estos casos, muchas veces se prefiere la observación, sin embargo con frecuencia es inexplicable que se presenten enfermos con lesiones altamente deformantes, con prurito e incluso hemorragia y dolor. Estos enfermos no recurrieron al tratamiento porque suponían que se curarían solos, sino por temor y quizá vergüenza, por lo que el médico encargado debe tratarles con consideración, explicando claramente de lo que se trata y siendo amable en el manejo. Se recurre a la podofilina, imiquimod, resinas, ácido cloroacético, nitrógeno líquido, a la extirpación quirúrgica, la administración intralesión de interferón y a la vaporización con láser $CO2$. El que existan tantas opciones hace evidente que no hay una totalmente efectiva, por lo que en ocasiones habrá que recurrir a la combinación de varias, y todas deben emplearse con cuidado y lógica.

Con frecuencia se les diagnostica durante el embarazo, y al parecer durante el mismo se vuelven friables y quizá aumenten en tamaño y número. Algunos expertos recomiendan tratamiento en esta situación sólo si tienden a bloquear el canal del parto, otros sugieren manejo indiscriminado ante el temor a la hemorragia.

Papulosis bowenoide.

Es una manifestación rara de la infección por VPH-16, que se caracteriza por grupos de lesiones papulosas rojizas o hiperpigmentadas de 2 a 3 mm, bien localizadas en los genitales externos. Aunque originada por tipos virales de riesgo neoplásico, se comporta como una lesión benigna, y no obstante que la biopsia muestra displasia celular semejando carcinoma celular in situ, y a pesar de que la invasión sea rara, esta algunas veces se da, por lo que el seguimiento de por vida es indispensable y obligadamente se deben buscar lesiones semejantes en las región ano-genital de la (s) pareja (s), muy particularmente neoplasias intraepiteliales anales o cervicales.

Al igual que para los condilomas, no existe un tratamiento óptimo, pero el más empleado es la administración tópica de 5-fluorouracilo (crema). También se ha empleado el imiquimod, la crioterapia, el láser y la cirugía, y se ha considerado conveniente en algunos casos, con el objeto de remover un reservorio potencial del VPH, efectuar la circuncisión.

Displasia cervical subclínica.

Las infecciones por VPH que producen verrugas y gran preocupación al paciente, no son ni con mucho lo más serio que pueden ocasionar. Actualmente se acepta que todos los cánceres del cérvix uterino se inician por las variedades oncogénicas del VPH 16 (53%), 18 (15%), 45 (9%), 31 (3%) y probablemente algunos más (33, 35, 39, 51, 52, 56, 59 y 66)

Desde luego, la expresión del problema no solo depende del tipo viral sino de las características del huésped y algunos otros elementos, que en conjunto forman un trío *virus-huésped-co factores* de difícil comprensión ya que la infección es muy común pero el cáncer no lo es, lo que evidencia la gran complejidad del proceso, aceptándose que la fórmula *infección=neoplasia no existe*, sin embargo si es válida aquella de *infección* + *cofactores* = *cáncer*. Esto se basa en el hecho de que si bien es cierto que el ADN viral se encuentra entre el 80 y el 90% de las neoplasias cervicales intraepiteliales (NIC) III, también se le encuentra entre el 10% y el 50% de las muestras normales.

La historia natural de la mayoría de las infecciones por VPH, se inicia con la inoculación a través de contacto cutáneo, seguida de un periodo variable de no expresión al que sigue la infección, que puede o no manifestarse por verrugas o NIC. La respuesta, se expresa por la inmunidad celular que pone en marcha sus mecanismos de defensa contra en VPH, lo que lleva a la resolución de la lesión y al desarrollo de una supresión inmune específica o a la destrucción del agente infeccioso. La mayoría de las mujeres positivas se vuelven negativas entre 7 y 12 meses considerándose, una infección meramente transitoria. Sólo una minoría no logra vencer el problema, el que al volverse persistente con la interacción virus-huésped-cofactores, promueve una lesión maligna.

Se debe considerar como de alto riesgo, a cualquier escenario clínico que curse con inmunosupresión, sea por VIH, stress, cáncer o trasplante. Por ejemplo las mujeres con riñón injertado tienen 16 veces más NIC, verrugas genitales y neoplasias del trayecto genital bajo y el ano que los grupos de control. La paridad (>3 bebés) parece ser otro cofactor además del tabaquismo, la infección con *Chlamidia* y más dudosamente el empleo de anticonceptivos y algunos nutrientes.

La displasia premaligna intraepitelial, generalmente es asintomática y se identifica por medio del examen de Papanicolau (1883-1962) que tiene buena especificidad (80-85%) aunque baja sensibilidad (50-60%), a pesar de lo cual ha sido un excelente recurso de empleo masivo para identificar estas lesiones.

Para mejorar los resultados de la prueba, en los últimos años se han venido desarrollando nuevos métodos como la citología basada en líquido, que tiene una sensibilidad de hasta el 80% para la detección de NIC, además ya se cuenta con un panel para la detección del ADN de los tipos de VPH considerados como de alto riesgo, con la ventaja que permite identificar a las mujeres con alto riesgo de padecerla en un futuro o que ya la tienen. Sin embargo ninguna prueba es eficaz en el 100% de los casos, ya que algunas mujeres presentaran cáncer cervical a pesar de examinarse rutinariamente. Sin embargo el *"papanicolao"* masivo, ha logrado abatir la mortalidad, desde que se introdujo, en un 74%. Esta llamada citología vaginal, o la "prueba para el cáncer de la mujer" como se le conoce popularmente, desde los años 40 sigue siendo el más exitoso de los programas para prevención de cáncer.

La colposcopía permite, en casos de papanicolao anormal, la evaluación del epitelio superficial y de los vasos subepiteliales lo que permite la biopsia y con ello la confirmación histológica de la citología anormal. También se localiza el origen de las células alteradas y diagnostica el tipo y grado de la lesión lo que permite el tratamiento adecuado. El empleo de una solución de ácido acético (al 3% o 5 %) permite diferenciar entre el epitelio normal y el alterado que se ve blanquecino (blanco-acético) porque se trata de una zona de mayor celularidad y densidad nuclear, debido a que la proporción núcleo-citoplasma de las células epiteliales y el grosor del propio epitelio, afecta directamente la intensidad del reflejo a la luz blanca. La ulceración puede indicar ausencia de epitelio ocasionada por trauma, infección o neoplasia. La etiología del punteado y el patrón irregular, pueden deberse a la proliferación capilar por acción de VPH, o a la presión intraepitelial ocasionada por la expansión de los bloques del epitelio neoplásico. Posiblemente, los vasos anormales se deben a la invasión desordenada del cáncer, a las demandas catabólicas o a la presencia de estímulos para la angiogénesis.

La solución de Lugol (1786-1851) a base de yodo, tiñe al epitelio normal de color café rojizo por que contiene glucógeno, lo que le distingue de los tejidos neoplásicos que no lo contienen y que por ende no se tiñen. Esto ayuda a la evaluación colposcópica y permite la biopsia más orientada hacia las zonas sospechosas.

En resumen, la citología (Papanicolau), el estudio histológico (biopsia) y la evaluación colposcópica (visual y personal) deben ser correlacionadas para efectuar el diagnóstico final y determinar el manejo adecuado.

El tratamiento puede ser meramente expectante o activo. El primero, depende de la habilidad del huésped para resolver el problema con su aparato inmunológico ya que entre el 50% y el 60% de NIC 1, en mujeres inmunosuficientes, se soluciona espontáneamente.

El NIC 1, en mujeres con inmunodepresión y NIC II/III, por ser consideradas como lesiones precursoras de cáncer cervical, así como las lesiones micro o francamente invasoras requieren, de manejo activo que puede ser ablativo o escisional. El primero se puede efectuar con electrocoagulación, láser y criocirugía, el segundo incluye la biopsia, la remoción electro quirúrgica con asa, la escisión amplia con asa de la zona de transformación, la conización con láser o con bisturí y la histerectomía.

Por varios años se han tratado de desarrollar vacunas preventivas y terapéuticas contra este problema. Mucho se ha avanzado en ese sentido a partir del 2006. Se ha recomendado la administración universal de tres dosis, de una vacuna tetravalente que protege contra VPH tipos 6, 11 (condilomas) 16 y 18 (displasia y cáncer), a las niñas entre los 11 y los 12 años de edad, dejando a consideración del médico su aplicación en niñas de nueve años y mujeres jóvenes hasta los 26 años. Existen ya algunos protocolos de vacunación en varones.

Lesiones premalignas y malignas del ano, pene, vulva y vagina.

Además de las NIC y el carcinoma de cérvix, en los últimos años se ha atribuido al VPH alguna responsabilidad en los carcinomas escamosos ano-genitales.

En los del *ano*, se han encontrado evidencia de infección por VPH entre el 70% y el 100% de los casos; en los vaginales en el 60% y en los penianos desde el 30% hasta el 42%. Aunque en los de la vulva en general es menor, en algunos subtipos llega a ser de hasta el 100%. Obviamente, la llave para el éxito en su manejo es la identificación de los estados preinvasores. El prurito característico de las lesiones ano-genitales es a menudo un dato de la existencia de una neoplasia intraepitelial. Las lesiones vaginales se aprecian blancas, bien delimitadas y a menudo multifocales. Las de la vulva, el ano y el pene suelen observarse irregulares, bien demarcadas, ligeramente elevadas, y pigmentadas pudiendo ser blancas, rojas o cafés. La biopsia es fundamental para el diagnóstico y las zonas a muestrear se resaltan con la solución de ácido acético. La enfermedad de Bowen, que es de alto riesgo, y las lesiones de la eritroplasia de Queyrat (1856-1933), no se pueden diferenciar histológicamente de la papulomatosis bowenoide, las cuales sólo se distinguen clínicamente, ya que mientras la papulomatosis es común en jóvenes, las primeras son habituales en varones de más de 50 años.

El condiloma gigante acuminado llamado de Buschke (1868-1943)—Löwenstein, es un tumor destructivo de los genitales y la región perianal, que se clasifica como un tumor de células escamosas de bajo grado, atribuido a la infección por VPH tipos 6 y 11. Son tumores grandes, exofíticos con muchos centímetros de diámetro que aunque con invasión y destrucción local, excepcionalmente dan metástasis por lo que es suficiente su manejo con resección local, sin embargo tienden a recurrir.

Lesiones de la boca y vías aéreas altas.

El papel del VPH, se ha estudiado de manera exhaustiva en las neoplasias de la boca y faringe, habiéndose aislado más de 100 subtipos en lesiones benignas y malignas. Además, el mismo tipo de VPH se ha logrado identificar en las metástasis cervicales de tumores primarios oro—faríngeos, siendo más común encontrar el 16 y 18. Se acepta que esta carcionogenesis se origina porque los genes oncosupresores actúan cíclicamente con factores de crecimiento, virus, carcinógenos químicos y oncogenes, para iniciar el complicado proceso que termina trágicamente en cáncer.

La *leucoplaquia verrugosa proliferante* (LVP), se caracteriza por las placas blanquecinas irregulares y multifocales, en las que histológicamente se observa la presencia de una superficie epitelial corrugada e hiperqueratosis típica, con abundante para queratina pudiendo llegar a presentar displasia severa. Clínicamente cursa con proliferación multifocal, recurrencia y persistencia, tendiendo a progresar hacia carcinoma de células escamosos. Se ha documentado la presencia frecuente de los tipos 16 y 18 del VPH y ocasionalmente el 6 y 11.

La papilomatosis respiratoria recurrente, se asocia mucho a los tipos 6 y 11 del VPH y se describe como juvenil, si se descubre antes de los 10 años de edad, o de adultos si esto sucede después de los 18. La juvenil es más severa y frecuente que la variedad en adultos. Se considera, que la mayoría de los casos empiezan a dar síntomas después de los tres años de edad, y se caracteriza por ronquera acompañada en ocasiones de estridor y obstrucción de las vías aéreas. Los pacientes requieren, para evitar la obstrucción completa, resecciones frecuentes, procedimiento nada sencillo, que implica una gran coordinación entre el anestesista y el cirujano

El mecanismo de transmisión parece ser el contacto genito-oral, ya sea por contacto sexual o por contaminación al nacimiento. Por ello, durante un tiempo existió la recomendación de efectuar cesárea, bajo el supuesto de evitar el contagio por el contacto de la boca con el canal de parto contaminado, sin embargo hasta la fecha no se ha demostrado un beneficio real, esta decisión se debe tomar de manera individual.

Cicatrices hipertróficas y queloides.

Las tres fases de la reparación tisular, inflamación, granulación y remodelación de la matriz, son indispensables para una adecuada cicatrización. En la última, la de remodelación, proliferan los fibroblastos y se deposita, en el sitio de la herida, matriz y colágena nueva, proceso que puede durar hasta dos años.

Las *cicatrices hipertróficas*, por definición, representan una fase de proliferación exagerada pero que permanece *dentro de los límites* de la herida original. Son induradas, elevadas, muy poco elásticas, con una hipervascularidad muy típica por lo que se ven eritematosas. Generalmente se presentan en las zonas con piel más gruesa y se desarrollan dentro de los primeros dos meses de una quemadura, en heridas cerradas bajo tensión, en aquella que se infectó, o en la cual haya existido hipoxia por mala perfusión. Normalmente tiene una fase de crecimiento rápido que puede durar hasta 6 meses, entrado después en una etapa de regresión, que dura de 12 a 18 meses. En ocasiones se localiza sólo en una zona de la longitud total de la incisión.

Los *queloides,* se pueden presentar desde la preadolescencia, y aunque afectan por igual a ambos sexos, las mujeres tienden a preocuparse más, por lo que solicitan más consultas. En contraste con las cicatrices hipertróficas, estos aparecen hasta un año después de la herida y *crecen más allá de los límites* de las mismas por lo que llegar a deformar a quien le padece. Tienden a presentarse más en individuos africanos y asiáticos, aunque en nuestro medio no son infrecuentes. Se localiza más en la piel ventral como la cara anterior del tronco, de las extremidades, cuello y muy particularmente la piel de los pabellones auriculares. Tienen una capa epidérmica gruesa, más vasos, y mayor densidad de células del mesenquima y mastocitos así como sustancia fundamental mucinosa. En comparación con las heridas normales, las fibrillas de colágena son más gruesas y unidireccionales, encontrándose una gran actividad de la prolil-hidroxilasa, con mayor síntesis de colágena tipo III. También abundan en ellas, histamina, factor de necrosis tumoral , interferón- , ínter leucina 6 y fibronectina. Las células dérmicas expresan el marcador de macrófagos CD68 y factor de trascripción oncogénico gli-1.

A menudo cursan con dolor quemante y prurito intenso, quizá debido a neuropatía por alteración en la función de fibras nerviosas pequeñas.

Desgraciadamente son difíciles de tratar y por ello existen una multitud de manejos, entre ellos la administración intralesional o tópica de esteroides, la aplicación de extracto de cebolla, la inyección de interferón, el "rasurado" de la lesión, la aplicación de silicón, el empleo de láser e incluso en casos muy serios, radioterapia. Recientemente se ha recomendado el uso de tacrolimus que inhibe gli-1y la inmunoterapia con imiquimod, que induce interferones útiles, probablemente por su capacidad de inhibir la angiogénesis y normalizar la síntesis de colágena de parte de los *"fibroblastos queloideos"*.

Queratoacantoma.

Aunque algunos autores le han considerado como una variante de carcinoma de células escamosas (CCE), se trata de un nódulo benigno e indoloro de crecimiento rápido (dos a tres semanas), que se localiza habitualmente en zonas de exposición al sol o en las extremidades inferiores. Ocasionalmente se le ha asociado a la exposición al aceite o alquitrán.

Tiene como dato clínico muy específico, bordes bien demarcados con una superficie casi endo-exofítica, seguida de la aparición de un cráter central que está ocupado por un tapón de queratina. Lo curioso es que más del 50%, involucionan espontáneamente entre seis y nueve meses después de haber llegado a un tamaño relativamente grande, por ello algunos autores les consideran como un CCE que "aborta". Lo que es un hecho es que suele pasar por tres etapas, una de desarrollo, otra de estabilización y la final de resolución

También se conocen casos de pacientes con lesiones múltiples que sanan con cierta rapidez, otros de naturaleza literalmente eruptiva, y algunos más con presentación familiar. Igualmente se sabe de casos en que las lesiones se localizan en zonas de la piel que han recibido algún traumatismo, aplicaciones de tratamientos de láser o radio terapia, que han sido donadoras de injertos o sobre cicatrices de heridas efectuadas para resecar otros tumores de la cubierta cutánea.

Con todo lo señalado, el queratoacantoma plantea al cirujano varios dilemas en cuanto a la conducta que debe adoptar. Como se señaló involuciona espontáneamente entre 4, 24 o más semanas, sin embargo la velocidad con que crecen, desconcierta al tratante más experimentado, no se diga al paciente y a su familia. El caso se complica cuando se describen, quizás erróneamente, casos de queratoacantoma que se comportan como CCE agresivos, lo que probablemente sólo haya sido una confusión histopatológica, que se ha repetido con aquellos que supuestamente han dado metástasis.

Histológicamente, se demuestra una verdadera inundación de la dermis, por columnas de queratinocitos relativamente pálidos a la tinción, con células atípicas escasas, que se concentran en las partes profundas y externas de la lesión. Conforme evoluciona hacia la curación se detecta infiltrado inflamatorio y cuando se resuelve se identifica tejido de cicatrización en la zona que ocupó. A veces ni aun un patólogo experimentado puede distinguir entre este tumor y un CCE bien diferenciado, en estos casos, lo que hace sospechar la naturaleza de la lesión es lo **rápido** de su desarrollo y proliferación celular.

El manejo quirúrgico es la extirpación total con bordes libres de 3 a 4 mm, tal y como se hace en otras lesiones malignas de la piel, lo que además de la curación, establece la mayoría de las veces el diagnóstico correcto. Sin embargo, se insiste es que a veces se está ante un dilema, particularmente cuando la cirugía puede ocasionar una lesión deformante en sitios visibles de la cara, lo que algunos pacientes no aceptan, sobre todo si saben de la posibilidad de que la lesión involucione espontáneamente. Por otro lado el riesgo de que se trate de un CCE obliga a tomar una decisión lo más adecuada posible. Las alternativas de manejo además de la cirugía, son radioterapia, inyección intralesional de 5-FU, metotrexate y empleo de retinoides, esto último por cierto debe ser el manejo inicial, mientras se decide cual será el definitivo de acuerdo a las condiciones de cada paciente, ya que a lo mejor, durante la espera, se hace evidente el inicio de la etapa de resolución.

Lipomas.

Los lipomas son neoplasias del mesenquima muy comunes, los localizados por debajo de la piel constituyen una causa frecuente de consulta quirúrgica ya sea por su crecimiento, alteraciones cosméticas o por compresión de estructuras circunvecinas. Son benignos y se componen básicamente por células grasas maduras (lipocitos). Llegan a ser de tamaño y a extenderse entre las fibras musculares o a lo largo de los planos de las fascias. El manejo tradicional dependiendo de su localización, tamaño y características clínicas, es la extirpación quirúrgica o la liposucción las cuales son efectivas pero pueden complicarse con cicatrices indeseables, y la formación de serosas o hematomas. Actualmente se estudian y tienden a popularizarse las inyecciones intralesiónales de deoxicolato sódico, sal biliar que se emplea para hacer soluble a los fosfolípidos derivados de la lecitina. No hay que olvidar que la lipomatosis puede ser un componente de los síndromes de NEM.

Quistes dermoides.

Son anomalías congénitas que se origina porque el ectodermo no se separa en el tubo neural. Al pasar el tiempo crece y se hace evidente una masa muy semejante a los lipomas, con localización en las cejas, la raíz de la nariz o la base la boca. Las paredes del quiste estan recubiertas de epitelio escamoso estratificado, y en su interior se encuentran deshechos de los anexos cutáneos como son los folículos pilosos y las glándulas sudoríparas. Algunas veces comunican al interior del cráneo. El manejo es quirúrgico.

Lesiones hipercromáticas melanocíticas.

"Estoy cansada de todas las tonterías acerca de que la belleza sólo sea
el grosor de la piel. ¡Yo creo que esa profundidad es más que suficiente!
¿O qué, queremos a caso un páncreas adorable?
J. Kerr (1923-2003)

Los melanocitos son a las células dendríticas claras de la epidermis que sintetizan melanina (Gr. *melas* = negro) que se almacena en los melanosomas dentro de los queratinocitos. Curiosamente, aunque se encuentran *intercalados* entre las células basales, se comunican entre si por medio de sus dendritas.

Las *hipermelanosis* son lesiones hipercromáticas en las que existe aumento de la melanina, pero la densidad poblacional de los melanocitos es normal (1500 mm 2).

En el melasma, que es una hipermelanosis que cuando afecta a mujeres gestantes, se llama "máscara del embarazo" o cloasma (Gr. *chloazein* = ser verde), existe una disfunción del sistema pigmentario al que probablemente contribuya alguna alteración hormonal, predisposición genética, exposición a radiación UV y quizás algunos medicamentos como las drogas anticonvulsivas lo que favorece el acúmulo anormal de melanina que puede ser epidérmico, dérmico o mixto de acuerdo a su localización, aceptándose una cuarta variedad "inaparente" que no se distingue por medio de la lámpara que emplean los dermatólogos para la clasificación de esta máscara y que al filtrar por medio de un filtro de oxido de níquel a la radiación UV proveniente de una fuente de vapores de mercurio, produce la llamada luz de Wood (1868-1955). También se presenta en varones no embarazados.

Las *efélides* o pecas se presentan con gran frecuencia en sujetos de piel blanca y la hipermelanosis obedece al acúmulo de melanina en los queratinocitos adyacentes a la unión dermo-epidérmica (basales), los melanocitos son normales en número y forma aunque algunas veces se han descrito como un poco más grandes que el promedio. Son maculas pequeñas, rojizas o café claro, que se originan por la exposición al sol y tienden a hacerse menos aparentes al cesar esta. Pueden ser algunas cuantas o cientos llegando a ser confluentes en la cara y los brazos.

En la **hipermelanocitosis**, proliferan los melanocitos y aumenta la cantidad de melanina. Cuando por alguna razón los melanocitos se empiezan a multiplicar desordenadamente forman **nidos** celulares en las profundidades de la epidermis, y en ocasiones, algunas de las células basales vecinas también se multiplican dando origen a la acantosis (Gr. *akantha* = espinosa). De ahí pueden extenderse a la dermis subyacente en donde pierden su conexión aparente con la epidermis y forman nidos en el corion, sobre todo el las proyecciones intercapilares. Si bien cesa su capacidad de sintetizar melanina, conservan la de almacenarle y por ello a veces quedan pigmentados, lo confuso es que estos apelotonamiento intradérmicos se conocen como *"tumor nevo-celular"* término que define a las neoplasias congénitas o adquiridas ocasionadas por los melanocitos. Obviamente muchas son "marcas de nacimiento", incluso familiares y quien de nosotros no tiene lunares sin tener una lesión maligna. Desde luego esto genera un problema considerable para el clínico ya que se deben diferenciar las lesiones pigmentadas benignas de aquellas que constituyen el melanoma cutáneo, diagnóstico por demás crucial ya que la extirpación oportuna de este último asegura altísimos niveles de curación. Sin embargo, la precisión diagnóstica no es perfecta, lo que lleva a que se remuevan lesiones benignas que no lo requieren o que se dejen evolucionar más de la cuenta algunas malignas incrementando con ello la morbilidad.

Las *lentigines* (plural de lentigo) son una melanosis macular que clínicamente se parecen a las pecas, pero que histológicamente son lesiones resultantes de la *hiperplasia benigna* de los melanocitos, localizada a lo largo de la unión dermo-epidérmica, que no se oscurecen con la exposición a radiaciones UV (a diferencia de las pecas que sin lo hacen) y que pueden parecer nevos, lentigo maligno (LM) y lentigo maligno melanoma (LMM).

Se distinguen en términos generales dos subtipos, el solar (lentigo senil o actínico) y el simple. La variedad solar, clínicamente se parece más al LM y al LMM, y si tomamos en cuenta el que el LM, se considera por la mayoría de los autores como un melanoma in situ que cuando se vuelve invasivo de denomina LMM, se hace evidente lo grave de confundirles, lo que por cierto puede suceder ya que ambas son lesiones pigmentadas obscuras, que se llegan a extender por varios centímetros, y se localizan en zonas expuestas al sol.

La proliferación lentiginosa de los melanocitos, ocasiona pequeños acumulamientos en la unión dermo-epidérmica, a lo que se llama *nevo de conjunción* que es frecuente entre los jóvenes.

A medida que pasan los años, los nidos emigran hacia la dermis y dan origen a los lunares comunes en adultos, con melanocitos "maduros" que como ya se señaló no son capaces de sintetizar melanina. La apariencia de estos nevos varía a la vista, pudiendo ser de unos cuantos milímetros hasta varios centímetros, cafés claros o negros, sin o con pelos y en los cuales al microscopio, se aprecian las células entre las papilas dérmicas, pero **no** en la epidermis la cual puede estar aplanada pero normal por lo que se le denomina *nevo intradérmico*.

Cuando existe acumulación de los melanocitos tanto en la epidermis como en la dermis, se le clasifica como *nevo compuesto*.

Nevos congénitos.

Entre el 1% y el 2% de los recién nacidos llegan a presentar proliferaciones nevo-melanocíticas congénitas. Las pequeñas son habitualmente unas placas menudas, redondas u ovales, ligeramente elevadas, café obscuras aunque pueden ser rojas o café claras en el posparto inmediato, con bordes bien definidos y no es raro que cursen con pelos gruesos y obscuros. En ocasiones al mes y hasta los dos años de edad, súbitamente se presentan lesiones melanocíticas idénticas clínica e histológicamente a las congénitas, por lo que se denominan nevos tardíos (*nevus tardive*). Se clasifican de acuerdo al tamaño, considerándose pequeño <1.5 cm, mediano entre 1.5 y 19.9 cm, y gigantes con 20 cm o más. A medida que el bebé crece, la lesión se torna más oscura, la piel es rugosa, papular, "empedrada", verrugosa, en ocasiones hasta con superficie "cerebriforme", y si no tenía pelos, estos van apareciendo. Ocasionalmente coexisten lesiones melanocíticas satélites o áreas hipopigmentadas. Los gigantes se localizan con más frecuencia en la espalda, y cuando se afectan sitios en los cuales la separación de la piel se presenta durante la embriogénesis (párpados, separación del glande y el prepucio, etc.), se les llama nevos divididos (besándose), mostrándose su extensión y forma completa cuando por ejemplo, se ocluye la comisura palpebral.

Los nevo-melanocitos forman en la dermis reticular, las características "filas indias", también se localizan alrededor de los folículos pilosos, glándulas sebáceas y ecrinas, paredes vasculares y nervios, afectándose por su infiltración los músculos erectores del pelo. Siempre hay que tener en cuenta que cuando se está ante un caso como estos, pero no existe evidencia documental de su presencia al nacimiento, la morfología sólo se emplea para clasificar a la lesión como un "nevo con características de inicio congénito". Desgraciadamente se asocian con alguna frecuencia a otras lesiones congénitas como escoliosis, espina bífida, elefantiasis, hipertrofia de los huesos craneales, pie equino y asimetría de extremidades. También, aunque afortunadamente en pocas ocasiones, se asocia a neuromelanosis la que se manifiesta por hidrocefalia, convulsiones, y muerte en la niñez por melanoma intracraneal.

En algunos de estos casos, se llegan a presentar características atípicas como displasia de los nevomelanocitos intraepidérmicos, una diseminación pagetoide de los melanocitos y nódulos dérmicos con mucha proliferación.

No se suelen considerar invariablemente como lesiones premalignas, pero hay que estar concientes que tienen más riesgo que otras lesiones pigmentadas, particularmente la variedad gigante (5% al 40%), de desarrollar melanoma maligno en la edad adulta. Hay una tendencia marcada a aconsejar su remoción antes de la pubertad, pero de no hacerse el portador deberá estar sujeto a revisión rutinaria de por vida, y ante cualquier sospecha de malignidad no dudando en tomar la biopsia. Desde luego, la variedad gigante no sólo tiene potencial maligno, sino que su mera presencia hace muy amarga la vida de quien le padece y la de sus familiares, por lo que de solicitar su manejo, se suelen ofrecer varias alternativas como la extirpación e injerto, dermo abrasión, curretage, y empleo de rayo láser. Las técnicas de expansión tisular permiten resultados cosméticos muy aceptables.

Nevo de Spitz.

Se conoce también como melanoma juvenil, es una neoplasia melanocítica benigna que se presenta predominantemente en niños y adolescentes, como una lesión solitaria, en forma de cúpula, firme, rojiza o café. Rara vez, es múltiple, y excepcionalmente tiene lesiones satélites. Tiende a localizarse en la cara, cabeza y cuello o las extremidades inferiores, casi nunca tiene más de 1 cm de diámetro, llega a cambiar de color y en ocasiones sangra o cursa con prurito. Contiene melanocitos maduros e hiperplasia epitelial. Se manejan con extirpación asegurando que los bordes estén libres de melanocitos.

Nevos azules.

Son lesiones congénitas raras, que se caracterizan por la proliferación de melanocitos dendríticos pigmentados ubicados en la dermis reticular, pudiéndose apreciar también cambios en la arquitectura de la colágena. Se reconocen tres tipos. Los llamados *comunes* que se presentan como lesiones azul oscuras, en forma de cúpula, <de 1 cm y situadas cerca o en el dorso de las manos o pies. Otro se llama *celular*, que es un poco más grande que el anterior, con superficie lisa, e irregular, y con tendencia a localizarse en los glúteos o en la región sacro-coccígea. La tercera variedad es la llamada *combinada* y se superpone con un nevo melanocítico. El término "nevo azul maligno" se refiere a los melanomas originándose en asociación con un nevo celular, o apareciendo malignos de origen, pero con semejanza clínica al nevo celular. Se deben extirpar y rara vez recurren, aunque los malignos lo hacen hasta en el 36 % de los casos por lo que cualquiera que se haya reportado como común pero que reaparezca, debe ser recatalogado como maligno.

Nevos y embarazo.

Se ha sugerido que los nevos tienen una tendencia a volverse malignos durante el embarazo. La realidad es que ningún estudio ha demostrado la relación preñez-cambio maligno de nevos melanocitos, ni siquiera ha sido posible demostrar algunos cambios en relación a celularidad o al tamaño de estas lesiones, en el tan peculiar medio hormonal durante la gestación. Sin embargo es conveniente tener en mete que cada día las mujeres retrazan más sus embarazos por lo que hay más primigestas entre los 30 y 40, las que se someten a un escrutinio más intenso que las mujeres menos añosas, pudiendo surgir la duda. En conclusión, la posibilidad de la transformación maligna de un nevo, es idéntica a la que tendría la misma mujer no estando embarazada.

Nevos eruptivos.

La apariencia súbita de nevos es rara, y se ha asociado a problemas cutáneos o enfermedades sistémicas como el eritema multiforme, la necrolisis epidérmica tóxica, la epidermolisis bulosa y el síndrome de Stevens (1884-1945)-Johnson(1894-1934), apareciendo las lesiones semanas o meses después de re-epitelización. La inmunosupresión es otro factor que desencadena el problema, y lo hace por igual por ejemplo en niños y adultos con trasplante renal. También aparecen múltiples lentígenes en enfermos de SIDA.

Es posible que este fenómeno obedezca a los efectos de la hormona estimulante de los melanocitos (HEM). No se sabe con certeza cual es el riesgo que se vuelvan malignos por lo que ello es mera especulación.

Lentiginosis en síndromes hereditarios.

Existen varios de ellos, la mayoría sin que hasta le fecha hayan sido explicados de manera totalmente satisfactoria. Muchos cursan con lesiones del aparato digestivo y zonas pigmentadas en la mucosa oral, pudiendo tener un componente genético o ser esporádicos. No se mencionarán todos, sin embargo dentro de lo más interesantes se encuentra el llamado complejo de Carney (1934-¿?) con mixomas cutáneos y cardiacos, endócrinopatías, tumores glandulares y no glandulares así como lentígenes. También existe el de Bennayan-Riley-Ruvalcaba que cursa con macrocefalia, poliposis intestinal y lentiginosis genital. Otro más es el llamado de Laugier y Hunziker, benigno y con lesiones melanocíticas intraepiteliales en los labios, la mucosa oral y las uñas, lesiones muy semejantes a las del síndrome de Peutz-Jeghers, con el cual se debe hacer el diagnóstico diferencial, ya que este último se asocia a poliposis gastrointestinal con alto riesgo de malignidad. Es recomendable en casos con múltiples lentígenes, por lo menos considerar la posibilidad de que no se trata exclusivamente de un asunto cutáneo; la historia clínica familiar es indispensable.

Nevos displásicos.

Los melanocitos son células de origen ectodérmico, pero su "residencia habitual" es la epidermis. Con esa lógica, hace algún tiempo se propuso ante la evidencia de que la displasia epitelial precede a ciertas lesiones malignas, el que igualmente el precursor del melanoma cutáneo sería una lesión temprana con características semejantes. Hasta la fecha a pesar de más de tres décadas de estudios que han incluido técnicas moleculares sofisticadas, **no existe** consenso en el sentido de si en realidad un nevo displásico debe considerarse como una lesión premaligna. De hecho el concepto de displasia melanocítica aún está sujeta a definiciones confusas en todos los niveles del proceso diagnóstico, empezando por la apariencia clínica, seguida de la dermato-histopatología y la biología molecular, los cuales no permiten todavía, de existir, hacer una distinción exacta entre nevo displásico y melanoma temprano. Con todo ello, el criterio básico y más importante es la *apariencia* de las lesiones a la dermatoscopía, la que se basan en su **A**simetría, **B**ordes irregulares, **C**olor con variaciones así como si el **D**iámetro es >6 mm (ABCD). Si bien es cierto que con los recursos de almacenamiento de imágenes dermatoscopicas, no es posible diferenciar absolutamente entre los nevos displásicos y las lesiones malignas tempranas que no tienen sus características típicas, tampoco lo permiten afirmar, en el sentido de se trate de entidades distintas; sin embargo, si ayuda a que los tumores melanocíticos con potencial maligno incierto, puedan ser manejados oportunamente.

También es conveniente recordar que algunos melanomas, aparecen *de novo*, sin que exista nevo alguno o lesión evidente. Estos pueden provenir de un solo melanocito, de algunas células névicas o incluso de células madre y se llegan a desarrollar en presencia o ausencia de otros nevos, lo que se explica porque existe una tendencia nevo-melanogénica u otros factores de riesgo. Por ello, sobre todo cuando se consulta a un enfermo con más de 100 lunares, el clínico no sólo debe preocuparse de los que ya conoce y sobre todo de los que cambian de características, sino de todos aquellos que aparezcan súbitamente en zonas de piel sanas, porque esa lesión podría ser la primera manifestación de un melanoma maligno.

Tatuajes.

Aunque los seres humanos hemos intentado cambiar nuestra apariencia desde lo albores de la historia, el tatuaje (*Ing. tatoo* y este a su vez del polinesio) se ha vuelto recientemente muy popular sobre todo en jóvenes. Se logra por la inyección repetida de pigmentos en la dermis. La práctica sin los cuidados de higiene y asepsia, incrementan hasta en un 30% el riesgo de transmisión de enfermedades como la sífilis, lepra, VPH, TB, y hepatitis C. Además se pueden infectar hasta varios días después de su aplicación, lo que se manifiesta como prurito y dolor y requiere manejo con antibióticos. En ocasiones, los pigmentos sobre todo el rojo, pueden actuar como alergenos. El rojo y el amarillo, por el cadmio que contienen llegan a causar efectos foto-fóbicos con edema y eritema a la exposición solar. Cuando aparece un nódulo rosado o púrpura dentro del tatuaje, se debe sospechar pseudo linfoma por hipersensibilidad, patología que por cierto es indistinguible del linfoma cutáneo de células B. La mayoría de las reacciones responden a los esteroides, pero en ocasiones se tienen que resecar. A menudo los pacientes solicitan la remoción del tatuaje, debiéndose informar que la eliminación de todo el pigmento sin que quede cicatriz es prácticamente imposible. Se ha empleado láser para disolverlos, siendo más fácil hacerlo con el negro y el azul que con el anaranjado, amarillo o verde. Los procedimientos abrasivos dejan cicatriz.

Síndrome de Proteo.

"!Vean a Proteo naciendo del mar!
¡Escuchen a Tritón soplado su trompa entrelazada¡ ".
W. Wordsworth (1770-1850)

Es un padecimiento caracterizado por crecimiento posnatal exagerado, propensión a desarrollar tumores, y un número asombroso de anormalidades dermatológicas. Se llama así en relación a Proteo, dios que se distingue en la mitología griega por su capacidad de cambiar de imagen. Es bastante raro, esporádico y progresivo, con lesiones que incluyen nevos epidérmicos, malformaciones vasculares, lipomas de aparición posnatal y un nevo plantar cerebriforme de tejido conectivo, con una apariencia tan típica, que su presencia obliga a considerar este síndrome como el primer diagnóstico, aún en ausencia de otras manifestaciones. Es muy probable que haya muchos más que los pocos casos reportados, debido a que no se piensa en el problema y se efectúa un diagnóstico equivocado. La principal duda que manifiestan los pacientes y sus familiares, es el porque de la alteración tan dramática de su apariencia.

Queratosis actínica. (QA)

Es la patología premaligna más común de la piel y se presenta predominantemente en sujetos mayores de 60 años de piel blanca y residentes en zonas tropicales. Parecería ser que ha incrementado la frecuencia, pero en realidad lo que sucedido es que la gente vive más años.

Se localiza en zonas expuestas al sol, caracterizándose por ser una lesión con escamas blanquecinas que cubren una macula (mancha) o una pápula (elevación superficial sólida y circunscrita), café rojiza que se siente al paso de la mano sobre la superficie. Se trata sin duda de una lesión con alto riesgo de evolucionar hacia cáncer, existiendo clara correlación anatomopatológica en la que se aprecian los cambios de las lesiones típicas de la QA, con epidermis adelgazada, células basales desordenadas y sin organización con sus núcleos, que son de tamaño variable y grados diversos de tinción, lo que se considera como una auténtica displasia. Sin embargo a veces la atípia celular es muy modesta, por lo que se recomienda examinar la periferia para apreciar el contraste entre la zona afectada y la piel sana. Tarde que temprano evoluciona a carcinoma escamo celular in situ o invasivo. También se les ha considerado como marcadores de mayor riesgo para la aparición de melanoma maligno. "Afortunadamente" lo rugoso y *reseco* de la piel así como la afectación de la apariencia, hacen que los enfermos ancianos busquen una opinión médica lo que es una gran oportunidad para recomendar evitar el sol, empleo de protección UV y sobre todo el seguimiento periódico.

El manejo debe ser primero la profilaxis, seguida de su destrucción y complementada con la prevención en la zona rescatada.

La *profilaxis* ya se mencionó, y además de los bloqueadores UV, es posible que sean útiles los retinoides tópicos.

Se puede *destruir* con crioterapia. La quimioterapia tópica, ofrece varias alternativas como el 5-FU, el diclofenaco sódico y el imiquimod aunque todos ellos pueden ocasionar dermatitis de contacto. La terapia foto dinámica emplea como foto sensibilizante al ácido 5-aminolevulínico. Se aplica en la lesión precancerosa, y después del tiempo suficiente para que se acumule en las células enfermas, se expone la lesión a la luz, lo que genera radicales libres de oxígeno que son muy destructivos. El manejo llega a ser un poco molesto, y a cursar con eritema después del tratamiento.

El mantenimiento y la *prevención* con bloqueadores UV es indispensable.

Dermatosis paraneoplásicas. (DPN)

Las manifestaciones cutáneas de enfermedades malignas profundas, incluyen metástasis, genodermatosis asociadas a cáncer, dermatosis inducidas por carcinógenos ambientales y las DPN.

La etiopatogenia de las tres primeras se entiende sin mayor problema, pero la coexistencia de algún cáncer interno y una reacción cutánea inflamatoria que afecta a la piel, no es algo fácil de explicar. Podrían ser ocasionadas por la producción o destrucción de hormonas biológicamente activas o por factores de crecimiento. También habría que considerar que el tumor ocasiona una respuesta inmune, la que se asocia a una reacción cruzada a antígenos comunes tanto en el tumor como en la piel.

Estas DPN, se pueden detectar al mismo tiempo que el cáncer, y seguir en consecuencia una evolución paralela, situación por demás valiosa que permite valorar los resultados del manejo establecido. También es posible que su presencia sugiera con mucha anticipación, la existencia de una neoplasia en etapa asintomática, o bien aparecer como primera manifestación de un cáncer en aparente remisión.

Actualmente se reconocen unas 40 de estas DPN, sin embargo no todas se relacionan con la misma intensidad. Entre las que más se detecta esta asociación, se encuentran la acantosis nigricans (negruzca) que cursa mayoritariamente con adenocarcinoma intraabdominal, y la ictiosis adquirida, asociada a linfoma de Hodgkin, otras más son las palmas de "tripa" relacionado con neoplasias pulmonares y gástricas y el síndrome de Bazex (1911-1988) o acroqueratosis paraneoplasica con CCE en la oro faringe, laringe, esófago o plumones. Como ya se señaló existen muchas más y es recomendable tener en mente esta posible asociación.

El clínico, aprovechar la magnífica oportunidad que la piel le da para hacerlo pensar en algo más que una "simple" lesión cutánea, por ello sin excepción a todos los enfermos invariablemente habrá que interrogarles exhaustivamente y explorarles con detenimiento.

Cáncer de la piel.
"La ancianidad, enfermedad de lamentos"
Clough AH (1819-61)

La población geriátrica padece muchas alteraciones de la piel, generadas no sólo por el envejecimiento fisiológico, sino porque a lo largo de los años se ve expuesta a múltiples factores ambientales, como las RUV, los irritantes químicos, los cambios de temperatura, la humedad, la resequedad, patógenos, en fin todo el medio ambiente que le rodea. El daño acumulable lesiona a la piel del anciano ya que simplemente se suma todo, incluyendo el *declinar cuantitativo*, lo que quizá sea una buena definición del envejecimiento de los humanos como organismos biológicos. Por ello no es raro encontrar que año con año se incrementan las consultas dermatológicas entre sujetos mayores de 60 años, y ellos se detectan un buen numero de neoplasias de su cubierta, sometida a los avatares de su existencia.

El cáncer de la piel, es la neoplasia maligna más frecuente en caucásicos (20% a 30%) los cuales tienen hasta 70 veces más posibilidades de desarrollarles que los asiáticos y los mestizos americanos. No hay duda que el color de la piel tiene mucho que ver ello. La melanina tiene un efecto fotoprotector porque filtra la RUV, las que se han vuelto más dañinas, al adelgazarse la capa de ozono.

Básicamente se clasifican entre los que no dependen de los melanocitos y los que si lo hacen.

Neoplasias cutáneas no melanocíticas.

Carcinoma basocelular. (CBC)

El 70% de los cánceres de piel son CBC, el 50% de encuentra en pacientes entre los 50 y los 70 años, afectando por igual a ambos sexos. El 90% se localizan en la zona comprendida entre la fisura palpebral por arriba y la boca por debajo y en ella a su vez lo hacen más en la nariz, cerca del canto interno del ojo, o en la mejilla cerca del pliegue naso-labial. El resto lo hacen en otras partes de la cara, el cuello y el cráneo, particularmente la frente y en la zona temporal, y en orden decreciente el tronco, las extremidades y las mucosas escamo celulares. En ocasiones aparecen en zonas inusuales como el pezón, pene, ano, espacio poplíteo, tobillo y cuero cabelludo.

Sus células de origen como el nombre lo indica, son las células **basales** de la epidermis o células del mismo origen en los folículos pilosos o las glándulas sudoríparas. Inicialmente las células malignas se encuentran en las profundidades de la epidermis, y generalmente sólo se percibe mediante la palpación, una pápula firme o una placa elevada. En más o menos tiempo, la epidermis se rompe, y entonces la lesión se torna ulcerada (úlcera de roedor). De inicio la superficie es pálida, granulosa y bordes regulares, sin asperezas y muy bien definidos. En las profundidades de la úlcera se puede palpar en tumor, pero no es tan dura como en el CCE. Las lesiones suelen ser rojas o blancas, y algunas veces azul oscuro. Tienen como característica más o menos frecuente la presencia de telangiectasias.

Microscópicamente, se encuentran masas redondas o columnas de células basales dentro de un estroma de tejido conectivo. Inicialmente se puede identificar la conexión con las profundidades de la epidermis, pero a media que evoluciona, se pierde. Las células son poliédricas en su mayoría, pero en la periferia de la tumoración estas tienden a formar columnas semejando una palizada. En ocasiones se identifica una zona adenomatosa irregular con cambios degenerativos que forman pequeños espacios císticos, pero no hay nidos celulares. Se presenta en dos variedades, una superficial en la cual hay varios focos, y otra nodular profunda y única. Algunas veces contienen algunos melanocitos y por ello se llegan a confundir con melanoma.

Es de crecimiento lento, no es raro que el paciente refiera haberlo padecido por más de dos o tres años, a lo largo de los cuáles, se aplicó un sinnúmero de pomadas. En ocasiones, parece que está estacionario e incluso algunas zonas parecen estar involucionando. Durante mucho tiempo la lesión es intertegumentaria, aumentando su superficie pero no su profundidad. Sin embargo si no se trata o recurre después de radioterapia inadecuada, se profundiza llegando a afectar al periostio y los huesos de la cara, agregándose la infección, lo que lleva a necrosis ósea y desprendimiento del hueso, y con ello a deformidades muy aparatosas. A pesar de que como su nombre lo indica, literalmente *roe* los tejidos a su alrededor y en su profundidad, a grado tal que llegan a ser fatales como si por ejemplo uno en el cuero cabelludo invade al cerebro, ***casi nunca*** (0.0028% a 0.1%) da metástasis a los ganglios linfáticos regionales o a distancia. Se dice, que esto se debe a que las células tumorales dependen de su estroma, además de ser escasamente móviles por la formación de gran cantidad de microfilamentos en la capa basal. El pronóstico que implica una metástasis linfática, aún no se conoce por lo que no existe una recomendación quirúrgica específica, ya que además de ser raras se considera que tienen un periodo de latencia muy prolongado.

Recientemente se ha descrito una variante del CBC que se ha denominado "infundíbulo quístico hereditario múltiple", el que puede ser esporádico, pero cuando es hereditario, se comporta como un síndrome autosómico dominante con casi el 100% de penetrancia y expresabilidad variable, denominado de Gorlin (1923-2006), o carcinoma nevoide de células basales caracterizado por CBC múltiples, y entre otras anormalidades, quistes de la mandíbula, fosas (hoyos) palmares y plantares, costillas bífidas, quistes mesentéricos y escoliosis,.

Un factor determinante para modificar el comportamiento relativamente lento, es el que una lesión no se extirpe totalmente o haya recurrencia, situación en la que incluso cambia el patrón original convirtiéndose en uno de los subtipos agresivos.

Al igual que otros cánceres de la piel, la prevención es fundamental, recomendándose el empleo continuo de bloqueadores solares sobre las áreas expuestas, sombreros, pantalones largos tanto en hombres como en mujeres, etc.

El manejo quirúrgico, obligadamente debe estar orientado a remover toda la lesión en su periferia y profundidad, incluyendo grasa subcutánea, y en casos de compromiso óseo como en el cráneo, resección del espesor total de la bóveda comprometida. La evaluación de los bordes debe hacerse mediante estudio transoperatorio con congelación de la muestra, y estos deben ser de no menos de 3 mm.

Si la lesión obliga a una resección amplia, y se plantea una reconstrucción compleja, de ser necesario es conveniente esperar a tener resultados definitivos, para planear cualquier proceso de reparación, lo que en la mayoría de las veces incluye rotación de colgajos o injertos, para obtener no solamente la preservación de la función, sino un resultado cosmético aceptable.

Ya se mencionó con anterioridad a la técnica llamada cirugía micrográfica de Mohs (CMM), la que combina altas tasas de curación con buena conservación de tejidos por lo que le hace altamente recomendable para tumores de alto riesgo en la cabeza y el cuello, así como los que se localizan a media cara en donde son muy frecuentes, o los que son >2 cm, histológicamente agresivos, profundos, con invasión perineural y desde luego los recurrentes.

Otras alternativas no quirúrgicas, precedidas de biopsia por saca bocado, han sido la inmunoterapia con crema de imiquimod al 5%, terapia foto dinámica con metil aminolevulinato, inyección con interferón alfa 2b, la aplicación cutánea del inhibidor de proliferación celular llamado dobesilato cálcico en suspensión, y el 5-fluorouracilo tópico. También se ha empleado electro disecación, radioterapia, crioterapia y curretage.

Carcinoma de células escamosas. (CCE)

Es el más común en negros y asiáticos, y es el segundo en caucásicos.

Llama la atención sin duda el hecho de que en blancos se presente en áreas expuestas al sol, los que por cierto son los que **menos** metástasis dan, y en negros en las zonas protegidas incluyendo las piernas y la región perianal, los que precisamente son los que dan **más** metástasis, hecho que parece poner en duda el efecto de la radiación UV.

Le precede la queratosis actínica, que es una lesión premaligna, aunque estas son más frecuentes que los propios CCE. En ocasiones se ve con apariencia verrugosa, y se sabe de estados intermedios entre el papiloma escamoso y este carcinoma.

Se origina a partir de los queratinocitos de las capas superficiales, los cuales al ser dañados por las radiaciones UV alteran su ADN, por lo que aparece la queratosis actínica, el lentigo solar y la dermato-heliosis (envejecimiento por la luz). El riesgo es mayor en los portadores de aquellos síndromes genéticos, como la xerodermia pigmentosa en los cuales estan dañados los mecanismos para reparación del ADN. No son tan raros en lesiones crónicas ulceradas de la piel y en las cicatrices de áreas quemadas, o en pacientes inmunosuprimidos.

A diferencia de los CBC, estos se pueden localizar con más frecuencia en sitios cubiertos como es el pene o el escroto y durante años se consideró como una enfermedad endémica entre los limpiadores de chimeneas (alquitrán de hulla), radiólogos (Rayos X) y mascadores de tabaco o fumadores de pipa. De suyo da metástasis en el 5% de los casos (10% de pacientes postrasplante).

Inicia como una verruga, particularmente en el dorso de la mano de los ancianos, la que es movible y sin ulcerarse por bastante tiempo, a veces pasan 10 o más meses antes de que el enfermo solicite alguna opinión lo que casi siempre sucede al presentarse necrosis de las capas superficiales y aparecer la úlcera. En este estadio tiene la apariencia típica de un cráter pequeño con bordes elevados, duros e induración de su base. Al crecer destruyen las áreas circunvecinas.

Microscópicamente se identifican "dedos" de células con citoplasma eosinfilico, y núcleo relativamente grande y pálido, que si no atraviesan a la membrana basal lo hace un "carcinoma in situ", pero que cuando las mismas llegan a la dermis le hacen invasor. Dado que continúa la secreción de queratina, esta se deposita formando las "perlas" características. Existen varios tipos de tumores, algunos pobremente diferenciados con gran celularidad, muchas mitosis y células anaplasicas, otros con células en huso que semejan sarcomas.

Al igual que con el CBC, la remoción de la lesión con la TMM, es la de elección asegurando un margen libre de por lo menos 5 mm, debiéndose certificar la ausencia de lesión en estos bordes, además de tener en cuenta que aunque no muy frecuentemente, en un 5% de los casos si llegan a existir metástasis linfáticas regionales, particularmente los localizados en la cara.

Las opciones de tratamiento son básicamente las mismas que las descritas para el CBC, pero dado que tienen mucho más potencial metastático, la CMM es preferible a los procedimientos de destrucción.

En conclusión, no hay que olvidar que el CBC y e CCE, aunque de crecimiento lento, al paso del tiempo pueden ser de comportamiento catastrófico, y que la resección que es con mucho el mejor manejo, sobre todo de las modalidades de alto riesgo. Algunas ocasiones son necesarias grandes resecciones, como la parotidectomía con o sin disección radical de cuello. La radioterapia de apoyo suele se efectiva en las recurrencias, la invasión perineural y cuando los bordes quirúrgicos se consideren insuficientes. No hay que olvidar el invaluable recurso que es la TMM, además de la participación importantísima del patólogo y del cirujano reconstructor.

Carcinoma de células de Merkel. (CCM)

El CCM es bastante raro (0.23 por 100,000 blancos y casi excepcional en negros), además es más frecuente en sujetos mayores de 68 años (sólo el 5% antes de los 50), presentándose preferentemente en zonas expuestas a las RUV, también se ha asociado a la exposición al arsénico, inmunosupresión y a las enfermedades de Cowden y Hodgkin así como a la displasia ectodérmica congénita.

Se presenta, como un nódulo rojo o violáceo de superficie brillante, a menudo con telangiectasias, que se confunde con frecuencia con CBC, melanoma amelanótico, CCE y el linfoma de la piel. Las lesiones tienen menos de 20 mm de diámetro. Se diseminan a través del sistema linfático y ocasionan múltiples lesiones satélites. Hasta un tercio de los casos, al momento de la evaluación inicial, ya cursan con nódulos regionales y hasta el 50% de ellos darán por vía hematógena metástasis a distancia en el hígado, pulmón hueso, cerebro, testículo y colon.

Se sabe que algunas lesiones primarias involucionan, incluso en ocasiones hay metástasis, pero sin evidencia del sitio primario lo que curiosamente parece darle buen pronóstico. Habitualmente se le encuentra en la dermis, de donde se extiende a la epidermis y/o al tejido subcutáneo. Se aprecia invasión vascular.

El principal objetivo del tratamiento, es el control del primario y de la enfermedad regional, claro que obviamente de ser posible, se debe preservar la apariencia y la función. Mediante cirugía y tratamiento se han reportado sobre vidas del 64% a cinco años. Dado que existe desplazamiento a través de los linfáticos cutáneos se recomiendan márgenes de 2.5 a 3 **cm,** seguidos de radiaciones al cicatrizar la herida ya que de no hacerse, las recurrencias son elevadas aún a pesar de emplear la CMM. Los ganglios regionales también deben ser sometidos a radiación, y habrá que valorar la biopsia del ganglio centinela; no se recomienda de manera rutinaria la disección radical de cuello, sin embargo algunos cirujanos lo hacen en lesiones mayores de 2 cm, con muchas mitosis (más de 10 por campo de alta intensidad), evidencia de compromiso linfático y un patrón histológico en el que predominen células pequeñas.

Los casos asociados a metástasis a distancia (estadio III) son gravísimo, la sobrevida promedio no excede los 9 meses, y tendrá que ponerse de acuerdo el equipo formado por el cirujano, radiólogo y el quimioterapeuta, para establecer el esquema individual, que de inicio debe ser muy agresivo, aunque en general los resultados son malos.

Linfoma cutáneo de células T. (LCCT)

Como su nombre lo indica se trata de una lesión neoplásica ocasionada por linfocitos cutáneos malignos T, y agrupa a la micosis fungoide y al síndrome de Sézary (1880-1956) que ahora se consideran meramente como variedades de la misma neoplasia.

Es raro y se desconoce su etiología, sin embargo se han considerado como responsables de este problema a agentes infecciosos y factores ambientales, lo que podría explicar porque a veces afecta a por ejemplo a ambos cónyuges. Se han descrito casos esporádicos en pacientes trasplantados.

Debido a que los linfocitos T, que en la etapa inicial infiltran a la dermis, en realidad son células T normales *reactivas*, a veces es muy difícil poder hacer la diferenciación con lesiones inflamatorias benignas. Estos linfocitos se agrupan alrededor de las células presentadoras de antígenos en la epidermis (Langerhans), y ocasionan los llamados microabscesos de Pautrier (1876-1959), patognomónicos de la enfermedad, pero de aparición tardía. De inicio la proliferación del LCCT se da en placas epidérmicas sugiriendo que ese "epidermotropismo" se debe a que las propias células de Langerhans emiten señales que estimulan el acúmulo de los linfocitos T malignos, muy probablemente por la presentación de un antígeno aún no identificado y presente en todas las células de este linfoma, cuyo abatimiento por el tratamiento con luz ultravioleta es benéfico. Al evolucionar negativamente, estos linfocitos T se convierten en células linfoides atípicas con cambios nucleares e infiltración dérmica.

A la etapa inicial de compromiso epidérmico y lesiones eccematosas, sigue la diseminación hacia los ganglios y las vísceras. En este momento, las lesiones se vuelven aparatosas, con nódulos grandes de más de 12 cm y placas irregulares rojizas en ocasiones confluentes que no tienen predilección por algún área de la piel, llegando a ser una verdadera eritrodermia. Ha llamado la atención que en estas zonas tan diseminadas, se respeten aquellas que previamente han sido afectadas por herpes zoster.

El diagnóstico se efectúa por medio de biopsia en sacabocado y el tratamiento es difícil. La quimioterapia no ha dado resultados satisfactorios. Actualmente se explora el empleo de técnicas "modificadores de la respuesta biológica" con la finalidad de restaurar el sistema inmune de estos enfermos. El primero de ellos fue la fotoféresis, que actualmente se emplea en todo el mundo, consistiendo en el "maridaje" extra corpóreo de sorraseen más luz ultravioleta A (PUVA) habiéndose combinado exitosamente con interferones y retinoides, logrando remisiones hasta en el 70% de los casos. Aún en vías de experimentación se encuentra la denileucina (*diftitox*) que literalmente envenena a la célula T con toxina diftérica.

Desgraciadamente los enfermos en etapas avanzadas tienen muy mal pronóstico y como en tantas otras enfermedades, la cura sólo se tendrá en cuanto se logre descifrar su etiología y patogénesis.

Melanoma maligno. (MM)

Es un tumor derivado de los melanocitos y se puede presentar *de novo* en sitios de la piel en donde aparentemente no existe ningún problema, o en un melanoma benigno presente desde el nacimiento o de aparición a cualquier edad y presente por muchos años, antes de trasformarse en neoplasia (60 al 80%). Aunque con mucha menor frecuencia, se llegan a encontrar tumores primarios de origen melanocítico en el ojo, las mucosas oro faríngea y esofágica, la vulva y la región ano rectal. Sin duda es la más agresiva de las neoplasias de la piel, y su frecuencia aumenta a razón de más del 4% por año.

La edad promedio en que se hace el diagnóstico, es de 57 años y quienes mueren por el lo hacen alrededor de los 67 años de edad. Sólo el 2% se presenta en pacientes menores de 20 años y en este grupo de edad es más común en aquellos con nevo gigante congénito, queratosis pigmentosa, síndrome de nevo displásico o con inmunosupresión.

Es mucho más común en blancos, y la región de Queensland (Australia) es el sitio en el mundo donde existen más casos, a grado tal que uno de cada 16 varones (en el tronco) y una de cada 24 mujeres (en las piernas) de la población blanca, llegan a presentar en algún momento de su vida MM cuya frecuencia en otras áreas geográficas es uno de 55 varones y una de 82 mujeres.

A diferencia de otros tumores malignos, este habitualmente se **ve**, por lo que suele detectarse sin la necesidad de procedimientos invasivos y dado que la sobre vida depende del espesor del tumor, lo ideal es identificarlo cuando es delgado.

Un 30% aparece en la cara, cuello o extremidades inferiores, y no es inusual que se le localice en la planta del pie en donde es curiosamente muy común entre gentes de color. También se detecta debajo de las uñas, particularmente del pulgar y el primer ortejo.

Se han identificado varios factores de riesgo tales, como la sensibilidad al sol, el ser blanco, tener ojos claros, tendencia a desarrollar pecas, antecedente familiar, tener muchos lunares típicos o congénitos, e inmunosupresión. Quizá aumente el riesgo, recurrir al bronceado con lámparas solares.

Desde luego hay que diferenciarle de las lesiones benignas y para ello, la **a**simetría, los **b**ordes, el **c**olor y el **d**iámetro (ABCD), deben servir de guía para hacer el diagnóstico. La **e**levación o la **e**volución se pueden sumar al ABCD.

Las lesiones benignas generalmente son redondas, simétricas, de bordes regulares, color uniforme y habitualmente menores de 6 mm de diámetro. El MM es todo lo contrario: asimétrico, con bordes irregulares, de color heterogéneo (café claro, oscuro o negro, a veces con áreas rojas, blancas o azules) y a menudo con diámetro de más de 6 mm.

Desde el punto de vista de clínico-patológico, y de comportamiento histológico, puede ser catalogado como de diseminación superficial, nodular, localizada en palmas y plantas (acral) y lentigo maligno.

El superficial es el más común (70 %) y se aprecia como una isla pequeña, café clara o grisácea, discretamente elevada o francamente plana. Esta variedad se puede distinguir en el ojo y el pronóstico es relativamente bueno.

El 15% de las lesiones son de la variedad nodular, invaden la dermis rápidamente y suelen ser muy agresivos.

En los negros y gentes de color, característicamente hay propensión a localizarse en las palmas y sobre todo en las plantas de los pies, lo que es raro en los blancos El pronóstico es malísimo, aunque afortunadamente sólo constituyen el 10% de todos los casos.

El lentigo maligno, se presenta en la piel ya lastimada por las RUV y es una lesión atrófica, localizada obviamente en la cara, manos, cuello, etc., de los viejos y no es muy frecuente (5%). Esta lesión se convierte en *melanoma lentigo maligno*, cuando los melanocitos anormales pasan a través de la membrana basal hacia la dermis. El pronóstico es bueno en general quizá, por que al estar en zonas que se ven, el paciente se preocupa y por ello se manejan más prematuramente.

Además de la observación directa, se ha empleado la dermatoscopía para mejorar el diagnóstico, sin embargo la mayoría de los autores no la recomiendan, toda vez que ante cualquier duda deberá efectuarse de preferencia biopsia escisional, reservando la incisional para casos muy especiales sobre todo por su localización y tamaño, sin olvidar que en ocasiones a pesar de que esta sea negativa, por su apariencia y comportamiento, se puede tratar de una lesión maligna, por lo que hay que recordar que no es tan serio quitar una lesión benigna, pero definitivamente, si es catastrófico no tratar adecuadamente un MM.

La biopsia debe ser de espesor total, abarcando el tejido celular subcutáneo y con bordes libres de 1 a 2 mm, orientándose como si ya se efectuara tratamiento definitivo. Tradicionalmente se ha enseñado que la manipulación, inyección o masaje de las lesiones primarias, puede aumentar la frecuencia de micrometástasis e incrementar el riesgo de recurrencia, lo que algunos autores consideran como objetable, sin embargo sería muy complicado exonerar a un cirujano que tuviera poco cuidado en el manejo de la lesión, y que por ello aparecieran en su paciente lesiones secundarias, a pesar de que esto fuera a suceder con o sin su intervención. Seguirá siendo una recomendación general, evitar hasta donde sean posibles las biopsias parciales y superficiales, aunque cada caso exige decisiones particulares.

En la pieza la invasión del tumor, tomando como referencia la capa cornea de la epidermis, se clasifica desde superficial y en consecuencia con pronóstico favorable desde los de 0.75 mm de espesor, hasta profundos y graves con más de 4 mm de grosor. Este índice fue descrito por Breslow, y también, basada en la profundidad, se emplea la clasificación de Clark. Estas clasificaciones ayudan a tener un lenguaje común, poder establecer un pronóstico, y analizar estadísticamente el resultado de las diferentes opciones de tratamiento.

Una cosa característica, es que tienden a dar lesiones satélites, que se presentan como siembras alrededor del primario, o extendiéndose próximamente hacia los ganglios linfáticos regionales, sin embargo no es un comportamiento obligado ya que a veces hay metástasis hematógenas sin compromiso loco regional. Habitualmente estas siembras son el pulmón e hígado, pero se les encuentra también en la mucosa intestinal, miocardio y huesos.

Si algo caracteriza a los melanomas malignos, es que realmente no se puede predecir su comportamiento y difieren entre si por su velocidad de crecimiento, vía de diseminación, y la rapidez con la que aparecen las metástasis. Incluso en algún enfermo puede estar localizado por algún tiempo, con crecimiento periférico lento, extenderse primero hacia los ganglios regionales y después al torrente sanguíneo, mientras que en otro existen ya metástasis múltiples, cuando la lesión primaria es aún muy pequeña. Es más a veces el mismo caso varia en su comportamiento, por ejemplo puede crecer de inicio rápidamente y después del manejo, el paciente estar aparentemente curado, para morir 10 años o más después, por la presentación explosiva de múltiples metástasis.

El manejo inicial y local, es la resección completa de la lesión, lo cual es curativo en tumores localizados. Los márgenes quirúrgicos deben ser de unos 0.5 cm en lesiones *in situ*. Si la profundidad (índice de Breslow) es de 1mm o menos, se recomiendan de 1cm, y si es mayor de 1mm deberán ser de 2 cm.

Los ganglios linfáticos de todos los enfermos con lesiones de más de un mm de profundidad, deberán ser evaluados ya que esto determina el pronóstico y la necesidad de disección de los mismos y/o terapia adyuvante.

A partir de 1923 se empezó a manejar la idea del *"nódulo linfático centinela"*, el que actualmente se define como cualquiera al que llega directamente el drenaje linfático del sitio en donde se localiza un tumor maligno primario. La biopsia del nódulo centinela, indudablemente es un buen recurso para evaluar la zona de drenaje linfático, y es práctica corriente efectuarla en todos los casos de MM con espesores entre 1 mm y 4 mm. Si este se encuentra libre, no es necesario otro tratamiento, pero de resultar positivo o durante la exploración se encuentra compromiso ganglionar, el enfermo debe ser sometido a disección linfática regional terapéutica. Hasta el momento no hay marcadores tumorales confiables, pero se está trabajando en ello.

No existe quimioterapia efectiva para tratar melanoma maligno. Se ha empleado al interferón alfa-2b como un recurso terapéutico biológico, los resultados son inciertos. También existen algunos esquemas de quimioterapia, vacunas y el empleo de hipertermia.

El pronóstico está en relación directa a la oportunidad del diagnóstico. En enfermedad localizada, superficial y no ulcerada, la sobrevida a 5 años es entre el 89% y el 96%. En casos de diseminación regional sólo el 60% lo logran, y con enfermedad a distancia únicamente el 14%.

La ulceración es de mal pronóstico, así como la localización en cabeza, cuello y tronco. Los varones sobreviven menos. Así mismo, quien ha tenido una lesión de estas tiene 10% más de posibilidades de tener otro, que la población general.

No está por demás recomendar a toda la población, evitar hasta donde sea posible, asolearse, particularmente a los que viven en los trópicos y laboran a la intemperie. El empleo de bloqueadores solares también es útil.

Cáncer cutáneo primario postrasplante.

Este problema es frecuente, e incluso a medida que se incrementa la longevidad de los sujetos trasplantados, se empieza a considerar como un problema de salud pública, ya que es la patología neoplásica más frecuente entre estos enfermos.

Se encuentran en riego alto de padecerlo los recipientes de corazón, seguidos de los renales y en menor proporción, los de hígado.

Todos los enfermos que estén en espera de un trasplante, deben ser sometidos a una historia clínica adecuada, haciendo énfasis en problemas dermatológicos, individuales o familiares, actividades profesionales o recreativas en las que se involucre la exposición al sol, y antecedentes de parientes con problemas cutáneos. Es tan importante esta asociación, que algunos grupos recomiendan una espera de 3 a 5 años, antes de efectuar un trasplante, en pacientes que han padecido un cáncer cutáneo en los 5 años anteriores y del que aparentemente estan curados, ya que la recidiva inmediata, al inicio de la inmunosupresión, llega a ser considerable.

Los grupos dedicados a la toma de órganos, salvo en condiciones excepcionales de carencia extrema de órganos o que sea la única oportunidad para un sujeto que lucha por su vida, rara vez aceptan como donador a un sujeto con antecedente de MM "curado".

Parece ser que la inmunosupresión favorece la proliferación de un sinnúmero de clones malignos, que en condiciones normales se mantienen a raya por el sistema inmune de las personas normales.

El CCE en el más frecuente, seguido del CBC, melanoma, sarcoma de Kaposi y el CCM. Todos son más agresivos que los mismos en pacientes inmunocompetentes, ya que tienen más propensión a dar metástasis, son con gran frecuencia multifocales y afectan áreas corporales como las piernas o los brazos, es decir tienen una distribución "regional".

A los receptores de órganos se les debe explicar este riesgo y "educarles" para que no se asolen, usen bloqueadores, se cubran con prendas adecuadas, se sometan a revisiones periódicas de su piel, y nunca se bronceen natural o artificialmente.

El manejo en estos enfermos, no debe retardarse y se deben cumplir todos los criterios ya mencionados. En cuanto a la eliminación o reducción del esquema de inmunosupresión, no existe evidencia sólida de que en todos los casos deba hacerse y con ello incrementar el riesgo de rechazo, sin embargo algunas cosas son obvias, como por ejemplo que hacer ante una lesión poco agresiva, o ante una con gran carga tumoral, que limita la calidad de vida de manera importante y puede matar al receptor mucho antes de la sobrevida esperada, sobre todo por haberse demostrado que la suspensión de los esquemas, mitiga el número de nuevas lesiones malignas y las torna menos agresivas. Con esto en mente, habrá que tomar decisiones individuales, basados en la experiencia y claro las características de cada paciente, aunque en términos generales se acepta que se deben reducir las dosis en sujetos con más de 25 nuevas lesiones por año, reservando la suspensión total cuando por ejemplo un CCE o un melanoma, han dado metástasis poniendo en peligro inminente a la vida del enfermo de no tratarse agresivamente, claro con los riesgos inherentes.

En aquellos pacientes trasplantados que empiezan a mostrar datos de carcinogénesis cutánea progresiva, se debe administrar quimioprofilaxis con retinoides sistémicos, basados en la idea que estos promueven la maduración de los queratinocitos e inducen la apoptosis de las células dañadas, sin embargo siempre existirá el riesgo de recaídas al suspenderles por toxicidad, la que se manifiesta por resequedad de la piel, pérdida de pelo, irritación y resequedad muco cutánea, así como descamación palmar y plantar. También se altera la función hepática, se asocia a hiperlipidemia, enfermedad isquémica del corazón, daños estructurales de la córnea, pancreatitis, mialgias, artralgias e hiperostosis óseas entre otras. Todo ello, desde luego limita su empleo de manera rutinaria antes de la aparición del problema cutáneo y como esquema tradicional después del trasplante.

En general, es muy recomendable que los enfermos trasplantados sean atendidos por miembros del mismo equipo de manera permanente, ello permite identificar y desde luego dar su justa importancia, a cualquier cambio en la vida y apariencia del sujeto, incluyendo la aparición de lesiones cutáneas aparentemente silenciosas e inocuas, que pueden terminar con la vida del enfermo.

Carcinoma cutáneo metastático.

Existen varios mecanismos por los que la piel se "contamina" con células cancerosas, y se origine por ello un tumor secundario.

Lo más frecuente es la invasión directa a partir de un tumor subyacente y el crecimiento en una cicatriz quirúrgica, en menor proporción se da por diseminación linfática y desde luego hematógena. Las lesiones pueden ser nodulares, inflamatorias, fibroticas o de tipo esclerodermoide. Típicamente no son muy alarmantes, suelen ser redondas y de pocos milímetros o hasta varios centímetros. A veces tienen color carne, pero a menudo son eritematosas o violáceas, y en ocasiones de estar muy vascularizadas, semejan hemangiomas. Suelen ser únicas o múltiples, localizadas o difusas, pero sea lo que sea, son sinónimo de enfermedad muy avanzada y a menudo de recidiva.

Habitualmente involucran a la dermis, con invasión epidérmica ocasional, pero generalmente se identifica una zona de epidermis sana ya que las metástasis epidermotropicas son raras en tumores primarios no melanocíticos.

Histológicamente son muy diferentes a las de los tumores primarios de piel, a los que nunca se parecen, y a menudo muestran infiltrado de células atípicas entre las fibras de colágena, con un patrón desordenado y células aisladas o en racimos. La invasión linfovascular es casi sinónima de metástasis y ocasionalmente se parecen a las lesiones primarias, ya que la mayoría son pobremente diferenciadas y anaplasicas, aunque las inmunotinciones llegan a ser de utilidad, pero no hay que olvidar que al no existir un solo marcador específico para un tejido en particular, se hace necesario utilizar paneles amplios.

En ocasiones son la primera manifestación de un primario literalmente indetectable con los recursos disponibles, y un dato característico de su origen es el que literalmente *confunden* a los patólogos.

REFERENCIAS

1. Agir H, Sen C, Cek D. Squamous cell carcinoma arising adjacent to a recurrent pilonidal disease. Dermatol Surg 2006; 32(9):1174-1175.
2. Ahmed AM, Madkan V, Tyring SK. Human papillomaviruses and genital disease. Dermatol Clin 2006; 24(2):157-65, vi.
3. Aitken JF, Janda M, Elwood M, Youl PH, Ring IT, Lowe JB. Clinical outcomes from skin screening clinics within a community-based melanoma screening program. J Am Acad Dermatol 2006; 54(1):105-114.
4. Andre J, Lateur N. Pigmented nail disorders. Dermatol Clin 2006; 24(3):329-339.
5. Argenziano G, Zalaudek I, Ferrara G et al. Dermoscopy features of melanoma incognito: indications for biopsy. J Am Acad Dermatol 2007; 56(3):508-513.
6. Bacelieri R, Johnson SM. Cutaneous warts: an evidence-based approach to therapy. Am Fam Physician 2005; 72(4):647-652.
7. Bahmad F, Jr., Merchant SN. Paget disease of the temporal bone. Otol Neurotol 2007; 28(8):1157-1158.
8. Balik O, Balik AA, Polat KY et al. The importance of local subcutaneous fat thickness in pilonidal disease. Dis Colon Rectum 2006; 49(11):1755-1757.
9. Ballas K, Psarras K, Rafailidis S, Konstantinidis H, Sakadamis A. Interdigital pilonidal sinus in a hairdresser. J Hand Surg Br 2006; 31(3):290-291.
10. Baran R, Richert B. Common nail tumors. Dermatol Clin 2006; 24(3):297-311.
11. Barcelo R, Viteri A, Munoz A, Gil-Negrete A, Rubio I, Lopez-Vivanco G. Paclitaxel for progressive basal cell carcinoma. J Am Acad Dermatol 2006; 54(2 Suppl):S50-S52.
12. Baughman SM, Cespedes RD. Unusual presentation of hidradenitis suppurativa with massive enlargement of penis. Urology 2004; 64(2):377-378.
13. Bickers DR, Lim HW, Margolis D et al. The burden of skin diseases: 2004 a joint project of the American Academy of Dermatology Association and the Society for Investigative Dermatology. J Am Acad Dermatol 2006; 55(3):490-500.
14. Bisgaard ML, Bulow S. Familial adenomatous polyposis (FAP): genotype correlation to FAP phenotype with osteomas and sebaceous cysts. Am J Med Genet A 2006; 140(3):200-204.
15. Bishop JF. Burn wound assessment and surgical management. Crit Care Nurs Clin North Am 2004; 16(1):145-177.
16. Bishop JN, Harland M, Randerson-Moor J, Bishop DT. Management of familial melanoma. Lancet Oncol 2007; 8(1):46-54.
17. Blasi MA, Giammaria D, Balestrazzi E. Immunotherapy with imiquimod 5% cream for eyelid nodular basal cell carcinoma. Am J Ophthalmol 2005; 140(6):1136-1139.

18. Bowen GM, White GL, Jr., Gerwels JW. Mohs micrographic surgery. Am Fam Physician 2005; 72(5):845-848.

19. Braun RP, Baran R, Saurat JH, Thomas L. Surgical Pearl: Dermoscopy of the free edge of the nail to determine the level of nail plate pigmentation and the location of its probable origin in the proximal or distal nail matrix. J Am Acad Dermatol 2006; 55(3):512-513.

20. Breuninger H. [Treatment of pilonidal sinus and acne inversa]. Hautarzt 2004; 55(3):254-258.

21. Burke JF. Burn treatment's evolution in the 20th century. J Am Coll Surg 2005; 200(2):151-153.

22. Carlson JA, Ross JS, Slominski A et al. Molecular diagnostics in melanoma. J Am Acad Dermatol 2005; 52(5):743-775.

23. Chang SJ, Sims J, Murtagh FR, McCaffrey JC, Messina JL. Proliferating trichilemmal cysts of the scalp on CT. AJNR Am J Neuroradiol 2006; 27(3):712-714.

24. Chen LW, Huang HL, Lee IT, Hsu CM, Lu PJ. Hypertonic saline enhances host defense to bacterial challenge by augmenting Toll-like receptors. Crit Care Med 2006; 34(6):1758-1768.

25. Chung VQ, Moschella SL, Zembowicz A, Liu V. Clinical and pathologic findings of paraneoplastic dermatoses. J Am Acad Dermatol 2006; 54(5):745-762.

26. Cogliano V, Baan R, Straif K, Grosse Y, Secretan B, El GF. Carcinogenicity of human papillomaviruses. Lancet Oncol 2005; 6(4):204.

27. Conlon JD, Drolet BA. Skin lesions in the neonate. Pediatr Clin North Am 2004; 51(4):863-viii.

28. Cuevas P, Arrazola JM. Treatment of basal cell carcinoma with dobesilate. J Am Acad Dermatol 2005; 53(3):526-527.

29. Dahdah MJ, Scher RK. Nail diseases related to nail cosmetics. Dermatol Clin 2006; 24(2):233-9, vii.

30. Danby FW. Why we have sebaceous glands. J Am Acad Dermatol 2005; 52(6):1071-1072.

31. De TG, Cavallaro G, Bitonti A, Polistena A, Onesti MG, Scuderi N. Surgical management of perianal giant condyloma acuminatum (Buschke-Lowenstein tumor). Report of three cases. Eur Surg Res 2006; 38(4):418-422.

32. DeLauro NM, DeLauro TM. Onychocryptosis. Clin Podiatr Med Surg 2004; 21(4):617-30, vii.

33. Dewberry C, Norman RA. Skin cancer in elderly patients. Dermatol Clin 2004; 22(1):93-6, vii.

34. Driscoll MS, Grant-Kels JM. Nevi and melanoma in pregnancy. Dermatol Clin 2006; 24(2):199-204, vi.

35. Duffy BJ MPEMR. Assessment, Triage, and Early Management of Burns in Children. Clin Pediatr Emerg Med 2006; 7 (2):82-93.

36. Duvic M, Edelson R. Cutaneous T-cell lymphoma. J Am Acad Dermatol 2004; 51(1 Suppl):S43-S45.

37.   Egberts F, Egberts JH, Schwarz T, Hauschild A. Kissing melanoma or kissing nevus of the penis? Urology 2007; 69(2):384-387.
38.   Erkek E, Hizel S, Sanly C et al. Clinical and histopathological findings in Bannayan-Riley-Ruvalcaba syndrome. J Am Acad Dermatol 2005; 53(4):639-643.
39.   Ertan T, Koc M, Gocmen E, Aslar AK, Keskek M, Kilic M. Does technique alter quality of life after pilonidal sinus surgery? Am J Surg 2005; 190(3):388-392.
40.   Eryilmaz R, Sahin M, Okan I, Alimoglu O, Somay A. Umbilical pilonidal sinus disease: predisposing factors and treatment. World J Surg 2005; 29(9):1158-1160.
41.   Falagas ME, Kompoti M. Obesity and infection. Lancet Infect Dis 2006; 6(7):438-446.
42.   Francis SO, Mahlberg MJ, Johnson KR, Ming ME, Dellavalle RP. Melanoma chemoprevention. J Am Acad Dermatol 2006; 55(5):849-861.
43.   Gammons M, Wolter B. Photo quiz. Painful scalp lesions and hair loss. Am Fam Physician 2006; 73(5):887-888.
44.   Gilaberte Y, Grasa MP, Carapeto FJ. Clear cell hidradenoma. J Am Acad Dermatol 2006; 54(5 Suppl):248-249.
45.   Gill M, Celebi JT. B-RAF and melanocytic neoplasia. J Am Acad Dermatol 2005; 53(1):108-114.
46.   Gira AK, Brown LF, Washington CV, Cohen C, Arbiser JL. Keloids demonstrate high-level epidermal expression of vascular endothelial growth factor. J Am Acad Dermatol 2004; 50(6):850-853.
47.   Gloster HM, Jr., Neal K. Skin cancer in skin of color. J Am Acad Dermatol 2006; 55(5):741-760.
48.   Goldberg LH, Silapunt S, Beyrau KK, Peterson SR, Friedman PM, Alam M. Keratoacanthoma as a postoperative complication of skin cancer excision. J Am Acad Dermatol 2004; 50(5):753-758.
49.   Golladay ES. Outpatient adolescent surgical problems. Adolesc Med Clin 2004; 15(3):503-520.
50.   Green AJ, Roberts DR, Swanson RA. Post-traumatic epidermoid cyst presenting with headache. Neurology 2005; 64(9):1657.
51.   Greenebaum E. Metastatic calcification in skin: exclusive involvement of eccrine sweat ducts. A case report. Hum Pathol 1980; 11(3):287-289.
52.   Greer RO. Pathology of malignant and premalignant oral epithelial lesions. Otolaryngol Clin North Am 2006; 39(2):249-75, v.
53.   Grimes P, Nordlund JJ, Pandya AG, Taylor S, Rendon M, Ortonne JP. Increasing our understanding of pigmentary disorders. J Am Acad Dermatol 2006; 54(5 Suppl 2):S255-S261.
54.   Gupta AK, Gover MD, Nouri K, Taylor S. The treatment of melasma: a review of clinical trials. J Am Acad Dermatol 2006; 55(6):1048-1065.
55.   Haider A, Solish N. Focal hyperhidrosis: diagnosis and management. CMAJ 2005; 172(1):69-75.

56. Hall JP, Sheffey RJ, Chagares WE, Yong RM. Epidermal inclusion cyst in the foot of a Vietnam Veteran. J Am Podiatr Med Assoc 2006; 96(5):445-447.

57. Haneke E. Surgical anatomy of the nail apparatus. Dermatol Clin 2006; 24(3):291-296.

58. Heim K, Widschwendter A, Szedenik H et al. Specific serologic response to genital human papillomavirus types in patients with vulvar precancerous and cancerous lesions. Am J Obstet Gynecol 2005; 192(4):1073-1083.

59. Heymann WR. Toll-like receptors in acne vulgaris. J Am Acad Dermatol 2006; 55(4):691-692.

60. Holzberg M. Common nail disorders. Dermatol Clin 2006; 24(3):349-354.

61. Huang YH, Ohara K. Medical pearl: subungual hematoma: a simple and quick method for diagnosis. J Am Acad Dermatol 2006; 54(5):877-878.

62. Hunter JS, Saslawsky M. Penile mass in a 53-year-old patient. Obstruction of smegma-producing glands. Am Fam Physician 2005; 72(6):1093-1094.

63. Hussein MR. Genetic pathways to melanoma tumorigenesis. J Clin Pathol 2004; 57(8):797-801.

64. Ipaktchi K, Arbabi S. Advances in burn critical care. Crit Care Med 2006; 34(9 Suppl):S239-S244.

65. Irwin B. A case of necrotic toes. Am Fam Physician 2004; 69(3):609-610.

66. Jafarian F, Powell J, Kokta V et al. Malignant melanoma in childhood and adolescence: report of 13 cases. J Am Acad Dermatol 2005; 53(5):816-822.

67. Jagdeo J, Robinson-Bostom L, Long T. Unusual clinical presentation of benign eccrine poroma. J Am Acad Dermatol 2006; 54(4):733-734.

68. Kang SS, Kauls LS, Gaspari AA. Toll-like receptors: applications to dermatologic disease. J Am Acad Dermatol 2006; 54(6):951-983.

69. Kaplan LM. Gastrointestinal management of the bariatric surgery patient. Gastroenterol Clin North Am 2005; 34(1):105-125.

70. Kasiakou SK, Rafailidis PI, Rosmarakis ES, Falagas ME. Recurrent omphalitis in adults. Scand J Gastroenterol 2004; 39(10):1021-1024.

71. Kimyai-Asadi A, Goldberg LH, Jih MH. Accuracy of serial transverse cross-sections in detecting residual basal cell carcinoma at the surgical margins of an elliptical excision specimen. J Am Acad Dermatol 2005; 53(3):469-474.

72. Kirkpatrick AW, Balogh Z, Ball CG et al. The secondary abdominal compartment syndrome: iatrogenic or unavoidable? J Am Coll Surg 2006; 202(4):668-679.

73. Koch S, Kohl K, Klein E, von BD, Bieber T. Skin homing of Langerhans cell precursors: adhesion, chemotaxis, and migration. J Allergy Clin Immunol 2006; 117(1):163-168.

74. Kovarik CL, Stewart D, Barnard JJ. Lethal basal cell carcinoma secondary to cerebral invasion. J Am Acad Dermatol 2005; 52(1):149-151.

75. Krejci EB SM. Genital Human Papillomavirus Infection. Clin Fam Pract 2005; 7 (1):79-96.

76. Lai SY WR. Cutaneous malignancies of the head and neck. Op Tech Gen Surg 2004; 6 (2):132-142.

77.   Lane JE, Brown CA, Lesher JL, Jr., Hashem B, Marzec T. Pressure-induced bullae and sweat gland necrosis following chemotherapy induction. Am J Med 2004; 117(6):441-443.
78.   Langley RG, Burton E, Walsh N, Propperova I, Murray SJ. In vivo confocal scanning laser microscopy of benign lentigines: comparison to conventional histology and in vivo characteristics of lentigo maligna. J Am Acad Dermatol 2006; 55(1):88-97.
79.   Lee HE, Yang CH, Chen CH, Hong HS, Kuan YZ. Comparison of the surgical outcomes of punch incision and elliptical excision in treating epidermal inclusion cysts: a prospective, randomized study. Dermatol Surg 2006; 32(4):520-525.
80.   Lee SS, Yosipovitch G, Chan YH, Goh CL. Pruritus, pain, and small nerve fiber function in keloids: a controlled study. J Am Acad Dermatol 2004; 51(6):1002-1006.
81.   Leibovitch I, Huilgol SC, Selva D, Richards S, Paver R. Basal cell carcinoma treated with Mohs surgery in Australia I. Experience over 10 years. J Am Acad Dermatol 2005; 53(3):445-451.
82.   Leibovitch I, Huilgol SC, Selva D, Richards S, Paver R. Basal cell carcinoma treated with Mohs surgery in Australia II. Outcome at 5-year follow-up. J Am Acad Dermatol 2005; 53(3):452-457.
83.   Leibovitch I, Huilgol SC, Selva D, Richards S, Paver R. Basal cell carcinoma treated with Mohs surgery in Australia III. Perineural invasion. J Am Acad Dermatol 2005; 53(3):458-463.
84.   Leibovitch I, Huilgol SC, Selva D, Hill D, Richards S, Paver R. Cutaneous squamous cell carcinoma treated with Mohs micrographic surgery in Australia I. Experience over 10 years. J Am Acad Dermatol 2005; 53(2):253-260.
85.   Lewis KG, Jellinek N, Robinson-Bostom L. Skin cancer after transplantation: a guide for the general surgeon. Surg Clin North Am 2006; 86(5):1257-76, viii.
86.   Li-Tsang CW, Lau JC, Choi J, Chan CC, Jianan L. A prospective randomized clinical trial to investigate the effect of silicone gel sheeting (Cica-Care) on post-traumatic hypertrophic scar among the Chinese population. Burns 2006; 32(6):678-683.
87.   Ljubojevic S, Pasic A, Lipozencic J, Skerlev M. Perifolliculitis capitis abscedens et suffodiens. J Eur Acad Dermatol Venereol 2005; 19(6):719-721.
88.   Marquart JD, Trakimas CA, Sawchuk WS, Nuovo GJ, de Villiers EM, Turiansky GW. Human papillomavirus 57-induced extensive, recalcitrant cutaneous verrucae. J Am Acad Dermatol 2006; 55(5):907-908.
89.   Martin-Neda FG BMCAGRMR. A rapidly growing eccrine poroma in a pregnant woman. J Am Acad Dermatol 2004; 50 (1):124-126.
90.   Martin RC, Scoggins CR, Ross MI et al. Is incisional biopsy of melanoma harmful? Am J Surg 2005; 190(6):913-917.
91.   Maybauer DM, Maybauer MO, Traber DL. Resuscitation with hypertonic saline in burn shock and sepsis. Crit Care Med 2006; 34(6):1849-1850.

92.   McPherson M, Elwood M, English DR, Baade PD, Youl PH, Aitken JF. Presentation and detection of invasive melanoma in a high-risk population. J Am Acad Dermatol 2006; 54(5):783-792.

93.   Mehrany K, Weenig RH, Lee KK, Pittelkow MR, Otley CC. Increased metastasis and mortality from cutaneous squamous cell carcinoma in patients with chronic lymphocytic leukemia. J Am Acad Dermatol 2005; 53(6):1067-1071.

94.   Middleman AB. Immunization update: pertussis, meningoccocus, and human papillomavirus. Adolesc Med Clin 2006; 17(3):547-563.

95.   Miyazaki A, Saida T, Koga H, Oguchi S, Suzuki T, Tsuchida T. Anatomical and histopathological correlates of the dermoscopic patterns seen in melanocytic nevi on the sole: a retrospective study. J Am Acad Dermatol 2005; 53(2):230-236.

96.   Mohanna PN, Al-Sam SZ, Flemming AF. Subungual pilonidal sinus of the hand in a dog groomer. Br J Plast Surg 2001; 54(2):176-178.

97.   Montgomery JR, White TW, Martin BL, Turner ML, Holland SM. A novel connexin 26 gene mutation associated with features of the keratitis-ichthyosis-deafness syndrome and the follicular occlusion triad. J Am Acad Dermatol 2004; 51(3):377-382.

98.   Moore RT, Chae KA, Rhodes AR. Laugier and Hunziker pigmentation: a lentiginous proliferation of melanocytes. J Am Acad Dermatol 2004; 50(5 Suppl):S70-S74.

99.   Mueller TJ, Wu H, Greenberg RE et al. Cutaneous metastases from genitourinary malignancies. Urology 2004; 63(6):1021-1026.

100. Mukhtar M, Sharma R. Surgical pearl: the safety pin as a better alternative to the versatile paper clip comedo extractor. Int J Dermatol 2004; 43(12):967-968.

101. Munoz C, Quintero A, Sanchez JL, Ruiz-Santiago H. Persistent blue nevus simulating melanoma. J Am Acad Dermatol 2004; 50(5 Suppl):S118-S120.

102. Mustoe T. Understanding chronic wounds: a unifying hypothesis on their pathogenesis and implications for therapy. Am J Surg 2004; 187(5A):65S-70S.

103. Na JI, Park KC, Youn SW. Familial eruptive lentiginosis. J Am Acad Dermatol 2006; 55(2 Suppl):S38-S40.

104. Nemet AY, Deckel Y, Martin PA et al. Management of periocular basal and squamous cell carcinoma: a series of 485 cases. Am J Ophthalmol 2006; 142(2):293-297.

105. Nessar G, Kayaalp C, Seven C. Elliptical rotation flap for pilonidal sinus. Am J Surg 2004; 187(2):300-303.

106. Nordlund JJ, Ortonne JP, Cestari T, Grimes P, Chan H. Confusions about color: formulating a more precise lexicon for pigmentation, pigmentary disorders, and abnormalities of "chromatics". J Am Acad Dermatol 2006; 54(5 Suppl 2):S291-S297.

107. Oaklander AL, Siegel SM. Cutaneous innervation: form and function. J Am Acad Dermatol 2005; 53(6):1027-1037.

108. Ondo AL, Mings SM, Pestak RM, Shanler SD. Topical combination therapy for cutaneous squamous cell carcinoma in situ with 5-fluorouracil cream and imiquimod cream in patients who have failed topical monotherapy. J Am Acad Dermatol 2006; 55(6):1092-1094.

109. Ortonne JP, Passeron T. Melanin pigmentary disorders: treatment update. Dermatol Clin 2005; 23(2):209-226.

110. Otley CC, Cherikh WS, Salasche SJ, McBride MA, Christenson LJ, Kauffman HM. Skin cancer in organ transplant recipients: effect of pretransplant end-organ disease. J Am Acad Dermatol 2005; 53(5):783-790.

111. Pandya KA, Radke F. Benign skin lesions: lipomas, epidermal inclusion cysts, muscle and nerve biopsies. Surg Clin North Am 2009; 89(3):677-687.

112. Paniker PU. Diagnosing solitary keratoacanthomas. Am J Med 2005; 118(1):19.

113. Papa CA, Ramsey ML, Tyler WB. Interdigital pilonidal sinus in a dog groomer. J Am Acad Dermatol 2002; 47(5 Suppl):S281-S282.

114. Pearlman NW, McCarter MD, Frank M et al. Size of sentinel node metastases predicts other nodal disease and survival in malignant melanoma. Am J Surg 2006; 192(6):878-881.

115. Peris K, Micantonio T, Fargnoli MC, Lozzi GP, Chimenti S. Imiquimod 5% cream in the treatment of Bowen's disease and invasive squamous cell carcinoma. J Am Acad Dermatol 2006; 55(2):324-327.

116. Poulsen M. Merkel-cell carcinoma of the skin. Lancet Oncol 2004; 5(10):593-599.

117. Pylyser K, De Wolf-Peeters C, Marien K. The histology of eccrine poromas: a study of 14 cases. Dermatologica 1983; 167(5):243-249.

118. Quinlan JD. Sexually transmitted diseases in pregnancy. Clin Fam Pract 2005; 7 (1):127-137.

119. Rager EL, Bridgeford EP, Ollila DW. Cutaneous melanoma: update on prevention, screening, diagnosis, and treatment. Am Fam Physician 2005; 72(2):269-276.

120. Ravat FE, Spittle MF, Russell-Jones R. Primary cutaneous T-cell lymphoma occurring after organ transplantation. J Am Acad Dermatol 2006; 54(4):668-675.

121. Richert B. Basic nail surgery. Dermatol Clin 2006; 24(3):313-322.

122. Roberts WE. Dermatologic problems of older women. Dermatol Clin 2006; 24(2):271-80, viii.

123. Roesch A, Burgdorf W, Stolz W, Landthaler M, Vogt T. Dermatoscopy of "dysplastic nevi": a beacon in diagnostic darkness. Eur J Dermatol 2006; 16(5):479-493.

124. Rogers RL, Perkins J. Skin and soft tissue infections. Prim Care 2006; 33(3):697-710.

125. Ross EK, Tan E, Shapiro J. Update on primary cicatricial alopecias. J Am Acad Dermatol 2005; 53(1):1-37.

126. Rounding C, Bloomfield S. Surgical treatments for ingrowing toenails. Cochrane Database Syst Rev 2005;(2):CD001541.

127. Ruocco E, Donnarumma G, Baroni A, Tufano MA. Bacterial and viral skin diseases. Dermatol Clin 2007; 25(4):663-76, xi.

128. Schmidt AN, Robbins JB, Greer JP, Zic JA. Conjugal transformed mycosis fungoides: the unknown role of viral infection and environmental exposures in the development of cutaneous T-cell lymphoma. J Am Acad Dermatol 2006; 54(5 Suppl):S202-S205.

129. Schulze SM, Patel N, Hertzog D, Fares LG. Treatment of pilonidal disease with laser epilation. Am Surg 2006; 72(6):534-537.

130. Sellheyer K, Krahl D. "Hidradenitis suppurativa" is acne inversa! An appeal to (finally) abandon a misnomer. Int J Dermatol 2005; 44(7):535-540.

131. Sellheyer K, Bergfeld WF. A retrospective biopsy study of the clinical diagnostic accuracy of common skin diseases by different specialties compared with dermatology. J Am Acad Dermatol 2005; 52(5):823-830.

132. Seto CK, Way D, O'Connor N. Environmental illness in athletes. Clin Sports Med 2005; 24(3):695-718, x.

133. Shah GK. Efficacy of diode laser for treating acne keloidalis nuchae. Indian J Dermatol Venereol Leprol 2005; 71 (1):31-34.

134. Shah N. Hidradenitis suppurativa: a treatment challenge. Am Fam Physician 2005; 72(8):1547-1552.

135. Sheridan RL, Tompkins RG. What's new in burns and metabolism. J Am Coll Surg 2004; 198(2):243-263.

136. Shimizu Y, Sakita K, Arai E et al. Clinicopathologic features of epidermal cysts of the sole: comparison with traditional epidermal cysts and trichilemmal cysts. J Cutan Pathol 2005; 32(4):280-285.

137. Silverberg MJ, Thorsen P, Lindeberg H, Grant LA, Shah KV. Condyloma in pregnancy is strongly predictive of juvenile-onset recurrent respiratory papillomatosis. Obstet Gynecol 2003; 101(4):645-652.

138. Sniezek PJ, Chang LK, Arpey CJ. Surgical Pearl: peripheral crescentic excision with hinge flap for treatment of pilar cysts. J Am Acad Dermatol 2006; 55(1):126-127.

139. Snipes CJ, Sniezek PJ, Walling HW. Basal cell carcinoma responding to systemic 5-fluorouracil. J Am Acad Dermatol 2006; 54(6):1104-1106.

140. Song JY, Kwon JA, Park CJ. A case of Spitz nevus with multiple satellite lesions. J Am Acad Dermatol 2005; 52(2 Suppl 1):48-50.

141. Sprecher E. Genetic hair and nail disorders. Clin Dermatol 2005; 23(1):47-55.

142. Stulberg DL, Crandell B, Fawcett RS. Diagnosis and treatment of basal cell and squamous cell carcinomas. Am Fam Physician 2004; 70(8):1481-1488.

143. Szeimies RM. Methyl aminolevulinate-photodynamic therapy for basal cell carcinoma. Dermatol Clin 2007; 25(1):89-94.

144. Tanioka M, Kore-Eda S, Utani A, Miyachi Y, Tanaka M. Agminated acquired melanocytic nevus on the sole: clinical, dermoscopic and histopathological correlation. Eur J Dermatol 2007; 17(2):174-175.

145. Tannous ZS, Mihm MC, Jr., Sober AJ, Duncan LM. Congenital melanocytic nevi: clinical and histopathologic features, risk of melanoma, and clinical management. J Am Acad Dermatol 2005; 52(2):197-203.

146. Temte JL. HPV vaccine: a cornerstone of female health. Am Fam Physician 2007; 75(1):28, 30.
147. Theodosat A. Skin diseases of the lower extremities in the elderly. Dermatol Clin 2004; 22(1):13-21.
148. Thomas NE, Groben P. Invasive superficial spreading melanomas arising from clinically normal skin. J Am Acad Dermatol 2004; 51(3):466-470.
149. Thompson JF, Uren RF. Lymphatic mapping in management of patients with primary cutaneous melanoma. Lancet Oncol 2005; 6(11):877-885.
150. Tosti A, Iorizzo M, Piraccini BM, Starace M. The nail in systemic diseases. Dermatol Clin 2006; 24(3):341-347.
151. Trager JD, Kress DW, Kress DW. What's your diagnosis? Painful nodules on the perineum with scarring and sinus tract formation. J Pediatr Adolesc Gynecol 2006; 19(1):45-48.
152. Tripi PA, Kandil ES, Arnold JE. Anesthetic management for laser excision of recurrent respiratory papillomatosis in a third trimester parturient. J Clin Anesth 2005; 17(8):610-613.
153. Tucker SB, Polasek JW, Perri AJ, Goldsmith EA. Long-term follow-up of basal cell carcinomas treated with perilesional interferon alfa 2b as monotherapy. J Am Acad Dermatol 2006; 54(6):1033-1038.
154. Tunc M, Erbilen E. Topical cyclosporine-a combined with mitomycin C for conjunctival and corneal squamous cell carcinoma. Am J Ophthalmol 2006; 142(4):673-675.
155. Twede JV, Turner JT, Biesecker LG, Darling TN. Evolution of skin lesions in Proteus syndrome. J Am Acad Dermatol 2005; 52(5):834-838.
156. Ulrich AS, Rathlev NK. Hypothermia and localized cold injuries. Emerg Med Clin North Am 2004; 22(2):281-298.
157. Upperman JS, Sheridan RL, Marshall J. Pediatric surgical site and soft tissue infections. Pediatr Crit Care Med 2005; 6(3 Suppl):S36-S41.
158. Weiss T, Weber L, Scharffetter-Kochanek K, Weiss JM. Solitary cutaneous dendritic cell tumor in a child: role of dendritic cell markers for the diagnosis of skin Langerhans cell histiocytosis. J Am Acad Dermatol 2005; 53(5):838-844.
159. Weyandt G. [Surgical management of acne inversa]. Hautarzt 2005; 56(11):1033-1039.
160. Wilkes D, McDermott DA, Basson CT. Clinical phenotypes and molecular genetic mechanisms of Carney complex. Lancet Oncol 2005; 6(7):501-508.
161. Woo SH, Kim IH. Surgical pearl: nail edge separation with dental floss for ingrown toenails. J Am Acad Dermatol 2004; 50(6):939-940.
162. Woodhouse J, Maytin EV. Eruptive nevi of the palms and soles. J Am Acad Dermatol 2005; 52(5 Suppl 1):S96-S100.
163. Yan AC. Current concepts in acne management. Adolesc Med Clin 2006; 17(3):613-637.
164. You MY, Yun SK, Ihm W. Bullae and sweat gland necrosis after an alcoholic deep slumber. Cutis 2002; 69(4):265-268.
165. Zurada JM, Kriegel D, Davis IC. Topical treatments for hypertrophic scars. J Am Acad Dermatol 2006; 55(6):1024-1031.

CAPÍTULO 11

LOS HUESOS Y LAS ARTICULACIONES.

"Querido amigo, por gracia de Jesús,
Impide la remoción del polvo acumulado aquí,
Bendice a quien respete estas piedras,
Y maldice al que mueva mis huesos"
Shakespeare, W. (1564-1606).

Los huesos (Gr. *osteon*, L. *ossum*), unidos entre si proveen un esqueleto natural, aparentemente rígido pero sumamente movible gracias a las articulaciones, y con una considerable elasticidad generada por las fibras de colágena. El *tejido óseo*, además de proveer soporte estructural para el adecuado accionar de los tejidos blandos, como los músculos y los pulmones, proporciona protección a órganos vitales incluyendo al cerebro y el sistema hematopoyetico. Además está muy irrigado lo que le fisiológicamente permite jugar un papel importantísimo en el metabolismo corporal, ya que es la bodega del calcio y por ello, bajo influencias hormonales, actúa como protagonista indiscutible de la homeostasis. Curiosamente, sólo se encuentran huesos verdaderos, en animales que tienen la capacidad de controlar su medio interno lo que es esencial para vivir sobre la tierra, aunque hay excepciones como las ballenas y otros mamíferos marinos, que igual les requieren.

El óseo es una variedad "dura" del tejido conectivo que constituye el 14% del peso del adulto, y consiste de un componente orgánico con las células y la matriz, y otro inorgánico o mineral. La matriz, tiene fibras colágenas que actúan como un armazón, al que se impregna el material mineral compuesto principalmente por fosfato de calcio (85%) y carbonato de calcio (10%), lo que le da su rigidez y proporciona una estructura que funciona como reservorio iónico para el organismo. Dentro de este complejo tejido, se encuentran las llamadas *células óseas*, que incluyen a los osteoblastos, osteocitos y osteoclastos. Existen también otras células que estan en contacto con la superficie interna o endóstica, entre las que se encuentran monocitos, macrófagos y fibroblastos, que actúan modulando la acción de los osteoblastos y osteoclastos. La matriz orgánica es una colágena tipo 1, semejante (pero no idéntica) a la de la piel, y se pueden distinguir químicamente entre si. Se encuentran también otras proteínas no colágenas, como la osteocalcina, osteonectina, tromboespondina y algunas fosforiladas.

Filosóficamente, gracias a los huesos fósiles, podemos saber como los humanos hemos evolucionado sobre la tierra, así como tener una idea de los diferentes ambientes que le han rodeado, debido a que de vez en vez se descubren en diferentes zonas del planeta, como son las profanidades de algunos mares actuales. Hoy en día, el esqueleto mismo nos permite estudios forenses y facilita la identificación de los individuos.

Los huesos.

Consideraciones generales.

Los humanos, nos autollamamos *animales vertebrados*, porque tenemos 208 de ellos sin contar a los supernumerarios).

Formación.

Es indispensable recordar, que no existe osteogénesis sin una estructura de soporte ni sin la gran irrigación, que hace del hueso literalmente un tejido sanguinolento, a lo que sin duda debe su poder de reparación, al que sólo supera el del tejido hemático.

El soporte para la osificación varía, pudiendo ser cartílago, membrana y cartílago secundario. Realmente no existe una diferencia sustancial entre ellas por que los osteoblastos son los mismos, lo que realmente establece la diferencia, es el **andamio** inicial.

En su ubicación temporal, si podría considerarse la existencia de variantes, ya que la osificación en membrana se necesita en la embriogénesis temprana, para dar origen a huesos planos necesarios para sostener o proteger a órganos esenciales, como es el caso de la bóveda craneal, la cara, el maxilar y la clavícula.

Mediante la osificación en cartílago o *endocondral*, se forman los huesos largos de las extremidades y los cuerpos vertebrales, tardándose algunas semanas para empezar a desarrollarse, ya que realmente no importa que "tomen con calma" su osificación, por que serán empleados sólo hasta después del parto.

Como se dijo, comparten semejanzas, pero la gran diferencia está, en que la membranosa no requiere de un modelo cartilaginoso preexistente, y al parecer los osteoblastos simplemente producen hueso sobre un andamiaje de tejido fibroso. Curiosamente, este es el mismo mecanismo de reparación ósea después del nacimiento, ya que en esa situación, el andamio lo forma el tejido de granulación derivado del hematoma posttraumático.

En la cartilaginosa, el mesénquima (Gr. *meso* = medio + *enchyma* = infusión) un tejido pluripotencial derivado del mesodermo, y del que también se forman los tejidos conectivos corporales y los vasos sanguíneos y linfáticos, se "condensa" y al recubrirse de cartílago hialino (Gr. *hyalos* = vidrio) avascular y nutrido por difusión, forma un modelo pequeño de lo que será el hueso. En este modelo, surgen centros de osificación que si requieren de aporte sanguíneo por lo que atraen una proyección de las arterias circunvecinas que es la precursora de la *arteria nutricia* del hueso definitivo. Los extremos del modelo original no se osifican, y esta zona cartilaginosa llamada epífisis (Gr. *epi* = sobre + *physes* = crecimiento) dará origen a las articulaciones sinoviales.

La osificación por cartílago secundario, sólo se da en zonas en donde existe un cartílago con características peculiares entre las que incluye su aparición en un área de osificación membranosa, como es el caso de del extremo interno de la clavícula y del cóndilo de la mandíbula, cuyas superficies articulares estan cubiertas por fibrocartílago, que semeja una estructura a simple vista cartilaginosa, pero que no tiene matriz hialina, siendo estructuralmente, para fines prácticos, idéntico al disco intraarticular.

Los osteoblastos representan entre el 1% y el 5% del volumen del hueso maduro, pero realmente ¡como trabajan durante toda una vida! El material intercelular no vivo, está compuesto por colágena, de pequeñas cantidades de mucopolisacáridos unidos químicamente a proteínas, y por ahí, disperso entre los haces de colágena, un material mineral inorgánico en forma de cristales, los que se colocan paralelos a la colágena, y que incluso se ven dentro de las lagunas que estos hacen, y que son fosfato de calcio, carbonato, algo de flúor y magnesio. Se trata obviamente, de una estructura extraordinariamente resistente, la que se puede presentar en dos variedades.

El 85% del esqueleto está compuesto por hueso **compacto,** duro y denso semejante al marfil que se emplea para hacer figurillas, pero no del todo idéntico, ya que los colmillos de elefante son de dentina, y aunque los nuestros también lo son, ciertamente son un poco más pequeños. El 15% restante es a base de hueso **esponjoso,** que obviamente parece por sus trabéculas una esponja, pero que están ordenadas de tal forma, que con ello aumentan su resistencia para soportar la fuerzas a las que se ve sometido, con la sorprendente capacidad de que si por alguna razón las demandas sobre el cambian, el diseño trabecular se adapta a las nuevas exigencias, ya que los osteoclastos fagocitan a la estructura preexistente y los osteoblastos, encargados del depósito de hueso nuevo, lo hacen de acuerdo al diseño requerido. La diferencia entre ambas variedades, realmente es meramente de "vista", ya que microscópicamente son idénticos, con las mismas laminillas de colágena rodeadas de material calcificado, unidas entre sí por fibras intercambiantes, y con algunas células óseas diseminadas entre ellas. Es conveniente repetir que *¡hueso sólo hay uno!*, lo que varía es su apariencia.

Entre las laminillas del esponjoso se encuentra las células óseas u osteocitos, los que ocupan lagunas pequeñas que se comunican libremente entre si, y a través de canalículos, con la médula ósea. Los canalículos estan ocupados por las proyecciones protoplasmáticas de los osteocitos a través de las que se conectan unos con otros. Es habitual ver, en ambas superficies opuestas de las trabéculas, dos tipos de células. En una a los osteoblastos que forman una capa mono celular cuya función es responder a los requerimientos fisiológicos depositando hueso nuevo, y por el otro, en la superficie opuesta, el osteoclasto, que es un fagocito grande y multinuclear, derivado de la misma célula madre que da origen a los monocitos/macrófagos, cuya función es excavar al hueso y con ello, al ir formando las llamadas lagunas de reabsorción descritas por Howship (1781-1841), dándole una apariencia de concha. Ambas, osteoblasto y osteoclasto son un *dúo funcional inseparable.* Los macrófagos, también apoyan la reabsorción ósea fagocitando algunos residuos y secretando citoquinas, las que entre otras cosas estimulan el reclutamiento, la diferenciación y función de los osteoclastos.

El hueso compacto es denso y no tiene espacios medulares. A su vez de el existen dos subvariedades.

En una las laminillas estan unidas entre si y son concéntricas con el periostio. Todos los huesos subyacentes al periostio son de esta subvariedad, incluyendo al esponjoso de los extremos de los huesos largos.

En la otra, muy característica de la diáfisis de los huesos largos, las laminillas estan colocadas de tal manera que forman cilindros concéntricos alrededor de vasos pequeños y son paralelos al eje del hueso; entre las lagunas se encuentran algunos corpúsculos comunicándose entre si y el canal central. Estos cilindros forman un verdadero sistema interconectado que fue descrito por Havers (1650-1702) por lo que se llama *haversiano*. Entre cada sistema se encuentran laminillas atravesadas por fibras, que les sirven de sostén entre si, provenientes del periostio y que son conocidas como fibras de Sharpey (1802-1880). Los vasos, provenientes del periostio para ingresar al canal haversiano e irrigar a este sistema, tienen que atravesar a las laminillas, para lo que hacen un túnel que se conoce con el nombre de canal de Volkmann (1800-1877).

Las superficies de los huesos, se encuentran cubiertos de una membrana fibrosa en cuya profundidad pasan los vasos que le irrigan. La integridad del hueso depende de ella, se le llama *periostio* y tiene una capacidad por demás admirable que es la de dar origen, cuando es necesario, a osteoblastos. Evidentemente está muy activo produciendo hueso subperióstico en las etapas de crecimiento, a cuyo final diminuye su producción, conservando la capacidad de reanudarle cuando se necesite por ejemplo para reparar una fractura. Las fibras de Sharpey que ya se mencionaron, le mantienen unido al hueso siendo lógicamente, mucho más resistentes en sitios donde se insertan los tendones. El periostio **no** pasa hacia las superficies articulares, al llegar al borde cartilaginoso de las mismas, se refleja, de tal manera que se une a la cápsula articular. En los sitios en donde está en contacto con la piel, comparte la inervación de la misma, en zonas profundas, la toma de los nervios vecinos, sobre todos los de naturaleza motora. En todos los sitios es muy sensible. No es fácil separarle del hueso, y para hacerlo se requiere instrumental especial.

Todo lo anterior hace evidente que el hueso no es una estructura inerte, sino un tejido vivo con capacidad de responder a las fuerzas a las que se verá sometido desde inicios de la vida embrionaria. El hueso que se va desarrollando en el embrión es relativamente blando, ya que no se requiere de mayor fortaleza, al no estar sometido a la fuerza de la gravedad durante varios meses. Una vez que se nace, los músculos y la gravedad empiezan a prepararle para todos los requerimientos de la bipedestación y la vida en la atmósfera terrestre. A este relativamente largo proceso, se le llama *remodelación* en el que intervienen muchas circunstancias, incluyendo la restricción que hace el periostio y la tracción de los músculos y ligamentos. Bajo estas influencias el hueso se hace más compacto o poroso de acuerdo a las líneas de fuerza que actúan sobre el, determinando la relación entre el tamaño, estabilidad y fortaleza. Por ejemplo la metáfisis del hueso joven es porosa y voluminosa, pero gracias a la remodelación, disminuye su tamaño y aumenta la densidad de tal manera que cumple con los requerimientos de espesor y compactación necesarios que se necesitan a medida que se va creciendo. Este proceso de remodelación también es importantísimo durante la reparación de las fracturas.

Un contenido, pero no un componente de los huecos óseos, es la médula ósea que se localiza en los recovecos del hueso esponjoso y en el canal medular de los largos. Hasta el momento no se sabe de alguna relación entre ambos tejidos más allá de la mera protección que a este le brinda el esqueleto, para quién es un huésped por demás apreciado. La médula roja, responsable de la hematopoyesis, ocupa al nacimiento todo el espacio disponible, pero a medida que avanza el desarrollo esta se va transformando en médula amarilla atrófica y no hematopoyética, proceso que va iniciando en los extremos distales de las extremidades, y avanzando proximalmente a grado tal, que en el adulto sólo existe alguna traza de la roja en los extremos esponjosos; de hecho la médula roja parece preferir de por vida a las costillas, esternón, vértebras y huesos craneales.

Anatomía vascular.

Independientemente del tipo y localización de un hueso, la irrigación siempre es abundante y muy característica. Cualquier cambio en el flujo sanguíneo se refleja clínicamente pudiendo incluso llegar a la necrosis. Los patrones de distribución de las arterias y las venas han fascinado y sigue haciéndolo a los anatomistas y cirujanos. Cada hueso tiene muchas entradas arteriales y salidas venosas. En general, los largos reciben sangre de las arterias nutricias, del periostio, de la metáfisis y de la epífisis, sin embargo la importancia de cada una aun no se ha podido definir del todo. Se acepta que la nutricia irriga a la corteza de la diáfisis y a la médula ósea, la metafiseal a la corteza de la metáfisis y también a la médula y la epífiseal sólo a la epífisis.

Pareciera ser, que en condiciones normales, las arteriolas relativamente pequeñas provenientes del periostio no aportan demasiado a los huesos largos, tratándose más de un flujo sanguíneo centrípeto que literalmente atraviesa a la corteza desde el exterior, a diferencia del resto que entran al hueso a través de forámenes en la corteza y que se ramifican y anastomosan para irrigar a la médula ósea, al hueso esponjoso y a la corteza de manera centrífuga. Dado que la epífisis de estos huesos largos, está cubierta de cartílago avascular, el sistema dual ya descrito no existe en esa zona, las arterias que ascienden a la epífisis son terminales e irrigan al hueso esponjoso hacia la superficie articular, lo que las hace más propensas a insuficiencia vascular.

La mayoría de los huesos largos sólo tienen una *arteria nutricia*, sin embargo el fémur tiene dos. Estas arterias atraviesan a la corteza en un ángulo agudo y habitualmente no se dividen pero antes de entrar el foramen suelen dar una rama al periostio y a los músculos vecinos; finalmente acaban por entrar al canal medular a través de la corteza diafisiaria, en un sitio que es muy constante en la mayoría de los especimenes anatómicos. Una vez dentro del canal medular, de dividen en ramas ascendentes y descendentes, las cuales a su vez se subdividen en ramas más pequeñas que pasan hacia las metáfisis. Habitualmente se encuentran pegadas a la corteza endóstica, o sea en la periferia de la cavidad medular. A lo largo de su trayecto, van dando ramas radiales algunas de las cuales se dirigen centrífugamente hacia los capilares de la corteza y otras centrípetamente hacia los sinusoides medulares. A partir de esto queda claro que el flujo vascular es de dentro hacia fuera, los vasos de intercambio dentro de los canales haversianos corren paralelos al eje del hueso y drenan en las vénulas de la superficie perióstica.

La superficie perióstica de la metáfisis, está rodeada de un plexo de arterias pequeñas que se conoce como *círculo vascular articular* y provienen de ramas de los vasos mayores de las extremidades. De este circulo arterial, se desprenden muchas arterias pequeñas llamadas metafisiarias, las que entran a la corteza a través de agujeros pequeños. Una vez en el canal medular se dirigen hacia el centro de la metáfisis para irrigar la corteza y el contenido medular. Este circulo arterial también genera ramas extraóseas que de desplazan sobre la superficie de la fisis y alimentan a las arterias epifisiarias que penetran en ella por la superficie extracapsular.

El periostio está bien vascularizado por las *arterias periósticas* que normalmente irrigan a la corteza externa. Estas provienen de los tejidos circunvecinos por lo que dependen de la irrigación de los mismos. Entra a la corteza por agujeros muy pequeños pero *no* la atraviesan.

Se puede establecer circulación colateral entre los territorios mencionados, pero solo en casos de bloqueo de alguno de ellos, ya que normalmente las anastomosis son mínimas entre ellas. En los huesos de los niños, la fisis avascular impide las anastomosis entre las circulaciones de la metáfisis y la epífisis. Una vez que se cierra la fisis ya se interconectan, pero siempre con una tendencia a mantenerse independientes.

En los huesos existen dos tipos de **microcirculación**, una medular y otra cortical, sin poderse explicar con certeza su interrelación. Se ha pensado que llegan a interactuar como un sistema portal, en donde primero se irriga a la médula y después a la corteza, pero la idea generalizada es que son independientes.

El *drenaje venoso* se hace a través de las venas epifisarias, metafisiarias y nutricias, siendo más abundantes las dos primeras. Los sinusoides medulares de la diáfisis, drenan a través de un sistema colector hacia el seno central que está localizado en el centro de la médula y de desplaza a lo largo de todo el hueso para salir por el mismo orificio por donde entra la arteria nutricia. También de manera adicional, mediante venas emisarias que perforan la corteza, drenan hacia el seno venoso cortical. Por último el plexo venoso perióstico, drena a la corteza.

Metabolismo.

Los huesos comprenden aproximadamente el 14% del peso corporal, y las células involucradas en su metabolismo son los osteoblastos, los osteocitos y los osteoclastos.

Los osteoblastos, son los responsables de la formación del tejido óseo. Secretan colágena y osteoide, y una vez que se ha formado la matriz inicia la mineralización mediante el deposito de calcio y fosfato, que lleva hacia la formación de cristales de hidroxiapatita, lo que resulta en sistema haversiano extraordinariamente resistente. A media que los osteoblastos depositan más matriz, más se van aislando, algunos presentan apoptosis, pero otros se quedan en la superficie del hueso de neo formación, trasformándose en osteocitos que sintetizan y proveen de nutrientes a la matriz. Los osteoclastos reabsorben hueso mediante la secreción de lisozimas, así como ácidos láctico y cítrico.

La remodelación resulta de la interacción perfectamente coordinada, entre los osteoblastos y los osteoclastos que realmente, son como ya se señaló un dúo funcional inseparable. Lo que altera el balance entre síntesis y absorción son demandas metabólicas y las características de las fuerzas mecánicas que actúan sobre el hueso, lo que genera un daño evidente o microscópico. Otros factores locales como las citoquinas, prostaglandinas, factores de crecimiento, y estimuladores de colonias, pueden causar o prevenir la pérdida de hueso.

Son muchos los factores sistémicos que regulan el metabolismo óseo. Entre ellos se encuentran los estrógenos que favorecen la reabsorción por la acción de los osteoclastos.

La vitamina D y la hormona paratiroidea (HPT), intervienen en el almacenamiento y movilización del calcio que por cierto *es* la mayor función metabólica del hueso. La HPT estimula la reabsorción por los osteoclastos con el objeto de liberar calcio y fosfato, lo que a su vez puede resultar en la formación de hueso nuevo. La acción de la vitamina D es indirecta incrementando la absorción gastrointestinal de calcio.

Los glucocorticoides aumentan la reabsorción y disminuyen la formación. Las hormonas tiroidea y del crecimiento aumentan tanto la reabsorción como la formación.

Masa ósea.

A cualquier edad, la cantidad de hueso en el esqueleto es la que se va ganando desde la vida intrauterina hasta la madurez del mismo, menos la que se va perdiendo por la edad. Para llegar a la **máxima** **m**asa **ó**sea (MMO), que es una especie de "caja fuerte de hueso" permanente, deben intervenir muchos factores. Para lograr ahorros sólidos, se tienen que contra restar las pérdidas inevitables que se dan por las enfermedades, hábitos y otras agresiones, siendo la más importante, el paso inexorable de los años. Por ello, es conveniente que durante la etapa de crecimiento se establezcan las medidas preventivas, que hagan que el "ahorro" óseo se incremente tanto como sea posible en esa etapa de gran producción. Hasta el momento, es difícil establecer a que edad se llega a alcanzar esa MMO. A veces los valores difieren entre por ejemplo hueso axial (cabeza y tórax) o apendicular (extremidades superiores e inferiores), no se diga entre hombres y mujeres. Es más, las técnicas de medición incluso llegan a variar los resultados. En el esqueleto axial, estos se alcanzan en la segunda década de la vida. En mujeres, haciendo la medición en los cuerpos vertebrales por medio de TAC, llega al máximo poco después de la maduración sexual y del esqueleto, para que al filo de la tercera década ya se demuestre pérdida de hueso trabecular vertebral. En los varones, no se sabe con certeza si el área de sección vertebral sigue creciendo después de que se detiene el crecimiento longitudinal; pareciera ser que este sigue adelante hasta la edad madura. Otros estudios han permitido identificar que el crecimiento de la MMO, se empieza a hacer marcadamente lento al final de la adolescencia y que los valores pico del cuello femoral y de la columna vertebral se alcanzan, en niñas normales, al fin de la pubertad. En ambos sexos, el área de sección de los huesos largos en el esqueleto apendicular, sigue creciendo hasta la edad avanzada, por la yuxtaposición de hueso subperióstico.

La masa del esqueleto aumenta de unos 70 a 95 gr al nacimiento hasta alcanzar en la juventud 2,400 gr en mujeres y 3,300 gr en varones, lo que se logra por el crecimiento longitudinal y el modelado y remodelado, que tiene lugar a velocidades distintas en diferentes sitios del mismo. A los 18 años de edad, ambos sexos han alcanzado 90% de su estatura de adultos, sólo el 57% del contenido mineral del hueso, y el 90% de su MMO.

El varón tiene en su esqueleto, aproximadamente un 85% de hueso cortical y un 15% de esponjoso, pero hay diferencias tanto durante sus épocas de "ganancia" como durante las de sus "pérdidas".

La densidad del esponjoso, está influenciada por factores hormonales o metabólicos que se presentan durante la adolescencia, en cambio en el esqueleto apendicular, la densidad del hueso cortical permanece más o menos igual, lo que contradice la idea común de que durante la adolescencia, por la velocidad del crecimiento, se diminuye temporalmente. El crecimiento transversal de los huesos en ambos esqueletos (axial y apendicular) es diferente. En los huesos largos, el crecimiento de la diáfisis se logra por la formación subperióstica de hueso nuevo, proceso que inicia desde la vida intrauterina y continua por toda la existencia. Al mismo tiempo que se forma el hueso subperióstico, en la superficie endóstica del hueso, se lleva a cabo una actividad febril caracterizada por yuxtaposición y reabsorción de hueso, de tal manera que el espesor del hueso, lo da la actividad relacionada en el periostio, mientras que el diámetro del canal medular, lo determina la actividad endóstica, siendo la combinación de ambas acciones la que determina el espesor de la corteza. Por otro lado, la osificación endocondral delimita el área transversal de las vértebras. Esta inicia en el centro del cartílago, y de ahí se expande y progresa en todas las direcciones hacia la periferia. Se acepta que el desarrollo y crecimiento de la diáfisis del fémur, depende principalmente de las cargas mecánicas, a diferencia del crecimiento endocondral que crece y se osifica, sin que actúe sobre él alguna fuerza mecánica.

Tres cuartos de las variaciones en la MMO se deben a factores hereditarios el restante a factores ambientales como es la nutrición y la actividad física. Entre los primeros se incluyen aspectos genéticos y étnicos, y entre los segundos la actividad física, la ingesta de calcio durante la adolescencia, la acción de hormonas, y probablemente el ver televisión mucho tiempo, fumar y consumir alcohol.

Enfermedades óseas del desarrollo.

Displasias.

El desarrollo del huevo fertilizado, hasta terminar en un ser humano cuyo cuerpo es altamente ordenado, requiere de una adecuada coreografía de procesos que controlen muchos aconteceres celulares, como son la proliferación, determinación de función y migración. La gran mayoría evolucionan normalmente, pero existe siempre el riesgo de que algo no vaya bien y entonces el feto y el recién nacido tengan algún problema más o menos reconocible. Tal es el caso de las malformaciones, displasias, deformaciones o las faltas de fusión óseas. Cada día queda más claro que el desarrollo en todos los organismos eucarióticos (Gr. *eu* = bien, fácil + *karion* = semilla, pepita) incluyendo a los humanos, está controlado por procesos en los interviene la transducción, trascripción de factores, y la generación de proteínas indispensables para algunos procesos del desarrollo.

Las displasias (Gr. *dys* = malo) + *plasia* = modelar), se caracterizan por el crecimiento anormal del mismo hueso tanto en el útero como en el desarrollo posnatal. En ocasiones se ha empleado como sinónimo el término "distrofia" (**dys** + Gr. *tropos* = voltear, regresar) pero este sugiere alguna relación con mala nutrición, y como este no es el caso en las alteraciones a que se hace referencia, se recomienda no empleare.

Hay muchas displasias, pero realmente no es útil recordar todos sus nombres (algunos por cierto exóticos) ni la mayoría de los epónimos. Baste tener en mente que se trata de un grupo de alteraciones muy heterogéneas de origen genético, en el que se ve afectado el crecimiento y desarrollo. En conjunto no son tan raras ya que se encuentra una en cada 4000 nacimientos

Como se señaló anteriormente, son varios los elementos que intervienen en la formación de tejido óseo, primero su desarrollo hacia la función que deberá tener, y después el crecimiento con el resto de los órganos corporales, hasta llegar a la talla considerada como normal. Por ello se pueden dividir en *osteodisplasias* y *condrodisplasias* término este último, que se refiere al desarrollo del esqueleto y su crecimiento, lo que sin duda también está relacionado a alteraciones genéticas. En este escenario, deberá entenderse que si bien existen alteraciones exclusivamente óseas, en la mayoría también hay compromiso de otros tejidos no relacionados con el esqueleto.

Osteodisplasias.

Huesos frágiles.

La *osteogénesis imperfecta* (OI), es una enfermedad hereditaria, en la que los huesos son frágiles resultando en la disminución de la masa ósea y varias deformidades.

La molécula de colágena-1 tiene dos cadenas, 1 y 2, y se le localiza en los huesos, tendones, ligamentos, piel, esclerótica, dientes, oído medio e interno. Su no expresión en el cromosoma 17 conlleva a la reducción del 50% de la síntesis de colágena. En el tipo OI-I, está reducida pero es de buena calidad, por ello es una situación menos grave. Parece ser que también están diminuidas otras proteínas de la matriz ósea. Como característica estructural, los cristales de hidroxiapatita depositados en la matriz, no están bien alineados con el eje mayor de las fibrillas. Sin embargo, aún existen incógnitas que impiden descifrar la patogénesis exacta de esta enfermedad, que afecta a 1 en 20,000 infantes.

La triada de huesos frágiles que se fracturan con facilidad, escleróticas azules y sordera temprana es patognomónica. La clasificación más empleada, es la fenotípica que distingue 5 tipos de OI. Aunque el diagnóstico es clínico, la determinación de colágena en los fibroblastos de la piel permite identificar la deficiencia de la colágena 1. En ocasiones se presentan incluso hemorragias craneales; lo abigarrado de las fracturas puede hacer que se confunda con un caso de bebé maltratado.

El OI-1, es de poca severidad con pocas deformidades (menos fracturas) y casi altura normal. OI-II es letal en el periodo perinatal, OI-III aunque no letal es grave, los pacientes son de baja estatura, y por las múltiples fracturas que sufren, con grandes deformidades de las extremidades y de la columna vertebral. Evidentemente los niños cursan con gran discapacidad, incluso sufren fracturas *in útero*. Los que presentan OI-IV, nacen con fracturas y deformidades de los huesos largos de las extremidades inferiores, pareciera ser que el número de fracturas disminuye en la pubertad y llegan a ser más o menos autónomos, aunque son de baja estatura. El OI-V agrupa a los que estan entre OI-I y OI-IV, cursan con callos óseos hiperplásicos, calcificación de la membrana interósea del antebrazo y una banda radio densa en la metáfisis.

Los casos severos se pueden diagnosticar por ultrasonido (US) prenatal desde la semana 16 de la gestación. Ante la duda de posibilidad de recurrencia, para poder proporcionar un factor de predicción, se puede solicitar la biopsia de vellosidades coriónicas.

No hay cura para el problema, el manejo adecuado de las fracturas debe ser rápido para conservar la función. Los suplementos de calcio y flúor no sirven, los bisfosfonatos llegan a mejorar la motilidad y a disminuir el dolor. La administración endovenosa de pamidronato u oral de alendronato mejora la calidad de vida, e inhibe la reabsorción del hueso con lo que aumenta su mineralización.

Se trata de un padecimiento crónico, los niños con OI-II habitualmente mueren durante sus primeros años de vida, ocasionalmente llegan a la adolescencia. Los portadores de OI-III, no viven mucho porque llegan a tener complicaciones respiratorias y generalmente fallecen antes de los 40 años. Los tipos OI-1 y OI-IV llegan a vivir hasta la senectud. La rehabilitación es fundamental y si es constante, llega a lograr que los pacientes puedan ser autónomos en silla de ruedas.

Es conveniente que la pareja que a tenido un bebé con este problema, este enterada que por sus características hereditarias, un sujeto afectado tiene el 50% de probabilidades de heredarlo a su descendencia. La pareja que clínicamente no está comprometida, pero que ya tiene un bebé enfermo, tiene un riesgo de recurrencia de entre el 5 % y el 7%.

Condrodisplasias.

Consideraciones generales.

Resultan de mutaciones genéticas que son indispensables para el desarrollo del esqueleto y de sus articulaciones, y aunque la mayoría de las veces predominan las lesiones óseas, con mucha frecuencia se involucran otros tejidos. Pueden ser tan severas que no sean compatibles con la vida del feto o tan simples que llegan a pasar desapercibidas. Los pacientes se dividen en los que tienen extremidades cortas y en los que predomina un tronco pequeño.

El dato clínico predominante es la baja estatura, con desproporción entre las extremidades y el tronco. Se pueden clasificar de acuerdo al segmentos afectados de las extremidades, de tal forma que sí si son más cortos los proximales como los las brazos y muslos, se llaman rizo mélicas (Gr. *Rhiza* = raíz), si están afectados los intermedios son meso mélicas, y cuando se encuentran en los pies y manos se denominan acro mélicas (Gr. *akros* = extremo). No existen pruebas de laboratorio para su diagnóstico, este se efectúa básicamente por medio de la clínica y de las placas de rayos X, los antecedentes familiares y los daños funcionales, tanto de los huesos y articulaciones como de los tejidos blandos afectados, como es la compresión de la médula en la acondroplasia, la disnea por tórax corto o el paladar hendido que es bastante común en estos problemas. En otros hay desprendimiento de retina, malformaciones cardiacas, alteraciones renales, etc.

Los estudios genéticos moleculares, pueden ser útiles para la consejería de parejas en las cuales ambos tienen acondroplasia típica (heterocigota), ya que tienen el 25% de posibilidades tener un bebé con acondroplasia homocigota que es mucho más grave.

La mayoría de los casos, se deben a mutaciones de la matriz proteica del cartílago, que causan la enfermedad cuando hay mutación de sólo una de las dos copias (alelos) del gene involucrado. Estas mutaciones actúan por medio de un *mecanismo negativo dominante*, en el cual los productos proteicos del alelo mutante, interfieren en el ensamblado y la función de las moléculas que tienen los productos, tanto de los alelos normales como de los mutantes. El resultado final de cualquiera de las alteraciones genéticas, invariablemente es la alteración de la osificación endocondral responsable del crecimiento linear del hueso, de hecho se conocen muchísimas anomalías de la placa de crecimiento.

El diagnóstico, antes que nada, debe ir orientado a identificar una modalidad letal en niños prematuros o recién nacidos, para evitar iniciar manejos extremos en casos tanatoforicos (Gr. *thanatos* = muerte + *pherein* = acarrear, llevar).

Dado que no existe manera de normalizar el crecimiento del hueso, el manejo se orienta a corregir las anormalidades esqueléticas y las no esqueléticas, así como proporcionar la consejería genética y en su caso el apoyo psicológico, además de entrenar a la familia para ayudarlos permanentemente.

Obviamente deben evitar deportes de contacto, alimentarse bien pero evitando la obesidad, cuidar la dentadura especialmente para evitar problemas de alineamiento y prevenir el apiñamiento. En algunos casos como la acondroplasia se puede intentar, durante la adolescencia, el alargamiento de las extremidades. El tratamiento con hormona del crecimiento no ha sido contundente.

A medida que se ha ido conociendo más de las alteraciones moleculares, las clasificaciones han cambiando, de tal forma que actualmente se prefiere agruparles de acuerdo a ello, y por ello es que se describen a las que comprometen a las proteínas de la matriz del cartílago, las que afectan a los receptores transmembrana (entre las que se encuentra el grupo de las acondroplasias), las que dañan la transportación iónica y a los factores de trascripción, las que se caracterizan por reabsorción ósea anormal y finalmente un grupo en el que se sabe poco de la alteración genética, o del mecanismo que les origina. Únicamente se incluyen en este apartado, aquellos problemas con los cuales el cirujano general puede verse comprometido.

Exostosis múltiples.

Las **aclasia** (Gr. **a** = ausencia + Gr. **klasis** = rompiendo) **diafisiaria** es una alteración hereditaria autosómica dominante, relacionada con anomalías de la glicolización, probablemente debida a una alteración genética heterogénea con mutaciones en tres locus diferentes denominados EXT1, EXT2 y EXT3, ubicados en los cromosomas 8q24.1, 11p.11-p12 y 19p respectivamente.

Se caracteriza por la presencia de exostosis múltiples, como se llama a algunos tumores óseos, cubiertos de cartílago y típicamente localizados en la región yuxtaepifisiaria de los huesos largos, de pacientes a menudo con estatura pequeña desproporcionada. También se pueden encontrar en otros sitios como son las costillas, la escápula y la pelvis. Pueden ser asintomáticos o comprimir estructura vecinas como nervios, vasos y tendones, incluso se han reportado casos de hemotórax con derrame pericárdico, y cuadriplegia por compresión medular. Ocasionalmente se asocian a osteosarcoma o condrosarcoma (1% al 5%).

El manejo es a base de remover aquel que por sus efectos de masa ocasionen síntomas. Dado el potencial maligno, y la imposibilidad de quitarlos a todos, habrá que revisar periódicamente a los enfermos y evaluarlos con gran detenimiento, sobre todo en caso de que duelan o crezcan rápidamente.

Osteopetrosis.

Ésta enfermedad de los *huesos de mármol*, se caracteriza porque precisamente estos cursan con osteosclerosis y a los rayos X se identifican "huesos dentro de los huesos" o *endohuesos*, sobre todo en los cuerpos vertebrales de los afectados. Los huesos se comprometen porque no hay una adecuada reabsorción por los osteoclastos, situación ocasionada por mutaciones que inactivan al gene del canal 7 del cloruro, lo que supuestamente altera la acidificación que este macrófago gigante necesita para la reabsorción, lo que a su vez impide la degradación del mineral óseo.

El hueso anormalmente denso, es realmente frágil por lo que es susceptible a fracturarse; así mismo el espacio medular se llega a obliterar a gado tal, que literalmente asfixia a la médula ósea con lo que se compromete la hematopoyesis, y que explica porque estos enfermos pueden presentar anemia y trombocitopenia, así como asociarse a hepato esplenomegalia, dada la necesidad de recurrir secundariamente a la hematopoyesis extramedular. Presentan, por estenosis de los forámenes de la base del cráneo, disfunción de los pares craneales, y existe pérdida de la vista por compresión del nervio óptico secundaria a estrechamiento del canal óptico, o por hipertensión intracraneal. En el 16% de los enfermos, se llega a presentar osteomielitis, la que tiende a ser crónica, afectando con alguna frecuencia a los maxilares superior e inferior acompañada de fístulas oro-cutáneas, probablemente a consecuencia de la osteo-necrosis ocasionada por la imposibilidad de crear una adecuada red vascular, que sea suficiente para el exceso de hueso.

Llegan a presentar estrechamiento de los fosas nasales y el paladar, apiñamiento de los dientes, espóndilolisis, pectus carinatum (L. *carina* = quilla) y necrosis avascular. También pueden cursar con sordera.

No existe una explicación del todo convincente, al porque los huesos de mármol se fracturan, pero es posible que exista un mal remodelado en la reparación de microfracturas, y que a esto se sumen alteraciones serias en la biomecánica ósea que hacen que el hueso sea menos elástico, y en consecuencia incapaz de absorber suficiente energía antes de romperse.

El manejo es sintomático, en casos de compresión neural debe efectuarse descompresión de inmediato, por ejemplo en los niños, hay que estar muy pendientes de la vista ya que un canal óptico estrecho podría no acomodar al nervio óptico que va creciendo. El manejo de la anemia tiene que ser muy cuidadoso, sobre todo teniendo en cuenta que se deberán efectuar múltiples trasfusiones. El tratamiento adecuado de las fracturas exige, habilidad e ingenio del ortopedista, para reparar estas estructuras que literalmente parecen gis (L. *gypsum* = yeso) mojado. En algunos casos ha habido mejoría después de trasplante de la médula ósea, quizá por diferenciación de algunas células en osteoclastos, igualmente se han logrado ciertos beneficios con interferón.

Acondroplasia.

Se presenta entre 1 a 25,000 hasta 1 en 40,000 nacimientos. Este tipo de *enanismo* (L. *nanus*) es de la variedad rizomélica, con acortamiento de las extremidades y un tronco *casi* normal. El único gene con el que se ha asociado es el FGFR3.

Cursan con tal disminución en la capacidad de ejercicio, que incluso se refleja en ocasiones con limitaciones cotidianas. Existe tendencia al aumento excesivo de peso.

Además de las alteraciones en extremidades y tórax, la cabeza es grande siendo evidentes la protuberancia frontal e hipoplasia de la porción media de la cara. A menudo hay en la niñez, hipotonía y retardo en la adquisición de habilidades motoras. La inteligencia y la sobrevida son normales, sin embargo llegan a presentar compresión de la médula espinal y obstrucción de vías aéreas, lo que incrementa el riesgo de muerte temprana (7.5%), la obesidad agrava a tal grado los problemas de la columna vertebral, que incluso en su la edad adulta son el problema principal, manifestándose por compresión a nivel de L1-L4. Se han identificado algunos casos de muerte súbita después de los 40 o 50 años. A veces, los recién nacidos presentan hemorragias intracraneales ocasionadas por el parto vaginal de un producto con cabeza grande; también existen casos con hidrocefalia, otitis media y acantosis nigricans.

El diagnóstico es clínico y a base de rayos X. El manejo es atender durante la infancia a las posibles complicaciones ya señaladas, impedir la obesidad y de ser necesario, la descompresión del canal medular.

Se hereda como autosómica dominante. El 80% de los individuos acondroplásicos tienen padres normales, y es ocasionada por mutaciones *"de novo"* de los genes, en estos casos la pareja tiene muy poco riesgo de tener otro bebé con el problema. Un acondroplásico con una pareja normal, tiene el 50% de riesgo en cada embarazo. En el caso de que ambos sean acondroplásicos, el riesgo de tener un producto con estatura normal es del 25%, de tener uno con acondroplasia es del 50%, y de un producto con acondroplasia letal (homocigota) es del 25 %. Se pueden efectuar estudios moleculares para su detección prenatal.

Enfermedades generales del hueso.

Osteítis deformante.

Paget (1814-1899), además de demostrar por primera vez la triquinosis humana, describió tres enfermedades que llevan su nombre, dos malignas en la piel y el pezón y una ósea que es la *osteítis deformante*. Esta afecta sobre todo a pacientes mayores de 50 años y al parecer, en los últimos 20 años, su prevalencia ha descendido al 2%; muy ocasionalmente se llega a presentar en pacientes menores de 40. Se trata de una alteración ósea no metabólica tan frecuente, que sólo le gana la osteoporosis. A 130 años de la descripción original, no se sabe mucho más de lo que Paget describió en su tiempo, sin embargo con las posibilidades de una visión sanitaria global, pareciera ser que se encuentran más casos, además del Reino Unido, en las viejas colonias inglesas, siendo raros en Asia y no tan frecuentes en la Europa continental.

Aún se desconoce la etiología, sin embargo se ha descrito la posibilidad de que haya alguna influencia viral, y como en otros tantos padecimientos, se considera actualmente la posibilidad de predisposición genética, habiéndose identificado una mutación recurrente (P392L) en el gen SQSTM1 de cromosoma 5; sin embargo aún no se dice la última palabra en relación a esta posible etiología aunque parece ser, que en aquellos casos en los que se identifica el SQSTM1, las manifestaciones clínicas son más serias. Igualmente se ha sugerido que los precursores de los osteoclastos tienen una marcada sensibilidad a 1.25 (OH)2 Vitamina D3.

La mayoría de las veces afecta a varios huesos pero en ocasiones sólo a uno. La alteración inicia con la reabsorción del hueso normal por los osteoclastos, seguida de la respuesta obvia de los osteoblastos que es la regeneración, sólo que el tejido óseo de neo formación es como un tejido defectuoso, burdo e hipervascular. Afecta a ambos huesos corticales los que se van haciendo progresivamente más gruesos, estableciéndose una línea de demarcación poco definida y adyacente al hueso esponjoso, con trabéculas muy desordenadas, que reemplazan a la estructura normal, dando al microscopio un patrón en mosaico. En consecuencia, el hueso recién formado ocupa mucho más espacio, pero es francamente ineficiente, y dado que tiene un volumen mayor, a pesar de que hay una franca mineralización ésta no alcanza a cubrir toda la superficie, por la que se encuentran zonas de osteoide no mineralizado con el consiguiente riesgo de fractura. Este proceso no balanceado, ocasiona deformidades óseas, debilidad estructural, y alteración en la biomecánica de las articulaciones, lo que a veces hace difícil la reparación quirúrgica.

La mayoría de los casos se descubren accidentalmente y cuando se interrogan los enfermos refieren engrosamiento de los huesos, verbigracia el hecho de que los sombreros o las gorras ya no les "quedan". Algunas veces hay dolor en los huesos de carga lo que es un dato de deformidad, además dado que el hueso de neo formación es más débil, se va "doblando" por el peso, resultando un arqueado característico sobre todo de los de de la extremidad inferior. Además de engrosamiento óseo, no hay datos específicos de la enfermedad. Las zonas hipervasculares, funcionalmente actúan como fístulas arterio-venosas y por ello llegan a producir insuficiencia cardiaca. No es infrecuente que la primera manifestación sea una fractura, y dado que tiene distribución asimétrica, se ven más afectados además del fémur y la tibia, la pelvis y la columna lumbar. El aplanamiento de la base del cráneo, así como las lesiones de la columna y el oído medio, ocasionan algunas alteraciones neurológicas. No existe una asociación directa con tumores de los huesos, pero no es imposible que estas puedan cursar con la osteítis. Se ha logrado establecer la relación de la osteítis deformante, con miopatia hereditaria de inclusión y demencia fronto-temporal, así como con mutaciones de la proteína que contiene velosina en el cromosoma 9p13-p12.

El diagnóstico se hace a base de técnicas de imagenología, y aunque no existe una prueba de laboratorio específica, la fosfatasa alcalina, que es un marcador de gran actividad ósea, permite evaluar los progresos del tratamiento. Un dato muy característico que proporcionan los RX y la tomografía computada es la identificación de *osteoporosis circunscripta*.

El tratamiento, evidentemente debe ir dirigido a inhibir la reabsorción ósea de los osteoclastos, y para ello se han empleado bifosfatos los que han dado los mejores resultados, calcitonina sintética de salmón, nitrato de galio y mitramicina.

Las opciones quirúrgicas, incluyen osteotomía para corregir la deformidad de los huesos largos, y artroplastía para mejorar la alteración mecánica de las articulaciones. Desde luego el cirujano debe tener en cuenta que estos enfermos estan propensos a complicaciones quirúrgicas como la pérdida de sangre y la formación heterotrófica de hueso. Es indispensable tener un muy buen diagnóstico preoperatorio, y claro una mejor estrategia, para que el resultado de la intervención se prolongue a largo plazo.

Osteoporosis.

Es un problema de salud pública, que se incrementa día a día a medida que la población es más longeva. Se trata de una alteración esquelética, caracterizada por los cambios en la fortaleza ósea, lo que predispone a fracturas de la pelvis, la columna y otras zonas del esqueleto. Muchos de los factores asociados con estas, son MMO baja, alteraciones hormonales, empleo de ciertas drogas como los glucocorticoides, fumar, poca activad física, baja ingesta de calcio y vitamina D, raza, corta estatura e historia personal o familiar de fracturas.

La frecuencia anual de fracturas por "osteoporosis", llega a varios millones en el mundo, siendo particularmente grave la de la pelvis ya que muere una de cada cinco personas que les padecen, un tercio requieren atención permanente después de su alta hospitalaria, y sólo menos de un tercio, llegan a recuperar la actividad física previa al accidente. Los casos de fracturas vertebrales, la frecuencia del dolor, perdida de altura, sifosis, incapacidad y muerte, también son invalidantes. Las fracturas en el tórax se asocian a enfermedad pulmonar restrictiva, además de problemas digestivos por fracturas lumbares como constipación, dolor abdominal, reducción del apetito y mala ingesta de alimentos. El dolor, las limitaciones físicas y los cambios cosméticos ocasionan problemas psicológicos, serios entre los que se incluye depresión, pérdida de la autoestima, ansiedad, miedo, enojo y relaciones interpersonales tensas.

La osteoporosis resulta de un grupo heterogéneo de mecanismos anormales, que se caracterizan biológicamente por la perdida neta de hueso, lo que termina en la disminución del mineralizado, *sin* reducción de la proporción hueso-mineral-matriz orgánica, como sucede en la osteomalacia. Por lo tanto se trata de una *disminución de la cantidad total de hueso*. El osteoide se aprecia normal, pero disminuye el espesor de la corteza así como el número y tamaño de las trabéculas del hueso esponjoso. Las placas trabeculares tienen más perforaciones y se reduce la conectividad intertrabecular, dato estructural que en condiciones normales es importantísimo, porque determina el grado de respuesta a la compresión y por ende la absorción de energía del hueso y su resistencia a las fracturas. La pérdida ósea afecta tanto al hueso compacto como al esponjoso, predominado esta última en la osteoporosis posmenopáusica.

Después de la tercer década de la vida empieza una pérdida neta de hueso del 0.3% al 0.5% al año. Esto se acelera en las mujeres al inicio de la menopausia, aumentando hasta en 10 veces más, de tal manera que durante los primeros 5 a 7 años pierden hueso a una velocidad del 3% al 5% al año. En hombres y mujeres mayores de 70 años, la pérdida no es tan importante como lo es la disminución de la síntesis, a pesar de que el tejido este estable y la actividad osteoclastica no se encuentre particularmente aumentada; lo que produce la alteración es la *disminución* de la formación de hueso nuevo.

No obstante, que los osteoblastos y osteoclastos estan bajo el control sistémico de hormonas y citoquinas, así como factores locales, tales como la HPT, calcitonina y 1,25-dehidroxi vitamina D3, y que cualquier desajuste en ellos repercute en la calidad del esqueleto, la deficiencia de estrógenos es la causa más evidente de la pérdida acelerada.

La actividad física y la obesidad aumentan la masa ósea, disminuyendo en la inmovilización, de hecho los pacientes tienden a ser delgados y con poca masa muscular.

Pareciera ser que se pueden, en relación a la edad, identificar dos subtipos de la osteoporosis. El tipo I que se presenta en hombres y mujeres hipogonadales que son más jóvenes y el tipo II asociado al proceso de envejecimiento.

La producción endógena excesiva de glucocorticoides, o su administración terapéutica, inhibe la función de los osteoblastos y aumenta la sensibilidad a la HPT. Dado que su acción ocasiona cambios secundarios en el balance de calcio, estos se pueden bloquear por la administración de calcio y suplementos de vitamina D, así como por la de bis fosfatos.

Desde luego, no todos los que tienen una masa ósea baja van a fracturarse. La calidad del hueso se mide por la densitometría ósea que ayuda a predecir el riesgo, sin embargo sin biopsia del mismo, es imposible definirla, ya que el estudio histológico si refleja su grado de conectividad lo que es un factor determinante de su fortaleza.

No hay que olvidar que los ancianos, a pesar de tener huesos no tan malos, tienden a caerse, y esto se debe a que a menudo tienen pobre coordinación, visión alterada, debilidad muscular o ingieren medicamentos como hipnóticos o sedantes, lo que altera el sensorio.

La osteoporosis se puede presentar como un problema primario o secundario a otras enfermedades. La primaria es por "involución", es un padecimiento de los viejos, sobre todo de las mujeres ancianas. La secundaria se ocasiona por problemas endócrinos, enfermedades inflamatorias sistémicas, problemas metabólicos y varias enfermedades crónicas. Entre las endócrinas se encuentra el hipertiroidismo (por enfermedad de la glándula o iatrogénico), entre las inflamatorias, la artritis reumatoide y el lupus sistémico eritematoso. Se trata de un efecto secundario de algunos medicamentos como el metotrexate, heparina, antiepilépticos y los ya mencionados glucocorticoides. Entre algunas enfermedades a las que se suma, se encuentran diabetes mellitus, enfermedad pulmonar restrictiva y alcoholismo.

Las principales manifestaciones clínicas de la osteoporosis, son las fracturas, dolor y deformidad. El dato más constante entre la población senil, es la disminución generalmente asintomática de la estatura. El esqueleto axial es el más comprometido, afectando predominantemente a las vértebras torácicas inferiores y a las lumbares, dato importante porque si se encuentra una fractura en las torácicas altas o cervicales debe descartarse malignidad. El hueso osteoporótico se rompe tan fácilmente, que a veces un episodio de tos o un movimiento súbito, basta para lesionarlo, no se diga un abrazo fuerte o un brinco moderado. El dolor de estas fracturas no siempre es muy intenso, y a veces desaparece espontáneamente semanas o meses después. Curiosamente, a partir de la primera, se presentan más en un lapso de varios años, dando la impresión de que "de repente", los huesos se empiezan a romper. Una vez que hay lesión de la pelvis, el riesgo de muerte aumenta considerablemente dentro del primer año, ya sea por complicaciones de ella o del manejo quirúrgico, o porque el enfermo está tan debilitado que mueren por otras causas. La giba, la pérdida de estatura, y el abdomen protuberante, son por demás evidentes a la exploración física.

La confirmación del diagnóstico, se hace por medio de la *histomorfometría* que permite apreciar en fragmentos de hueso, los parámetros de reabsorción, su formación y estructura y con los recursos electrónicos actuales, se puede conocer incluso la microarquitectura ósea, además de poder evaluar dinámicamente la formación de hueso, empleando tetraciclina como marcador. Desgraciadamente se trata de un método invasivo, y por ello se prefiere recurrir a marcadores bioquímicos que permiten tener una idea de la velocidad de reabsorción y formación. Entre estos se encuentra la fosfatasa alcalina sérica, la fosfatasa alcalina hueso-específica y la osteocalcina. Otros disponibles, son los marcadores urinarios como la pirinolina, los telopéptidos de la terminal N de la colágena tipo 1, y los telopétidos de la terminal C de la colágena tipo 1. Desgraciadamente no reflejan la masa ósea, ni calidad del hueso, y tampoco permiten conocer el riesgo de fractura.

Las radiografías tradicionales, sólo permiten una evaluación semi cuantitativa de la masa del esqueleto, y dan poca información sobre el hueso trabecular, que es el metabólicamente más activo. La densitometría, es útil para determinar la densidad mineral del radio distal, zona que se prefiere porque el área tiene predominantemente hueso cortical y algo de trabecular, que es por cierto menos activo metabolicamente que el de los cuerpos vertebrales o del cuello femoral. La técnica aunque útil, tiene el inconveniente que al emplear una sola fuente de fotones, el tejido blando llega a confundir los resultados. También se ha empleado la TAC.

Recientemente, para identificar a individuos con un mayor riesgo de fracturas, se ha popularizado la *absorciometría de energía dual* Es una técnica barata, con mínima exposición a radiaciones, accesible y fácil de usar, que emplea radiografías de dos energías separadas, lo que permite analizar las diferencias entre el contenido mineral del hueso, y la densidad de los tejidos blandos adyacentes.

Para afinar el diagnóstico de osteoporosis, se deben excluir otros padecimientos que se llegan a asociar a ella. Por ello hay que solicitar perfiles amplios de laboratorio. La hipercalcemia, sugiere hiperparatiroidismo o metástasis óseas, la hipofosfatemia se encuentra habitualmente en la osteomalacia, y los niveles bajos de 25(OH) D3 sugieren hipovitaminosis D ya sea por mala absorción, nula exposición al sol o dieta inadecuada. La HPT puede estar elevada en casos de hiperparatiroidismo secundario, como sucede en casos en los que los responsables de la pérdida de hueso, son los glucocorticoides.

El manejo de la osteoporosis va encaminado a prevenir fracturas, disminuir el dolor y a mantener la función.

Para la prevención se emplean medicamentos que disminuyen la reabsorción ocasionada por los osteoclastos (terapéutica antireabsorción), aunque hay que recordar que en el problema que afecta a sujetos mayores de los 60 o 70 años, el problema es más debido a la disminución de la actividad de los osteoblastos, en cuyo caso se puede estimular su actividad con HPT, fluoruro de sodio o andrógenos.

Los medicamentos antiabsorción son el calcio, Vitamina D, y en la mujer sustitución hormonal con estrógenos y calcitonina. Sin embargo los más eficaces son los bis fosfatos, análogos sintéticos del pirofosfato, una sustancia natural que, una vez administrados por vía oral o intravenosa, se une firmemente a los cristales de hidroxiapatita de los huesos. Durante la reabsorción ósea, los bis fosfatos que están unidos a los cristales, se liberan y de inmediato son tomados por los osteoclastos inhibiendo con ello su función de reabsorción ósea. Una vez que las superficies del hueso se han impregnado con ellos, tienen menos capacidad de permitir la unión y la activación de los osteoclastos que continúan llegando.

El tratamiento con alendronato, risedronato o alendronato, los llamados bisfosfatos de tercera generación, ha permitido la reducción de las fracturas tanto de las vértebras como de otros huesos como la pelvis y el antebrazo, a través de muchos años de tratamiento continuo. Incluso existe alguna evidencia de que la masa ósea sigue mejorando. Desgraciadamente, como con todo, existen ciertos riesgos, como es el caso de la inhibición de la mineralización, problema que se ha resuelto con esquemas de administración intermitente.

Es evidente que cada día será más serio el crecimiento de la población senil, y entre ellos el de la osteoporosis que impondrá una tremenda demanda no sólo sobre los servicios de atención médica, sino de naturaleza social e incluso de equipamiento urbano. Lo primero, es retardar hasta donde sean posibles sus efectos, con ejercicio y suplementos de calcio y vitamina D. A ello deberá seguir la intervención farmacológica con bisfosfatos, moduladores de receptores de estrógenos, calcitonina, etc.

Triada de la mujer atleta.

En algunas ocasiones, el deseo de algunas mujeres a ser exitosas en actividades deportivas le lleva a desarrollar una tirada compuesta de malos hábitos alimentarios, disfunción menstrual y baja densidad ósea.

En la búsqueda de mantener bajo su peso, la atleta se pone a dieta, restringiendo su ingesta energética con lo que pierde peso de manera patológica y le ocasiona disfunción menstrual, seguida de disminución de la densidad de su esqueleto. En relación a esto último, se ha encontrado que entre el 22% y el 50% de un grupo de mujeres atletas presentan diferentes grados de osteopenia aunque tienen una prevalencia baja de osteoporosis, a pesar de tener en general más densidad ósea, pero no de manera generalizada sino en sitios específicos del esqueleto de acuerdo al deporte que practican. Así por ejemplo quienes practican el básquetbol, la gimnasia, y el squash, tienen más densidad ósea que los que corren o nadan, sin embargo cuando tienen problemas menstruales, se encuentra por debajo de sus colegas que no los tienen. La explicación es que en el estado de hipoestrogenismo, la mujer atleta tiene su reabsorción ósea más acelerada porque no hay supresión de la actividad osteoclastica. Sin embargo parece ser que no es sólo eso, ya que en algunas atletas hay baja densidad ósea y mala nutrición por sus hábitos alterados, pero sin trastornos menstruales. En otro grupo, con estrógenos bajos y mala dieta, la masa ósea no regresa a lo normal con la sola administración de hormonales.

Aunque aún no es posible entender con precisión estas circunstancias, lo más probable es que la baja disponibilidad de energía es la responsable de este problema.

Raquitismo y Osteomalacia.

Vitamina D.

En 1754, Lind (1716-1794) demostró que el escorbuto era una enfermedad carencial, al eliminarlo de entre los marinos británicos introduciendo el consumo del jugo de cítricos en los barcos de guerra. Hopkins (1861-1947, [Nobel 1929]) evidenció el hecho de que la dieta normal no se basa únicamente en proteínas, grasas y carbohidratos, sino que se requieren para el crecimiento y la salud, de otros compuestos esenciales. En 1912 Funk, pensando que esas sustancias necesarias para prevenir escorbuto, pelagra, beriberi y raquitismo, eran aminas, las llamó en inglés *vital amines* o aminas vitales, pero al descubrirse que no todas lo son, se modificó el término en inglés *vitamins*, sin embargo en español quedó igual, es decir vitaminas. En 1922, McCollum aisló del aceite de bacalao un nutriente esencial efectivo contra el raquitismo, y dado que ya se conocían las vitaminas A, B y C, le llamó vitamina D término que en la actualidad se refiere específicamente a sus dos **precursores biológicamente inertes**, la vitamina D3 o colecalciferol, y la que se encuentra en las plantas, vitamina D2 o ergocalciferol.

La "Vit D3", se produce foto-químicamente por acción de la RUV, en el estrato basal y espinoso de la epidermis del humano, en donde se encuentran las concentraciones más altas de su precursor el 7-dehidrocolesterol. El 7-dehidrocolesterol, absorve bien a luz solar en las longitudes de onda entre 270 y 320 nm y por ende la producción de Vit D3 depende de la cantidad y la cualidad de la radiación UV. La melanina actúa como filtro, por ello para producir sus requerimientos, los de piel oscura se tienen que exponer por más tiempo a la radiación solar que los de tez blanca.

Además de la Vit D3 endógena, el humano tiene acceso a las Vit D 2 y 3 por la dieta, absorbiéndose por el intestino. Todas ellas son inactivas y requieren los procesos de hidroxilación en el hígado y los riñones para trasformarse en el metabolito activo, que es la 1,25-dihidroxivitamina D (1,25[OH]2 vit D), también llamado calcitriol, cuyos niveles séricos son relativamente bajos y muy bien regulados.

Este calcitriol, 1,25 (OH2) vit D o forma activa de la vitamina D, tiene la función fisiológica del mantener la homeostasis del calcio, y realmente se comporta como una hormona ya que se sintetiza lejos del sitio en donde actúa (hígado y riñones), se une a una proteína trasportadora y es acarreada a través del torrente sanguíneo, hacia sus órganos blancos. Estructuralmente, en realidad es miembro de la súper familia de las hormonas esteroides, que incluye a los corticoides y a la hormona tiroidea. Sus receptores específicos (RVD) estan localizados en el núcleo de las células en donde se expresan, encontrándose en cerebro, corazón, piel, gónadas, próstata y glándulas mamarias.

La activación de los RVD en el intestino, los huesos, los riñones y la glándula paratiroides, permite mantener los niveles séricos de calcio y fósforo y evidentemente conservar el contenido óseo, porque le proporciona a los osteoblastos los iones que requieren para sintetizar la matriz de colágena. Además tiene actividad sobre el sistema inmune y participa en la proliferación y diferenciación celular.

La deficiencia de Vit D ocasiona hiperparatiroidismo secundario ya que incrementa la secreción de HPT a niveles >65 pg/mL.

Para compensar la hipocalcemia resultante de la falta de síntesis cutánea o deficiente absorción intestinal, moviliza las reservas óseas y se pierde fósforo por la orina, situación que de no corregirse, finalmente lleva a que la matriz ósea no cuente con suficiente calcio y fosfato, y en consecuencia haya mala mineralización del osteoide lo que es la causa directa del raquitismo (¿Gr. *rhachitis* = anomalía del raquis?) en los niños, y la osteomalacia en los adultos.

Raquitismo.
Con mucha frecuencia se menciona que se trata de una enfermedad del pasado, lo que no es del todo real.

El principal problema es la reducción de la absorción intestinal del calcio, lo que impide mantener el balance positivo que el niño requiere para satisfacer las demandas de su esqueleto, que está en constante crecimiento. Debe entenderse que no se trata meramente de una deficiencia de Vit D, sino que también puede ser ocasionada por dietas francamente bajas en calcio.

Hay que pensar en el posible diagnostico de raquitismo *nutricional*, en todo pequeño con atraso en su desarrollo y crecimiento, así como con anomalías ortopédicas.

Ya se mencionó, que los niveles adecuados de calcitriol dependen de la producción de la Vit D3 a nivel de la piel, o de la proveniente a través de la dieta y la absorción adecuada en el intestino. De hecho los niños más expuestos son los que tienen piel obscura, o que ni ellos ni su madre se exponen a la luz solar, como por ejemplo los emigrantes asiáticos a países nórdicos, o aquellos que sólo son alimentados con leche materna, que no ingieren alimentos (particularmente leche) fortificados, o que sean vegetarianos especialmente los vegan, quienes evitan todos los alimentos y productos de origen animal. El mecanismo sería semejante en los que tienen intolerancia a la lactosa.

Evidentemente los pelirrojos, que literalmente se queman con los rayos solares en vez de broncearse, son los que tienen menos riesgo de padecerle, ya que nada interfiere en la activación adecuada del 7-dehidrocolesterol.

Se presenta en los primeros dos años de la vida, manifestándose por baja estatura, deformidades óseas las cuales en los bebés son piernas arqueadas o genu varus, y en los mayorcitos genu valgus. Son evidentes las anormalidades de la marcha y no es raro identificar fracturas en leña verde. Hay algunos datos clínicos de naturaleza sistémica, como la tetania o convulsiones por la hipocalcemia, la mayoría de las veces en menores de seis meses y en mayores, datos radiológicos como doblamiento de la diáfisis; además se reconoce el *rosario raquítico* costocondral, retraso en el cierre de la fontanela anterior, tabes craneal o cráneo blando, anomalías dentales y la depresión horizontal a lo largo del borde inferior del tórax, que corresponde a la inserción costal del diafragma, lo que es muy típico del raquitismo bastante avanzado, conocido también como surco de Harrison (1776-1838).

El raquitismo se llega a generar por varios mecanismos.

La variedad *dependiente de Vit D* puede ser del tipo I, que es secundario a un defecto en el gene responsable de la producción renal de 25(OH) D3-I- -hidroxilasa, o del tipo II que se ocasiona por mutaciones en el receptor de la Vit D, y en consecuencia no responde al manejo con dicha vitamina, por lo que obviamente estan elevados los niveles de calcitriol.

El resistente al tratamiento con Vit D o *raquitismo familiar hip fosfatémico*, se debe a mutaciones del gene regulador del fosfato localizado en el cromosoma X. La pérdida de fósforo en el túbulo contorneado proximal ocasiona hipofosfatemia, y los niveles de calcitriol son normales. La hipofosfatemia también puede ser secundaria a un defecto hereditario en la reabsorción renal de fósforo (raquitismo hipofosfatémico).

Algunos tumores malignos secretan ocasionalmente un factor que induce la pérdida de fosfato renal, o bloquea la producción de calcitriol, y se distinguen por hipofosfatemia, fosfaturia, calcitriol muy bajo y fosfatasa alcalina elevada además de las alteraciones óseas.

En casos de osteo-distrofia renal, el problema se produce por alteraciones en la regulación del calcio, el fósforo y la producción del calcitriol. Los síndromes de mala absorción como la enfermedad celiaca y la fibrosis quística llegan a ocasionar deficiencia de Vit D. Algunos medicamentos entre los que se encuentran diuréticos de asa, glucocorticoides, antiepilépticos y antiácidos con aluminio, pueden ocasionar problemas con los niveles de calcio y fósforo por distintos mecanismos.

Además de la historia clínica y la exploración detenida en búsqueda de anomalías óseas, los exámenes de laboratorio deben incluir determinaciones de calcio total e ionizado, fósforo, fosfatasa alcalina, HPT, urea, nitrógeno, creatinina y *calcidiol*, con lo que se tiene una panorámica de estado de la Vit D, y que es preferible a las determinaciones del calcitriol, es decir la forma activa, porque este tiene una vida media corta y sus concentraciones son hasta 2000 veces menores que el calcidiol. Los hallazgos más comunes en la variedad nutricional, son la disminución del calcio y fósforo sérico, así como del calcidiol, calcitriol y calcio urinario; estando elevados la fosfatasa alcalina, la HPT y los niveles urinarios de fósforo.

El diagnóstico radiológico es clásico con las alteraciones de la diáfisis distal y la metáfisis, con deformidades angulares en el brazo y las piernas, tórax deforme y a veces "cabeza cuadrada" cambios que se pueden confundir con sífilis congénita, osteogénesis imperfecta o lesiones por maltrato.

Se llegan a requerir correcciones quirúrgicas de las anomalías óseas, sin embargo esto se debe efectuar una vez que se haya corregido el aspecto nutricional, lo que se logra a base de exposición al sol y preparaciones de Vit D recomendándose 200 unidades internacionales por día. El calcitriol es el único que puede resolver la variedad dependiente de Vit D tipo I. El asociado a hipofosfatemia familiar debe manejarse con fósforo oral y calcitriol, mientras que el hipofosfatémico hereditario solo necesita fósforo oral.

Osteomalacia.

Así se llama al *raquitismo de los adultos*. Los huesos afectados son en consecuencia los que ya no crecen, sólo se remodelan permanentemente. En la osteomalacia, la característica fundamental del problema es la **acumulación de osteoide** con muy pobre mineralización. La cantidad total de hueso no difiere de la normal, sólo se aprecia mucho osteoide no mineralizado en las trabéculas óseas del endostio. Afecta a personas mayores, y sin duda es un problema difícil en sitios en donde por razones religiosas o de costumbre, además de dietas estrictas, se prohíbe la exposición al sol.

Se presenta con datos clínicos inespecíficos como dolor en la columna lumbar, piernas, brazos y costillas que no se irradia, habitualmente simétrico y con molestia al palpar los huesos comprometidos. En ocasiones existe debilidad muscular y dificultad para subir escalones. La mialgia obliga a una peculiar marcha antiálgica.

A los RX, se evidencia disminución en la densidad ósea y trabéculas mal definidas. Un dato muy específico del problema son las llamadas zonas de Looser (1877-1936) y/o de Milkman (1895-1951), que son bandas lúcidas en los huesos largos (y a veces planos como la escápula), que se presentan por insuficiente reparación de mini fracturas ocasionadas por la tracción muscular mecánica, las que no se mineralizan adecuadamente, en un hueso ya de por si desmineralizado.

El clínico, debe tener en cuanta la posibilidad de deficiencia de Vit D en pacientes graves, hospitalizados por mucho tiempo que refieren mialgias y debilidad muscular, para lo que es conveniente efectuar determinaciones de 25-hidroxivitamina D, sobre todo si existe el antecedente de vivir solos, no salir a la calle y no tener quien les atienda.

En los portadores de problemas de absorción intestinal, sea por problemas médicos (esteatorrea de diversas causas), sometidos a procedimientos quirúrgicos como la gastrectomía o algunos procedimientos de cirugía bariátrica, así como a portadores de patología que afecte al túbulo contorneado proximal del nefrón, como el síndrome de Fanconi (1882-1979), deben considerados invariablemente como sujetos en alto riesgo de padecer osteomalacia.

En general la osteomalacia responde a la administración de entre 2000 a 4000 UI de Vit D durante 6 a 12 semanas, seguida de dosis de mantenimiento. Es muy conveniente revisar el estado psicosocial del sujeto y actuar en consecuencia, siendo indispensable que se asole un poco, y claro, que tenga acceso a dieta adecuada.

Se han descrito casos de tumores que inducen raquitismo u osteomalacia, dependiendo la edad del paciente. Estos casos, se caracterizan por cursar con hipofosfatemia, fosfaturia y las alteraciones óseas características ya descritas para ambas entidades. La fosfatasa alcalina se eleva, los niveles del 1.25-hidroxivitamina D pueden estar bajos para la hipofosfatemia, y en general todas las pruebas están mucho más alteradas que en los casos de raquitismo/osteomalacia por hipofosfatemia heredada, que como ya se mencionó se asocian al cromosoma X y son autosómicos dominantes.

Las fracturas y los problemas musculares son muy evidentes, y en la mayoría de las ocasiones los tumores se localizan en los huesos (50%) o en los tejidos blandos, incluyendo la piel (50%) apareciendo con más frecuencia en las extremidades inferiores o en la región cráneo-facial. Predominan los tumores mesenquimatosos y el 40% tienen un componente vascular muy acentuado, diagnosticándose con frecuencia hemangiopericitomas.

La mayoría son benignos, sin embargo se han reportado sarcomas malignos. Se considera que algunas de estas neoplasias secretan algún factor (es) que causa perdida de fosfato por el riñón, y que probablemente este sea el factor de crecimiento de fibroblastos (FCF)-23, un péptido con 251 amino ácidos, sin embargo no existe evidencia sólida en este momento de que en todos los casos este factor sea el responsable de la hipo fosfatemia.

La situación más característica, es la desaparición del cuadro en cuanto se remueven los tumores en cuestión, cosa que no siempre es tan fácil, porque a veces es pequeño y está oculto lo que hace difícil su localización.

Las alteraciones óseas, se han considerado como manifestaciones paraneoplásicas, llegándose a denominar también como "osteomalacia-raquitismo oncogénicos".

Actualmente se considera que la deficiencia de Vit D, también se asocia a diabetes mellitus tipo I, esclerosis múltiple, artritis reumatoide, hipertensión arterial, enfermedad cardiovascular y algunos tumores malignos. No está por demás recomendar, que en los exámenes de rutina, se vigilen de vez en cuando los niveles de 25-hidroxivitamina D.

La también llamada enfermedad de Barlow (1845-1945) o la de los niños de Cheadle (1836-1910, no es un hallazgo raro para los antropólogos que estudian osamentas o momias con más de 3000 años de edad; fue referido por los egipcios en 1550 AC, y por Hipócrates (c. 460 AC—c. 380 AC). En la edad media se empleaba el término *scorbutus* quizá proveniente del alemán schorbu⁻ k cuyo significado etimológico es *"la enfermedad que rompe al abdomen"*, haciendo probablemente referencia a la súbita dehiscencia, en casos severos, de las viejas heridas abdominales ya cicatrizadas por muchos años.

Vasco da Gama le describió en 1498, refiriéndose a la mejoría de su tripulación al ingerir naranjas. En 1650, Glisson (1597-1667) además de estudiar la anatomía del hígado, describió la asociación del raquitismo con el escorbuto en niños del Londres de mediados del siglo XVII. En 1747 Lind diseñó lo que hoy se considera como el primer experimento clínico controlado comparando grupos poblacionales, ya que durante un viaje por mar, les proporcionó diariamente a algunos marineros británicos dos naranjas y un limón además de las raciones habituales, mientras que los demás continuaron tomando vinagre, sidra, y ácido sulfúrico, que era lo que el Almirantazgo inglés recomendaba en aquel entonces para prevenir el problema La evidencia del efecto de los cítricos fue contundente, acuñándose poco después el término "anti-escorbútico" para denominar a cualquier alimento, jugo o infusión que lo previniera o curara. Si bien se lograron disminuir los casos navales, en acontecimientos sobre tierra firme como la guerras, expediciones o aventuras, no dejó de ser una causa de muerte bastante frecuente, siendo muy ilustrativo lo repetitivo del problema entre lactantes de clases acomodadas, a los que a finales del siglo XIX y principios del XX, se les alimentaba con leche condensada o evaporada.

En 1937 se le otorgó el premio Nobel en medicina a Szent-Györgyi (1893-1986) por aislar a la Vitamina C y demostrar su estructura química; le llamó ácido ascórbico (*a-scorbutus*= anti-escorbuto).

Vitamina C.

La participación del L-ascorbato, es fundamental para que se lleven a cabo las reacciones metabólicas esenciales, en todos los animales y plantas y es producido internamente por la gran mayoría de ellos pero **no** todos, por ello es un ***nutriente esencial*** para los que no lo producen como los primates y algunas otras especies menores, que deben obtenerlo de sus dietas.

En el humano es un anti xidante efectivo, y actúa como un donador de electrones para ocho enzimas diferentes de las cuales tres participan en la hidroxilación de la colágena, añadiendo grupos hidroxilo a las moléculas de la prolina y la lisina, con lo que completa su estructura rígida y estable. Cualquier anomalía por la poca calidad de la lámina basal, afecta la integridad vascular, por los cambios en la media, la adventicia y el tejido conectivo circundante, lo que resulta en edema perivascular, abombamiento endotelial, y extravasación de los eritrocitos.

El ácido ascórbico, también actúa como un cofactor en el metabolismo de la tirosina y en la síntesis de carnitina, norepinefrina, y hormonas pépticas. Promueve la absorción de hierro por el intestino y en su actividad como antioxidante reduce los radicales libres dañinos.

Escorbuto

El humano no produce ni almacena Vitamina C, por lo que para sintetizar colágena de calidad, está obligado a consumirlo en su dieta, y por ello es que los efectos de su ausencia se hacen evidentes de inmediato en la piel, cartílago, dentina, hueso y los vasos capilares, haciéndose más notables en los tejidos que están creciendo, de ahí que afecte tanto a los huesos de los niños.

Un síntoma universal de los pacientes con escorbuto, es el dolor literalmente en todos sus huesos, pero exagerado en las extremidades y la región sacra, lo que obliga a la inmovilidad, tanto que se le ha llegado a considerar como una parálisis. La tos, el estornudo, o simplemente el intentar una inspiración forzada, son suficientes para ocasionar mucho sufrimiento. Esto se debe a hemorragias intramusculares y subperiósticas. No son raras las hemartrosis asociándose a la osteolisis del hueso vecino.

En los niños, estos daños se presentan en el extremo de la diáfisis y el cartílago de crecimiento. Los osteoblastos no pueden sintetizar la matriz ósea (osteoide), lo que impide la osificación endocondral. La calcificación de la placa de crecimiento continúa por lo que se engruesa y no llegan los capilares. El hueso preexistente osteopénico, se torna frágil y se reabsorbe, lo que ocasiona fracturas microscópicas en las espículas de la zona; el periostio se afloja, y se presenta la típica hemorragia subperióstica en los extremos de los huesos largos, pudiéndose palpar el hematoma que es muy doloroso en la fase aguda.

El *rosario escorbútico* es un hallazgo frecuente, y de distingue de el del raquitismo, en que es más angular y con un reborde en la unión costocondral, el esternón está deprimido. Por medio de los RX, en las fase inicial se demuestra que la corteza de hace delgada y se atrofia la estructura trabecular dando la impresión de vidrio esmerilado. Se aprecia una zona de calcificación provisional, más densa y amplia (línea blanca) y la epífisis también se adelgaza demostrándose el llamado signo de la "esquina". El área de microfracturas puede colapsarse y con ello el cartílago calcificado impactarse en la diáfisis.

La dentina es deficiente, hay hemorragia de las encías y por compromiso alveolar, se caen los dientes. Otros hallazgos son la resequedad de la piel, se desarrolla hiperqueratosis folicular lo que le hace rasposa, demostrándose histológicamente, en los folículos pilosos, gran cantidad de queratina blanduzca, apareciendo después alrededor de ellos eritema ocasionado por una gran proliferación capilar. Entre las zonas azules rojizas, se encuentran algunas manchas lívidas y hemorragia perifolicular. En algunas ocasiones particularmente en las extremidades inferiores, las hemorragias cutáneas son ostensibles al tacto ocasionando una "púrpura palpable" que se llega a confundir con lesiones debidas a vasculitis sistémica. En algunos casos la hemorragia es muy extensa y las equimosis en consecuencia son impresionantes, sobre todo en las piernas. No es excepcional identificar algunas hemorragias lineales subungüeales.

Las heridas previas de la piel se reblandecen, se hacen delgadas y llegan a abrirse a pesar de haber estado cicatrizadas por muchos años, ejemplo de ello son rasguños en las piernas en donde aparecen úlceras, existiendo muy poca resistencia a las infecciones. La piel es tan débil que un simple roce puede ocasionar hematomas o incluso ruptura. Intentar una intervención quirúrgica planeada habiendo omitido un cuadro semejante, sería literalmente catastrófico.

Actualmente han disminuido los casos de escorbuto, pero hay que tener presente que el riesgo de padecerlo en situaciones de aislamiento, hambruna, conflicto social, o incluso entre aquellos con dietas inadecuadas; nunca va a desaparecer y sin duda se presentará en niños y adultos con deficiencia crónica de vitamina C. Estos últimos y las víctimas pasivas de las guerras, los pobres, los viejos (solteros y viudos), los dementes y los alcohólicos, son los que estan en mayor riesgo, sin embargo algunos jóvenes y pudientes, se ponen en peligro al someterse a dietas caprichosas o "de moda". La prevalencia de deficiencia de la vitamina C se considera que es hasta de un 16% en enfermos hospitalizados, sobre todo entre los que tienen antecedente de alcoholismo y tabaquismo. También se le ha descrito en pacientes sometidos a hemodiálisis, diálisis peritoneal y trasplante hepático.

Hueso y enfermedades endócrinas.

Metabolismo del calcio.

Normalmente, existe un balance entre la ingesta oral y la excreta urinaria del calcio. Casi la totalidad del que se ingiere se absorve en el duodeno y el yeyuno proximal, ingresando 1 g. diariamente a través de las dietas promedio, del que pasan sólo 150 mg al torrente sanguíneo. El hueso almacena el 99% del total del calcio corporal que es de entre 1 kg y 1.3 kg encontrándose principalmente como hidroxiapatita. Menos del 1% de ese calcio se intercambia con el líquido extracelular y las células casi no lo almacenan. Aproximadamente, como parte del remodelado del esqueleto, se intercambian entre el hueso y el líquido extracelular de unos 150 mg a 200 mg de calcio, En los adultos, en condiciones basales, existe un equilibrio por lo que el balance es neutro, sin embargo este varía de acuerdo a cambios metabólicos, mecanismo que es mediado hormonalmente.

Varias son las hormonas que actúan directamente sobre el tejido óseo.

En ausencia de la HPT y la Vit D, caen los niveles de calcio sérico, siendo clave la primera para su sostenimiento ya que se secreta en respuesta a la concentración plasmática deteniéndose en cuanto su cifra se eleva. Las células paratiroideas, responden a los niveles bajos de calcio por medio del *receptor sensible a calcio* (RSCa) aumentando la producción de HPT, lo que a su vez estimula la actividad osteoclastica, la que resulta en la reabsorción de hueso con la consecuente liberación a la circulación del calcio y fósforo; también a nivel renal estimula, la absorción tubular con su consiguiente disminución en la orina. En cuanto al fosfato, inhibe su reabsorción, lo que resulta en la elevación del calcio y su baja en el plasma. La HPT, a través de mecanismos enzimáticos renales, también tiene un efecto sobre el precursor de la Vit D, acelerando su conversión a calcitriol. Esto, más la función propia de la Vit D de activar el mecanismo de absorción intestinal del calcio, reestablece los niveles y la HPT vuelve a lo normal.

Los niveles de la *calcitonina*, producida por la células "C" de la glándula tiroides, se incrementan cuando aumentan los del calcio iónico sérico y bajan cuando el ión lo hace. Se sabe que los osteoclastos tienen receptores específicos para esta hormona que al parecer inhibe la reabsorción ósea. Aún no se conoce con certeza su función y no se ha podido identificar alguna alteración del esqueleto por ausencia o exceso de ella, sin embargo se le emplea para el manejo de la osteoporosis, enfermedad de Paget e hipercalcemia. Parece ser que la deficiente secreción de calcitonina no tiene efecto negativo alguno sobre la masa ósea, ni tampoco su exceso, como sucede en pacientes con problemas de biosíntesis de la hormona tiroidea, ya que en ellos no existe cambio en la densidad mineral ósea (DMO).

La *hipercalcemia* se define como el incremento del calcio ionizado >2.7 mEq/L o el sérico >10.5 mg/dL. Los enfermos estan asintomáticos mientras no llegue a 12 mg/dL., una vez que se rebasa esta cifra, los efectos son muy variados y los síntomas abarcan muchos sistemas, siendo más evidentes las manifestaciones neurológicas y las cardiovasculares. Los enfermos suelen tener alterado su nivel de conciencia, o estar francamente en coma, confusos, irritables, atáxicos, deprimidos e incluso con hiporeflexia e hipotonía. La hipertensión es frecuente. En el electrocardiograma se aprecia acortamiento del segmento QT, onda T amplia y depresión del segmento ST, acompañándose de bradicardia. Así mismo se suele referir nausea, constipación, dolor abdominal, vómito y en ocasiones pancreatitis. La poliuria es característica ya que los riñones tratan de excretar la sobre carga de calcio, ocasionando deshidratación e hipotensión. Tradicionalmente se ha enseñado que son datos típicos "las piedras renales, los huesos alterados y los quejidos de los enfermos". Hay que tener siempre en mente, que ante un caso de estos, la primeras dos consideraciones diagnósticas deben incluir hiperparatiroidismo y metástasis óseas. Otras más son sarcoidosis, hipertiroidismo, mieloma múltiple, e intoxicación con vitaminas A y D.

La *hipocalcemia* se define como la baja del calcio ionizado <2.0 mEq/l o el sérico <8.5mg/dL, con cifras corregidas de albúmina sérica. Los síntomas dependen en gran medida de la rapidez con la que se instala la enfermedad.

En el hiperparatiroidismo clínico, los huesos muestran los resultados de una marcada actividad osteoclastica, la que ocasiona reabsorción ósea y reemplazo con tejido fibroso, lo que produce la llamada *osteítis fibrosa quística* (enfermedad ósea de von Recklinghaussen [1833-1910]) en la que se compromete mucho el hueso cortical y la lámina dura de los dientes.

La biopsia de hueso muestra destrucción ósea y formación de hueso nuevo, formación de quistes y los llamados *tumores cafés*, como se llama a las áreas de hemorragia con células gigantes, lesiones que llegan a ser múltiples y claro, no son raras las fracturas. Es frecuente que las primeras zonas afectadas se encuentran en la mandíbula, particularmente en los alvéolos, así como en las falanges de las manos las que dan una imagen radiológica muy típica. Afortunadamente, parece ser que los casos con este cuadro clínico han disminuido considerablemente, porque actualmente, gracias a los recursos actuales de laboratorio, el diagnóstico de hiperparatiroidismo se efectúa antes que se llegue a ese extremo, sin embargo **si existen**, y a veces pensando en que son presentaciones raras, las lesiones se llegan a confundir radiológicamente con metástasis, cuando en realidad son tumores cafés. En la mayoría de los pacientes, las lesiones desaparecen al eliminar la hipercalcemia.

La "nueva" enfermedad ósea del hiperparatiroidismo, no llega a las manifestaciones clínicas y óseas tan aparatosas como las descritas previamente, ya que el diagnóstico se efectúa más en el laboratorio que con la clínica. No sólo eso sino que se han descrito variedades del HPT asintomático entre las que se incluye la normo calcémica con HPT elevada. Hoy se tiene más evidencia de que el mero exceso de HPT, se acompaña de cambios óseos imperceptibles clínicamente, que comprometen su estructura y minan su fortaleza mucho tiempo antes de que el paciente externe algún síntoma. La TAC periférica cuantitativa, ha demostrado en el hueso cortical y esponjoso, actividad catabólica con cambios bien identificados en la geometría cortical, en pacientes normo calcémicos con niveles altos de HPT, pero en los cuales en términos generales, se preservan las propiedades trabeculares. La densitometría también ha mostrado alteraciones que no se detectan por RX convencionales, e igualmente sucede con los hallazgos por medio de la absorciometría de energía dual.

En la *enfermedad renal crónica* (ERC), invariablemente se encuentra comprometido el metabolismo del calcio y en consecuencia el del fósforo, lo que no debe llamar la atención toda vez que los riñones sirven para mantener el calcio corporal total y el balance del fósforo, modulando las cantidades de ambos minerales a través de la excreción urinaria cotidiana. Ya se ha mencionado la síntesis renal de calcitriol, hormona que actúa sobre la gran variedad de tejidos en los que se expresa el RVD, por ello en la ERC se compromete la absorción intestinal de calcio, aumenta la HPT y evidentemente se modifica el metabolismo óseo. Algunas de las alteraciones se presentan en etapas relativamente tempranas del daño renal, otras lo hacen más tarde, cuando ya los enfermos requieren de soporte por algún procedimiento de diálisis; sin embargo los daños varían entre los pacientes, interviniendo algunos aspectos como el género, la raza y la patología renal original.

A medida que declina la función renal, diminuyen los niveles de la Vit D sérica, sin embargo pueden existir variaciones de acuerdo a la dieta que siga el enfermo, pero a medida que se acentúa el daño, siempre se encontrarán disminuidos sus niveles y desde luego los del calcio.

Para compensar la disminución de Vit D, la HPT se eleva modestamente desde los inicios de la ERC, estando bajos o normales los niveles de fósforo en esas etapas, llegándose a elevar hasta que se ha perdido el 80% o más de la función renal. La acidosis sistémica afecta la producción de calcitriol y la proteinuria disminuye la capacidad de su proteína trasportadora.

En el ambiente metabólico tan descompuesto de la ERC, se incrementan *secundariamente* los niveles de HPT, por la hipocalcemia, el compromiso de la producción renal de calcitriol, la resistencia del esqueleto a la acción biológica de la HPT, así como la reducción de la expresión de los RVD y RSCa; además por falta de excreción renal hay hiperfosfatemia.

Todo esto motiva a que las paratiroides presenten hiperplasia con crecimiento glandular, el que una vez establecido difícilmente disminuye o regresa al volumen previo, debido a que estas células tienen una velocidad de apoptosis extraordinariamente lenta. Con lo anterior, se entiende fácilmente el porqué de la hipercalcemia y el daño óseo de la ERC. La situación se agrava por el hecho peculiar de que se da una marcada reducción de la sensibilidad de los RSCa de las células paratiroideas. Para hacer más catastrófico el escenario, la hiperfosfatemia agrava la hiperplasia del la GPT alterando la expresión de varios factores comprometidos en el control del ciclo y la proliferación celular.

Normalmente, como resultado de la remodelación ósea fisiológica, entran y salen entre 125 mg y 150 mg de fósforo del líquido extracelular, por lo que el balance es básicamente de cero si no existe alguna alteración metabólica. Sin embargo en los casos de ERC en los cuales ya se ha perdido el 20% de la función renal, la hiperfosfatemia se hace presente y es un hallazgo constante en los que se manejan con diálisis. Se le ha asociado desde hace años con calcificación anormal de los tejidos blandos, y actualmente no hay duda de su participación en las lesiones de esa naturaleza en los vasos, y otras alteraciones cardiovasculares, lo que en estos sujetos representa un riesgo independiente de muerte.

En el entorno descrito, es fácil de comprender el impacto que tienen sobre el hueso los cambios en los niveles del HPT, Vit D y fósforo. Evidentemente se trata de una enfermedad metabólica peculiar, la que no sólo está relacionada con la ERC, sino que se asocia a los propios efectos de las alternativas terapéuticas, como son los recursos de diálisis y de trasplante renal con esquemas de inmunosupresión.

La patología ha sido llamada *osteodistrofia renal* y constituye una causa mayor de morbilidad y mortalidad entre los pacientes con ERC. Las causas son multifactoriales y a veces de controversia. Desde luego esto se explica porque el hueso *no es* un tejido estático y mantiene un permanente mecanismo de remoción y depósito de matriz nueva mineralizada, por así decirlo de entrada y salida, o sea de *intercambio* (turnover).

De acuerdo a los hallazgos histológicos se puede encontrar un primer grupo en donde predominan las lesiones por la acción de la HPT (osteítis fibrosa quística), un segundo de bajo intercambio con datos de osteomalacia y enfermedad ósea adinámica (EOA), el tercero se ha denominado osteodistrofia urémica mixta, que cursa con hiperparatiroidismo moderado y mala mineralización. En los tres grupos en el hueso se detectan depósitos de aluminio de diferente magnitud; todos los enfermos pueden pasar de uno a otro.

Desde 1982, se conoce una variedad de bajo intercambio asociada a depósitos de aluminio (¿intoxicación por líquidos de diálisis?). Inicialmente se le llamo enfermedad ósea aplástica a la que más tarde se denominó enfermedad ósea adinámica (EOA). Ahora sabemos, que en los pacientes en diálisis la EOA se distingue por una baja capacidad de neutralización de calcio, y en consecuencia inhabilidad para manejar cargas extras del mismo. Se asocia además con calcificación vascular y más riegos de fracturas y muerte. La EOA se caracteriza histológicamente por una disminución notable de los centros de remodelación, con marcada disminución de los osteoblastos y los osteoclastos, así como menor formación de hueso y mineralización. En la estructura ósea, predominan las láminas con escasa fibrosis peritrabecular, y disminución de las superficies de mineralización lo que se hace evidente usando el marcado con tetraciclina.

En estos casos los niveles séricos de HPT son menores, los pacientes tienden a ser más viejos, con diabetes y están sometidos a diálisis peritoneal. Es posible que en su etiología intervenga un muy meticuloso (y quizá excesivo) tratamiento con Vit D, el uso de corticoides, una posible intoxicación con aluminio, así como niveles bajos de hormonas sexuales y tiroideas. En los sujetos en hemodiálisis, existe una variación llamada variante de la enfermedad ósea adinámica (VaEOA) en la cual la reabsorción osteoclastica se encuentra elevada. Es más frecuente en pacientes sometidos a paratiroidectomía.

En los niños, cuyos huesos están en desarrollo, existen deformidades óseas, y anomalías con alteración en las velocidades del crecimiento linear. Cuando se cursa con acidosis, hay deficiencia de Vit D, malnutrición proteico-calórica, y se encuentra un factor de crecimiento anormal semejante al de la insulina, todo lo que evidentemente complica la situación. La administración de calcitriol y la corrección de la acidosis mejoran la velocidad de crecimiento. En términos generales los niños no presentan hueso adinámico, pero se puede convertir en ello debido a la administración de dosis altas de calcitriol, lo que resulta en un serio retraso del crecimiento. En los casos de menores parece ser que la HPT alta, es la responsable de la enfermedad de alto intercambio. En fin, habrá que hacer la recomendación de no medir con los mismos parámetros a niños y adultos, ya que entre los esqueletos de ambos existen marcadas diferencias circunstanciales, no se diga con los ancianos.

Los cambios óseos sólo pueden ser valorados directamente por medio de la biopsia, pero desde luego tiene el inconveniente de lo invasivo del procedimiento. La biopsia es sin duda, el parámetro contra el que se deben comparar todos los demás métodos de imagen no invasivos y los estudios bioquímicos. Habitualmente la muestra se toma de la cresta iliaca, pero es indispensable establecer de inicio cuales son los parámetros normales de la misma, ya que hay influencias ambientales, de sitio de residencia, edad, raza y sexo, además la terminología de la descripción histomorfométrica debe ser estandarizada. En relación al laboratorio, se debe solicitar específicamente HPT 1-84 no la que tradicionalmente se ha considerado como "intacta" que tiene mucha de 7-84. Además se debe solicitar fosfatasa alcalina, pero idealmente debe ser la específica de hueso. Los estudios de imagen, serán los mismos que se han recomendado anteriormente para otras patologías, como la osteoporosis y osteomalacia.

Los métodos de sostenimiento también modifican las características óseas, y no se sabe cuales serán los cambios por las nuevas técnicas que se vayan introduciendo. Por ejemplo, la diálisis prolongada de seis días por semana se asocia a pérdida de fósforo el que se debe reemplazar. Se sabe que progresivamente se disminuye el contenido mineral, lo que se ha tratado de corregir con calcio en el dializado, pero no se conoce cual será el efecto a largo plazo.

Por otro lado se han incorporado nuevos recursos terapéuticos como lo son algunos análogos de la Vit D, con los que se pretende manipular la actividad de las paratiroides, minimizando la toxicidad que puede darse por el incremento de la absorción intestinal de calcio y fósforo de la Vit D convencional, pero no se sabe mucho sobre su efecto en la estructura ósea ni si tendrá algún impacto en la calcificación vascular ni si ocasionarán algún daño óseo independiente de HPT. Otras novedades terapéuticas son los fijadores de fósforo diseñados para atacar los depósitos extraesqueléticos de calcio y los agentes calcio-miméticos cuyo blanco es el receptor de calcio paratiroideo tratando con ello de eliminar el hiperparatiroidismo.

Cuando falla el manejo médico con bloqueadores de fosfato y la Vit D, la única forma de controlar el hiperparatiroidismo secundario es la paratiroidectomía, la cual no siempre es exitosa porque con frecuencia se asocia a recidivas. Algunas veces esto se debe a que el enfermo cursa con *paratiromatosis*, término con el que se describe la implantación múltiple de tejido paratiroideo extraglandular, localizado en el cuello y mediastino, los que se muestran como nódulos blanco-amarillentos, en los que predominan las células oxifílicas, sin mitosis, invasión vascular, pléomorfismo o necrosis, en pacientes sin cirugía del cuello previa, los cuales posiblemente se deban a hiperplasia de nidos minúsculos de células paratiroideas que se quedaron ahí durante el desarrollo embrionario, las que al ser estimuladas por el ambiente de la insuficiencia renal crónica, desarrollaron hiperplasia y se volvieron prominentes. Evidentemente son enfermos muy graves, que presentan calcifilaxis, debilidad muscular, y fracturas múltiples. En ellos el manejo quirúrgico es casi siempre infructuoso, por que hay que echar mano de calcio-miméticos que eleven la sensibilidad de los RSCa en la GPT, y de los bisfosfatos.

En conclusión, la sobrevida de los pacientes con ERC ha permitido conocer padecimientos óseos relacionados no sólo con la evolución natural de la enfermedad, sino también aquellos asociados a los tratamientos disponibles. La osteodistrofia renal debe ser considerada como una enfermedad dinámica, cambiante de año a año y desde luego también variando se acuerdo a la modalidad terapéutica. Particularmente la EOA junto con la disminución de la capacidad del esqueleto para asimilar calcio, podría ser la causa de la calcificación extraósea, la que debe tratar de prevenirse y ser manejada adecuadamente.

La *calcifilaxis* es una alteración vascular casi siempre fatal, caracterizada por isquemia cutánea y necrosis debida a calcificación, fibroplasia de la íntima y trombosis de las arteriolas del panículo adiposo, también se le ha llamado *calcificación metastática* y la mayor parte de los casos, aunque no todos se dan en pacientes con ERC. Se le ha asociado a hiperparatiroidismo, al producto calcio-fósforo mayor de $70mg^2/dL^2$, diabetes mellitus, sexo femenino, obesidad, tratamiento con warfarina y deficiencia de las proteínas C y S. Varios enfermos llegan a presentarla sin afectación renal y con valores normales de calcio y fosfato. Actualmente se han identificado ciertos nexos entre la calcificación ósea y el problema vascular, pareciendo ser que en la mineralización extraesquelética intervienen ciertos factores citoquímicos indispensables para la reabsorción-absorción mineral del hueso. Los casos más graves de calcificación vascular se dan entre en los enfermos renales con sus diferentes expresiones químicas (niveles de HPT altos o bajos, osteodistrofia renal o EOA, etc.). Los niveles de aluminio sérico en los pacientes con calcifilaxis, se han encontrado hasta cuatro veces más elevados que los controles, y parece ser que su depósito en el hueso está directamente relacionado con la gravedad de la calcificación arterial en las fases terminales de la ERC. Hasta hace algún tiempo la soluciones de diálisis con aluminio era la principal fuente del exceso corporal, actualmente ya no se emplean, pero otros medicamentos, como algunos antiácidos y analgésicos, así como ciertos alimentos entre los que se incluyen al pan de maíz, queso y pescado, tienen altos contenidos y pueden ser la fuente de la intoxicación. Desde luego, no cabe duda que los enfermos con ERC estan en alto riesgo de padecer esta complicación, la que indudablemente es de origen multifactorial y tiene una alta mortalidad, ya que sólo el 45.8% de los pacientes en los que se diagnostica, llegan a sobrevivir más de un año.

Glándula tiroides.

El *hipertiroidismo* aumenta el intercambio óseo y se reconoce como un factor de riesgo para desarrollar osteoporosis y fracturas, incluso antes del primer año de la enfermedad, sin importar la severidad del mismo.

En el 71% de los enfermos con *tirotoxicosis* se demuestra por densitometría, franca disminución de la densidad ósea y de la absorciometría de energía dual. Además, se ha demostrado aumento de la excreción urinaria de calcio y fósforo. Hay que tener presente que aunque no muy frecuentemente, es posible que concurran hiperparatiroidismo y tirotoxicosis.

El estado hipermetabólico, ocasiona pérdida del tejido conectivo por catabolismo de las proteínas, existiendo además un aumento de la función de los osteoclastos que supera a los osteoblastos, lo que resulta en reabsorción ósea, sobre todo del hueso cortical, lo que ocasiona radiológicamente un patrón con estrías en la cortical, que es más evidente en los huesos tubulares de las manos y los pies (50%), en los que se aprecia una verdadera red de túneles. También hay reabsorción con perdida de la densidad ósea en el cráneo, la pelvis, los huesos largos y la columna sobre todo en las regiones torácica y lumbar. Desde luego existe riesgo de fracturas, incluyendo al cuello femoral.

En los casos de hipertiroidismo subclínico la densidad ósea parece estar normal a pesar de que los marcadores de intercambio óseo como la fosfatasa alcalina y la osteocalcina estan elevados. En hombres viejos con osteoporosis no está por demás revisar el perfil tiroideo.

Habitualmente, las alteraciones óseas mejoran cuando se reestablece el estado eutiroideo, y es conveniente considerar con osteopenia a todos los enfermos con el diagnóstico de tirotoxicosis e iniciar las medidas profilácticas correspondientes.

Existe un síndrome caracterizado por exoftalmos, mixedema y acropaquia (osteopatía hipertrófica), que se asocia a las complicaciones extratiroideas de los pacientes tratados por enfermedad de Graves. Es más común en las mujeres (3.4:1) y no se sabe que le ocasiona, aunque podría ser una manifestación de la naturaleza autoinmune de la enfermedad. Tampoco es muy frecuente, algunas series lo ubican hasta en el 1% y es precisamente *después* de la solución de la tirotoxicosis que se presenta esta periostitis diafisiaria en los huesos del metacarpo, metatarso, y las falanges proximales y medias y en este contexto, se le llama *acropaquia tiroidea.* El diagnóstico se hace a base de clínica y se confirma con RX y/o gamagrafía ósea.

Alteraciones óseas durante el embarazo y lactación.

Aunque estrictamente no se tratan de "enfermedades" endócrinas, es evidente que los cambios hormonales son extraordinarios para la madre, ya no se diga para el feto que depende de todo lo que ella le proporciona para que al nacimiento haya acumulado en su esqueleto unos 30 g de calcio, 80% del cual lo hace durante el último trimestre. La demanda se satisface porque la madre llega a duplicar la absorción intestinal principalmente por la acción del calcitriol.

Hay que tener siempre presente que durante el embarazo, el metabolismo mineral se orienta a la mineralización del hueso fetal, y que en el periodo de lactación es indispensable el suministro al lactante de suficiente calcio a través de la leche materna, toda vez que habitualmente es su única fuente de alimentación.

La adaptación materna al *embarazo,* forzosamente debe orientarse a ingerir más minerales, asegurar su absorción por el intestino, a movilizarle desde el hueso y ahorrarle limitando la pérdida renal. Todos estos procesos coordinados hormonalmente, habitualmente satisfacen las demandas tanto de la embarazada como del producto, con pérdidas transitorias del calcio óseo materno, sin detrimento de la calidad de su esqueleto. Sin embargo si la madre sufre de desnutrición y deficiencia de Vit D, la perdida puede ser seria y resultar en fragilidad ósea.

Aunque faltan muchos datos sobre estos sucesos, ha quedado establecido que el calcio ionizado (que es la fracción fisiológicamente importante) permanece constante durante todo el embarazo. El hecho conocido de que el calcio sérico total disminuye, obedece realmente a la baja de albúmina, pero al no cambiar el "estimulador" natural de los RSCa, las células paratiroides no se activan y en consecuencia **no** existe ningún "hiperparatiroidismo fisiológico del embarazo". Siempre que se este en duda o se planee algún estudio clínico, es indispensable que entre los exámenes de laboratorio se solicite calcio ionico.

El fósforo permanece normal durante los nueve meses.

Actualmente midiendo la HPT 1-84, se sabe que durante el primer trimestre sus niveles bajan hasta los límites normales inferiores, para después ir incrementándose hasta alcanzar los intermedios. Resumiendo, en una mujer bien nutrida, el calcio ionico es normal durante toda la preñez y cursa con niveles de HPT bajos pero normales a lo largo del primer trimestre.

Desde el inicio del embarazo las cifras de 1,25(OH)2D3 se duplican, y así se mantienen hasta el término. Esto es con toda seguridad independiente de HPT porque se incrementan desde antes que los de HPT se eleven. En gran medida es producida por los riñones maternos aunque algo se origina en la placenta y los riñones del feto.

La calcitonina también se incrementa, produciéndose además de las células C tiroideas, en las C de la placenta y la mama. No se sabe en realidad con que objetivo fisiológico, aunque se ha postulado que podría tener algún efecto protector sobre el esqueleto materno evitando demasiada reabsorción de calcio.

La absorción de calcio a partir del intestino, se duplica durante el embarazo desde el inicio, seguramente con la finalidad de contar con reservas óseas para cuando llegue el momento de la máxima demanda fetal. La excreción urinaria de calcio en 24 horas se aumenta por la doceava semana, excediendo la cifra considerada como normal, sin embargo con el ayuno cae a cifras normales o bajas, lo que quiere decir que se trata de una *hipercalciuria por absorción*.

Se cuenta con pocos estudios en relación al calcio óseo durante la gestación, ya que no es fácil de obtener la biopsia que es el mejor de ellos, y claro, los estudios tradicionales para conocerlo con metodología de imagen no se pueden efectuar por el riesgo que corre el producto. Desprendiéndose muy indirectamente de los cambios a la alza en los marcadores óseos y aceptando sus limitaciones, se podría decir que el intercambio óseo se incrementa a partir de la décima semana de gravidez a pesar de que en ese momento exista relativamente poca transferencia de calcio madre-feto, comparada con lo que sucede en el tercer trimestre. Lo que llama la atención es que una vez que se llega a los niveles más altos a las 10 semanas, permanecerán sin cambio hasta el término, cuando lo esperado sería que se fueran incrementando. Sin embargo sumando toda la información disponible, incluyendo los resultados indirectos en animales de laboratorio, existe la certeza razonable de que el metabolismo óseo de las embarazadas no ocasiona cambios del contenido de calcio a largo plazo en los huesos, ni menoscaba su fortaleza siempre y cuando exista una dieta adecuada.

Durante la *lactación* la mamá pierde entre 180 a 400 mg diarios de calcio al alimentar con sus mamas al bebé, si se trata de gemelos (o funciona como nodriza) puede llegar hasta 1000 mg o más. Obviamente lo obtiene de sus huesos que se desmineralizan, pero el proceso no parece ser mediado por HPT o el calcitriol, sin embargo la caída de los estrógenos podría tener algo que ver probablemente a través de la *proteína relacionada a HPT* (PrHPT), cuyos niveles están bastante elevados. Podría ser que se origine en los senos, ya que se encuentran cifras hasta 10,000 veces más en la leche materna que en la sangre, permaneciendo estables los niveles de calcio. Los de PrHPT tienden a elevarse después de cada lactada. La PrHPT eleva la circulación en las glándulas mamarias, en las cuales se encuentra un *receptor sensible al calcio* que seguramente regula además de la producción de PrHPT, el contenido de calcio y agua de la leche. Cuando la PrHPT entra a la circulación, genera reabsorción de calcio desde el esqueleto, disminución de la pérdida renal y supresión indirecta de HPT, en pocas palabras el seno se convierte en una glándula paratiroidea accesoria, pero su "hiperparatiroidismo" está mediado por el aumento en PrHPT no en HPT, ya que durante la época de amamantamiento, a mayores niveles de PrHPT mayor perdida de la densidad ósea.

La excreción renal de calcio se torna muy baja lo que sugiere reabsorción tubular. Al ya no existir el problema del feto, los estudios de imagen que se han mencionado anteriormente, permiten identificar un detrimento del 3% al 10% en el contenido mineral del hueso entre 2 y 6 meses después del inicio de la lactación, llegando a ser de hasta el 1% al 3% por mes, cifras muy superiores a las de una mujer con osteoporosis posmenopáusica la cual pierde esa cantidad en un año. Realmente la pérdida no debe sorprender, de hecho es lo esperado, más cuando corresponde a la cantidad de calcio que se pierde por la leche. A partir del destete, la densidad ósea se recupera a razón de 0.5% a 2% por mes. Poco se sabe porque sucede esto, lo que si es un hecho es que en mujeres multíparas que amamantaron a sus productos, no se encuentra evidencia de mayor osteoporosis ni mayor frecuencia de fracturas tanto en la pre como la posmenopausia ni tampoco disminución anormal de la densidad ósea, lo que indica que la pérdida de calcio por amamantamiento no tiene, como es de esperarse ante un proceso fisiológico, ninguna repercusión clínica.

Osteoporosis.

Se sabe que algunos casos de embarazadas, que al final de la gestación o en el posparto inmediato, presentaron alguna fractura de cuerpos vertebrales o cuello del fémur, sobre todo en el último trimestre. Hasta el momento se sigue discutiendo si la preñez y el amamantamiento son causales del problema, si sólo es un accidente fortuito o se limita a algunas mujeres con algún factor predisponerte además del estado nutricional previo al embarazo.

Tampoco se sabe si en los casos de las fracturas, estas sucedieron en un esqueleto anormal afectado antes de la concepción, o si la fragilidad ósea fue ocasionada por el embarazo y la lactación, quizá agravada por baja ingesta de calcio y deficiencia de Vit D. La osteoporosis en embarazadas es francamente rara, y obviamente si es originada por la gestación, debería mejorar sustancialmente al término de la misma, cosa que no sucede en todos los casos, aunque algunos investigadores han concluido que mucha de la masa ósea en estas pocas enfermas se pierde durante la gestación. Por otro lado, dado que parece ser que esta osteoporosis se acompaña en promedio con más fracturas, obligadamente obliga a pensar en la existencia de algún factor genético. La realidad es que existen dudas, por ejemplo en relación a las fracturas, estas obligan al diagnóstico de la alteración ósea, pero si no se llega a ese extremo, es muy probable que pase desapercibida por completo. Es rarísimo que a una mujer en etapa reproductiva se le estudie su densidad ósea, no se diga a que se realice durante el embarazo, y menos aún en la lactación si no tiene problemas. La mayoría de los casos reportados han sido de mujeres entre los 27 y 28 años de edad siendo primigestas casi todas. A esto se suma a que algunas de ellas tenían explicación de una posible pérdida de hueso, como es la secundaria a anorexia nerviosa, hiperparatiroidismo, osteogénesis imperfecta y manejo con corticoides o heparina.

Aunque no se sabe realmente que se debe hacer, podría ser lógico además del manejo conservador con algunas de las múltiples alternativas como Vit D, calcio, calcitonina, testosterona, estrógenos y bisfosfatos, suspender la lactación para evitar la desmineralización que se sabe que si existe y que ya se mencionó.

Terapéutica obstétrica.

Una de las piedras angulares del manejo del parto prematuro y de la preeclampsia y eclampsia, es la administración intravenosa, por uno a tres días, de sulfato de magnesio, el que supuestamente actúa sobre la unión mioneural. A pesar de que en términos generales se considera seguro y se tiene mucha experiencia en su empleo, se han descrito casos de hipocalcemia en mujeres con amenaza de parto prematuro. Se sabe que a medida que se incrementan los niveles séricos de magnesio, *disminuyen* los de HPT a pesar de que el calcio ionizado está por debajo de lo normal. Si se prolonga su uso por dos o tres semanas, la HPT empieza a elevarse, seguramente como resultado de una adaptación a la hipocalcemia prolongada. Se ha sugerido que esto se produce por pérdida de calcio por la orina, lo que podría desembocar en una mineralización ósea comprometida. De hecho se han llegado a demostrar pérdida de hueso materno en el antebrazo, y fracturas bilaterales de los calcáneos por estrés.

En el neonato, a cuyas madres se les administró el sulfato de magnesio, también se ha encontrado disminución de sus niveles de HPT, sin embargo los niveles de calcio ionizado son variables. Se ha considerado que los bebés son más propensos a la insuficiencia respiratoria si sus mamás reciben el medicamento por más de tres días. También existen algunos reportes de productos cuyas madres recibieron magnesio durante la gestación, con raquitismo congénito caracterizado por osificación anormal tanto del hueso como de la dentina. Se cree que los sitios de anclaje del calcio se ocupan por el magnesio, lo que resulta en inhibición de la calcificación del osteoide. En reportes del empleo como terapia tocolítica en lugar del magnesio, el de los antagonistas de los canales de calcio, se menciona que menos bebés cursan con insuficiencia respiratoria, hemorragia intraventricular y enterocolitis necrosante, además de haber disminuido considerablemente el número de partos prematuros de menos de 34 semanas.

Insuficiencia de Vitamina D

Realmente se sabe poco de los efectos de la administración de calcitriol a mujeres embarazadas y su repercusión en el bebé, lo mismo sucede en relación a la lactación. Si embargo es lógico pensar que las madres deficientes en Vit D no le proporcionarán a su pequeño la suficiente para evitar el raquitismo nutricional. Dado que la Vit D pasa poco hacia la leche materna, es conveniente administrarla directamente al infante. En estudios muy meticulosos, se ha demostrado que los niños de las madres que recibieron durante el embarazo 250 ml diarios de leche, tuvieron nenes con mucho mejor peso que aquellas que estuvieron bajo a restricción láctea.

Hipercalcemia por malignidad.

Afortunadamente es una situación rara, sin embargo en los pocos casos reportados, se ha detectado hipercalcemia en el neonato, en un caso seguida de hipocalcemia por hipoparatiroidismo transitorio.

Hipófisis.

La hipófisis entre otras, secreta la hormona del crecimiento (HC) a la que se cataloga como una hormona anabólica ya que promueve el aumento de estatura; en casos de insuficiencia en menores genera enanismo y el exceso gigantismo. El nombre describe realmente bien esta función, pero no explica otras como su acción anabólica ya que además del crecimiento óseo, en el gigantismo, la mayoría de los órganos también estan crecidos. En los adultos sanos disminuye su secreción hasta en el 50%, y su administración en ancianos, aunque incrementa la masa muscular realmente no mejora su función.

La acción de la HC, no sólo es vital para el crecimiento óseo longitudinal unidimensional, sino que al favorecer la yuxtaposición de hueso subperióstico, se involucra en su estructura tridimensional. En los casos de deficiencia de HC, no sólo se altera la estatura del esqueleto sino el tamaño y el volumen de los huesos, y de manera indirecta, por la reducción de la masa muscular y su fortaleza, se afecta el metabolismo óseo, aumentándose la grasa. Se sabe que la HC participa activamente en la formación y reabsorción de hueso, por medio de la interacción directa entre los receptores de HC (RsHC) y los osteoblastos, e indirectamente induciendo al factor de crecimiento de la insulina I (FCI-I) a través de mecanismos endócrinos y autocrinos/paracrinos, aunque al momento es difícil saber en que proporción lo hace cada uno. Derivado por acción de la HC del crecimiento de osteoclastos en cultivos, pareciera ser que también estimula su función.

Los casos de insuficiencia aislada de HC han permitido conocer más sobre las funciones de esta. En pacientes adultos con insuficiencia desde la niñez de HC, que no recibieron tratamiento adecuado, se ha encontrado disminución de la masa ósea en todo el esqueleto, lo que aunado a que los sujetos tienen más fracturas, indica que la densidad volumétrica y la masa del hueso, son sin duda factores determinantes de su fortaleza.

Desde hace una década, se ha descrito el síndrome de insuficiencia de HC en el adulto, y en ellos los cambios óseos están más relacionados con la edad, de tal manera que entre más **joven** es un enfermo con el síndrome, mayor es el daño óseo por la falta de la HC. En sujetos de más de 60 años no se encuentra disminución de la masa ósea atribuible particularmente a la carencia hormonal y desde luego el riesgo de fractura persiste, pero se incrementa más por que los ancianos tienden a caerse por falta de fuerza en sus músculos y por pérdida de la vista.

Infecciones de los huesos.
"La parcela es como los huesos de la persona, quizá no muy
interesantes como expresión o signos de experiencia, pero si
como el soporte del todo"
I. Compton-Burnett 1884-1969

La infección del hueso, además de ocasionar sufrimiento al enfermo, para el cirujano es de gran preocupación y lamentablemente a veces frustración. Es un padecimiento de fisiopatología heterogénea caracterizado por la destrucción progresiva del hueso y la formación de un "secuestro". Hacer el diagnóstico en las etapas tardías es relativamente fácil, sin embargo el reto para el clínico es sospecharle a su inicio, cuando es el momento en que mejor se le puede atender para evitar la gran morbilidad y los costos es su atención. De no hacerlo así, existe la lamentable, aunque afortunadamente menos frecuente, cronicidad de la lesión la mayoría de las veces no responde a los antibióticos, requiriendo de alguna intervención quirúrgica y tratamiento prolongado. Los antibióticos modernos sin duda han permitido controlar a la mayoría de las enfermedades infecciosas, pero en lo que se refiere al hueso, el éxito no siempre está asegurado, ya que incluso años después de un aparente manejo adecuado y exitoso, suele darse la reactivación de un foco de **osteomielitis** (Gr. *osteon* = hueso + *myelos* = médula), sin mediar razón alguna para explicarlo. Desde luego aunque el término con toda claridad hace alusión a un proceso inflamatorio-infeccioso del hueso, no permite entender por si mismo la forma como este se llega a contaminar.

Es conveniente considerar algunos vocablos que describen situaciones específicas. *Osteítis* indica contaminación de la corteza ósea. *Periostitis* significa infección de la capa que cubre al hueso. *Secuestro* es un fragmento de hueso necrótico que está separado del hueso viable por tejido de granulación. Este secuestro, se puede quedar por mucho tiempo en el interior del canal medular, anidando microorganismos que suelen reactivar la infección. *Involucrum* (L. *in* = en + *volveré* = envolver) describe a una capa de hueso vivo que se forma sobre hueso muerto y llega a estar perforado por trayectos, y una abertura en el involucrum se llama *cloaca*. Cuando un trayecto se abre en la piel desde el hueso se denomina *seno* o *fístula*. El *absceso de Brodie* (1783-1862) es un foco de infección bien delineado en el hueso, cubierto por tejido de granulación y rodeado de hueso endurecido.

Existen varias clasificaciones siendo las de Waldvogel y Cierny-Mader las más populares. La primera hace más alusión al mecanismo y la segunda a la anatomía y características del huésped.

De acuerdo a su fisiopatología, y en orden de frecuencia decreciente, se encuentra aquella que resulta de la *contigüidad con bacterias* (trauma, cirugía, instrumentación), la que se origina como complicación de *insuficiencia vascular* (pie diabético) y por último la más difícil de sospechar, la provocada por *bacteremia* transitoria (vg. absceso periodontal).

En la infección por **contigüidad** que llega a constituir hasta el 35% de los casos, los mecanismos por los que el hueso de pone en contacto directo con bacterias son por demás variados. Los más comunes se relacionan con trauma, lo que sucede con gran frecuencia en la tibia y el fémur. Suelen ser complicación de fracturas abiertas aunque pueden estar ocasionadas por heridas punzantes o cortantes. Otro mecanismo, es la inoculación directa por la inserción de algún artefacto ortopédico contaminado inadvertidamente, interviniendo también el material empleado, siendo mejor el titanio porque no predispone tanto al problema como lo hace el acero. El microorganismo que más se aísla es *S aureus*, sin embargo son varias las bacterias que intervienen incluyendo bacilos Gram—y anaerobios. La infección generalmente se hace presente un mes después de la inoculación, con fiebre de baja intensidad, dolor y drenaje a través de la herida. Si la respuesta al manejo con antibióticos no es adecuada, se infectan los tejidos vecinos y esto complica el tratamiento.

La propagación empieza generalmente desde la superficie, es decir por la corteza de donde progresa al canal medular, sin embargo a veces, por la instrumentación del propio canal, podría iniciarse en ambos sitios. Lamentablemente este tipo de osteomielitis, sobre todo la relacionada con fracturas expuestas, es la más difícil de prevenir, haciéndose persistente y a veces de por vida, con recurrencias frecuentes y la incapacidad consiguiente por la pérdida de la estabilidad ósea.

La osteomielitis relacionada con *insuficiencia vascular*, se origina por deficiente irrigación a tejidos vulnerables como sucede en los diabéticos, sobre todo los mayores de 50 años en donde ya existe ateroesclerosis importante y con mucha frecuencia neuropatía. Tiende a ser polimicrobiana comprometiendo además del hueso a los tejidos blandos. Actualmente se vive literalmente una epidemia de este problema. La mayoría de las veces estan infectados los huesos de los pie; la mala circulación impide la respuesta tisular y predispone a la infección, que en muchas de las ocasiones se desencadena por heridas banales de la piel o por el mal manejo de las uñas. En estas circunstancias, no es fácil identificar la lesión ósea ya que los datos clínicos son de una uña enterrada, celulitis, infección compartamental, úlceras plantares, atribuyéndose el dolor a neuropatía. Es posible que no se palpen los pulsos pedios y tibiales posteriores, y que exista pobre llenado capilar y sensación disminuida.

La causada por vía *hematógena,* muy frecuente en niños, es la responsable en el 20% de los casos en adultos y el número parece estar en aumento, sobre todo entre varones de todas las edades sin que exista hasta el momento una explicación lógica. Las vértebras son las más afectadas pero también se llega a localizar en los huesos largos, la pelvis, las clavículas así como en las manos y los pies.

De acuerdo a la evolución, se denomina osteomielitis *aguda, subaguda* y *crónica*, lo que no implica que hay una división exacta entre cada una, ni que todos los casos tengan que pasar por ellas. El inicio súbito, con datos clínicos y signos evidentes, indica sin duda una fase aguda que de no ser resuelta, progresa hacia las siguientes como testimonio del manejo insuficiente o de la presencia de bacterias que han desarrollado resistencia.

La fase crónica se reconoce con relativa facilidad y es similar sin importar el mecanismo de inoculación primaria. El paciente con antecedente de un cuadro de osteomielitis, cuando ya todo parecía ir bien, presenta dolor, eritema inflamación y un punto de drenaje. A veces se atrasa el diagnóstico en enfermos con dolor por una prótesis, úlcera en el pie o por decúbito en el sacro y trocánter mayor, o en el pie de Charcot (1825-1893) de la artropatía tabética. A diferencia de la aguda, mientras no se elimine el nido de la contaminación, la terapia antimicrobiana no es efectiva, además el problema se agrava por una mala unión ósea o articulación séptica. Después de mucho tiempo, en el sitio de drenaje se llega a presentar carcinoma escamoso, y en los riñones amiloidosis.

Patogénesis.

La aguda es una infección supurativa que se acompaña de edema, congestión vascular y trombosis de pequeños vasos. A media que la infección se disemina a través del canal medular, el aumento de presión causa a través de los canales de Havers y de Volkmann, la extensión hacia la corteza, lo que le permite llegar al espacio subperióstico y a través de este hacia los tejidos vecinos. En el esqueleto inmaduro de los niños el periostio está menos unido al hueso por lo que tiende a elevarse, a diferencia del adulto en el cual está firmemente adherido y por ello lógicamente se eleva menos. El bloqueo de la circulación de la medula y el periostio, origina el secuestro. Cuando queda tejido óseo no viable infectado, y las defensas del huésped no son suficientes para eliminar el foco contaminante, se entra en la fase crónica del padecimiento. Esto genera una respuesta muy especial, por un lado hay un fragmento calcificado de hueso muerto que actúa como cuerpo extraño y por otro el organismo trata de reparar el daño envolviéndolo con el *involucrum* que es hueso de neo formación. El exudado abundante en polimorfo nucleares linfocitos, histiocitos y células plasmáticas, busca exteriorizarse para lo cual con gran frecuencia perfora al involucrum, con lo que se escapa el pus hacia los tejidos circunvecinos, y de ahí al exterior a través de un trayecto fistuloso que es característico de la cronicidad. El secuestro se llega a reabsorber o a expulsar a través de un trayecto cloacal, aunque a veces persiste y requiere de remoción quirúrgica. Algunos enfermos desarrollan colecciones purulentas centrales, subcorticales o corticales, que son los ya mencionados abscesos de Brodie, en los que se identifica una zona de lisis ósea, la que de estar comunicada al exterior, presenta nivel hidro aéreo.

Los casos de osteomielitis ***vertebral*** son más frecuentes en mayores de 50 años, predominando en los varones (2 a 1). Es grave, y de no tratarse adecuadamente llega a ser fatal en el 25% de los casos, o a acompañarse de complicaciones muy serias. La gran mayoría, pero no todos, se originan por vía hematógena, siendo la sangre arterial el medio de transporte de las bacterias y los capilares la puerta de entrada. Habitualmente las arterias vertebrales se bifurcan para irrigar a dos vértebras, por ello casi siempre la infección además de las vértebras vecinas, afecta al disco intervertebral. Las lumbares son las más afectadas (45%), seguidas de las torácicas (35%) y las cervicales en menor proporción (20%). El sitio de la primo infección sorprende en ocasiones ya que con frecuencia es banal, como es el caso de raspones infectados, infecciones dentales, lesiones de acné o furúnculos, a veces las responsables son infecciones respiratorias y urinarias, y en otras ocasiones lo es la contaminación al aplicar soluciones (o drogas) endovenosas. El pus, en caso de extenderse hacia atrás llega alcanza los espacios peri y subdural, en donde forma abscesos o incluso ocasiona meningitis; de hacerlo hacia delante o a los lados, forma colecciones purulentas para vertebrales, retrofaríngeas, mediastinales, subfrénicas o retroperitoneales. Hasta en el 15% de los casos hay defectos sensoriales o motores.

Son muchas las bacterias involucradas en la osteomielitis piógena, influyendo la edad del paciente, su estado inmunológico, el mecanismo de la contaminación, etc., sin embargo el más común en todos los grupos de edad es el *Staphylococcus aureus*. Los consumidores de drogas endovenosas estan expuestos a infecciones por pseudomonas; aquella que es resultante de una complicación de infecciones gastrointestinales o urinarias se origina por bacterias Gram-, y las consecutivas a problemas respiratorios por *Bacteroides fragilis* o algún neumococo. En los casos crónicos se aíslan *S. aureus, S. epidermidis, Ppseudomona aeruginosa, Serratia marcescens y Escherichia coli* entre otros. Las estancias prolongadas en los hospitales modifican negativamente a la flora responsable.

Diagnóstico.

El cuadro clínico provoca la sospecha, sin embargo a veces, cuando no está relacionada a trauma o instrumentación, es difícil comprobarlo, ya que la certeza de los recursos diagnósticos disponibles se ve afectada por la intensidad de la inflamación, el sitio, la irrigación, la presencia o ausencia de un cuerpo extraño, o alguna patología asociada. En casos complicados, ninguna prueba no invasora puede establecer o excluir sin lugar a dudas el diagnóstico.

Es básico aislar el germen patógeno ya sea del hueso o de la sangre, esto último muy importante, sobre todo en casos de infección por vía hematógena en las vértebras u otro sitio, ya que si hay datos radiológicos y hemo cultivos positivos, se elimina la necesidad de obtener una biopsia de hueso, pero de no ser el caso, esta se debe hacer guiada por fluoroscopia o TAC. Es indispensable obtener cultivos de la secreción de la fístula cutánea, del tejido necrótico que se remueve en el aseo quirúrgico, y del aspirado profundo de hueso. Además de la identificación de bacterias, se deben buscar hongos y mico bacterias y efectuar estudio histológico. En los casos agudos, la velocidad de eritrosedimentación está elevada, pero a pesar de existir leucocitosis, esta rara vez excede de 15,000 leucocitos por mm^3, incluso, en la mayoría de los casos crónicos es normal. La disminución de la velocidad de sedimentación es una buena referencia para evaluar resultados favorables, pero no es de confiar en sujetos inmunodeprimidos.

Los estudios radiológicos son indispensables, pero no siempre coinciden con los tiempos de la infección. Por ejemplo en casos de infección por vía hematógena, la apariencia radiológica del hueso afectado permanece sin cambio hasta dos semanas después de haberse iniciado el proceso, siendo el edema de los tejidos blandos, el engrosamiento del periostio los primeros en hacerse evidentes, o en su caso elevación y osteopenia localizada. Los cambios líticos indican que se ha destruido del 50% al 75% de la matriz ósea. Se insiste en que si una placa simple no refleja cambios, no es excluyente de un foco de infección. Aún observando una lesión muy evidente, hay que recordar que la osteomielitis es una *gran simuladora*, ya que se ven iguales las fracturas en vías de reparación, el osteosarcoma, y los tumores benignos. En casos ambiguos, no concluyentes, la gamagrafía proporciona información adecuada 48 horas después del inicio de la infección. También se puede recurrir a la tomografía axial (TAC) y a la resonancia magnética (RNM) sobre todo en casos de sospecha de sepsis vertebral. Otros recursos diagnósticos son la fistulografía, gamagrafía con leucocitos, así como antibióticos e inmunoglobulinas marcadas, además del ultrasonido.

La importancia del cultivo es tal, que en caso de que estos sean negativos, en base a la clínica y la experiencia del cirujano, habrá que recurrir a la biopsia abierta antes de iniciar el manejo con antibióticos.

En *los niños* la osteomielitis tiene ciertas características. La mayoría se adquieren por vía hematógena, localizándose generalmente en la metáfisis de huesos largos como el fémur, la tibia y el húmero. Seguramente es su gran irrigación lo que determina su "predilección" por la metáfisis, una vez que la infección se establece en ella, produce inflamación local. A medida que proliferan las bacterias se desplazan por los túneles vasculares para adherirse a la matriz cartilaginosa. Hay que tener presente que en niños menores de año y medio, la metáfisis ósea está irrigada por vasos transepifisiarios que entran a la epífisis y de ahí a la articulación, por lo que es muy frecuente que la infección del hueso se complique con infección articular. Las infecciones por contigüidad estan más relacionadas con heridas punzantes, siendo el calcáneo uno de los más lesionados, también se asocia a mordidas de animales, y por extensión de infecciones en los senos para nasales, la mastoides o abscesos dentales. Como una característica de este grupo de edad, el trauma *contuso* sin lesión cutánea es una causa frecuente, sin que se pueda explicar bien el mecanismo, aunque se supone que el golpe ocasiona un hematoma en la metáfisis, en el cual se anidan las bacterias después de bacteremia transitoria. Desde luego, también se originan por inoculación directa secundaria a trauma abierto, heridas penetrantes y manipulación quirúrgica. Son relativamente raros los casos por invasión a partir de focos vecinos de infección.

Las barreras anatómicas como la adhesión del periostio al hueso, estan poco definidas, por ello la infección de desplaza a lo largo del hueso y es más difusa, la concurrencia de artritis séptica es frecuente, los tejidos blandos se comprometen mucho y existe pseudo parálisis de la extremidad afectada. En niños mayores, tienden a ser más localizadas. El ataque al estado general, la fiebre y la bacteremia son más serias que en los adultos. Son más frecuentes los abscesos de Brodie, sobre todo en varones.

La bacteria más común es el *Staphylococcus aureus*, seguida de los estreptococos del grupo A, sobre todo después de un cuadro de varicela. El *Streptococcus pneumoniae* y la *Kingella kingae* siguen en frecuencia y en casos de hemoglobinopatías, se aíslan las especies *Salmonella*.

Existen *casos especiales* de osteomielitis.

Uno de ellos es la que resulta como complicación de la hemodiálisis, la cual por medio de las cánulas "abre la puerta" al *S. aureus* y *S. epidermidis*, afectando, por vía hematógena, sobre todo a las costillas y a las vértebras dorsales. El diagnóstico se hace entre 12 y 72 meses después de que se inició la diálisis, y no es tan fácil porque las imágenes radiológicas se confunden con osteodistrofia renal.

Otra es la resultante de una complicación de la *adicción a las drogas*. A menudo los pacientes cursan sin fiebre y los signos de infección son muy vagos, incluyendo el dolor. Los sitios más afectados son las vértebras, el pubis y las clavículas, aunque en realidad puede aparecer en cualquier lado o en varios sitios a la vez. El hemocultivo y las lesiones radiológicas, orientan al diagnóstico, pero a veces hay que recurrir a la biopsia de hueso.

El *absceso de Brodie*, ya fue descrito como una lesión localizada en el hueso. En un caso subagudo, cursa con fiebre, dolor y elevación del periostio, pero en las fases crónicas la única manifestación es dolor muy molesto y de larga duración. Se tiende a localizar más en el extremo distal de la tibia, cerca de la metáfisis y es una lesión única. Tres cuartas partes de los enfermos son menores de 25 años. Se maneja con desbridamiento y antibióticos, aunque en ocasiones el contenido es estéril.

Otros casos de lesión bacteriana de los huesos, llegan a cursar con *focos múltiples de infección* y no se pueden diferenciar de las crisis de trombosis de la médula ósea por enfermedad de células falciformes. El cultivo positivo, además de la fiebre, el dolor del hueso y la leucocitosis sugieren el diagnóstico.

Tratamiento.

Este incluye drenaje adecuado, desbridamiento enérgico, manejo del espacio muerto, protección de la herida y esquema antibiótico optimo. Si el paciente está inmunocomprometido habrá que hacer lo posible para corregir sus efectos. La nutrición adecuada es indispensable, así como el control de la diabetes y otras enfermedades asociadas si existen.

El antibiótico ideal es aquel con buena biodisponibilidad, baja toxicidad y adecuada penetración ósea. El tratamiento no debe durar menos de cuatro semanas, aunque los de seis meses no han dado mejores resultados. Entre los preferidos se encuentra la clindamicina, cefalexina, rifampicina, ciprofloxacina, levofloxacina, trimetoprim-sulfametoxazole, aunque como se señaló, la elección es a base de los resultados del cultivo y desde luego la tolerancia del enfermo. De acuerdo al caso se decide la vía de administración.

Ya se mencionaron algunos aspectos del tratamiento quirúrgico, siendo fundamental asegurar una buena irrigación. Vale la pena resaltar nuevamente la importancia de obtener una biopsia ósea o material adecuado para cultivo antes de empezar el manejo. En casos de pacientes muy comprometidos, la decisión es mayor ya que se basa en tratar de salvar la vida del enfermo, aunque sea a costo de la función . . . si el paciente está muy grave, habrá que tomar la decisión de amputar.

En casos menos serios, el desbridamiento debe ser amplio haciendo que el lecho tenga un puntilleo hemorrágico (signo del pimentón), en pacientes inmunocomprometidos esto debe ser más agresivo, sin olvidar que el lecho está contaminado.

La desbridada deja un espacio muerto que debe ser "rellenado" con tejido vascularizado, habiéndose empleado injertos óseos libres vascularizados provenientes del peroné, de la pelvis o una costilla. También se pueden emplear colgajos locales y como alternativa injertos de hueso esponjoso sin tejido blando, en algunas ocasiones se requiere de un colgajo compuesto de hueso, músculo y piel. Se han empleado municiones de antibióticos para esterilizar y llenar temporalmente al espacio muerto, retirándolas entre dos a cuatro semanas más tarde para colocar el injerto.

Se debe tratar de restaurar la estabilidad ósea a la brevedad posible, para ello se han empleado placas, tornillos, varillas y fijadores externos, prefiriéndose esto último ya que los internos se pueden infectar. El método de Gavriel Ilizarov permite la reconstrucción de defectos grandes y fallas en la unión por infección. Se basa en la técnica de la osteogénesis por distracción, en la se crea una osteotomía en la metáfisis.

El hueso se debe cubrir forzosamente de tejido blando, ya sea a través de un injerto, con colgajos musculares o colgajos libres vascularizados. No es muy adecuado esperar a la cicatrización por segunda intención porque el tejido que llena el defecto con el tiempo se vuelve avascular. En principio se debe "cerrar la herida a como de lugar".

Se ha recurrido al tratamiento con oxígeno hiperbárico, sin embargo a pesar de que existen algunos reportes de éxito, hasta el momento no es posible asegurar que sea muy efectiva ni mucho menos la solución a un problema extraordinariamente serio.

Osteomielitis por treponemas.

Durante los últimos años, se ha dado, en relación a las enfermedades de transmisión sexual (ETS), mucha importancia al SIDA, habiéndose olvidado la sífilis. Sin embargo, en algunas regiones del mundo hasta el 10% de las mujeres embarazadas son portadoras de la enfermedad, y con mucha frecuencia ahora se asocian el SIDA y lúes. Otra enfermedad también endémica, casi prima hermana de la sífilis, es la llamada pían, frambesia, parangi, paru paru o buna.

Ambas son ocasionadas por las espiroquetas, *Treponema pallidum* y *Treponema pertenue*. Tienen mucha similitud clínica como las lesiones cutáneas de las que se aíslan espiroquetas que desaparecen y el que ambas enfermedades pueden pasar desapercibidas durante años, además de ser muy sensibles a la penicilina. En el periodo terciario de ambas, se pueden alterar a los huesos ocasionando periostitis.

La lesión ósea en la sífilis puede ser congénita o adquirida, sin embargo, el pían parece no contagiarse "in útero". La periostitis congénita cursa con hueso necrótico y células plasmáticas. En ambas, después del nacimiento, existe periostitis que llega a deformidades óseas. Los gomas, son una manifestación de la sífilis terciaria y aparecen entre uno a 46 años del inicio de la infección, aunque en promedio ocurren a los 15 años. Se presentan como nódulos o úlceras irregulares, cuyo centro es necrótico y con linfocitos perivasculares, células plasmáticas y células gigantes, que se pueden confundir con otros granulomas como son los tuberculosos o los de la sarcoidosis. Ambas treponemantosis se tratan con penicilina.

Osteomielitis por micobacterias.

Desde el inicio de los tiempos, los esqueletos humanos a través de las diferentes civilizaciones, han sido testigos de la terrible asociación entre el hombre y el bacilo de Koch, así como de la muy particular avidez de este por el aparato músculo esquelético, evidenciada por las espondilitis, artritis sépticas, miositis, bursitis, tendo sinovitis, abscesos subcutáneos y desde luego osteomielitis.

Mycobacterium tuberculosis es responsable de la mayoría de los casos, sin embargo a partir de los años 80 del siglo anterior, se detectan con una frecuencia inusual los producidos por micobaterias no tuberculosas (MNT).

Se piensa que las bacterias llegan a los huesos durante la primo infección, siendo la consecuencia de alguna *micobacteremia*. Se ha considerado la posibilidad de que esto sea a través de los cuatro plexos venosos para vertebrales de Batson (1894-1979), a través de los cuales el *M. tuberculosis* proveniente de una lesión pulmonar, alcanza las vértebras. También se puede dar por vía linfática y los ganglios para-vertebrales. Con mucha frecuencia existen lesiones en las placas de crecimiento de los huesos largos, y eso explica porque, además del daño óseo, la articulación se infecta.

Ocasionalmente, como es el caso de las costillas en casos de lesiones pulmonares, la infección se da por contigüidad.

La osteomielitis tuberculosa atípica en sujetos no inmunodeprimidos, se debe a la inoculación directa ya sea por trauma, punciones o cirugía, y muchas son por MNT los cuales parecen tener una predilección particular para complicar la colocación de prótesis articulares.

El 40% de los casos se localizan en las vértebras, siguiendo en orden de frecuencia la pelvis, las rodillas y otros sitios como el cráneo, codo y los huesos tubulares de manos y pies. La rica irrigación vertebral podría ser la causa predisponerte para la lesión de la columna, y aunque casi siempre se trata de una lesión única, ocasionalmente tiene presentación multifocal.

A la lesión vertebral que afecta a niños y adultos se le conoce como *mal de Pott* (1714-1788) y agrupan al 50% de los casos músculo-esqueléticos. Todas las regiones de la columna estan en riesgo de verse afectadas, el 50% se presentan en la dorsal, el 25% en la lumbar y las restantes en la cervical. La manifestación clínica más típica, es el dolor progresivo, bien localizado y acompañado de espasmo muscular.

La lesión inicial destruye la parte antero-inferior del cuerpo vertebral, y de ahí el bacilo se extiende por debajo del ligamento vertebral anterior para alcanzar a la porción antero-superior de la vértebra inferior lo que ocasiona una deformidad en cuña con sifosis marcada. Entre el 10% y el 47% de los enfermos desarrollan compromiso neural y formación de abscesos epidurales, lo que es muy serio. A veces los datos clínicos son indistinguibles de un cuadro ocasionado por hernia de disco; en ocasiones se confunde con tumor. Dado que el pus diseca los planos anatómicos, tiende a formar "abscesos fríos" distantes a la lesión vertebral, pudiendo ser supraclaviculares, glúteos, inguinales, sobre el psoas e incluso empiema. Algunos pacientes cursan con fiebre, diaforesis nocturna y pérdida de peso, aunque un buen número no lo hacen, por lo menos de inicio. El laboratorio es poca ayuda. A menudo las manifestaciones locales se confunden con artritis y como tal se manejan por mucho tiempo. Se llegan a presentar fístulas cutáneas y en casos avanzados las manifestaciones neurológicas dependerán al compromiso de la médula, las raíces nerviosas o los propios nervios, siendo las lesiones torácicas las que más se asocian a paraparesis o paraplejia. Habitualmente no se ven comprometidos el disco intervertebral y los elementos vertebrales posteriores; a veces, pueden existir vértebras afectadas no contiguas.

Los MNT se conocen como patógenos desde los años cincuenta del siglo XX y se les ha aislado del agua y la tierra. Ahora se sabe que tienen una marcada variabilidad geográfica, por lo que su prevalencia varía de región a región.

Una vez que se tiene la sospecha clínica, deberá confirmarse el diagnóstico por medio de la identificación de las micobacterias, lo que se logra por medio del cultivo de muestras obtenidas a través de la *aspiración* de abscesos, huesos, líquido sinovial o incluso biopsias de hueso. Aunque en ocasiones hay drenaje a través de una fístula, este no es confiable ya que suelen estar presentes organismo colonizadores como bacterias y hongos, lo que puede distorsionar y retardar el diagnóstico. La tinción de BAAR no es muy concluyente y sólo es positiva en algunos casos. Se repite, el cultivo es esencial para la confirmación e identificar la sensibilidad a los antibióticos. Desde luego, hay el inconveniente de que el cultivo tarda algunas semanas para poder confirmar o descartar el diagnóstico y por ello se ha considerado atractivo el empleo de las llamas *reacciones en cadena a la polimeraza* (RCP) las cuales parecen tener un 78.3% de sensibilidad y un 100% de especificidad, sin embargo el cultivo sigue siendo el estándar de oro para confirmar la tuberculosis ósea. No hay que olvidar solicitar también estudio histopatológico de la muestra, ya que en estos especimenes además de identificar inflamación granulomatosa, es posible detectar material genético de las micobaterias.

Los RX, la TAC, la RNM y el US pueden *sugerir* el diagnóstico de osteomielitis y ayudar a la toma de las muestras, pero no a hacer el diagnóstico específico.

El *tratamiento* de la osteomielitis tuberculosa habitualmente es exitoso, porque la cuenta bacteriana es, en términos generales, inferior a la de las lesiones pulmonares y dada la buena irrigación de las regiones más afectadas, las concentraciones de los antimicobacterianos son altas. El régimen recomendado es el de seis meses, con isoniazida, rifampicina pirazinamida y etambutol durante los dos meses iniciales, seguidos de cuatro meses más con únicamente isoniazida y rifampicina.

En los casos de la infección ósea que no compromete a las vértebras, no se requiere de cirugía para eliminar la infección, pero puede ser de mucha ayuda al drenar abscesos y descomprimir estructuras vitales como son los nervios.

De acuerdo a la evidencia actual, en los casos de tuberculosis vertebral no se recomienda cirugía de rutina, siendo las indicaciones específicas, déficit neurológico grave, absceso grande con datos de compresión y sifosis o inestabilidad a pesar de buen manejo médico. Las indicaciones relativas son la inhabilidad de confirmar el diagnóstico por otros medios, dolor persistente, espasticidad, deformidad por compresión nerviosa mecánica y franca inestabilidad de la columna. Los mejores resultados se han obtenido con la descompresión por vía anterior y artrodesis entre los primeros nueve meses del inicio de los síntomas, ya que si se pospone por más tiempo, la recuperación neurológica será deficiente. Otros grupos, recomiendan una actitud más agresiva para evitar la aparición de complicaciones neurológicas y músculo esqueléticas, resultantes de la sifosis y la inestabilidad de la columna.

En los casos de *infección por MNT* se recomienda el manejo quirúrgico agresivo, sobre todo si se identifica un absceso ya que estas micobacterias son más resistentes a los antibióticos que *M. tuberculosis*. Los medicamentos empleados se seleccionan en base a la especie o grupo aislado, contándose con macrolidos, rifampicina, rifabutina, etambutol, doxiciclina, minociclina, quinolonas, sulfonamidas, amikacina, estreptomicina, isoniazida, etionamida e imipenem. Generalmente se empieza con un régimen de tres drogas que se prolonga de entre seis meses a un año, aunque los sujetos inmunocomprometidos llegan a requerirlo por varios años.

Hay que tener presente, que al igual que en otros casos de tuberculosis, al paciente se le debe dar seguimiento periódico para asegurar que cumpla con su tratamiento, que este no tenga efectos secundarios que le hagan suspenderlo y por medio de la evaluación radiológica, prever la necesidad de alguna intervención quirúrgica.

Osteomielitis por hongos.

Las infecciones por hongos, a pesar de ser poco frecuentes, parecen estar aumentado por algunas circunstancias que predisponen al problema como es el empleo de catéteres venosos centrales, la administración de antibióticos y la cirugía abdominal. Se ha incrementado como una causa importante de morbimortalidad en pacientes sometidos a inmunosupresión terapéutica por trasplantes de órganos, afectando en promedio entre el 5% y el 10% de ellos, estando en mayor riesgo los sometidos al trasplante de corazón/pulmón (15-36%).

Las de hueso son raras, y al igual que otras infecciones óseas, se llegan a originar por diseminación hematógena, inoculación directa a partir de una fuente exógena por trauma, cirugía o punción, o por extensión directa de un foco adyacente.

Este tipo de osteomielitis suele ser aislada o formar parte de un proceso multisistémico como se ha mencionado en relación a los trasplantes. La infección es de progresión lenta, sin datos sintomáticos típicos ni cambios importantes de laboratorio. Las lesiones iniciales suelen ser una zona lítica con poca neo formación ósea, osteoporosis periférica y en ocasiones erosión de la cortical. Se debe hacer diagnóstico diferencial con infección bacteriana o tuberculosa, así como con sarcoidosis, sarcoma osteogénico, sarcoma de Ewing, histiocitosis de Langerhans y metástasis. Un dato característico es la ausencia de hueso nuevo o una reacción perióstica evidente. Habitualmente ni la tinción de Gram ni el cultivo tradicional permiten visualizar o aislar algún microorganismo, sin embargo la identificación por medio del estudio histopatológico de un granuloma necrosante puede sugerir el origen fúngico, pero no excluir la infección tuberculosa.

Entre los hongos responsables, se encuentran *Candida* spp, *Aspergilus* spp, *Coccidioides immitis*, *Histoplasma capsulatum*, *Blastomyces dermatitidis*, *Criptococcus neoformans* y *Sporothrix schenckii*.

Los niños menores de seis meses, y sobre todo los neonatos, tienen el gran riesgo de adquirir una infección fúngica intrahospitalaria, predominando la candidiasis con osteomielitis de la metáfisis y como es de esperar compromiso de la articulación vecina. Lo mismo sucede entre los drogadictos que se inyectan, sin importar su estado de VIH, encontrándose lesiones en el esqueleto axial, los cuerpos vertebrales y varias articulaciones.

El tratamiento más exitoso ha sido con el empleo de la amfotericina B y el desbridado quirúrgico, también se han empleado con éxito los azoles; sin embargo, por no ser un problema demasiado común, no existen grandes series que permitan orientar a esquemas superiores entre a unos y otros.

Rupturas de los huesos.

Las fracturas (*L. fractura, frangere* = romper) ocasionan defectos en la arquitectura ósea, que de acuerdo a la edad del paciente, al mecanismo de la lesión y a la energía que se aplica contra el hueso puede alterarse al romperse parcialmente (en rama verde), de manera transversal, oblicua, en espiral, en segmentos o con destrucción en pequeños fragmentos es decir conminuta (con + *L. minuere* = disminuir, hacer menos) o literalmente aplastarse como resultado de una fuerza compresiva. En las llamadas fracturas *patológicas*, el hueso se rompe por la acción de una fuerza banal que habitualmente no es suficiente para fracturar a un hueso sano. Cuando los fragmentos del hueso roto quedan descubiertos de piel y tejidos blandos, se produce la llamada fractura expuesta o compuesta. En ocasiones, como les sucede a los atletas, la fuerza (estrés) repetitiva sobre un estructura ósea normal, ocasiona la llamada fractura por fatiga.

Cuando la fuerza agresora golpea directamente al hueso, como sucede con el golpe de un martillo, lo más probable es que sea conminuta, si se tuerce, resulta en espiral y si se flexiona suele ser oblicua o transversa. De acuerdo al mecanismo, suelen ser por compresión como cuando un paciente cae sobre sus pies desde una altura considerable, ocasionando fracturas por compresión de los cuerpos vertebrales, los calcáneos y los cóndilos femorales. Son de tracción cuando un tendón o ligamento, jalan una zona del hueso.

Independientemente del mecanismo, la fractura resulta en pérdida de la continuidad ósea y con ello de su integridad mecánica. La fuerza que actúa sobre el sitio de impacto, la movilización inadecuada o la simple tracción muscular llega a desplazar algunos fragmentos.

Cicatrización ósea.

Se trata de un proceso de reparación especializado, que básicamente sigue los pasos de la restauración de otros tejidos, siendo indispensable en el proceso el exudado inflamatorio y la aparición de tejido de granulación. Como es fácil comprender, tiene como propósito la formación de hueso nuevo que una entre si a los extremos del lesionado y sigue un mecanismo muy semejante a la osteogénesis embrionaria. El proceso sólo se considerará adecuado, cuando la función se recupera totalmente, cosa que en ocasiones no es tan fácil de alcanzar.

En el momento que se fragmenta un hueso, de inmediato se inicia un proceso de *estabilización natural,* lo que es esencial para lograr la reparación correcta. El tejido óseo está muy vascularizado, por ello, en cuanto se rompe, se forma de inmediato un hematoma con la sangre que escapa de los vasos del periostio, endostio y la médula, a la que se suma la proveniente de los tejidos vecinos lacerados. En algunos sitios, como por ejemplo el fémur, esta hemorragia es tan súbita y abundante que llega a ocasionar hipovolemia grave. El hematoma se forma el alrededor de los fragmentos y los extremos del hueso, quedando en su interior esquirlas y trozos de hueso sin irrigación.

Al igual que en otras heridas, se hacen presentes de inmediato los polimorfos nucleares y los macrófagos, cuya función es destruir los deshechos celulares y tisulares. Al poco tiempo, se inicia el proceso de reparación que tiene como objetivo formar tan pronto como sea posible un tejido, que aunque desorganizado en su estructura permita la *consolidación* de los extremos y en su caso, los fragmentos del hueso entre si. Una vez logrado esto, se debe empezar a construir el andamio que sirva de unión, asegure la continuidad del hueso y elimine los fragmentos de hueso muerto y de los tejidos desvitalizados, para permitir con ello el crecimiento de un hueso viable, estructuralmente fuerte, y con la alineación correcta de los extremos separados. El proceso culminará con la remodelación (lo que no siempre se logra) y la recuperación total de la función existente antes de la fractura.

Durante las primeras 24 a 48 horas, con el objeto de lograr la estabilización temprana de los fragmentos, se generan una serie de acontecimientos vertiginosos

A poco de la fractura, aparecen botones capilares endoteliales y los fibroblastos empiezan a dividirse y a proyectarse al interior del hematoma desde los tejidos viables circunvecinos, depositándose colágena ósea y matriz no colágena. Invariablemente, en condiciones normales se cuenta con colonias de osteoblastos inactivos en el periostio y el endostio. En el momento de la lesión estas células progenitoras de hueso, junto con los fibroblastos, seguramente a consecuencia de la liberación de factores de crecimiento locales como citoquinas y factor de crecimiento del endotelio vascular, inician la síntesis por demás desordenada de un microesqueleto de colágena ósea extracelular que se denomina *osteoide* (Gr. **Osteon** = hueso + *eidos* = semejanza). La fosfatasa alcalina actúa como catalizador para que sobre esta matriz extracelular se deposite material óseo y se origine "hueso primitivo" o no laminado que tiene canales vasculares sobre los que se van depositando más laminillas y osteoide. Esta formación, que se llama *callo provisional*, tiene como propósito fundamental, llenar el espacio que quedó entre los extremos del hueso fracturado, y actuar como una férula al rodear sus extremos elevando el periostio por lo que necesariamente es más abultado que el diámetro normal. Por debajo del periostio se llegan a identificar algunas islas de matriz cartilaginosa, las cuales son más grandes cuando existe isquemia o los fragmentos no estan inmóviles.

A partir de las dos o tres semanas, los osteoclastos inician la remoción del hueso primitivo y al mismo tiempo se va sintetizando nuevo, ahora si con las características del normal, originando con ello al *callo definitivo* con hueso mineralizado. La fractura se *consolida* en el momento en el cual se conectan los dos extremos del hueso lesionado mediante los puentes óseos. La localización de estos, varía de acuerdo a las características del hueso, su metabolismo y las fuerzas mecánicas a las que se ve sometido. La buena irrigación y la mínima alteración mecánica, resultan en mejor yuxtaposición. Los osteoblastos se mezclan con las fibras de colágena las que con frecuencia se incorporan al hueso nuevo. El fibrocartílago que se forma, debe mineralizarse antes de convertirse en tejido óseo, los acúmulos de mineral se distinguen alrededor de los apelotonamientos de condrocitos y estan separados por matriz no mineralizada. El fibrocartílago se bascularías, con lo que llegan más osteoblastos que utilizan a los fragmentos de cartílago como plataforma para depositar hueso nuevo, semejando a lo que pasa en la placa de crecimiento.

De inicio se hizo hincapié en la presencia de capilares, este proceso es permanente y protagónico en todas las etapas de la reparación ósea. El crecimiento de una red vascular dentro del hematoma y los "callos" sigue jugando un papel importantísimo aún a medida que esta se acerca el final. El callo de inicio desorganizado, se va "poniendo en orden" ya que las células que siguen llegando ahora depositan hueso con una estructura *haversiana* adecuada. Paulatinamente la línea que separaba a la corteza normal del callo se va desvaneciendo para que finalmente la masa callo-corteza, terminen siendo un puente de hueso haversiano normal. Al paso del tiempo, el apelotonamiento óseo que rodea al sitio de fractura y al canal medular, se va *remodelando* con lo que la anatomía del hueso se recupera, aunque frecuentemente sobre todo en adultos, siempre quedan irregularidades en la superficie y en la profundidad. Este proceso de remodelado se da por la influencia de las fuerzas ejercidas normalmente sobre ese hueso.

Clínicamente, una fractura se considera reparada cuando no se encuentra movimiento anormal al aplicar fuerza sobre el hueso, y no se produce dolor ni molestia a la compresión sobre el sitio de la lesión. El proceso de reparación termina cuando radiológicamente no se detecta diferencias entre la zona lesionada y el resto del hueso, en ese momento se considera que la fractura está *consolidada*.

Es conveniente resaltar la importancia que tiene la angiogénesis consecutiva a la fractura. Es a través de los capilares que van apareciendo, que se establece un primer puente entre los fragmentos desunidos, el que sigan formándose y llegando al sitio es fundamental, por ello la inmovilización es determinante ya que sobre todo si esta no se da de inicio, se compromete la red vascular neo formada lo que resulta en unión defectuosa. De hecho las fracturas de huesos que están rodeados por músculos en toda su circunferencia, sanan más rápidamente que los que estan más en contacto con piel. Por ejemplo, las fracturas del tercio inferior de la tibia que normalmente tiene pocas inserciones musculares y está rodeado de tendones, tarda algún tiempo en consolidarse y a menudo tiene complicaciones. Lo mismo sucede cuando se coloca un injerto de hueso en una posición subcutánea, a diferencia de su gran eficacia si se asegura una buena cubierta muscular, como es por ejemplo, el caso de los injertos de cresta iliaca autóloga en el cuadrante postero-lateral de la tibia, en comparación con los malos resultados del mismo injerto cuando se coloca en la misma tibia por debajo de la piel.

También vale la pena recalcar que el recubrimiento de periostio, tiene el potencial de iniciar la formación de hueso después de la fractura por lo que juega un papel preponderante en la reparación, teniéndose evidencia que incluso, es capaz de producir hueso nuevo por osificación intramembranosa y endocondral. Más aún parece ser que tiene un maravilloso grado de especialización local, como se ha demostrado en injertos de periostio en los cuales, las muestras que provienen de huesos de la bóveda craneal ocasiona osificación intramembranosa, mientras que las de la tibia pueden osificar a través de ambas.

Así mismo, no hay que olvidar que el hueso y sus músculos forman una unidad operacional en la cual la fortaleza del primero depende de lo segundo. En consecuencia, la recuperación de la fuerza, no sólo se basa en la eficacia de la reparación aparente, sino de la carga muscular sobre el hueso afectado.

En ocasiones, la reparación de fracturas no complicadas se retrasa pudiendo deberse, como ya se mencionó, a la movilización excesiva y a falta de flujo sanguíneo, a lo que se suman infección, enfermedades sistémicas, mala nutrición y senectud.

Suele ser útil tener en cuenta algunas observaciones clínicas como el que las de las extremidades inferiores tardan en sanar el doble de tiempo que las de las superiores; las de los adultos se toman el doble de tiempo que las de los niños, además, ninguna está totalmente reparada antes de tres semanas; las oblicuas y espirales se resuelven más pronto que las trasversales, y las conminutas y expuestas, son las que para resolverse requieren de más tiempo.

Otro factor que influye en el éxito de la reparación ósea es el espacio existente entre los fragmentos. Precisamente por ello, el objetivo de la reducción es hacer que esta separación sea la más mínima posible, aunque no excesiva, ya que la propia reducción podría resultar en una aproximación incongruente, lo que llega a ocasionar compresión excesiva entre los sitios de contacto, la que de superar el límite de elasticidad, puede ocasionar deformidad.

Cuando los extremos de la fractura no se logran integrar, se establece una *no-unión* o *ausencia de reparación*. Estas pueden darse porque definitivamente no se active el proceso, como sucede cuando los extremos ya no son viables, que entre ellos haya un segmento necrótico o muy dañado, o bien exista tanta distancia entre cada uno, que es imposible por eficiente que sea la activad en cada extremo, que sea suficiente para reunirse e interactuar biológicamente entre si. También se dan como resultado de una estabilización deficiente con formación de callo hipertrófico, o por un ensanchamiento del espacio entre los segmentos de hueso ocasionado por la reabsorción que normalmente se da, pero que no es seguida de la sustitución normal del fibrocartílago por hueso. De igual forma, la interposición de tejidos blandos entre los extremos separados, llega a impedir de manera la unión de los fragmentos, como pasa cuando se fractura el maléolo interno de la tibia y se interpone entre los fragmentos, el tendón del tibial posterior; lo mismo acontece cuando un extremo del fémur queda empalado en la masa muscular del cuadriceps. En ocasiones en el sitio de una no-unión, se forma una pseudo artrosis, que se caracteriza por una colección líquida, que no pasa al canal medular porque este se encuentra sellado, la cual está rodeada de una falsa cápsula semejante a tejido sinovial. Los intentos quirúrgicos de lograr una magnífica estabilización interna, predisponen a esta complicación.

En ocasiones coincide con infección, lo que origina quizá uno de los problemas más complejos de tratar ya que se tiene un hueso infectado, no unido y estructuralmente inservible.

Las "malas uniones" se dan cuando la reparación se completa pero sin el alineamiento normal del hueso, lo que puede resultar en deformidad e incapacidad severa. En ocasiones, no existe deformidad del hueso reparado, pero la mala unión se expresa funcionalmente, y se origina por la formación de adherencias entre el sitio de la fractura y otros tejidos circunvecinos, como músculos o tendones lo que resulta en pérdida de la fuerza, o limitación de la amplitud de los movimientos.

Fracturas en los niños.

Existen diferencias entre el sistema músculo-esquelético de los niños y el de los adultos, aunque como es lógico, a medida que va pasando el tiempo, esto se va haciendo menos evidente. El hueso de los menores es muy celular, poroso y contiene bastante colágena y cartílago comparado con el del adulto. La colágena ocasiona reducción de la fuerza de tensión con lo que previene la propagación de las facturas; la abundancia de cartílago mejora la elasticidad pero hace más complicada la interpretación de los estudios de RX. La fuerza de tensión de estos huesos es menor que la de los ligamentos, de tal manera que los de los niños se pueden romper solamente con la fuerza que rompería un ligamento en el adulto. Comparativamente, el periostio infantil es mucho más grueso y activo desde el punto de vista metabólico que el del adulto, lo que origina la formación de callos más grandes, favorece la unión más rápida (la mitad del tiempo que las de los adultos) y suelen remodelarse a tal grado, que con frecuencia no se identifica el sitio de la lesión al paso del tiempo.

Además de lo mencionado, la mayor diferencia con los adultos, estriba en presencia de las placas de crecimiento. La *fisis* (Gr. *phyein* = generar) es una zona de transición entre la metáfisis y la epífisis que se caracteriza por su elevadísima actividad metabólica ya que está en constante cambio. Tiene una zona de cartílago en reposo (germinal), otra de proliferación cartilaginosa, una más de hipertrofia y desde luego una de calcificación. La zona germinal de la fisis está unida a la epífisis, y las células cartilaginosas crecen hacia la metáfisis formando las columnas celulares las cuales van degenerando, haciéndose hipertróficas para calcificarse en la metáfisis. Los cambios en la placa de crecimiento facilitan la remodelación de las fracturas y ayudan a que la reparación sea rápida, sin embargo cuando se daña puede dar origen a deformidad secundaria y crecimiento asimétrico. Se catalogan de acuerdo a la clasificación de Salter-Harris.

Las fracturas de los niños, rara vez se propagan o son conminuta como lo demuestran las llamadas en rama verde en las cuales el hueso se dobla y rompe, pero debido a que la porción externa es más gruesa, la manga perióstica mantiene la unión y crea un efecto de bisagra. De hecho en muchos casos el periostio queda intacto lo que hace que el hueso solo se arquee, originando lo que se conoce como *deformidad plástica*.

La clavícula es el hueso que más se fractura durante el nacimiento, pero el 40% se diagnostican cuando el bebé ya está fuera del hospital. Entre los factores de riesgo se encuentran peso exagerado, periodo expulsivo prolongado, distocia de hombros, parto pélvico y empleo de fórceps, sin embargo la mayoría se detectan en partos normales. El principal dato es la disminución del movimiento de la extremidad afectada, con crepitación, anormalidad del contorno y equimosis. Se confirma por RX y se trata fijando con un alfiler de seguridad la manga a la camisa. Se fusiona entre siete y 10 días. En ocasiones se acompaña de la llamada parálisis de Erb (1840-1921)-Duchenne (1807-1875) resultante por la tracción lateral de la cabeza del bebé con lo que se exagera el ángulo cabeza-hombro. Con menor frecuencia se rompen el fémur y el húmero, aunque llega a suceder sobre todo en partos por cesárea y presentación podálica. Casi siempre el obstetra percibe un "tronido" pero a veces pasa desapercibida en la primera evaluación del niño. La reparación generalmente es rápida y sin complicaciones.

Fracturas de estrés.

En 1855 se describió por primera vez, entre los reclutas prusianos, una fractura ocasionada por "marchar". Sin embargo empezó a tener más relevancia a mediados del siglo XX cuando los deportes se volvieron competitivos, dando inició al desarrollo de la industria del deporte profesional, y con ella la creación de los ídolos de su práctica, rodeados de cierta magia sobre todo por los sueldos y premios que obtienen. Actualmente una lesión de este tipo, llega a costar millones de dólares en primas, regalías y propaganda, si un atleta de alto rendimiento no se puede reintegrar a sus actividades, no se diga la pérdida de orgullo nacional y la frustración de miles de fanáticos que adoran a esos gigantes deportivos.

Es en este contexto, en que se entiende mejor uno de los significados de la palabra estrés: *"exigir a un órgano un rendimiento superior al normal"*.

Ya se señaló que el hueso continuamente está sometido a una fuerza mecánica, y precisamente para ello cuanta con una respuesta celular y molecular, la que funciona durante toda su vida con el remodelado constante, pero que se llega a comprometer por factores metabólicos, estado nutricional, ciclos menstruales, edad, género, condición física y raza.

El 95% de los casos de estas fracturas se presentan en las extremidades inferiores, con lo que se confirma el papel de las altas y repetidas cargas a las que se someten los huesos que soportan más peso, en comparación con los de la extremidad superior que en general no lo hacen, aunque en ciertos deportes como el levantamiento de peso y el tenis también se presentan. La lesión se produce cuando se aplica una carga fisiológica de manera repetitiva sobre un hueso, con tal frecuencia, que el cuerpo no tiene tiempo para recuperarse. De persistir la acumulación de microtrauma ocasionado por la fatiga ósea, llega a la ruptura, que de no repararse de inmediato y adecuadamente, hace que esta se propague. En consecuencia, o se da por la acumulación del daño microscópico y la imposibilidad de repararlo oportunamente, o por un proceso de remodelado deprimido que no responde a las demandas normales. Un factor que puede sumarse a esto, es la fatiga muscular, lo que conlleva al acúmulo de daño microscopio al perder su facultad de amortiguador. Algunos ejemplos son, la fractura por fatiga de huesos del tarso y metatarso, comunes entre corredores, soldados y bailarines de ballet; la avulsión de la apófisis espinosa de la séptima cervical en excavadores que usan pala (¿enterradores?) y el codo de tenista por una epicondilitis externa. En conclusión, se tratan de lesión por sobre uso y abuso de un pobre hueso.

La tibia y el peroné habitualmente sufren este tipo de daño por correr, los metatarsianos como ya se señaló por marchar, brincar y el ballet, los sesamoideos por estar de pie y brincar, las costillas por toser, golfear y remar, las vértebras por cargar (¿enfermos?), gimnasia y jugar tenis, etc. Como se ve a todo mundo se le puede llegar a presentar.

El dolor es el dato cardinal, localizado en un punto al iniciar la actividad, el que poco a poco al pasar los días, se va haciendo más intenso e incluso llega a obligar a suspenderla, y en los atletas a mermar el desempeño, para finalmente hacerse permanente aún sin el esfuerzo. En casos serios puede existir edema y alteraciones óseas palpables. Los RX son útiles si identifican la lesión, pero la gamagrafía tiene una sensibilidad de entre el 84% al 100% a los tres días de iniciados los síntomas. Son muy útiles la TAC y la RNM la que en lo particular permite identificar la localización exacta y la extensión de la fractura. El tratamiento tiene como objetivo disminuir el estrés repetido sobre el sitio de la fractura, para permitir con ello que el cuerpo reestablezca el equilibrio entre daño y reparación. Lógicamente en los atletas de alto rendimiento esto es muy especializado, pero el principio se aplica también para un corredor de los domingos o a un peregrino en el camino hacia Santiago de Compostela. En este contexto se ha explorado la posibilidad del manejo médico que acelere el proceso de recuperación. Entre los recursos farmacológicos, se cuenta con los bisfosfatos ya mencionados en relación al manejo de la enfermedad de Paget, osteoporosis y tumores óseos, que son de utilidad por su acción inhibitoria sobre los osteoclastos, lo que también les hace atractivos para su empleo profiláctico, sin embargo dado que tardan años en eliminarse sería delicado administrarlos a mujeres jóvenes por su posible efecto teratogénico. La HPT, parece tener un efecto anabólico sobre el hueso, el cual al incrementar la densidad de su masa, teóricamente debe disminuir el riesgo de fracturarse. También se ha sugerido que la Vit D y el aporte de calcio podrían ser de utilidad, pero no se ha demostrado.

En sentido contrario, hay que tener en cuenta que los antiinflamatorios no esteroideos podrían **retardar** la reparación de las fracturas, y por ello en al ámbito de la medicina deportiva, algunos expertos prefieren omitir su empleo.

Fracturas patológicas.

Los huesos no podrían cumplir con su función si no tuvieran una fortaleza extraordinaria. Sin embargo cuando enferman bastan las fuerzas normales de "todos" los días para que se rompan. Ya se han descrito muchas de las enfermedades sistémicas que ponen en riesgo a todos los huesos y que se han dividido entre las que cursan con disminución de la densidad ósea (osteoporosis) y las que tienen incremento de esa densidad (osteosclerosis), a estas se suman las de naturaleza local como es el caso de un quiste simple o una metástasis. En conclusión, las fracturas patológicas se originan por la pérdida de la fortaleza estructural ósea, sea localmente a consecuencia de una lesión única, o por una enfermedad generalizada que hace susceptible de lesión a todo el esqueleto.

Fracturas Expuestas.

Se caracterizan porque los tejidos que rodean al hueso se lesionan de tal forma que los fragmentos y los extremos de la fractura quedan expuestos al aire ambiente Realmente son muy graves, con complicaciones tan serias como la infección y la no unión. A menudo el cirujano de hoy, al igual que Larrey (1766-1842) durante las guerras napoleónicas, se encuentra con el dilema de intentar salvar una extremidad con dudosa posibilidad de recuperación, o efectuar una amputación que conlleva una rápida recuperación y quizá adecuada rehabilitación con prótesis.

Estas fracturas en la vida civil, son producto de traumatismos de alta energía, como son los atropellamientos de peatones y los accidentes vehiculares. Desde luego suelen estar asociadas a lesiones orgánicas múltiples y a otras heridas músculo-esqueléticas por lo que el médico de urgencias debe estar preparado para que además de la evaluación adecuada, se tomen las medidas necesarias para el sostenimiento respiratorio y hemodinámico (ABC) de la víctima. La presencia de una fractura de este tipo, obliga a la evaluación neurovascular de la extremidad afectada y nunca hay que olvidar que hasta en el 10% de los casos se pueden complicar con síndrome compartamental, sobre todo si son ocasionadas por aplastamiento. Los tejidos blandos de la extremidad, por definición, se deberán considerar lesionados en mayor o menor grado y seguramente contribuirán a la isquemia del sitio de la fractura con lo que se verá retardada la reparación y se favorecerá la infección. La exposición al aire, deseca hueso, cartílago auricular, tendones, nervios y no es raro encontrar incluso cuerpos extraños. El trauma de alta energía, despedaza al hueso y desplaza los fragmentos los que llegan a perder todo el tejido blando que se inserta en ellos. En ocasiones se queda literalmente "tirado" un pedazo de hueso en el sitio del accidente.

Se clasifican de acuerdo al sistema desarrollado por Gustilo, que incluye desde las que se originan por una herida punzante de un centímetro o menos de diámetro hasta aquellas con daño severo de los tejidos blandos, contaminada, conminuta y con daño arterial. Como otras, sólo es una guía y la verdadera evaluación se efectúa en la sala de operaciones.

El objetivo inicial de manejo es la de evitar la infección, lo que es difícil porque estan muy contaminadas, por ello se recomienda la administración temprana de antibióticos para atacar bacterias Gram+ y—, así como la colocación de esferas de polimetilmetacrilato impregnado de antibiótico. Desbridar es imperativo, seguido de lavado enérgico pero **sin** emplear soluciones antisépticas. Cerrar la herida de primera intención es un poco aventurado, ya que existe el peligro de mió necrosis por clostridio (gangrena gaseosa). Es más seguro retardar el cierre hasta por tres o siete días; en ciertos casos se puede efectuar de inicio un cierre parcial de la herida.

Principios del manejo de las fracturas.

Siempre hay que tener en cuenta que se dan en un paciente, de tal forma que antes que nada hay que tratar el todo, para después dedicar la atención al sitio lesionado.

Las medidas generales incluyen el manejo del dolor lo que se logra por medio de la inmovilización temporal y la administración de analgésicos, lo que deberá individualizarse. Igualmente habrá de cuidar el estado hemodinámico y reponer volumen y sangre de acuerdo a las circunstancias. Nunca hay que olvidar descartar o identificar heridas asociadas, ya que es muy posible que la fractura sólo sea la expresión evidente de un traumatismo generalizado. Por ejemplo las de pelvis suelen estar asociadas a lesiones vesicales o de uretra, por ello después de la evaluación inicial, en la revisión secundaria se deberá ser meticuloso, revisando al enfermo desde *"la punta del cráneo hasta la planta de los pies"*, *"por delante y **por detrás**"*, *"escuchando todo lo escuchable" "palpando todo lo palpable"* y *"explorando con un dedo el interior de todos los agujeros"*, sobre todo la boca y el ano, aunque de acuerdo a las heridas se debe incluir las fosas nasales y los conductos a auditivos externos, e incluso el fondo de las heridas. Deberá meditarse, en caso de sospecharse la posibilidad de trauma uretral, la modalidad del cateterismo vesical.

En relación al manejo local de la fractura, de inicio debe inmovilizarse, para que cuando sea posible de reduzca, es decir alinear los extremos óseos eliminando la deformidad por el desplazamiento y la angulación del hueso. Una vez logrado esto, hay que mantenerla inmóvil por el tiempo que tarde la reparación para que esta culmine en la unión. En relación a los tejidos blandos, se debe procurar que los músculos conserven su fuerza y las articulaciones su movilidad, lo que podría entrar en conflicto en cuanto a la inmovilidad articular.

Si la fractura no ocasiona desplazamiento mayor, no tiene que reducirse, pero si existe, sobre todo si hay cabalgamiento, se debe hacer ya sea por la manipulación cerrada o por un procedimiento quirúrgico, es decir abierta, que tiene el inconveniente relativo de que al violar la integridad de la piel, con lo que la fractura se vuelve expuesta y se incrementa el riesgo de infección.

En la cerrada no se abre la piel, simplemente se manipula la fractura revirtiendo el mecanismo que siguió en su desplazamiento, por ello hay que entender bien el mecanismo que le produjo.

Algunas indicaciones para hacerla abierta son desde luego, la falla de la reducción cerrada y el que por las características de la lesión no se pueda garantizar su éxito. Una más es el que aún logrando el alineamiento correcto, la inmovilización externa pueda poner en peligro la vida del enfermo por el reposo obligado, o que el manejo de los tejidos blandos exija una revisión periódica que no permita el aparato externo de fijación. También debe hacerse quirúrgicamente, en aquellos casos en los que interfiere la masa muscular, o en algunas en las que las que hay desplazamiento de uno de los extremos que impida la manipulación externa, como sucede con la fractura del húmero a nivel del cuello anatómico en la cual se disloca la cabeza. La mejor manera de reducir e inmovilizar los fragmentos en una fractura que compromete una articulación, es por medio de la cirugía. Obviamente si hay que abordar una zona en donde además de hueso se lesionó por ejemplo una arteria, en estos casos, la manipulación cerrada está contraindicada ya que es prioritaria la reparación vascular.

Los objetivos de la inmovilización son mantener el alineamiento óseo y promover la unión. Entre los recursos externos se cuenta con el llamado aparato de yeso de París (el nombre se debe a que se empezó a emplear con estos propósitos, el proveniente de un depósito cercano a la Ciudad Luz). Mantener la reducción, se puede realizar por la llamada *tracción cutánea* o por la *esquelética* mediante un clavo a través del hueso. Algo muy importante es que estos recursos, no deben pretender inmovilizar totalmente a la zona afectada, tan pronto como sea posible es conveniente que se inicie la contracción de los músculos proximales y distales al sitio de la fractura para evitar su atrofia y que se vayan a entiesar las articulaciones. Ambos métodos tienden a ser sustituidos por otras técnicas modernas, sin embargo en pacientes en condiciones precarias los que no pueden ser intervenidos, siguen siendo de mucha utilidad. En los casos con tracción esquelética habrá de preocuparse por prevenir trombo embolia pulmonar y atelectasias.

La *fijación externa*, se da por medio de tornillos o alambres que atraviesan a los fragmentos de hueso, una vez que la fractura se ha reducido, para unirse a varillas que como el nombre lo dicen son totalmente externas. Existen gran variedad de diseños. Durante un tiempo, fueron el recurso de elección para el manejo de fracturas compuestas, aunque en los últimos años se han empezado a emplear más la fijación interna, sin embargo siguen siendo muy útiles en el manejo de lesiones graves periarticulares, asociadas a gran daño de los tejidos blandos comos sucede con algunas en el tercio inferior de la tibia. También son de mucha utilidad en pacientes inestables, graves, con fracturas múltiples en las extremidades, porque facilitan el manejo de los mismos en las unidades de terapia intensiva proporcionando buena fijación. Sigue siendo de utilidad en los casos de osteomielitis con inestabilidad y de malas uniones.

Como se señaló, las técnicas previas, empleadas aún en ciertas circunstancias, implican tratamientos prolongados con los consecuentes riesgos de la inmovilidad (embolia pulmonar, litiasis renal, úlceras de decúbito), la atrofia ósea y muscular, problemas articulares además de las alteraciones familiares e incluso sicológicas. Por ello cualquier alternativa que pueda mantener a los fragmentos óseos alineados y estables, a la masa muscular activa, a las articulaciones en movimiento y al paciente relativamente independiente, sin duda constituirá lo que se podría llamarse la panacea del manejo de las fracturas. En este sentido los métodos de fijación interna se acercan mucho a lograrlo, ya que a través de ellos se consigue la fijación estable sobre la que se aplican las cargas de la contracción muscular, con movimiento de la articulación, pero mínimo de la lesión. Ha sido sorprendente ver que en estas circunstancias casi no se forma el callo típico de la reparación ósea, lo que implica que su formación es proporcional al movimiento, y si este no existe, entonces la unión es intracortical.

Existen varias técnicas, una de ellas es el empleo de tornillos por medio de los cuales los fragmentos de hueso se mantienen en la posición anatómica deseada, otra emplea placas y una más la colocación de implantes intraóseos. Desde luego estos recursos se pueden combinar.

La experiencia acumulada por este tipo de manejo de las heridas, sobre todo de las complejas, ha demostrado que entre más pronto se efectúan, son menos los casos de complicaciones como el síndrome de insuficiencia respiratoria, neumonía, y embolismos pulmonar, en pacientes con fracturas graves ya que permiten la movilización, mejoran el estado respiratorio, disminuye la frecuencia de trombosis venosa profunda y de úlceras de decúbito, el paciente es más autónomo, y es mucho más fácil el manejo intrahospitalario y en su caso el doméstico.

En algunos casos, las fracturas se acompañan de una pérdida mayor de hueso y para reparar el defecto, requieren de un injerto óseo. Otra indicación en fracturas, es la no unión de alguna de ellas. Actualmente se emplea con alguna frecuencia en esos casos complejos, la transferencia de un injerto óseo vascularizado, la mayoría de las veces proveniente del peroné irrigado por la arteria peronéa, con drenaje venoso a través de de las venas comitantes. Estos injertos autólogos vascularizados se mantienen viables porque conservan el flujo endoóseo, así como el que le llega por vía del periostio y las inserciones musculares, lo que le permite participar activamente en la reparación, hipertrofiarse, y acelerar la unión la que se logra en más casos. Los extremos del injerto se unen a los del hueso receptor como si se tratara de una fractura "normal" y se forma callo externo seguido de proliferación de osteoblastos y crecimiento del periostio. Existen otros sitios donadores como la cresta iliaca, el húmero, radio, escápula y las costillas, pero ninguno es mejor que el peroné para huesos largos. Evidentemente el cirujano además de conocer la anatomía, debe dominar la técnica de las anastomosis vasculares. También es posible obtener autoinjertos no vascularizados y aspirado de médula ósea, los que tienen tres propiedades muy provechosas: osteo génesis, osteo inducción y osteo conducción.

Otros injertos además de los autólogos son los alo injertos de cadáver y los sintéticos.

Los de cadáver tienen la capacidad de osteo conducir pero no de osteo inducir. Actúa como una estructura inerte para que sobre ella, las células osteo progenitoras del hueso adyacente que se van diferenciando en osteoblastos, depositen matriz ósea nueva.

Los sintéticos pueden ser de matriz ósea desmineralizada, cerámica o compuestos. Los de matriz ósea desmineralizada son producto de la extracción del hueso, de una mezcla de proteínas no colágenas, factores de crecimiento óseos y colágena que tienen propiedades osteo conductivas. Los de cerámica pueden ser de hidroxiapatita, fosfato tricálcico, fosfato bifásico de calcio y sulfato de calcio, y su propósito es proporcionar una celosía osteo conductiva sobre la que se desarrolle osteogénesis autóloga. Los llamados compuestos son una mezcla de ambos.

Los injertos en general pueden fallar por reabsorción, no unión, y fractura. Los de cadáver, además, aunque cada día con menor frecuencia, tienen el potencial de transmitir enfermedades.

Finalmente, el problema de la no unión, osteomielitis y falta de un segmento óseo no se puede resolver entre otras cosas por la pobre vascularidad de la zona, por ello actualmente se cuenta con técnicas basadas en la trasferencia tisular local o remota que pretenden modificar este microambiente desprovisto de oxígeno.

Embolismo.

El **embolismo graso**, es una complicación conocida por todos los cirujanos de trauma y ortopedia. Afecta más a los adultos quizá porque en su médula ósea tienen más palmitina y estearina y menos oleína, sin embargo, los infantes no están a salvo aunque en ellos casos son esporádicos; es posible que esto se deba a que en ellos, la médula es más hematopoyetica y menos grasosa.

Se caracteriza por insuficiencia respiratoria, alteraciones neurológicas, fiebre y erupción cutánea petequial. A ello, en ocasiones se suman alteraciones generales como taquicardia, oclusión transitoria de la arteria central de la retina, ictericia, hematuria, oliguria, disnea, dolor de pecho, y hemoptisis. Los pacientes que estan en mayor riesgo son los portadores de fracturas de pelvis, fémur, aquellos en los que se manipula el canal medular y los que sufren trauma contuso cerrado con daño de tejidos blandos.

Hasta el momento no existe una explicación universal para identificar los mecanismos fisiopatológicos que le originan, sin embargo se consideran dos posibilidades, una mecánica y otra bioquímica.

La *mecánica* es realmente simple, la agresión sobre los huesos libera células grasas que entran a la circulación venosa. Los glóbulos grasos mayores obstruyen la vasculatura pulmonar y las células más pequeñas pasan ese filtro para ingresar a la circulación sistémica a través de la cual llegan al SNC, la piel, las mucosas y la circulación de la retina.

La *bioquímica*, señala que los causantes del problema son ácidos grasos libres provenientes de diferentes sitios, pero sobre todo del sitio de la fractura, de donde entran a la circulación venosa y lesionan "bioquímicamente" a los neumocitos. Durante el trauma se liberan niveles elevados de catecolaminas que ocasionan lipólisis y liberación de ácidos grasos libres, y se eleva la proteína C-reactiva que ocasiona aglutinación de quilo micrones en el torrente sanguíneo, formando macroglóbulos que podrían ser la causa del embolismo. También es posible que la infección, sepsis e hipovolemia, exacerben los efectos tóxicos de estos ácidos grasos.

Otra causa probable, o que por lo menos podría llegar a predisponer, es la administración de la sangre recuperada por medio de recolectores especiales durante el transoperatorio y empleada como transfusión autóloga.

El diagnóstico no es fácil ya que muchos de los datos clínicos y de laboratorio son inespecíficos, por lo que hay que tener un alto grado de sospecha, sobre todo porque la gravedad del cuadro es variable y muchos de ellos son subclínicos, sin embargo la hipoxemia es el dato más frecuente. La mayoría de los pacientes presentan por lo menos algunos síntomas durante las primeras 24 horas del traumatismo, sin embargo llegan a aparecer a las 12 horas y a veces hasta una semana después.

Una característica de este problema es que la mayoría de casos se presentan en sujetos graves, por ello se ha sugerido, que lo ideal es tratar de prevenirlo, no efectuando instrumentación intramedular hasta que el paciente este estable y sin alteraciones hemodinámicas. El manejo es multidisciplinario, particularmente con medidas de apoyo respiratorio.

Como información colateral, una de las complicaciones de la anemia de células falciformes es la necrosis de la médula ósea, y a consecuencia de ella, se produce un cuadro típico de embolia grasa pulmonar, aislándose macrófagos cargados de grasa del lavado bronquial.

El *embolismo por polimetilmetacrilato y aire* es una complicación bien reconocida y desde el luego temida, en los casos en los que se hace necesaria la colocación de una prótesis. Los enfermos presentan hipotensión, cuyo mecanismo hasta el momento no se ha podido explicar, pero dentro de las teorías está la posibilidad de que se debe a una reacción anafilactoide al propio cemento, o quizá una gran vaso dilatación ocasionada por sus monómeros, e incluso que probablemente el responsable sea embolismo aéreo, graso, o microembolias por el propio metacrilato. Sea lo que sea se produce puenteo intrapulmonar que llega a durar hasta 48 horas. Eso establece una contra indicación relativa para el empleo de prótesis cementadas en sujetos con enfermedad pulmonar preexistente.

El embolismo aéreo se origina cuando una vena seccionada queda expuesta al aire y se establece un mecanismo se sifón. Existe predisposición cuando hay bajo volumen circulante, lo que no es raro en enfermos ancianos. Se debe sospechar ante un cuadro de hipotensión transoperatoria súbita que no se puede explicar por otra causa, demostrándose con el ecocardiograma, aire en la aurícula derecha. También se llega a presentar embolismo paradójico, ocasionando isquemia del miocardio y alteraciones del estado mental, si se emplea anestesia regional. Es un cuadro grave, que obliga al sospecharle, a colocar de inmediato al enfermo en decúbito lateral izquierdo, administrar oxígeno al 100%, aumentar los líquidos endovenosos y a mantener la descarga ventricular derecha con inotropicos. En casos muy graves habrá que aspirar el aire del ventrículo derecho a través de un catéter con múltiples orificios por vía percutánea y dirigido hacia dicho ventrículo.

Fracturas de la columna vertebral.

Es vital diferenciar entre lo que son las lesiones primarias al sistema nervioso en el momento del trauma, de las secundarias. Las primeras, se deben al traumatismo mismo y pueden ser debidas a laceraciones, aplastamientos, estiramientos y lesiones a los vasos que ocasionan infartos o hematomas que comprimen. Las segundas se dan *después* de la agresión, y pueden ser secundarias a este como es el hematoma compresor, sin embargo, con alguna frecuencia son iatrogénicas o bien el resultado de problemas extraespinales. Siempre hay que tener presente que realmente hasta el momento, pese a muchísima investigación, no hay manera de mejorar las consecuencias de las lesiones medulares primarias, pero si es posible *minimizar* las lesiones secundarias, lo que se traduce en menos déficit neurológico, como por ejemplo evitar llegar a la plegia (Gr. *plege* = golpe) quedándose solo con paresia (Gr. *paresis* = relajación), lo que se logra integrando un equipo con el personal de atención prehospitalaria. Siempre es indispensable pensar que el enfermo tiene lesión espinal (médula, cauda equina y columna) lo que es *"conditio sine qua non"* para inmovilizares adecuadamente, y poder efectuar las medidas de resucitación sin ocasionar más lesiones. La evaluación con todos los recursos, es indispensable antes de permitir la movilización postraumática. Incluso intubar al enfermo, si no se ha descartado la lesión, debe hacerse sin mover el cuello, lo que requiere habilidades especiales, y tener en mente que bajo ninguna circunstancia se debe efectuar tracción axial, es más que si no es posible hacerlo, se debe considerar la posibilidad de emplear máscara laríngea y si no asegurar quirúrgicamente la vía aérea. Mover el cuello sin estar seguro de que no está lesionado, ¡es un error garrafal!

Retirar las cánulas traqueales de aquellos con trauma en la columna cervical media y alta, es bastante problemático, ya que respiran con el diafragma, lo que puede ocasionar descompensación, por ello hay una tendencia a preferir la traqueotomía para su manejo, a pesar de que algunos pacientes podrían no requerirla del todo, sin embargo indudablemente evita la tragedia de la bronco aspiración o hipoxia, particularmente en los pacientes que ya no estan en terapia intensiva.

La médula, al igual que el cerebro es muy sensible a la hipoperfusión; la hipotensión incrementa la mortalidad y disminuye la posibilidad de recuperación neurológica, por ello se debe reponer de inmediato el volumen necesario. Es conveniente el vendaje de miembros inferiores o su elevación, ya que hay que tomar en cuenta que en estos casos la pérdida del tono simpático por debajo del nivel de la lesión, resulta en estancamiento de líquido, con lo que se pierde la taquicardia refleja o se produce bradicardia por que el parasimpático actúa sin oposición. Puede ser útil recurrir a un alfa agonista como la fenilefrina y probablemente a la atropina, en casos con bradicardia grave.

Mantener la tensión media arterial por arriba de 90mm Hg podría ayudar a evitar periodos de hipotensión con el daño consecuente, lo que hay que prolongar por lo menos por 72 horas. Este asunto de la hipotensión es algo más que un problema hemodinámico, ya que el daño secundario por este simple hecho puede ser mayor que una lesión vertebral aparatosa que por su apariencia radiológica incline al cirujano hacia la actitud agresiva de una intervención quirúrgica, con el supuesto propósito de evitar mayor traumatismo nervioso. Desgraciadamente no es posible hasta el momento por medio de los estudios de imagen disponibles determinar el grado de daño neurológico, en la práctica, la algunos pacientes con lesiones radiológicamente idénticas y con cuadros clínicos iguales, tienen resultados distintos, a unos les va muy bien y a otros no, a pesar de ser intervenidas por el mismo equipo. Sin embargo, en esos casos, el factor que suele distinguir a uno de otros es la hipotensión en unos y una buena perfusión en otros. Por ello, se recomienda llevar a la sala al paciente lo más estable posible, aún si para lograrlo se tiene que posponer el abordaje quirúrgico. No hay que olvidar que cualquier procedimiento sobre la columna vertebral, es procedimiento quirúrgico mayor, que por si mismo puede contribuir al colapso circulatorio y con ello ocasionar una lesión neuronal secundaria. Por eso el momento ideal no se puede estandarizar, no son ni cuatro ni seis ni ocho horas, "simplemente" lo son las condiciones hemodinámicas, las que deben determinar cuando se efectúa una mera cirugía de emergencia, sino un procedimiento quirúrgico *cuidadosamente* "planeado con urgencia", y claro posterior a la estabilización médica. Por cierto hasta el momento ningún estudio ha demostrado la efectividad de la administración de esteroides, aunque muchos grupos los emplean.

Obviamente, en estos pacientes los cuidados generales desde el inicio también son vitales, por lo que habrá de prestar mucha atención a la ventilación, la piel, el sistema urinario y tomar medidas para evitar la trombosis venosa profunda ya que se trata de sujetos que estarán inmovilizados por mucho tiempo.

Siempre se debe tener en cuenta la posibilidad de *fracturas espinales* en victimas con antecedentes de caídas de más de cinco metros de altura. Como una característica de las mismas, en el 50% de los casos son múltiples y *no continuas*, es decir se ubican en diferentes niveles, localizándose la mayoría entre T10 y L3. Así mismo las más, tienen fracturas asociadas de los tobillos, el tercio inferior de la tibia o en los pies.

Al igual que en las fracturas de otros huesos, los recursos diagnósticos para lesiones vertebrales, además de la clínica, son los RX, TAC, RNM, gamagrafía y absorciometría de energía dual.

En los niños, estas lesiones son más raras, y el clínico deberá tomar en cuenta que la apariencia radiológica de la columna infantil es diferente. Tal es el caso de la pseudo subluxación del cuerpo vertebral de la segunda cervical sobre la tercera, la que a veces se confunde con la dislocación C2-3 comúnmente denominada *del ahorcado*. Igualmente interfieren las características de la osificación de las vértebras lo que llega a generar muchas confusiones, siendo una muy frecuente por ejemplo olvidar que la apófisis odontoides no se fusiona con el cuerpo del axis hasta los 6 u 8 años, confundiéndose con una fractura, o la apariencia de los cuerpos vertebrales interpretarse como aplastamientos.

En muchas ocasiones existe daño medular sin evidencia de lesión vertebral ósea o articular, lo que se debe a que los ligamentos son más laxos, la cabeza pesa más y es más grande comparada con el cuello, la musculatura cervical está menos desarrollada, los cuerpos vertebrales son más inestables, no se han desarrollado bien los procesos uncinados, existe una zona de crecimiento vulnerable sobre la placa vertebral y las facetas articulares son poco profundas en la columna cervical.

Las manifestaciones neurológicas, son muy variadas, incluyendo desde cosquilleo de los dedos y adormecimiento, hasta franca debilidad y parálisis con o sin lesión radiológica.

Fracturas de la pelvis.

Las lesiones en este anillo más frecuentes en orden decreciente, ocasionadas por accidentes con motocicleta, atropellamientos, colisiones vehiculares y caídas de más de 5 metros de altura.

Los huesos pélvicos se unen por delante en la línea media a través de la sínfisis pubiana, por detrás bilateralmente con el sacro mediante las articulaciones sacro iliacas (SI). Estas uniones son relativamente inestables, y dependen de los ligamentos para su adecuado funcionamiento estructural. La separación del pubis y de las articulaciones sacro-iliacas, en un paciente con fractura pélvica, significa que se han lesionado los ligamentos, lo que de inmediato obliga a pensar que es una lesión grave con morbilidad inmediata y tardía. Los vasos iliacos pasan muy cercanos a las articulaciones SI, por lo que existe gran riesgo de lesión vascular, generalmente a la altura de la división de los vasos iliacos internos en sus ramas anterior y posterior, cuando esta unión y sus ligamentos se lesionan. La proyección transacetabular de la cabeza femoral hacia el interior del hueco pélvico, puede lesionar el tronco principal de la arteria iliaca externa. La vejiga (sobre todo llena después de las cervezas), y la uretra están muy cercanas a la sínfisis, al recto y a la cara anterior del sacro lo que les hace vecinos en peligro permanente. El punto más débil del *anillo pélvico*, como ya se señaló es la sínfisis pubiana, y aunque las articulaciones SI son las más poderosas del organismo, cuando se alteran la integridad de la *alianza,* y existe un desplazamiento de una parte de su circunferencia, se ocasionan alteraciones en otra parte de ella.

Se han señalado los puntos débiles de la pelvis, pero aún con ellos, es una estructura muy recia que sólo una fuerza poderosa puede alterar, y esa energía, definitivamente puede afectar otras áreas anatómicas, por lo que cuando el clínico detecta alteraciones en el anillo pélvico, de inmediato debe preguntarse ¿que más daños tiene el enfermo?

Si durante la evaluación clínica de la pelvis la compresión de las alas iliacas ocasiona movilidad, crepitación o despierta mucho dolor la sospecha se incrementa, no se diga si se percibe un hueco en la sínfisis pubiana. El signo del "libro abierto" con la rotación externa y el acortamiento de una de las extremidades también orienta hacia lesión ósea. En resumen hasta en el 90% de los casos, en un paciente conciente contando con el antecedente de la biomecánica del trauma, se puede hacer el diagnóstico clínico de fractura pélvica. ¿Dolor?, ¿déficit neurológico de los nervios ciático, femoral y obturadores?, ¿equimosis en el escroto y el periné?, ¿sangre en el meato urinario?, ¿sangre en el recto?, ¿el señor tiene la próstata en su sitio?, ¿la señora tiene hematoma en el introito vaginal?, ¿laceraciones en la ingle, nalga o perineo?, ¿una extremidad se ve más corta que la otra?

Es obligado descartar en estos enfermos problemas torácicos y abdominales. El ultrasonido abdominal es excelente para identificar líquido lo que orienta hacia la laparotomía, pero si es dudoso, se recurre al lavado peritoneal, ¡atención! es conveniente en casos de posible fractura pélvica, que este se haga a través del abordaje *supra*umbilical para minimizar los riesgos de punción de un hematoma pélvico ya que podría darse un resultado falso positivo.

Insistimos en que los datos clínicos son muy importantes. Los hematomas y sangre en el meato urinario, indican heridas asociadas graves, los del recto o de la vagina, obligan a considerarles como fracturas abiertas o expuestas. La próstata desplazada significa hematoma periprostática y posible lesión de uretra. Los datos del tono rectal, el reflejo bulbo cavernoso, y las funciones motoras de los pies y los tobillos deberán ser registradas periódicamente porque son un parámetro para identificar lesiones de los nervios que estan en riesgo en estas fracturas, ya que los flexores pélvicos provienen de L1/2, el cuadriceps y la extensión de la rodilla de L3/4, y la dorsiflexión del tobillo y el primer ortejo de L4/5.

Cuando el paciente está estable después de las medidas iniciales en la sala de urgencia, puede ser enviado a estudios de gabinete para poder clasificarles, buscando identificar si el anillo está estable, si es inestable a la rotación, o si está inestable tanto a la rotación como verticalmente, ya que el tratamiento dependerá de ello. Es conveniente recordar que la parte posterior del anillo es el que finalmente define la estabilidad, y que a pesar de que la sínfisis sólo contribuye con entre el 10% y el 15%% de la estabilidad total, cuando la pelvis es inestable por una lesión posterior seria, la estabilización anterior ayuda mucho a la reconstrucción y a mantener la reducción.

Las posteriores suelen ser fracturas de las alas del iliaco, dislocaciones de las articulaciones sacro iliacas y fracturas del sacro. Las anteriores habitualmente son fracturas de las ramas, separación pubiana o combinación de ambas.

Cuando la fuerza agresora golpea a la pelvis de lado, desplaza la hemi pelvis impactada hacia la contra lateral lo que generalmente ocasiona fracturas de las ramas anteriores e impactación sacra del ala iliaca, quedando lateralmente inestable, pero casi siempre bien verticalmente.

Las resultantes de compresión antero posterior resultan en las llamadas de libro abierto ya que el impacto ocasiona rotación externa de una o ambas hemi-pelvis siendo las articulaciones SI el eje de rotación, llegando a arrancar los ligamentos sacro tuberosos, sacro espinales y los anteriores de la articulación, los que invariablemente estarán desgarrados si la separación del pubis es más de 2.5 cm. En casos graves en los cuales hasta los posteriores se lesionan, se pierden todos los elementos de estabilización y de sostén perineal.

En los casos en los que la fuerza agresora va de abajo hacia arriba en dirección cefálica, literalmente se separa a la hemi-pelvis ocasionando muchos daños musculares, de ligamentos y óseos. La cresta iliaca de la hemi-pelvis golpeada se ve desplazada hacia arriba en comparación con la contra lateral, y con mucha frecuencia acompañada de fractura ipsilateral de la apófisis transversa de L5.

El problema inmediato de las fracturas de pelvis es la hemorragia ocasionado por laceraciones vasculares, sobre todo de las venas y las superficies cruentas de los huesos rotos. La mayor parte de las veces, el hematoma que está fuera del peritoneo se va conteniendo ya que al aumentar la presión en su interior, se van ocluyendo las venas. Sin embargo esto rara vez es suficiente para detener la hemorragia de origen arterial que es la principal causa del choque y la muerte.

En la sala de urgencias, se pueden inmovilizar por medio de una sábana que se coloca alrededor de la pelvis y se aprieta con la máxima presión sobre los trocánteres mayores amarrándola por delante, aunque hay que estar concientes que de dejarlas por más de 48 horas pueden ocasionar úlceras cutáneas e incluso necrosis importante. Una vez en su cama es conveniente colocar al herido sobre una hamaca pélvica.

Después de la reposición de sangre, plaquetas y demás medidas generales, se debe plantear de inmediato la necesidad urgente de "inmovilizarlas en caliente", por medio de fijadores esqueléticos externos. En algunas ocasiones habrá que recurrir a la angiografía y embolización, situación por demás complicada y no disponible en todos los sitios, pero que afortunadamente no es tan indispensable ya que son pocos los casos que no responden a la inmovilización correcta.

Las lesiones asociadas deben ser manejadas de acuerdo a su naturaleza, pero siempre teniendo en cuenta el mejor momento para hacerlo, sin olvidar que la colocación de una sonda vesical, sobre todo en varones, podría ocasionar graves daños si no se ha descartado la posibilidad de una lesión uretral lo que se hace por medio de la uretrografía retrógrada. En los casos complicados y con lesiones abiertas, el manejo es multidisciplinario

Fracturas femorales.

Al igual que las anteriores, son el producto de traumatismos de alta energía; ponen en peligro la vida del enfermo y hasta en el 50% de los casos requieren de reposición de sangre, siendo más frecuentes en menores de 15 años y mayores de 65. La mayoría se diagnostican clínicamente detectándose deformidad y dolor en el sitio del golpe, siendo indispensable detectar otras heridas asociadas. La evaluación vascular y neurológica es indispensable, debiéndose anotar claramente las características de los pulsos antes y después de cualquier manipulación, y es conveniente compararles con los braquiales. Casi el 17% de las heridas femorales son expuestas, por lo que teniendo eso en mente, es indispensable revisar toda la extremidad y la circunferencia de la misma. Si se encuentra una lesión cutánea, debe indicarse el lavado, desbridación y manejo en el quirófano, después de haber irrigado la herida y cubrirla con gasas estériles. Muchas de estas heridas abiertas requieren varios aseos quirúrgicos y la administración de antibióticos los cuales dependen del tipo y grado de la contaminación. Las lesiones abiertas al presentar más compromiso de la lesión cortical y necrosis de la misma, se complican más frecuentemente con no uniones.

La evaluación radiológica, requiere de RX antero posteriores y laterales tanto del fémur como de la pelvis y la rodilla sin olvidar que hasta en el 30% de los casos también hay lesión del cuello femoral ipsilateral, debiéndose descartar también otras lesiones del anillo pélvico, como las dislocaciones de la cadera, fracturas acetabulares y tibiales del mismo lado. También se llegan a lesionar los ligamentos y los meniscos de la rodilla, pero hay que recordar que con el fémur inestable, la evaluación es difícil de hacerla adecuadamente por lo que habrá que repetirla cuidadosamente después de la estabilización.

Actualmente es recomendable, para evitar problemas respiratorios, manejar quirúrgicamente a estas fracturas, tan pronto como el paciente se encuentre estable hemo-dinámicamente. Mientras se toma la decisión habrá que mantener estabilizada la fractura con un fijador externo. La fijación interna sólo se debe hacer cuando el paciente ya no este hipotenso, hipotérmico o con acidosis, ya que existe el peligro de embolismo graso. La fijación interna se puede hacer con placas o clavos intramedulares.

Osteo-necrosis.

Las oclusiones arterio-venosas de los huesos, ocasionan cambios metabólicos y estructurales que pueden ser agudos o crónicos.

La *muerte* ósea es ocasionada por interrupción de su aporte sanguíneo, el calificativo *necrosis avascular* se refiere a la osteo-necrosis en la epífisis y el de *infarto óseo* se emplea para casos de necrosis de la metáfisis o la diáfisis. La irrigación del hueso es muy abundante, por ello para que se produzca un bloqueo importante de su circulación, este debe afectar a vasos terminales. Hasta el momento no se conocen los mecanismos precisos que ocasionan la interrupción del flujo sanguíneo, de hecho podrían ser variados, habiéndose considerado causas mecánicas como trauma y las fracturas, lesión directa o presión sobre los vasos lo que sucede en las vasculitis y la enfermedad de Gaucher (1854-1918), embolismo por grasa, burbujas de nitrógeno y enfermedad de células falciformes, compromiso venoso ya sea de origen trombótico u oclusivo, y/o la participación de mecanismos inmunológicos, como los que se dan en el lupus sistémico eritematoso (LSE) y la artritis reumatoide, en los cuales se atribuye el daño óseo a vasculitis de pequeños vasos y la interacción de los esteroides. También se han considerado como responsables de la osteo-necrosis, a los anticuerpos antifosfólipido que participan en problemas semejantes en otros órganos, al igual que los factores trombofílicos de algunas enfermedades hereditarias, como lo son las deficiencias de las proteínas de la coagulación C, S, antitrombina III y resistencia a la proteína C activada. En algunos casos de osteonecrosis idiopática de la mandíbula y de la enfermedad de Perthes (1869-1927) de los niños se han hallado niveles bajos de proteína C y S. En ciertos casos de SIDA que cursan con osteo-necrosis, se ha encontrado evidencia de su asociación a anticuerpos anticardiolipina. Los bisfosfonatos, se han vinculado a necrosis de la mandíbula sobre todo cuando se les emplea por vía endovenosa, para el manejo de enfermedad ósea por metástasis, así como con algunos factores predisponentes como pobre higiene dental, extracciones de piezas, trauma oral y periodontitis. El consumo excesivo de alcohol es sin duda un factor predisponerte

La enfermedad de células falciformes cursa con infartos de la cabeza del fémur y del húmero, así como en las vértebras, falanges y metatarsianos (dactilitis). En la médula ósea roja y amarilla ocasiona infartos e hiperplasia.

Es más frecuente entre los 20 y los 40 años de edad. Las lesiones aparecen típicamente en las regiones subcondrales, en las cuales la circulación es menos profusa y la necrosis compromete un área en cuña o triangular, que tiene como base a la placa subcondral y al centro de la epífisis en su punta. El cartílago articular se mantiene viable porque se nutre a través del líquido sinovial. Durante la fase de recuperación los osteoclastos reabsorben a las trabéculas necróticas, pero las que sobreviven sirven como andamio para el hueso nuevo, a lo que se ha llamado "sustitución despreciable" ya que si es lenta, podría no ser efectiva y aparecer microfracturas, las que ocasionarán el colapso del hueso esponjoso, y claro, finalmente a la destrucción de la articulación sobre todo de las de más carga. El diagnóstico se hace mediante RX, rastreos óseos y RNM, solos o combinados.

No existe tratamiento médico, el control del dolor es primordial, generalmente se prescriben antiinflamatorios no esteroideos y se recomienda evitar el apoyo sobre la zona afectada. Quirúrgicamente se ha empleado la descompresión del centro con la aplicación, según el caso, de injertos óseos vascularizados o no vascularizados, osteotomías, colocación sobre de la cabeza femoral de una prótesis metálica o sustitución total de cadera y fisioterapia enérgica. Se les ha considerado como una causa predisponerte a neoplasias del hueso.

La *osteo-condritis disecante* se caracteriza por la necrosis del hueso subcondral sin afectación o con afectación del cartílago articular en cuyo caso se desprende y queda dentro de la articulación como un cuerpo extraño. No se conoce su etiología, se han considerado causas genéticas, insuficiencia arterial, osificación anormal dentro de la epífisis y trauma repetido como sucede en actividades deportivas. Aunque tiene a presentarse más en jóvenes y en el cóndilo interno del fémur, también se le encuentra en el astrágalo, el calcáneo, el codo y la rótula.

Tumores de los huesos.

"Todos los que han nacido tienen
una doble ciudadanía, una en el reino del sano y otra en
el reino de la enfermedad"
          S. Sontag (1933-)

La mayoría de los casos, benignos o malignos, se presentan en jóvenes. Los benignos pueden ser silenciosos, pero la gran mayoría llegan a presentar dolor que aunque llega a ser permanente, tiene la característica de aparecer en reposo y durante el sueño, con localización axial y en ocasiones radicular. La presencia de una masa, sobre todo en las zonas de crecimiento es un dato muy importante, y aceptando que todos los huesos sin excepción pueden afectarse, las manifestaciones locales suelen ser muy típicas de acuerdo a las estructuras comprometidas, y son ocasionadas por compresión, oclusión o invasión. En un número importante, la primera manifestación es una fractura patológica.

Los *RX* siguen siendo un instrumento diagnóstico de gran utilidad y aunque tienen limitaciones en relación a los tejidos blandos, permiten identificar la anatomía ósea. Las placas de tórax también son indispensables para la evaluación integral de los enfermos. La *angiografía* ha venido a menos y se ha visto desplazada por la RNM, sin embargo sigue siendo de utilidad para la embolización prequirúrgico de lesiones muy vascularizadas. La *tomografía con emisión de positrones* (TEP) proporciona una imagen "funcional", con la demostración de la actividad metabólica del tumor. Los *gama gramas* con radioisótopos permiten identificar lesiones en diferentes áreas del esqueleto, y siguen siendo el estudio ideal para hallar metástasis, sin embargo no hay que olvidar que también detecta sitios en los que existen intentos de reparación ósea, por lo que no es de utilidad en las lesiones meramente líticas-destructivas, como las del mieloma múltiple, del sarcoma de Ewing o de algunas metástasis del tiroides y el riñón. Se pueden efectuar algunos gama gramas específicos, por ejemplo empleando galio que permite identificar infiltración linfomatosa, o con azufre para detectar áreas de reemplazo medular. El *US*, aunque con limitaciones es útil para evidenciar lesiones quisticas y quizá orientar en la toma de biopsias con aguja. Cuando otros recursos no son valiosos por algunas limitaciones técnica, como los artefactos generados por la presencia de implantes, el US es una alternativa bastante útil para detectar recurrencias. La *TAC* introducida en los setentas revolucionó el estudio de estas neoplasias, permitiendo evaluar la integridad cortical, detectar matriz mineralizada no muy evidente y la demostración de una capa delgada de corteza, en lesiones expansivas o masas con calcificaciones, lo que ayuda al diagnóstico diferencial. Las TAC de tórax y el abdomen permiten la estadificación al demostrar metástasis y linfadenopatías, y siguen con mucho siendo ideales para este propósito, también guían efectivamente para la toma de biopsias. La *RNM* tiene la grandísima ventaja de contar con numerosos planos sin pérdida de la resolución de la imagen, que un 50% más clara en las masas musculares que por medio de los RX y la TAC, con lo que se identifica mejor la extensión de la lesión, así como su proyección hacia los tejidos blandos, la infiltración a la médula, el estado de los nervios y los vasos y también diferenciando una lesión tumoral de un hematoma. Igualmente es ideal para demostrar lipomas intraóseos.

Tumores benignos.

Los *osteocondromas* son los tumores más comunes. Estan compuestos por hueso sano con un casquete de cartílago del que se desprende la tumoración. Se continúan con el canal medular y la corteza, llegando a ser pedunculados o sésiles. Afectan más a la metáfisis de los huesos largos, pero se han descrito casos en la columna vertebral. Es posible que se presente como un síndrome hereditario en el cual el gene EXT1 (exostosis múltiple 1) del cromosoma 8q24, funciona como un gene clásico supresor de tumor existiendo lesiones múltiples. El 85% son únicos y no hereditarios. Se han asociado también a la exposición a tratamientos de radiación corporal total, pero aún en esos casos no parece estar asociado a malignidad. Si son sintomáticos habrá que removerlos quirúrgicamente, algunas veces se ha reportado su mutación a condrosarcoma. Radiológicamente se aprecian como una muy "natural" proyección exofítica del hueso.

Los *osteomas osteoides* son lesiones de menos de 2 cm en diámetro muy dolorosas, localizándose más frecuentemente en los huesos largos y las vértebras.

Están formados por osteoide, osteoblastos y osteoclastos, rodeados por tejido conectivo y hueso. Tienen como característica muy peculiar que aunque el dolor responde bien a los AINES, sorprendentemente lo hace mucho mejor a la aspirina. No se les considera premalignos, pero son impredecibles en su comportamiento ya que pueden permanecer estables o crecer. Radiológicamente, se caracterizan por tener esclerosis ósea en la periferia, con un centro radio-lúcido que histológicamente contiene trabéculas óseas organizadas, y tejido conectivo fibroso vascular. Se maneja quirúrgicamente asegurando, para evitar recurrencia, la resección del centro o nido. Parece ser que también dan buenos resultados la ablación mediante láser, inyecciones de alcohol y la radiofrecuencia.

Los *osteoblastomas*, se parecen a los osteomas osteoides, sin embargo la diferencia es su comportamiento clínico ya que **no se presentan** con dolor nocturno intenso suprimido rápidamente por salicilatos. También se les encuentra en los huesos largos y en las vértebras, sobre todo en el arco posterior aunque se suelen extender a los cuerpos vertebrales. Generalmente el dolor es "sordo", localizado al lado de la lesión y si bien afecta más a < 30 años, a veces lo hace a mayores de esa edad. Excede los 2 cm de diámetro y por ello se presentan con más manifestaciones de compresión a estructuras vecinas incluyendo a la médula. Histológicamente son ricos en tejido osteoblástico y aunque se asemejan a los osteomas osteoides, el patrón trabecular es más desorganizado. Radiológicamente tienen algunas variaciones entre si, aunque generalmente se parecen en ello también a los osteomas osteoides, con el centro radio-lúcido y el borde esclerótico, pero son más grandes, se expanden más presentando muchas hiperdensidades pequeñas y un borde periférico esclerótico; a veces se ven muy agresivos asociándose a bastante destrucción ósea y proyección hacia los tejidos blandos. La TAC y la RNM permiten el diagnóstico. Por su tamaño, al no haber forma de detectar a los más de los menos agresivos, y dado a que algunas veces la resección quirúrgica completa llega a implicar algún daño colateral como es el caso de los localizados en la columna vertebral o la mano, motivan al cirujano a ser menos audaz, prefiriendo únicamente la remoción marginal de la lesión. Desgraciadamente algunos son bastante agresivos y llegan a recurrir hasta en un 50%; por ello, la resección en bloque es más segura, pero obviamente a menudo no es posible efectuarla de primera instancia.

El tumor *de células gigantes*, es una neoplasia ¡agresiva . . . a pesar de ser benigna! Constituye entre el 4% y el 8% de los tumores primarios del hueso y el 20 % de los no malignos. Generalmente se les localiza en la metáfisis yuxta-articular, es decir se le halla en la zona metafiseo-epifisiaria de los huesos largos, sobre todo en la zona de la rodilla (50%), pero también afecta a otros sitios incluyendo los cuerpos vertebrales y el sacro, en donde es excéntrico, lo que le diferencia del cordoma. Se caracteriza por estar formado de células mono nucleares alargadas del estroma, acompañadas de otras más multinucleadas, de distribución uniforme, así como zonas de necrosis café oscuras. Sólo rara vez se presentan antes del cierre de la placa epifisiaria y como característica también afecta a sujetos mayores de 50 años. En algunas ocasiones, aunque es raro llegan a ser multicéntricos y en ese caso, habrá que hacer el diagnóstico diferencial con los tumores cafés del hiperparatiroidismo. También puede ser metacrono o secuencial. El dolor es el síntoma cardinal seguramente ocasionado por la destrucción ósea, lo que también le predispone a fracturas patológicas que afectan al 12% de todos los casos. A veces se palpa una masa en la zona comprometida. Dado que se localizan cerca de las articulaciones, los síntomas llegan a hacer pensar en problemas articulares o de columna, y claro, como ocasionalmente invaden tejidos blandos, se confunden con tumores malignos. Radiológicamente se muestra dentro del hueso, una lesión meramente lítica y excéntrica, la RNM es ideal para valorar la extensión total del tumor y la TAC también ayuda, pero el diagnóstico sólo se efectúa por medio de la biopsia ya sea con aguja o abierta. El tratamiento va orientado al control local y la preservación de la función. Se prefiere el curretage o raspado aunque esto tenga entre el 25% y el 50% de recurrencias; afortunadamente, hoy día con una mejor imagen de la lesión y más recursos en instrumental, se ha empezado a bajar a un 20%, lo que requiriere incluso métodos ingeniosos de visualización intracavitaria, que permiten raspar por dentro algunas proyecciones saculares. Se ha sumado a esto, la aplicación de compuestos como fenol, nitrógeno líquido, cemento de huesos, peróxido de hidrógeno, cloruro de zinc y últimamente cauterización con rayo de argón, crió-cirugía e injerto óseo. En lesiones muy vascularizadas se indica embolización previa al manejo quirúrgico. Existen series en las cuales se reportan resultados buenos con resecciones semejantes a las empleadas para remover sarcomas, aunque en ciertos sitios como la columna esto es por demás agresivo, por ello, en esos sitios difíciles se recomienda radioterapia, pero siempre existirá el riesgo de que se malignicen o aparezca sarcoma posradiación. Tienden a recurrir, pero si lo van a hacer, esto se da dentro de los primeros 18 meses y sólo ocasionalmente después de 36; estas lesiones se manejan igual que el primario. Estos tumores considerados como *benignos* comparten con los malignos una pésima "habilidad": hasta el 35 % de los casos cursan con metástasis pulmonares las que son idénticas histológicamente a las que se localizan en los huesos. Este fenómeno se asocia más a las localizadas en el radio y el sacro y a aquellas con múltiples recurrencias, rara vez son lesiones pulmonares múltiples, crecen lentamente y deben resecarse por toracotomía. En conclusión, aunque se califican como una lesión benigna, también se podría considerar como de baja malignidad. En pocas palabras es una lesión de conducta impredecible.

El *fibroma condromixoide* es una lesión bastante rara que se localiza típicamente en los extremas metafisiarios de los huesos largos tubulares como la tibia; rara vez es superficial. Afecta a todos los grupos de edad, aunque quizá sen más frecuentes entre los 20 y los 40 años. Casi no duelen, pero en los pies son molestos, en las manos se detecta poco tiempo después de su aparición, como una tumoración que duele a la palpación. Radiológicamente se aprecia una zona lítica, lobulada, con septos, expansión cortical y bordes escleróticos, que veces se confunde con un fibroma no osificado. Histológicamente se aprecian células estrelladas, alargadas y agrupadas en lóbulos rodeadas de un ambiente mixoide o condroide. En algunas ocasiones se parece al condrosarcoma porque hay algunas células atípicas. Se tiene que hacer el diagnóstico diferencial con condroblastoma, mixoma y quiste aneurismático. El manejo es quirúrgico, con extirpación o curretage; puede recidivar.

Los *condroblastomas* sólo constituyen el 1% de los tumores benignos. Se originan a partir del cartílago inmaduro, con tendencia a localizarse en la zona epifisiaria de los huesos largos, siendo su sitio predilecto el extremo inferior del fémur, aunque se puede encontrar en otros sitios como la columna vertebral. Generalmente afectan a adolescentes y adultos jóvenes predominando más en hombres 2:1. El dato clínico más relevante es dolor que se confunde con un posible problema articular. La imagen radiológica típica es la de una lesión excéntrica osteolítica, localizada en la epífisis con expansión metafisiaria y adelgazamiento cortical. Microscópicamente parece una lesión condroide, que al microscopio muestra células redondas o poligonales que semejan condroblastos, con una matriz intercelular cartilaginosa, además de algunas células gigantes multinucleadas y calcificación focal. Muy ocasionalmente hay extensión a tejidos blandos, y los vertebrales, casi siempre se diagnostican al estudiar el origen de alteraciones neurológicas. El manejo es quirúrgico, de preferencia con la extirpación si es posible; de no serlo, el curretage con la colocación de cemento o injerto de hueso es una buena alternativa, aunque desgraciadamente tiende a recurrir a veces en más del 50% de los casos, además unos cuantos dan metástasis pulmonares, las cuales deben removerse quirúrgicamente.

Los *quistes aneurismáticos* de hueso, son lesiones quisticas, no neoplásicas, expansivas, osteolíticas y llenas de sangre, que se presentan habitualmente en los huesos largos aunque el 30% lo hacen en la columna vertebral. A pesar de ser benignos, crecen hacia los tejidos y llegan a comprimir por ejemplo a la médula. Cursan con dolor y la masa se llega a palpar. Los de localización vertebral deben atenderse de inmediato ya que crecen rápidamente. Radiológicamente se ve como una lesión lítica rodeada con una "*cáscara de huevo*" de origen cortical, a veces no se puede diferenciar del tumor de células gigantes. La resección con injerto de hueso resuelve el problema aunque no siempre se puede hacer por su localización, por lo que se indica el curretage con la aplicación local de fenol, alcohol, o la crioterapia con nitrógeno líquido.

Existen otras lesiones benignas, menos frecuentes sin embargo las señaladas son las que se encuentran más seguido. Como seguramente ya se desprendió de la lectura anterior, el dolor, el efecto de masa y los estudios de imagen son los elementos que permiten al clínico identificar una lesión; la biopsia hace el diagnóstico, y obviamente, en todas es conveniente revisar el tórax. En términos generales, su manejo quirúrgico es semejante y siempre existe la posibilidad de recidivas. Algunas, tanto por el efecto de masa como porque dan metástasis, se comportan como malignas.

Las lesiones óseas en un hueso que se puede sacrificar, como una costilla, pueden tratarse si problema con su remoción, pero muchas, aunque deberían ser tratadas con extirpación total, dado que se localizan en la metáfisis y en la epífisis de los huesos largos, requieren de la remoción de segmentos relativamente importantes del hueso afectado lo que resultaría en compromiso del crecimiento en niños, además de la pérdida de una superficie articular que requieren reconstrucción con injertos o prótesis. El curretage requiere de menor reconstrucción pero a veces recidivan, por ello se la sugerido rellenar el hueso resultante con diferentes sustancias. Actualmente, la criocirugía con una rociada de nitrógeno líquido, se ha convertido en un recurso estándar de manejo, siendo los resultados semejantes a los que proporciona una resección marginal.

Tumores malignos.
"No nos permitamos ser negligentes al no dar
crédito al patólogo laborioso, que con sus estudios
sobre la histología de los sarcomas, nos ha guiado
hacia una clasificación definitiva"
F.A Belsey FACS

La palabra sarcoma (Gr. **sarx, sarkos** = carne) es de la época de Galeno (AC.130-200) y describe a un *"crecimiento carnoso"*. Se emplea para denominar a los tumores que se originan de las células mesenquimatosas, que son las mismas que forman al tejido conectivo como hueso, grasa, músculo, cartílago, tendón y ligamentos. Hasta la fecha se les sigue denominando de acuerdo al tejido maduro con el que más se asemejan, pero ahora se cuenta con la definición inmunohistoquímica para clasificar lesiones difíciles de agrupar, e igual sucede con marcadores genéticos para entender su patrón de crecimiento. Todos ellos, junto con la clasificación molecular del cáncer, acelerada por los estudios sobre el genoma humano, han permitido establecer las diferencias biológicas de los diferentes tumores. Cuando se conoce el como, se pueden establecer estrategias adecuadas para tratarlo, y sobre todo para diseñar alternativas terapéuticas para cada uno en particular.

El *osteosarcoma* es un tumor maligno primario de hueso con gran tendencia a dar metástasis. Puede presentarse en cualquier edad, sin embargo afecta más a sujetos en la segunda década con un pico de incremento en la senectud. Se localizan sobre todo en las áreas de rápido crecimiento como el fémur distal y la tibia proximal. En el anciano aparecen como secundarios a tratamientos, sobre todo en zonas radiadas o con patología ósea previa, como es el caso de la enfermedad de Paget. Después de los 60 años, se localizan más en los cuerpos vertebrales, en donde por cierto su pronóstico es malísimo.

No se conoce con certeza la causa, pero en algunos de ellos son comunes las anormalidades cromosómicas; en ciertos pacientes con retinoblastoma se encuentra una mutación en el gene Rb supresor de tumor, con riesgo elevado de desarrollar osteosarcoma y otras neoplasias. En el síndrome de Li-Fraumeni existe una mutación del gen supresor de tumor p53. Ambos, genes Rb y p53 participan en la regulación del ciclo celular. También suelen encontrarse como secundarios a encondromatosis, exostosis hereditarias múltiples y displasia fibrosa.

El dolor y la hinchazón, en o cercana a una articulación son los datos cardinales de este y otros tumores, pero curiosamente muchos enfermos refieren como causa el estar haciendo ejercicio, por lo que se retarda el diagnóstico, sobre todo si cursa con fiebre, pérdida de peso y malestar general, lo que orienta hacia osteomielitis. Desgraciadamente, hasta el 25% de los enfermos ya tienen metástasis pulmonares al momento de hacerse el diagnóstico.

Afectan más a las regiones metafisiarias con extensión a las partes blandas y formación de hueso nuevo. Histológicamente se aprecian "células de sarcoma", provenientes del estroma, las que son alargadas inmaduras y formadoras de osteoide. A veces hay que hacer el diagnóstico, no sólo con la biopsia sino con la correlación de esta con los datos de imagen, en la cual existe un aspecto típico de osificación radial llamado de "explosión solar", asociada a destrucción ósea con lisis o esclerosis y extensión periosteal. Se deben obtener radiografías de tórax y de *todo* el hueso afectado, complementadas con TAC o RNM. Los subtipos paraosteal y periosteal podrían ser menos agresivos. Anteriormente, la amputación era el único recurso, sin embargo actualmente en la mayoría de los casos se puede evitar con técnicas de "salvamento" en las cuales la resección del tumor, se acompaña del implante de alo injertos de cadáver, homo injertos vascularizados o de prótesis, seguido de quimioterapia con combinaciones de varios agentes, entre los que se incluyen dexorubicina, cisplatino, metotrexate, ifosfamida y ciclofosfamida. Los localizados en la pelvis tienen mal pronóstico.

El tratamiento es la resección quirúrgica con quimioterapia adyuvante. El papel de la radiación es discutible aunque muchos grupos la emplean. En general la sobrevida a 5 años es del 70% pero de existir metástasis al momento del diagnóstico, esta cae a no más del 20%.

El *condrosarcoma* pueden originarse *"de novo"* y en tal caso se consideran primarios, pero también pueden ser el resultado de la degeneración maligna de un osteocondroma o un encondroma por lo que en esos casos se llama secundario. Afecta más al tórax, pelvis y huesos largos de personas mayores de 30 años. Algunos son centrales ubicados dentro del canal medular Los que se desarrollan en la superficie ósea, son el resultado de la transformación maligna de un osteocondroma. Se caracterizan por estar formados de masas de cartílago con calcificaciones focales, y radiológicamente se aprecian masas expansivas óseas, así como lesión con alteración de la cortical y patrón lítico, con extensión a tejidos blandos. El manejo es radical, con la resección en bloque y en su caso la amputación. Ni la radio ni la quimioterapia han sido exitosas.

La "familia" de los llamados *tumores de Ewing* (el sarcoma y el tumor primitivo de neuroectodermo) se puede presentar tanto en el hueso como los tejidos blandos. Es la tumoración más frecuente, después del osteosarcoma, en niños y adolescentes y son muy raros en asiáticos y africanos; constituyen entre el 10% y el 15% de los tumores primarios de hueso. No se asocian a la exposición a radiaciones ni tienen alguna característica de índole familiar, aunque se sabe que el 95% de los pacientes tienen alteraciones cromosómicas con translocaciones t (11; 22) o t (21; 22). Se presentan con dolor, hinchazón o masa y si hay fiebre se confunde con osteomielitis. Los RX muestran destrucción lítica, reacción perióstica muy agresiva, violación cortical y una masa en tejidos blandos, sin embargo hasta en el 40% de los casos esto no se aprecia, cuando el paciente busca atención por el dolor. Histológicamente se encuentra cierto grado de diferenciación neural, lo que se detecta con tinciones especiales para proteína S o expresión de la enolasa neurona-especifica. Se caracterizan, por ser unos de los tumores con más altas posibilidades de cursar con micrometástasis, lo que obliga a que se trate con quimioterapia, con combinación de hasta seis compuestos distintos, incluyendo vincristina, dactinomicina ciclofosfamida, doxorubicina e ifosfamida además de la resección del tumor. Se han reportado sobrevidas de hasta el 70% a cinco años. Las recaídas tienen muy mal pronóstico, aquellos con algunas metástasis pulmonares, se benefician son la resección. En ocasiones si el caso se considera candidato, se aplican dosis altas de quimioterapia seguidas de trasplante de células madre hematopoyéticas.

El *histiocitoma fibroso maligno* es raro. Si es de aparición "espontánea", se llama primario (70%) y afecta más a jóvenes; si se asocia a alguna enfermedad previa del hueso, como enfermedad de Paget, infarto óseo o displasia fibrosa, se denomina secundario (30%). Se encuentra más en pacientes senectos, algunos se han relacionado con implantes metálicos. Generalmente se presentan como una masa dolorosa vecina de una articulación mayor, siendo más frecuentes en la tibia y el fémur, pelvis, omóplato y extremo superior del húmero. Radiológicamente se muestra destrucción cortical con anatomía trabecular perdida y una zona de lisis, en ocasiones se manifiestas por fractura patológica. Tiende a invadir a los tejidos blandos. La mayoría son muy agresivos y estan formados de espirales de fibroblastos, células gigantes multinucleadas, otras espumosas mononucleares y desde luego histiocitos. Existe pléomorfismo y mitosis. Frecuentemente dan metástasis pulmonares. El manejo es multidisciplinario, a base de resecciones en bloque y varios regímenes de las mismas drogas empleadas para combatir a otros sarcomas óseos.

Los *cordomas* constituyen entre el 1% y el 4% de los tumores malignos de hueso. Se originan de la notocorda, la que se extiende desde la base del cráneo hasta el cóccix, y que a medida que se desarrolla el embrión, va sido englobada por lo que serán los cuerpos vertebrales, algunas de estas células quedan entre las vértebras y formarán los centros de los discos intervertebrales; obviamente los cordomas se originan de los remanentes de la notocorda. El 50% se localizan en la región sacro-coccígea, el 35% en el área esfeno-occipital y el 15% en otros sitios aunque son raros en las zonas torácica y lumbar. A diferencia de los demás tumores malignos tienden a presentarse más en personas entre la quinta y sexta décadas de la vida. Son altamente destructivos a nivel local y con marcada tendencia a recurrir después de la extirpación. El dolor es la manifestación cardinal y otras más como los datos de compresión, serán variables de acuerdo al sitio en donde se localiza, sin embargo el adormecimiento, la debilidad muscular y la constipación o incontinencia son frecuentes. Los de la región del sacro son los más silenciosos, por lo que se diagnostican generalmente cuando ya son grandes. Dan metástasis hasta en el 48% de los casos a pulmones, hígado, ganglios linfáticos, cerebro y otros huesos y rara vez a la piel. Radiológicamente se aprecian como lesiones con gran daño óseo, a veces relacionadas con masa en los tejidos blandos, osteo esclerosis, expansión ósea y calcificaciones hasta en el 70% de los casos. La TAC y la RNM son muy útiles para la visualización completa. Histológicamente, se identifican cuerdas largas de células de diferentes tamaños, separadas por un estroma mucinoso, siendo típicas las llamadas de "burbuja" o *fisalíforas* (Gr. **Physallis** = burbuja + **phoros** producir). Se manejan con extirpación en bloque y altas de dosis radioterapia. Hasta el momento, ningún esquema de quimioterapia ha sido efectivo.

En resumen, los sarcomas óseos no son demasiado frecuentes, pero si requieren medidas extremas para su tratamiento, sobre todo en niños en donde la amputación de alguna extremidad definitivamente es una tragedia. El desarrollo de esquemas novedosos de quimioterapia, el manejo adecuado de la radioterapia, y la posibilidad de preservar una extremidad, particularmente en el momento en que el esqueleto está creciendo, y cuando se tiene que resecar una placa de crecimiento, es un reto de proporciones mayores, el que se enfrenta por medio de la reconstrucción de los defectos óseos resultantes, por medio de opciones biológicas, no biológicas o combinadas, lo que actualmente permite obtener una extremidad funcional. Hoy en día la mayoría de los pacientes que se diagnostican y tratan cuando aún no tienen metástasis, pueden aspirar a una sobre vida de cinco años con cirugía combinada con quimioterapia y/o radiación.

Desgraciadamente, la radiación en los niños puede llegar a influir, como un daño colateral en el desarrollo óseo, lo que resulta en disminución de la estatura, considerándose que 20 Gy es el límite máximo recomendado para no causar alteraciones, claro que eso puede variar de hueso a hueso, ya que los largos suelen soportar hasta 30 o 35 Gy. Estos cambios, puede producir escoliosis y sifosis con desarrollo asimétrico de los cuerpos vertebrales, siendo más rara la osteopenia y la necrosis avascular. En conclusión, el desarrollo óseo posradiación, dependerá de la dosis total y de la edad del paciente al momento del tratamiento.

Mieloma múltiple. (MM)

Esta patología es causante del 1% de las muertes ocasionadas por cáncer, su etiología se desconoce. Se caracteriza por el acúmulo, de células plasmáticas malignas en la médula ósea, las que producen una inmunoglobulina *monoclonal*, habitualmente IgG o IgA. Entre las manifestaciones de este problema, se encuentran fatiga, infecciones bacterianas repetidas, anemia, lesiones osteolíticas e insuficiencia renal. La proteinuria de Bence Jones (1814-1873) es un elemento más que obliga a pensar en esta patología.

Tiene una incidencia anual de aproximadamente 4 por 100,000, abarca el 10% de las neoplasias hematológicas, y afecta a pacientes entre los 40 y los 80 años, siendo más frecuente después de los 70.

Aunque como se señaló, es de origen desconocido, es evidente, su asociación a la relativamente común gamopatía monoclonal IgG o IgA ya que en un periodo de hasta 30 años, el 16% de quienes la presentan, desarrollan MM, por lo que a estos portadores hay que seguirles de por vida para evitar un retraso en el manejo de la enfermedad. Existe una franca evidencia del padecimiento, si a las manifestaciones clínicas ya señaladas, se asocian un muestra de médula ósea con más del 10% de las células plasmáticas atípicas, y alguna inmunoglobulina monoclonal en el plasma, o de sus cadenas ligeras en la orina. La magnitud de las lesiones óseas, la gravedad de la hipercalcemia y el grado de anemia, dan una idea de la masa existente de células de mieloma, ya que la patogénesis de estos datos clínicos depende del microambiente existente en la médula ósea, y lógicamente tienen un valor pronóstico. En algunas ocasiones, existen todos los datos señalados, menos la proteína monoclonal, a esta variante se le llama *mieloma no secretante*.

En términos generales, con el mejor acceso a servicios médicos, el diagnostico se hace más en una fase de "apatía" o de enfermedad localizada, y menos en casos graves tardíos, cuando las manifestaciones clínicas ya son floridas. Muchas veces, lo que actualmente se detecta es una gamopatía monoclonal sin un aparente significado, o bien la asociación de esta a células plasmáticas atípicas en la médula ósea, sin anemia, sin lesiones óseas y sin insuficiencia renal, lo que constituye un cuadro de *mieloma latente*, mieloma solitario o plasmocitoma extramedular.

La RNM permite identificar hasta en el 50% de los pacientes, compromiso de la médula ósea de las vértebras en lo que se llama *mieloma apático o indolente*, es decir aquel que es asintomático, con menos de cuatro lesiones oste ooolíticas, y función renal normal. Más aún, en hasta un 30% de los sujetos con plasmocitoma solitario, se demuestran por medio de la RNM, anormalidades de la médula ósea idénticas a las del mieloma múltiple.

Las *células plasmáticas* normales en la médula ósea que no se dividen y tienen una sobrevida prolongada, constituyen menos del 1% de los mononucleares, produciendo casi toda la IgG e IgA del suero. Sus precursores son plasmoblastos que de los ganglios linfáticos emigran hacia la médula ósea. Una vez que estas células B ingresan al canal medular, se transforman en células plasmáticas y dejan de proliferar, para que después de varias semanas o meses mueran por apoptosis. A diferencia de estas, las células del MM, son inmaduras y se parecen a los plasmoblastos produciendo muy pocas inmunoglobulinas, la mayoría son aneuploides y sus cromosomas estan alterados tanto numérica como estructuralmente, lo que les impide que se diferencien y tengan una muerte normal, por lo que continúan proliferando y acumulándose en la médula ósea. Para su sobrevida y crecimiento, es esencial la ínter leucina-6

Las células del mieloma se reproducen lentamente en la médula, y aunque tienden a confinarse ahí, ahora se sabe que en algunos pacientes las hay circulando, lo que hace que el tumor se disemine hacia otros sitios tanto de la médula como del organismo.

En los casos típicos se encuentran por medio de las placas simples, fracturas patológicas hasta en el 50% de los portadores, y el diagnóstico se confirma en muestras de médula ósea. Para darse una idea del grado de avance se debe estudiar todo el esqueleto. Las vértebras más afectadas son las dorsales inferiores y las lumbares superiores, y tanto la TAC como la RNM, permiten establecer el grado de compromiso de la integridad vertebral, evaluar el grado de compromiso del canal medular y su contenido, así como del ser el caso, de las raíces nerviosas.

Lo que más determina la morbilidad del MM, es el que las células malignas residan en el hueso, en cuyo microambiente estas instigan la perdida focal de hueso quizá debido a la desregulación del remodelado óseo, por lo que los enfermos se presentan literalmente con múltiples agujeros, que son ocasionados por lesiones oste ooolíticas, las que generan dolor e hipercalcemia y predisponen a las fracturas. Existe una actividad osteoclastica "aberrante" lo que explica porque los bisfosfonatos impiden la formación de las lesiones focales, pero desgraciadamente a pesar de ello, no hay depósito de hueso nuevo de parte de los osteoblastos, lo que sugiere que tanto los osteoclastos como los osteoblastos estan "perturbados" en esta enfermedad.

Las lesiones de la columna, se manejan conservadoramente con analgesia y soporte externo, aunque se han desarrollado algunas técnicas percutáneas para tratar de aliviar la compresión. Los bisfosfonatos, los ácidos pamidronico, clodronico y zoledronico han tenido eficacia previniendo más daño óseo. Los corticoides y la radioterapia pueden ser útiles después de la descompresión quirúrgica o estabilización. La quimioterapia es la base del manejo y en los últimos años, se han sumado a los recursos terapéuticos, el trasplante de células hematopoyéticas, los análogos de la talidomida y el bortezomib.

Linfoma óseo.

La localización ósea del linfoma no-Hodgkin, se presenta en el 15% de los pacientes portadores de esa neoplasia en otras áreas del cuerpo, siendo más frecuente después de los 60 años, pero con casos representativos en casi todas las edades. El dolor es el síntoma más frecuente (67%) siendo más afectados los de la pelvis, el fémur, las vértebras y las costillas; ocasionalmente tiene presentación multifocal. A pesar del dolor, y de no existir datos de fractura patológica o compresión medular y/o radicular, en general no es incapacitante. Se tienden a localizar más en la diáfisis, pero puede haber compromiso muy extenso de todo el hueso. Los RX muestran un patrón lítico-esclerótico, a veces otras con corteza engrosada y periostio normal, y en algunas que tienen mucho daño intramedular demostrado por RNM o gamagrafía, las placas simples o son normales o tienen cambios mínimos. Al igual que en otras neoplasias de hueso, la biopsia es indispensable para establecer el diagnóstico. Microscópicamente se encuentra células linfoides grandes y pequeñas, algunas parecen sarcomatoides y otras no se pueden diferenciar de las del sarcoma de Ewing o carcinoma indiferenciado, en estos casos el diagnóstico se hace a base de tinciones inmunohistoquímicas. El tratamiento primario es la quimioterapia. Para el control local la radioterapia da buenos resultados, ocasionalmente se opta por la resección quirúrgica. En términos generales, la localización linfomatosa únicamente ósea, es de mucho mejor pronóstico que aquellos que tienen enfermedad sistémica.

Plasmacitomas.

Representan entre el 2% y el 10% de los tumores de células plasmáticas y tienen buena respuesta a la radioterapia. Llegan a ocasionar compresión directa de las raíces nerviosas.

Metástasis óseas.

Es conveniente recordar que aún los tumores más pequeños, pueden desprender células que entran al torrente sanguíneo y que se convierten en *células tumorales aisladas* (CTA). Si el cirujano pudiese detectar estas células en la sangre, podría contar con un excelente recurso para identificar a portadores de cáncer en etapas muy tempranas, es decir, mucho antes de que este diese una manifestación clínica, y claro incluso podría iniciarse tratamiento sistémico en etapas verdaderamente incipientes. Las células tumorales diseminadas (CTD) que se quedan atrapadas en la médula ósea, seguramente están en hibernación con poca o nula reproducción hasta que por alguna razón lo empiezan a hacer. Sería ideal poder identificarles siempre en ese estadio, y a pesar de que no sería fácil destruirles con quimioterapia porque no se reproducen, sería de utilidad para poder establecer un factor pronóstico.

Una vez que se activan, se inicia irremediablemente el daño óseo que cuando se da a través de metástasis evidentes, ya es una complicación del cáncer, seria y bastante costosa. Se presentan en el 70% de los tumores malignos avanzados de la mama o la próstata, y de entre el 15% al 30% en los de cáncer pulmonar, colónico, gástrico, vesical, uterino, rectal, tiroideo o renal. La aparición de metástasis óseas, prácticamente lo hacen incurable, por ejemplo en los de mama cuando más sólo el 20% de los casos llega a una sobrevida de cinco años. Las células malignas no lesionan al hueso de manera directa, lo hacen a través de la producción de algún factor que inhibe o estimula a los osteoclastos y a los osteoblastos, por ello se suelen considerar como metástasis osteblásticas u osteoclásticas, lo que sin embargo sólo representa dos extremos de lo que es la desrregularización del remodelado óseo. Pueden cursar ambas al mismo tiempo o ser mixtas en un mismo sitio, por ejemplo las de cáncer mamario tienen de un 80% a un 85% de osteoclásticas, con 15% al 20% osteoblásticas, y desde luego se produce formación secundaria de hueso como respuesta a la destrucción, lo que hace posible detectar lesiones osteolíticas por medio del gamagrama, ya que este detecta zonas donde la formación de hueso es muy activa; en el lado contrario, en el 50% de los casos de mieloma las lesiones son líticas "puras" **sin** neo formación ósea, y por ello el gamagrama a pesar de existir muchas lesiones, no señala los sitios lesionados. Otro ejemplo es la reabsorción de hueso en las metástasis osteoblásticas del cáncer de próstata, por lo que los medicamentos que la bloquean pueden disminuir tanto el dolor como el riesgo de fracturas patológicas.

Las razones para la aparente predilección de las células malignas circulantes en el torrente sanguíneo, para anidarse en el hueso, dependen probablemente de las características funcionales y morfológicas del esqueleto. Lo primero, es el altísimo flujo sanguíneo a las zonas óseas en donde hay más medula roja, como son vértebras, cráneo, pelvis, esternón, costillas, los extremos proximales del húmero y el fémur. En ellos, la matriz ósea y las células del estroma de la médula, son ideales para que las células tumorales, por medio de las moléculas adhesivas que producen, se adhieran a ellas y puedan iniciar cómodamente una exagerada producción intensa de factores angiogénicos y osteo-absorbentes a lo que se suman todos los factores de crecimiento en el microambiente medular del hueso, en donde encuentran un terreno fértil que evidentemente favorece su crecimiento en esa localización. En la mano aunque raras (0.1%), generalmente se asocian a primarios pulmonares (40%) renales (13%) y de mama (11%) afectando en orden decreciente a las falanges distales, los metacarpianos y las falanges proximales, ahora bien ¿Por qué? Desde luego todavía hay bastantes interrogantes en todos los mecanismos que intervienen, y a pesar de que se han tratado de identificar marcadores bioquímicos que permitan detectarles cuando aún son asintomáticas, esto no se ha logrado. Otra incógnita por ejemplo es el hecho de que las asociadas a primarios renales y tiroideos, casi siempre son únicas.

Las metástasis óseas ocasionan fracturas patológicas vertebrales y en otros huesos, compresión de la médula, complicaciones de las fracturas en otros sitios, e hipercalcemia. A ello se suma por un origen iatrogénico, el daño de las radiaciones sobre el hueso normal vecino de una zona de lesión, el dolor y la inmovilidad.

Otro mecanismo de compromiso óseo a consecuencia de un tumor maligno, es la invasión por contigüidad, lo que es bastante raro, siendo más frecuente, por neoplasias torácicas hacia las costillas.

Actualmente se tratan con bisfosfonatos y de ser necesario radioterapia paliativa, además del manejo del dolor y en su caso de las fracturas patológicas.

Osteomalacia Oncogénica. (OO)

La osteomalacia inducida por tumor es rara; se caracteriza por fosfaturia, hipofosfatemia y lesiones típicas de la osteomalacia, las que se asemejan clínicamente al raquitismo hereditario autosómico dominante hipofosfatémico. Existe debilidad muscular, dolor y fracturas óseas. La hipofosfatemia predispone a la miopatia, y que en casos severos llega a la rabdomiolisis, insuficiencia respiratoria, encefalopatía y neuropatía periférica, muy semejante al síndrome de Guillain-Barré.

Realmente se trata más de un fenómeno *para neoplásico* con alteraciones óseas severas y debilitantes. La mayoría de los tumores asociados con la OO son de células mesenquimatosas o de tejido conectivo mixto, que afectan al hueso o a los tejidos blandos. Los tumores blandos frecuentemente son vasculares, y se reportan como hemangiopericitomas. Los que se originan en el hueso se clasifican como condroblasticos-osteoblasticos, y fibromas osificantes o no osificantes. Se han reportado tumores malignos.

Se localizan más en tejidos blandos, huesos y senos para-nasales, y a veces son múltiples. El cirujano deberá estar conciente de que aunque "benignos" pueden recidivar y la enfermedad ser fatal, por ello es recomendable siempre asegurarse que los bordes quirúrgicos estan libres de tumor, particularmente en los que existe algo de atípia o elementos mitóticos.

Se caracteriza por disminución de la mineralización del hueso recién formado. En los niños se aprecian en las placas de crecimiento los cambios típicos del raquitismo. La hipofosfatemia se genera por la excesiva pérdida renal, y aunque los niveles de calcio son habitualmente normales, en algunos casos pueden estar un poco bajos. Típicamente se eleva la actividad de la fosfatasa alcalina. Los niveles de HPT casi siempre son normales, mientras que los de la 1.25-dihidroxivitamina D suelen estar bajos. Se debe sospechar cuando en niño mayor o un adulto, sin ningún antecedente presenta los datos clínicos ya señalados.

El advenimiento de la técnica para detectar el factor de crecimiento de los fibroblastos (FCF-23), cuyas mutaciones originan el raquitismo hipofosfatémico autosómico dominante, ha permitido efectuar con más facilidad el diagnostico de este problema, así como el de la hipofosfatemia ligada a X. Claro una vez que se identifica el problema "secundario" pero florido clínicamente, el cirujano deberá demostrar la existencia de la tumoración "primaria", para que además de identificarle pueda tratarlo de raíz, con lo que además de evitar muchas muertes, sea factible identificar algunos casos de cáncer oculto. Ahora sabemos que quizá otros miembros de la familia del FCF, como el FCF-7, intervengan en su fisiopatología.

El problema es que las lesiones responsables, casi siempre son pequeñas y por tanto no detectables en la exploración física o con RX. Por el hecho de que los tumores se localizan con más frecuencia en la cabeza y el cuello, es conveniente efectuar en la evaluación inicial, TAC y RNM de los senos para-nasales y de la mandíbula; sin embargo a veces se localizan en otros sitios y huesos. La gamagrafía con ocreótido o pentetreótido marcados con indio-111, han sido de utilidad para su localización

El tratamiento es la extirpación de la lesión, una vez que esto se hace, de inmediato mejoran los síntomas y los niveles de fosfato sérico y la fosfaturia, regresan a lo normal a las pocas horas de la cirugía. Es conveniente administrar suplementos de calcio y leche para acelerar la recuperación ósea. En ocasiones en las que no se encuentra de inicio la lesión, la administración de ocreótido, suele ser de utilidad temporal.

Heteroplasia ósea.

La formación del hueso es un procedimiento muy regulado que únicamente permite la osificación en el esqueleto, sin embargo aún no se entiende del todo el control molecular de la diferenciación de la célula ósea. La heteroplasia ósea progresiva (HOP) es una enfermedad rara, caracterizada por la formación de hueso heterotópico durante la niñez, en la dermis y los tejidos profundos. Parece ser que en la infancia, sin mediar trauma, infección o alteraciones metabólicas, se da a manera de islotes de hueso aberrantes, los que al paso del tiempo confluyen entre si formando placas, que llegan a invadir a la fascia, el músculo esquelético, los tendones y los ligamentos, resultando en anquilosis de las articulaciones y retraso en el crecimiento de las extremidades comprometidas. Es un problema totalmente diferente yen nada relacionado con la fibro-displasia osificante progresiva.

Puede ser esporádica o heredada como una enfermedad autosómica dominante. Los pacientes con osteodistrofia hereditaria del Albright (1900-1969), que cursan con alteraciones morfológicas y defectos del desarrollo, también presentan osificación subcutánea, lo que sugieren las mismas bases genéticas para ambos, como serían las mutaciones del gen GNASI heredadas del padre.

En otro contexto, como ya se analizó anteriormente, la reparación de las fracturas es un mecanismo bien orquestado que requiere de la absorción ósea iniciada por los osteoblastos y la formación de hueso por los osteoblastos. Ahora sabemos que los pacientes con trauma cerebral tienen la capacidad de reparar con más rapidez sus fracturas, y que aquellos con lesiones de médula ósea presentan *osificaciones heterotópicas* como se denotan a las formaciones de hueso, en pacientes, en tejidos que normalmente no se osifican. Meses después del trauma inicial, los enfermos presentan formación ósea para articular e intramuscular lo que también produce, como la anterior, anquilosis, limitación de los movimientos y dolor. Aún se desconoce el mecanismo. Quizá la inducción del fenómeno, se hace a través de mediadores presentes desde el inicio del trauma al SNC, habiéndose descrito también en pacientes con trauma espinal, accidentes cerebro-vasculares, encéfalo mielitis, encefalopatías anóxicas, poliomielitis, tabes dorsal, neoplasias cerebrales, esclerosis múltiple, siringomielocele y aracnoiditis.

Se han identificado células neuronales que por medio de factores neuronales, principalmente neuropéptidos, afectan a los osteoblastos y los osteoclastos.

También es una complicación bien conocida del trauma músculo-esquelético, traumático o quirúrgico en pacientes masculinos con osteoartritis hipertrófica, hiperostosis idiopática y espondilitis anquilosante. Estan igualmente en riesgo aquellos individuos que someten a trauma continuo de ciertas masas musculares, como sucede en los aductores de los jinetes. Se han descrito en lesiones testiculares incluyendo el tumor de células de Leydig, tumor mucinoso primario y seminoma. No son raras en las incisiones abdominales medias, sobre todo cerca del esternón y el pubis, recomendándose no tocarlos con el bisturí, y si esto sucedió, cambiarlo antes de seguir hacia otros sitios.

Como se desprende de los anterior, en los casos de trauma directo, hay un hematoma a quien se puede responsabilizar del asunto, en otros simplemente sucede, sin mediar lesión tisular, quizá por influencias locales o sistémicas.

Las Articulaciones.

"Cuando una mujer preciosa se pone de pie,
para caminar con gracia alrededor del cuarto,
encorvarse con coquetería, alisarse el pelo, y
poner un disco en el gramófono . . . ."
T.S. Elliot (1888-1965)

Generalidades.

Sin duda Elliot, se refería a las articulaciones que desarrollan su función, de tal manera que se da por hecho una *"perfección mecánica"* como es el poner un disco. De ellas, depende todo el extraordinariamente coordinado sistema de la locomoción, a grado tal que la alteración de una puede llegar a comprometer el movimiento de todo el cuerpo.

Las coyunturas entre los huesos pueden recurrir al tejido fibroso, al cartílago o a una estructura sinovial para proporcionar al esqueleto, el dinamismo y la fortaleza requerida, para poder efectuar todos los movimientos de carga y descarga a las que se ven sometidas.

Las *fibrosas* se dan entre huesos o cartílagos y las superficies sólo se unen entre si por el tejido fibroso, su movimiento depende de la longitud de las fibras y la extensión de las superficies articulares. Algunas se osifican normalmente y otras nunca lo hacen. Ejemplo de las primeras son las suturas de los huesos del cráneo; de las segundas la que une a los extremos distales de la tibia y el peroné. No tienen sinovial y su irrigación es escasa por lo que generalmente no se inflaman, pero lamentablemente si son susceptibles a ser destruidas por las lesiones metastásicas, trauma y lesiones de origen metabólico.

Las *cartilaginosas* se clasifican en primarias y secundarias.

Las *primarias* se dan entre hueso y cartílago, por ello todas las epífisis inicialmente son de esta naturaleza, al igual que lo son las condrocostales. Casi no se mueven, y son tan fuertes que es más probable que se rompa en hueso a que se separe la interfase hueso-cartílago.

En las *secundarias* también llamadas sínfisis, ambas superficies articulares estan cubiertas de cartílago hialino y se unen entre si por medio de un tejido fibroso llamado fibrocartílago, en cuyo centro ocasionalmente se encuentra una cavidad sin recubrimiento sinovial, aunque a veces si con un poco de líquido. La sínfisis del pubis y la unión del manubrio con el cuerpo del esternón, son ejemplos muy conocidos. Las articulaciones intervertebrales, también son de esta variedad, sólo que en ellas si existe una cavidad en el que el fibrocartílago está lleno de gel. Dependiendo de la cantidad de tejido fibroso tienen más o menos movimiento. Además de compartir el nombre, no tienen nada en común con las primarias.

Las 264 *sinoviales*, se caracterizan por una cápsula que tiene zonas engrosadas llamadas ligamentos. A su vez de manera independiente y muchas veces sin tocar a la cápsula se forman otros ligamentos que son distintos a las paredes de la misma o por lo menos de origen independiente. Un tercer tipo de ligamento es el intrasinovial. La cápsula sinovial, procedente del mesénquima, abarca toda la superficies no articulares de la coyuntura, es decir está anclada al margen articular de los huesos involucrados. En su interior contiene líquido sinovial rico en muco polisacáridos lo que le da una viscosidad característica.

Los cartílagos intraarticulares llamados meniscos (Gr. *m niskos* = media luna) se encuentran en algunas articulaciones, generalmente pero no siempre, en contacto con huesos desarrollados en membrana y pueden ser completos o incompletos. Se encuentran en articulaciones que tienen que efectuar dos movimientos por separado, ocurriendo cada uno dentro de su propio compartimiento. Estos fibrocartílagos **no** son para recibir peso o funcionar como amortiguadores.

En algunas articulaciones sinoviales se encuentran cojinetes de grasa que ocupan los espacios en donde las superficies articulares son incongruentes. Estan cubiertos por la sinovial y quizá ayudan a distribuir el líquido; los más típicos son los de las caderas.

La *irrigación* de estas articulaciones tiene características específicas sobre todo en el hueso que crece. Ya se ha mencionado que el cartílago hialino es avascular, lo sanguinolento irrigado es el hueso. En cuanto aparece un centro de osificación, de inmediato crece de una arteria vecina una rama hacia dicho punto. Generalmente, la diáfisis obtiene su irrigación de la arteria principal de la extremidad, y el vaso nutricio se va estirando a medida que le hueso lo hace. La porción distal de la diáfisis, en unión con la placa epifisiaria de cartílago hialino, forman la metáfisis, en donde las ramas de la arteria nutricia se comportan como terminales por lo que son propensas al embolismo e infarto ya que no forman un plexo. Esto explica porque la osteomielitis en los niños compromete a la metáfisis.

La epífisis cartilaginosa por definición es avascular, por lo que la sinovial, el mesenquima articular, y todas las estructuras que se derivan de el, son irrigadas por un plexo vascular que rodea a la epífisis y envía ramas hacia la articulación. Se localiza entre la cápsula y la sinovial justo a la altura de su unión a la línea epifisiaria y forma un verdadero círculo vascular, descrito con detalle por W. Hunter (1718-1783). A medida que la epífisis se empieza a calcificar, las ramas del *circulus vasculosus* empiezan a penetrar hacia el centro pero no establecerán comunicación con los vasos de la diáfisis mientras no se detenga el crecimiento, por ello en cuanto esto sucede, de inmediato desaparece el peligro de infarto y embolismo al que estan sujetos los niños.

La *inervación* de la cápsula y los ligamentos es muy abundante, sin embargo la membrana sinovial carece de ella. La ley de Hilton (1804-1878) ayuda a comprender de donde provienen los nervios que se encargan de ello. *"El nervio motor de un músculo, tiende a dar una rama a la articulación que mueve dicho músculo, y otro a la piel que la cubre"*

Las junturas generalmente se ven afectadas por padecimientos sistémicos, como las infecciones, enfermedades degenerativas, y problemas metabólicos. Frecuentemente se traumatizan y en muy raras ocasiones presentan neoplasias.

Defectos del desarrollo.

Las articulaciones sinoviales, se ven comprometidas en enfermedades hereditarias como los síndromes de Marfan (1858-1942) y Ehlers (1863-1937)-Danlos (1844-1912) (SED)

Al síndrome de Marfan lo caracterizan lesiones esqueléticas, oculares, integumentarias y pulmonares, siendo la complicación más frecuente la dilatación y disección se la aorta ascendente, que se puede romper y causar la muerte. Entre las esqueléticas, se encuentra estatura alta, aracnodactilia (Gr. *arachn* = araña), cara alargada, paladar excavado, pies planos, laxitud de las articulaciones, escoliosis, deformidad del esternón, y dislocación del cristalino. Se ocasiona por mutaciones en el gen fibrilina-1 (FBN1) localizado en el cromosoma 15q21, y que tiene como función codificar a la proteína fibrilina-1 que es una glico-proteína de la matriz extracelular, componente clave de las microfibrillas del tejido conectivo. El síndrome es autosómico dominante, lo que implica que cada descendiente tiene el 50% de posibilidades de ser portador de la anomalía genética. El 75% de los casos hereda la enfermedad de un padre afectado; el 25% se debe a mutaciones "de novo". Hay hiperextensión de las articulaciones, tejidos conectivos blandos y dislocación de la rótula.

El SED, es un grupo de alteraciones hereditarias habitualmente autosómico dominantes del tejido conectivo, en el que se encuentra una disminución cuantitativa de las fibrillas de colágena, y muchos tienen haplo-insuficiencia de la colágena tipo V. Los niños nacen aparentemente bien, pero al poco tiempo desarrollan hiperelasticidad y fragilidad de la piel, retraso en la cicatrización, hipermovilidad articular y capilares endebles. Se subdivide en 10 tipos y en la mayoría, se encuentra hiperextensibilidad de las articulaciones. La piel en todos ellos, es un verdadero problema para el cirujano ya que a menudo se presentan dehiscencias de las heridas.

Inflamación de las articulaciones.

Ante la presencia de una articulación inflamada, el medico debe conocer la historia clínica, hacer una exhaustiva y por demás pero cuidadosa exploración, y recurrir a los apoyos para clínicos, con el objeto de determinar la etiología y establecer el tratamiento adecuado. Lo primero es definir si la causa de los síntomas, está dentro de la articulación o fuera de la misma, si son inflamatorios o no inflamatorios, si el problema es crónico o agudo y si es sólo local o parte de uno generalizado. Las estructuras intraarticulares incluyen al hueso, el espacio articular, el cartílago y los ligamentos internos. Las extraarticulares engloban tendones, ligamentos, bursas, músculos, nervios y la piel que le cubre (¡no hay que olvidar la ley de Hilton!).

Por *artritis* se entiende inflamación de la articulación, y se caracteriza por los datos típicos de temperatura elevada, dolor, eritema y/o edema y derrame. Artralgia es dolor de la misma *sin* inflamación. La mono artritis (inflamación de sólo una articulación) se debe diferenciar de la oligo-artritis (sólo unas cuantas afectadas) y de la poliartritis (muchas comprometidas). A veces la misma enfermedad ocasiona las alteraciones en una o en todas, pero la manera de abordar un problema pluriarticular es diferente si sólo duelen una o dos. Cuando el padecimiento es mono articular, se hasta que se demuestre lo contrario, debe considerarse como infecciosa; cuando es oligo o poliarticular, lo más probable es que sea reumatoide, autolimitante o espóndilo artropatía. La infección es una de las causas más frecuentes de dolor articular *agudo*, y siempre se debe tener en mente ya que el tratamiento oportuno previene la destrucción de la coyuntura y evita la diseminación. Estas casi siempre son intraarticulares, pero también afectan a los huesos (osteomielitis) y a las bursas.

La *artritis infecciosa aguda,* o artritis séptica, es una emergencia médica. Las bacterias generalmente arriban por vía hematógena, y una vez que entran al espacio, se dispara una respuesta celular inflamatoria, reaccionando la membrana sinovial con hiperplasia proliferativa de las células que le recubren, seguida de la llegada de células inflamatorias agudas y crónicas, lo que forma la inflamación purulenta característica de estos casos. A los poco días las células liberan citoquinas y proteasas que degradan al cartílago, inhiben su síntesis y se pierde hueso de manera irreversible. También pueden ser el resultado de la formación de complejos inmunes, como sucede en la endocarditis bacteria y la enfermedad gonocócica. Hasta en el 80% de los casos se presentan datos de inflamación aguda. La mayoría de las veces sólo se compromete una, pero entre el 12% y el 20% de los casos son poliarticulares.

La etiología se relaciona a varios factores, pero los más importantes son la edad y la actividad sexual del paciente. En los adultos, la infección mono articular se debe generalmente a *Staphylococcus aureus* y en los jóvenes con vida sexual activa a *Neisseria gonorrhoeae*. Los neonatos y niños, son más propensos a ser afectados por estreptococos del grupo B y la *E. coli*; los casos por *H. influenza* antes los más comunes, han disminuido drásticamente desde la introducción de la vacuna.

Se insiste que el problema de la *gonorrea* es de tal magnitud que las infección aguda mono articular, se divide en gonocócica o no gonocócica.

Aquellos con el antecedente de cirugía o colocación de prótesis en las articulaciones siempre estarán en riesgo. Igualmente, lo están quienes padecen artritis reumatoide, son mayores de 80 años, diabéticos o con inmunosupresión adquirida o congénita; en todos ellos, el común denominador es que no sólo les originan las bacterias más raras, sino que se afectan articulaciones que excepcionalmente se infectan como lo son las esterno-claviculares. La anemia de células falciformes se asocia a infecciones por *Salmonella*. Otros agentes causantes, son *Borrelia burgdorferi* (enfermedad de Lyme), y virus como los de las hepatitis B que es el más común pero con la participación ocasiona del A y C, además del VIH, EBV, sarampión, paperas y rubéola entre otros. En los pacientes inmunodeprimidos y mayores de edad, hay que pensar en hongos, sobre todo si son refractarios a los tratamientos convencionales. No hay que olvidar tener en cuenta a las llamadas *artritis reactivas*, como la asociada a la faringitis por estreptococos del grupo A, sobre todo en niños o adolescentes y a la enfermedad de Reiter (1881-1969) que cursa con una pentada clínica consistente en uretritis, conjuntivitis, artritis, balanitis y queratoderma blenorrágica, y a veces diarrea, sin que se conozca a la fecha el agente etiológico. Se sabe también de artritis pos infección después de infecciones por *Shigella, Salmonella* y *Yersinia,* las que se consideran como *reactivas* encontrándose en ellas cambios patológicos muy semejantes a los de la artritis reumatoide, pero que ante la ausencia de factor reumatoide, se consideran como sero negativas.

En todo el mundo, el *Mycobacterium tuberculosis* es una causa muy frecuente de artritis infecciosa; a partir de los años 90 del siglo pasado, se han sumado exponencialmente los casos por *micobaterias no tuberculosas* (MNT). Dada la cercanía de los huesos con los espacios articulares, se considera que la vía más frecuente de compromiso articular es la contaminación por contigüidad, aunque hay casos sin evidencia de lesión ósea. En pacientes inmunodeprimidos debe considerarse la inoculación por cirugía o trauma directo. Las MNT parecen tener una predilección para ocasionar infecciones asociadas a cuerpos extraños, como son las prótesis articulares. El recurso diagnóstico más efectivo, es la sospecha de la infección, lo que se reafirma de inicio con el BAAR del líquido sinovial, pero que ni con mucho debe ser excusa para no confirmarlo mediante el cultivo, el que tiene una sensibilidad del 79%, que es conveniente complementar con el cultivo de un fragmento de tejido sinovial, cuya sensibilidad es del 94%. El estudio histológico también es muy útil y permite además la detección de material genético mico bacteriano, dato que se suma afirmativamente al contexto del cuadro en estudio. En aquellos casos con daño estructural importante, se deberá desbridar, y una vez resuelto el problema, considerar la fusión o la colocación de una prótesis lo que no está contraindicado si la infección se erradicó sin lugar a dudas. Queda claro, que el tratamiento médico de la lesiones tuberculosas, siguiendo el esquema tradicional de seis meses, es la piedra angular de este manejo. Sin embargo, dado que las MNT son más resistentes a la quimioterapia tradicional, en las infecciones se recomienda una actitud quirúrgica más agresiva, sobre todo si hay absceso. Los pacientes inmunodeprimidos pueden llegar a requerir su administración hasta por años.

Las *artropatías inducidas por cristales*, pueden generarse por su depósito extra o intraarticular, y se le cataloga de acuerdo a la etiología en agudas o crónicas. Entre ellas, una de las más comunes es la *gota*, la que se ocasiona por el depósito de cristales de urato mono sódico y es con mucho la más frecuente (80%). Aunque puede afectar a cualquier articulación, la presentación clásica se da en la primera articulación metatarso falángica, seguida por la del tobillo, el entre pie y la rodilla. Se puede presentar en forma aguda, con dolor y derrame lo que hace que se confunda con las de origen infeccioso. Los cristales de pirofosfato de calcio son los responsables de la *pseudo gota* y a veces no se puede diferenciar una de la otra. Otros más son los de oxalato e hidroxi-apatita.

El *trauma* intraarticular es la causa más común de la mono artritis. Esta puede resultar de fractura, lesiones de los meniscos y desgarres de ligamentos. El clínico debe tener "buen ojo", ya que con alguna frecuencia los enfermos no recuerdan el accidente y otros aún sin mala intención, atribuyen el dolor a un trauma menor. Nunca hay que olvidar que un sujeto con enfermedad articular crónica, tiene más riesgo de sufrir una lesión seria con un traumatismo menor al que no le hizo caso, o del que se olvido por completo. La presentación clínica a veces es imposible de diferenciar de la ocasionada por depósito de cristales, he hecho, el accidente a veces le desencadena. Las infecciosas sin repercusión sistémica importante, también suelen crear confusión.

La *hemartrosis*, que se define como extravasación de sangre hacia la articulación o la sinovial es un dato cardinal de trauma. A veces se tiene que recurrir a la punción articular para hacer el diagnóstico diferencial entre estas, y las ocasionadas por cristales.

La artrocentésis es un recurso invaluable. En las infecciosas, la *tinción de Gram* de estas muestras tiene una sensibilidad de entre el 50% al 75%, y el *cultivo* del 75% al 90%, con una especificidad para el primero de 90% o más y del cultivo extraordinariamente elevada. Para confirmar la existencia de un proceso inflamatorio-infeccioso, el conteo de glóbulos blancos es muy útil, considerándose que >75% de polimorfo nucleares es sinónimo de infección. La presencia de cristales demostrada por medio de microscopia polarizada, es muy específica pero su ausencia no descarta la posibilidad de que se deba a gota o pseudo gota. No hay excusa que valga, para justificar el que se omita consignar en el expediente, las características del líquido al momento de su obtención. En el caso en que se sospeche el origen gonocócico, se debe tomar espécimen de las mucosas de todas las rutas de entrada posibles, es decir, genital, oral y anal. En los casos de hemartrosis, es obligado un perfil de coagulación, en los de hepatitis, pruebas de función hepática, y en los de gota, ácido úrico sérico.

En casos de trauma a veces se encuentran gotas de grasa las cuales provienen de la médula ósea, lo que significa lesión intraarticular. La muestra que de inicio es clara o amarillenta y cambia a hemorrágica, sugiere artrocentesis traumática. En los casos en los que toda la muestra roja o un poco descolorida y *no coagula*, se debe pensar en hemorragia intraarticular. No hay que olvidar que la hemartrosis además de trauma puede indicar un problema de coagulación, tal y como le sucedía al pacientito de Rasputin.

Fuera del trauma, los RX y otras técnicas de imagen solicitadas de manera rutinaria, no son de utilidad para los casos de una articulación "aguda", aunque claro esto dependerá de la historia clínica y la experiencia del médico tratante. En casos de sospecha de una enfermedad infiltrante, diseminada y osteomielitis se deberá recurrir a la TAC, RNM e incluso la gamografía. También son muy útiles para explorar a las articulaciones sacro-iliacas, del sacro, de la cadera y esterno-claviculares.

El manejo de la infección se hace con antibióticos, algunos expertos recomiendan aspiración diaria y lavado de la articulación comprometida, pero no hay datos que permitan considerarle como de beneficio. En casos de compromiso de la articulación de la cadera, con nula respuesta a los antibióticos, y la sospecha de alguna anomalía anatómica, se debe efectuar drenaje quirúrgico, lo que sin duda está indicado sin discusión, si existe compresión de estructuras vitales.

El pronóstico de las artritis bacterianas no ha cambiado mucho, a pesar de los antibióticos modernos y las técnicas de drenaje. El daño a la articulación puede continuar a pesar que el ambiente intraarticular se haya esterilizado con el tratamiento, ya que puede estar presente ADN bacteriano el que es capaz de inducir por si mismo, daño articular.

En las de etiología traumática, las medidas dependerán de acuerdo a la articulación específica y las características de la lesión.

El tratamiento de la gota, es agudo y crónico. De inmediato deberá atacarse el dolor con AINES y la administración simultánea de colchicina, sólo cuando estan contra indicados o no actúan se podrá recurrir a los corticoesteroides. El manejo crónico es a base de alopurinol.

Enfermedades degenerativas.

La *osteo-artritis* (OA), también conocida como enfermedad articular degenerativa, es un síndrome degenerativo muy común. Respeta a las articulaciones fibrosas (que son inmóviles) y afecta a las rodillas, caderas, columna lumbar, primera metatarso falángica de los pies, interfalángicas, metacarpofalángicas, temporo-mandibular, del oído medio, etc., todas con el común denominador de ser muy movibles. Los cambios tisulares se superponen a los que genera la edad, y no se presenta en jóvenes. Los pacientes rara vez perciben el inicio del padecimiento, un buen día simplemente ¡les duelen las manos y las notan deformes! La OA debe considerarse como "una falla articular total".

Los datos clínicos son el dolor progresivo y la rigidez lo que hace que se disminuya la función. El dolor se presenta más en el reposo y por las noches, la rigidez tiende a ser matutina y desaparece a los pocos minutos de iniciar las actividades cotidianas. Los nódulos de Heberden (1710-1801), son crecimientos óseos típicos en la articulaciones interfalángicas distales, existiendo su equivalente en las proximales, los que son más raros y fueron descritos por Bouchard (1837-1915).

Se desconoce la etiología, aunque se han considerado factores mecánicos, genéticos y bioquímicos. Algunas ocupaciones parecen disponer como es jugar fútbol, en las mujeres el empleo de zapatos con tacones altos, la pérdida de la sensibilidad en una pierna por lesiones de disco, discrepancia en la longitud de las piernas, obesidad. En fin no se sabe, lo único cierto es que se empieza a hacer evidente después de los 50 años de edad.

El daño estructural de las superficies articulares de carga, se caracteriza por la pérdida de la tersura del cartílago, se vuelve rugosa y se va adelgazando hasta que se expone el hueso, el cual sufre excoriaciones y *osteofitosis*, sumándose después sinovitis secundaria. Es muy probable que se inicien algunos cambios preclínicos a nivel molecular en una edad relativamente temprana, cuando las células cartilaginosas de la articulación, empiezan a sintetizar moléculas de la matriz, las que son inadecuadas para soportar las cargas a las que son sometidos los tejidos articulares durante los movimientos. El deterioro de las propiedades bio mecánicas del cartílago, hace que se presenten erosiones microscópicas y pierda su tersura. La degradación cartilaginosa se hace profunda y deja al descubierto el hueso, que es el que ahora lleva directamente la carga con lo que se llena de excoriaciones y fisuras. El hueso expuesto subcondral no está bien preparado para esta función y aparece el dolor. En los bordes de la articulación se forma hueso nuevo de donde se generan algunos fragmentos que se han llamado osteofitos y ocasionan sinovitis secundaria; existe una variante en la que los osteofitos son exuberantes y se denomina OA hipertrófica.

Los RX pueden demostrar los osteofitos en la articulación, y hacen el diagnóstico de OA estructural en casi todos los mayores de 70 años, ya que todos ellos tienen el problema, por lo menos en una articulación, aunque no les duela. Por otro lado, hay casos de OA muy dolorosa *sin* cambios radiográficos, ya que estos solo se dan como resultado de muchas alteraciones y hablan de enfermedad de larga evolución. Los cambios estructurales y clínicos no van a la par, algunas gentes con pocas modificaciones están incapacitadas y otros con muchas, siguen siendo bastante activos. La pérdida del cartílago, no genera todo el dolor, el que por cierto, es consecuencia de la actividad y estados sicológicos. Algunos casos de OA, podría estar relacionados a la debilidad muscular, alteraciones sinoviales capsulares, o en la periferia de los meniscos, los sitios de inserción de los ligamentos y el periostio, lo que en general no se reflejan en las radiografías.

También existen incógnitas del porque se afectan más algunas articulaciones como las de la columna cervical, y otras casi nunca como los codos. A pesar de que se han propuesto teorías para explicarlo, siguen siendo eso, incógnitas, al igual que lo es el porque es más frecuente y a menor edad en las mujeres que en los varones.

El manejo es principalmente médico a base de AINES aunque se han empleado muchos recursos más como esteroides intraarticulares, acetaminofén, acupuntura, y recursos de la medicina alternativa. Quirúrgicamente se ha recurrido a osteotomías con la finalidad de corregir por ejemplo el varus de la rodilla. Actualmente el reemplazo articular es una buena alternativa para resolver el problema de algunas articulaciones como la de la cadera y las rodillas. El desbridamiento artroscópico y los placebos proporcionan el mismo alivio al dolor.

La *condromatosis sinovial* es un problema raro, caracterizado por la formación de múltiples nódulos de cartílago hialino dentro de tejido sinovial conectivo, que de osificarse, forma la llamada **osteo-*condromatosis*** sinovial. No se sabe si el cartílago es metaplásico o neoplásico, sin embargo el hallazgo de algunas anomalías citogenéticas en el Formosa 6, apoyan la posibilidad neoplásica. Independientemente de ello, se trata de una lesión benigna y nunca da metástasis. La remoción quirúrgica da buenos resultados, pero puede recurrir. La rodilla se afecta en el 50% de los casos y el resto se distribuyen entre la pelvis, codo, tobillo y rara vez en las articulaciones menores como la temporo-mandibular, y en las manos y los pies; generalmente es una enfermedad mono articular. Se presenta más en varones en la quinta década de la vida, sin embargo las mujeres de la misma edad la presentan más en la temporo-mandibular. En las manos y pies aparecen en la sexta década. Cursan con dolor, rigidez, hinchazón, crepitación y movimientos limitados, molestias que son de larga duración y progresivas. Los RX no son muy útiles ya que dependen de que se osifiquen, y exista erosión secundaria a las estructuras vecinas; la TAC y la RNM son ideales para identificar el problema y tener una idea de su magnitud.

La sinovial está engrosada y contiene numerosos nódulos firmes y opalescentes, que le dan a la superficie una apariencia de empedrado. Los nódulos son de menos de 5 cm y a menudo se desprenden incluso a centenares y quedan libres en la cavidad articular. El cartílago calcificado se ve blanco, da la sensación de arenilla, y microscópicamente tiene trabéculas y médula amarilla. La sinovial vecina al cartílago, puede presentar edema, hiperemia y cambios vellosos. El cartílago presenta algunos condrocitos que producen matriz hialina; rara vez puede estar hipercelular. Los condrocitos son binucleados, grandes e hipercromáticos, semejando a los del condrosarcoma, pero generalmente se conservan como una lesión benigna, lo que se confirma ultraestructuralmente por las características del retículo endoplásmico, con un aparato de Golgi (1844-1926) prominente, y los agregados periféricos de glucógeno. Se maneja quirúrgicamente con la remoción total de la membrana sinovial y la extracción de todos los fragmentos sueltos. Si no se hace así, pueden recidivar; además aunque poco probable, algunos llegan a evolucionar a condrosarcoma.

Otros cuerpos libres intraarticulares pueden estar asociados a artritis degenerativa y a fracturas osteo-condrales. Lo más probable es que se formen de nidos de cartílago o de hueso y cartílago; muchos pueden ser pedunculados o estar totalmente libres. En pacientes con trauma reciente, se deben distinguir de fragmentos de hueso desplazado intraarticularmente, como sucede por trauma o dislocación, con el epicóndilo interno de la articulación del codo en los adolescentes,. Después de descartar otros problemas, debe removerse, ya sea por artroscopía o abordaje abierto.

La *hemartrosis* por deficiencia de los factores VIII y IX es uno de los datos típicos de las hemofilias A y B respectivamente. La hemorragia intraarticular se localiza principalmente en las rodillas, codos, tobillos y hombros. En los casos graves con niveles <1%, la hemorragia intraarticular se presenta espontáneamente. En aquellos con hemofilia moderada es decir niveles entre el 1% y 5% y en los casos leves con niveles >5%, sólo sangran después de algún traumatismo. Generalmente se empieza a manifestar el problema con algo de dolor, aumento de la temperatura de la articulación e hinchazón.

La *artropatía hemofílica,* es una consecuencia de los cuadros recurrentes de hemorragia, y se caracterizan por sinovitis, destrucción cartilaginosa y artritis. La patogénesis exacta aún no se conoce, aunque se supone que por un lado el efecto tóxico-inflamatorio de la sangre actúa sobre el cartílago articular, lo que podría estar mediado por radicales libres desprendidos por la acción del hierro y mononucleares, y por otro, los efectos secundarios atribuidos a la inflamación sinovial ocasionada por enzimas y las citoquinas producidas por las células inflamatorias, se combinan entre si para producir la artritis. El manejo es totalmente preventivo, a base de la reposición adecuada de los factores faltantes, tratando de evitar hasta donde sea posible el manejo quirúrgico, sopesando muy cuidadosamente los beneficios y sus complicaciones. Actualmente la sinovectomía artroscópica es de elección cuando la fisioterapia ha fallado; en algunas ocasiones el daño es de tal magnitud, que la única alternativa es el reemplazo de la articulación.

La *artropatía neuropatica* o de Charcot se presenta en varias articulaciones, siendo una complicación de ciertas alteraciones neurológicas centrales o periféricas como la tabes dorsal, siringomielia, meningomielocele, esclerosis múltiple, trauma, diabetes mellitus y alcoholismo. La integridad de la articulación depende totalmente de una inervación aferente normal, la que le permite coordinar la acción de los músculos que actúan sobre ella y con ello se protege contra movimientos excesivos o no controlados, y claro le permite tener una función trófica.

Los problemas centrales como la syringomyelia, afectan a las articulaciones superiores mientras que el alcoholismo y la diabetes lo hacen en las del tarso y las metatarsianas. La descripción clásica es la de Charcot en los pacientes con tabes dorsal, que es una enfermedad para sifilítica que compromete a las ramas posteriores de los segmentos lumbares de la médula espinal, la cual actualmente se da muy esporádicamente. La *ausencia de dolor*, hace que el paciente continué con los movimientos, ocasionando destrucción del cartílago articular y del hueso subyacente, con formación de hueso nuevo en la periferia articular y en los tejidos blandos circunvecinos, lo que hace que la articulación se deforme y se desorganice. La RNM cuando la lesión inicia, muestra datos muy semejantes a los de osteo artritis, pero cuando son más avanzados, hay depresión del hueso subcondral, absorción o fragmentación, esclerosis, formación de osteofitos, fragmentos óseos intraarticulares, subluxación, derrame y fracturas. En algunos casos desaparece literalmente la cabeza y el cuello del fémur, en otros un cóndilo tibial. El manejo es difícil, el principio básico es la inmovilización y sostén con soportes externos, habrá que evitar al máximo intentar algún procedimiento quirúrgico. A veces la amputación es un buen recurso.

Enfermedad inflamatoria no infecciosa.
Las articulaciones sinoviales son el blanco principal de algunas enfermedades autoinmunes, como la artritis reumatoide y el lupus eritematoso diseminado. También se complican con problemas alérgicos y metabólicos y frecuentemente estan sujetas a traumatismos cerrados, estériles como cuando se rompe un ligamiento o un menisco.

La *artritis reumatoide* (AR) es una enfermedad autoinmune, crónica, sistémica e inflamatoria cuyo principal blanco son los tejidos sinoviales. Cuando se deja evolucionar, ocasiona hasta en el 80% de las enfermas gran incapacidad y puede llegar a la muerte. Afecta al 0.8 % de los adultos alrededor del mundo y más a las mujeres (3:1) en quienes se inicia en la edad reproductiva. Con cierta frecuencia se acompaña de infecciones. Además de los sinoviales, los tejidos más afectados son la piel, los linfo-reticulares, los vasos y los pulmones. Cualquiera o todas las articulaciones sinoviales, pueden estar comprometidas, generalmente se inicia en las de las manos y los ortejos, pero después se afectan muchas, incluyendo a las de la columna cervical, la laringe y el oído.

Las membranas sinoviales presentan hiperplasia, aumento de la vascularidad y un infiltrado de células CD4+T que son el principal orquestador de la respuesta inmune mediada por células. Está ligada a HLA-DRB1*0404 y DRB1*0401. La principal función de estas moléculas es presentar péptidos antigénicos a las células CD4+T, lo que sugiere que la enfermedad es causada por un antígeno no identificado, que puede ser una proteína exógena como las virales, o una endógena como la proteína citrulinada, la gluco-proteína 39 del cartílago, etc. Las células CD4+T activadas por el antígeno, estimulan a los monocitos, macrófagos y fibroblastos sinoviales, para que produzcan las ínter leucinas 1 y 6 y TNT-α que son las citoquinas protagonistas que estimulan la inflamación en la AR. Las células CD4+T también estimulan a las B para producir inmunoglobulinas, entre las que se encuentra el factor reumatoide. Los macrófagos, los linfocitos y los fibroblastos activados así como sus productos, estimulan la angiogénesis lo que explica la gran vascularización de las sinoviales en los casos de AR. Aún no se conocen los detalles de las interacciones de este complejo celular.

El daño articular es progresivo y se va dando por diversos mecanismos. Al inicio, se engrosa la membrana sinovial por hiperplasia e hipertrofia de las células de recubrimiento, y se forma una extensa red de vasos de neo formación. Las células T, predominantemente CD4+T y células B, algunas de las cuales se convierten en células plasmáticas, infiltran la membrana sinovial y también se encuentran en el líquido articular junto con muchos neutrófilos. Desde muy al inicio, la membrana sinovial empieza a invadir al cartílago, y cuando ya está establecida la enfermedad se forma el *paño (pannus)* que invade y destruye al cartílago y al hueso adyacente. Este paño está formado por sinoviocitos tipos A y B y muchas células plasmáticas. La destrucción del cartílago articular es centrípeta y hay reabsorción ósea circunferencial lo que da lesiones marginales identificadas por RX. Las sinoviales tendinosas se afectan y llega a la ruptura de los tendones, lo que es muy manifiesto en las manos, como lo es también la inflamación del ligamento cruzado y los meniscos en las rodillas. El daño progresivo produce debilidad muscular; la destrucción tendinosa y la de los ligamentos permite de inicio la subluxación y después la dislocación de la articulación. Dentro de los tejidos blandos y los subcutáneos que cubren a las tuberosidades isquiáticas, al occipucio y a los codos, se forman *nódulos reumatoides* estériles, con un centro necrótico y una formación de macrófagos marginales, pareciéndose en algo a un granuloma tuberculoso; ocasionalmente se les encuentran también en los pulmones, el bazo y el corazón. La vasculitis es frecuente, y una variedad es la arteritis necrosante que puede ocasionar infarto intestinal o de una extremidad. En el tórax hay pleuritis.

Al paso del tiempo se presenta osteoporosis y baja de resistencia a las infecciones, lo que suele complicar a las intervenciones quirúrgicas, sobre todo la artroplastía. En los casos más serios se presenta amiloidosis secundaria y el daño renal es una causa de muerte.

Los recursos terapéuticos disponibles no son curativos. Lo más importante es el diagnóstico temprano, seguido de la administración de **d**rogas **a**ntireumáticas modificadores de la enfermedad (DARME) y de agentes que bloquean a las citoquinas.

Es indispensable la detección de enfermedades sistémicas como las cardiovasculares y la osteoporosis para atacarles oportunamente. Entre los recursos disponibles se cuenta con los AINES, corticoides, los DARME sintéticos entre los cuales el metotrexate es el más efectivo, con la sugerencia de la vacunación contra neumococo e influenza, antes del inicio de su administración. En algunos casos podría ser benéfica la sustitución de alguna articulación.

Depósitos intraarticulares de cristales.

En ocasiones, algunos componentes del organismo se cristalizan como sucede con el colesterol. En otras ocasiones los cristales crecen cuando existe una sustancia en exceso. Estos pueden desencadenar una respuesta inflamatoria y depósito de los mismos.

La gota (L. *gutta* = gota porque los antiguos creían que la enfermedad se debía a una *"noxa"* [daño] que caía gota a gota dentro de la articulación); se ha clasificado en primaria y secundarias.

La *gota primaria,* es un padecimiento muy frecuente entre los varones de los países occidentales, con una proporción en relación a las mujeres de entre 7:1 y 9:1. Los humanos por carecer de la enzima uricaza, no degradamos el ácido úrico que es el producto final del metabolismo de las purinas. El ácido úrico se clasifica como débil (pKa 5,8) y se encuentra al pH normal, principalmente como urato que es la forma ionizada. Cuando se incrementa su concentración en los líquidos fisiológicos, el urato se puede cristalizar como biurato monosódico, en los tejidos sobre saturados. Los niveles normales (7 mg por decilitro) estan muy cercanos a sus límites de solubilidad, por lo que basta con que se sobrepasen un poco para que se precipiten, interviniendo en ello también la temperatura lo que explica porque afecta más a los pies, en donde esta es más baja; también influye la deshidratación del líquido intraarticular lo que es mas común en la noche, y la concentración de cationes. La cristalización del biurato monosódico, depende de agentes nucleantes como son los compuestos de colágena insolubles, tales como el condroitin sulfato, framentos de cartílago y otros cristales.

Los síntomas clásicos de la artritis gotosa son cuadros agudos muy dolorosos, recurrentes, mono o pluriarticulares, aunque en ocasiones se comporta como una poliartritis crónica. La manifestación típica es la llamada **podagra** (Gr. **podos** + **agreō** = prender, agarrar) o sea el ataque en la primera articulación metatarso falángica.

Los cristales insolubles en forma de aguja, se forman en el tejido conectivo extracelular. Estos cristales también pueden crecer en el tejido subcutáneo, alrededor de las articulaciones sinoviales y en otros sitios como los lóbulos de la oreja, las arterias, los ligamentos vertebrales y el riñón. Algunos de ellos son fagocitados por polimorfo nucleares. Se liberan enzimas lisosomicas hacia los tejidos, también se une a proteínas y liberan complemento, con lo que se desencadena la inflamación. A veces estimulan a los macrófagos, y se forma un granuloma que se llama **tofo** (L. "piedra porosa"). Se puede destruir el cartílago y el hueso.

La llamada *gota secundaria*, se presenta cuando el urato se produce por la destrucción de las proteínas nucleares como sucede en la leucemia crónica u otra enfermedad míelo proliferativa, o durante la quimioterapia para el manejo de neoplasias malignas. En este grupo se incluye a la relacionada a la intoxicación por plomo.

Una cosa que siempre ha llamado la atención, es que con mucha frecuencia, después de un ataque por demás aparatoso, se autolimita espontáneamente y la articulación regresa a lo normal. Sin embargo al paso de los años sin tratamiento, se llega al estado crónico, con la aparición de los tofos intraarticulares y periarticulares, que se caracterizan por los granulomas como respuesta a cuerpo extraño, con macrófagos mono y multinucleados que rodean a los cristales de urato mono sódico. Precisamente el estándar de oro para el diagnóstico de gota, es la identificación de los critales en el líquido sinovial y/o en un tofo. La muestra de líquido sinovial, se debe obtener cuando no hay inflamación aguda, por medio de punción de la articulación metatarso falángica o de la de la rodilla, estos critales como ya se señaló se identifican de inmediato con el microscopio polarizado porque son muy birrefringentes negativos, la prueba debe hacerse de inmediato o bien asegurarse que la muestra se guarde a muy baja temperatura (-20° C), ya que a temperaturas más altas y desde luego en la ambiente, se pueden lisar.

Los tofos también se pueden originar a lo largo de la columna espinal y ocasionar compresión nerviosa, medular y hasta estenosis de la zona lumbar del canal. En las RX se demuestra destrucción de los discos intervertebrales y los tofos se observan con claridad por medio de la RNM, pero no tienen una imagen característica por lo que hay que tener presente que si se llega a una intervención quirúrgica, y la lesión se manda a estudio histopatológico, no se debe emplear el método estándar de fijación porque los cristales de deshacen en el agua, debiéndose emplear alcohol como fijador y solicitar que la lesión sea estudiada bajo luz polarizada. En la mayoría de los casos este es un diagnóstico posquirúrgico, pero si se sospecha antes de la intervención, el manejo médico puede lograr el alivio de la compresión medular y la regresión del cuadro clínico.

Para el manejo de estos problemas articulares, además de los AINES para quitar el dolor, se cuenta con colchicina que actualmente ya no es la droga de elección, aunque sigue siendo útil para los cuadros agudos. Se puede recurrir al probenecid que es un uricosúrico muy potente y al alopurinol que hoy por hoy es el más empleado, con buena tolerancia y que, al inhibir a la xantina oxidasa, tiene una magnífica acción antihiperuricémica.

La *condro-calcinosis* resulta de depósito de hidrato de pirofosfato calcico, que al detectarse en el líquido sinovial de inmediato se hace el diagnóstico etiológico; al igual que los anteriores, para su identificación también se emplea la microscopía con luz polarizada. La prevalencia de la enfermedad aumenta con la edad, aumentando más después de los 70 años. Parece ser que se llega a asociar a hiperparatiroidismo, hemocromatosis, hipofosfatemia, hipomagnesemia e hipotiroidismo, pero no existe una verdadera información epidemiología en relación a esta "pseudo gota" o artropatía por pirofosfatos, cuyos cristales son positivos a la birrefringencia. Puede ser asintomática o presentar destrucción articular. El cuadro clínico es muy semejante al de la gota, y el manejo es prácticamente idéntico, desde luego sin los medicamentos que intervienen en impedir la síntesis o estimular la pérdida urinaria del ácido úrico.

Con alguna frecuencia, por medio de la espectrometría infrarroja, en el líquido sinovial de algunas articulaciones afectadas por OA, se llegan a encontrar depósitos de cristales de *hidroxi-apatita*, los que seguramente cooperan a la lenta destrucción del cartílago. En otros casos, estan en los tejidos para articulares, en los cuales hay calcificación y una reacción inflamatoria aguda, que clínicamente se comporta como una periarteritis-tendinitis-bursitis. No es rara la alteración en la articulación del hombro y el compromiso de la primera articulación metatarso falángica, que ocasiona una pseudo-podagra en mujeres jóvenes. A veces coinciden daños severos del hombro y la rodilla, los que llegan a ser bilaterales, con cambios degenerativos de la articulación gleno-humeral. El líquido sinovial es sero-sanguíneo con escasas células. Por su tamaño, a la exploración con microscopio, no se ven fácilmente, pero bajo la luz polarizada se aprecian los cristales intracelulares de hidroxi-apatita, como agregados o "monedas brillantes", estos **no** son birrefringentes, también es posible identificarlos con la microscopía electrónica, pero la identificación precisa sólo se hace con el análisis químico. El tratamiento no siempre da buenos resultados, en algunos auxilia la aspiración articular e infiltración con corticoesteroides. Otros recursos son AINES, analgésicos y fisioterapia.

Traumatismos articulares.

Son bastante frecuentes, y pueden ser directos o indirectos.

Los *directos* pueden ser penetrantes por lesiones de arma blanca, proyectiles o fragmentos de madera, vidrios, etc., o contusos como en accidentes de tráfico, aéreos, etc. Las explosiones desgraciadamente se ha convertido en algo a lo que está expuesta la población civil, y es conveniente recordar que en estas ocasiones hay gran daño tisular microscópico, desgarres y desintegración de las estructuras anatómicas, además del desplazamiento de miles de fragmentos, además suelen estar asociadas a fracturas. Basta con imaginar lo que puede ser una lesión que haya fracturado al tercio inferior del fémur, dislocado la articulación de la rodilla, y penetrado con fragmentos tanto a la masa muscular como al espacio sinovial, para darnos una idea de lo serio que es para la vida, la conservación de la extremidad y la recuperación funcional. El manejo de una herida articular abierta debe orientarse antes que nada, después de los habituales recomendación de la atención primaria al paciente politraumatizado, a prevenir la infección y en su caso remover todos los cuerpos extraños que se encuentren dentro de ella, incluyendo los fragmentos de hueso. No es conveniente, intentar demostrar perforación articular introduciendo a ciegas algún instrumento o empleando medios de contraste radiológico o alguna tinta; ante la duda hay que explorarle en quirófano y bajo condiciones estériles. Algunas violaciones articulares sin daño óseo, ni cuerpos extraños, puede manejarse sin cirugía, pero siempre con cobertura antimicrobiana.

Los *indirectos* son muy comunes, y se producen por cambios bruscos en una extremidad sin tocar directamente a la articulación, el ejemplo el más popular es el de los futbolistas o los esquiadores, en el que un movimiento de rotación súbito desgarra el menisco interno de la rodilla.

La destrucción de los ligamentos intra y para articulares ocasiona, subluxación o luxación si sólo se pierde la alineación normal, o dislocación si los componentes de la articulación se separan. En esta última situación, la urgencia de la evaluación y del manejo, radica en la posible compresión de las estructuras vasculares y nerviosas vecinas a la articulación, y la reducción adecuada para su alivio inmediato, en su caso.

Tumores.

Es muy raro que las células cancerosas se alojen en las articulaciones, pero estas suelen estar infiltradas por osteosarcoma. Las pocas lesiones tumorales en las coyunturas, pueden ser benignas y malignas.

Entre los primeros se encuentran los *hemangiomas* que son raros, pero hay que tenerles en cuenta para el diagnostico diferencial de las hemorragias intraarticulares. Ocasionalmente se hayan *lipomas* intraarticulares.

Los *sarcomas sinoviales* constituyen un grupo de neoplasias malignas de los tejidos blandos, clasificados precisamente como *sarcomas no rabdo-mió-sarcomatosos*. Tiene su pico de frecuencia entre los adolescentes y adultos jóvenes, siendo muy agresivos en pacientes más viejos entre los que predominan los monofásicos. Como ya se ha señalado anteriormente, es originan de células mesenquimatosas, las que dan origen al tejido conectivo como músculo, cartílago, grasa y hueso, por lo que **no se trata** de un tumor de células sinoviales, sino que es más bien pariente de los lipo-sarcomas y el histiocitoma fibrosos maligno. La modalidad histológica más frecuente se caracteriza por sus células fusiformes semejantes a fibroblastos, que son positivas a la vimentina; también hay algunas células epiteloides, que forman estructuras pequeñas semejantes a glándulas, y expresan los marcadores de queratina MNF116 y KL1. Esta es la modalidad bicelular, a la que se denomina *bifásica*. Cuando sólo hay un grupo celular, se llama *monofásica*, que por cierto tiene más mal pronóstico. No es raro que presente calcificaciones.

En el 95% de los casos se encuentra la translocación cromosómica específica t(X; 18) (p 11.2; q11.2) que yuxtapone al gene SYT en el cromosoma 18, al gen SSX1 (60%) o el SSX2 (40%) en el cromosoma X. Aunque no se sabe con certeza como, se supone que la quimera SYT-SSX funciona como una proteína de trascripción que altera la expresión genética, con lo que se genera un estímulo putativo para que crezca el tumor. Lo hace lentamente, algunas veces es doloroso, en ocasiones se trata de una masa quística cercana a las articulaciones grandes de la extremidad inferior, aunque se puede localizar en otros sitios como la pared abdominal, el corazón, la faringe, etc. Existe una clara asociación con los tendones, pero casi nunca es intraarticular. Da metástasis a los pulmones, linfáticos, hígado y huesos. Son agresivos; además del tratamiento quirúrgico, la quimioterapia es de utilidad para una regular sobrevida a cinco años, pero tienen tendencia a recurrir.

Los *lipomas* se presentan ocasionalmente dentro de una articulación sinovial grande y hay que diferenciarlo del liposarcoma.

La llamada enfermedad de Dercum (1856-1931) es una *adiposis dolorosa*, que consiste en una lipomatosis en la cual muchos de los tumores son dolorosos. El paciente típico es una mujer obesa en la cual el dolor es exageradamente molesto;

se asocia también inexplicablemente a depresión, letárgica, confusión y a veces demencia. No se detecta ningún cambio que llame la atención en la estructura histológica de los lipomas, lo que genera hasta la fecha mucha confusión, sobre todo para explicar el dolor. Se localizan en las extremidades superiores e inferiores a veces cerca o sobre las articulaciones; también se les ve en el tronco.

La *sinovitis villo-nodular pigmentada* (SVNP), se caracteriza por la proliferación de tejido sinovial en la articulación, las vainas tendinosas y las bursas. Cuando afecta a toda la sinovial se le denomina difusa, y cuando es parcial se llama localizada. Ambas formas pueden originarse en los tejidos sinoviales intra o extraarticulares. Cuando se compromete la vaina tenosinovial se le llama tumor de células gigantes de la vaina tendinosa.

La SVNP es una lesión agresiva localmente que puede invadir y destruir al tejido blando y al hueso, lo que ocasiona deterioro funcional de la articulación y la extremidad. Puede afectar a cualquier articulación sinovial, sin embargo las más comprometidas son las grandes, generalmente en orden decreciente, rodilla, cadera, hombro, etc. Rara vez, se presenta en la columna vertebral. Pareciera ser que la lesión es más de origen neoplásico que inflamatorio, aunque aun no se precisa su causa. Predominan dos tipos de células, uno de células mono nucleares que parecen ser de origen monocítico-macrofágico, y otras células multinucleadas que semejan ser células osteoclásticas gigantes diferenciadas de un monocito. Se han reportado en estos casos trisomías de los cromosomas 5 y 7 y desarreglos estructurales en el cromosoma 1.

La evolución es lenta con limitación del movimiento y dolor moderado, es una consecuencia de los derrames los cuales son episódicos, remitiendo completamente durante periodos más o menos largos. Cuando se exacerban, la articulación se torna caliente y se hincha, sobre todo las superficiales como la rodilla y el tobillo. La aspiración produce un líquido café y más rara vez muy semejante al típico de las hemartrosis. Dado lo inespecífico de los síntomas, con frecuencia se le califica como de naturaleza artrítica. Con los RX de identifica engrosamiento sinovial y derrame intraarticular, con algunas calcificaciones en tejidos blandos. La artrografía muestra una masa única intraarticular o muchas nodulares, con la capsula aumentada de tamaño. El US muestra la masa hetero ecogénica además de los cambios capsulares y el derrame. La TAC, revela una lesión de alta densidad originada por la gran concentración de hierro en su tejido. La RNM, es el estudio de elección actualmente, ya que permite darse una idea de la magnitud del problema, e identificar la morfología característica por la gran cantidad de hemosiderina, grasa y fibrosis de la lesión, propias de estas patologías, y que coincide con las lesiones rojizas y el característico *revoltijo* de digitaciones y pliegues que se ven en los especimenes de la sinovial removida.

Aunque se considera como una lesión benigna, es muy agresiva localmente con muchas recurrencias (10%-56%), ya sea en el posoperatorio inmediato o muchos años después de la intervención. La remoción de la sinovial es el manejo de elección, en ocasiones con colocación de una prótesis. En algunas series se reportan resultados satisfactorios con radioterapia posoperatoria.

El *ganglion* es una masa quística, tensa pero indolora que contiene líquido gelatinoso. A menudo comunican con una vaina tendinosa o una cápsula articular.

Realmente su origen es incierto, pueden originarse como una degeneración mucoide del tejido conectivo o se un posible derrame de líquido sinovial a través de la pared capsular o de la vaina tendinosa, ocasionalmente se llega a tener el antecedente de un traumatismo. Histológicamente sólo se aprecia una monotonía de células sinoviales normales que le recubren. La mayoría de las veces se les encuentra en el dorso de la muñeca o del pie, y algunas veces los hay pequeñitos en la superficie flexora de los dedos en los donde son muy dolorosos. Con alguna frecuencia desaparecen espontáneamente. Se pueden remover quirúrgicamente o evacuarse por punción; en ambas circunstancias tienden a recidivar.

REFERENCIAS

1. Ables AZ, Romero AM, Chauhan SP. Use of calcium channel antagonists for preterm labor. Obstet Gynecol Clin North Am 2005; 32(3):519-525.
2. Abudu A, Grimer R, Tillman R, Carter S. The use of prostheses in skeletally immature patients. Orthop Clin North Am 2006; 37(1):75-84.
3. Aguilar C, Vichinsky E, Neumayr L. Bone and joint disease in sickle cell disease. Hematol Oncol Clin North Am 2005; 19(5):929-41, viii.
4. Al-Shoumer KA, Vasanthy BA, Al-Zaid MM. Effects of treatment of hyperthyroidism on glucose homeostasis, insulin secretion, and markers of bone turnover. Endocr Pract 2006; 12(2):121-130.
5. Albritton KH. Sarcomas in adolescents and young adults. Hematol Oncol Clin North Am 2005; 19(3):527-46, vii.
6. Ali H, Rafique A, Bhatti M, Ghani S, Sadiq M, Beg SA. Management of fractures of metacarpals and phalanges and associated risk factors for delayed healing. J Pak Med Assoc 2007; 57(2):64-67.
7. Almeida A, Roberts I. Bone involvement in sickle cell disease. Br J Haematol 2005; 129(4):482-490.
8. Alvarez C, Tredwell S, De VM, Hayden M. The genotype-phenotype correlation of hereditary multiple exostoses. Clin Genet 2006; 70(2):122-130.
9. Arabi A, Khoury N, Zahed L, Birbari A, El-Hajj FG. Regression of skeletal manifestations of hyperparathyroidism with oral vitamin D. J Clin Endócrinol Metab 2006; 91(7):2480-2483.
10. Arndt CA, Crist WM. Common musculoskeletal tumors of childhood and adolescence. N Engl J Med 1999; 341(5):342-352.
11. Arteaga C, Gueguen GE, Richez P et al. [Osteoarticular involvement in parasitic diseases: bone treponematosis]. J Radiol 1998; 79(11):1363-1366.
12. Artuso V, Roiter I. [A rare hyperthyroid syndrome]. Minerva Endócrinol 2004; 29(2):71-75.
13. Bahmad F, Jr., Merchant SN. Paget disease of the temporal bone. Otol Neurotol 2007; 28(8):1157-1158.
14. Bataille R, Harousseau JL. Multiple myeloma. N Engl J Med 1997; 336(23):1657-1664.
15. Beals KA, Meyer NL. Female athlete triad update. Clin Sports Med 2007; 26(1):69-89.
16. Beaman FD, Bancroft LW, Peterson JJ, Kransdorf MJ. Bone graft materials and synthetic substitutes. Radiol Clin North Am 2006; 44(3):451-461.
17. Benjamin HJ HB. Common Acute Upper Extremity Injuries In Sports. Clin Pediatr Emerg Med 2007; 8 (1):15-30.
18. Bilezikian JP. Osteonecrosis of the jaw—do bisphosphonates pose a risk? N Engl J Med 2006; 355(22):2278-2281.

19. Bouillon R, Koledova E, Bezlepkina O et al. Bone status and fracture prevalence in Russian adults with childhood-onset growth hormone deficiency. J Clin Endócrinol Metab 2004; 89(10):4993-4998.

20. Bovee JV, Cleton-Jansen AM, Taminiau AH, Hogendoorn PC. Emerging pathways in the development of chondrosarcoma of bone and implications for targeted treatment. Lancet Oncol 2005; 6(8):599-607.

21. Braga V, Gatti D, Rossini M et al. Bone turnover markers in patients with osteogenesis imperfecta. Bone 2004; 34(6):1013-1016.

22. Brennan MF. Some conclusions on sarcomata of the extremities. J Am Coll Surg 2005; 201(4):496.

23. Bridges EM, Bibby MC, Burchill SA. The hollow fiber assay for drug responsiveness in the Ewing's sarcoma family of tumors. J Pediatr 2006; 149(1):103-111.

24. Brouard R, Wybier M, Miquel A, Laredo JD. The lucent rim: a radiographic and computed tomography sign of Paget's disease of the skull. Eur Radiol 2006; 16(6):1308-1311.

25. Cabrerizo de DR, Urena-Hornos T, Conde-Barreiro S, Labarta-Aizpun J, Pena-Segura JL, Lopez-Pison J. [Shaken baby syndrome and osteogenesis imperfecta]. Rev Neurol 2005; 40(10):598-600.

26. Calhoun JH, Manring MM. Adult osteomyelitis. Infect Dis Clin North Am 2005; 19(4):765-786.

27. Campen R, Mankin H, Louis DN, Hirano M, Maccollin M. Familial occurrence of adiposis dolorosa. J Am Acad Dermatol 2001; 44(1):132-136.

28. Carpenter TO. Oncogenic osteomalacia—a complex dance of factors. N Engl J Med 2003; 348(17):1705-1708.

29. Carpenter TO, Ellis BK, Insogna KL, Philbrick WM, Sterpka J, Shimkets R. Fibroblast growth factor 7: an inhibitor of phosphate transport derived from oncogenic osteomalacia-causing tumors. J Clin Endócrinol Metab 2005; 90(2):1012-1020.

30. Carson S, Woolridge DP, Colletti J, Kilgore K. Pediatric upper extremity injuries. Pediatr Clin North Am 2006; 53(1):41-67, v.

31. Cauley JA. Osteoporosis in men: prevalence and investigation. Clin Cornerstone 2006; 8 Suppl 3:S20-S25.

32. Charopoulos I, Tournis S, Trovas G et al. Effect of primary hyperparathyroidism on volumetric bone mineral density and bone geometry assessed by peripheral quantitative computed tomography in postmenopausal women. J Clin Endócrinol Metab 2006; 91(5):1748-1753.

33. Chen K BJLJCWAATD. Evaluation of Musculoskeletal Disorders with PET, PET/CT, and PET/MR Imaging. PET Clin 2008; 3 (3):451-465.

34. Chen CJ, Chao TY, Chu DM, Janckila AJ, Cheng SN. Osteoblast and osteoclast activity in a malignant infantile osteopetrosis patient following bone marrow transplantation. J Pediatr Hematol Oncol 2004; 26(1):5-8.

35. Cheng EY. Surgical management of sarcomas. Hematol Oncol Clin North Am 2005; 19(3):451-70, v.

36.   Chesnut RM. Management of brain and spine injuries. Crit Care Clin 2004; 20(1):25-55.
37.   Cheung E, Mutahar R, Assefa F et al. An epidemic of scurvy in Afghanistan: assessment and response. Food Nutr Bull 2003; 24(3):247-255.
38.   Choi H. Epidemiology of crystal arthropathy. Rheum Dis Clin North Am 2006; 32(2):255-73, v.
39.   Choy EH, Panayi GS. Cytokine pathways and joint inflammation in rheumatoid arthritis. N Engl J Med 2001; 344(12):907-916.
40.   Clamp A, Danson S, Nguyen H, Cole D, Clemons M. Assessment of therapeutic response in patients with metastatic bone disease. Lancet Oncol 2004; 5(10):607-616.
41.   Clemetson CA. Barlow's disease. Med Hypotheses 2002; 59(1):52-56.
42.   Collet C, Michou L, Audran M et al. Paget's disease of bone in the French population: novel SQSTM1 mutations, functional analysis, and genotype-phenotype correlations. J Bone Miner Res 2007; 22(2):310-317.
43.   Cooper DS. Approach to the patient with subclinical hyperthyroidism. J Clin Endócrinol Metab 2007; 92(1):3-9.
44.   Cowles RA, Rowe DH, Arkovitz MS. Hereditary multiple exostoses of the ribs: an unusual cause of hemothorax and pericardial effusion. J Pediatr Surg 2005; 40(7):1197-1200.
45.   Coyne K, Browne R, Anagnostopoulos C, Nwokolo N. Syphilitic periostitis in a newly diagnosed HIV-positive man. Int J STD AIDS 2006; 17(6):421-423.
46.   Cruz EA, Lugon JR, Jorgetti V, Draibe SA, Carvalho AB. Histologic evolution of bone disease 6 months after successful kidney transplantation. Am J Kidney Dis 2004; 44(4):747-756.
47.   Cullen AB, Ofluoglu O, Donthineni R. Neuropathic arthropathy of the shoulder (Charcot shoulder). MedGenMed 2005; 7(1):29.
48.   Danese MD, Kim J, Doan QV, Dylan M, Griffiths R, Chertow GM. PTH and the risks for hip, vertebral, and pelvic fractures among patients on dialysis. Am J Kidney Dis 2006; 47(1):149-156.
49.   Daphnis E, Stylianou K, Katsipi I et al. Parathyromatosis and the challenge of treatment. Am J Kidney Dis 2006; 48(3):502-505.
50.   Daripa M, Paula FJ, Rufino AC, Foss MC. Impact of congenital calcitonin deficiency due to dysgenetic hypothyroidism on bone mineral density. Braz J Med Biol Res 2004; 37(1):61-68.
51.   Derfus BA, Kurian JB, Butler JJ et al. The high prevalence of pathologic calcium crystals in pre-operative knees. J Rheumatol 2002; 29(3):570-574.
52.   Devas MB. Stress fractures in athletes. Nurs Times 1971; 67(8):227-232.
53.   Devogelaer JP. Glucocorticoid-induced osteoporosis: mechanisms and therapeutic approach. Rheum Dis Clin North Am 2006; 32(4):733-757.
54.   Dias MS. Traumatic brain and spinal cord injury. Pediatr Clin North Am 2004; 51(2):271-303.
55.   Diehl JJ, Best TM, Kaeding CC. Classification and return-to-play considerations for stress fractures. Clin Sports Med 2006; 25(1):17-28, vii.

56. Dimaraki EV, Chandler WF, Brown MB et al. The role of endogenous growth hormone-releasing hormone in acromegaly. J Clin Endócrinol Metab 2006; 91(6):2185-2190.

57. DiVasta AD, Gordon CM. Bone health in adolescents. Adolesc Med Clin 2006; 17(3):639-652.

58. Domantay-Apostol GP, Handog EB, Gabriel MT. Syphilis: the international challenge of the great imitator. Dermatol Clin 2008; 26(2):191-202, v.

59. Eilber FC, Tap WD, Nelson SD, Eckardt JJ, Eilber FR. Advances in chemotherapy for patients with extremity soft tissue sarcoma. Orthop Clin North Am 2006; 37(1):15-22.

60. Estrada-Villasenor E, Cedillo ED, Martinez GR, Chavez RD. Periosteal chondromyxoid fibroma: a case study using imprint cytology. Diagn Cytopathol 2005; 33(6):402-406.

61. Fagan HB. Approach to the Patient with Acute Swollen/Painful Joint. Clin Fam Pract 2005; 7 (2):305-319.

62. Felson DT. An update on the pathogenesis and epidemiology of osteoarthritis. Radiol Clin North Am 2004; 42(1):1-9, v.

63. FitzGerald TJ, Aronowitz J, Giulia CM et al. The effect of radiation therapy on normal tissue function. Hematol Oncol Clin North Am 2006; 20(1):141-163.

64. Ford DR, Wilson D, Sothi S, Grimer R, Spooner D. Primary bone lymphoma—treatment and outcome. Clin Oncol (R Coll Radiol) 2007; 19(1):50-55.

65. Franco-Paredes C, az-Borjon A, Senger MA, Barragan L, Leonard M. The ever-expanding association between rheumatologic diseases and tuberculosis. Am J Med 2006; 119(6):470-477.

66. Frost HM, Schonau E. The "muscle-bone unit" in children and adolescents: a 2000 overview. J Pediatr Endócrinol Metab 2000; 13(6):571-590.

67. Fujii T, Ueno T, Kagawa T, Sakata Y, Sugahara T. Comparison of bone formation ingrafted periosteum harvested from tibia and calvaria. Microsc Res Tech 2006; 69(7):580-584.

68. Garcia-De LT, I. Advances in the management of septic arthritis. Infect Dis Clin North Am 2006; 20(4):773-788.

69. Gardam M, Lim S. Mycobacterial osteomyelitis and arthritis. Infect Dis Clin North Am 2005; 19(4):819-830.

70. Gass M, wson-Hughes B. Preventing osteoporosis-related fractures: an overview. Am J Med 2006; 119(4 Suppl 1):S3-S11.

71. Geyer AS, Fox LP, Husain S, la-Latta P, Grossman ME. Acremonium mycetoma in a heart transplant recipient. J Am Acad Dermatol 2006; 55(6):1095-1100.

72. Gill P, Wenger DE, Inwards DJ. Primary lymphomas of bone. Clin Lymphoma Myeloma 2005; 6(2):140-142.

73. Giustina A, Mazziotti G, Canalis E. Growth hormone, insulin-like growth factors, and the skeleton. Endocr Rev 2008; 29(5):535-559.

74. Glass DA, Patel MS, Karsenty G. A new insight into the formation of osteolytic lesions in multiple myeloma. N Engl J Med 2003; 349(26):2479-2480.

75. Glass GG. Osteoarthritis. Dis Mon 2006; 52(9):343-362.
76. Godeau B, Schaeffer A, Bachir D et al. Bronchoalveolar lavage in adult sickle cell patients with acute chest syndrome: value for diagnostic assessment of fat embolism. Am J Respir Crit Care Med 1996; 153(5):1691-1696.
77. Goldner WS, O'Dorisio TM, Dillon JS, Mason EE. Severe metabolic bone disease as a long-term complication of obesity surgery. Obes Surg 2002; 12(5):685-692.
78. Goodman WG. Calcium and phosphorus metabolism in patients who have chronic kidney disease. Med Clin North Am 2005; 89(3):631-647.
79. Gourlay M. Osteoporosis management: out of subspecialty practice and into primary care. Am Fam Physician 2004; 70(7):1219-1220.
80. Grimer RJ. Surgical options for children with osteosarcoma. Lancet Oncol 2005; 6(2):85-92.
81. Grimes SJ, Acheson LS, Matthews AL, Wiesner GL. Clinical consult: Marfan syndrome. Prim Care 2004; 31(3):739-42, xii.
82. Groninger A, Schaper J, Messing-Juenger M, Mayatepek E, Rosenbaum T. Subdural hematoma as clinical presentation of osteogenesis imperfecta. Pediatr Neurol 2005; 32(2):140-142.
83. Grulois V, Buysschaert I, Schoenaers J, Debruyne F, Delaere P, Vander P, V. Brown tumour: presenting symptom of primary hyperparathyroidism. B-ENT 2005; 1(4):191-195.
84. Gustilo RB, Anderson JT. Prevention of infection in the treatment of one thousand and twenty-five open fractures of long bones: retrospective and prospective analyses. J Bone Joint Surg Am 1976; 58(4):453-458.
85. Gustilo RB, Mendoza RM, Williams DN. Problems in the management of type III (severe) open fractures: a new classification of type III open fractures. J Trauma 1984; 24(8):742-746.
86. Gutierres M, Hussain NS, Lopes MA et al. Histological and scanning electron microscopy analyses of bone/implant interface using the novel Bonelike synthetic bone graft. J Orthop Res 2006; 24(5):953-958.
87. Gutierrez K. Bone and joint infections in children. Pediatr Clin North Am 2005; 52(3):779-94, vi.
88. H'ng MW, Ho YY. Paget's disease of the bone in a Chinese woman. Australas Radiol 2005; 49(6):505-507.
89. Hamann KL, Lane NE. Parathyroid hormone update. Rheum Dis Clin North Am 2006; 32(4):703-719.
90. Hameetman L, Szuhai K, Yavas A et al. The role of EXT1 in nonhereditary osteochondroma: identification of homozygous deletions. J Natl Cancer Inst 2007; 99(5):396-406.
91. Harkness LS, Bonny AE. Calcium and vitamin D status in the adolescent: key roles for bone, body weight, glucose tolerance, and estrogen biosynthesis. J Pediatr Adolesc Gynecol 2005; 18(5):305-311.
92. Hatuel H, Buffet M, Mateus C, Calmus Y, Carlotti A, Dupin N. Scurvy in liver transplant patients. J Am Acad Dermatol 2006; 55(1):154-156.

93. Haubenberger D, Bittner RE, Rauch-Shorny S et al. Inclusion body myopathy and Paget disease is linked to a novel mutation in the VCP gene. Neurology 2005; 65(8):1304-1305.

94. Hausman MR, Rinker BD. Intractable wounds and infections: the role of impaired vascularity and advanced surgical methods for treatment. Am J Surg 2004; 187(5A):44S-55S.

95. Hayden JB, Hoang BH. Osteosarcoma: basic science and clinical implications. Orthop Clin North Am 2006; 37(1):1-7.

96. Heizmann CW. The importance of calcium-binding proteins in childhood diseases. J Pediatr 2005; 147(6):731-738.

97. Hemady N, Noble C. Newborn with abnormal arm posture. Am Fam Physician 2006; 73(11):2015-2016.

98. Heymann WR. Liposuction in men. J Am Acad Dermatol 2006; 55(2):311-312.

99. Hirschmann JV, Raugi GJ. Adult scurvy. J Am Acad Dermatol 1999; 41(6):895-906.

100. Holick MF. The vitamin D epidemic and its health consequences. J Nutr 2005; 135(11):2739S-2748S.

101. Horsman JM, Thomas J, Hough R, Hancock BW. Primary bone lymphoma: a retrospective analysis. Int J Oncol 2006; 28(6):1571-1575.

102. Hristov B, Shokek O, Frassica DA. The role of radiation treatment in the contemporary management of bone tumors. J Natl Compr Canc Netw 2007; 5(4):456-466.

103. Hsu CS, Hentz VR, Yao J. Tumours of the hand. Lancet Oncol 2007; 8(2):157-166.

104. Huang I, Leach JL, Fichtenbaum CJ, Narayan RK. Osteomyelitis of the skull in early-acquired syphilis: evaluation by MR imaging and CT. AJNR Am J Neuroradiol 2007; 28(2):307-308.

105. Ilaslan H, Sundaram M. Advances in musculoskeletal tumor imaging. Orthop Clin North Am 2006; 37(3):375-91, vii.

106. Imel EA, Peacock M, Pitukcheewanont P et al. Sensitivity of fibroblast growth factor 23 measurements in tumor-induced osteomalacia. J Clin Endócrinol Metab 2006; 91(6):2055-2061.

107. Jackson SM, Major NM. Pathologic conditions mimicking osteonecrosis. Orthop Clin North Am 2004; 35(3):315-20, ix.

108. Jbara M, Patnana M, Kazmi F, Beltran J. MR imaging: Arthropathies and infectious conditions of the elbow, wrist, and hand. Radiol Clin North Am 2006; 44(4):625-42, ix.

109. Johnson CS. The acute chest syndrome. Hematol Oncol Clin North Am 2005; 19(5):857-vii.

110. Johnson EO, Soultanis K, Soucacos PN. Vascular anatomy and microcirculation of skeletal zones vulnerable to osteonecrosis: vascularization of the femoral head. Orthop Clin North Am 2004; 35(3):285-91, viii.

111. Jonsson KB, Zahradnik R, Larsson T et al. Fibroblast growth factor 23 in oncogenic osteomalacia and X-linked hypophosphatemia. N Engl J Med 2003; 348(17):1656-1663.

112. Jundt G, Baumhoer D. [Cartilage tumors of the skeleton]. Pathologe 2008; 29 Suppl 2:223-231.

113. Junnila JL, Cartwright VW. Chronic musculoskeletal pain in children: part II. Rheumatic causes. Am Fam Physician 2006; 74(2):293-300.

114. Juppner H. The genetic basis of progressive osseous heteroplasia. N Engl J Med 2002; 346(2):128-130.

115. Kang M, Gupta S, Khandelwal N, Shankar S, Gulati M, Suri S. CT-guided fine-needle aspiration biopsy of spinal lesions. Acta Radiol 1999; 40(5):474-478.

116. Kaplan SL. Osteomyelitis in children. Infect Dis Clin North Am 2005; 19(4):787-97, vii.

117. Keramat A, Patwardhan B, Larijani B et al. The assessment of osteoporosis risk factors in Iranian women compared with Indian women. BMC Musculoskelet Disord 2008; 9:28.

118. Khosla S, Riggs BL. Pathophysiology of age-related bone loss and osteoporosis. Endócrinol Metab Clin North Am 2005; 34(4):1015-30, xi.

119. Khovidhunkit W, Epstein S. Osteoporosis in pregnancy. Osteoporos Int 1996; 6(5):345-354.

120. Kim YJ, Bridwell KH, Lenke LG, Rinella AS, Edwards C. Pseudarthrosis in primary fusions for adult idiopathic scoliosis: incidence, risk factors, and outcome analysis. Spine (Phila Pa 1976) 2005; 30(4):468-474.

121. Klaus G, Watson A, Edefonti A et al. Prevention and treatment of renal osteodystrophy in children on chronic renal failure: European guidelines. Pediatr Nephrol 2006; 21(2):151-159.

122. Klein GR, Parvizi J. Surgical manifestations of Paget's disease. J Am Acad Orthop Surg 2006; 14(11):577-586.

123. Koester MC, Spindler KP. Pharmacologic agents in fracture healing. Clin Sports Med 2006; 25(1):63-73, viii.

124. Kohli R, Hadley S. Fungal arthritis and osteomyelitis. Infect Dis Clin North Am 2005; 19(4):831-851.

125. Kovacs CS, Fuleihan G. Calcium and bone disorders during pregnancy and lactation. Endócrinol Metab Clin North Am 2006; 35(1):21-51, v.

126. Kulak CA, Bandeira C, Voss D et al. Marked improvement in bone mass after parathyroidectomy in osteitis fibrosa cystica. J Clin Endócrinol Metab 1998; 83(3):732-735.

127. Kulak CA, Bandeira C, Voss D et al. Marked improvement in bone mass after parathyroidectomy in osteitis fibrosa cystica. J Clin Endócrinol Metab 1998; 83(3):732-735.

128. Kwan JY. Paraproteinemic neuropathy. Neurol Clin 2007; 25(1):47-69.

129. Kyle RA, Rajkumar SV. Multiple myeloma. N Engl J Med 2004; 351(18):1860-1873.

130. Ladha SS, Whitaker MD, Bosch EP. Oncogenic osteomalacia: muscular weakness and multiple fractures. Neurology 2006; 67(2):364-365.
131. Lai CT, Chuang FP, Chang TH. Heterotopic ossification in testicular microlithiasis. Urology 2004; 64(3):585-586.
132. Land C, Rauch F, Montpetit K, Ruck-Gibis J, Glorieux FH. Effect of intravenous pamidronate therapy on functional abilities and level of ambulation in children with osteogenesis imperfecta. J Pediatr 2006; 148(4):456-460.
133. Lane JM, Serota AC, Raphael B. Osteoporosis: differences and similarities in male and female patients. Orthop Clin North Am 2006; 37(4):601-609.
134. Lane NE. Epidemiology, etiology, and diagnosis of osteoporosis. Am J Obstet Gynecol 2006; 194(2 Suppl):S3-11.
135. Larralde M, Santos MA, Boggio P, Di G, V, Weis I, Schygiel A. Scurvy in a 10-month-old boy. Int J Dermatol 2007; 46(2):194-198.
136. Lee E, Worsley DF. Role of radionuclide imaging in the orthopedic patient. Orthop Clin North Am 2006; 37(3):485-501, viii.
137. Lee MC, Eberson CP. Growth and development of the child's hip. Orthop Clin North Am 2006; 37(2):119-32, v.
138. Lehmann C, Usichenko TI, Pavlovic D. From scurvy to sepsis: vitamin C—A pill for all seasons? Crit Care Med 2005; 33(8):1881-1882.
139. Levine JP. Pharmacologic and nonpharmacologic management of osteoporosis. Clin Cornerstone 2006; 8(1):40-53.
140. Lew DP, Waldvogel FA. Osteomyelitis. Lancet 2004; 364(9431):369-379.
141. Lewiecki EM, Laster AJ. Clinical review: Clinical applications of vertebral fracture assessment by dual-energy x-ray absorptiometry. J Clin Endócrinol Metab 2006; 91(11):4215-4222.
142. Lewis DF. Magnesium sulfate: the first-line tocolytic. Obstet Gynecol Clin North Am 2005; 32(3):485-500.
143. Li Y, Gonik B. Is congenital syphilis really congenital syphilis? Infect Dis Obstet Gynecol 2006; 2006:81629.
144. Liote F, Ea HK. Gout: update on some pathogenic and clinical aspects. Rheum Dis Clin North Am 2006; 32(2):295-311, vi.
145. Lowenstein EJ. Paleodermatoses: lessons learned from mummies. J Am Acad Dermatol 2004; 50(6):919-936.
146. Ludwig B, Lazarus AA. Musculoskeletal tuberculosis. Dis Mon 2007; 53(1):39-45.
147. Lupi O, Madkan V, Tyring SK. Tropical dermatology: bacterial tropical diseases. J Am Acad Dermatol 2006; 54(4):559-578.
148. Lyman D. Undiagnosed vitamin D deficiency in the hospitalized patient. Am Fam Physician 2005; 71(2):299-304.
149. Lynn WA, Lightman S. Syphilis and HIV: a dangerous combination. Lancet Infect Dis 2004; 4(7):456-466.
150. Mannion CA, Gray-Donald K, Koski KG. Association of low intake of milk and vitamin D during pregnancy with decreased birth weight. CMAJ 2006; 174(9):1273-1277.

151. Martin KJ, Olgaard K, Coburn JW et al. Diagnosis, assessment, and treatment of bone turnover abnormalities in renal osteodystrophy. Am J Kidney Dis 2004; 43(3):558-565.

152. Matushansky I, Maki RG. Mechanisms of sarcomagenesis. Hematol Oncol Clin North Am 2005; 19(3):427-49, v.

153. McFarland EG, Gill HS, Laporte DM, Streiff M. Miscellaneous conditions about the elbow in athletes. Clin Sports Med 2004; 23(4):743-xii.

154. Micheli LJ, Curtis C. Stress fractures in the spine and sacrum. Clin Sports Med 2006; 25(1):75-88, ix.

155. Mirza A, Ellis T. Initial management of pelvic and femoral fractures in the multiply injured patient. Crit Care Clin 2004; 20(1):159-170.

156. Mirza A, Ellis T. Initial management of pelvic and femoral fractures in the multiply injured patient. Crit Care Clin 2004; 20(1):159-170.

157. Miyamoto K, Sakaguchi Y, Hosoe H et al. Tetraparesis due to exostotic osteochondroma at upper cervical cord in a patient with multiple exostoses-mental retardation syndrome (Langer-Giedion syndrome). Spinal Cord 2005; 43(3):190-194.

158. Mora S, Gilsanz V. Establishment of peak bone mass. Endócrinol Metab Clin North Am 2003; 32(1):39-63.

159. Moscati RM, Lerner EB, Pugh JL. Application of clinical criteria for ordering radiographs to detect cervical spine fractures. Am J Emerg Med 2007; 25(3):326-330.

160. Munker R, Niedhart C, Niethard FU, Schmidt-Rohlfing B. [Bilateral fracture of the femoral neck following transient osteoporosis in pregnancy]. Z Orthop Ihre Grenzgeb 2007; 145(1):88-90.

161. Murray RD, Columb B, Adams JE, Shalet SM. Low bone mass is an infrequent feature of the adult growth hormone deficiency syndrome in middle-age adults and the elderly. J Clin Endócrinol Metab 2004; 89(3):1124-1130.

162. Nader S. Thyroid disease and other endocrine disorders in pregnancy. Obstet Gynecol Clin North Am 2004; 31(2):257-2vi.

163. Nedea EA, DeLaney TF. Sarcoma and skin radiation oncology. Hematol Oncol Clin North Am 2006; 20(2):401-429.

164. Nekrasova MR, Suplotova LA, Davydova LI. [Features of osteopenic syndrome in diffuse toxic goiter]. Ter Arkh 2005; 77(10):29-33.

165. Nield LS, Mahajan P, Joshi A, Kamat D. Rickets: not a disease of the past. Am Fam Physician 2006; 74(4):619-626.

166. Nuki G. Treatment of crystal arthropathy—history and advances. Rheum Dis Clin North Am 2006; 32(2):333-57, vi.

167. Nwadinigwe CU, Ihezie CO, Iyidiobi EC. Fractures in children. Niger J Med 2006; 15(1):81-84.

168. O'Dell JR. Therapeutic strategies for rheumatoid arthritis. N Engl J Med 2004; 350(25):2591-2602.

169. Oestreich AE. The acrophysis: a unifying concept for understanding enchondral bone growth and its disorders. II. Abnormal growth. Skeletal Radiol 2004; 33(3):119-128.

170. Ofluoglu O. Pigmented villonodular synovitis. Orthop Clin North Am 2006; 37(1):23-33.
171. Olmedo JM, Yiannias JA, Windgassen EB, Gornet MK. Scurvy: a disease almost forgotten. Int J Dermatol 2006; 45(8):909-913.
172. Paluska SA. Osteomyelitis. Clin Fam Pract 2004; 6 (1):127-156.
173. Pandian R, Nakamoto JM. Rational use of the laboratory for childhood and adult growth hormone deficiency. Clin Lab Med 2004; 24(1):141-174.
174. Parsons B, Strauss E. Surgical management of chronic osteomyelitis. Am J Surg 2004; 188(1A Suppl):57-66.
175. Patel DR, Baker RJ. Musculoskeletal injuries in sports. Prim Care 2006; 33(2):545-579.
176. Patel SM, Saravolatz LD. Monotherapy versus combination therapy. Med Clin North Am 2006; 90(6):1183-1195.
177. Patsch J MCRHPP. Of mice and men: pathophysiology of male osteoporosis. J Mens Health 2007 2007; 4 (1):87-93.
178. Pederson WC, Person DW. Long bone reconstruction with vascularized bone grafts. Orthop Clin North Am 2007; 38(1):23-35, v.
179. Pendse S, Singh AK. Complications of chronic kidney disease: anemia, mineral metabolism, and cardiovascular disease. Med Clin North Am 2005; 89(3):549-561.
180. Pepper M, Akuthota V, McCarty EC. The pathophysiology of stress fractures. Clin Sports Med 2006; 25(1):1-16, vii.
181. Pettifor JM. Rickets and vitamin D deficiency in children and adolescents. Endócrinol Metab Clin North Am 2005; 34(3):537-53, vii.
182. Pianou N, Housianakou I, Papathanasiou N, Karampina P, Giannopoulou C. [Brown tumors in the technetium-99m methyldiphosphonate bone scan mimicking metastases of parathyroid carcinoma]. Hell J Nucl Med 2006; 9(2):146-148.
183. Pineda C, Vargas A, Rodriguez AV. Imaging of osteomyelitis: current concepts. Infect Dis Clin North Am 2006; 20(4):789-825.
184. Poolman RW, Goslings JC, Lee JB, Statius MM, Steller EP, Struijs PA. Conservative treatment for closed fifth (small finger) metacarpal neck fractures. Cochrane Database Syst Rev 2005;(3):CD003210.
185. Porter DE, Lonie L, Fraser M et al. Severity of disease and risk of malignant change in hereditary multiple exostoses. A genotype-phenotype study. J Bone Joint Surg Br 2004; 86(7):1041-1046.
186. Potocki K, Prutki M, Kralik M, Radman I, Smiljanic R, Stern-Padovan R. [Radiologic imaging of primary bone lymphoma—a retrospective study]. Lijec Vjesn 2006; 128(9-10):274-278.
187. Proust-Lemoine E, Vantyghem MC, Bauters C, Nocaudie M, Wemeau JL. [Severe Graves' acropachy and dermopathy. Three case reports]. Presse Med 2005; 34(5):367-370.
188. Raasch WG, Hergan DJ. Treatment of stress fractures: the fundamentals. Clin Sports Med 2006; 25(1):29-36, vii.

189. Rajakumar K. Infantile scurvy: a historical perspective. Pediatrics 2001; 108(4):E76.
190. Ratanachu-Ek S, Sukswai P, Jeerathanyasakun Y, Wongtapradit L. Scurvy in pediatric patients: a review of 28 cases. J Med Assoc Thai 2003; 86 Suppl 3:S734-S740.
191. Reardon S, Canales BK, Monga M. Heterotopic ossification of percutaneous nephrostomy tract. Urology 2006; 67(4):845-2.
192. Reid IR. Emerging issues with bisphosphonates. Rheum Dis Clin North Am 2006; 32(4):691-702, vi.
193. Rerolle JP, Szelag JC, Diaconita M, Paraf F, Aldigier JC, Le MY. Intracranial granuloma and skull osteolysis: complication of a primary cutaneous cryptococcosis in a kidney transplant recipient. Am J Kidney Dis 2005; 46(6):e113-e117.
194. Reuler JB, Broudy VC, Cooney TG. Adult scurvy. JAMA 1985; 253(6):805-807.
195. Rice PL, Jr., Rudolph M. Pelvic fractures. Emerg Med Clin North Am 2007; 25(3):795-802, x.
196. Rocha LA, Higa A, Barreto FC et al. Variant of adynamic bone disease in hemodialysis patients: fact or fiction? Am J Kidney Dis 2006; 48(3):430-436.
197. Romas E, Gillespie MT. Inflammation-induced bone loss: can it be prevented? Rheum Dis Clin North Am 2006; 32(4):759-773.
198. Roodman GD. Mechanisms of bone metastasis. N Engl J Med 2004; 350(16):1655-1664.
199. Roodman GD, Windle JJ. Paget disease of bone. J Clin Invest 2005; 115(2):200-208.
200. Ross PE. Eloquent remains. Sci Am 1992; 266(5):114-115.
201. Rothschild BM, Martin LD, Lev G et al. Mycobacterium tuberculosis complex DNA from an extinct bison dated 17,000 years before the present. Clin Infect Dis 2001; 33(3):305-311.
202. Rouas L, Malihy A, Cherradi N, Lamalmi N, Alhamany Z. [Chondromyxoid fibroma of bone: a rare benign bone tumor in children]. Rev Med Brux 2004; 25(6):521-524.
203. Rubin AI, Bagel J, Niedt G. Chordoma cutis. J Am Acad Dermatol 2005; 52(5 Suppl 1):S105-S108.
204. Samartzis D, Marco RA. Osteochondroma of the sacrum: a case report and review of the literature. Spine (Phila Pa 1976) 2006; 31(13):E425-E429.
205. Sansur CA, Pouratian N, Dumont AS, Schiff D, Shaffrey CI, Shaffrey ME. Part II: spinal-cord neoplasms—primary tumours of the bony spine and adjacent soft tissues. Lancet Oncol 2007; 8(2):137-147.
206. Santos AL, Roberts CA. A picture of tuberculosis in young Portuguese people in the early 20th century: a multidisciplinary study of the skeletal and historical evidence. Am J Phys Anthropol 2001; 115(1):38-49.
207. Sarko J. Bone and mineral metabolism. Emerg Med Clin North Am 2005; 23(3):703-21, viii.

208. Sarris I, Weiser R, Sotereanos DG. Pathogenesis and treatment of osteonecrosis of the shoulder. Orthop Clin North Am 2004; 35(3):397-404, xi.
209. Sayah A, English JC, III. Rheumatoid arthritis: a review of the cutaneous manifestations. J Am Acad Dermatol 2005; 53(2):191-209.
210. Schneider JB, Norman RA. Cutaneous manifestations of endocrine-metabolic disease and nutritional deficiency in the elderly. Dermatol Clin 2004; 22(1):23-31, vi.
211. Seufert J, Ebert K, Muller J et al. Octreotide therapy for tumor-induced osteomalacia. N Engl J Med 2001; 345(26):1883-1888.
212. Sharma H, Mehdi SA, MacDuff E, Reece AT, Jane MJ, Reid R. Paget sarcoma of the spine: Scottish Bone Tumor Registry experience. Spine (Phila Pa 1976) 2006; 31(12):1344-1350.
213. Shimada T, Kakitani M, Yamazaki Y et al. Targeted ablation of Fgf23 demonstrates an essential physiological role of FGF23 in phosphate and vitamin D metabolism. J Clin Invest 2004; 113(4):561-568.
214. Shore EM, Ahn J, Jan de BS et al. Paternally inherited inactivating mutations of the GNAS1 gene in progressive osseous heteroplasia. N Engl J Med 2002; 346(2):99-106.
215. Shulman DI, Hahn G, Benator R et al. Tumor-induced rickets: usefulness of MR gradient echo recall imaging for tumor localization. J Pediatr 2004; 144(3):381-385.
216. Simon LS. Osteoporosis. Rheum Dis Clin North Am 2007; 33(1):149-176.
217. Singh SP, Chang EI, Gossain AK et al. Cyclic mechanical strain increases production of regulators of bone healing in cultured murine osteoblasts. J Am Coll Surg 2007; 204(3):426-434.
218. Singletary SE. Isolated tumor cells in bone marrow of early-stage breast cancer patients. J Am Coll Surg 2006; 203(2):240-249.
219. Smith DI, Swamy PM, Heffernan MP. Off-label uses of biologics in dermatology: interferon and intravenous immunoglobulin (part 1 of 2). J Am Acad Dermatol 2007; 56(1):e1-54.
220. Smith GD, Hart RG, Tsai TM. Fiberglass cast application. Am J Emerg Med 2005; 23(3):347-350.
221. Spicknall KE, Zirwas MJ, English JC, III. Clubbing: an update on diagnosis, differential diagnosis, pathophysiology, and clinical relevance. J Am Acad Dermatol 2005; 52(6):1020-1028.
222. Spinarelli A, Patella V, Speciale D et al. Hip fracture in a patient affected by transient osteoporosis of the femoral head during the last trimester of pregnancy. Orthopedics 2009; 32(5):365.
223. Stevenson DA, Moyer-Mileur LJ, Murray M et al. Bone mineral density in children and adolescents with neurofibromatosis type 1. J Pediatr 2007; 150(1):83-88.
224. Stroud MH, McCarthy RE, Parham DM, Schexnayder SM. Fatal pulmonary fat embolism following spinal fusion surgery. Pediatr Crit Care Med 2006; 7(3):263-266.

225. Su HW, Hsu CS, Lin YH, Hsu MI, Chiang HK, Chou SY. Malignant fibrous histiocytoma during pregnancy: a case report. Taiwan J Obstet Gynecol 2006; 45(1):86-88.

226. Surendran S, Park SE, Lee HK, Kim HL, Gopinathan P, Han CW. Haemorrhagic synovial cyst of the posterior cruciate ligament: a case report. Knee 2007; 14(1):55-58.

227. Svensson LG, Blackstone EH, Feng J et al. Are Marfan syndrome and marfanoid patients distinguishable on long-term follow-up? Ann Thorac Surg 2007; 83(3):1067-1074.

228. Taitz J, Cohn RJ, White L, Russell SJ, Vowels MR. Osteochondroma after total body irradiation: an age-related complication. Pediatr Blood Cancer 2004; 42(3):225-229.

229. Takken T, van Bergen MW, Sakkers RJ, Helders PJ, Engelbert RH. Cardiopulmonary exercise capacity, muscle strength, and physical activity in children and adolescents with achondroplasia. J Pediatr 2007; 150(1):26-30.

230. Tanizawa T. [Abnormal bone quality in osteomalacia]. Clin Calcium 2005; 15(6):990-992.

231. Taylor JM, Gropper MA. Critical care challenges in orthopedic surgery patients. Crit Care Med 2006; 34(9 Suppl):S191-S199.

232. Tektonidou MG, Moutsopoulos HM. Immunologic factors in the pathogenesis of osteonecrosis. Orthop Clin North Am 2004; 35(3):259-63, vii.

233. Terek RM. Recent advances in the basic science of chondrosarcoma. Orthop Clin North Am 2006; 37(1):9-14.

234. Terkeltaub RA. Clinical practice. Gout. N Engl J Med 2003; 349(17):1647-1655.

235. Thacher TD, Fischer PR, Isichei CO, Pettifor JM. Early response to vitamin D2 in children with calcium deficiency rickets. J Pediatr 2006; 149(6):840-844.

236. Trentz OA, Handschin AE, Bestmann L, Hoerstrup SP, Trentz OL, Platz A. Influence of brain injury on early posttraumatic bone metabolism. Crit Care Med 2005; 33(2):399-406.

237. Tschopp O, Schmid C, Speich R, Seifert B, Russi EW, Boehler A. Pretransplantation bone disease in patients with primary pulmonary hypertension. Chest 2006; 129(4):1002-1008.

238. Tu YK, Yen CY. Role of vascularized bone grafts in lower extremity osteomyelitis. Orthop Clin North Am 2007; 38(1):37-49, vi.

239. Turcotte RE. Giant cell tumor of bone. Orthop Clin North Am 2006; 37(1):35-51.

240. Ubara Y, Tagami T, Suwabe T et al. A patient with symptomatic osteomalacia associated with Fanconi syndrome. Mod Rheumatol 2005; 15(3):207-212.

241. Udayakumar N, Chandrasekaran M, Rasheed MH, Suresh RV, Sivaprakash S. Evaluation of bone mineral density in thyrotoxicosis. Singapore Med J 2006; 47(11):947-950.

242. Uhing MR. Management of birth injuries. Clin Perinatol 2005; 32(1):19-38, v.

243. van HC, Green AR, MacFarlane IA, Burrow CT. Oncogenic hypophosphataemia and ectopic corticotrophin secretion due to oat cell carcinoma of the trachea. J Clin Pathol 1994; 47(1):80-82.
244. Vanheest A. Wrist deformities after fracture. Hand Clin 2006; 22(1):113-120.
245. Velmahos GC, Spaniolas K, Alam HB et al. Falls from height: spine, spine, spine! J Am Coll Surg 2006; 203(5):605-611.
246. Veth R, Schreuder B, van BH, Pruszczynski M, de RJ. Cryosurgery in aggressive, benign, and low-grade malignant bone tumours. Lancet Oncol 2005; 6(1):25-34.
247. Waguespack SG, Hui SL, Dimeglio LA, Econs MJ. Autosomal dominant osteopetrosis: clinical severity and natural history of 94 subjects with a chloride channel 7 gene mutation. J Clin Endócrinol Metab 2007; 92(3):771-778.
248. Walker DG, Walker GJ. Forgotten but not gone: the continuing scourge of congenital syphilis. Lancet Infect Dis 2002; 2(7):432-436.
249. Wallace AL, Draper ER, Strachan RK, McCarthy ID, Hughes SP. The vascular response to fracture micromovement. Clin Orthop Relat Res 1994;(301):281-290.
250. Watson RM, Roach NA, Dalinka MK. Avascular necrosis and bone marrow edema syndrome. Radiol Clin North Am 2004; 42(1):207-219.
251. Weenig RH, Sewell LD, Davis MD, McCarthy JT, Pittelkow MR. Calciphylaxis: natural history, risk factor analysis, and outcome. J Am Acad Dermatol 2007; 56(4):569-579.
252. Welling DR, Burris DG, Rich NM. Delayed recognition—Larrey and Les Invalides. J Am Coll Surg 2006; 202(2):373-376.
253. Weng WH, Claviez A, Krams M et al. A 10-year-old girl with bifocal synovial sarcoma. Lancet Oncol 2006; 7(7):605-607.
254. Wise CM. Crystal-associated arthritis in the elderly. Rheum Dis Clin North Am 2007; 33(1):33-55.
255. Woll JE, Smith DM. Bone and connective tissue. Clin Lab Med 2005; 25(3):499-518.
256. Wolpowitz D, Gilchrest BA. The vitamin D questions: how much do you need and how should you get it? J Am Acad Dermatol 2006; 54(2):301-317.
257. Woods CR. Syphilis in children: congenital and acquired. Semin Pediatr Infect Dis 2005; 16(4):245-257.
258. Wortham NC, Tomlinson IP. Dercum's disease. Skinmed 2005; 4(3):157-162.
259. Wren TA, Kim PS, Janicka A, Sanchez M, Gilsanz V. Timing of peak bone mass: discrepancies between CT and DXA. J Clin Endócrinol Metab 2007; 92(3):938-941.
260. Wynshaw-Boris A. Inborn errors of development: disruption of pathways critical for normal development. Pediatr Clin North Am 2006; 53(5):855-71, viii.
261. Young A. Early rheumatoid arthritis. Rheum Dis Clin North Am 2005; 31(4):659-679.

262. Zalavras CG, Patzakis MJ, Holtom PD, Sherman R. Management of open fractures. Infect Dis Clin North Am 2005; 19(4):915-929.

263. Zhao Q, Geha AS, Devries SR et al. Biatrial primary synovial sarcoma of the heart. J Am Soc Echocardiogr 2007; 20(2):197-4.

CAPÍTULO 12

TUMORES DE TEJIDOS BLANDOS.

"Sería muy poco el atractivo que nos
ofrece el conocimiento si no hubiera
que vencer tantos obstáculos, tanto
pudor, para alcanzarlo"   Nietzsche, F. (1844-1900).

El tejido conectivo, constituye el microesqueleto de todos los tejidos y órganos. También es una parte esencial del estroma de los tumores benignos, intermedios y malignos, cuyas células pueden ser fibrosas, histiocíticas, adiposas, vasculares, de músculo liso o estriado y de neurilema. La mayoría de las neoplasias se pueden clasificar de acuerdo a ellas, pero algunos no se pueden ubicar, porque se originan de células mesenquimatosas indiferenciadas.

La etiología de la mayoría se desconoce, sin embargo muchas de las benignas estan asociadas a traumatismos y a la presencia de sustancias extrañas. Los sarcomas se relacionan con toxinas como el cloruro de vinilo, los herbicidas fenoxi, y las radiaciones. Algunos son un componente de enfermedades de índole familiar, en las cuales se han de mostrado mutaciones germinales del gen supresor de tumor p 53 del cromosoma 17. Su potencial maligno no se puede predecir, algunas lesiones crecen muy rápido y otras no, otras son muy agresivas localmente sin embargo, nunca dan metástasis. Los sarcomas generalmente se confinan a las los espacios dentro de las fascias, rara vez las violan, crecen dentro y verticalmente, a lo largo de ellas pero no las traspasan, a menos que se haya efectuado una biopsia y con ello profanado su integridad. Las subcutáneas al no encontrar barrera alguna, si se pueden extender y tienen una pseudo cápsula que **no** limita las proyecciones microscópicas de la neoplasia, situación que el cirujano no debe olvidar, ya que "enuclearlas" solamente es una franca invitación a la recurrencia. Otras de crecimiento lento, pueden dar metástasis a través de los vasos y con mucho menos frecuencia, de los ganglios loco-regionales.

Lesiones Benignas.

Los *lipomas*, son unas masas lobuladas de crecimiento lento que se pueden encontrar en todos los sitios aunque suelen predominar en la espalda, la pared abdominal, los hombros, el cuello y los brazos (además de los mencionados en las articulaciones). En localizaciones de difícil acceso como el retroperitoneo y el mediastino, llegan a adquirir gran tamaño, a pesar varios kilos y siempre habrá que considerar la posibilidad de que sean malignos. Algunas veces son intramusculares, sobre todo en la región escapular, en ellos la masa se palpa, pero si no se sospecha, durante su extirpación, el cirujano puede tener problemas en su identificación, ya que para encontrarlo, hay que abrir la fascia y separar las fibras musculares.

Los *neurofibrolipomas* (neurolipomatosis, hamartoma lipofibromatoso de los nervios y macrodistrofia lipomatosa) son raros. Su crecimiento es lento, y se distinguen por la proliferación del tejido lipomatoso que infiltra el interior y la periferia de grandes nervios y sus ramas, teniendo cierta predilección por el mediano, pero se les encuentra también en el cubital, radial, peronéo, raíces del plexo braquial y en los pares craneales. Cursan con dolor, disminución de la sensación, una masa que crece, neuropatía por compresión y a veces síndrome del túnel del carpo. Un tercio de los casos se asocian a macrodactilia. Histológicamente se trata de tejido fibro-lipomatoso, con algunos tiene focos ocasionales de metaplasia ósea. **No** hay que intentar de entrada la extirpación total de la lesión porque como secuela quedan trastornos sensoriales y motores, si es necesario la biopsia de una rama pequeña es suficiente para hacer el diagnóstico. En algunos casos se tiene que hacer la descompresión del túnel del carpo, intentar una disección intraneural microquirúrgico y a veces la extirpación del nervio con o sin reconstrucción mediante injerto.

La *adiposa dolorosa* ya fue mencionada en relación a las tumoraciones articulares. Los *angio-lipomas*, son hamartomas benignos formados por vasos sanguíneos y lipocitos maduros, que se encuentran generalmente en el tejido subcutáneo, pero incluso pueden proyectarse a la luz del colon, y están relacionados con terapéutica antiretroviral.

Los *dermatofibromas* son lesiones benignas comunes, cuya gran variabilidad histológica ha generado que se les den diferentes nombres, tales como histiocitoma fibroso benigno, hemangioma esclerosante e histiocitoma de células epiteloides. Generalmente se les encuentra en las extremidades inferiores de mujeres entre los 40 y los 70 años de edad, y están caracterizadas por un nódulo indurado de entre 3mm y 10mm, con crecimiento lento, y a menudo con hiperpigmentación superpuesta. Parecen estar unidos por debajo a las estructuras profundas, ya que producen un hoyuelo cuando se pellizca el tejido alrededor del tumor. En ocasiones el enfermo le asocia a un traumatismo local muchos años antes. Su patogénesis sigue debatiéndose, algunos piensan que se deben a la proliferación clonal de una célula, mientras otros señalan que se trata de una inflamación fibrosante; sea lo que sea, aún no se puede identificar el linaje de las células, pero pueden provenir de un dendrocito dérmico, ya que generalmente expresan el factor XIIIa. Histológicamente se presentan como una colección dérmica de células estrelladas demarcadas pobremente o en huso. En la periferia del tumor estas células rodean a fibras de colágena, atrapándolas literalmente, y por encima se encuentra una zona acantótica e hiperpigmentada, que separa a la lesión de la epidermis y parecen queratinocitos basales. Se llegan a encontrar dentro de la epidermis inferior algunas proliferaciones de células basaloides. Algunas veces se extienden a lo largo de los septos fibrosos hacia el tejido subcutáneo. La identificación por técnicas de inmunotinción del factor XIIIa y la ausencia en las mismas de CD34, permiten diferenciarle del dermato-fibrosarcoma protuberante. Existen algunas variantes con depósitos de hemosiderina, unos con células granulares y otros más con células *monstruo multinucleadas* y algunos macrófagos ricos en lípidos.

Los *mixomas* son tumores raros, firmes o gelatinosos, también denominados angiomixomas o mixomas cutáneos, que se presentan como pápulas cutáneas, nódulos o lesiones polipoides en el tronco, cabeza, cuello y con menor frecuencia en las extremidades. La lesión cutánea se ubica en la dermis con extensión a la subdermis, generalmente es lobulada con márgenes poco definidos. Tiene fibroblastos en huso o estrellados que se hacen acompañar en el estroma, de capilares y neutrófilos. En un tercio de los casos se encuentra un componente epitelial, a manera de quistes epidermoides, cordones de células escamosas, o de semejanza basal. Las células en uso tienen, bajo el microscopio electrónico, características de fibroblastos, y en respuesta a técnicas de inmunotinción, son negativos a S200, CD34, actina de músculo liso y a la cito queratina.

Cuando hay muchos, se debe sospechar la posibilidad de que sea un caso del llamado complejo de Carney, sobre todo si se les localiza en el oído externo, ya que en esa localización son patognomónicos de este complejo el que por cierto es muy poco frecuente, es autosómico dominante, y está asociado, además de a los mixomas cutáneos, en el seno y el corazón, a lentigenes, displasia nodular pigmentada adrenocortical, adenomas pituitarios y schwannomas melanóticos samomatosos. A veces los mixomas cutáneos son la única manifestación. Se debe extirpar, pero tienden a recurrir entre el 30% y el 40%, por lo que debe tenerse la precaución de contar con bordes amplios.

Los *fibromas* son muy frecuentes en órganos sólidos como el riñón, otra localización menos frecuente son los ovarios y la boca, y son francamente raros en los tejidos conectivos blandos. A veces son subungüeales y se pueden confundir clínicamente con el onicomatricoma. Histológicamente se identifican fibroblastos en huso, agrupados en cordones con más o menos colágena entre ellos. En caso de que se encuentren algunas mitosis, se llegan a confundir con fibrosarcoma.

Las *fibromatosis superficiales*, son proliferaciones no inflamatorias de tejido conectivo colágeno, que pueden ser locales o difusas y ocasionadas por causas genéticas o ambientales, habiéndose asociado a etanol, bloqueadores beta o lesiones traumáticas.

La *fibrosis palmar* descrita por Dupuytren (1777-1835), se inicia insidiosamente, con la formación de un acúmulo de colágena nueva en la aponeurosis palmar de personas mayores; en donde se forma una isla de tejido fibroso, constituida principalmente por mío fibroblastos. Hasta en el 50% de los casos se afectan ambas manos. La producción continua de este tejido, lleva a la formación de cordones que se extienden por la palma hacia los tendones flexores, particularmente los del cuarto y quinto dedos que se van flexionando, la piel se adhiere a la fascia palmar y ocasiona "piel de naranja". Generalmente, el problema empieza en la base del dedo pequeño doblándolo hacia la palma de la mano, seguido más adelante del dedo anular. El los casos de larga evolución se afectan las articulaciones metacarpo-falángica e interfalángica proximal de manera permanente y ya no se pueden extender. Parece existir alguna predisposición genética, así como su asociación a la cirrosis hepática, la diabetes mellitus y la ingesta de difenil hidantoina. Se maneja de inicio con medidas conservadoras, y cuando se requiere, se tiene que remover la fascia palmar antes de que el daño articular sea definitivo.

La *fibromatosis plantar* descrita por Ledderhose (1855-1925), es un problema que se ha considerado como semejante a la de la palma, sin embargo se trata de una fibromatosis rara que entre otros datos clínicos incluye la presencia de nódulos a veces único pero con frecuencia múltiples, y cuerdas que comprometen preferentemente la parte media de la fascia plantar. Hasta el momento no se sabe su causa, atribuyéndose en ocasiones a trauma repetido, pero realmente a veces se comporta como una neoplasia. A veces coincide con la fibrosis de la palma y la de Peyronie en el pene. Se encuentra en pacientes con epilepsia, gota, tuberculosis, neuropatía e intoxicación con plomo; entre el 10% y el 67% de las veces llega a ser bilateral. Su historia clínica es impredecible, generalmente se comporta con un crecimiento lento y localmente invasivo. Se maneja inicialmente con medidas conservadoras, pero si los síntomas obligan a tratarle quirúrgicamente, habrá que estar conciente de que existe una elevada posibilidad de recurrencia (70%-100%) sobre todo si sólo se hace una resección local, precisamente por ello también se le llama *fibrosis plantar mórbida*. En casos muy específicos, aconseja la resección total de la fascia, e incluso si hay compromiso de la piel, con resección de la misma seguida de injertos y radioterapia; esto debe mediarse con detenimiento, ya que a veces hay tantas complicaciones que puede llegarse a considerar la amputación. Por todo lo anterior, es mejor intentar medidas conservadoras antes de proponer manejo operatorio.

La *fibrosis peniana* descrita por Peyronie (1678-1747), es una causa frecuente (0-4%-3-2%) de curvatura peniana, ocasionada por una placa de tejido fibroso en la túnica albugínea. Se tiene a considerarle como de origen traumático, pero en realidad aun hay mucho que explicar; se le considera muy semejante a las fibrosis plantar y palmar con las que algunas veces concurre, englobándose en esos casos dentro de un problema de tolerancia que puede ocasionar autoinmunidad. Las placas y los nódulos de tejido en los cuerpos cavernosos pueden llegar a presentar degeneración hialina, calcificación y osificación. En ocasiones, de existir dificultad para el coito, y el problema ha durado más de 12 meses, debe manejarse quirúrgicamente.

La *fibrosis retroperitoneal*, es una lesión que no es superficial, pero que es pariente de ellas. Se trata de un problema raro, serio y de causa desconocida, que se caracteriza por la inflamación crónica no específica del retroperitoneo, que suele comprometer a las estructuras de la zona, entre ellas a los uréteres generando su bloqueo lo que ocasiona insuficiencia renal grave, que habitualmente es cuando en muchos casos se hace el diagnóstico. No se sabe con certeza su causa, de hecho se han propuesto teorías relacionadas con alteraciones inmunológicas, sobre todo en el marco de su posible concurrencia con colangitis esclerosante, tiroiditis de Riedel, enfermedad inflamatoria intestinal y fibrosis en otros sitios, como artropatía fibrótica y fibrosis al mediastino, ya sea como una proyección de la lesión abdominal o independiente de ella. También se relaciona les ha relacionado asbestos, drogas derivadas de la ergotamina, beta-bloqueadores, periaortitis y reacción a un supuesto material que escapa de la aorta enferma. Igualmente se la considerado como una complicación de la diálisis peritoneal prolongada. Por ello a veces se clasifica en primaria o idiopática y en secundaria, sin embargo, no hay diferencia alguna entre ambas. Se trata de una masa fibrótica que rodea a la aorta abdominal, con proyección caudal hacia la pelvis siguiendo la bifurcación de los vasos iliacos, y ocasionalmente cefálica que habitualmente se detiene a la altura del origen de las arterias renales, limitándose entre ese sitio y el sacro. No se extiende mucho lateralmente y rara vez compromete a la pelvis renal. Se ha descrito compresión de la médula por proyección posterior y por la anterior, disección de las hojas del mesenterio intestinal. El comportamiento clásico de inicio, es el desplazamiento medial de los uréteres y su subsecuente obstrucción de inicio a la altura de los vasos iliacos y tardía en casi todo su trayecto. Al microscopio se identifica fibrosis con haces de colágena dentro de una masa avascular, casi sin células y ocasionalmente con calcificaciones. Las células provienen de un infiltrado inflamatorio compuesto por macrófagos, linfocitos, células plasmáticas y algunos eosinófilos. El infiltrado linfocitico es policlonal compuesto por células B y T, predominando las CD4-T. En las muestras provenientes de la región periaórtica se demuestra depósitos de IgG. No es raro encontrar lesiones vasculares inflamatorias con linfocitos en la pared, que comprometen a vasos pequeños y medianos; estas lesiones no se encuentran en otras partes del organismo, lo que sugiere un proceso local de inmunidad alterada.

El dato clínico más frecuente es la palpación de una masa abdominal. Entre el 5% y 10% de los enfermos cursan con edema de las extremidades inferiores, y a veces tromboflebitis secundaria a obstrucción venosa. En casos graves hay pérdida de los pulsos, linfadenopatía, anasarca, hepatomegalia, edema escrotal y soplo abdominal. Estos son signos y síntomas muy generales, por lo que el diagnóstico llega a retardarse hasta por varios meses y a veces hasta más de un año.

Actualmente el abordaje de esto casos se ha modificado. Con la TAC y la RNM se puede diferenciar con bastante precisión a esta masa de las ocasionadas por sarcomas o linfomas, lo que ayuda a individualizar la toma de decisiones. Si se considera indispensable la biopsia, esta se puede realizar por laparoscopía. Cada día es menos recomendable una laparotomía abierta, pero si se opta por ella, para aliviar alguna de las obstrucciones, de entrada el cirujano deberá obtener biopsias sobre todo de los márgenes periféricos, aunque hay que estar concientes que la apariencia histopatológica no es pronostica ni de evolución ni de posible respuesta a algún tratamiento.

Hoy en día, con la posibilidad de colocar férulas en los uréteres, ha diminuido considerablemente la necesidad de cirugía tradicional, y se reitera la nula necesidad de ella para hacer el diagnóstico histológico. El empleo inicial de prednisona mejora la diuresis casi de inmediato, esto permite evaluar bien el sistema de drenaje renal y tomar las medidas conducentes. Evidentemente, se trata de una enfermedad muy seria que requiere un manejo multidisciplinario perfectamente balanceado. No es una lesión neoplásica maligna, pero ciertamente es perversa y mortal.

Las *fascitis pseudosarcomatosas* son de etiología desconocida, y se localizan más en las extremidades superiores, actualmente se tienden a considerar más de origen inflamatorio que neoplásico. Realmente son lesiones **benignas**, que pueden llevar por su apariencia histológica, a que el cirujano practique una operación **maligna**. Los estudios inmunocitoquímicos son fundamentales para afinar el diagnóstico.

La *fascitis nodular* es una proliferación reactiva de fibroblastos inmaduros, en la que bajo el microscopio, se aprecian racimos cohesionados de células epiteloides o en huso, con un fondo uniforme de células mesenquimatosas e inflamatorias y un estroma mixoide. Esta apariencia, hace que se le considere como una proliferación de fibroblastos *pseudo sarcomatosa*, siendo un hecho que la gran celularidad y las mitosis, pueden hacer que el patólogo les considere equivocadamente como un tumor de alta malignidad, lo que puede ser grave en el momento de la toma de decisiones quirúrgicas, ya que el problema se resuelve con la resección simple de la lesión. Tiene algunas variantes, como la compuesta de hueso metaplásico con calcificación y diferenciación condral, y la fascitis intravascular que se caracteriza por una proliferación reactiva de los mió-fibroblastos, de inicio en la fascia superficial o profunda y que compromete a las arterias y/o a las venas, lo que hace que se le considere aun más peligrosa.

La mayoría de las veces, se trata de una lesión solitaria moderadamente dolorosa, de bordes irregulares, que se desplaza sobre tejidos profundos, apareciendo, en muchos de los casos, sin causa, sobre todo en la superficie flexora del antebrazo con crecimiento rápido; muy pocos enfermos recuerdan algún traumatismo. Otras localizaciones son el dorso y la cara anterior del tórax, la mano y las extremidades inferiores. Las lesiones se pueden localizar por debajo de la dermis, entre las masas musculares y a veces en la dermis profunda, también se ha descrito entre el tejido de la mama masculina.

El diagnostico diferencial de esta patología, se debe hacer con otras lesiones, algunas benignas y otras malignas, entre las que se incluyen hiperplasia pseudo angiomatosa, fascitis proliferativa, shwanoma, carcinoma metaplásico de células en huso y fibrosarcoma. No hay que olvidar, que además de la evaluación de las características histopatológicas, son vitales, para hacer el diagnóstico preciso y ofertar el mejor tratamiento, las pruebas inmunohistoquímicas.

La *miositis proliferativa* es una lesión rara benigna, reactiva, intramuscular y de origen fibro o mío fibroblastico, muy semejante a la fascitis proliferativa del tejido celular subcutáneo o de la fascia. Al igual que en las previamente descritas, los cambios histopatológicos inusuales, ante una lesión de crecimiento rápido, pueden hacer pensar en un proceso maligno, lo que lleva a realizar procedimientos tanto diagnósticos como terapéuticos agresivos. Habitualmente las lesiones tienen muchas células en huso y gangliónicas, entre y alrededor de los fascículos musculares, lo que le da una apariencia de tablero de ajedrez. La biopsia incisional o con aguja fina permite el diagnóstico y a menudo va seguida de recuperación total con medidas conservadoras.

Los *rabdomiomas* son tumores benignos provenientes del músculo esquelético (voluntario) y del cardiaco. El 90% de los extracardiacos, los que por cierto son muy raros, se localizan en la cabeza y el cuello, generalmente en el trayecto aéreo y respiratorio superior, aunque se llega a ubicar en otros sitios. En los niños, los intracardiacos, son la neoplasia más común, y forman parte del complejo de esclerosis tuberosa. Estan compuestos de células grandes, vacuoladas con poco citoplasma que semejan miocitos alterados. Se identifican *células araña* que tienen un núcleo central con extensiones radiales hacia la periferia celular. Al microscopio de luz y con las técnicas inmunohistoquímicas se identifican como células musculares estriadas, pero al microscopio electrónico se detecta mucho glucógeno lo que es típico de los miocitos. No se trata de un problema histológico sino mecánico, ya que pueden ocluir el drenaje de una cámara cardiaca o de la laringe. Deben resecarse, afortunadamente, existen muy pocas comunicaciones en las que se documenta su recurrencia.

Los *neurilemomas* se originan de las llamadas células de Schwann (1810-1882) localizadas en las vainas de los nervios periféricos. Cuando crecen, comprimen a las fibras nerviosas. Los tumores predominan por igual en ambos sexos entre los 40 y los 60 años, siendo solitarios, circunscritos y encapsulados. Microscópicamente se aprecian células de Schwann y en huso, con regiones de alta y baja celularidad en las que se tiñe la proteína S 100 y al "envejecer", pueden presentar quistes, hemorragias, calcificaciones e hialinizacion.

Se localizan en todos los sitios incluyendo el SNC, los tejidos blandos, el retroperitoneo y el mediastino. A pesar de la terminación "oma", histológicamente no son malignos, aunque si lo pueden ser en su comportamiento clínico y accesibilidad quirúrgica, como sucede con el schwannoma del nervio acústico, el que a veces es imposible resecar totalmente, y aunque el tejido remanente no tiende a crecer, siempre existe la posibilidad de que den problemas serios.

Se tratan quirúrgicamente, pero a veces su tamaño exige procedimientos complejos a pesar de ser lesiones benignas. Realmente, lo maligno es su posible localización, no sus características histológicas.

Los *leiomiomas* (Gr. **leio** = liso) son tumores benignos que se desarrollan a partir del músculo liso que es involuntario. Este tipo de tejido forma entre muchas más, a las paredes *contráctiles* del intestino, las vías aéreas, y otras estructuras como el útero y conductos como los oviductos. Su contracción se regula por el flujo transmembrana de los iones de calcio a través de los canales tipo L, los que dejan de funcionar cuando se administran las drogas que les bloquean. En condiciones anormales puede hipertrofiarse, como sucede con los pacientes asmáticos, en los cuales los músculos de las vías aéreas aumentan considerablemente de espesor, al igual que los del intestino cuando existe alguna oclusión crónica. Los leiomiomas son el tumor submucoso más común del aparato digestivo, se les encuentra en el riñón en el 5.2% de los casos de autopsia, aunque muchos pasan desapercibidos clínicamente ya que es muy raro que lleguen a alterar la función renal, a veces son verdaderos "incidentalomas".

Aún se desconoce la fisiopatología de estos tumores, pero se han investigado varios de ellos. Los que más se han estudiado son los que se originan en el útero ya que son tan frecuentes que afectan a entre el 20% y 30% de las mujeres en edad fértil. Entre ellas, las que más lo padecen son las que cursan con acromegalia, lo que sugiere que el exceso de hormona del crecimiento, influye en su aparición. También es imposible ignorar la acción de los esteroides sexuales, ya que nunca crecen antes de la menarca, y casi nunca lo hacen después de la menopausia, en la que normalmente tienden a decrecer.

También se han asociado a la inmunosupresión y a la presencia del virus de Epstein-Barr, si bien no como únicos responsables del problema, si por lo menos como influyentes de su crecimiento. También podría ser que la transformación neoplásica del músculo liso, obedezca a la participación de mutaciones somáticas de genes responsables de la proliferación y apoptosis de las fibras de este músculo involuntario.

Existe una variedad de estos tumores, denominada *"leiomioma benigno productor de metástasis"* que es una manifestación peculiar de estas neoplasias benignas que, además de dar metástasis pulmonares, se diseminan en la cavidad peritoneal e incluso se llega a demostrar su presencia intravascular. Se desconoce su patogénesis, pero es lógico pensar que todo se ocasione a través de diseminación vascular. Desde luego también se podría deber a que por alguna razón totalmente desconocida, exista crecimiento de ellos de manera multifocal, ya que teóricamente pueden desarrollarse *de novo* en cualquier sitio en donde existe músculo liso, como sucede, también en mujeres en edad reproductiva, en las que no es raro que se presenten como nódulos múltiples en sus piernas; sin embargo en muy ocasional que se localizan en el dartos.

Lesiones intermedias.

Se trata de un grupo de proliferaciones fibrosas raras de malignidad "intermedia", que se muestran muy activas localmente pero que no dan metástasis. Sin embargo, a diferencia de las fibromatosis superficiales, las profundas son agresivas, de ahí que se llamen así precisamente *"fibromatosis agresivas"*.

Los *tumores desmoides* se derivan del tejido conectivo en músculos, fascias y aponeurosis en distintas partes del cuerpo, localizándose más en la cabeza, cuello, hombro, espalda, pared torácica, pared abdominal, y muslos; el 30% se encuentran dentro de la cavidad abdominal, sobre el peritoneo parietal o entre las hojas del mesenterio; varían de tamaño y a veces producen deformidades. Son más frecuentes en mujeres y se presentan a cualquier edad. Llegan a ser lesiones voluminosas (>18 cm de diámetro), moderadamente dolorosas y con un claro patrón de crecimiento infiltrante con tendencia a recurrir, sin embargo, se repite **no** dan metástasis. De su etiología se sabe poco, pero están frecuentemente relacionados a trauma y en algunos pacientes debe existir cierta influencia genética, ya que los padecen hasta el 12% de los portadores de poliposis familiar múltiple, por lo que se les considera un componente del síndrome de Gardner (1909-) llegando a aparecer en ocasiones, después de la extirpación del colon. También se sospecha que exista cierta influencia hormonal ya que además de predominar en mujeres, tienden a localizarse en ellas, en la pared abdominal durante o después del embarazo. En las extremidades llegan a ser multifocales.

Microscópicamente se aprecian haces de células en huso, dentro de un estroma de colágena. Los fibroblastos se concentran más en la periferia de la lesión y en general son de celularidad baja, con pocas figuras mitóticas o pléomorfismo nuclear. Carecen de pseudocápsula.

El US es muy útil para hacer el diagnóstico diferencial de la lesión, y la TAC y RNM permiten determinar su relación con las estructuras vecinas. No es fácil con estos recursos, diferenciarle con certeza de los sarcomas, por lo que la biopsia es indispensable, a diferencia de la fibrosis retroperitoneal. El manejo es quirúrgico con la extirpación de la lesión, teniendo que asegurar bordes libre de entre 3 cm a 5 cm, pero tratando de conservar la función para evitar mutilaciones innecesarias, sin embargo algunas series reportan recurrencias a pesar de cantos libres aparentemente suficientes, por lo que varios grupos recomiendan resecciones amplias y en consecuencia mutilantes. En algunas localizaciones, la vecindad con estructuras vasculares o nerviosas, no permiten márgenes holgados y en esos casos se debe recurrir a radioterapia; sin embargo también es cierto que no todos los enfermos con bordes comprometidos, estan condenados a recurrencia ya que se ha demostrado que esto sólo ocurre en poco más del 50% de los casos.

Para los pacientes que no pueden ser manejados con cirugía y radiaciones, existen resultados reservados con el empleo de varios fármacos, como los antiestrógenos (tamoxifen), AINES (indometacina), interferón y quimioterapia con drogas no citotóxicas.

Lesiones malignas.
"Cuando no obtenemos lo que deseamos,
por lo general nos sentimos desencantados;
y cuando obtenemos lo que no deseamos, nos
sentimos desdichados"   Epicteto (55-135 DC)

Los *sarcomas* ocurren en todos los grupos de edad; a diferencia de los carcinomas que predominan en los adultos y los de células embrionarias que predominan en los infantes. Sin embargo son muy raros ya que representan tan sólo el 1% de todas las neoplasias malignas. La cresta del total de los sarcomas de tejidos de blandos (STB), se da en la quinta década de la vida pero en porcentaje para un grupo de edad, el pico está en la niñez y la adolescencia, en donde se presentan el 8% de estos tumores los que desgraciadamente, contribuyen mucho a los decesos por cáncer entre los jóvenes, debido a que tienen mucho más mal pronóstico que otros tumores dentro del mismo grupo de edad como son melanoma, tiroideo, linfoma de Hodgkin y tumores de células germinales. Los STB, son un conjunto heterogéneo derivados del tejido conectivo, y la OMS reconoce **más de 50** tipos de ellos. Algunos como el ya mencionado sarcoma sinovial monofásico, estan compuestos principalmente de células malignas, mientras que otros como el mixofibrosarcoma tienen diferentes grados de celularidad, septos fibrosos, estroma mixoide y necrosis. La hemorragia intratumoral, el infiltrado inflamatorio y la degeneración quística también contribuyen a su tamaño. Como es fácil de comprender la clasificación de estas lesiones, se basó durante años, en la semejanza que tuviera un tumor con alguno de los tejidos originales. Con el advenimiento de las técnicas inmunohistoquímicas que permiten identificar antígenos buen definidos, se tienen clasificaciones más específicas de aquellas lesiones sarcomatosas que histológicamente no se pueden ubicar con facilidad dentro de algún grupo. A eso se han sumado la tecnología de detección de marcadores genéticos, lo que en conjunto, ahora ha hecho posible empezar a definir cuales son los mecanismos del crecimiento anormal de estas neoplasias, además de establecer con claridad las diferencias biológicas entre cada uno de los STB, lo que se espera facilitará idear tratamientos "a la medida" para cada una de las subclases tumorales. Sin embargo, aún hay mucho camino por recorrer, si consideramos que hasta el 24% de ello son indiferenciados, a pesar de todos los recursos de clasificación. Estos se caracterizan por ser pleomórficos, epiteloides y de células pequeñas imposibles de diferenciar o de clasificar.

Sin embargo, aunque espectacular, el avance es relativamente lento porque la incidencia es de ~2.5/10^6, siendo más comunes los rabdomiosarcomas en los niños y el histiocitoma fibroso maligno en los adultos, precisamente lo escaso, hace que "afortunadamente" sea imposible contar con grandes grupos de estudio. Ahora sabemos que muchos tienen traslocaciones cromosomales, pero los fenotipos, a excepción del sarcoma sinovial, no se han especificado del todo. El pronóstico de los STB, está relacionado al grado histológico, medido por las figuras mitóticas y por el estado de los cromosomas en el cariotipo (ploidia [Gr *ploos* = doblez]). Dentro de sus características adversas, está la edad avanzada del paciente, localización profunda y la recurrencia local. La mayoría de las veces sus metástasis se dan a través de las venas, y no se caracterizan por su diseminación linfática, por lo que la búsqueda de nódulo centinela no es en general una conducta quirúrgica necesaria, aunque esto se reserva para los muy raros sarcomas epiteloides, rabdomiosarcoma, sarcoma de células claras y al sarcoma sinovial, sin embargo en los que podría ser de alguna utilidad, son tan raros que existe muy poca experiencia al respecto, como para aconsejarle de rutina.

La mayoría de estos tumores son esporádicos, y se sabe que pueden presentarse dentro 3 a 15 años después de tratamiento con radioterapia contra linfoma, cáncer cervico-uterino, tumor testicular o cáncer de mama. En algunos casos de linfedema crónico, particularmente del resultante por la mastectomía radical, se presenta angiosarcoma, que es un componente del llamado síndrome de Stewart (1894-)-Treves,

Algunos factores genéticos también se han asociado con los sarcomas, como sucede en el caso de la neurofibromatosis tipo 1, la que tiene el 10% de riego de presentar un tumor maligno durante la vida de un portador, en la vaina de un nervio periférico. Los niños con retinoblastoma hereditario que se ocasiona por una mutación del gen supresor de tumor *RB1*, tienen una elevada propensión a desarrollar sarcoma óseo o de tejidos blandos lo que se incrementa considerablemente si reciben radiaciones. También se presentan STB en portadores del síndrome de Li-Fraumeni, ocasionado por una mutación de gen supresor de tumor *p53*.

Los STB en los adolescentes y los adultos jóvenes, merecen una mención especial ya que los pacientes entre los 15 y los 30 años, requieren pediatras para su manejo inicial, y años después, de los servicios por médicos de adultos, lo que demanda un manejo muy coordinado y sobre todo entender que se aparecen en un sujeto dependiente y en crecimiento, que un buen día se convierte en independiente, con necesidad de ser productivo y buscar trabajo.

A media que se tiene más edad los tumores son más agresivos, de tal manera que los mayores de 15 años, tiene peor pronóstico que los menores de esa edad, y en algunas variedades la sobrevida a 5 años es del 75% en niños, cuando la misma variedad en mayores de 15 años, es de tan solo del 20%. Desde luego hay que tener siempre presente, que la edad es un simple marcador, existiendo otras circunstancias como las variables biológicas, la característica individuales y los tratamiento recibidos.

El *diagnóstico inicial* de una lesión sospechosa de ser STB, se hace o porque el enfermo consulta por una masa que le preocupa, o porque se efectúan estudios de imagen para evaluar un traumatismo o una fractura patológica. Cuando se interrogan con detenimiento, llegan a referir el haber percibido algún dolor o por lo menos molestia, pero otros muchos señalan haber estado totalmente asintomáticos hasta la primera consulta. En ocasiones la manifestación inicial resulta de la compresión que hacen sobre las estructuras vecinas sobre todo las nerviosas. El signo de Tinel (1879-1952) es un hormigueo distal muy característico cuando se percute sobre el trayecto del nervio; y si bien no es patognomónico de lesiones malignas, si indica que algo anda mal con el, sobre todo en ausencia de antecedente de trauma (Tinel 1) o de problemas con el túnel del carpo (Tinel 2). La limitación de los movimientos articulares es tardía y en general se asocia a masas grandes. Si bien casi no ocluyen a las arterias, aún cuando las rodeen por completo, si se llega a presentar congestión venosa. El dolor al apoyar una extremidad, sugiere la pérdida de integridad estructural de un hueso. A veces existen cambios en la piel, como hiperpigmentación o las manchas café con leche, semejantes a las que acompañan a la neurofibromatosis.

La evaluación detenida con todos los recursos disponibles *no invasivos*, es literalmente indispensable **antes** de pensar en la biopsia. Los RX siguen siendo el estudio de primera elección sobre todo para confirmar o descartar una lesión ósea e identificar, de existir, calcificaciones entre la masa muscular lo que sugiere tumores vasculares o algún STB como el sarcoma sinovial. La RNM orienta hacia las características del tejido de origen (mixoide, graso, fibroso, vascular) y permite un "mapeo" de la localización, extensión y relación con las estructuras vecinas, sin embargo **no es útil** para dar una idea del potencial maligno de la masa. Las RX, incluyendo las torácicas y la RNM son complementarias, por lo que no hay que olvidarles. Para establecer un estadio, habrá que recurrir a la TAC pulmonar, ya que la mayoría de los STB, dan de primera intención metástasis hacia el tórax. Los liposarcomas, son lo que más dan siembras fuera del tejido pulmonar, por ello la tomografía con emisión de positrones, es muy útil en este subtipo celular específico ya que da una idea de la magnitud del problema. Si se sospecha que se trata de un rabdomiosarcoma, es recomendable efectuar biopsia por aspiración de la médula ósea.

La biopsia aunque técnicamente es un procedimiento sin mayor problema, solo debe hacerse contando ya con toda la información posible, para no tener que someter al paciente a problemas mayores. Por ejemplo el trayecto de una aguja de biopsia o la incisión mal planeada, efectuada en un sitio equivocado, puede convertir a un tumor resecable en uno no resecable, el que requerirá por ese simple hecho, de amputación para su manejo. Igualmente un diagnóstico equivocado, puede resultar en un tratamiento inapropiado. Por ello si hay una lesión sospechosa de ser sarcoma y se considera indispensable la biopsia, quien la efectúe *debe ser* el mismo cirujano que va a tratar definitivamente al enfermo. El objetivo de la biopsia es proporcionar, sin comprometer cualquier posible tratamiento, suficiente cantidad del tejido "blanco", y con ello estar en condiciones óptimas para poder hacer el diagnóstico, y claro con la mínima morbilidad para el enfermo. Las biopsias pueden ser excisionales o incisionales, de acuerdo a la situación específica. La primera implica la resección total de la masa tumoral, lo que sólo se puede realizar en tumores pequeños subcutáneos que dejan, de ser necesario, un lecho quirúrgico accesible para resección amplia, sin requerirse de algo especial como injerto cutáneo. A pesar, de que hay tendencia al uso de las incisiones transversales en las extremidades con el objeto de obtener buenos resultados cosméticos al seguir las líneas de Langer, estas *nunca* se deben emplear ante la sospecha de un STB; en estos casos, en las extremidades *siempre* deben ser longitudinales. Las biopsias incisionales se realizan o abiertas o con aguja, pero existe controversia acerca de cual es mejor. Si la decisión es la aguja, esta invariablemente debe ser de corte no de aspiración, para que permita obtener un cilindro proveniente del centro de la masa. La abierta suministra una fracción de tejido mayor, no siempre profunda y desde luego requiere de una incisión. Es fundamental evitar la "contaminación celular" de los tejidos vecinos, recordando que la aguja no necesariamente lo evita, sobre todo si se introduce varias veces. La hemorragia con la incisional, se controla directamente; con la aguja, sobre todo si se efectúa más de una punción empleando alguna de diámetro grande, puede resultar en resumo de sangre hacia los tejidos circunvecinos, incluso hasta 24 horas después de la toma, por lo que es aconsejable siempre dejar compresión e inmovilizar la zona. Como tiempo quirúrgico durante la cirugía definitiva, hay que resecar todo el trayecto que siguió la aguja. En las abiertas, no se deben disecar las estructuras vasculares y nerviosas, porque esto les contamina, tampoco se debe abordar al tumor siguiendo los planos convencionales de disección, sino a través de las fibras musculares; el tumor se puede localizar por palpación o por RNM. Durante la cirugía definitiva deberá extirparse la incisión efectuada para la biopsia abierta. Hay que evitar muestrear tejido necrótico, además se deben enviar algunos fragmentos de tejido fresco, para los estudios moleculares y marcadores de linfoma, si es que existe esa posibilidad diagnóstica. Óptimamente, hay que guardar un fragmento bajo congelación. Si existe la menor sospecha de que haya infección, el cultivo es indispensable. En algunas ocasiones, la localización de los tumores hacen que puedan existir más fallas y con ello retrasos en el manejo. Por ejemplo en los localizados en el sacro, las biopsias con aguja, tienen más errores. En otros como los abdominales o retroperitoneales, hay que controlar el acceso, es decir efectuar una mini-laparotomía, para tomar la biopsia con una aguja; actualmente ya hay experiencia con la laparoscopía, que aunque menos invasiva, requiere de alta tecnología. En los localizados en las ingles, huecos poplíteos y áreas profundas del antebrazo, dada la cercanía de estructuras neurovasculares importantes, las biopsias a ciegas con aguja son muy peligrosas, en esos casos son preferibles, por ser más seguras, incisiones pequeñas o en su caso, la punción bajo la guía con TAC.

El *tratamiento* del los STB, se ha vuelto multidisciplinario. El diagnóstico más temprano por medio de los recursos de imagen, con la quimioterapia y la radioterapia ha mejorado el pronóstico, y la cirugía sigue siendo el recurso de primera línea en casi todos ellos. Sin embargo, siempre hay que tener presente que el manejo adecuado de una posible lesión sarcomatosa, se inicia haciendo las pruebas apropiadas para hacer el diagnóstico, ya que esto permite la planeación terapéutica coordinada.

La indicación para la *remoción quirúrgica* de una masa dependerá del diagnóstico histológico y del estadio en que se encuentre. Para la gran mayoría de los STB que no han dado metástasis, con excepción del rabdomiosarcoma, se recomienda en combinación con quimo o radioterapia, la resección quirúrgica del tumor, siempre y cuando la morbilidad de esto no sea excesiva. En los casos en los que hay metástasis, la meta es el control local del tumor primario, en conjunto con los pasos necesarios *para controlar a la enfermedad de manera íntegra*, por ello, el momento para efectuar la resección, estará supeditado a las circunstancias especiales del caso, ya que en relación a los STB, existen varias modalidades, la mayoría sin embargo, a excepción del rabdomiosarcoma, recomiendan resección quirúrgica, antes, durante o después de la quimioterapia o la radioterapia, sin que parezcan existir diferencias en la sobrevida. En algunos casos el manejo no quirúrgico de inicio, reduce el volumen tumoral y con ello lo hace más accesible quirúrgicamente.

La definición de "tumor resecable" la da el tumor mismo, ya que todo dependerá de la morbilidad que ocasione la resección de las estructura vecinas a la masa. El intento de remoción quirúrgica curativa, implica la extirpación en bloque del tumor con el trayecto que dejó la toma de biopsia y la certeza en bordes quirúrgicos que deberán ser lo suficientemente amplios, como para considerarles libres de actividad tumoral. Se repite que la biopsia mal planeada **¡puede arruinar la posibilidad de cirugía curativa!** Actualmente, han mejorado las técnicas de reconstrucción colorectal, urológica, vascular, espinal de los huesos largos y la sustitución de deficiencias articulares, lo que definitivamente ha hecho resecables tumores que quizá hace sólo unos cuantos años ni siquiera se consideraban compatibles con la vida, ya no se diga con la función. La gran barrera siguen siendo las estructuras nerviosas, porque estas no se pueden sustituir, sin embargo, con las trasferencias tendinosas, se pueden suplir en casos muy específicos, las deficiencias ocasionadas por la denervación quirúrgica de algunas masas musculares. Todo lo anterior hay que explicarlo a los pacientes antes de la cirugía, la cual sólo se deberá efectuar si estan de acuerdo en cambiar función por sobrevida, en el caso que la segunda solo se puede ofertar a través de una intervención por demás mutilante. La mayoría de los STB se localizan en la pelvis, los glúteos y las extremidades, por lo que se sacrifican estructuras vitales para la función, pero con el advenimiento de alo injertos y endoprótesis que permiten pensar en la reconstrucción de hombros, caderas, rodillas, y codos, se ha extendido el concepto de resecabilidad, lo que se refuerza con la posibilidad de reconstruir arterias importantes. Desde luego un reto mayúsculo, ha sido intentar lo anterior en un paciente que está en vías de crecimiento, en cuyo caso uno de los mayores desafíos es, como ya se señalo en otro capítulo, mantener la simetría de las extremidades; algunas prótesis modernas lo permiten, y seguramente en el futuro se irán mejorando.

En la práctica cotidiana, los cirujanos se encuentran a veces con lesiones pequeñas, que parecen benignas y se resecan como tales, pero que se reportan dos o tres días después como sarcomas. Aunque no se palpe tejido remanente, la experiencia ha demostrado que más del 30% tienen tumor residual en el lecho quirúrgico. Esto obliga a revisar el record quirúrgico y efectuar RNM para valorar la zona, con el objeto de tener una idea de cuanto tejido debe re-extirparse y si será necesario, para cerrar el defecto, un injerto de piel o incluso un colgajo mío-cutáneo.

¿Cuales son los bordes quirúrgicos adecuados? Desde luego todas las resecciones deben hacerse a través de tejidos sanos. Los términos resecciones radicales, amplias, marginales e intralesiónales, hablan por si mismo. Los últimos son inaceptables, pero hay que tener cuidado con la interpretación del patólogo, ya que durante la cirugía se pudieron haber realizado cortes más que amplios a través de masas musculares sanas, pero que se retrajeron después de la manipulación por lo que aparecen como bordes positivos, cuando no lo eran "in situ". El tipo de tejido en el margen también es importante, por ejemplo alguno de 1 a 2 mm con una fascia de por medio, es mucho más "grande", que el del mismo espesor con sólo tejido areolar o adiposo. Lo que es francamente inadecuado, es pensar que un plano de disección roma al rededor de la masa es suficiente, ya que sin duda, esto es una invitación a la recidiva.

Los resultados de manejo de los STB, en todas sus localizaciones, es del 65% al 75% de sobrevida libre de enfermedad (SLE) a 5 años; el de sobrevida sin recurrencia local (SSRL) va del 75% al 90%. Los factores pronósticos para ello son el tamaño del tumor, grado, estadio y margen de resección.

La *radiación* se debe considerar como complemento del manejo de los STB grandes, en el preoperatorio para reducir los campos y en el posoperatorio para evitar las recidivas.

La *quimioterapia* se ha empleado en casos considerados como de alto riesgo, ya que a pesar del buen pronóstico de los STB, los tumores grandes (>5cms), profundos, y de alto grado son considerado muy peligrosos, porque muchos pacientes que les padecen, tienen **micrometástasis** ocultas al momento del diagnóstico y mueren de su enfermedad. De ahí la razón de proponer el empleo de fármacos, para el manejo de estos sujetos. A pesar de más de 30 años de investigación, aún no existe un esquema que pueda, sin lugar a dudas, demostrar que es muy eficaz a pesar de cierta evidencia que podría sugerir una modesta mejoría. Quizá la introducción de agentes antiangiogénicos o inhibidores de la transducción celular, sumados a los esquemas de quimioterapia disponibles actualmente, puedan lograr en el futuro, mejoría del promedio de curaciones, lo que no ha sido posible en los últimos 20 años.

Desde luego, a veces cuesta trabajo evaluar el resultado de la quimio y la radioterapia, por lo que en esos casos hay que recurrir a los recursos de imagen. Aun cuando las células malignas pudieran ser erradicadas de la lesión, el volumen de la masa heterogénea podría no reducirse o incluso aumentar como resultado de la necrosis o la hemorragia, por lo que el tamaño de la lesión en si, no es un criterio que permita evaluar bien el resultado de una terapéutica no quirúrgica, teniéndose que recurrir al estudio histológico en búsqueda de células malignas o a estudios de imagen, para conocer el estado biológico de la tumoración y en consecuencia el resultado terapéutico. Para ello se recurre a la TAC, a la RNM, a la tomografía con emisión de positrones (TEP), a la RNM dinámica con medio de contraste, a la resonancia magnética espectroscópica y a la gamografía con talio-201, sin embargo la heterogenicidad de los tejidos que integran a los sarcomas, y la gran vascularidad de las lesiones de alto grado, han contribuido sin duda, a que hasta el momento no se hayan podido correlacionar el tamaño de las lesiones tratadas, con las respuestas celulares a los tratamientos no quirúrgicos.

Los cirujanos deben extremar sus precauciones para evitar laceraciones en su piel, ya que se han documentado casos de inoculación accidental de células malignas, con el potencial de crecer dentro de los tejidos del cirujano, a manera de un trasplante alogénico de tejido tumoral, lo que quizá sea posible porque estas células malignas tengan cambios cuantitativos y cualitativos de las moléculas clase1 del complejo de histocompatibilidad, o ausencia de antígenos inmunogénicos en ellas.

Variedades frecuentes de STB

Como se señaló anteriormente, la OMS reconoce más de 50 tipos de sarcomas. Revisaremos únicamente aquellos que son los más frecuentes, entre estas de por si raras neoplasias malignas.

Los *liposarcomas*, son los STB más comunes y predominan en adultos; el 40% se presentan en el retroperitoneo, de ellos 35% se originan en la grasa perirenal, y de estos sólo 25% son bien diferenciados. Forma una masa gelatinosa, mal definida. Histológicamente se aprecia desde lipocitos maduros hasta células pequeñas indiferenciadas en proporciones variables de acuerdo al grado del tumor; también se acompañan de células pleomorficas. Se diseminan hacia los pulmones, pleura, hígado y tubo digestivo. El pronóstico es variable, por ejemplo los hace peligrosos, el que sean muy grandes, estén localizados en el extremo proximal de una extremidad o que cursen con lesiones satélites originarias de tejido conectivo circunvecino. La sobrevida a cinco años en los poco diferenciados es de ~45% y de ~60% en los de bajo grado. Pueden recurrir hasta 20 años después de la resección original. Actualmente los retroperitoneales se tienden a resecar por laparoscopía; se han reportado implantes de los puertos de acceso.

Los *tumores malignos de la vaina nerviosa periférica* (TMVNP), son difíciles de clasificar con certeza, ya que no se puede establecer si las células afectadas son las de Schwann, del perinervio o fibroblastos; antes se les llamaba schwannoma maligno o neurofibrocarcoma. Los TMVN pueden originarse en casos de neurofibromatosis I (2%-30%), lo que sucede más en jóvenes, entre los cuales hay algunos muy agresivos. Entre los 20 años y los 50 años de edad, tienden a ser únicos. En ocasiones se encuentra algunos componentes heterólogos como hueso, glándulas, cartílago y rabdomioblastos que se conocen con el nombre de tumores de tritón (tumores malignos con características rabdoides). Son tumores muy peligrosos, que requieren resección radical y radiaciones.

Los *histiocitomas fibrosos malignos* son los sarcomas más comunes en sujetos más allá de la sexta década de la vida, localizándose más en el muslo; el término agrupa a muchas variedades previamente clasificadas como fibrosarcomas. Se trata generalmente de una lesión profunda a veces muy grande (>15 cm) de lento crecimiento dentro de la masa muscular de la pierna o en el retroperitoneo, predominando una célula muy semejante al fibroblasto, y se presenta con un patrón de rueda de carreta. También tiene células pleomorficas y anaplasicas con figuras mitóticas anormales mezcladas con macrófagos, linfocitos y una que otra célula gigante multinuclear. Con los anticuerpos monoclonales se confirma que los fibroblastos expresan vimentina, que es una proteína fibrilar. Entre las variantes se incluyen la fibrosa, de células gigantes, mixoides e inflamatorias.

Dan metástasis pulmonares con mucha frecuencia e incluso existe la posibilidad de que se expectoren fragmentos de alguna de ellas.

La sobrevida a cinco años es de ~30%.

Los *fibrosarcomas* se presentan en adultos entre los 40 y los 50 años de edad, y se localizan más frecuentemente a la altura de la rodilla, en el tronco, los antebrazos y el extremo inferior de la pierna; ocasionalmente se les halla en los senos para nasales, y no son tan raros en el retroperitoneo. El tumor es profundo, con una falsa cápsula que resulta de la compresión del tejido conectivo circundante; las células tumorales son indiferenciadas en huso, que se extienden hacia los tejidos que le rodean. Algunos haces de fibras adoptan una apariencia de "hueso de arenque" y hay diseminación local a manera de nódulos aparentemente independientes. El diagnóstico histológico es difícil ya que se parecen mucho a los TMVNP y los sarcomas sinoviales, por lo que hay que recurrir a las técnicas de tinción inmunohistoquímica. Dan metástasis por vía hematógena a hígado, pulmón y hueso; su pronóstico es incierto aunque los que se llegan a presentar en los recién nacidos son menos agresivos.

Los *rabdomiosarcomas* son tumores del músculo estriado (voluntario) y son por demás raros en los adultos. De hecho, en mayores de 35 años, hay que revisar detenidamente las muestras antes de optar por ese diagnóstico, conclusión a la que sólo se llega con microscopía electrónica y tinciones inmunohistoquímicas. La variedad que se presenta entre ellos es la llamada pleomorfa.

En los *niños* más de la mitad de los tumores son sarcomas, predominando la categoría llamada embrional. Afecta de cuatro a siete menores de 15 años por millón. La mayoría son esporádicos y se asocian a mutaciones en el gen supresor de tumor p53. Pueden aparecer en cualquier sitio aunque tienen predilección por la nasofaringe y la órbita (en donde por cierto, casi ¡no hay músculo estriado!) Los síntomas dependen de su efecto de masa; los de la órbita ocasionan proptosis, en las extremidades una tumoración indolora, en la vejiga o próstata en donde también son relativamente frecuentes, obstrucción urinaria, hematuria y masa abdominal, etc. En algunas estructuras, como la nariz, la vejiga y la vagina, crece más como una masa polipoidea *arracimada* o botrióidal (Gr. *botrys* = racimo de uvas), que como un tumor redondo, por lo que precisamente se le llama botrioides.

Un tercio son resecables al momento del diagnóstico y 15% tienen metástasis en los ganglios linfáticos regionales, pulmones, hueso y médula ósea, por lo que hay que hacer aspirado al momento de evaluar integralmente al enfermo.

La variedad alveolar, se presenta en personas relativamente mayores (10 a 25 años) con localización en las extremidades, sobre todo los brazos, pero también en el periné y en el espacio perirectal.

Estos tumores se extienden localmente y destruyen con facilidad a los tejidos vecinos incluyendo el hueso. La variedad alveolar tiene más mal pronóstico que la embrional y la pleomorfica.

Dado que tienden a diseminarse por vía hematógena, la quimioterapia es fundamental en su manejo, el que se "complementa" con el control local mediante cirugía y radioterapia la que es tan extremadamente efectiva, que es considerada como indispensable. Actualmente es una de las lesiones sarcomatosas con mejor pronóstico, siempre y cuando el diagnostico se haga temprano y se maneje de manera multidisciplinaria, alcanzando con ello una sobrevida de hasta el 90% o más en algunos casos.

Los *leiomiosarcomas* son tumores malignos raros de músculo liso. De acuerdo a su localización se dividen en dos subtipos, los cutáneos y los profundos.

Los primeros, con mejor pronóstico por el diagnóstico precoz y la extirpación completa, y se originan de los músculos erectores del pelo o del dartos, localizándose en la dermis con extensión ocasional al tejido celular subcutáneo

Los profundos, son mucho más peligrosos ya que son frecuentes en el retroperitoneo, las extremidades y a veces en tubo digestivo. A veces se encuentran tumores bastante grandes. Son más comunes en mujeres.

Histológicamente se parecen mucho a los leiomiomas, y lo que les distingue son las mitosis, aceptándose que por lo menos se deben encontrar dos por 10 campos de alta resolución. En algunos sitios se identifican células de músculo liso como las de los leiomiomas, pero en otras dentro de la misma masa, estan pobremente diferenciadas, con muchas atípias celulares y núcleos y nucleolos prominentes. La gravedad de la lesión está relacionada con su localización, por ejemplo, el retroperitoneal tiende a invadir a la cava inferior, llegando a ocasionar edema de miembros inferiores y síndrome de Budd-Chiari. Da metástasis a pulmón e incluso a tejidos blandos. La cirugía es efectiva si se reseca totalmente, en aquellos casos de difícil acceso, la sobrevida es mala.

REFERENCIAS

1. Anand A, Tsapakis EM, Narvani AA, Alhakim A, Cannon SR, Tsiridis E. "Ppseudosarcoma" in a pregnant woman. World J Surg Oncol 2007; 5:7.
2. Arguelles SE, Congregado Ruiz CB, Medina Lopez RA, Pascual del Pobil Moreno JL. [Retroperitoneal malignant fibrous histiocytoma]. Actas Urol Esp 2004; 28(8):624-626.
3. Arndt CA, Crist WM. Common musculoskeletal tumors of childhood and adolescence. N Engl J Med 1999; 341(5):342-352.
4. Asgari M, Rubin BP, Hornung RL. Neonate with a fibrosarcoma and consumptive coagulopathy. J Am Acad Dermatol 2004; 50(2 Suppl):S23-S25.
5. Ball AJ, Siddiq FM, Garcia M, Ganjei-Azar P, Leveillee RJ. Hand-assisted laparoscopic removal of retroperitoneal liposarcoma. Urology 2005; 65(6):1226.
6. Baran R, Richert B. Common nail tumors. Dermatol Clin 2006; 24(3):297-311.
7. Beckmann J, Kalteis T, Baer W, Grifka J, Lerch K. [Plantar fibromatosis: therapy by total plantarfasciectomy]. Zentralbl Chir 2004; 129(1):53-57.
8. Bella AJ, Beasley KA, Obied A, Brock GB. Minimally invasive intracorporeal incision of Peyronie's plaque: initial experiences with a new technique. Urology 2006; 68(4):852-857.
9. Brooks DG. The neurofibromatoses: hereditary predisposition to multiple peripheral nerve tumors. Neurosurg Clin N Am 2004; 15(2):145-155.
10. Brooks JK, Scheper MA, Kramer RE, Papadimitriou JC, Sauk JJ, Nikitakis NG. Intraoral proliferative myositis: case report and literature review. Head Neck 2007; 29(4):416-420.
11. Butany J, Nair V, Naseemuddin A, Nair GM, Catton C, Yau T. Cardiac tumours: diagnosis and management. Lancet Oncol 2005; 6(4):219-228.
12. Cheng EY. Surgical management of sarcomas. Hematol Oncol Clin North Am 2005; 19(3):451-70, v.
13. Cheng H, Sitrin MD, Rani A. Angiomyolipoma in the colon. Gastrointest Endosc 2006; 64(3):443-444.
14. Clark MA, Fisher C, Judson I, Thomas JM. Soft-tissue sarcomas in adults. N Engl J Med 2005; 353(7):701-711.
15. de BE, Zoetmulder FA, Keus RB, Peterse HL, van CF. Incidence and treatment of recurrent plantar fibromatosis by surgery and postoperative radiotherapy. Am J Surg 2004; 187(1):33-38.
16. Dinauer PA, Brixey CJ, Moncur JT, Fanburg-Smith JC, Murphey MD. Pathologic and MR imaging features of benign fibrous soft-tissue tumors in adults. Radiographics 2007; 27(1):173-187.

17. Dionne JM, Carter JE, Matsell D, MacNeily AE, Morrison KB, de SD. Renal leiomyoma associated with Epstein-Barr virus in a pediatric transplant patient. Am J Kidney Dis 2005; 46(2):351-355.

18. Ducic I, Larson EE. Outcomes of surgical treatment for chronic postoperative breast and abdominal pain attributed to the intercostal nerve. J Am Coll Surg 2006; 203(3):304-310.

19. Eilber FC, Tap WD, Nelson SD, Eckardt JJ, Eilber FR. Advances in chemotherapy for patients with extremity soft tissue sarcoma. Orthop Clin North Am 2006; 37(1):15-22.

20. Gartner HV, Seidl C, Luckenbach C et al. Genetic analysis of a sarcoma accidentally trasplanted from a patient to a surgeon. N Engl J Med 1996; 335(20):1494-1496.

21. Gilkeson GS, Allen NB. Retroperitoneal fibrosis. A true connective tissue disease. Rheum Dis Clin North Am 1996; 22(1):23-38.

22. Goh BK, Tan YM, Chung YF, Chow PK, Ooi LL, Wong WK. Retroperitoneal schwannoma. Am J Surg 2006; 192(1):14-18.

23. Goh S, Butler W, Thiele EA. Subependymal giant cell tumors in tuberous sclerosis complex. Neurology 2004; 63(8):1457-1461.

24. Goodyear-Smith F, Arroll B. What can family physicians offer patients with carpal tunnel syndrome other than surgery? A systematic review of nonsurgical management. Ann Fam Med 2004; 2(3):267-273.

25. Hosalkar HS, Fox EJ, Delaney T, Torbert JT, Ogilvie CM, Lackman RD. Desmoid tumors and current status of management. Orthop Clin North Am 2006; 37(1):53-63.

26. Huntsman RJ, Sinclair DB, Richer LP. Tuberous sclerosis with open lipped schizencephaly. Pediatr Neurol 2006; 34(3):231-234.

27. Jensen K, Swartz K. A rare case of rhabdomyoma of the larynx causing airway obstruction. Ear Nose Throat J 2006; 85(2):116-118.

28. John T, Portenier D, Auster B, Mehregan D, Drelichman A, Telmos A. Leiomyosarcoma of scrotum—case report and review of literature. Urology 2006; 67(2):424.

29. Kasai T, Shozu M, Murakami K et al. Increased expression of type I 17beta-hydroxysteroid dehydrogenase enhances in situ production of estradiol in uterine leiomyoma. J Clin Endócrinol Metab 2004; 89(11):5661-5668.

30. Kato K, Ehara S, Nishida J, Satoh T. Rapid involution of proliferative fasciitis. Skeletal Radiol 2004; 33(5):300-302.

31. Kim JH, Kwon H, Song D, Shin OR, Jung SN. Clinical case of ossifying fasciitis of the hand. J Plast Reconstr Aesthet Surg 2007; 60(4):443-446.

32. Kim YJ, Kim SY, Kang SJ, Kim GM. Neural fibrolipoma. J Am Acad Dermatol 2005; 53(3):528-529.

33. Loeb DM, Thornton K, Shokek O. Pediatric soft tissue sarcomas. Surg Clin North Am 2008; 88(3):615-27, vii.

34. Marsh EE, Bulun SE. Steroid hormones and leiomyomas. Obstet Gynecol Clin North Am 2006; 33(1):59-67.

35. Matushansky I, Maki RG. Mechanisms of sarcomagenesis. Hematol Oncol Clin North Am 2005; 19(3):427-49, v.

36. Munteanu M, Pirscoveanu M, Gugila I, Munteanu MC, Munteanu AC, Ionescu M. [Rare case of retroperitoneal malignant Schwannoma]. Chirurgia (Bucur) 2004; 99(5):345-350.

37. Murrell GA, Francis MJ, Bromley L. Free radicals and Dupuytren's contracture. Br Med J (Clin Res Ed) 1987; 295(6610):1373-1375.

38. Nagaraj LV, Fangman W, White WL et al. Self-healing juvenile cutaneous mucinosis: cases highlighting subcutaneous/fascial involvement. J Am Acad Dermatol 2006; 55(6):1036-1043.

39. Nedea EA, DeLaney TF. Sarcoma and skin radiation oncology. Hematol Oncol Clin North Am 2006; 20(2):401-429.

40. Pasta V, Torcasio A, Tintisona O et al. [Ppseudosarcomatous lesions: report of two cases]. G Chir 2006; 27(4):153-157.

41. Perrin C, Goettmann S, Baran R. Onychomatricoma: clinical and histopathologic findings in 12 cases. J Am Acad Dermatol 1998; 39(4 Pt 1):560-564.

42. Rha SE, Byun JY, Jung SE et al. The renal sinus: pathologic spectrum and multimodality imaging approach. Radiographics 2004; 24 Suppl 1:S117-S131.

43. Sakurai Y, Sugimoto H, Yoshida K et al. Superficial fibromatosis mimicking subcutaneous hematoma: an unusual and difficult diagnosis in a patient with mild hemophilia A. Int J Hematol 2007; 85(1):1-4.

44. Samujh R, Dharmik A, Joshi K, Rao KL. Fetal rhabdomyoma in a neonate. Indian Pediatr 2004; 41(8):839-842.

45. Schaeffer EM, Jarow JP, Jr., Vrablic J, Jarow JP. Duplex ultrasonography detects clinically significant anomalies of penile arterial vasculature affecting surgical approach to penile straightening. Urology 2006; 67(1):166-169.

46. Schlemmer M. Desmoid tumors and deep fibromatoses. Hematol Oncol Clin North Am 2005; 19(3):565-viii.

47. Schuetze SM. Imaging and response in soft tissue sarcomas. Hematol Oncol Clin North Am 2005; 19(3):471-87, vi.

48. Scurr M, Judson I. Neoadjuvant and adjuvant therapy for extremity soft tissue sarcomas. Hematol Oncol Clin North Am 2005; 19(3):489-500, vi.

49. Sharma KB. Spontaneous expectoration of lung tumour mass. CMAJ 2005; 172(9):1182.

50. Shindler KS, Liu GT, Womer RB. Long-term follow-up and prognosis of orbital apex syndrome resulting from nasopharyngeal rhabdomyosarcoma. Am J Ophthalmol 2005; 140(2):236-241.

51. Silverman TA, Enzinger FM. Fibrolipomatous hamartoma of nerve. A clinicopathologic analysis of 26 cases. Am J Surg Pathol 1985; 9(1):7-14.

52. Singer AJ. Retroperitoneal liposarcoma and aldosteronoma. Urology 2004; 64(1):154-155.

53. Solway J, Irvin CG. Airway smooth muscle as a target for asthma therapy. N Engl J Med 2007; 356(13):1367-1369.

54. Squillaci S, Tallarigo F, Patarino R, Bisceglia M. Nodular fasciitis of the male breast: a case report. Int J Surg Pathol 2007; 15(1):69-72.
55. Steinert DM, Patel SR. Recent studies in novel therapy for metastatic sarcomas. Hematol Oncol Clin North Am 2005; 19(3):573-90, viii.
56. Sun S, Jin Y, Chang G, Wang C, Li X, Wang Z. Endoscopic band ligation without electrosurgery: a new technique for excision of small upper-GI leiomyoma. Gastrointest Endosc 2004; 60(2):218-222.
57. Uibu T, Oksa P, Auvinen A et al. Asbestos exposure as a risk factor for retroperitoneal fibrosis. Lancet 2004; 363(9419):1422-1426.
58. Valdez TA, Desai U, Volk MS. Recurrent fetal rhabdomyoma of the head and neck. Int J Pediatr Otorhinolaryngol 2006; 70(6):1115-1118.
59. van Bommel EF, Siemes C, Hak LE, van d, V, Hendriksz TR. Long-term renal and patient outcome in idiopathic retroperitoneal fibrosis treated with prednisone. Am J Kidney Dis 2007; 49(5):615-625.
60. Wagamon K, Somach SC, Bass J et al. Lipidized dermatofibromas and their relationship to serum lipids. J Am Acad Dermatol 2006; 54(3):494-498.
61. Wiet RJ, Kazan RP, Ciric I, Littlefield PD. Acoustic neuroma (vestibular schwannoma) revision. Otolaryngol Clin North Am 2006; 39(4):751-62, vii.
62. Wildasin K. Mutation linked to variant of Carney complex. Lancet Oncol 2004; 5(9):521.
63. Wilkes D, McDermott DA, Basson CT. Clinical phenotypes and molecular genetic mechanisms of Carney complex. Lancet Oncol 2005; 6(7):501-508.
64. Wren T. Penile and testicular disorders. Nurs Clin North Am 2004; 39(2):319-326.
65. Wu HY, Snyder HM, III. Pediatric urologic oncology: bladder, prostate, testis. Urol Clin North Am 2004; 31(3):619-27, xi.
66. Yuen HK, Cheuk W, Luk FO, Wat CS, Auyeung KC, Lam DS. Solitary superficial angiomyxoma in the eyelid. Am J Ophthalmol 2005; 139(6):1141-1142.

CPSIA information can be obtained at www.ICGtesting.com
Printed in the USA
BVOW070640300911

272438BV00002B/2/P